AF462703

J. HÉRAIL

TRAITÉ

DE

Matière Médicale

Pharmacographie

2e ÉDITION

J.-B. BAILLIÈRE ET FILS

1912

TRAITÉ

DE

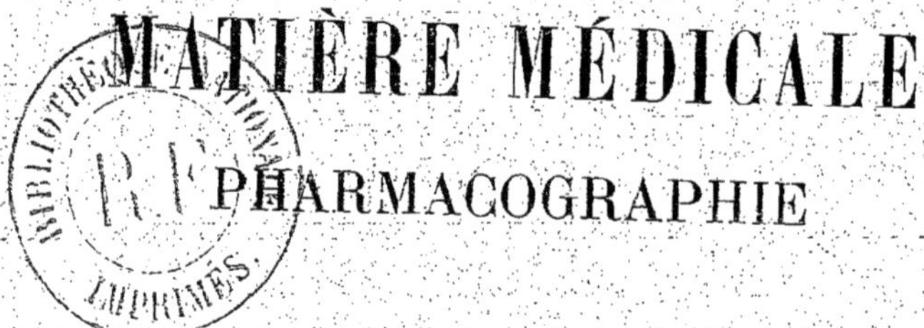

MATIÈRE MÉDICALE

PHARMACOGRAPHIE

A LA MÊME LIBRAIRIE

Manipulations de Botanique médicale et pharmaceutique, iconographie histologique des plantes médicinales, par J. HÉRAIL, professeur à l'École de Médecine d'Alger, et V. BONNET. Préface par G. PLANCHON, directeur de l'École de pharmacie de Paris, 1891, 1 vol. gr. in-8 de 320 pages, avec 36 pl. col. et 223 fig., cartonné.. 20 fr.

Traité élémentaire de Thérapeutique, de Matière médicale et de Pharmacologie par le Dr MANQUAT, professeur agrégé à l'Ecole de Médecine du Val-de-Grâce. 6e *édition*. 1912, 3 vol. gr. in-8, ensemble 2100 pages....... 30 fr.

Nouveaux Éléments de Matière médicale et de Thérapeutique, par NOTHNAGEL et ROSSBACH. Introduction par CH. BOUCHARD, professeur à la Faculté de Médecine de Paris. 2e *édition*. 1889, 1 vol. gr. in-8 de 913 pages. 16 fr.

Nouveaux Éléments de Matière médicale comprenant l'histoire des drogues simples d'origine animale et végétale, leur constitution, leurs propriétés et leurs falsifications, par D. CAUVET. 1887, 2 vol. in-18 de 1730 pages, avec 701 figures.. 15 fr.

Histoire naturelle des Drogues simples. Cours d'histoire naturelle, professé à l'Ecole de Pharmacie de Paris, par GUIBOURT et PLANCHON, professeur à l'École de Pharmacie de Paris. 7e *édition*. 1875, 4 vol. in-8, avec 1077 figures. 36 fr.

Précis de Thérapeutique, de Matière médicale et de Pharmacie vétérinaires, par PAUL CAGNY. 1892, 1 vol. in-18 de 676 pages, avec 106 figures, cartonné.. 8 fr.

Nouveaux Éléments de pharmacie, par ANDOUARD, professeur à l'Ecole de médecine de Nantes. 7e *édition*. 1910, 1 vol. gr. in-8 de 1300 pages, avec 223 figures, cartonné.. 26 fr.

Manuel de l'étudiant en pharmacie, par Ludovic JAMMES, pharmacien de 1re classe. 1892-1905, 10 vol. in-18 de 300 p., illus. de fig., cart........... 30 fr.

Aide-mémoire d'Analyse chimique et de Toxicologie. 1 vol. in-18, cart...... 3 fr.
Aide-mémoire de Botanique. 1 vol. in-18, cartonné.................. 3 fr.
Aide-mémoire de Chimie. 1 vol. in-18, cartonné.................. 3 fr.
Aide-mémoire d'Essais et de Dosages. 1 vol. in-18, cartonné.............. 3 fr.
Aide-mémoire d'Hydrologie et de Minéralogie. 1 vol. in-18, cart............ 3 fr.
Aide-mémoire de Matière médicale. 1 vol. in-18, cartonné.............. 3 fr.
Aide-mémoire de Micrographie et de Zoologie. 1 vol. in-18, cart............ 3 fr.
Aide-mémoire de Pharmacie chimique. 1 vol. in-18, cartonné.............. 3 fr.
Aide-mémoire de Pharmacie galénique. 1 vol. in-18, cartonné.............. 3 fr.
Aide-mémoire de Physique. 1 vol. in-18, cartonné.................. 3 fr.

Aide-mémoire de l'examen de validation de stage, par Léon FELTZ. 2e *édition*. 1902, 1 vol. in-18 de 302 pages, cartonné........................ 3 fr.

Conférences de Pharmacie, en concordance avec le nouveau codex, Validation de stage. Internat des Hôpitaux, des Asiles, des Dispensaires, par Armand BATTEGAY, ancien interne en pharmacie des hôpitaux de Paris. 1910, 1 vol. gr. in-8 de 371 pages, avec 167 figures........................ 10 fr.

Aide-Mémoire de Pharmacie vade-mecum du pharmacien à l'officine et au laboratoire, par E. FERRAND. 5e *édition*. 1891, 1 vol. in-18 de 852 p., avec 168 figures, cartonné.. 8 fr.

Nouveaux Éléments d'Histoire naturelle médicale, par D. CAUVET, professeur à la Faculté de Médecine de Lyon. 3e *édition*. 1885, 2 vol. in-18, avec 822 fig.. 12 fr.

Aide-mémoire d'Histoire naturelle médicale, par P. LEFERT. 1894, 1 vol. in-18 de 288 pages, cartonné.. 3 fr.

Aide-Mémoire de Pharmacologie et de Matière médicale, par Paul LEFERT. 1894, 1 vol. in-18 de 288 pages, cartonné........................ 3 fr.

Nouveau Dictionnaire des Plantes médicinales, par HÉRAUD. 4e *édition*. 1909, 1 vol. in-8 de 653 pages, avec 292 figures, cartonné.............. 7 fr.
— Le même, 1 vol. in-8 avec 292 fig. coloriées, cartonné.............. 20 fr.

Guide de l'herboriste, culture, récolte, conservation, propriétés médicinales des plantes, par RECLU. 1905, 1 vol. in-18 de 245 pages, avec 82 fig., cart.. 3 fr.

Éléments de Botanique médicale, par MOQUIN-TANDON, membre de l'Institut. 1 vol. in-18 de 543 pages, avec 133 fig., cart.................. 4 fr.

Manuel des plantes médicinales, coloniales et exotiques, par H. BOCQUILLON-LIMOUSIN. Introduction par Em. PERROT, professeur à l'Ecole de Pharmacie de Paris. 1905, 1 vol. in-18 de 314 p., cartonné.................. 3 fr.

Nouveau Formulaire magistral de Thérapeutique clinique et de Pharmacologie, par le Dr O. MARTIN. Préface du professeur GRASSET. 5e *édition*, avec les modifications du Codex de 1908. 1911, 1 vol. in-18 de 1000 pages, sur papier mince, relié en maroquin souple........................ 10 fr.

TRAITÉ

DE

MATIÈRE MÉDICALE

PHARMACOGRAPHIE

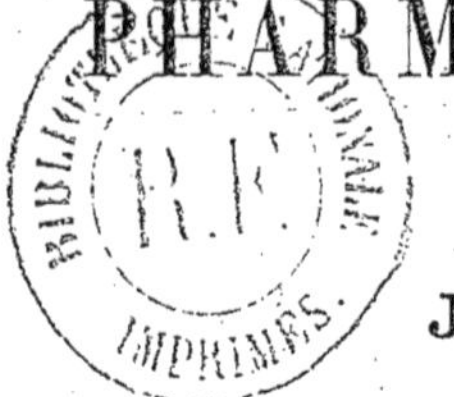

PAR

J. HÉRAIL

DOCTEUR ÈS SCIENCES
AGRÉGÉ DES ÉCOLES SUPÉRIEURES DE PHARMACIE
PROFESSEUR DE MATIÈRE MÉDICALE
A LA FACULTÉ MIXTE DE MÉDECINE ET DE PHARMACIE D'ALGER

Avec 488 figures intercalées dans le texte

Deuxième édition entièrement remaniée

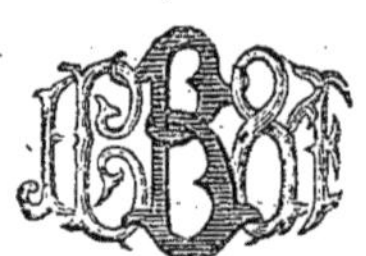

PARIS
LIBRAIRIE J.-B. BAILLIÈRE ET FILS
19, rue Hautefeuille, près du Boulevard Saint-Germain

1912

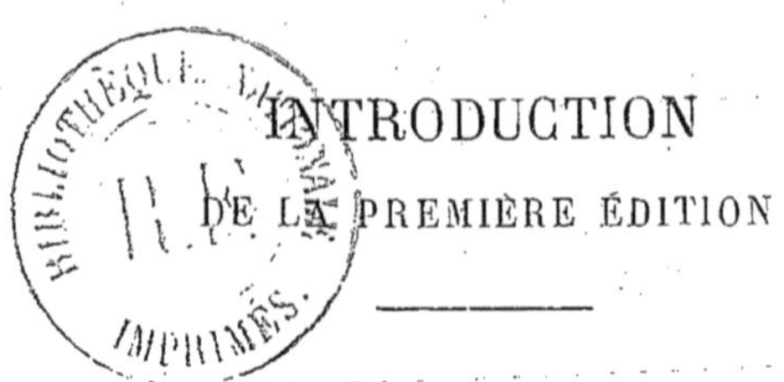

INTRODUCTION

DE LA PREMIÈRE ÉDITION

Malgré son double titre, au sujet duquel nous nous expliquerons tout à l'heure, le livre dont nous entreprenons aujourd'hui la publication a uniquement pour objet l'étude de la Matière médicale, telle que nous la concevons et telle que nous l'avons exposée dans les leçons que nous avons faites, pendant ces dernières années, à l'École de Médecine et de Pharmacie d'Alger.

Bien qu'il existe dans la littérature scientifique un certain nombre de traités ou de manuels de Matière médicale, il en est actuellement fort peu qui soient en rapport avec les exigences des étudiants. Les uns, en effet, sont publiés depuis déjà bien des années et ne correspondent plus par suite à l'état actuel de nos connaissances ; les autres, de date récente et d'incontestable valeur, sont fort volumineux et renferment des développements qui intéressent plutôt le maître que l'élève.

Nous croyons donc répondre à un besoin et en même temps à un désir fréquemment exprimé par les étudiants de notre École, en publiant nos leçons sous une forme à la fois aussi concise et aussi claire que possible.

Il convient maintenant d'expliquer comment nous concevons la *Matière médicale* et de quelle façon nous comprenons désormais son enseignement. Ceci est loin d'être superflu, car ce terme est assez vaste et assez élastique pour que l'enseignement de cette science ait pu être compris différemment par les divers professeurs, suivant qu'ils enseignent dans les Facultés de Médecine ou dans les Écoles de Pharmacie, ou, plus exactement peut-être, suivant qu'ils se placent au point de vue thérapeutique ou pharmaceutique. Dans les Facultés de Médecine, où la Matière médicale est le plus souvent enseignée en même temps que la Thérapeutique, on donne beaucoup d'importance à l'action physiologique des médicaments; on les classe suivant leur action ou encore suivant leur influence sur tel ou tel organe, tel ou tel système anatomique, et ici la Matière médicale se confond, en partie du moins, avec ce que les Allemands désignent sous le nom de *Pharmacodynamie*. Dans les Écoles supérieures de Pharmacie et dans les Facultés ou Écoles mixtes, où le professeur s'adresse presque toujours aux seuls étudiants en pharmacie, on cherche surtout à réaliser la détermination aussi exacte que possible des médicaments fournis par le Règne animal et surtout par le Règne végétal. A notre avis, c'est là véritablement la Matière médicale que nous pouvons définir *cette branche des sciences médicales et pharmaceutiques qui traite de l'origine et des caractères des substances médicamenteuses tirées des animaux et des végétaux.* Elle relève donc directement de la botanique et de la zoologie; en outre, ainsi qu'il nous sera facile de le démontrer, elle contracte des rapports, chaque jour plus étroits, avec la chimie.

Il s'agit pour nous, tout d'abord, d'établir aussi rigoureusement que possible les *caractères* d'une substance, c'est-à-dire d'étudier les signes qui permettent de la reconnaître et de la distinguer de toutes les autres, en un mot de la déterminer.

Cela fait, il nous appartient d'indiquer les moyens de reconnaître les *falsifications* dont cette substance a pu être l'objet, soit en son état naturel, soit après avoir été pulvérisée. Nous avons pour cela plusieurs méthodes à notre disposition; elles se sont fait jour successivement, mais aujourd'hui nous les employons toutes simultanément, de telle sorte qu'elles se contrôlent l'une par l'autre et donnent ainsi une certitude presque absolue à notre détermination.

La première méthode dont nous nous servons, celle qui est la plus anciennement employée, la seule dont on a fait usage depuis l'antiquité jusqu'au milieu de ce siècle, est la *méthode descriptive*. En effet, pour déterminer une drogue, on se contentait de considérer les caractères extérieurs et les propriétés organoleptiques; on notait avec le plus grand soin la forme, la dimension, les accidents de surface, la cassure, la couleur, l'odeur et la saveur. Des maîtres tels que Guibourt nous ont laissé des descriptions de drogues qui sont des merveilles de clarté et de précision. Il est bien évident que ces caractères extérieurs sont utiles à connaître, mais on ne peut faire grand fond sur eux, car ils sont souvent fugaces, les influences extérieures, les intempéries étant susceptibles de les altérer ou même de les effacer en totalité.

Bien autrement rigoureuse est la *méthode anatomique* qui vint s'ajouter à la précédente, car la structure anatomique des substances offre une fixité et une constance qui manquent aux caractères extérieurs; par suite, les caractères qu'elle fournit sont autrement fidèles que ces derniers. Les travaux de Schleiden, de Weddel, d'Oudemans, d'O. Berg, de Fluckiger et Hanbury, de G. Planchon, le savant maître de l'École supérieure de Pharmacie de Paris, travaux auxquels ont fait suite un grand nombre de mémoires ou de thèses, ont montré toute l'importance des caractères anatomiques pour la détermination et la distinction des drogues d'origine végétale surtout. On peut donc dire aujourd'hui que l'étude anatomique des drogues simples d'origine végétale substitue ou ajoute, aux caractères extérieurs, variables et fugaces, des caractères fixes et constants; elle peut indiquer l'origine botanique d'un médicament; elle permet la distinction entre une substance inactive et une substance dangereuse que la similitude des caractères extérieurs amène à confondre.

Jusqu'à ces dernières années, la plupart des maîtres chargés d'enseigner la Matière médicale, plutôt naturalistes que chimistes, ont surtout insisté sur ces deux méthodes, se contentant d'ajouter quelques notions plus ou moins complètes sur la composition chimique des drogues. Or, la Matière médicale a fatalement, comme toutes les autres sciences, subi des transformations profondes, et nous avons pensé qu'il n'était désormais plus possible de restreindre notre programme pour rester dans le passé; qu'il fallait au contraire l'élargir pour suivre le progrès des sciences collatérales. Si la méthode descriptive et la méthode anatomique peuvent donner d'excellents résultats, il n'est plus permis de négliger, comme on l'a fait jusqu'ici, le côté chimique. Le médecin et le pharmacien doivent connaître cette partie de la Matière médicale qui constitue dans son ensemble une véritable chimie organique appliquée. C'est pour ce motif que nous avons donné un grand développement à la *méthode chimique* qui doit désormais jouer un rôle des plus importants dans l'étude et dans la détermination des médicaments naturels.

Cette étude chimique des drogues doit être faite au double point de vue de leur composition chimique, c'est-à-dire de la détermination de leurs principes actifs, et du dosage du principe actif qu'elles renferment. La connaissance de la composition chimique d'un médicament naturel nous permet aujourd'hui, dans bien des cas, d'en prévoir les propriétés thérapeutiques, avant toute expérimentation physiologique. C'est ainsi que l'on sait, par exemple, que toutes les drogues végétales qui renferment des Oxyméthylanthraquinones ou qui donnent la réaction de Bornträger possèdent des propriétés purgatives; que toutes celles qui renferment des Tropéines ont des propriétés mydriatiques et sont des succédanés de la Belladone. C'est à l'ignorance où l'on était jadis de la composition chimique des drogues que nous devons l'introduction dans la thérapeutique d'un grand nombre de médicaments sans valeur. Privé des lumières de la chimie, le thérapeute agissait par tâtonnements, et il essayait les médicaments sans avoir pu le moins du monde prévoir à l'avance les effets qu'il en retirerait. Aujourd'hui, l'on peut procéder d'une façon scientifique, et c'est le plus souvent après avoir expérimenté sur les animaux, puis sur l'homme, les principes actifs isolés par les chimistes, qu'un certain nombre de médicaments naturels ont pris place dans l'arsenal thérapeutique.

Mais le professeur de Matière médicale ne doit pas seulement se contenter d'indiquer la composition chimique d'un médicament et donner les caractères du principe actif ou des principes actifs qu'il renferme ; il lui appartient aussi, et ici nous nous éloignons d'un certain nombre de nos collègues, d'indiquer dans la plupart des cas le moyen d'effectuer le dosage du principe actif, ce dosage étant fort souvent indispensable pour faire connaître la valeur et l'activité du médicament, ainsi qu'il est facile de le démontrer par quelques exemples pris au hasard.

A l'heure actuelle, on ne trouve guère plus dans le commerce que des Quinquinas de culture dont les caractères extérieurs et anatomiques ne correspondent plus à ce que l'on savait autrefois des caractères des Quinquinas américains sauvages ; telle écorce, en menus fragments, d'aspect fort peu séduisant, aura une teneur très grande en alcaloïdes, tandis que telle autre, de très bel aspect, renfermera une proportion d'alcaloïdes tout à fait insuffisante. Le dosage des alcaloïdes totaux et, si besoin est, de la Quinine, constitue, jusqu'à nouvel ordre, le seul moyen qui nous permette de nous assurer de la valeur pharmaceutique d'un Quinquina.

D'autre part, lorsqu'un examen attentif des caractères extérieurs nous aura permis de supposer qu'un Thé commercial est bien formé par les feuilles du *Thea sinensis*, lorsque la constatation par le microscope de la présence dans le parenchyme des cellules scléreuses caractéristiques de la feuille de Thé nous aura autorisé à changer cette présomption en certitude, nous pourrons seulement dire que ce produit ne renferme pas de feuilles étrangères, mais nous ne connaîtrons rien de sa valeur. Seul le dosage de la Caféine nous renseignera à ce point de vue, et nous permettra de reconnaître, notamment, la fraude qui consiste à verser dans le commerce des Thés ayant déjà servi et par conséquent à peu près complètement épuisés. De même, la méthode analytique pourra seule nous faire connaître si les feuilles de Coca, si les fruits de la Vanille ont été privés, en totalité ou en partie, de leur Cocaïne ou de leur Vanilline, l'épuisement ne modifiant en rien les caractères anatomiques de ces produits. Pour les produits que l'on trouve à l'état de poudre, le dosage du principe actif a une importance encore plus grande, s'il est possible, car les délabrements produits par les manipulations qui sont nécessaires à l'épuisement des substances ne peuvent, dans ce cas, être constatés.

Pour la reconnaissance des falsifications, la méthode chimique peut être, dans bien des cas, aidée par la *méthode histochimique*, qui a pris naissance dans ces dernières années. Il ne suffit pas, en effet, de savoir aujourd'hui que tel ou tel organe d'une plante est riche en principe actif, on veut aussi connaître quels sont les tissus, quelles sont les cellules qui contiennent ce principe actif, être fixé en un mot sur sa *localisation*. Ce principe actif peut se rencontrer dans des organes particuliers qui se différencient par leur structure des éléments qui constituent le tissu ambiant : tels sont les canaux sécréteurs, les glandes sécrétrices, les vaisseaux sécréteurs, etc. Dans ce cas, la localisation du principe actif relève simplement de la méthode anatomique. Mais, dans la plupart des cas, on a affaire à des substances amorphes, solides ou en dissolution dans le suc cellulaire et siégeant dans des cellules non différenciées. On ne peut alors les déceler que par des réactions faites *in situ* sous le microscope, par des réactions dites *microchimiques*.

Un grand intérêt scientifique s'attache, à l'heure actuelle, à ces études microchimiques, que l'on emploie surtout pour rechercher la localisation des glucosides et des alcaloïdes ; elles fournissent, en outre, une application importante pour la Pharmacie. Le praticien retire de ces travaux des données fort intéressantes, car il peut, par quelques manipulations parfois assez simples, se rendre suffisamment compte de la richesse d'une drogue en principe médicamenteux, et surtout juger de la présence ou de l'absence de ce principe dans toutes les plantes où il a pu être localisé chimiquement. Des coupes, quelques réactions chimiques, un examen microscopique dans la région ou les régions reconnues comme sièges de localisation, permettent de déceler certaines fraudes et de se rendre suffisamment compte, dans bien des cas, de la valeur d'une drogue. Il est donc impossible à l'heure actuelle de ne pas tenir compte, dans l'étude de la Matière médicale, des résultats fournis par la méthode dont nous venons de démontrer, en quelques mots, toute l'importance.

De toutes les considérations qui précèdent, il résulte qu'il était nécessaire d'élargir l'enseignement de la Matière médicale, et que cette science devait sortir du cadre beaucoup trop étroit où, à part quelques exceptions, on la tient encore enfermée aujourd'hui. Au terme de Matière médicale trop vague, peu précis maintenant, compris par beaucoup dans le sens trop restreint que j'ai indiqué, j'ai cru devoir substituer celui de PHARMACOLOGIE. Ce terme correspond très bien par son sens étymologique à l'objet de son étude; il possède sur celui de *Pharmacognosie* des Allemands l'avantage d'être plus euphonique et moins barbare, et sur celui, d'ailleurs très juste, de *Pharmacographie* proposé par le professeur Bræmer, l'avantage d'être consacré par un enseignement officiel. Je tiens en outre à ce que l'on comprenne bien que, dans le choix que j'ai fait du terme de *Pharmacologie*, il n'y a pas simplement substitution d'un mot à un autre, mais qu'à ce changement d'expression correspond encore et surtout une nouvelle orientation donnée désormais à l'enseignement de la Matière médicale. Bien que ce terme de *Pharmacologie* soit, dans mon esprit, synonyme de *Matière médicale*, j'ai tenu cependant à maintenir encore cette dernière expression dans le titre de ce volume, afin que le lecteur, non prévenu de la substitution, sache à quoi s'en tenir.

Maintenant que j'ai exposé aussi clairement que possible ma façon de comprendre l'enseignement de la Pharmacologie, il me reste à indiquer le plan que j'ai adopté pour faire cette étude des médicaments naturels. Rompant avec la tradition en vigueur depuis Linné, d'après laquelle presque tous les auteurs qui ont étudié les drogues végétales et animales ont pris comme base de leur classification l'ordre des familles, j'ai jugé qu'il était préférable, pour conserver à la Matière médicale toute son autonomie, d'établir un système de groupement d'après la composition que l'analyse chimique révèle dans les drogues, et de faire l'étude de ces dernières d'après la similitude des principes actifs qui les caractérisent. Nous avons donc formé un certain nombre de groupes pharmacologiques d'après la nature chimique du principe actif et les propriétés physiologiques les plus voisines. Quelques médicaments dont le principe actif est encore mal connu, soit qu'on ignore sa fonction chimique, soit qu'on n'ait pu encore l'isoler, ont été étudiés à côté d'un certain nombre d'autres dont ils partagent les propriétés thérapeutiques.

Voici donc les grandes divisions que nous avons adoptées :

1° Les MATIÈRES SUCRÉES, que nous plaçons dans ce premier groupe parce que le glucose est considéré comme un des premiers produits de la fonction chlorophyllienne et que les matières sucrées sont inséparables du glucose ;

2° Les PRINCIPES AMYLOSIQUES (amidon, mucilages et gommes), qui doivent être considérés, au point de vue chimique, comme des condensations déshydratées du glucose ;

3° Les MATIÈRES GRASSES, animales ou végétales, matières de réserve ou d'assimilation qui jouent dans la vie des êtres un rôle analogue à celui de l'amidon ;

4° Les GLUCOSIDES, qui sont presque tous des éthers du glucose ;

5° Les TANNOÏDES, dont quelques-uns sont de véritables glucosides ;

6° Les ALCALOÏDES, qui communiquent à un si grand nombre de médicaments une activité parfois des plus énergiques ;

7° Les PRODUITS ANTHRACÉNIQUES, qui se rangent autour de l'acide chrysophanique avec l'Aloès, la Rhubarbe, le Sené, etc. ;

8° Les COMPOSÉS AROMATIQUES, comprenant, d'une part, les produits terpéniques de formule générale $(C^{10}H^{16})^n$ et les dérivés de ces terpènes, d'autre part, les résines dont la plupart sont des éthers d'acides aromatiques et les dérivés des résines, les oléo-résines et les gommes-résines ;

9° Les LIQUIDES ET SUCS ORGANIQUES ;

10° Les MATIÈRES COLORANTES naturelles.

Il existe, en outre, un certain nombre de médicaments qui ne peuvent entrer dans les séries qui précèdent, car on les emploie, non pas en raison d'un principe actif qu'ils renferment, mais à titre purement mécanique; tels sont : le Lycopode, les Éponges, les Sangsues, etc. Nous en faisons le groupe des MÉDICAMENTS MÉCANIQUES constituant notre premier chapitre.

Pour chaque médicament considéré, nous étudions :

1° Son *origine*, en indiquant le nom de l'espèce qui le produit, le groupe botanique ou zoologique auquel elle appartient, et son aire géographique;

2° Les *caractères extérieurs*, les *caractères anatomiques* et les *réactions microchimiques* susceptibles d'indiquer la localisation des principes actifs;

3° La *composition chimique*, qui est exposée avec le plus grand soin et qui est suivie de l'étude chimique des principes les plus importants;

4° Les *falsifications* et les *moyens de les reconnaître*, en insistant surtout sur l'examen microscopique et sur la méthode analytique. On indiquera le dosage volumétrique ou par pesée, en choisissant, toutes les fois que cela sera possible, un procédé rapide, économique et à la portée de ceux que « la fée de la chimie n'a pas touchés de sa baguette »;

5° Les *propriétés physiologiques et thérapeutiques*, la *posologie* et les différents *modes d'administration*.

Toutes les drogues connues n'ont pas été traitées avec tous ces détails. Nous avons, en effet, pensé qu'il fallait décidément alléger le bagage, jusqu'ici si encombrant, de la Matière médicale, et se résoudre enfin à laisser de côté toutes les substances médicamenteuses employées jadis par les empiriques et aujourd'hui, non seulement abandonnées par les médecins, mais encore presque introuvables dans le commerce. Il en est quelques-unes que nous n'avons pas voulu recouvrir complètement de la poussière de l'oubli, et nous avons consacré quelques mots ou quelques lignes à ces vieux, et quelquefois glorieux débris de la thérapeutique du passé. Nous nous sommes contenté aussi de dire quelques mots d'un certain nombre de médicaments nouveaux, qui n'ont pas encore conquis droit de cité dans la Pharmacopée française.

Comme je l'ai déjà dit au début de cette introduction, ce livre est le résumé du cours que j'ai professé pendant ces trois dernières années à l'École de Médecine et de Pharmacie d'Alger. Puisse-t-il trouver auprès du lecteur un accueil aussi bienveillant que celui que mes élèves ont fait à mes leçons et contribuer, pour sa modeste part, au succès de l'École à laquelle je m'honore d'appartenir !

J. HÉRAIL.

Mustapha (Alger), 30 octobre 1899.

PRÉFACE

DE LA DEUXIÈME ÉDITION

Malgré son titre un peu différent, cet ouvrage est la deuxième édition entièrement remaniée du *Traité de Pharmacologie et de Matière médicale* que j'ai publié il y a une dizaine d'années.

Il convient de justifier ce changement. L'expression de *Matière médicale*, traduction du latin *materia medica*, laquelle est elle-même une traduction incorrecte du titre du livre de Dioscoride qui aurait dû être traduit par *materia medicinalis*, n'a plus guère sa raison d'être aujourd'hui. La Matière médicale était autrefois l'ensemble des matières premières, *minérales ou organiques*, envisagées au point de vue de leur composition et de leur action. Mais, sous l'influence des progrès réalisés par la chimie, le champ si vaste qu'embrassait autrefois la Matière médicale s'est singulièrement restreint. Les produits chimiques définis se sont peu à peu substitués aux matières minérales naturelles qui toutefois n'ont disparu de la liste des drogues simples inscrites au Codex que dans l'édition de 1884.

Actuellement donc la Matière médicale se réduit à l'étude des *substances médicamenteuses fournies par les animaux et les végétaux*. Il en résulte que ce que nous enseignons sous le nom de Matière médicale ne correspond plus à ce que l'on enseignait autrefois sous ce vocable, et c'est pour ce motif que la plupart des Maîtres chargés d'enseigner cette branche des sciences pharmaceutiques ont reconnu la nécessité de substituer au terme de Matière médicale un terme beaucoup plus précis. J'avais proposé celui de *Pharmacologie*, pour les raisons que l'on trouvera développées dans l'introduction de la première édition (voir p. XI) et j'en avais fait le titre principal de mon ouvrage. Mais, comme on a continué à donner à ce terme de Pharmacologie un sens tout différent de celui que j'aurais désiré lui voir donner et, en tout cas, non synonyme de celui de Matière médicale, j'ai décidé de l'abandonner définitivement.

A l'heure actuelle, au terme peu euphonique de *Pharmacognosie* employé par les Allemands et dont quelques-uns sont toutefois partisans, avec nombre de mes collègues, je crois devoir préférer celui, d'ailleurs très juste, de *Pharmacographie*, créé par Fluckiger et Hanbury pour désigner l'histoire des drogues simples. Et je n'aurais pas hésité à donner à cet ouvrage le seul titre de *Traité de pharmacographie*, si ce terme avait été consacré en France, par un enseignement officiel.

Mais nous sommes et nous devons rester, jusqu'à nouvel ordre, professeurs de Matière médicale, et il ne nous est pas permis de donner une autre appellation aux matières que nous sommes chargés d'enseigner, jusqu'à ce que l'on se soit décidé en haut lieu à changer le titre de notre enseignement. J'ai donc dû me résigner, quoique à regret, à prendre pour mon ouvrage le titre de *Traité de Matière médicale* (l'ancien terme) que j'ai fait suivre, en sous-titre, du terme futur et sans doute prochain de *Pharmacographie,* qui sera peut-être changé en celui de *Pharmacognosie,* si l'avis des *pharmacognostes* l'emporte sur celui des *pharmacographes.*

Pour l'ordre dans lequel les drogues sont étudiées, nous avons adopté dans cette deuxième édition, comme nous l'avions fait dans la première, la classification *pharmaco-chimique* qui consiste à grouper les substances médicamenteuses d'après la nature chimique de leur principe actif. Nous avons toujours pensé et nous continuons à penser que l'enseignement de la pharmacographie doit être bien distinct de l'enseignement de la botanique, et vouloir adopter pour celle-là les classifications suivies pour celle-ci m'a toujours paru peu rationnel; d'autant que les affinités botaniques d'une plante ne permettent pas de prévoir ses propriétés thérapeutiques, de sorte que les classifications *pharmaco-naturelles*, qui consistent à sérier les drogues en suivant l'ordre des familles végétales ou animales qui les ont fournies, perdent ainsi beaucoup de la valeur scientifique que leur attribuaient leurs partisans.

On a fait et on fera peut-être encore des objections à ce mode de classement que j'ai été le premier à adopter en France, et que l'un de mes contradicteurs, collègue et ami, a qualifié de « classification de l'avenir ». Ces objections, les plus importantes, sont surtout de deux sortes : 1° le principe actif de nombreuses drogues est peu ou mal connu ; 2° beaucoup de substances doivent leur activité, non à un seul principe ou à plusieurs principes de même nature, mais à des composés qui ont des caractères chimiques et thérapeutiques différents et même opposés.

Il n'y a pas lieu, me semble-t-il, de se laisser arrêter par ces considérations. A la première objection, je répondrai avec le professeur Bræmer « qu'aucune science n'est achevée, que toutes sont dans un perpétuel devenir, que les « transformations que leur apportent de nouvelles recher- « ches constituent justement ce progrès, et que rien n'active « ces recherches comme le besoin de savoir ». En ce qui concerne la multiplicité des principes actifs dans une même substance naturelle, « il n'y a qu'à appliquer la mé- « thode qui régit toutes les classifications, celle de la *su-* « *bordination* des caractères ».

D'autre part, « les avantages d'une classification phar- « maco-chimique sont nombreux », dit encore le professeur Bræmer ; « je n'en rapporterai que quelques uns : 1° l'ana- « lyse chimique seule donne un moyen certain d'établir « l'identité, la qualité, la pureté des drogues à variétés nom- « breuses, telles que les Quinquinas ; 2° toutes les sciences « pharmacologiques pivotent autour de la chimie et, en « transposant un mot célèbre de Platon, je dirai volontiers « au futur pharmacien : nul n'entre ici, s'il n'est chimiste ».

Malgré les critiques des pharmaco-naturalistes, bon nombre de mes collègues ont adopté dans leur enseignement la classification pharmaco-chimique que j'avais suivie dans la première édition de ce traité, en 1901. « Après un quart de siècle d'études de la pharmacographie », dit encore le professeur Bræmer, un des plus enthousiastes de ma méthode, « après l'essai, dans mon enseignement, « des différents systèmes employés jusqu'ici, j'ai pu cons- « tater qu'il n'en est aucun qui excite, comme la méthode « pharmaco-chimique, l'intérêt et l'attention de l'étudiant ».

Mais la plus grande satisfaction que j'ai eue à ce point de vue est celle que m'a donnée le Maître incontesté de la pharmacographie, l'éminent professeur de l'Université de Berne, Tschirch, en adoptant, dans son magistral *Handbuch der Pharmakognosie*, le principe de la classification pharmaco-chimique.

Les grandes divisions que j'avais faites dans ma première édition ont été maintenues dans celle-ci, avec toutefois quelques modifications nécessitées par les travaux et les recherches de ces dix dernières années. C'est ainsi que les produits anthracéniques sont étudiés avec les glucosides, dont ils forment le sous-groupe des Anthraglucosides. Le groupe des matières colorantes est aussi supprimé, et celles-ci sont étudiées, les unes avec les substances à tanins, les autres avec les substances à glucosides. Il en est de même du groupe si peu naturel des médicaments mécaniques. Le groupe des composés aromatiques a été scindé en deux. Enfin, nous avons reconnu la nécessité de former un nouveau groupe, celui des substances acides. Au surplus, voici les divisions adoptées dans cette deuxième édition :

1° Les Substances sucrées ;

2° Les Substances a polysaccharides, correspondant à l'ancien groupe des principes amylosiques ;

3° Les Substances grasses ;

4° Les Substances acides, comprenant toutes les drogues utilisées pour les acides organiques qu'elles renferment ;

5° Les Substances aromatiques, caractérisées par la présence de terpènes, presque toujours associés à un certain nombre de dérivés terpéniques oxygénés, association d'où résultent les produits odorants désignés depuis longtemps sous le nom d'*Huiles essentielles* ou d'*Essences* ;

6° Les Substances résineuses, telles qu'on les comprend

depuis les remarquables travaux de Tschirch et de ses élèves ;

7° Les Substances tanniques comprenant toutes les drogues qui doivent leurs propriétés à des tanins ou à des corps voisins des tanins ;

8° Les Substances a glucosides ;

9° Les Substances a alcaloides ;

10° Les Substances albuminoidiques, parmi lesquelles nous avons placé les produits organothérapiques et les sérums thérapeutiques.

Enfin, il nous a paru utile, pour faciliter l'étude de ces groupes pharmacographiques, de subdiviser chacun d'eux en un certain nombre de *familles*, comprenant chacune les drogues qui ont, soit le même principe chimique actif, soit des propriétés thérapeutiques ou physiologiques identiques.

Toutes les drogues connues n'ont pas été étudiées. Nous nous sommes contenté d'étudier en détail toutes celles qui sont inscrites au Codex de 1908, ainsi que quelques autres qui n'y figurent pas, mais qui, en raison de leur importance économique ou industrielle, méritaient de ne pas rester ignorées des pharmaciens. Le nom de celles-ci est suivi d'un astérique.

Pour chaque drogue considérée, nous avons suivi l'ordre adopté dans la première édition : origine, récolte ou préparation, caractères extérieurs, caractères histologiques, composition chimique, falsifications et essai, usages.

Tel qu'il est, nous espérons que ce nouveau volume trouvera auprès des étudiants de nos Universités un accueil au moins aussi vif que celui qu'a eu son devancier, dont je me suis surtout attaché à corriger les imperfections.

J. Hérail.

Alger, 30 octobre 1911.

TRAITÉ

DE

MATIÈRE MÉDICALE

(PHARMACOGRAPHIE)

CHAPITRE PREMIER

SUBSTANCES SUCRÉES

Les sucres sont des hydrates de carbone très répandus dans la nature, surtout chez les végétaux ; les animaux ne donnent que du lactose ou sucre de lait et de l'inosite, et encore ce dernier se rencontre aussi chez les végétaux (Pois, Haricots, feuilles de Noyer, de Chou, etc.).

On trouve les sucres dans les familles les plus diverses, et dans les organes les plus variés ; mais c'est surtout dans le tissu parenchymateux et, chez les plantes vivaces, dans le tissu ligneux qu'ils s'accumulent. Le plus souvent ils jouent le rôle de matières de réserve, mais parfois ils sont inutilisés par la plante (fruits sucrés) ou sécrétés par elle dans certaines conditions (Mannes).

Ils apparaissent, le glucose notamment qui est une des matières sucrées les plus répandues, dès le début de l'assimilation de la plante.

A peine le phénomène chlorophyllien a-t-il commencé qu'on peut constater l'existence du glucose comme un des premiers produits non figurés de l'assimilation. On admet qu'il se forme de la façon suivante : dans les feuilles ou parties vertes, il se produit tout d'abord de l'aldéhyde formique CH^2O en vertu de la réaction suivante :

$$CO^2 + H^2O = CH^2O + O^2.$$

Or, l'aldéhyle formique, se polymérisant avec une très grande facilité, donne des hexoses $C^6H^{12}O^6$, des pentoses $C^5H^{10}O^5$ et de l'aldéhyde glycérique $C^3H^6O^3$. Ces composés, en s'hydrogénant dans les tissus, peuvent à leur tour donner de la glycérine, des alcools pentavalents ou pentols (Arabite, Rhamnite, etc.) et des alcools hexavalents ou hexols (Mannite, Sorbite, etc.). On sait que les sucres peuvent aussi se former sans le secours de la chlorophylle, chez les plantes qui en sont dépourvues.

Les matières sucrées sont très nombreuses et elles peuvent être divisées, au point de vue chimique, en plusieurs groupes :

1° Les *Hexoses* ($C^6H^{12}O^6$), composés ayant deux fonctions, l'une toujours alcoolique, l'autre tantôt aldéhydique (*Aldoses* ou *Glucoses*), tantôt cétonique (*Cétoses* ou *Fructoses*) ;

2° Les *Disaccharides, bihexoses* ou *hexobioses* ($C^{12}H^{22}O^{11}$) ;

3° Les *Trisaccharides, trihexoses* ou *hexotrioses* ($C^{18}H^{32}O^{16}$) ;

4° Les *Alcools hexatomiques* ou *hexols* ($C^6H^{14}O^6$), tels que la mannite, la dulcite, la sorbite, etc.

Tous ces principes, placés dans des conditions convenables, donnent de l'alcool et de l'acide carbonique ; avec la mannite, on obtient en plus de l'hydrogène. De plus, on peut facilement passer des uns aux autres : c'est ainsi qu'on peut transformer le saccharose en glucoses, les glucoses en mannite et revenir en sens inverse de la mannite aux glucoses. Toutes ces transformations chimiques, le végétal est susceptible de les réaliser ; quand la Betterave fructifie, le saccharose de sa racine se transforme en glucose ; il en est de même pour la Canne à sucre. M. Bourquelot a montré que le tréhalose des Champignons se transforme en glucose au moment de la formation des spores ; dans le *Lactarius piperatus*, le tréhalose est peu à peu remplacé par de la mannite.

Les principales matières sucrées formées par les plantes et les animaux sont :

$C^6H^{12}O^5$.	*Quercite.* — Glands de Chêne.
$C^6H^{12}O^6$.	*Inosite.* — Muscles, rate, foie, poumons. Pois, Haricots, feuilles de Noyer, de Chou, etc.
—	*Glucose droit* ou *Dextrose*...... } Sucre des fruits.
—	*Fructose lévogyre* ou *Lévulose*.. } Sucre des fruits.
—	*Sorbinose.* — Suc du Sorbier.
—	*Galactose.* — Diverses plantes.
$C^6H^{14}O^6$.	*Mannite.* — Manne du Frêne, Champignons, etc.
—	*Dulcite.* — Manne de Madagascar.
—	*Sorbite.* — Suc du Sorbier.
$C^7H^{14}O^6$.	*Pinite.* — Pins de Californie.
—	*Québrachite.* — Écorce de Québracho.
$C^7H^{16}O^7$.	*Perséite.* — Fruit de l'Avocatier (*Persea gratissima*).
—	*Volémite.* — Champignons.
$C^{12}H^{22}O^{11}$.	*Saccharose.* — Canne à sucre, Betterave, Sorgho, Érable à sucre, etc.
—	*Tréhalose.* — Tréhala, Seigle ergoté, Champignons.
—	*Maltose.* — Diverses graines.

$C^{12}H^{22}O^{11}$. *Lactose*. — Lait des Mammifères. Fruit de la Sapotille (*Achras Sapota*).
$C^{18}H^{32}O^{16}$. *Mélézitose*. — Manne de Briançon.
— *Mélitose*. — Manne d'Australie (feuilles d'Eucalyptus).
— *Manninotriose*. — Manne du Frêne.
— *Gentianose*. — Racine de Gentiane.
$C^{24}H^{42}O^{21}$. *Mannéotétrose*. — Manne du Frêne.

A notre point de vue, tous ces corps n'ont pas la même valeur ; dans les hexoses, le *Glucose dextrogyre* ou *Dextrose* nous retiendra seul. Dans le groupe des disaccharides, le *Saccharose* ou sucre de canne et le *Lactose* ou sucre de lait sont les plus importants au point de vue médicamenteux. Dans le groupe des alcools hexatomiques, la *Mannite* seule doit fixer notre attention.

En tenant compte de cette division chimique, on peut diviser la classe des matières sucrées en quatre familles : 1° les *Glucosiques* ; 2° les *Glycyrrhiziques* ; 3° les *Mannitiques* ; 4° les *Sacchariques*.

FAMILLE 1. — GLUCOSIQUES

Cette famille comprend le glucose ordinaire (glucose droit ou dextrose) et un certain nombre de drogues dont le principe constitutif le plus important est le glucose : Miel, Baies de Genièvre, Jujubes.

GLUCOSE ORDINAIRE * (1)

Le *Dextrose* ou *Sucre de raisin*, $C^6H^{12}O^6$ ou $CH^2OH.(CH.OH)^4.COH$, plus connu dans le langage courant sous le nom de glucose, est une des matières sucrées les plus répandues dans la nature ; il existe, le plus souvent mélangé au lévulose, dans un grand nombre de fruits, particulièrement dans les raisins ; on le trouve encore sous cet état dans le miel. En soumettant ces fruits à la fermentation, on obtient, soit des boissons appelées *Vins* (vin de raisin, vin de palmier, etc.), soit des liquides alcooliques que l'on utilise pour l'extraction de l'alcool.

Dans le commerce, on donne le nom de glucose au sucre que l'on obtient en traitant par un acide les matières amylacées, telles que fécule de Pomme de terre, amidon de Riz, de

(1) Les substances qui ne figurent pas au Codex de 1908 sont marquées d'un astérisque *.

Maïs, etc. On peut obtenir ce sucre cristallisé; mais, dans l'industrie, on l'emploie sous forme d'un sirop épais qui contient toujours de la dextrine en quantité notable, ainsi que d'autres matières infermentescibles à odeur et à saveur désagréables. Il renferme, en outre, du sulfate de chaux ou du chlorure de calcium, suivant l'acide employé à la saccharification.

Le glucose réduit facilement, surtout à chaud, la liqueur cupro-potassique, une solution de nitrate d'argent ammoniacal, ainsi que les solutions alcalines de sels de mercure et de bismuth. Chauffé avec la potasse, il prend une coloration brune intense.

Le pouvoir rotatoire varie peu avec la température et la dilution, de sorte que, si la concentration ne dépasse pas 20 grammes pour 100 centimètres cubes, on peut regarder le pouvoir rotatoire comme constant et égal pour la raie D à $+ 53^o$, rapporté au glucose anhydre et à $+ 48^o$ pour le glucose hydraté contenant une molécule d'eau,

Réactions microchimiques. — Le glucose se trouve toujours en dissolution dans le suc cellulaire ; on peut le mettre en évidence par les réactions microchimiques suivantes :

1° On fait une coupe assez épaisse, de façon à avoir une ou deux couches de cellules intactes ; on la plonge dans quelques gouttes de liqueur de Fehling, que l'on fait bouillir sur le porte-objet lui-même ; les cellules contenant du glucose prennent une coloration rouge due au précipité d'oxyde cuivreux ;

2° On porte la coupe dans une solution de sulfate de cuivre, on lave rapidement à l'eau distillée et on porte ensuite dans une solution de sel de Seignette et de potasse ; on obtient un précipité rouge ;

3° La coupe est mise sur le porte-objet dans une solution alcoolique de naphtol-α et on ajoute II gouttes d'acide sulfurique. Au bout de deux minutes, les cellules qui renferment du glucose prennent une coloration violette ; on obtient d'ailleurs une réaction analogue avec le saccharose, le lactose, le lévulose, le maltose et l'inuline ;

4° Si on remplace le naphtol-α par le thymol, on obtient une coloration rouge carmin ;

5° On peut utiliser la réaction de l'osazone qui permet d'identifier microchimiquement les différents sucres. On emploie des solutions à 10 p. 100 de phénylhydrazine et d'acétate de soude dans la glycérine. On mêle sur le porte-objet une goutte de chaque réactif et on y transporte une coupe qui doit être faite, soit sur des matériaux conservés dans l'alcool fort ou dans la glycérine, soit sur des matériaux secs. On laisse en contact vingt-quatre heures. On fait une autre préparation que l'on chauffe d'une demi-heure à une heure sur un bain-marie et on met à refroidir.

Le lévulose donne très vite une osazone à froid ; le glucose donne l'osazone très lentement (vingt-quatre heures), tandis qu'à froid le saccharose ne donne rien. Mais, si la coupe contient ce dernier sucre, on trouvera, dans la préparation chauffée, des groupes de cristaux d'osazone, soit dans les cellules, soit sur les bords du couvre-objet.

Dosage. — Les méthodes que l'on emploie pour doser le glucose, et en général les autres sucres, sont au nombre de trois : la première est fondée sur l'emploi du polarimètre ou du saccharimètre ; la deuxième, sur la réduction de la liqueur cupro-alcaline ; la troisième, sur la fermentation du sucre.

1° Méthode fondée sur le pouvoir rotatoire du sucre ou Méthode optique. — Pour doser le sucre par cette méthode, on se sert de *polarimètres* ou de *saccharimètres*.

Les *polarimètres* sont des instruments destinés à évaluer l'angle dont tourne le plan de vibration de la lumière sous l'influence de substances actives. Ils peuvent servir à doser toutes ces substances.

Les *saccharimètres* sont des instruments dans lesquels, au lieu de déterminer directement cet angle, on annule la déviation à l'aide d'une lame de quartz produisant une rotation égale et de sens inverse. De l'épaisseur qu'il faut donner à cette lame de quartz, on déduit l'angle dont a tourné le plan de vibration et, par suite, la quantité de substance active contenue dans la solution examinée. Ces instruments sont surtout destinés à doser les sucres : d'où leur nom.

Avec un polarimètre, pour avoir le poids P de sucre contenu dans un volume V de liqueur sucrée, on applique la formule $P = \frac{AV}{[\alpha]_D l}$, dans laquelle A représente la déviation observée, $[\alpha]_D$ le pouvoir rotatoire de la substance, et l la longueur du tube exprimée en décimètres.

Pour le glucose, nous avons vu dans quelles conditions on pouvait regarder $[\alpha]_D$ comme constant et égal à $+ 53°$, pour le sucre anhydre. Toutefois il ne faut opérer que sur des solutions préparées depuis un certain temps ou portées à l'ébullition pendant quelques minutes, parce que le pouvoir rotatoire n'atteint sa valeur définitive que quelques heures après la dissolution, si elle est faite à froid ; si on la fait à 100°, la valeur définitive est atteinte très rapidement.

Quand on opère avec un saccharimètre, on multiplie le nombre de degrés saccharimétriques trouvés par la valeur de ce degré qui varie avec chaque sucre. La valeur du degré saccharimétrique du glucose est de 2,239 pour le glucose hydraté et de 2,059 pour le glucose anhydre pour 1000. Si la solution marque *n* degrés, cela veut dire qu'elle contient $n \times 2,239$ de glucose hydraté ou $n \times 2,059$ de glucose anhydre par litre.

Avant de soumettre les solutions sucrées à l'examen polarimétrique ou saccharimétrique, elles doivent être déféquées au sous-acétate de plomb que l'on ajoute dans la proportion d'un dixième. On se sert pour cela de ballons gradués à 50-55 centimètres cubes, 100-110 centimètres cubes, 200-220 centimètres cubes. On verse la liqueur sucrée jusqu'au trait inférieur, puis on ajoute la solution de sous-acétate de plomb jusqu'au trait supérieur ; on agite, on filtre et on pratique immédiatement l'examen optique. Les résultats obtenus doivent être multipliés par 1,1, ou mieux on se sert d'un tube de 2,2 décimètres, ce qui évite de faire des corrections.

2° Méthode fondée sur la réduction de la liqueur cupro-alcaline. — Ce réactif est, d'après le Codex, une solution aqueuse contenant 8gr,816 de cuivre, dans 1000 centimètres cubes de liqueur alcaline, chargée de tartrate de potassium et de sodium, dont la présence empêche la précipitation de l'oxyde de cuivre CuO par les alcalis. Préparée en suivant les prescriptions du Codex, 10 centimètres cubes de cette solution cupro-alcaline, mesurés à + 15°, sont réduits à l'ébullition par 0gr,05 de glucose pur et sec. Toutefois il convient de titrer toujours son réactif avant d'en faire usage. La liqueur titrante sera faite avec 0gr,50 de glucose ou mieux de sucre interverti pour 100. Pour obtenir 0gr,50 de sucre interverti, il faut prendre 0gr,475 de saccharose cristallisé pur (sucre candi lavé à l'alcool et séché).

Le mode opératoire demande des précautions minutieuses pour avoir des résultats exacts. La première des conditions, c'est d'opérer sur des liqueurs sucrées ayant une concentration égale à celle de la liqueur titrante, c'est à-dire renfermant 0gr,50 de sucre p. 100. On fera donc un premier dosage, qui permettra, par dilution ou concentration, de ramener la solution au titre voulu, et on fera ensuite un nouveau dosage avec cette solution.

La liqueur sucrée est placée dans une burette graduée, et on la laisse tomber goutte à goutte dans une fiole conique ou dans une capsule de porcelaine contenant 10 centimètres cubes de liqueur cupro-alcaline maintenue constamment à l'ébullition. On continue les affusions de liquide jusqu'à décoloration complète. Sachant que les 10 centimètres cubes de liqueur cupro-alcaline sont réduits par 0gr,05 de glucose, il est facile de déduire, du nombre de centimètres cubes de la liqueur sucrée employée, la quantité de sucre pour 100 que renferme cette liqueur.

Le terme final, c'est-à-dire la décoloration complète du réactif, n'est pas toujours facile à saisir, en raison de l'oxyde de cuivre qui est en suspension dans le liquide. Il faut laisser déposer cet oxyde de cuivre pour voir si la liqueur est encore bleue et, pendant ce temps, celle-ci s'oxyde et, si elle était complètement décolorée, elle redevient bleue. Pour éviter cet inconvénient et bien voir la fin de la réaction, on a proposé plusieurs moyens.

On peut d'abord opérer le dosage dans un ballon dans lequel on fait passer un courant d'hydrogène. On peut alors, de temps en temps, laisser déposer le liquide sans que la liqueur redevienne bleue, si elle était décolorée. On peut aussi ajouter de l'ammoniaque ou un excès de potasse (30 centimètres cubes d'une solution de potasse à 25 p. 100) ; la fin de la réaction est indiquée par la décoloration de la liqueur.

Le plus simple est peut-être d'employer la liqueur de Bonnans qui donne des résultats très exacts, car elle permet de saisir très nettement la fin de la réaction.

La liqueur de Bonnans est un mélange des trois solutions suivantes :

1° *Solution cuivrique* A. — Dissoudre 35 grammes de sulfate de cuivre cristallisé chimiquement pur dans 500 centimètres cubes d'eau tiède. Ajouter après dissolution et refroidissement 1 centimètre cube d'acide sulfurique pur. Compléter le volume à 1 litre à + 15°.

2° *Solution tartrique alcaline* B. — Dissoudre 150 grammes de sel de Seignette cristallisé dans 500 centimètres cubes d'eau tiède. Ajouter après dissolution et refroidissement 300 centimètres cubes de lessive de soude à 36° B. Compléter le volume à 1 litre à + 15°.

3° *Solution ferrocyanurée* C. — Dissoudre 25 grammes de

ferrocyanure de potassium dans 250 centimètres cubes d'eau tiède. Compléter le volume à 500 centimètres cubes à + 15°.

Pour préparer la liqueur titrante, on prend :

Solution A	10	cent. cubes.
— B	10	—
— C	5	—

et on la titre avec une solution de sucre interverti faite avec 4gr,75 de saccharose cristallisé pur par litre.

Pour opérer le dosage avec cette liqueur, on verse tout d'abord la solution sucrée, X gouttes par X gouttes, jusqu'à coloration jaune, puis quatre fois V gouttes et enfin II gouttes par II gouttes jusqu'à la fin de l'opération. Après chaque addition de liqueur sucrée, l'ébullition sera rétablie et maintenue pendant trois ou quatre secondes environ. La fin de la réaction sera indiquée, *avec la plus grande netteté*, par la couleur brune que prend brusquement la liqueur titrante devenue jaune quelques instants auparavant.

Soit T le titre de la liqueur de Bonnans et n le nombre de centimètres cubes lus sur la burette ; la quantité de sucre contenue dans 100 centimètres cubes de la solution que l'on titre sera donnée par la formule $\frac{100\,T}{n}$. Lorsque la solution A du réactif est préparée avec un sulfate de cuivre pur, T est égal à 0gr,041, c'est-à-dire qu'il faut 0gr,041 de glucose pour réduire 25 centimètres cubes de réactif.

On peut encore opérer le dosage du sucre par pesée de l'oxyde de cuivre ou du cuivre réduit. On fait la réaction dans un tube à essai ; on centrifuge pour rassembler le précipité ; on lave, on sèche à l'étuve, et on pèse. Ou mieux, on réduit l'oxyde de cuivre par l'hydrogène et on pèse. Des tables donnent le poids du glucose d'après le poids d'oxyde de cuivre ou de cuivre trouvé.

M. G. Bertrand, au lieu de peser l'oxyde de cuivre ou le métal, le dose volumétriquement. Pour cela, il traite l'oxyde de cuivre rassemblé sur un entonnoir de Gooch, par une solution de sulfate ferrique. L'oxyde de cuivre se dissout à l'état de sulfate de cuivre ordinaire, et une proportion correspondante de sel ferrique passe à l'état de sel ferreux. On dose ce dernier au permanganate de potasse et on calcule ensuite la quantité de cuivre précipitée par le sucre. Il suffit de multiplier le titre en fer de la solution de permanganate par le coefficient 1,1377 pour avoir son titre en cuivre.

3° Méthode fondée sur la fermentation. — Cette méthode est employée quand le glucose est mélangé de matières réduisant la liqueur cupro-alcaline et douées en même temps du pouvoir rotatoire.

La fermentation du glucose ou du lévulose dédouble le sucre en alcool et en acide carbonique.

$$C^6H^{12}O^6 = 2\,C^2H^5,OH + 2\,CO^2.$$

D'après cette équation, on devrait obtenir 48,89 d'acide carbonique pour 100 de glucose; mais il faut tenir compte qu'il se forme en outre, pendant la fermentation, 3 à 4 p. 100 d'autres produits. On admet donc que 47 parties d'acide carbonique correspondent à 100 parties de glucose, de lévulose ou de sucre interverti.

On se sert des appareils employés pour doser l'acide carbonique. On introduit dans un de ces appareils un volume connu de la solution sucrée avec 1 à 2 grammes de levure fraîche, on le pèse et on l'abandonne pendant deux à trois jours dans une étuve réglée à 25° ou 30°. On fait ensuite passer un courant d'air pour chasser l'acide carbonique et on pèse, La perte de poids correspond à l'acide carbonique produit. On multiplie cette perte de poids par 0,47 et on a ainsi le poids du glucose.

Usages. — Le glucose est un aliment. Il est utilisé en thérapeutique, comme diurétique ; pour cela, il est utile de le prescrire en solution et à doses massives, 100 grammes à la fois.

L'ingestion de glucose permet aussi de déterminer le degré de l'activité hépatique ; on donne au malade une solution concentrée de glucose et, s'il y a de l'insuffisance hépatique, on voit apparaître du glucose dans les urines : c'est le *diabète expérimental*. C'est là un moyen d'investigation clinique très fréquemment employé.

BAIES DE GENIÈVRE

Origine. — Sous le nom impropre de *Baies de Genièvre*, on désigne les cônes femelles charnus du *Genévrier commun* [*Juniperus communis* (fig. 1)], arbrisseau dioïque de la famille des Conifères qui croît dans les régions froides et tempérées de l'hémisphère boréal et sur les montagnes de l'Europe méridionale. Ces fruits, formés par les trois bractées constituant le cône qui sont devenues charnues et se sont soudées à peu près complètement, sont récoltés à leur maturité, c'est-à-dire à la fin de la seconde année, quand, à la teinte verte qu'ils ont pendant longtemps, a succédé une teinte bleu violacé noirâtre due à l'action d'une oxydase sur les substances tannoïdes.

Les Baies de Genièvre du commerce sont surtout récoltées dans l'est de la France (Savoie, Doubs, Jura).

Caractères extérieurs. — Ces fruits sont globuleux (fig. 2, *a*), de la grosseur d'un pois, brièvement pédicellés et couverts d'une poussière glauque ; la surface est un peu luisante, plus ou moins bosselée par la dessiccation et colorée en pourpre foncé. Au sommet, ils présentent une petite dépression triangulaire, délimitée par les pointes des bractées qui ne se sont pas soudées en ce point. A l'intérieur, on trouve une pulpe charnue, desséchée, de couleur verdâtre, renfermant des faisceaux libéro-ligneux et des nodules sécréteurs. Au centre du fruit, on trouve trois graines triangulaires (fig. 2, *b*), adhérentes à la pulpe par leur moitié inférieure, libres en dessus. Ces graines portent à leur surface des bosselures brunes qui sont des nodules à essence ; elles renferment, sous une enveloppe ligneuse et épaisse, un embryon allongé, à deux cotylédons, entouré d'un albumen charnu. L'odeur est aromatique et résineuse ; la saveur est amère, faiblement sucrée, térébenthinée.

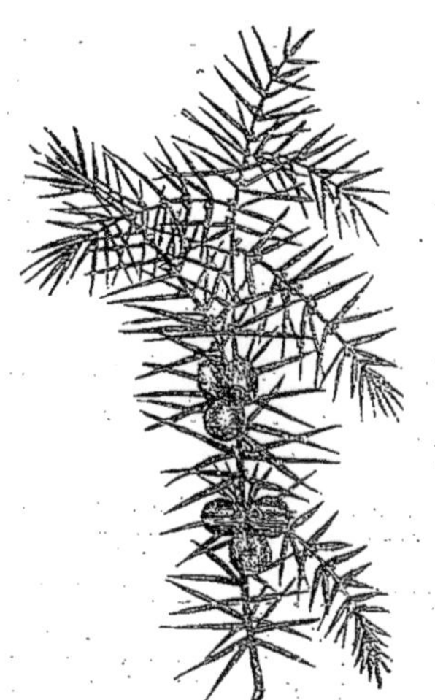

Fig. 1. — Genévrier commun ; rameau femelle.

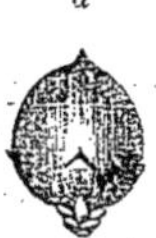

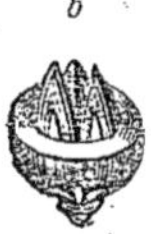

Fig. 2. — Fruit du Genévrier : *a*, entier ; *b*, coupé transversalement.

Caractères histologiques. — Sous l'épiderme (*ep*, fig. 3), on trouve deux assises de cellules remplies d'une matière granuleuse brun foncé, produisant la coloration du fruit ; le parenchyme (*pa*), sous-jacent à ces cellules, est constitué par un tissu lâche, renfermant des nodules sécréteurs assez nombreux et assez régulièrement distribués. L'enveloppe extérieure de la graine est formée de plusieurs rangs de cellules scléreuses à parois épaisses (*sc*) ; elle présente en certains points des dépressions où se logent en partie de gros nodules sécréteurs (*gl*). L'enveloppe interne est formée par plusieurs rangs de cellules aplaties remplies de matière brune. Au centre, on voit l'albumen et la coupe transversale des deux cotylédons.

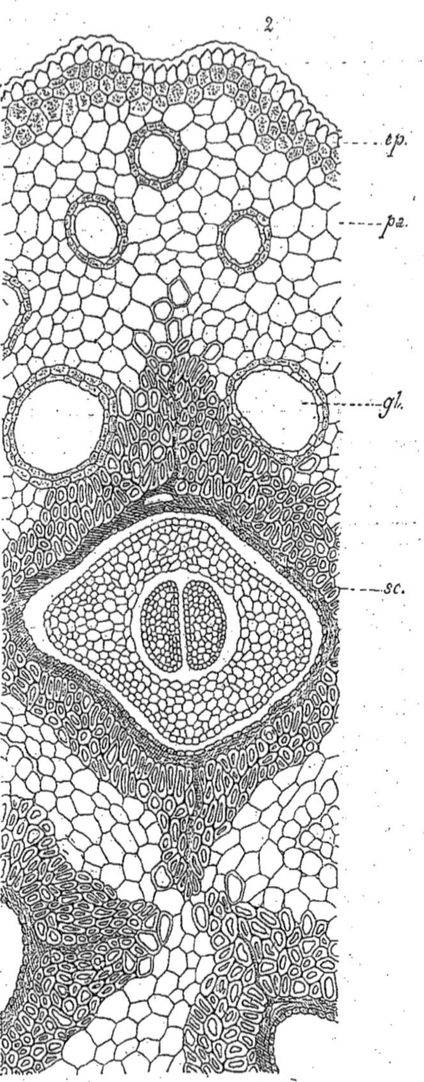

Fig. 3. — Coupe transversale du fruit du Genévrier.

Composition chimique. — Les Baies de Genièvre renferment 0,70 à 2 p. 100 d'*huile essentielle*, des acides végétaux, 8 à 10 p. 100 de *résines*, un principe amer, la *Junipérine*, des acides organiques (formique, acétique, oxalique, malique, etc.) et de 30 à 35 p. 100 de *sucre*.

L'*Essence de Genièvre* est un liquide jaunâtre ou verdâtre qui devient incolore par la rectification, à réaction neutre, lévogyre, à odeur forte rappelant celle du fruit; sa densité varie de 0,865 à 0,885. Elle est soluble dans 10 volumes d'alcool à 80° et en toutes proportions dans l'éther. Cette essence renferme un produit bouillant à 155°, de densité égale à 0,839, et un autre bouillant à 205° et ayant une densité de 0,878; le premier est du *Pinène gauche* plus abondant dans l'essence provenant des fuits verts, le second est du *Cadinène* très abondant dans l'essence des fruits mûrs. En outre de ces deux terpènes, cette essence renfermerait une petite quantité d'un éther terpénique qui lui donne son odeur propre.

L'Essence de Genièvre, exposée à l'air, absorbe de l'oxygène et laisse au bout d'un temps assez long déposer un composé plus lourd que l'eau, le *Camphre de Genièvre*, qui répondrait à la formule $C^{10}H^{16},H^2O$.

Usages. — Les fruits du Genévrier sont employés comme diurétiques et sudorifiques ; on peut prescrire l'infusion (4 à 8 grammes dans 500 grammes d'eau) ou l'extrait aqueux (2 à 5 grammes). Ils entrent dans la préparation du *Vin de Digitale composé* et dans celle du *Vin de Scille composé.*

Fermentés et distillés, ces fruits donnent une eau-de-vie qui, sous le nom de *Gin*, est fort usitée en Belgique, en Hollande, en Angleterre et dans le nord de la France.

L'Essence de Genièvre s'emploie à la dose de II à VI gouttes en pilules, pour l'usage interne; le plus souvent elle est employée pour l'usage externe. Elle entre dans la composition du *Liniment de Rosen.*

JUJUBES *

Origine. — Les *Jujubes* sont les fruits du Jujubier commun (*Zizyphus vulgaris*) (fig. 4), arbre de 5 à 7 mètres de hauteur, de la famille des Rhamnées, originaire de Syrie, cultivé dans toute la région méditerranéenne. L'Italie et la Provence fournissent une grande partie des Jujubes employées en pharmacie.

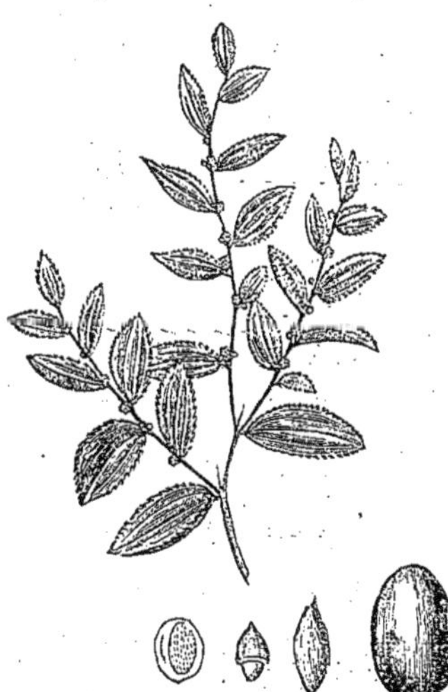
Fig. 4. — Jujubier commun.

Caractères extérieurs. — La Jujube est une drupe à deux loges ou à une, ovoïde ou oblongue, grosse comme une olive, pourvue d'une enveloppe rouge ou brunâtre, mince, luisante, fortement ridée quand le fruit est desséché. Au-dessous, se trouve une pulpe sucrée, mucilagineuse, jaune ou brunâtre; au centre, existe un noyau oblong, renfermant une seule graine. Lorsqu'elles sont vieilles,

les Jujubes se dessèchent presque complètement et doivent être rejetées; il faut donc les choisir molles et pulpeuses.

Composition chimique. — Les Jujubes renferment du mucilage, du sucre, des sels organiques (malates, tartrates, etc.) et un acide cristallisable, appelé *acide zizyphique* par Latour.

Usages. — Le sucre et le mucilage dont elles sont pourvues les fait rechercher comme émollientes et béchiques. Elles forment la base de la *Pâte de Jujubes*, qui le plus souvent est uniquement préparée avec de la gomme et du sucre. Dans le Midi de la France, on les mange à l'état frais ; elles ont alors une chair ferme et une saveur très appréciée.

Le *Zizyphus Lotus* de l'Afrique du Nord, le *Z. Jujuba* de l'Inde et de la Chine donnent des fruits qui sont employés dans leurs pays respectifs aux même usages que la Jujube ordinaire.

MIEL

Origine. — Le *Miel* est une matière sucrée, molle, liquide ou poisseuse, d'une saveur plus ou moins agréable, fournie par les Abeilles, Insectes de l'ordre des Hyménoptères et du groupe des Mellifères. Les Abeilles appartiennent les unes au genre *Apis*, vivant en Europe, dans le nord de l'Afrique et l'Asie occidentale; les autres aux genres *Melipona*, *Trigona*, qui vivent dans l'Amérique et l'Océanie. Le miel employé en pharmacie est produit par l'Abeille commune (*Apis mellifica*) (fig. 5) et par quelques espèces voisines introduites par les apiculteurs, telles que l'Abeille italienne ou jaune (*A. ligustica*), l'Abeille égyptienne (*A. fasciata*), l'Abeille grecque (*A. Cecropia*), etc. Le miel n'est pas un produit de sécrétion des Abeilles; il est essentiellement constitué par le *nectar* puisé par l'ouvrière dans la corolle des fleurs, avalé, élaboré dans le jabot, puis dégorgé dans les alvéoles des ruches pour servir de nourriture aux membres de la colonie pendant la mauvaise saison.

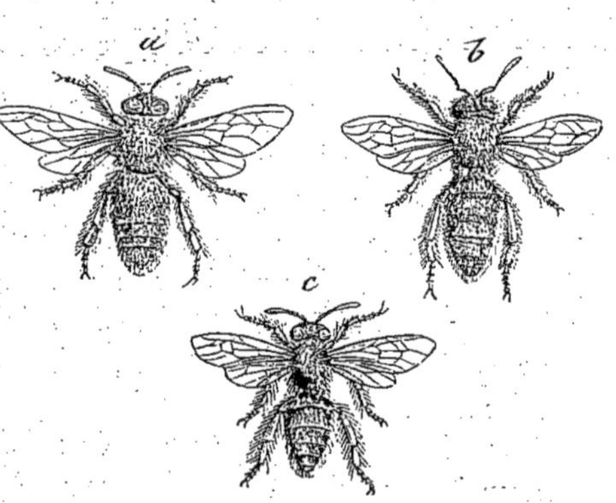

Fig. 5. — Abeilles. — *a*, mâle. — *b*, femelle. *c*, ouvrière.

Récolte. — La récolte du miel destiné à la consommation se fait au printemps ou à l'automne. Pour cela, les rayons sont retirés des ruches et exposés au soleil ; le miel qui en découle est très pur ; c'est le *miel vierge* ou *blanc surfin*. En soumettant ensuite ces rayons à une température plus élevée, on obtient le *miel blanc fin*. Enfin les gâteaux étant fortement chauffés, puis soumis à la presse, fournissent le *miel jaune* ou *ordinaire*, qui est plus coloré et renferme une certaine quantité de cire, ainsi que d'autres impuretés.

Caractères. — Les caractères du miel sont essentiellement variables ; ils sont facteurs de la localité, de la nature de la flore locale et de l'époque de la récolte. Le miel a généralement une consistance grenue et une coloration blanc jaunâtre ; on a alors coutume de le considérer comme étant de qualité supérieure. Cependant il existe d'excellents miels qui ne sont pas grenus et sont au contraire liquides et transparents (*miel du mont Hymette*), et d'autres qui sont colorés, noirs (*miel des Baléares*), ou verts (*miel de Bourbon*).

L'arome et le goût du miel dépendent des plantes sur lesquelles a été puisé le nectar employé à sa fabrication ; on peut donc dire qu'il existe autant de variétés de miel qu'il y a de lieux de production.

Les variétés commerciales les plus communes dans le commerce français, sont : 1° le *miel de Narbonne*, dont l'odeur et la saveur très agréables sont dues surtout aux Labiées (Sauge, Lavande, Thym, Romarin, etc.) qui croissent sur les montagnes des Corbières, près de Narbonne ; 2° le *miel de la vallée de Chamounix* qui est blanc grenu, très odorant, comme le précédent ; 3° le *miel du Gâtinais*, moins aromatique et moins blanc ; 4° le *miel d'Avignon*, de couleur jaune paille, très consistant, visqueux, non grumeleux ; 5° le *miel de Normandie*, blanc paille, parfois rougeâtre, d'odeur cireuse, peu grenu ; 6° le *miel de Bretagne* qui a une couleur jaune, plus ou moins rougeâtre, une odeur forte et un goût désagréable dû aux fleurs de Sarrasin sur lesquelles vont butiner les Abeilles.

Depuis quelques années, on importe en France deux sortes de miels exotiques : le *miel de la Havane* et le *miel du Chili*. Ces miels exotiques sont très impurs, parce qu'on les retire des rayons et du couvain pilés ensemble ; ils renferment toujours des débris d'organes d'Abeilles.

La modification la plus remarquable que le miel soit susceptible d'éprouver, modification d'ailleurs purement accidentelle, c'est le caractère de toxicité qu'il peut présenter lorsqu'il a été récolté sur des fleurs vénéneuses. C'est ainsi qu'on a maintes fois signalé de graves accidents en Suisse par l'ingestion de miel récolté sur les fleurs d'Aconit.

Caractères microscopiques. — Au microscope, on ne doit apercevoir dans le miel que des grains de pollen, dont l'apparence et la forme peuvent varier à l'infini, suivant les fleurs sur lesquelles les Abeilles ont butiné, des cristaux de glucose sous forme de lamelles dont les arêtes sont le plus souvent sinueuses et déchiquetées et quelques particules de cire. Il ne doit pas renfermer de grains d'amidon, ni des débris d'organes d'Abeilles.

Composition chimique. — Le miel est constitué par un mélange de sucres réducteurs (glucose et lévulose), 65 à 70 p. 100, et de saccharose, 3 à 10 p. 100, en dissolution dans 15 ou 20 p. 100 d'eau. Il renferme, en outre, 1 à 5 p. 100 de matières non sucrées : matières albuminoïdes, acides végétaux (acides formique et malique) et matières minérales (0,25 à 0,35 p. 100).

Pendant longtemps, on a admis que le miel pur était toujours lévogyre, et que, lorsqu'il était dextrogyre, c'était l'indice d'une falsification. On sait aujourd'hui que, récolté dans certaines conditions, un miel naturel peut être dextrogyre : miel recueilli au voisinage des raffineries, ainsi que le miel fourni par la *miellée* de divers arbres.

Falsifications et essai. — Le miel est soumis à de nombreuses falsifications. Elles consistent dans l'addition de glucose, de mélasse, de sirop de fécule, de sirop de sucre, d'eau, de farine crue ou torréfiée, de mucilage, de gélatine, de matières minérales (sable, craie, plâtre, etc.), de *miel artificiel*. L'essai d'un miel comprendra les opérations suivantes :

Pour déterminer la proportion d'*eau*, on dissout 10 grammes de miel dans une quantité d'eau suffisante pour faire 50 centimètres cubes ; on prélève 5 centimètres cubes de cette solution qu'on verse dans une capsule plate renfermant de la poudre de verre ou du sable siliceux ; on évapore au bain-marie en consistance sirupeuse et on dessèche six heures à l'étuve à 105-110°. Le miel ne doit pas renfermer plus de 20 p. 100 d'eau.

Pour déceler l'*amidon* et la *dextrine*, on traite le miel par l'eau froide qui ne dissout pas l'amidon que l'on pourra caractériser par l'eau iodée et l'examen microscopique. Si le miel renferme de la dextrine, l'eau iodée versée dans la solution donnera une coloration rouge.

Le *gélatine* et les *mucilages* sont insolubles dans l'alcool à 80° qui dissout le miel pur. Le précipité obtenu est divisé en deux parts : la première est traitée par l'acide azotique, qui transforme les *mucilages* en *acide mucique*, si le miel en contenait ; la deuxième étant chauffée avec de la chaux, il se dégage de l'ammoniaque, si la falsification avait été faite avec de la *gélatine*.

Les *matières minérales* seront reconnues en traitant le miel par l'eau ; elles constitueront un dépôt dont on pourra faire l'analyse. A l'incinération, le miel pur ne donne environ que de 0gr,25 à 0gr,35 p. 100 de cendres ; ce poids sera augmenté, s'il y a eu addition de substances minérales.

Les *mélasses* seront reconnues par la présence des chlorures dans les cendres ; il n'en existe pas dans le miel pur.

Le *sucre de canne* sera dosé par les procédés ordinaires : la proportion de celui-ci ne doit pas dépasser 15 p. 100.

Le *sirop de fécule* ou *glucose* renfermant toujours du sulfate de chaux, la solution du miel dans l'eau ne devra pas se troubler par addition de chlorure de baryum ou d'oxalate d'ammoniaque additionné d'acétate de sodium. On pourra aussi opérer sur les cendres après leur dissolution dans l'eau.

Enfin l'addition de *miel artificiel*, résidu de raffineries composé de glucose et de lévulose, sera décelé par le dosage de l'acide phosphorique dans les cendres. Les miels naturels renferment de 0,01 à 0,03 d'anhydride phosphorique (P^2O^5) pour 100, tandis que le miel artificiel n'en renferme que des traces.

Usages. — Le miel est alimentaire et édulcorant ; à hautes doses (100 à 150 grammes), il produit des effets laxatifs. On l'emploie aussi en boisson simple ou après fermentation (hydromel).

Il est employé en pharmacie à préparer le *Mellite de Mercuriale*, le *Mellite de Rose rouge*, le *Mellite simple*, *le Mellite de vinaigre scillitique*, les *Pilules d'Aloès et de Gomme-gutte*, les *Pilules de carbonate ferreux*, les *Pilules d'iodure mercureux opiacées*, les *Pilules mercurielles simples*, le *Sirop de Salsepareille composé*, le *Mellite cuivreux* (vét).

FAMILLE 2. — GLYCYRRHIZIQUES

Cette famille comprend les drogues à glycyrrhizine.

RACINE DE RÉGLISSE

Origine. — La *Racine de Réglisse* est fournie par le *Glycyrrhiza glabra* (fig. 6), herbe vivace de la famille des Légumineuses, que l'on rencontre spontanément, avec un certain nombre de variétés, dans toutes les régions chaudes de l'Europe et de l'Asie orientale et que l'on cultive dans certaines d'entre elles. L'espèce type est surtout cultivée en France, en Espagne, en Italie, notamment en Sicile et en Calabre, où la plus grande partie de la racine est récoltée pour la fabrication de l'extrait de Réglisse. La variété *glandulifera* est plus répandue dans les régions orientales : Hongrie, Russie centrale et méridionale, Asie Mineure, Turkestan, etc. C'est cette variété qui donne la *Racine de Réglisse de Russie*, qu'il ne faut pas confondre avec la racine du *Glycyrrhiza echinata*, qui a longtemps porté le même nom dans le commerce et qui est aujourd'hui tombée en désuétude.

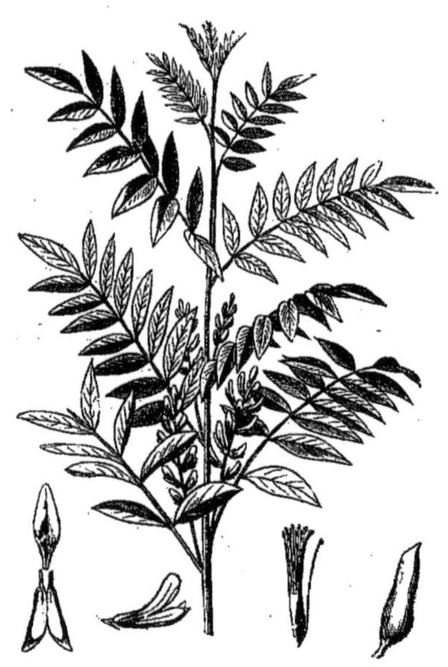

Fig. 6. — *Glycyrrhiza glabra*.

Caractères extérieurs. — La Réglisse ordinaire du commerce se présente en fragments grossièrement cylindriques, un peu onduleux, flexibles, de longueur variable (30 à 60 centimètres), le plus souvent liés en botte. La surface extérieure est marron ou gris pâle, marquée de sillons longitudinaux assez profonds ; elle présente de place en place quelques cicatrices elliptiques, brunâtres et rugueuses ; sur les stolons, fréquemment mélangés à la racine, se montrent des cicatrices plus petites, transversales, accompagnées d'un bourgeon de la grosseur d'une tête d'épingle. Dans la Réglisse de Russie, les morceaux sont profondément décortiqués et ont, par suite, une coloration jaune pâle à l'extérieur. La cassure est fibreuse, jaune clair et tout à fait caractéristique. Odeur faible, assez agréable; saveur douce, puis un peu âcre, et variant au surplus suivant les pays : la Réglisse de la Turquie d'Asie est amère; celle de Grèce l'est un peu moins; celle de Sicile est sucrée, mais moins que celle d'Espagne, qui à son tour cède le pas à la Réglisse de Calabre. Sur la section transversale, on distingue, au-dessous d'un mince liséré brun qui correspond à la couche subéreuse, une zone corticale, d'un jaune grisâtre, et une partie ligneuse, d'un jaune plus fauve, marquée de stries radiales allant du centre à la périphérie ; dans les stolons, la portion centrale est occupée par une moelle peu développée.

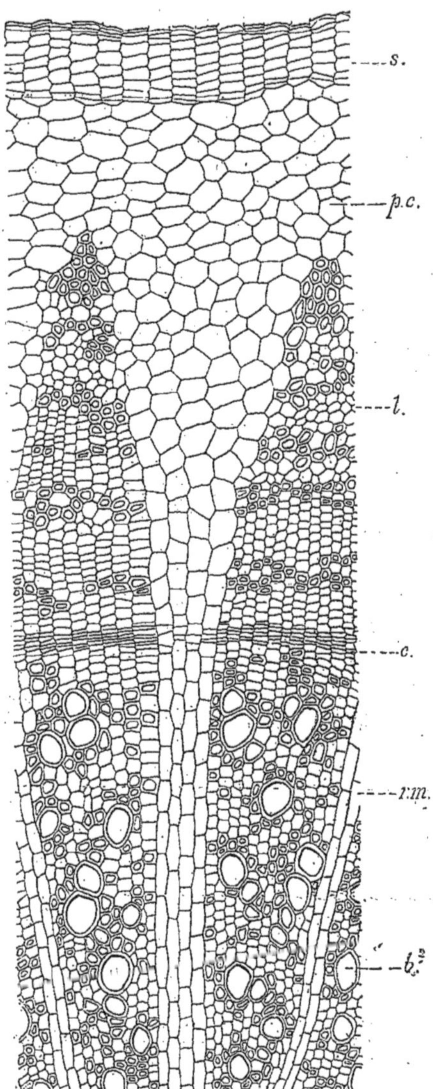

Fig. 7. — Coupe de la racine de Réglisse.

Caractères histologiques. — Sous un suber peu développé (*s*, fig. 7), manquant d'ailleurs dans les racines mondées, on trouve une écorce secondaire de faible épaisseur (*p. c*), dont les cellules sous-jacentes au liège renferment des cristaux octaédriques d'oxalate de chaux ; le liber (l) est formé de faisceaux coniques constitués par des couches de parenchyme libérien alternant régulièrement avec des couches de fibres libériennes et se correspondant d'un faisceau à l'autre, de sorte que dans leur ensemble ces deux sortes d'éléments forment des séries concentriques et parallèles ; un cambium (c) bien apparent sépare le liber du bois secondaire (b^2) qui est divisé en faisceaux, correspondant à ceux du liber, par des rayons médullaires ($r.m$) formés de 3 à 4 rangées de cellules. Dans les stolons, on trouve en plus une moelle peu volumineuse.

Composition chimique. — La Racine de Réglisse renferme de l'*amidon*, 20 à 30 p. 100, de l'*asparagine*, 2 à 4 p. 100, de la *gomme*, 1,5 à 4 p. 100, du *glucose*, du *saccharose* et un corps très sucré, amorphe, la *Glycyrrhizine* ou *Acide glycyrrhizique* $C^{44}H^{64}O^{19}$, qui donne par hydrolyse, en fixant 2 molécules d'eau, de l'*Acide glycyrrhétinique* $C^{31}H^{47}O^{3}.COOH$ et de l'*Acide glycuronique* $C^{5}H^{9}O^{5}.COOH$:

$$\underset{\text{Glycyrrhizine.}}{C^{44}H^{64}O^{19}} + 2H^{2}O = \underset{\text{Acide glycyrrhétinique.}}{C^{31}H^{47}O^{3}.COOH} + \underset{\text{Acide glycuronique.}}{2(C^{5}H^{9}O^{5}.COOH)}$$

Usages. — La Racine de Réglisse est légèrement béchique et diurétique ; elle possède aussi la propriété de masquer la saveur des médicaments nauséeux. Elle sert encore à édulcorer les tisanes et présente ce grand avantage que son principe sucré ne se transforme pas sous l'influence des divers ferments, ce qui épargne aux malades le mauvais état des premières voies digestives. Pour tous ces usages, on la remplace fréquemment aujourd'hui par la Glycyrrhizine ammoniacale. Pulvérisée, elle sert communément en pharmacie pour la préparation des masses pilulaires ou pour empêcher les pilules d'adhérer les unes aux autres. Elle fait partie de la *Poudre diurétique* et de la *Poudre de Réglisse composée*. La médecine vétérinaire en fait une grande consommation.

Industriellement la Racine de Réglisse sert à préparer, en Espagne, en Sicile, en Calabre et dans le midi de la France, un extrait compact de couleur brune et de saveur âcre, que l'on vend en bâtons sous le nom de *Suc de Réglisse*. Cet extrait constitue un remède populaire, sinon efficace, contre le rhume ; il sert aussi à préparer la *Pâte de Réglisse officinale* qui renferme environ 0gr,02 d'extrait d'opium pour 100.

Un certain nombre d'autres végétaux renferment dans

quelques-uns de leurs organes de la glycyrrhizine. Nous citerons : la racine de l'*Abrus precatorius* (*Liane-Réglisse* ou *Réglisse d'Amérique*) ; la racine de l'*Astragalus Glycyphyllos* ; celle de la Bugrane ou Arrête-Bœuf (*Ononis spinosa*) ; celle du Trèfle des Alpes (*Trifolium alpinum*), appelée souvent *Réglisse des montagnes*; le rhizome du Polypode de Chêne (*Polypodium vulgare*) qui porte dans bien des pays le nom de *Réglisse des bois*, etc.

FAMILLE 3. — MANNITIQUES

Les *Alcools hexabasiques* ou *Hexols* aujourd'hui connus sont : les *Mannites*, la *Dulcite*, la *Sorbite*, la *Quercite* : toutes ces substances répondent à la formule $C^6H^{14}O^6$, ou $CH^2OH.(CH.OH)^4.CH^2OH$. En partant des hexoses naturels ou artificiels, on obtient, par l'hydrogène naissant et en milieu légèrement alcalin, tous les hexols connus.

Ce sont des corps de saveur douce, infermentescibles sous l'action des levures, ne réduisant pas la liqueur cupro-potassique. Modérément oxydés, ils se transforment en *alcools-aldéhydes* ou *alcools-cétones* constituant les hexoses naturels ou artificiels. Un seul de ces alcools hexatomiques nous intéresse : c'est la mannite, qui constitue la majeure partie de la Manne.

MANNE

Origine. — La *Manne* est un suc concrété fourni par le *Fraxinus Ornus* L., et principalement par la variété *rotundifolia* (*Fraxinus rotundifolia*, Lamk.) (fig. 8) ; c'est un petit arbre de 6 mètres de hauteur environ, originaire d'Orient, et qui croît en Asie Mineure, d'où il s'étend en Europe, dans la région méditerranéenne jusqu'en Espagne. On le cultive dans certaines régions, en Calabre et surtout en Sicile, où il constitue des plantations régulières (*Frassinetti*), dans lesquelles les arbres sont disposés en rangées et espacés les

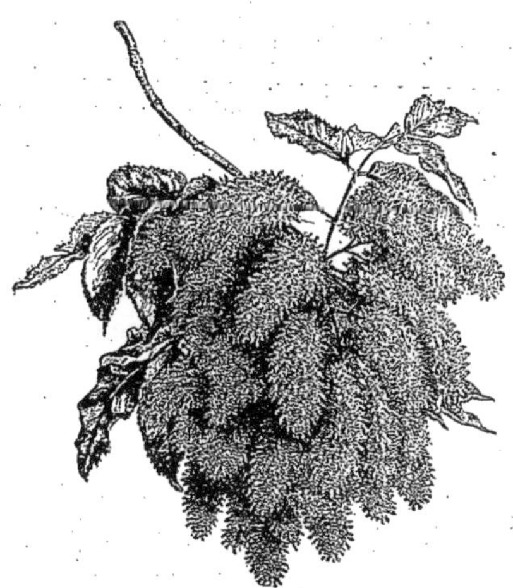

Fig. 8. — *Fraxinus Ornus.*

uns des autres de 2 mètres. On ne les exploite que lorsqu'ils ont acquis une certaine grosseur (8 centimètres de diamètre) et l'exploitation peut durer une dizaine d'années.

La Manne exsude spontanément à la suite des piqûres faites au tronc par une espèce de Cigale (*Cicada Orni*); mais, pour avoir une récolte plus abondante, on fait dans l'écorce et sur une même rangée verticale des incisions distantes de 4 à 5 centimètres et pénétrant jusqu'au bois. Ces incisions se font successivement chaque jour, depuis le moment de la floraison jusqu'à la fin de la saison sèche. L'année suivante, on recommence la même série d'incisions sur une autre portion du tronc ; et ainsi de suite jusqu'à ce que l'arbre ait été incisé sur tout le pourtour ; quand l'arbre est épuisé, il est abattu.

Caractères. — La Manne, dite MANNE EN LARMES, est constituée par le suc qui s'est écoulé en premier lieu et s'est rapidement concrété sur le tronc ; elle forme des morceaux stalactiformes de 15 à 20 centimètres de long, aplatis ou concaves sur un côté, poreux, cristallins, blancs ou jaune pâle, cassants et craquant sous la dent. Leur saveur est faiblement sucrée, puis devient un peu âcre ; l'odeur rappelle un peu celle du miel.

La MANNE EN SORTES est celle qui a été recueillie à l'arrière-saison et qui n'a pu se concréter aussi complètement que la sorte précédente ; elle est composée de petites larmes ou de fragments irréguliers, agglutinés par une matière molle et gluante, de couleur jaunâtre, et renferme de nombreuses impuretés : bûchettes, débris d'écorce, paille, etc. Elle s'altère facilement par le temps et par la fermentation.

Dans le commerce, on en distingue deux variétés : la *Manne de Sicile* ou *de Géracy*, et la *Manne de Calabre* ou *Manne Capacy* qui est la *Manne grasse* des droguistes.

Composition chimique. — La Manne renferme : 1° de la *Mannite*, jusqu'à 80 p. 100 ; 2° deux sucres : un tétrasaccharide, le *Mannéotétrose* $C^{24}H^{42}O^{21}$, qui par hydrolyse donne quatre molécules d'hexoses et dont le pouvoir rotatoire est de $[\alpha]_D = +150$; un trisaccharide, le *Manninotriose*, $C^{18}H^{32}O^{16}$, qui provient vraisemblablement de l'hydrolyse partielle du sucre précédent et dont le pouvoir rotatoire est de $[\alpha]_D = +167$. Ces deux sucres forment le sixième de la manne en larmes et jusqu'au tiers de la manne en sortes ; 3° des sucres réducteurs, 4 à 6 p. 100 ; 4° une petite quantité de résine soluble dans l'éther, de 0,05 à 0,10 p. 100.

La mannite ordinaire (*mannite-d*) cristallise en prismes

orthorhombiques striés, à éclat soyeux, très solubles dans l'eau et l'alcool, insolubles dans l'éther. Elle possède un pouvoir rotatoire de $[\alpha]_D = +0,15$. Elle fond à 166°, se sublime difficilement et se transforme à 200° en *Mannitanne* $C^6H^{12}O^5$ en perdant H^2O ; à une plus haute température, la mannitanne se déshydrate à son tour et donne la *Mannide* $C^6H^{10}O^4$. La mannite ne fermente pas directement par la levure de bière, mais cette fermentation se produit si l'on ajoute du tissu pancréatique ou du fromage blanc ; elle donne de l'alcool, de l'acide carbonique et de l'hydrogène.

Pour obtenir la mannite pure, on reprend la Manne par l'eau chaude, on ajoute du blanc d'œuf, on porte à 100° et l'on filtre ; la liqueur se prend en masse. On l'exprime à la presse, on lave les cristaux, on les décolore au noir animal et l'on filtre à chaud ; la mannite cristallise.

Substitution. — On substitue parfois à la Manne en larmes un produit de très bel aspect qu'on obtient en faisant subir un traitement spécial à la Manne en sortes. Cette manne artificielle a des dimensions considérables, une coloration uniforme et elle est dépourvue de débris végétaux et de cristaux de mannite sur la cassure. Lorsqu'on la fait bouillir avec 4 parties d'acool, elle donne un résidu visqueux, tandis que la Manne naturelle laisse, dans les mêmes conditions, une substance dure insoluble.

Usages. — La Manne est un purgatif doux qui ne provoque ni coliques, ni nausées. Elle est surtout employée dans la médecine infantile aux doses de 15 à 30 grammes ; pour les adultes, il faut porter les doses à 60 ou 80 grammes. On l'administre dans de l'eau ou dans du lait ; du reste, c'est un médicament agréable à prendre en raison de sa saveur sucrée. Elle entre dans la composition de l'*Apozème purgatif* (Codex).

La mannite indiquée par quelques auteurs comme purgative doit être rejetée en raison de son prix élevé et surtout de son inactivité.

FAMILLE 4. — SACCHARIQUES

Cette famille comprend les *Disaccharides*, *Hexobioses* ou *Saccharoses* répondant à la formule $C^{12}H^{22}O^{11}$ et correspondant théoriquement au premier anhydride des glucoses. La perte d'eau se fait tantôt entre les chaînons alcooliques, tantôt entre deux chaînons, l'un aldéhydique, l'autre alcoolique.

On voit dans ce cas disparaître la propriété réductrice de

ces sucres et leur fermentescibilité directe. Tous les corps de ce groupe se dédoublent sous l'influence des acides étendus, tantôt en deux glucoses identiques : *maltose* qui se dédouble en deux molécules de dextrose ; tantôt en deux sucres non identiques : *saccharose* qui se dédouble en dextrose et lévulose ; *lactose* en galactose et dextrose. Les divers ferments solubles produisent le même dédoublement hydrolytique. De tous les sucres de ce groupe, le *Saccharose* ou sucre de Canne et le *Lactose* ou sucre de lait retiendront seuls notre attention.

SACCHAROSE OU SUCRE DE CANNE

Origine. — Le *Saccharose* est très répandu dans le règne végétal : la Canne à sucre, la Betterave, le Sorgho sucré (*Sorgho saccharatum*), l'Érable à sucre (*Acer saccharinum*), certains Palmiers (*Arenga saccharifera*), le Navet, la Citrouille, etc., en renferment de grandes quantités et peuvent servir à son extraction. MM. Schultze et S. Franckfurt, ainsi que le professeur Bourquelot et ses élèves, ont reconnu sa présence dans les organes de réserve (racines, rhizomes, tubercules, écorces et graines) d'un grand nombre de plantes. Ces derniers ont aussi trouvé ce sucre dans les feuilles de toutes les plantes qu'ils ont soumises à l'action de l'invertine (Méthode biochimique de Bourquelot). De telle sorte que l'on peut considérer le sucre de canne comme un principe nécessaire aux échanges nutritifs dans les plantes à clorophylle.

Les deux plantes que l'on utilise aujourd'hui pour l'extraction du saccharose sont la Canne et la Betterave, et le sucre qui provient de ces deux plantes est identique quand il a été convenablement raffiné. Peut-être faudra-t-il bientôt ajouter à ces deux plantes le Sorgho à sucre que l'on cultive aujourd'hui en grand en Amérique.

La Canne à sucre (*Saccharum officinarum*) (fig. 9) est une plante de la famille des Graminées, qui est originaire de l'Inde, où elle était connue depuis un temps immémorial ; aussi est-ce au Bengale que l'on a le plus anciennement fabriqué le sucre. La Canne à sucre fut importée en Europe à l'époque des conquêtes d'Alexandre, et, plus tard, les nations commerçantes l'introduisirent dans toutes les régions où la température permettait sa culture. Aujourd'hui, elle est cultivée dans toutes les contrées où la température moyenne ne descend pas au-dessous de 20°, et elle fournit d'autant plus de sucre que la région est plus chaude. Elle demande, en outre, une température régulière, car les moindres gelées l'endommagent; aussi a-t-il été impossible d'en continuer la culture en Provence et dans la Napolitaine. L'Inde, les Mascareignes, l'Indo-Chine, les Antilles, l'Égypte, quelques îles de l'Océanie sont les principaux centres actuels de production.

La Canne à sucre (fig. 9) présente une tige aérienne herbacée et à souche vivace; la tige est pleine, de $1^{m},50$ à 3 mètres de haut sur 0,04 de diamètre, de couleur variable; les fleurs sont disposées en une grande panicule soyeuse, blanche, appelée *flèche*, de $0^{m},30$ à $0^{m},90$ de longueur. On en cultive plusieurs variétés, dont les plus importantes sont les suivantes : 1° la *Canne de Bourbon, de Taïti* ou *Canne créole*, à tige jaune; 2° la *Canne noire de Batavia* ou *de Java*, à tige violette ; 3° la *Canne du Bengale* ou *Canne rouge de Calcutta*; 4° la *Canne de Salangore*, qui est peut-être la meilleure sorte cultivée ; 5° la *Canne de Chine*, qui est une espèce distincte, le *Saccharum sinense*.

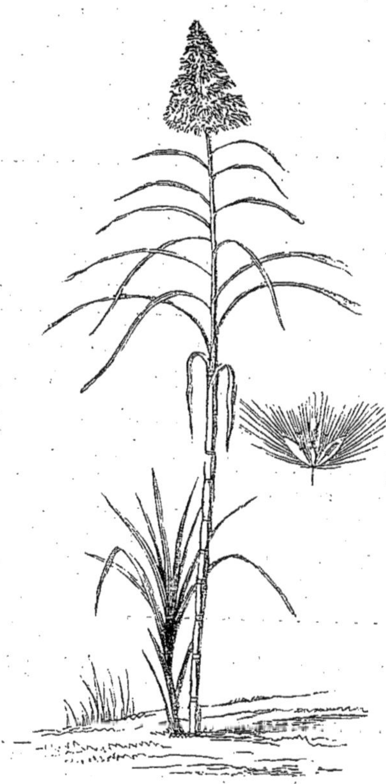

Fig. 9. — Canne à sucre.

La Canne vient surtout dans les terrains d'alluvions. Sa propagation par semis est impossible, car les graines arrivent rarement à maturité ; la multiplication se fait à l'aide de boutures taillées, au moment de la récolte, dans la partie supérieure de la tige qui est moins riche en sucre.

La production du sucre est devenue l'une des branches les plus importantes et les plus perfectionnées de l'industrie chimique ; nous en décrirons, en les résumant autant que possible, les principales opérations. Celles-ci se divisent en deux parties bien distinctes : l'*extraction du sucre brut* et le *raffinage*. L'extraction diffère beaucoup suivant la nature de la plante qui produit le sucre, tandis que le raffinage est le même dans tous les cas.

Extraction du sucre de Canne. — La récolte se fait au moment où la tige prend une teinte violette ou dorée, et alors que les feuilles inférieures sont tombées, tandis que les supérieures sont encore vertes. Les tiges sont coupées en biseau au-dessus du sol, puis portées au moulin.

Le saccharose est surtout localisé dans les cellules à parois minces du parenchyme central où les faisceaux libéro-ligneux sont très clairsemés ; il est accompagné d'une petite quantité d'amidon. On avait admis que le saccharose existait seul dans la Canne à sucre à l'exclusion de toute autre matière sucrée ; or on trouve toujours une certaine proportion de sucre incristallisable qui, dans certaines conditions de végétation, peut devenir considérable. C'est ainsi que les Cannes dites *folles* en renferment une grande proportion, et le jus des Cannes bien mûres en contient environ le sixième de son poids. On a pu observer que, dans les tiges dépouillées de leurs feuilles, le sucre incristallisable disparaît rapidement, probablement parce que c'est lui qui se forme le premier et que, sous l'influence de la végétation, il se transforme en saccharose. De là, certaines pratiques de culture.

La Canne arrivée à maturité renferme environ 18 p. 100 de saccharose et 12 p. 100 de cellulose et de matières albuminoïdes ; c'est la présence de ces matières albuminoïdes qui amène la fermentation rapide du jus sucré ; nous verrons comment on les élimine ou on les frappe d'inertie.

A mesure que les Cannes sont coupées, afin d'éviter la fermentation qui transformerait une certaine proportion de sucre en alcool, elles sont écrasées dans des moulins composés de trois cylindres en fonte, creusés de cannelures, qui peuvent être à volonté rapprochés plus ou moins les uns des autres ; elles passent d'abord entre le premier cylindre et le cylindre intermédiaire, puis entre celui-ci et le troisième cylindre plus rapprochés que les précédents. Le jus sucré ou *Vesou* qui s'écoule pendant cette pression est reçu dans des bacs ; il représente entre 70 et 80 p. 100 de celui que renferme la Canne. La Canne, exprimée ou *Bagasse*, est liée en gros paquets et séchée pour servir de combustible. Le vesou est ensuite concentré à cristallisation.

Autrefois, après addition de chaux, le vesou était évaporé

à feu nu dans une série de chaudières. Ce procédé, qui avait le grand inconvénient de caraméliser une grande quantité de sucre et de donner par suite jusqu'à 44 p. 100 de mélasse, a été perfectionné ; on emploie aujourd'hui des chaudières à double fond, que l'on chauffe à la vapeur d'eau, et vers la fin de l'opération on opère à une basse pression.

Dans une première chaudière, le vesou, additionné de 2 à 3 millièmes de chaux dans le but de saturer les acides qui intervertiraient une certaine quantité de saccharose, est porté à une température de 100° pour coaguler les matières albuminoïdes. Il se sépare une écume que l'on enlève au fur et à mesure qu'elle se forme (défécation); puis le liquide est versé dans un premier filtre rempli de noir animal, ayant déjà servi à une première opération. On l'évapore dans de larges bassines à double fond, jusqu'à ce qu'il marque 25° B.; on l'envoie dans un filtre garni de noir animal récent, puis on le concentre à 30° dans une chaudière spéciale où le vide peut être fait. Ce sirop est versé dans de grands récipients ou *rafraîchissoirs*, où la cristallisation commence. Après quoi, on le verse dans des *formes à cristalliser*, qui ne sont autre chose que des cônes en terre cuite, bouchés avec une cheville en bois, ce qui permet l'écoulement des mélasses. Pour faciliter celui-ci, on procède à l'opération du *terrage*, qui consiste à tasser la base du cône et à la recouvrir d'argile détrempée ; l'eau que renferme l'argile pénètre à l'intérieur du pain et donne de la fluidité au sirop qui s'écoule ; on renouvelle cette opération deux ou trois fois. On laisse sécher, puis le sucre est réduit en poudre grossière et tassé dans des barriques. C'est le *sucre terré* ou *Cassonade*, que l'on expédie en Europe, pour y subir l'opération du raffinage.

La production mondiale du sucre de canne s'est élevée, en 1907-1908, à 5 161 900 tonnes.

Extraction du sucre de Betterave. — La Betterave contient moins de sucre que la Canne (10 p. 100) et beaucoup plus d'impuretés. Aussi ce n'est que grâce aux ressources de la science que le sucre de Betterave peut être livré au même prix que le sucre de Canne. C'est ainsi que, par la sélection des porte-graines, on obtient des graines qui donnent des Betteraves à sucre renfermant de 15 à 19 p. 100 de saccharose. La Betterave étant une plante bisannuelle, cette sélection peut se faire facilement. A la fin de la première année de végétation, on prélève à l'aide d'une sonde un fragment de la racine et on dose la quantité de sucre qu'elle contient ; on ne plante alors comme porte-graines que les racines qui ont donné une forte proportion de sucre à l'analyse. Les racines destinées à la fabrication du sucre sont récoltées au bout de la première année de culture et peuvent être ensilées pour passer l'hiver. Actuellement, on cultive surtout la *Betterave blanche de Silésie à collet vert.*

Pour l'extraction du jus sucré que renferment les Betteraves, celles-ci sont nettoyées, puis traitées par *expression* ou par *diffusion*, opération qui consiste à faire macérer dans l'eau la Betterave sectionnée en tranches minces par le coupe-racines ; ce dernier procédé tend à être seul appliqué aujourd'hui. En effet, en exprimant les Betteraves préalablement réduites en pulpe, on perd de 20 à 30 kilogrammes de sucre pour 1000 kilogrammes de Betteraves traitées, tandis que le procédé par diffusion que nous allons décrire ne laisse dans la pulpe que 2 à 3 kilogrammes de saccharose.

Les Betteraves, après avoir subi l'opération indispensable du *lavage* qui se fait mécaniquement, sont coupées en tranches minces d'égale épaisseur (*cossettes*), à l'aide d'un coupe-racines formé par une série de couteaux circulaires. Ces cossettes sont ensuite mises dans de grands cylindres diffuseurs où elles sont soumises à un épuisement méthodique. Le liquide arrive à la partie supérieure et sort à la partie inférieure, après avoir lixivié les cossettes. Ces diffuseurs sont réunis en batteries de 11 à 12 et on fait passer la même eau, d'abord sur les cossettes les plus épuisées, puis sur d'autres de plus en plus riches et enfin sur des cossettes non encore traitées. Cet épuisement doit être fait à une température variant entre 60 et 75 degrés.

Le jus obtenu, on procède à la défécation et à la concentration; mais, comme il est très impur, on doit employer, pour le déféquer, une assez grande proportion de chaux et l'on forme ainsi une quantité notable de sucrate de calcium entraînant la perte d'une quantité importante de saccharose. Pour obvier à cet inconvénient, on a mis en œuvre plusieurs procédés ; celui qui est le plus fréquemment employé est celui de la *double carbonatation.*

La liqueur obtenue par diffusion est additionnée de 2 à 3 p. 100 d'hydrate de chaux. On élève la température à 40°, et on fait passer un courant d'acide carbonique en élevant la température à 80°. L'acide carbonique décompose le sucrate de chaux formé, et, quand le liquide ne renferme plus qu'un millième de chaux, on le porte à 99° sans atteindre l'ébullition, et on laisse déposer le carbonate de calcium qui entraîne les matières albuminoïdes. Le liquide est alors décanté et on recommence la même opération, après addition de 5 p. 100 de chaux seulement. Quand toute la chaux est éliminée, on décante, et le liquide clair est filtré sur du noir animal; il ne reste plus qu'à isoler le sucre de la solution.

Pour lui permettre de cristalliser, il faut concentrer la solution, ce qui comporte deux phases bien distinctes : l'*évaporation* ou *concentration*, et la *cuite du sirop* qui comprend une nouvelle concentration, jusqu'à la cristallisation. La concentration s'effectue dans des appareils variés ; mais celui que l'on emploie à peu près partout aujourd'hui est le système dit à *triple effet* dû à MM. Cail et Cie. Le sirop ainsi obtenu par cette première opération est filtré, et on procède à la cuite de ce sirop dans la *chaudière à cuire*, qui est une chaudière cylindrique chauffée par trois serpentins intérieurs. La masse dans laquelle le sucre a déjà commencé de cristalliser est ensuite versée dans des rafraîchissoirs où la cristallisation se complète. Pour opérer la séparation du sucre et du sirop, on fait usage d'une essoreuse qui n'est autre chose qu'une turbine formée d'une cage en toile métallique, renfermée elle-même à l'intérieur d'un cylindre. La cage est animée d'un mouvement très rapide qui projette cristaux et mélasse contre ses parois ; les cristaux sont arrêtés par la toile métallique, tandis que la mélasse les traverse. Si, pendant la marche, on a le soin d'ajouter un peu de sirop pur et de fluidifier la mélasse par un courant de vapeur, le sirop ou *clairce* entraîne la mélasse et on obtient du sucre blanc renfermant 99 p. 100 de sucre pur ; c'est le *sucre cristallisé* du commerce.

La production mondiale du sucre de Betterave s'est élevée, en 1907-1908, à 6 527 800 tonnes.

Raffinage des sucres bruts. — Le raffinage des sucres bruts s'effectue de la même façon, qu'ils proviennent de la Canne ou de la Betterave. Le sucre, préalablement trié (*triage*), est dissous dans une bassine à double fond avec un tiers de son poids d'eau, la solution devant marquer 30° ou 31° Baumé (*fonte*). On y délaye 5 p. 100 de noir animal, on brasse, on chauffe, et, quand l'ébullition a commencé, on ajoute 1 p. 100 environ de sang de bœuf frais qui, en se coagulant, forme une sorte de trame qui entraîne toutes les impuretés en suspension (*clarification*). Puis on effectue la filtration du sirop dans des appareils connus sous le nom de *filtres Taylor*, sortes de sacs en étoffe pelucheuse. Le sirop ainsi clarifié est encore décoloré en passant de nouveau sur une batterie de filtres à noir animal, puis est concentré à la température de 70° dans les appareils analogues à ceux dont il a déjà été question. On le conduit dans des rafraîchissoirs, et, quand les cristaux commencent à se former, on verse dans des *formes* en terre cuite où il se solidifie. Le sommet de ces formes est percé d'un trou que l'on ferme momentanément avec une cheville ; on enlève celle-ci au bout de vingt-quatre heures et la partie liquide s'écoule dans de petits récipients placés sous les formes (*égouttage*). Pour activer l'égouttage, qui est naturellement très long et dure quatre jours environ, on place la pointe de la forme sur une tubulure où l'on fait le vide, et l'égouttage dure une heure à peine; on peut encore centrifuger les formes en les plaçant sur une turbine, la pointe dirigée vers la circonférence. Pour enlever le peu de couleur qui reste encore, on verse sur le sucre du sirop parfaitement pur et on procède à un second égouttage. Le pain de sucre est alors sorti de sa forme et desséché à la température de 50°; on le recouvre ensuite d'un papier bleu ou violet qui corrige par sa couleur complémentaire la teinte légèrement jaunâtre du sucre ; c'est le *Sucre raffiné* du commerce.

Traitement des mélasses. — Les résidus incristallisables qui proviennent de la fabrication du sucre et du raffinage portent le nom de *Mélasses* ; on les livre telles quelles à la consommation ou on les vend aux distillateurs qui les utilisent pour la fabrication de l'alcool. Mais la forte proportion de saccharose (48 p. 100) contenue dans les mélasses a naturellement conduit les industriels à chercher les moyens d'extraire ce sucre. Il en est résulté un grand nombre de méthodes qui, en somme, se réduisent à deux : 1° *osmose* des mélasses ; 2° *désucrage.*

Le premier procédé, dit à l'osmose, est basé sur ce fait que les sels minéraux qui gênent la cristallisation du sucre dialysent beaucoup plus vite que le saccharose. Si donc on enferme la mélasse dans un vase à parois poreuses (membrane animale, papier-parchemin, terre cuite non vernissée) et qu'on le plonge dans l'eau pure, celle-ci enlèvera les sels minéraux à la mélasse, qui pourra cristalliser après concentration. C'est sur ce principe que sont construits les appareils destinés à cette opération et qui portent le nom d'*osmogènes.*

Le second procédé, celui du désucrage, consiste à engager le sucre dans une combinaison insoluble avec un alcalino-terreux (baryte, chaux ou strontiane), et à le déplacer ensuite de cette combinaison par un réactif convenable, acide carbonique ou sulfureux. La baryte serait la plus avantageuse, car c'est le sucrate monobasique $C^{12}H^{22}O^{11},BaO$ qui est insoluble à l'ébullition, de sorte qu'il suffit d'employer une molécule de baryte pour une de sucre ; mais la baryte est d'un prix assez élevé, et de plus elle ne peut être régénérée facilement.

Avec la strontiane, il se produit, à chaud, un précipité de sucrate bibasique $C^{12}H^{22}O^{11},2SrO$, précipité que l'eau froide dédouble en hydrate de strontiane et en sucrate monobasique soluble. On traite donc les mélasses par de l'hydrate de strontiane en portant la masse à l'ébullition; il se dépose du sucrate bibasique qu'on lave à l'eau chaude, puis que l'on lessive avec de l'eau froide; le précipité se dédouble en hydrate de strontiane, qui précipite et qui rentre dans la fabrication, et en sucrate monobasique qui est soluble. Ce dernier est décomposé par l'acide carbonique et le jus sucré que l'on obtient est traité comme il a été dit, tandis que le carbonate de strontiane est mêlé à de la sciure de bois et porté à la température de 800° où il repasse à l'état de strontiane caustique. C'est donc toujours la même strontiane qui sert au désucrage des mélasses.

Avec la chaux, c'est le sucrate tribasique $C^{12}H^{22}O^{11},3CaO$ qui est insoluble ; il faut donc trois molécules de chaux pour précipiter une molécule de sucre, et de plus le sucrate tricalcique est légèrement soluble, ce qui constitue des inconvénients assez sérieux. Cependant, en raison du peu de valeur de la chaux, ce procédé est aujourd'hui très fréquemment mis en pratique.

Sortes commerciales. — Le sucre se trouve dans le commerce sous plusieurs variétés :

1° Le Sucre candi est la variété la plus pure. On le trouve sous forme de cristaux volumineux, tantôt tout à fait blancs, tantôt ayant une coloration jaune plus ou moins foncée. Les cristaux blancs peuvent être considérés comme du saccharose pur.

2° Le Sucre en pains est formé par des petits cristaux réunis en pains coniques, dont la variété la plus pure est connue dans le commerce sous le nom de *raffinade* ; il contient très peu de matières étrangères. Cette variété de sucre est souvent livrée en morceaux sciés à la machine ayant la même forme et à peu près de même poids.

3° Le Sucre en poudre se présente sous plusieurs sortes : 1° le sucre en petits cristaux provenant d'une cristallisation troublée ; 2° le sucre obtenu lors du sciage mécanique des pains ; 3° la poudre obtenue par pulvérisation du sucre dans un mortier et tamisage.

Propriétés chimiques et physiques. — Le saccharose ($C^{12}H^{22}O^{11}$) cristallise en prismes rhomboïdaux obliques portant des facettes hémiédriques, incolores, transparents, durs, inaltérables à l'air ; leur densité est de 1,580 à + 15° ; ils sont anhydres et deviennent phosphorescents quand on les casse à l'obscurité. Le sucre est très soluble dans l'eau ; à 15°, elle en dissout trois fois son poids et à chaud jusqu'à neuf fois. La solution aqueuse est dextrogyre : $[\alpha]_D = +66°\,54$ pour des températures voisines de la normale et pour des concentrations comprises entre 5 et 30 grammes dans 10 centimètres cubes d'eau. Il est insoluble dans l'éther et dans l'alcool absolu froid. Porté à la température de 160°, le sucre fond et, en se refroidissant, donne une masse vitreuse (*sucre d'orge*), amorphe, qui devient peu à peu opaque en cristallisant. Longtemps maintenu à cette température, il se dédouble en glucose et lévulosane :

$$\underset{\text{Saccharose.}}{C^{12}H^{22}O^{11}} = \underset{\text{Glucose.}}{C^6H^{12}O^6} + \underset{\text{Lévulosane.}}{C^6H^{10}O^5}$$

Ce mélange, soumis à la fermentation, perd son glucose et il reste la lévulosane qu'on peut recueillir et isoler.

Au-dessus de 160°, le saccharose perd son eau, brunit et se transforme en caramel ; puis il se décompose en donnant du méthane, de l'oxyde de carbone, de l'acide carbonique, de l'acétone, des hydrogènes carbonés, des phénols, et il laisse un charbon poreux difficile à brûler.

Les acides minéraux étendus *intervertissent* le saccharose, c'est-à-dire qu'ils le transforment, par hydratation, en un mélange de glucose et de lévulose dit *sucre interverti*.

$$\underset{\text{Saccharose.}}{C^{12}H^{22}O^{11}} + H^2O = \underset{\text{Glucose.}}{C^6H^{12}O^6} + \underset{\text{Lévulose.}}{C^6H^{12}O^6}$$

Cette interversion se produit aussi sous l'influence des divers ferments solubles : l'invertine sécrétée par la levure de bière, la ptyaline, la trypsine, la diastase, la synaptase. Quand l'interversion est faite avec un acide faible, le pouvoir rotatoire du sucre interverti est $[\alpha]_D = -21°,16$; lorsque l'interversion est faite à l'aide d'un acide fort le pouvoir rotatoire est plus fort et varie de $[\alpha]_D = -24°$ à $[\alpha]_D = -28°$.

L'acide azotique étendu et chauffé transforme le sucre en

acides saccharique et oxalique ; si l'acide est concentré, on obtient des produits nitrés, tels que le *saccharose tétranitrique* $C^{12}H^{18}O^7(O.AzO^2)^4$ qui est explosif.

Les alcalis et autres bases fortes se combinent au saccharose pour former des sucrates qui sont tous décomposables par l'acide carbonique. Le saccharose peut également s'unir avec des sels neutres : telle est, par exemple, la combinaison de sucre et de sel marin $C^{12}H^{22}O^{11}$, NaCl qui se dépose en cristaux déliquescents lorsque l'on évapore une solution de sucre contenant du chlorure de sodium.

Le saccharose pur ne subit pas la fermentation alcoolique ; mais il la subit quand il a été interverti.

Si, à 1 centimètre cube d'une solution concentrée de saccharose, on ajoute 1 centimètre cube d'une solution de nitrate de cobalt à 5 p. 100, puis 2 centimètres cubes de soude caustique à 50 p. 100, le liquide prend une belle couleur violet améthyste assez persistante. Cette réaction permet de déceler l'addition du sucre dans les produits qui ne doivent pas en renfermer, dans les laits concentrés, par exemple.

Altérations et falsifications. — Les altérations du sucre sont assez rares, car les sucres bien préparés se conservent indéfiniment. Mais ce produit peut être accidentellement altéré par la présence du fer, du zinc, du cuivre, du plomb, de la chaux, de la strontiane, de la baryte. On incinère une certaine quantité de sucre, on traite les cendres par de l'acide azotique étendu, on filtre, on évapore la solution à siccité et on reprend par l'eau ; dans la solution, on recherche les substances susnommées, par les méthodes d'analyse ordinaires.

Les falsifications sont très rares avec les sucres cristallisés ; elles portent surtout sur les sucres en poudre dans lesquels on peut rencontrer : amidon, dextrine, plâtre, craie, sulfate de baryte, sucre de lait.

Pour reconnaître l'addition de ces substances, on dissout le sucre dans l'eau ; s'il y a un résidu, on recherche les substances amylacées et minérales, d'abord au moyen du microscope, ensuite par l'analyse chimique. La dextrine sera reconnue par précipitation à l'aide de l'alcool à 95°. Le sucre de lait se reconnaît par son insolubilité dans l'alcool à 50° qui dissout facilement le sucre ordinaire.

Essai. — Le sucre blanc ne doit pas renfermer plus de 0gr,10 p. 100 d'eau. On pèse 4 grammes de sucre dans une capsule tarée ; on chauffe à l'étuve à 100°, jusqu'à ce que deux pesées successives donnent un poids constant ; la perte de poids ne doit pas dépasser 0gr,004.

Le résidu de cendres, c'est-à-dire le poids des matières minérales fixes, ne devra pas dépasser 0gr,075 p. 100. On incinère 4 grammes de sucre ; on ne devra pas trouver plus de 0gr,003 de cendres.

Dosage. — Le dosage du saccharose peut se faire par l'une quelconque des trois méthodes indiquées à propos du dosage du glucose :

1° *Par la méthode optique.* — Si l'on se sert du polarimètre, on appliquera la formule sachant que $[\alpha]_D = 66°,54$.

Avec le saccharimètre, la valeur du degré saccharimétrique pour le saccharose est 1,629. Si la solution observée marque n degrés, cela veut dire qu'elle contient $n \times 1,629$ de saccharose pour 1000 ou $n \times 0,1629$ p. 100.

Si l'on veut faire le dosage du sucre de canne dans un sucre commercial, on dissout 16gr,29 de sucre dans 100 centimètres cubes d'eau à + 15° environ, et on observe la solution dans un tube de 2 décimètres ; le chiffre de degrés lui donnera la teneur en sucre. Si on trouve 85 degrés saccharimétriques, le sucre contient 85 p. 100 de sucre pur.

Dans le cas d'un mélange de saccharose et de glucose, on fait une première observation ; puis on fait une nouvelle solution et à 100 centimètres cubes on ajoute 10 centimètres cubes d'acide chlorhydrique ; on chauffe au bain-marie, on filtre et on observe la liqueur au saccharimètre dans un tube de 22 centimètres. Si nous exprimons par A la déviation avant et par A' la déviation après l'inversion, et si nous représentons par x et y les poids respectifs de saccharose et de glucose, nous aurons : avant l'interversion :

$$A = 66,5\ \frac{x}{100} + 53\ \frac{y}{100}\ ;$$

après l'interversion :

$$A' = -66,5\ \frac{x}{100} \times 0,3666 + 53\ \frac{y}{100}\ ;$$

équations d'où il est facile de tirer la valeur de x et de y.

Des tables dispensent de faire tous ces calculs. Les unes donnent le poids du saccharose d'après la différence des deux déviations. D'autres indiquent la déviation correspondant au saccharose seul. On aura par différence la déviation correspondant au glucose. D'autres tables donnent le poids du glucose d'après la déviation trouvée pour ce sucre.

2° *Par la liqueur cupro-potassique.* — Pour doser le saccharose par ce procédé, on l'intervertit tout d'abord par ébullition avec un acide étendu ; on sature l'acide par un peu d'alcali et on dose le sucre interverti formé; on multiplie le résultat obtenu par 0,95, 95 parties de saccharose donnant 100 parties de sucre interverti.

Si la solution primitive renferme en même temps du glucose, on fera une première opération pour déterminer la quantité p de celui-ci, que l'on retranchera du résultat P fourni par l'examen après interversion. On aura ainsi le poids p' de sucre interverti fourni par le sucre de canne et, en multipliant p' par 0,95, on aura le poids de ce dernier.

3° *Par fermentation.* — La fermentation du saccharose donne, comme celle du glucose, de l'alcool et de l'acide carbonique :

$$C^{12}H^{22}O^{11} + H^2O = 4\,C^2H^5{,}OH + 4\,CO^2.$$

D'après cette équation, on devrait obtenir 51,46 d'acide carbonique pour 100 de saccharose, mais, pour les raisons déjà données à propos du glucose, on admet que 100 de saccharose donnent seulement 49,47 d'acide carbonique. On opère comme pour le glucose.

Usages. — Le sucre est très employé comme aliment et comme condiment. Quoique soluble, il n'est pas directement absorbable et doit être interverti dans l'organisme; c'est le suc intestinal qui possède la propriété de le dédoubler en glucose et lévulose. A cet état, il passe dans le sang et produit la glucosurie physiologique ; si la proportion est trop considérable, il s'élimine par les urines : c'est une glucosurie alimentaire. Le glucose est en partie brûlé dans les tissus en donnant de l'acide carbonique et de l'eau ; une autre partie se fixe dans le foie où elle constitue le *glycogène hépatique*, destiné à fournir le glucose nécessaire à l'économie quand il viendra à faire défaut. Il faut noter que le saccharose est un aliment fort incomplet en raison de l'absence de l'azote.

Le sucre blanc officinal fait la base des *sirops* ; il entre en outre dans une foule de préparations pharmaceutiques : *Capsules médicamenteuses*, *Elixir de Garus*, *Emulsion d'amande*, *Pastilles de menthe*, *Pâtes*, *Pilules de carbonate ferreux*, *Pilules mercurielles simples*, *Potion émulsive gommée*, *Poudre de réglisse composée*, *Saccharures granulés*, *Tablettes*.

La cassonade et la mélasse sont parfois employées, à titre laxatif, à la dose de 30 à 60 grammes en lavement.

LACTOSE

Origine. — Le *Lactose* ou *Sucre de lait* ($C^{12}H^{22}O^{11},H^2O$) existe dans le lait des Mammifères, en proportion variable suivant les espèces : c'est ainsi que le lait de Femme renferme en moyenne 73gr,40 de lactose par litre ; celui d'Anesse, 62gr,30; celui de Jument, 66gr,77 ; celui de Vache, 51gr,85; celui de Chèvre, 49gr,15. Toutefois, il varie dans des limites très étroites pour une espèce donnée ; c'est ainsi que l'on a constaté d'une façon certaine que le lait normal des Vaches ne contient jamais moins de 50 grammes de lactose par litre. Ce sucre se rencontre encore dans le liquide amniotique de la Vache et dans quelques sucs végétaux, tels que le fruit de la Sapotille (*Achras Sapota*).

Pour le préparer, on se sert du petit-lait qui reste après la coagulation du lait écrémé ; on évapore le liquide, on le décolore avec le noir animal et on l'abandonne dans un endroit frais ; il cristallise autour de fils ou de baguettes que l'on dispose au sein de la masse liquide.

Caractères. — Le lactose se présente en cristaux prismatiques, à pointes octaédriques, très durs, de densité 1,534, groupés autour de la ficelle qui a servi de point de départ. L'ensemble forme une masse cylindrique, à surface hérissée par les angles des cristaux luisants, dépolis, disposés très irrégulièrement, de coloration jaune sale. Malgré ce, il donne par trituration une poudre aussi blanche que celle du sucre blanc. Odeur à peu près nulle ; saveur faiblement sucrée.

Le sucre de lait est soluble dans 6 parties d'eau froide et 2,5 parties d'eau bouillante; il est insoluble dans l'alcool et dans l'éther.

Le lactose est dextrogyre. Dans les premiers moments de sa dissolution, son pouvoir rotatoire est double ; il devient ensuite $[\alpha]_D = +53^o$ pour le lactose à une molécule d'eau. Pour le lactose anhydre, ce chiffre devient $[\alpha]^D = +56^o$.

Vers 150°, il se déshydrate, puis se change en acides bruns.

Les acides dilués l'hydratent et le convertissent en un mélange de galactose et de glucose.

$$\underset{\text{Lactose.}}{C^{12}H^{22}O^{11}} + H^2O = \underset{\text{Glucose.}}{C^6H^{12}O^6} + \underset{\text{Galactose.}}{C^6H^{12}O^6}$$

L'invertine produit de même ce dédoublement ; aussi la levure de bière fait-elle, à la longue, fermenter le lactose. L'hydrogénation directe fournit des poids égaux de mannite et de dulcite :

$$\underset{\text{Lactose.}}{C^{12}H^{22}O^{11},H^2O} + 4H = \underset{\text{Mannite.}}{C^6H^{14}O^6} + \underset{\text{Dulcite.}}{C^6H^{14}O^6}$$

Par oxydation du lactose, on obtient un mélange d'acide mucique et d'acide saccharique, le premier dérivant de l'oxydation du galactose, le second de l'oxydation du glucose :

$$\underset{\text{Lactose.}}{C^{12}H^{22}O^{11}} + 6O = \underset{\text{Ac. mucique.}}{C^6H^{10}O^8} + \underset{\text{Ac. saccharique.}}{C^6H^{10}O^8} + \underset{\text{Eau.}}{H^2O}$$

Avec la phénylhydrazine, le lactose donne une phényllactosazone $(C^{12}H^{20}O^9(Az^2H.C^6H^5)^2$ fusible à 200 degrés.

Le sucre de lait réduit directement, à chaud, le réactif cupro-alcalin ; 10 parties de lactose agissent comme 7 de glucose.

Quand le lait aigrit spontanément, le lactose se transforme surtout en acide lactique de fermentation ou acide éthylidènelactique ($C^3H^6O^3$ ou $CH^3.CH(OH).CO^2H$).

$$\underset{\text{Lactose.}}{C^{12}H^{22}O^{11}} + H^2O = \underset{\text{Ac. lactique.}}{4(C^3H^6O^3)}$$

Falsifications. — Le sucre de lait peut être falsifié par addition de glucose ou de saccharose.

Pour rechercher le glucose, on met le produit en présence de levure de bière lavée pendant longtemps pour la débarrasser de l'invertine. Le lactose ne fermente pas, tandis que le glucose fermente. Pour le saccharose, on traite par de l'alcool à 50° qui ne dissout pas le lactose ; si celui-ci renferme du saccharose, l'alcool laissera un résidu abondant par évaporation.

Essai. — Le lactose doit être complètement soluble dans l'eau. Il doit être combustible sans résidu (*matières minérales*). Il doit présenter les propriétés physiques indiquées.

Dosage. — Le dosage du lactose pourra se faire au polarimètre, sachant que son pouvoir rotatoire est $[\alpha]_D = +53$ pour le lactose à une molécule d'eau et $[\alpha]_D = +56$ pour le lactose anhydre. Si on emploie le saccharimètre, on multipliera le nombre de degrés saccharimétriques trouvés par 2,052 pour 1000 ou 0,2052 p. 100.

On pourra aussi se servir de la liqueur cupro-alcaline titrée avec le sucre interverti en multipliant le résultat obtenu par 0,7.

On peut avoir à opérer le dosage d'un mélange de lactose et de saccharose; c'est le cas des conserves de lait, des laits concentrés, etc. Après avoir précipité la matière grasse et la caséine par l'acide acétique très dilué, filtré et porté à un volume connu, on prend la déviation polarimétrique. On dose ensuite le lactose par la liqueur de Fehling; soit p, le poids de lactose trouvé. On cherche dans les tables la déviation correspondant à p trouvé; on retranche cette déviation de la déviation totale et on a la déviation correspondant au saccharose. On cherche dans les tables le poids p' de saccharose correspondant à cette déviation.

Usages. — Le sucre de lait est un diurétique puissant que l'on administre à la dose moyenne de 80 à 100 grammes par jour dans les hydropisies d'origine cardiaque. Il n'échoue que lorsque le rein est dégénéré et quand l'albumine atteint 60 à 90 centigrammes par litre. Il n'est pas assimilable, mais il se dédouble dans l'organisme et le devient.

Il est employé en pharmacie dans la préparation des *Extraits titrés*, des *Granules*, des *Pilules de carbonate ferreux*, de la *Poudre d'alcaloïdes au centième*, de la *Poudre diurétique*, de la *Poudre d'Opium*.

CHAPITRE II

SUBSTANCES A POLYSACCHARIDES

Il existe dans les végétaux une série d'*hydrates de carbone* formés, comme les disaccharides ou saccharoses, par l'union de plusieurs molécules d'hexoses, mais avec ce caractère différentiel que cette union se fait avec élimination d'autant de molécules d'eau qu'il y a de molécules d'hexoses entrant dans leur constitution. Les corps de ce genre formés par *n* molécules d'hexoses $C^6H^{12}O^6$ correspondent tous à la formule générale $(C^6H^{12}O^6 - H^2O)^n$ ou $(C^6H^{10}O^5)^n$. On désigne généralement ces composés sous le nom de *Polysaccharides* et on peut les considérer comme des condensations déshydratées du glucose.

Ces polysaccharides ont des poids moléculaires élevés. Ils constituent des principes jouant un rôle physiologique considérable dans l'organisme des êtres vivants : tels sont les amidons, la dextrine, l'inuline, les mucilages, les gommes, les celluloses végétales. Ils jouissent d'un certain nombre de propriétés communes. Tous sont fixes, insolubles dans l'alcool et les composés hydrocarbonés, et transformables par hydratation en aldoses et en cétoses.

L'action que l'eau exerce sur eux les partage en trois groupes :

1° Les *celluloses*, insolubles et inaltérables par l'eau ;

2° Les *subtances amylacées* qui se gonflent dans l'eau froide ou bouillante en absorbant une certaine quantité de ce liquide sans s'y dissoudre véritablement ; tels sont les amidons et les mucilages.

3° Les *principes gommeux* solubles dans l'eau, comme l'arabane de la gomme d'Acacia.

Les principes des deux derniers groupes s'hydrolysent directement par ébullition avec les acides minéraux dilués en donnant des pentoses et des hexoses. M. Schultze les réunit sous le nom d'*hémicelluloses* par opposition aux celluloses qui ne sont pas directement hydrolysées par les acides étendus.

En tenant compte de cette division chimique, on peut

diviser la classe des drogues à polysaccharides en un certain nombre de familles : 1° les *Amylosiques*; 2° les *Triticiques* ; 3° les *Licheniques* ; 4° les *Cellulosiques* ; 5° les *Muco-pectiques* ; 6° les *Gummiques* ; 7° les *Lycopodiques*.

FAMILLE 1. — AMYLOSIQUES

Dans cette famille, nous plaçons les substances qui sont utilisées pour l'amidon qu'elles renferment. Ce ne sont pas à proprement parler des médicaments, mais des substances nutritives de premier ordre. A ce titre, elles doivent être longuement étudiées en raison des falsifications dont elles sont l'objet et de la nécessité qu'il y a à pouvoir les reconnaître.

Origine. — L'*Amidon* est un hydrate de carbone aussi répandu dans les végétaux que le glucose ; comme lui, il constitue une matière de réserve. Il se rencontre dans des organes très divers de la plante : tiges, racines, rhizomes, tubercules, bulbes, fruits, graines. On donne plus particulièrement le nom d'*Amidon* à la matière amylacée extraite des graines, et celui de *Fécule* à celle qu'on extrait des organes souterrains.

Caractères. — L'amidon constitue une poudre blanche inodore, insipide, inaltérable à l'air sec, formée de grains plus ou moins volumineux (de 180 μ à 2 μ), isolés ou réunis, de forme variable, mais toujours identique à elle-même pour une plante donnée. Quand le grain d'amidon est complètement développé (fig. 10), il présente à sa surface des stries concentriques, alternativement claires et obscures, résultant de l'inégalité d'hydratation des couches successives dont le grain est formé. Ces couches sont disposées autour d'un point sombre qui correspond à l'existence d'un noyau mou, riche en eau : c'est le *hile* (fig. 10, *h*). Le hile est tantôt excentrique ou même placé à l'extrémité du grain, lorsque le développement s'est fait d'un seul côté par rapport à ce hile; tantôt il coïncide avec le centre géométrique du grain. Il peut être punctiforme ou bien revêtir la forme d'un V, d'un Y, ou d'une fente irrégulièrement déchirée.

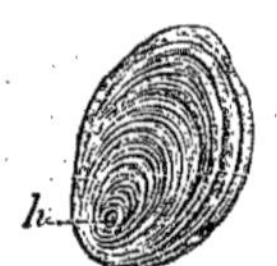

Fig. 10. — Grain d'amidon de Pomme de terre.

L'amidon est insoluble dans l'alcool, l'éther et l'eau ; cependant, en le triturant avec de l'eau froide, on obtient une liqueur qui après filtration bleuit par la teinture d'iode.

Délayé dans l'eau et chauffé à 100°, l'amidon se gonfle en s'hydratant et il se forme une liqueur épaisse, translucide, qui constitue l'*empois* d'amidon ; il peut passer en partie à travers un papier filtré, mais il ne dialyse pas.

Si l'on continue l'ébullition, une partie devient soluble. Maintenu à la température de 160°, il passe à l'état de dextrine réellement soluble.

Le pouvoir rotatoire de l'amidon est $[\alpha]_D = + 206°$. Au point de vue chimique, c'est un polysaccharide $(C^6H^{10}O^5)^n$, *n* étant au moins égal à 200. Sous l'action des divers ferments solubles : amylase ou diastase du malt, invertine, ptyaline, etc., ou des acides minéraux étendus, il se transforme, par une série d'hydratations, en glucose : il y a *saccharification*.

Il se forme d'abord des dextrines et du maltose :

$$\underset{\text{Amidon.}}{(C^6H^{10}O^5)^n} + H^2O = \underset{\text{Dextrines.}}{(C^6H^{10}O^5)^{n-2}} + \underset{\text{Maltose.}}{C^{12}H^{22}O^{11}}$$

Les dextrines donnent par hydratations successives du maltose et une dextrine de condensation moléculaire de moins en moins grande ; la dextrine la moins condensée donne du maltose

$$\underset{\text{Dextrine.}}{(C^6H^{10}O^5)^2} + H^2O = \underset{\text{Maltose.}}{C^{12}H^{22}O^{11}}$$

et finalement tout le maltose formé se transforme en glucose qui devient le produit de toutes ces hydratations successives :

$$\underset{\text{Maltose.}}{C^{12}H^{22}O^{11}} + H^2O = \underset{\text{Glucose.}}{2(C^6H^{12}O^6)}.$$

L'acide azotique transforme l'amidon en acide oxalique ; le bioxyde de manganèse et l'acide sulfurique produisent de l'acide formique ; le chlore naissant l'attaque et donne un peu de chloral.

La potasse en solution faible hydrolyse un peu l'amidon et le transforme en une dextrine appelée *amidon soluble*. On utilise ce réactif pour différencier certains amidons les uns des autres, certains se gonflant très vite, d'autres résistant beaucoup plus.

Des traces d'iode colorent l'amidon et surtout son empois en bleu intense ; cette coloration bleue disparaît par la chaleur et réapparaît par le refroidissement.

Réactions microchimiques. — L'amidon peut se reconnaître au microscope sans le secours d'aucun réactif ; bien plus, la forme des grains peut permettre parfois de dire sur une simple coupe à quelle plante appartient le tissu observé. L'examen d'une coupe permettra donc d'en déterminer la localisation dans la plupart des cas ; cependant, toutes les fois qu'on aura quelque doute, on pourra le lever par l'emploi des réactions microchimiques.

La réaction caractéristique de l'amidon est de bleuir par l'iode. On emploiera dans la plupart des cas une solution aqueuse d'iode très faible ; et si l'amidon est en petite quantité, on fera usage d'une solution iodo-iodurée concentrée.

Quelquefois l'amidon est dissimulé par les matières albuminoïdes ; pour le mettre en évidence, on traite les coupes par une solution aqueuse d'hydrate de chloral, puis par la solution iodo-iodurée. Le chloral gonfle le grain d'amidon qui, en se colorant par l'iode, devient nettement visible. Enfin, on peut faire usage de la lumière polarisée : les grains d'amidon observés à la lumière polarisée présentent une croix noire dont les branches se croisent au hile.

Les plantes qui renferment de l'amidon en quantité suffisante pour être exploitées sont nombreuses ; nous nous contenterons d'étudier celles qui sont exploitées industriellement et dont les amidons sont le plus employés.

BLÉ

Origine. — Le *Blé*, qui constitue la principale nourriture de l'homme, est le fruit de plusieurs espèces du genre *Triticum*, comprenant aujourd'hui 1700 variétés ou races. L'origine botanique de toutes ces espèces est inconnue. Les espèces les plus communément cultivées peuvent se répartir en 2 groupes : 1° les *Blés vrais* ou *Froments à fruits nus* comprenant le *Triticum sativum* avec 3 sous-espèces (*T. durum*, *T. turgidum*, *T. vulgare*) et le *T. polonicum* ; 2° les *Epeautres* à grains vêtus, c'est-à-dire entourés des glumelles comprenant les *T. Spelta*, *T. monococcum*, *T. dicoccum*.

Au point de vue alimentaire ou économique, tous les blés se divisent en 3 groupes : les *Blés durs*, les *Blés demi-durs* et les *Blés tendres*.

Les *Blés durs*, surtout cultivés dans les régions chaudes (Amérique du Sud, Asie, Afrique, sud de l'Europe, etc.), sont durs, comme cornés, semi-translucides et pèsent 80 à 82 kilogrammes à l'hectolitre. Ils donnent 82 à 83 p. 100

d'une farine jaune grisâtre, plus riche en gluten que celle des autres groupes.

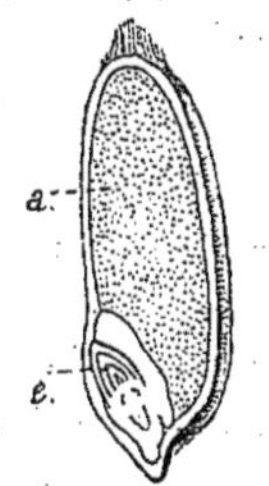

Fig. 11. — Grain de Blé (coupe longitudinale).

Les *Blés demi-durs* ou *mitadins*, sont cultivés, en France, dans le Midi et dans une partie de l'Est. Ils sont opaques, blancs et farineux au centre, cornés et translucides à la périphérie. Ils pèsent 78 à 80 kilogrammes à l'hectolitre et rendent 77 à 78 p. 100 de farine. Par la mouture, on en sépare deux farines : la partie centrale fournit la *farine* dite de *gruaux blancs*; le résidu, constitué par la couche externe du grain, donne une farine grise, riche en gluten, utilisée par les vermicelliers.

Les *Blés tendres* ou *Blés blancs*, principalement cultivés dans le nord de la France, en Angleterre, en Russie, fournissent un grain à cassure blanche, farineuse. Ces grains s'écrasent aisément sous la dent; ils sont plus légers que ceux des groupes précédents, ne pèsent que 75 kilogrammes à l'hectolitre et donnent 72 à 73 p. 100 d'une farine blanche et douce. Ils sont préférés par les amidonniers, à cause de la facilité avec laquelle ils se désagrègent.

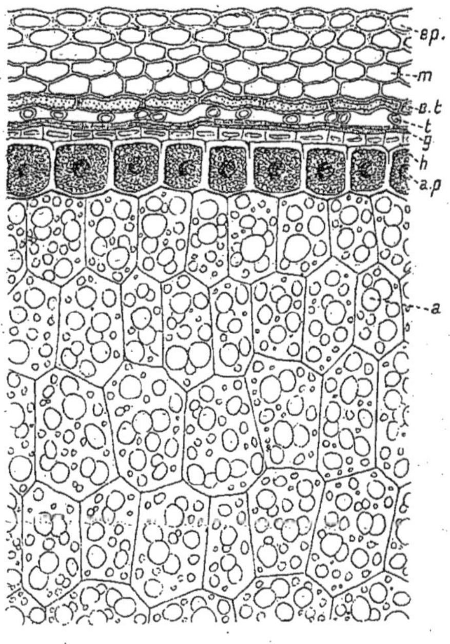

Fig. 12. — Fruit du Blé (coupe transversale). *ep*, épiderme; *m*, hypoderme; *c. t*, cellules transversales; *t*, cellules à tubes; *g*, tégument de la graine; *h*, couche hyaline; *a. p*, assise protéique; *a*, albumen.

Caractères extérieurs. — Les grains de Blé sont ovales, présentant trois arêtes longitudinales peu saillantes; sur la face ventrale, se trouve un sillon longitudinal assez profond et largement ouvert. Arrondis aux deux extrémités qui sont inégales, ils portent au sommet une houppe de petits poils appelée *brosse*; à la base et sur la face ventrale, se trouve situé l'embryon (*e*, fig. 11).

Caractères histologiques. — 1° Un épiderme formé de cellules à parois épaisses (*ep*, fig. 12 et 13) ; vu de face, il se montre formé de cellules allongées dans une direction parallèle au grand axe du fruit ; les parois longitudinales sont épaissies et ponctuées, tandis que les parois transversales restent minces. A l'extrémité supérieure du grain, les cellules sont plus irrégulières, polygonales et portent des poils tecteurs *(p)* dont il importe de bien connaître les caractères. Ces poils sont généralement assez longs, coniques, recourbés légèrement et pourvus de parois épaisses et lisses; la cavité de ces poils est linéaire dans toute la longueur du poil, sauf à la base où elle s'élargit brusquement en une sorte d'ampoule; 2° une couche *sous-jacente* ou *hypoderme* (*m*), dont les cellules externes sont semblables aux précédentes et dont les cellules internes sont polyédriques et laissent entre elles des lacunes très apparentes; 3° au-dessous, une rangée de cellules, appelées *cellules transversales* (*c. t*), car elles sont toujours allongées perpendiculairement au grand axe du fruit. Vues en coupe, ces cellules montrent une paroi externe plus mince que les parois interne et latérales; elles sont pourvues de ponctuations très visibles ; 4° entre cette couche et la suivante se trouvent des *cellules à tubes* (*t*) (*Schauchzellen* des Allemands), éléments tubulaires irréguliers, plus ou moins sinueux ou ondulés, tantôt isolés, tantôt soudés sur une partie de leur longueur, tantôt reliés par des

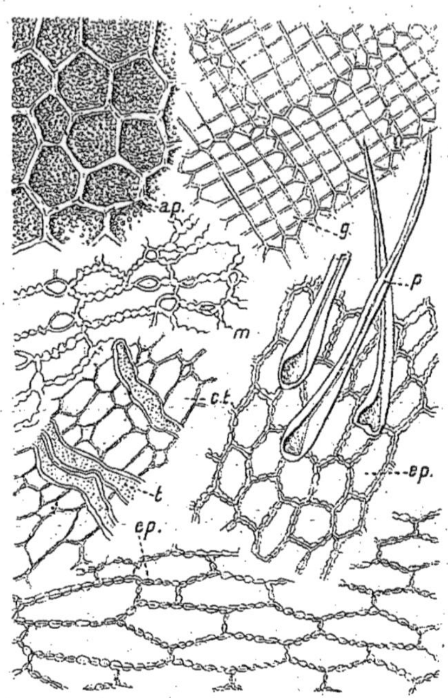

Fig. 13. — Éléments du grain de Blé vus de face.

p, poils du sommet du grain. (Les autres lettres ont la même signification que dans la légende de la figure 12.)

expansions latérales ; sur une coupe transversale, ils se présentent sous forme de cercles arrondis ; 5° l'*enveloppe de la graine* (*g*), de couleur brune, formée de deux couches de cellules très étroitement appliquées. Vues de face, elles sont polygonales, sept à huit fois plus longues que larges. Leur direction est constante dans la même assise, mais varie d'une assise à l'autre, une des assises ayant une direction perpendiculaire à la direction de l'autre ; 6° la *couche hyaline* (*h*), représentant les restes du nucelle et comprenant un rang de cellules épaissies ; vues de face, elles sont polygonales, irrégulières ; 7° l'*assise protéique* (*a. p*), constituée par des cellules presque carrées, complètement dépourvues d'amidon ; le contenu de ces cellules se colore en jaune par l'iode et en rouge par le carmin aluné ou boraté ; 8° l'*albumen* (*a*), formé de cellules allongées remplies de grains d'amidon mélangés à une matière granuleuse azotée représentant le gluten dont la proportion augmente du centre à la périphérie.

L'amidon du Blé (fig. 14) se présente sous forme de grains lenticulaires, arrondis de face, elliptiques, fusiformes vus de profil, de 28 à 35 μ de diamètre, à bords *circulaires* et parfois *fendillés à la périphérie*. Ces grains typiques sont toujours accompagnés d'une foule de grains beaucoup plus petits, de 6 à 7 μ de diamètre, arrondis, ce qui permet de les distinguer de l'amidon du Riz, dont les grains sont nettement polyédriques. Hile punctiforme central ; couches concentriques peu visibles dans l'eau.

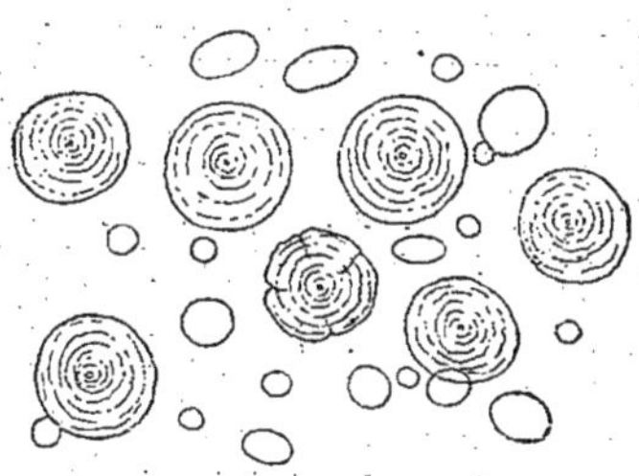

Fig. 14. — Amidon de Blé.

Composition chimique. — Le Blé renferme en moyenne pour 100 : eau, 13,65 ; amidon et dextrine, 66,17 ; matières azotées, 12,85 ; matières grasses, 1,75 ; matières sucrées, 1,45 ; matières minérales, 1,80 ; cellulose, 2,33.

La composition des cendres du Blé est importante à connaître, car celles de l'Orge, par exemple, sont très riches en silice ; celles du Blé renferment pour 100 : potasse, 25,81 ; soude, 2,68 ; chaux, 1,50 ; magnésie, 12,18 ; oxyde de fer et de manganèse, 0,15 ; acide sulfurique, 0,04 ; anhydride phosphorique, 57,31 ; silice, 0,33 ; chlore, traces.

On voit qu'elles sont surtout composées de phosphates

de potasse, de soude et de magnésie. La proportion des phosphates est importante à noter au point de vue de la valeur nutritive. Il n'y a que des traces de chlorures.

Altérations. — Les altérations que peut subir le Blé sont occasionnées par la germination des grains en gerbières, par la trop grande quantité d'eau que le grain renferme naturellement, par les cryptogames qui envahissent les épis, par les animaux parasites qui détruisent les matières amylacées, par un criblage défectueux qui laisse, mélangées au Blé, des graines étrangères dont quelques-unes ne sont pas toujours inoffensives.

a. *Blés germés.* — Les Blés germés présentent une petite pointe lancéolée à l'extrémité inférieure; leur épiderme est plissé et leur saveur est fade et douceâtre. La quantité de matières azotées n'a pas diminué, mais le gluten a perdu toutes les qualités qui le rendent si précieux pour la panification ; il s'est désagrégé et transformé en partie en matières azotées solubles. L'acidité a augmenté notablement et en même temps la structure des grains d'amidon s'est profondément modifiée ; ils présentent une fissure centrale, avec des ramifications qui atteignent parfois la périphérie. D'autres présentent un contour plus ou moins corrodé.

b. *Blés échauffés.* — Si le Blé renferme une proportion d'eau trop grande, plus de 16 p. 100, il ne tarde pas à s'altérer ; il s'*échauffe* et prend alors une odeur de renfermé, de moisi même, et un goût âcre.

En France, on rejette de la consommation tous les Blés altérés ; en Algérie, les indigènes consomment tous ces Blés et recherchent même, comme une friandise, l'un d'entre eux, le *Mziyit*, qu'ils paient beaucoup plus cher que le Blé sain. Ce Mziyit est le Blé qui se trouve au fond des silos, et qui a subi, sous l'influence de l'humidité du sol, une fermentation particulière. Il renferme beaucoup plus d'eau, d'acide et de matières azotées solubles que le Blé sain, de sorte que les produits de cette transformation sont plus assimilables que les éléments primitifs et il en résulte que le Mziyit est plus nutritif que le Blé sain.

c. *Champignons parasites du Blé.* — Les Champignons sont susceptibles de produire sur le Blé des maladies diverses, telles que la *Rouille*, la *Carie*, le *Charbon*, l'*Ergot*.

Le nom de *Rouille* est dû à la couleur particulière des taches. Il y a deux sortes de rouille produites par des Champignons appartenant au genre *Puccinia* :

1° La *Rouille commune*, produite par les *urédospores* du *Puccinia graminis*, éléments ovoïdes, accompagnés d'un pédicelle ou isolés, à contenu rougeâtre et à membrane verruqueuse (fig. 15, 1). Les *téleutospores* de la même espèce, éléments ovoïdes, divisés en deux par une cloison transversale, attachés à un pédicelle plus ou moins long, à membrane épaisse, *brune*, fortement cutinisée (fig. 15, 2) donnent des taches noirâtres (*Rouille noire*) ;

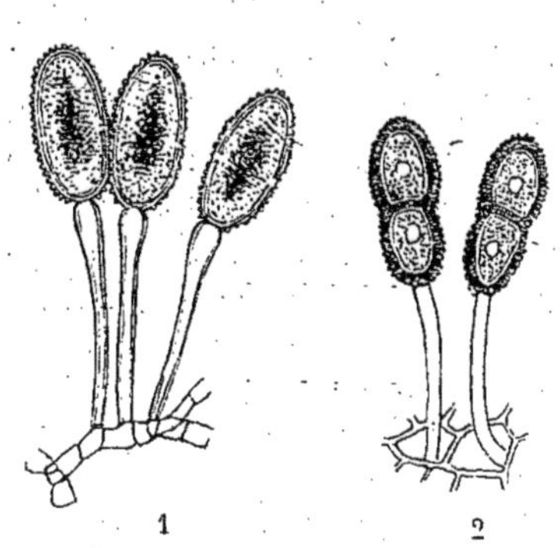

Fig. 15. — Urédospores (1) et téleutospores (2) du *Puccinia graminis*.

2° La *Rouille tachetée*, produite par les urédospores du *Puccinia Rubigo-vera*.

Les urédospores de ces deux espèces se développent sur les feuilles et sur les glumes des épillets du Blé, de sorte que les fleurs sont couvertes d'une poussière jaune orangé. Les grains de Blés rouillés sont ridés et comme rétrécis ; mal nourris, ils n'ont qu'une faible valeur.

La *Carie* du Blé est produite par le développement de deux espèces de Champignons appartenant au genre *Tilletia*, qui se substituent à l'ovule sans attaquer l'ovaire lui-même ; à la maturité, celui-ci est uniquement rempli par les spores du Champignon, dont l'ensemble forme une masse noire, fétide, rappelant l'odeur du poisson pourri. Ces deux espèces de *Tilletia* sont : le *Tilletia Caries*, à spores globuleuses (fig. 16), de 18 à 20 μ, brunes, pourvues d'une membrane réticulée à réticulations peu proéminentes ; le *Tilletia lævis*, à spores globuleuses, ovoïdes, elliptiques.

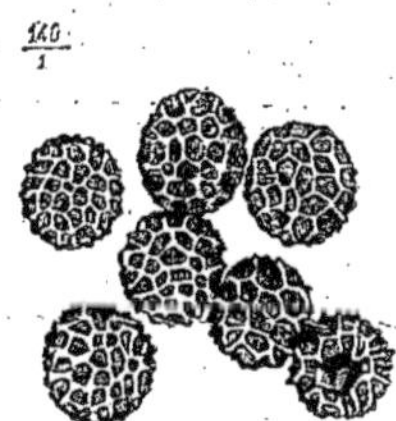
Fig. 16. — Spores de *Tilletia Caries*.

Le *Charbon* est surtout occasionné par l'*Ustilago segetum* ou *U. carbo*, qui se développe sur toutes les parties de la fleur. D'abord formé par un thalle rameux et pelotonné, il se gélifie ensuite, tandis que ses cellules se transforment en autant de spores noirâtres qui se nourrissent aux dépens de la matière gélatineuse ambiante et finissent par constituer une poudre noire semblable à de la poussière de charbon. Les inflorescences des Blés charbonnés paraissent recouvertes de suie. Dans l'*U. segetum*, les spores sont lisses (fig. 17), parfois très allongées, de grandeur très différente suivant la forme (de 14 à 28 μ), d'un brun-olive clair, pourvues d'une membrane épaisse et lisse.

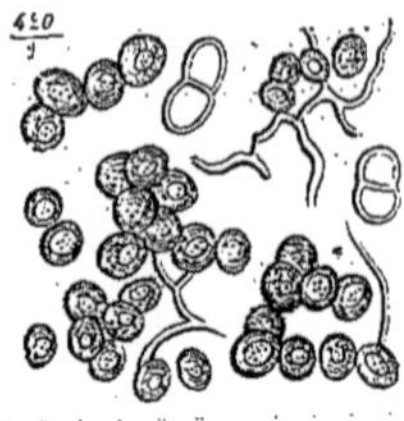

Fig. 17. — Spores d'*Ustilago segetum*.

L'*Ergot* du Blé est constitué, comme celui du Seigle, par le sclérote du *Claviceps purpurea*; il est bien moins abondant sur le Blé que sur le Seigle.

d. *Animaux parasites du Blé.* — Quand le grain de Blé est mûr, il est attaqué par des animaux redoutables, parmi lesquels il faut citer surtout le *Charançon du Blé*, la *Teigne*, la *Cadelle du Midi* et l'*Anguillule du Blé*.

Le *Charançon du Blé* (*Calandra granaria*) est un petit Coléoptère brun noirâtre, long de 4 millimètres, qui se multiplie avec une rapidité effrayante. La femelle pond ses œufs à la surface des grains ; la larve qui en sort pénètre à l'intérieur du grain, en dévore tout l'amidon et y accomplit ses métamorphoses.

L'*Alucite des Céréales* (*Sitotroga cerealella*) est un Lépidoptère nocturne dont la chenille blanche à tête noire pénètre à l'intérieur des grains dont elle dévore le contenu en respectant l'enveloppe à l'intérieur de laquelle elle se transforme en chrysalide.

La *Teigne des grains* (*Tinea granella*) est un microlépidoptère dont la chenille, désignée sous le nom de *ver blanc du Blé*, agglomère deux ou trois grains de Blé à l'aide de fils de soie blanche qu'elle a sécrétée pour les ronger à l'abri.

La *Cadelle du Midi* (*Trogosita caraboides, T. mauritanica*) ravage surtout la surface des grains.

Un petit Nématode, l'*Anguillule du Blé* (*Anguillula* ou *Tylenchus Tritici*) produit la maladie connue sous le nom de *Nielle du Blé*. Le Blé niellé a des grains petits, noirâtres, dont le contenu est uniquement constitué par une matière blanche formée par les Anguillules desséchées, au nombre de plusieurs millions. Si on délaye cette matière blanche dans l'eau, on voit les petits Nématodes revenir à la vie plus ou moins rapidement.

e. *Altérations dues à des graines étrangères.* — Si le Blé n'a pas été criblé ou a été mal criblé, on trouvera dans la farine, les farines des graines fournies par les plantes qui croissent ordinairement dans les champs de Blé en même temps que lui : *Coquelicot*, *Nielle*, *Fausse Roquette*, *Ivraie*, *Adonide d'automne*, *Vesces* (*des moissons*, *voyageuse*, *jaune*, *velue*, *à quatre graines*, etc.), *Renoncule des champs*, *Pied-d'Alouette*, *Moutarde blanche*, *Moutarde sauvage*, *Gesse anguleuse*, *Avoine*, *Caille-lait*, *Luzerne*, *Rougelle*, *Muscari*, *Ail des Vignes*, *Coronille scorpioïde*, *Céphalaire de Syrie*, etc. La présence de certaines de ces graines étrangères peut donner des indications sur l'origine du Blé. C'est ainsi que l'on trouve les graines de *Cephalaria Syriaca* dans le Blé de Syrie ; les Blés des Indes renferment jusqu'à 3 p. 100 de graines de certaines Légumineuses.

Usages. — La farine de Blé est la base essentielle du pain et des pâtes alimentaires ; elle est susceptible de subir un certain nombre d'altérations et en outre des falsifications par introduction d'autres farines (Seigle, Orge, Féverole, Pomme de terre, etc.) ; il en sera question après que nous aurons étudié les autres amidons. Elle est employée en pharmacie à la préparation de la *Pâte de Canquoin.*

SEIGLE *

Origine. — Le *Seigle* est le fruit du *Secale cereale*, autre graminée qui passe pour originaire de l'île de Crète ; on le cultive dans les terrains secs et maigres et surtout dans les montagnes où la température ne se prête pas à la culture du Blé ou de l'Orge. Dans certains pays, Russie, Suède, Norvège, Hongrie, la production du Seigle dépasse celle du Blé. En France, la farine de Seigle est presque toujours mélangée à celle de Blé. Le poids moyen d'un hectolitre de Seigle est de 70 à 72 kilogrammes.

Caractères extérieurs. — Le grain du Seigle est plus allongé que celui du Blé et aminci à son extrémité inférieure ; il est jaune grisâtre et sa surface est plissée quand il est bien sec ; sa face dorsale est bombée ; sa face ventrale porte un sillon longitudinal gris ; l'extrémité supérieure porte une touffe de poils.

Caractères histologiques. — Ils présentent une grande analogie avec ceux du Blé ; cependant les poils de la touffe ont des parois plus minces que ceux du Blé et leur cavité, au lieu de rester linéaire, s'accentue graduellement du sommet à la base ; en outre, les cellules de l'assise protéique, au lieu d'être carrées comme dans le Blé, sont ici rectangulaires, allongées radialement ; vues de face, elles sont sinueuses (fig. 18).

L'amidon de Seigle (fig. 19) présente peu de petits grains à côté des gros ; ceux-ci sont discoïdes et irrégulièrement bombés, de sorte que, lorsqu'on les examine de champ, ils sont moins régulièrement fusiformes que ceux de Blé; en outre, certains grains sont *fendillés au centre* en formant une sorte de hile étoilé à plusieurs branches. Ils ont de 40 à 50 μ de diamètre ; ils sont donc un peu plus gros que ceux du Blé. Parmi les petits grains, on en distingue en forme de cloche.

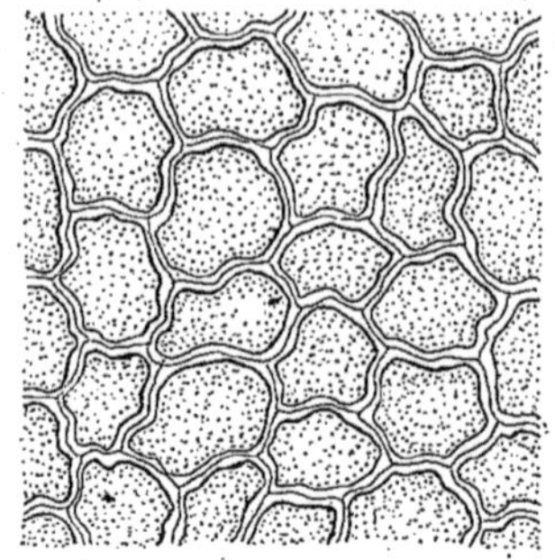

Fig. 18. — Assise protéique du Seigle.

Composition chimique. — Le Seigle renferme en moyenne pour 100 : eau, 13,12 ; amidon et dextrine, 68,80 ; matières azotées, 11,52; matières grasses, 1,80 ; matières minérales, 1,81 ; matières sucrées, 0,95 ; cellulose, 2,00.

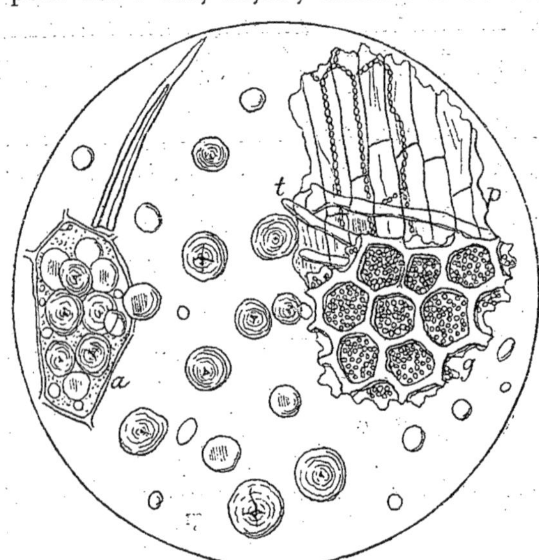

Fig. 19. — Amidon de Seigle.

Altérations. — Plusieurs des Champignons du Blé s'attaquent au Seigle. Le plus commun toutefois est le *Claviceps purpurea* dont le sclérote est connu sous les nom d'*Ergot de Seigle, Seigle ergoté.* Dans les années humides, le développement de ce sclérote est intense et, dans ce cas, il est essentiel de le séparer du Seigle, car il peut communiquer à la farine des propriétés dangereuses et occasionner des accidents décrits sous le nom d'*Ergotisme.*

La *Carie* du Seigle est produite par le *Tilletia Secalis,* dont les spores offrent des aréoles réticulées, plus proéminentes que celles du *T. Caries.*

Le *Charbon* du Seigle est produit par l'*Ustilago Secalis.*

Quant à la *Rouille,* elle est occasionnée par les deux espèces de *Puccinia* qui viennent sur le Blé.

Usages. — Le Seigle est surtout employé comme aliment ; c'est, après le Blé, la plus importante des céréales européennes ; le pain se conserve frais plus longtemps que celui de Froment. Il est usité comme émollient et légèrement laxatif ; la décoction faite avec 50 à 60 grammes par litre de grain concassé s'emploie pour combattre la constipation. Avec la farine de Seigle, du miel et de la mélasse, on fabrique le *pain d'épices* qui est laxatif.

ORGE

Origine. — L'*Orge* est le fruit de l'*Hordeum vulgare,* graminée originaire du massif montagneux de l'Asie centrale, dont on cultive de nombreuses variétés, élevées au rang d'espèces par certains botanistes (*Hordeum hexastichum, H. distichum, H. intermedium,* etc.) dans les pays du Nord. A la récolte, le fruit est enveloppé par ses deux glumelles ; on l'en sépare pour obtenir l'*Orge mondé* ; souvent même on enlève en même temps le péricarpe et on obtient l'*Orge perlé* qui est la forme officinale. Le poids d'un hectolitre d'Orge est de 63 kilogrammes.

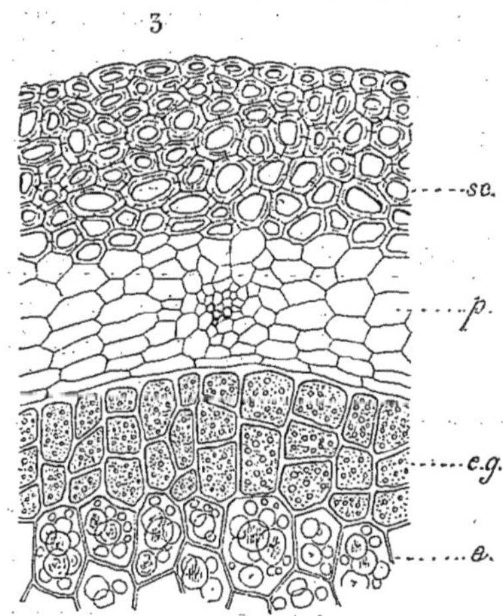

Fig. 20. — Fruit de l'Orge (coupe transversale).

Caractères extérieurs. — Ce fruit est elliptique, aminci aux deux extrémités, de couleur jaune paille; la face dorsale est convexe; la face ventrale est parcourue par un sillon longitudinal.

L'Orge perlé présente une forme à peu près arrondie et une couleur blanche.

Caractères histologiques. — La balle a la structure d'une feuille ; elle présente deux épidermes entre lesquels se trouve un tissu scléreux sous-épidermique (fig. 20, *sc*) suivi d'une zone parenchymateuse (*p*) dans laquelle se trouvent des faisceaux libéro-ligneux.

La structure du fruit proprement dit est celle des fruits de graminées avec cette particularité qu'il convient de signaler ici, c'est que la couche protéique est formée de trois rangs de cellules (*c. g*) ; vues de face, elles sont arrondies et présentent entre elles des méats triangulaires (fig. 21).

L'amidon (fig. 22) ressemble à celui du Blé, mais il en diffère en ce que les gros grains ont un contour moins ré-

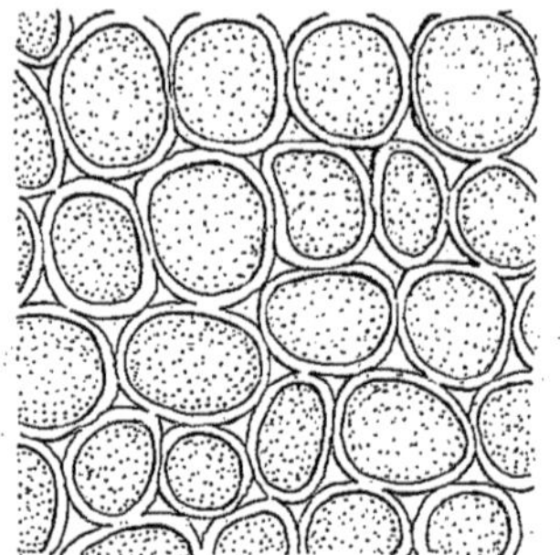

Fig. 21. — Assise protéique de l'Orge.

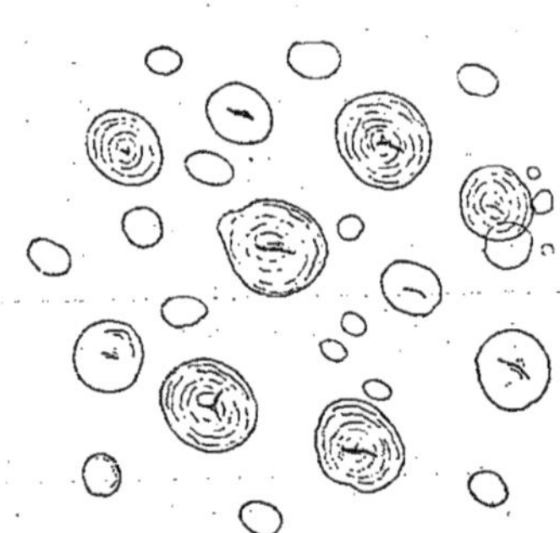

Fig. 22. — Amidon de l'Orge.

gulier et une surface bosselée ; ces grains sont aussi de plus faible dimension (25 à 38 μ).

Composition chimique. — L'Orge renferme pour 100 : eau, 13,75 ; matières azotées, 11,15 ; matières grasses, 16 ; matières sucrées, 1,56 ; amidon et dextrine, 64,37 ; cellulose, 5,31 ; cendres, 2,70.

Altérations. — Comme le Blé, l'Orge est sujette à être envahie par le Charbon et par la Rouille. Le Charbon est produit par l'*Ustilago Hordei* ; quant à la Rouille, ce sont les deux espèces qui envahissent le Blé.

Usages. — L'Orge est employée en tisane (*Tisane d'Orge*) ou en gargarismes émollients. Torréfiée, on l'emploie comme succédané du Café.

Au point de vue industriel, l'Orge germée ou *Malt* sert à la fabrication de la bière. L'Orge est aussi employée à la fabrication de l'amidon du commerce et de l'eau-de-vie de grain.

AVOINE *

Origine. — L'*Avoine* est le fruit de l'*Avena sativa*, graminée cultivée dans presque toutes les contrées de l'Europe. En France, elle sert presque uniquement à la nourriture des animaux. L'Avoine est assez légère ; le poids moyen de l'hectolitre est de 48 kilos.

Caractères extérieurs. — Lors de la récolte, l'Avoine est entourée de ses deux glumelles très serrées; mais, dans les pharmacies, on la trouve débarrassée de toutes ses enveloppes et réduite à son amande : elle constitue alors le *gruau d'Avoine.* En cet état, le grain est très allongé (1 centimètre environ), cylindrique, atténué et arrondi aux deux extrémités et parcouru par un sillon longitudinal comblé par un reste d'enveloppe. Il est d'un blanc jaunâtre, demi-translucide, onctueux au toucher, lisse et luisant.

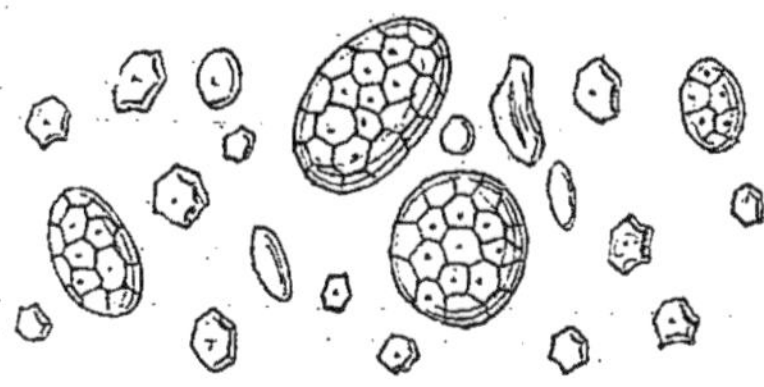
Fig. 23. — Amidon de l'Avoine.

Caractères histologiques. — La structure du grain d'Avoine se rapproche beaucoup de celle du grain d'Orge, mais ici la couche protéique est formée d'un seul rang de cellules allongées radialement; de loin en loin, on trouve deux cellules superposées.

L'amidon est très caractéristique ; il est constitué par des grains *agrégés* disséminés au milieu de grains simples. Les grains composés sont en masses ovoïdes ou elliptiques, formés de 20 à 60 grains simples, ce qui leur donne l'aspect de globules réticulés à leur surface (fig. 23). Les grains isolés sont polyédriques et ont de 4 à 8 μ de diamètre en moyenne.

Composition chimique. — On trouve pour 100 de grain avec ses glumelles : eau, 12,37 ; matières azotées, 10,40 ; matières grasses, 5,23 ; matières sucrées, 1,90 ; amidon et dextrine, 55,87 ; cellulose, 11,20 ; cendres, 3,3.

Altérations. — Le *Claviceps purpurea* peut se développer sur l'Avoine et donner un sclérote.

Le Charbon de l'Avoine est l'*Ustilago Avenæ.*

La Rouille est produite par le *Puccinia graminis* et le *P. coronata.*

Usages. — Le gruau d'Avoine est employé comme émollient et même diurétique ; on en fait des tisanes (30 p. 1000) que l'on prescrit dans les affections inflammatoires du tube digestif. On fait avec le gruau ou la farine des bouillies analeptiques très employées en Écosse et en Amérique, pour les convalescents ou pour les enfants en bas âge. L'Avoine est employée pour la nourriture des chevaux, auxquels elle communique une ardeur particulière.

RIZ

Origine. — Le *Riz* est le fruit de l'*Oriza sativa*, graminée originaire de l'Indo-Chine, où elle est cultivée depuis les temps les plus reculés ; elle peut se cultiver dans les terrains inondés où se trouve une chaleur suffisante : Piémont, Milanais, Afrique, États-Unis. Les deux pays les plus grands producteurs du Riz sont la Cochinchine et la Birmanie ; mais la majeure partie du Riz consommé en Europe vient surtout de la Caroline et du Piémont.

Caractères extérieurs. — A la récolte, le Riz est enveloppé de ses glumelles ; mais, quand on le livre au commerce, il est réduit à son amande ; il se présente alors sous l'aspect d'un grain aplati latéralement, d'aspect corné et translucide, de couleur gris un peu jaunâtre.

Caractères histologiques. — Les couches extérieures à l'amande faisant défaut, il n'y a pas lieu de s'en occuper ici. Extérieurement, on trouve la couche protéique de l'albumen formée d'une seule assise de cellules ; de loin en loin seulement, on trouve deux assises de cellules allongées tangentiellement. Les cellules de l'albumen amylacé sont remplies de grains d'amidon, les uns simples, les autres composés. Les grains simples sont très petits, de 4 à 5 μ, polyédriques, anguleux, le plus souvent pentagonaux, plus rarement carrés ou rhombiques, pourvus d'un hile punctiforme (fig. 24). Les grains composés ont une forme ovale ou arrondie ; et leur dimension varie suivant le nombre des grains qui les constituent et qui peut s'élever à une centaine.

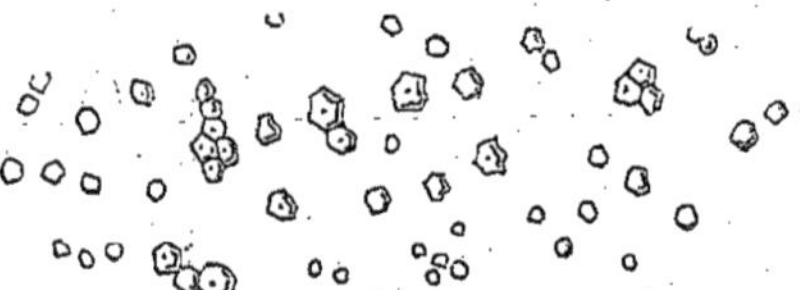

Fig. 24. — Amidon de Riz.

Composition chimique. — L'analyse a donné pour 100 : eau, 13,12 ; matières azotées, 7,85 ; matières grasses, 0,88 ; amidon et dextrine, 76,52 ; matières sucrées, traces ; cellulose, 0,63 ; cendres, 1,00.

Usages. — Le Riz, qui peut être considéré comme le type des féculents, est la base essentielle de la nourriture des Chinois, des Indo-Chinois, des Indous et des Noirs de l'Afrique. C'est la céréale qui est consommée en plus grande quantité dans le monde entier ; elle est donc encore plus précieuse que le Blé, si on ne considère que la consommation. Cependant le Riz est moins nourrissant, en raison du peu de gluten qu'il renferme ; la faible proportion de celui-ci fait que sa farine est impropre à la panification; aussi le Riz est-il le plus souvent consommé cuit à l'eau.

La proportion considérable d'amidon qu'il renferme et son bas prix de revient permettent de l'employer dans des conditions avantageuses à la fabrication de l'alcool ; celui-ci est du reste assez facile à rectifier, car il ne renferme pas d'alcool amylique. Au Japon, on en prépare une boisson appelée *Salki*.

En thérapeutique, on emploie fréquemment la décoction de Riz pour combattre la diarrhée ; la farine sert à confectionner des cataplasmes émollients et à saupoudrer les parties excoriées ; parfumée, elle est usitée pour la toilette des dames.

MAÏS

Origine. — Le *Maïs* est le fruit du *Zea Maïs*, graminée connue sous les noms de *Blé de Turquie*, *Blé d'Inde* ; cette plante, originaire d'Amérique, est aujourd'hui cultivée à peu près partout pour son grain et comme plante fourragère : c'est une des céréales les plus répandues après le Blé et le Riz.

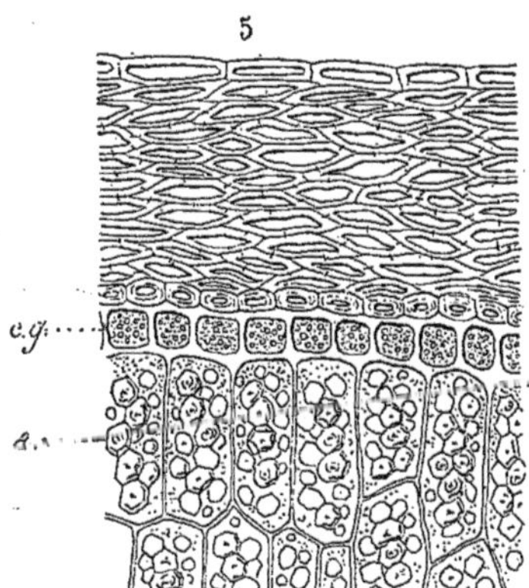

Fig. 25. — Fruit du Maïs (coupe transversale).

Caractères extérieurs. — Le grain de Maïs est arrondi ou comprimé ; il est lisse et recouvert d'une enveloppe luisante, jaune, rouge orangé ou violette. Il porte sur une des faces latérales une gouttière plus ou moins large indiquant la place de l'embryon. L'albumen est corné à la périphérie, mou et farineux au centre.

Caractères histologiques. — L'enveloppe est constituée par un grand nombre de cellules à parois plus ou moins fortement épaissies. La couche protéique comprend une seule assise de cellules à peu près carrées (fig. 25, *c. g*). L'amidon est constitué par des grains polyédriques, le plus souvent hexagonaux, avec un hile central assez volumineux, arrondi, fissuré ou étoilé (fig. 26) ; ils ont de 15 à 22 μ.

Composition chimique. — Le Maïs renferme pour 100 : eau, 13,10 ; matières azotées, 9,85 ; matières grasses, 4,60 ; amidon et dextrine, 66 ; matières sucrées, 2,46 ; cellulose, 2,49 ; cendres, 1,50.

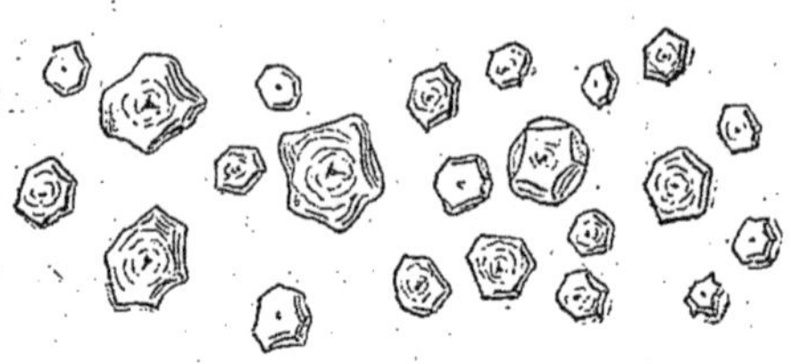

Fig. 26. — Amidon de Maïs.

Altérations. — Le Maïs est souvent attaqué dans les champs humides par l'*Ustilago Maidis* qui produit sur la tige et sur les épis femelles des tumeurs spongieuses qui sont d'abord remplies d'une sorte de mucus et plus tard d'une multitude de spores noirâtres, échinées à la surface.

Usages. — Le Maïs se consomme sous forme de farine ; celle-ci, de couleur variable suivant la variété du grain, ne se prête guère à la panification ; aussi en fait-on usage sous forme de bouillie appelée, suivant le pays : *gaude*, *polenta*, *millas*. Elle constitue la nourriture presque exclusive des habitants des contrées pauvres. On l'a accusée de provoquer la *Pellagre*, si commune en Italie ; mais on doit incriminer l'*Ustilago Maidis*. On en a préconisé l'usage pour l'alimentation des phtisiques en raison de sa richesse en matière grasse.

En thérapeutique, on utilise les styles de Maïs, improprement appelés *Stigmates de Maïs*, comme médicament diurétique dans la gravelle.

SARRASIN*

Origine. — Le *Sarrasin*, *Blé noir*, *Bucail* ou *Carabin*, est le fruit du *Fagopyrum esculentum*, plante de la famille des Polygonacées, qui est très cultivée en Russie, dans l'Amérique du Nord, et aussi en Autriche, en Allemagne, en France, particulièrement en Bretagne ; c'est une des principales récoltes de cette contrée. La farine renferme une assez forte proportion de gluten, mais néanmoins elle se prête mal à la panification.

Caractères extérieurs. — Le Sarrasin est un akène de couleur brune, ayant la forme d'une pyramide triangulaire à arêtes assez vives, portant à la base les restes du calice. Pour les usages alimentaires, on le vend privé de son péricarpe qui est assez épais.

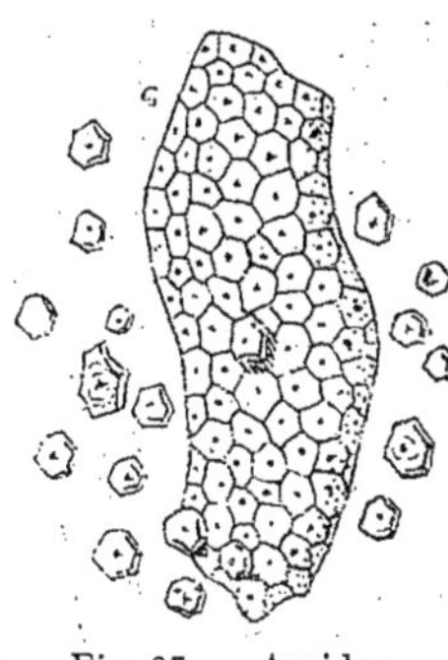

Fig. 27. — Amidon de Sarrasin.

Caractères histologiques. — L'albumen présente à l'extérieur une assise protéique, puis des cellules à amidon. Celui-ci est en grains polyédriques de 4 à 6 μ. Ils ont un hile généralement bien apparent, arrondi, ce qui les distingue des grains d'amidon de Riz, auxquels ils ressemblent beaucoup (fig. 27). Ils sont souvent agglomérés.

Composition chimique. — Le Sarrasin renferme pour 100 : eau, 14, 10 ; matières azotées, 10,86 ; amidon et dextrine, 61, 26 ; matières grasses, 2, 40 ; cellulose, 9, 50 ; cendres, 1,88.

Usages. — Le Sarrasin est un aliment précieux pour la classe pauvre ; il sert aussi et avantageusement à la nourriture des volailles. On l'emploie à la falsification du poivre en poudre ; il n'a pas d'usages pharmaceutiques.

GRAINES DE LÉGUMINEUSES *

Origine. — Les graines que l'homme emprunte à la famille des Légumineuses pour sa nourriture et dont il utilise en même temps la farine pour l'alimentation des malades sont surtout au nombre de trois : 1° les Haricots, fournis par le *Phaseolus vulgaris*, reconnaissables à leur forme et dont on connaît un grand nombre de variétés de blancs et en outre des variétés de rouges, de bruns, de violets, de panachés ; 2° les Pois, fournis par le *Pisum sativum* ; 3° les Lentilles, fournies par l'*Ervum Lens* et caractérisées par leur forme circulaire, bombée au centre, et amincie sur les bords.

Caractères histologiques. — Les caractères extérieurs de ces graines, si connues de tout le monde, permettent très facilement de constater leur identité. Il n'en est pas de même lorsqu'elles sont réduites à l'état de farines, et il est nécessaire d'avoir recours aux caractères histologiques pour constater la substitution des unes aux autres ou, ce qui est plus important, leur mélange avec des poudres étrangères.

La graine de Haricot, par exemple, présente la structure suivante, qui est d'ailleurs commune, dans son ensemble, avec celle des autres graines de Légumineuses : 1° à l'extérieur, un épiderme ou testa (*c.c*, fig. 28), formé de cellules allongées radialement, disposées en palissade, à parois très épaisses ; vues de face, elles sont polyédriques, fortement épaissies, avec un lumen très réduit ; 2° au-dessous, une rangée de cellules cubiques (*cr*) à parois peu épaisses, renfermant chacune un cristal prismatique d'oxalate de chaux ; elle représente l'assise de cellules communément désignées sous le nom de *cellules en sablier* ; 3° un parenchyme (*p*), formé de cellules irrégulières avec de larges méats entre elles, dans lequel sont disséminés les faisceaux libéro-ligneux ; 4° l'épiderme des cotylédons(*g*) qui, au lieu de renfermer de l'amidon, contient des grains de substance protéique ; 5° le parenchyme amylacé des cotylédons (*a*), formé de grandes cellules polyédriques remplies de grains d'amidon assez volumineux.

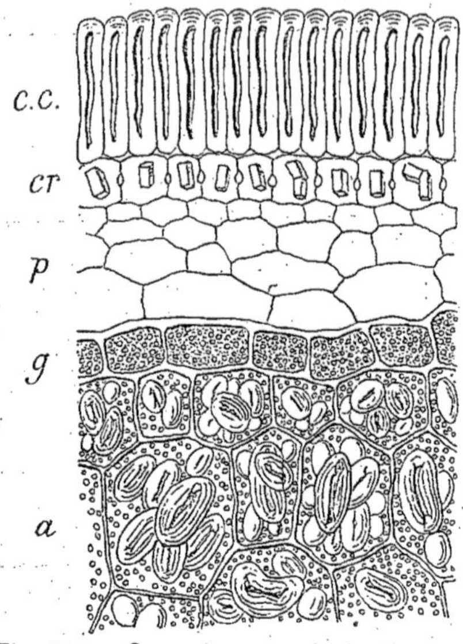

Fig. 28. — Coupe transversale du tégument de la graine de Haricot.

c.c, cellules scléreuses; *cr*, cellules dites *en sablier* avec cristaux; *p*, zone parenchymateuse; *g*, assise protéique; *a*, parenchyme amylacé.

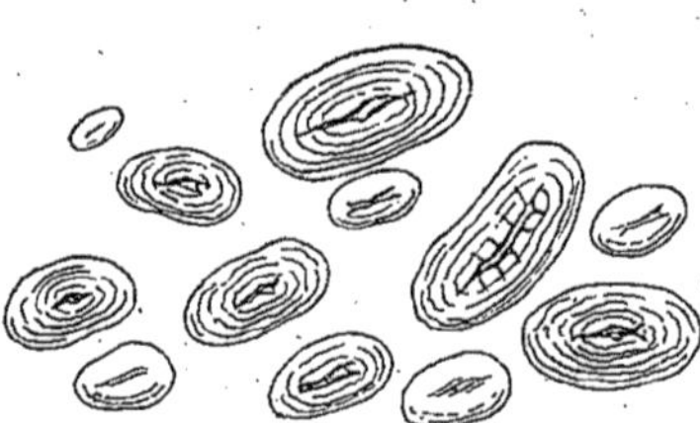
Fig. 29. — Amidon de Haricot.

Ces grains (fig 29) sont le plus souvent ovales ou réniformes, parfois sub-arrondis ; ils présentent des stries concentriques, bien apparentes et un hile allongé dans le sens du grand axe du grain, avec souvent des ramifications latérales qui pénètrent plus ou moins dans la substance du grain. Leur dimension suivant leur grand diamètre atteint de 45 à 50 μ dans les grains les plus gros; elle est de 30 μ dans les grains moyens.

La graine de Pois se distingue de celle des Haricots : par des cellules en palissade plus longues ; par la forme des cellules de la deuxième assise qui sont véritablement en sablier, étranglées dans leur milieu de façon à former un double T ; par l'absence de cristaux dans cette assise en sablier ; par les dimensions plus petites des cellules des cotylédons dont les parois sont garnies d'épaississements de collenchyme dans les angles ; par des grains d'amidon plus irréguliers et plus petits (de 20 à 45 μ) (fig. 30).

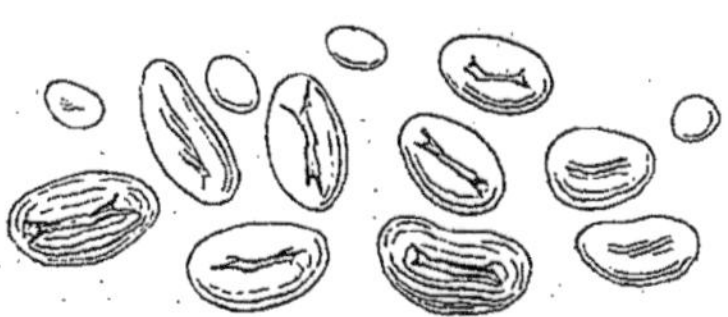

Fig. 30. — Amidon de Pois.

La graine de Lentille est caractérisée : par des cellules en palissade moins longues que celles du Pois avec une cavité renfermant une matière colorante brune; par des cellules en sablier, sans cristaux, plus petites et plus régulières que celles du Pois; par la forme régulière des cellules de la zone parenchymateuse qui ne sont pas séparées par de larges méats ; par des grains d'amidon plus petits que ceux du Haricot et du Pois (de 20 à 40 μ) (fig. 31).

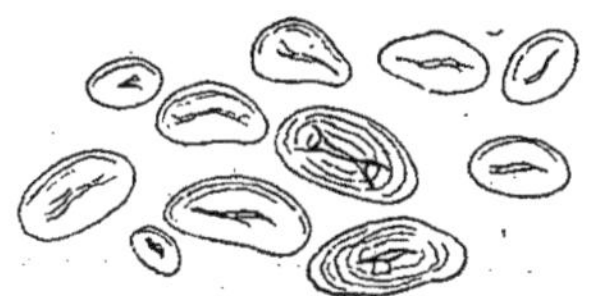

Fig. 31. — Amidon de Lentille.

On peut noter, sous forme de tableau, les caractères distinctifs les plus importants de ces trois graines :

Des cristaux dans les cellules dites en sablier		*Haricots.*
Pas de cristaux dans les cellules dites en sablier	Cellules du parenchyme avec larges méats. Cellules du testa sans matière brune	*Pois.*
	Cellules du parenchyme sans méats. Cellules du testa avec matière brune	*Lentilles.*

Composition chimique. — Le composition chimique des graines de Légumineuses justifie bien leur importance alimentaire. Sans entrer dans des détails, nous noterons : matières azotées, 25 p. 100 pour le Haricot, 25 p. 100 pour la Lentille, 23,50 p. 100 pour le Pois ; matières sucrées et amylacées, 61 p. 100 pour le Haricot, 62,50 p. 100 pour la Lentille, 61 p. 100 pour le Pois. Ces chiffres s'entendent pour 100 de légumes secs.

Substitutions. — On a substitué, il y a quelques années, aux graines de *Phaseolus vulgaris*, les graines d'une autre espèce, le *Phaseolus lunatus*, connues dans le commerce sous les noms de *Haricots de Java*, de *Birmanie*, *du Cap*, etc. Parmi les différentes variétés de ces Haricots, dont la plupart ont des téguments colorés, il en existe à tégument blanc, qui rappellent beaucoup par leur forme les Haricots blancs d'Europe et qui ont été employés à l'alimentation. Or, ces Haricots exotiques renferment un glucoside cyanogénétique, la *Phaséolunatine*, qui, sous l'action hydrolysante d'une enzyme, donne de l'acide cyanhydrique; ils sont donc toxiques et doivent être rejetés de l'alimentation.

On les distinguera par leurs caractères extérieurs et leur structure anatomique. Presque toutes ces graines sont plus

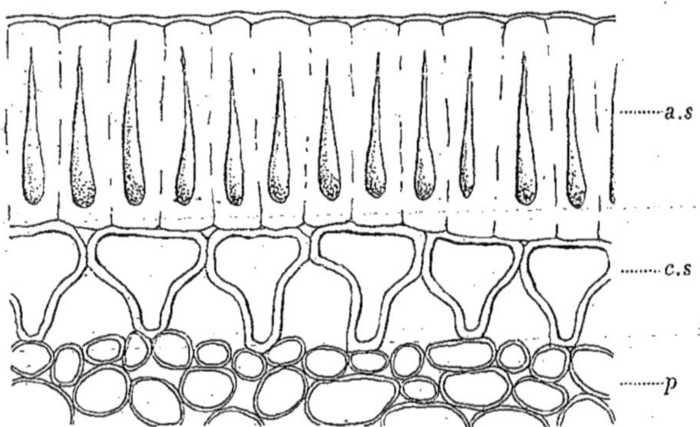

Fig. 32. — Coupe transversale du tégument du *Phaseolus lunatus*. a.s, assise scléreuse; c.s, assise en sablier; p, parenchyme.

aplaties que les variétés du Haricot vulgaire, et, contrairement à ce qui existe chez ces dernières, le côté de l'ombilic est à peu près rectiligne. Un caractère important consiste en ce que l'une des moitiés est plus large que l'autre, la plus étroite étant celle qui loge la radicule embryonnaire. La moitié la plus large, au lieu d'être régulièrement convexe sur le côté dorsal, opposé à l'ombilic, se montre ordinairement plus ou moins tronquée.

Au point de vue anatomique, les graines du *Phaseolus lunatus* se distinguent très nettement par l'absence de cristaux dans l'assise sous-épidermique; celle-ci est formée de cellules en entonnoir, se touchant par la partie supérieure et séparées par de grands méats dans la partie inférieure (fig. 32, *c.s*).

Enfin, on constatera la présence de l'acide cyanhydrique

par le procédé très simple indiqué par M. Guignard et dont nous parlerons plus loin en étudiant le groupe des drogues à glucoside cyanogénétique.

Usages. — Les graines de Légumineuses sont alimentaires; leurs farines entrent dans la diététique des convalescents et des jeunes enfants.

ARROW-ROOT*

Origine et préparation. — Sous le nom générique d'*Arrow-root*, on désigne certaines fécules alimentaires dont quelques-unes se distinguent par une finesse remarquable, fournies par les organes souterrains d'un certain nombre de plantes de la famille des Scitaminées et de quelques familles voisines.

Ces fécules se préparent en râpant les organes souterrains

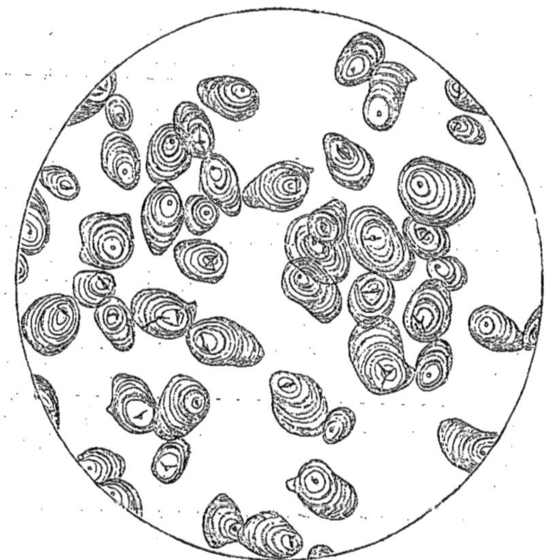

Fig. 33. — Arrow-root des Antilles.

tuberculeux des plantes; on tamise la pulpe avec un excès d'eau, puis on laisse déposer. On décante l'eau qui surnage, on lave le dépôt, qui est la matière féculente, on le fait égoutter et on le sèche. La fécule ainsi obtenue est tamisée à nouveau. Nous ne parlerons que des sortes les plus répandues.

Caractères microscopiques. — 1° L'*Arrow-root des Antilles, de la Jamaïque, des Bermudes, de Saint-Vincent, des Indes occidentales*, est retiré du rhizome des *Maranta arundinacea, M. indica, M. nobilis*, plantes originaires des régions tropicales de l'Amérique et des Antilles et qui sont aujourd'hui cultivées au Brésil, en Australie et dans les Guyanes.

Cette fécule se présente sous la forme d'une poudre brillante blanche, insipide, parfois agglomérée en petites masses, craquant nettement lorsqu'on la presse entre les doigts. Les grains qui la composent (fig. 33) sont piriformes ou ovales, comme ceux de la Pomme de terre, auxquels ils ressemblent beaucoup, tout en étant plus petits. Le hile linéaire ou triangulaire se trouve presque toujours dans la portion la plus élargie du grain, plus rarement au milieu ; autour de lui sont disposées des stries excentriques très apparentes. Leur diamètre moyen est de 30 à 40 μ., mais peut atteindre 60 μ.

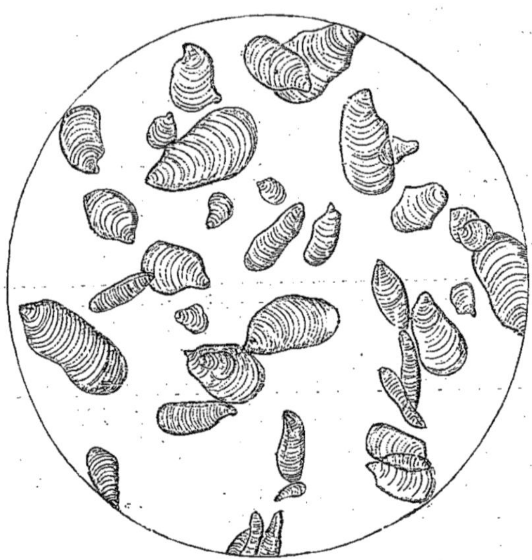

Fig. 34. — Arrow-root de l'Inde.

2° L'*Arrow-root de l'Inde, de Malabar, des Indes orientales, de Bombay, de Travancore*, est retiré des *Curcuma leucorhiza, C. angustifolia, C. rubescens* que l'on exploite sur la côte de Malabar, à Bombay, à Travancore.

Cette fécule est constituée par des grains elliptiques (fig. 34), terminés à l'extrémité rétrécie par une sorte de bouton où se trouve une hile arrondi. Ces grains sont très minces, diaphanes, et se superposent très fréquemment; vus de champ, ces amas ont l'air de biscuits empilés. Ils mesurent en moyenne 30 à 50 μ. de longueur, 25 à 35 μ. de largeur et 7 à 8 μ. d'épaisseur.

3° L'*Arrow-root de Queensland, des Nouvelle-Galles du Sud,*

Fécule de Tolomane (fig. 35) provient du rhizome des *Canna edulis, coccinea, indica*, très répandus dans les Petites Antilles. Il est formé de grains de formes diverses, irréguliers, très minces, avec hile arrondi à l'extrémité la moins large et mar-

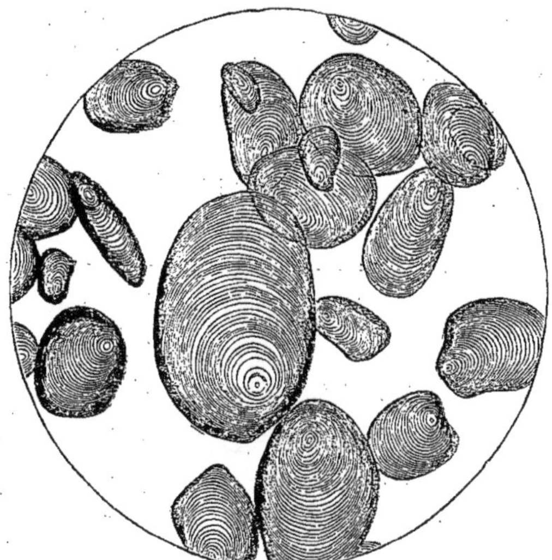

Fig. 35. — Fécule de Tolomane.

qués de nombreuses stries excentriques ; les plus gros atteignent jusqu'à 130 μ dans leur plus grand diamètre, jamais moins de 60 μ.

4° L'*Arrow-root de Taïti* (fig. 36) est fourni par les bulbes du *Tacca pinnatifida*, plante de l'archipel Indien. Les grains ont la forme de cloche avec un hile étoilé situé dans l'extrémité arrondie ; leur dimension varie de 10 à 40 μ.

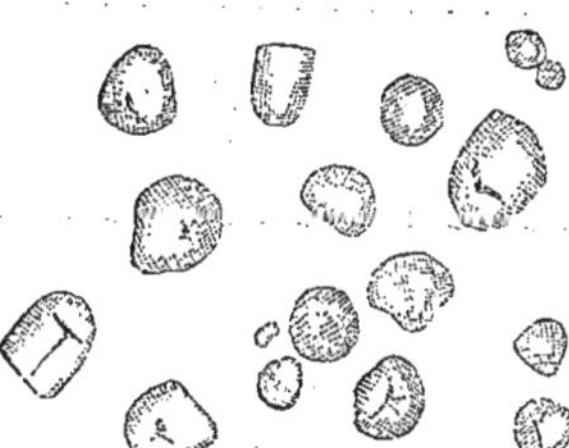

Fig. 36. — Arrow-Root de Taïti.

Usages. — Toutes ces fécules, et surtout celle de l'Arrow-root des Antilles, servent à faire des bouillies émollientes, nutritives, plus facilement digestibles que celles que l'on prépare avec l'amidon du Riz ou de la Pomme de terre ; elles sont excellentes pour nourrir les enfants au sevrage.

SAGOU *

Origine. — Le *Sagou* proprement dit, ou *Sagou des Indes orientales*, est une fécule fournie par la moelle de divers Palmiers, désignés sous le nom de *Sagoutiers : Metroxylon Rumphii, M. Sagus, M. fariniferum*, (fig. 37) etc., répandus dans la péninsule de Malacca, à Sumatra, à Bornéo, aux Célèbes et aux Moluques.

Préparation. — Pour l'obtenir, les arbres sont abattus au moment de l'apparition du spadice ; la moelle, gorgée de fécule, 300 à 400 kilogrammes environ, est broyée et délayée dans l'eau ; on passe sur un tamis et la fécule est entraînée par l'eau et ainsi débarrassée des débris ligneux qu'elle renfermait; on laisse déposer et on décante. Pour préparer le Sagou du commerce, la fécule encore humide est passée avec pression à travers un tamis à mailles plus ou moins larges ; elle se met ainsi en petits grains anguleux que l'on arrondit et que l'on dessèche sur des plaques très peu chauffées.

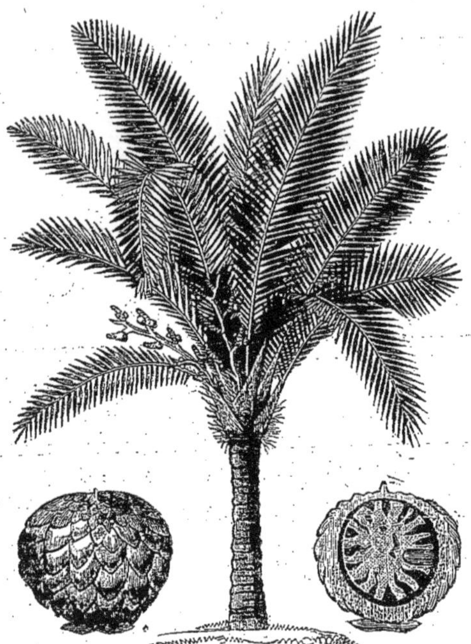
Fig. 37. — Sagoutier farineux.

Caractères extérieurs. — Le Sagou se présente en grains arrondis, blancs ou rosés, toujours isolés, élastiques et difficiles à broyer. Dans l'eau, ils se gonflent et deviennent transparents sans adhérer entre eux.

Caractères microscopiques. — Le Sagou, qui n'a pas subi l'action d'une forte chaleur, est formé de grains ovales, souvent en cloche, plus ou moins réguliers, ayant environ 70 μ de longueur ; le hile est situé à l'extrémité la moins large du grain et il y a des stries concentriques. L'extrémité opposée au hile porte de petites excroissances qui se détachent le plus souvent en laissant à leur place des parties tronquées, parfois légèrement excavées (fig. 38). Le Sagou qui a subi l'action du feu (*Sagou perlé*) se distingue du précédent par la dilatation exagérée du hile ; en outre, la plupart des grains se gonflent fortement dans l'eau et s'y dissolvent presque complètement.

Usages. — Le Sagou est plutôt un aliment qu'un médica-

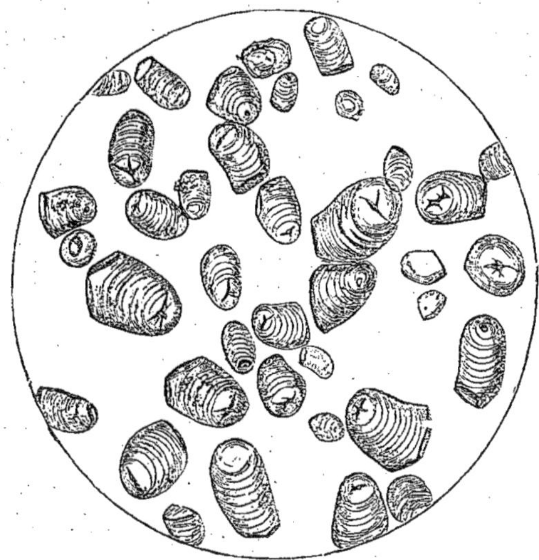

Fig. 38. — Fécule de Sagou.

ment ; c'est un analeptique qui se range à côté du Salep, du Tapioka, etc. On en prépare des potages ou des bouillies destinées surtout aux convalescents et aux vieillards, car il est très nutritif, facilement digestible et non irritant.

FÉCULE DE MANIOC*

Origine. — Elle est fournie par les racines tuberculeuses de deux espèces du genre *Manihot* [*M. utilissima* (fig. 39) et *M. dulcis*], plantes de la famille des Euphorbiacées que l'on cultive aujourd'hui dans toute la région intertropicale de l'Afrique et de l'Amérique. Les racines du Manioc doux ne contiennent aucun principe toxique ; celles du Manioc amer (*M. utilissima*) sont toxiques, car elles renferment une notable proportion d'acide cyanhydrique ; mais ce principe se volatilise par la fermentation et par la chaleur.

Préparation. — Les racines de Manioc sont râpées sur une planche hérissée de petits pointes et la pulpe est abandonnée à elle-même pendant vingt-quatre heures ; elle subit un commencement de fermentation. On l'introduit ensuite dans des sacs de crin à mailles assez larges que l'on suspend aux arbres et à l'extrémité inférieure desquelles on pend un poids très lourd qui les étire et en exprime le suc qui entraîne une partie de la fécule. Celle-ci est lavée et séchée à une douce chaleur : c'est la *Moussache.* La partie qui reste dans le sac renferme encore de la fécule mêlée à de la cellulose ; la masse, desséchée à une légère chaleur et pulvérisée, constitue la *fécule de Manioc.* Pour la débarrasser du principe toxique, on l'expose sur des plaques de fer chauffées, et elle s'agglomère alors en grumeaux très durs, plastiques, s'aplatissant sous la dent sans se pulvériser : c'est le *Tapioka.*

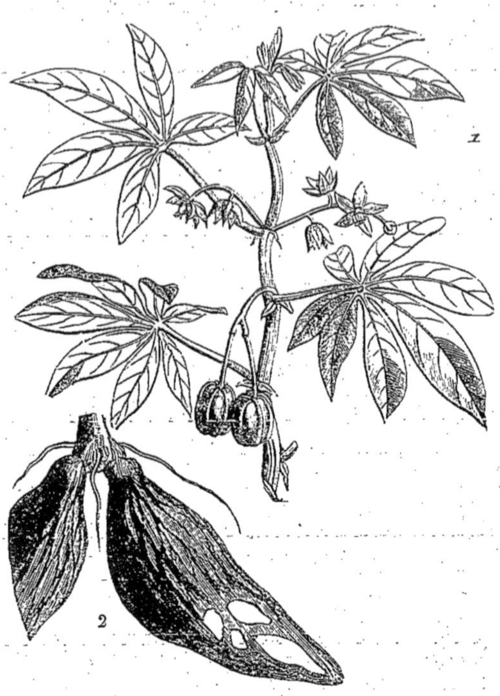

Fig. 39. — *Manihot utilissima.* 1 port ; 2, racine.

Caractères microscopiques. — Si la fécule n'a pas subi l'action d'une température trop élevée, les grains se présentent sous la forme de cloche avec des troncatures à l'extrémité opposée (fig. 40). Le hile situé à l'extrémité convexe est arrondi et très gros. Le Tapioka présente des grains semblables aux précédents, mais très gonflés, irréguliers, et ayant un hile fortement dilaté (fig. 41).

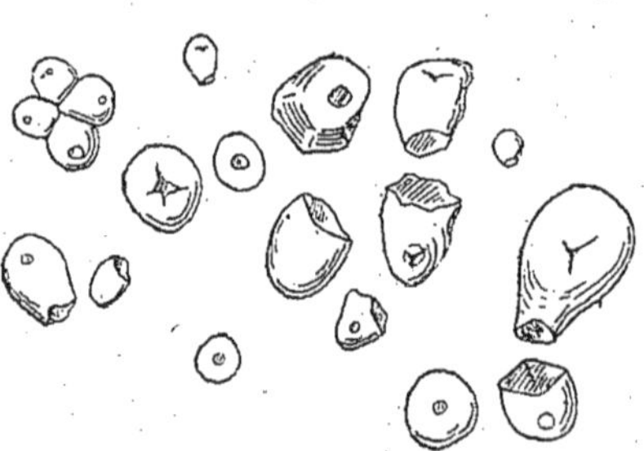

Fig. 40. — Fécule de Manioc.

Usages. — La fécule de Manioc est un des principaux aliments des populations de l'Amérique et des Antilles. Elle parvient en Europe sous forme de Tapioka et elle est de-

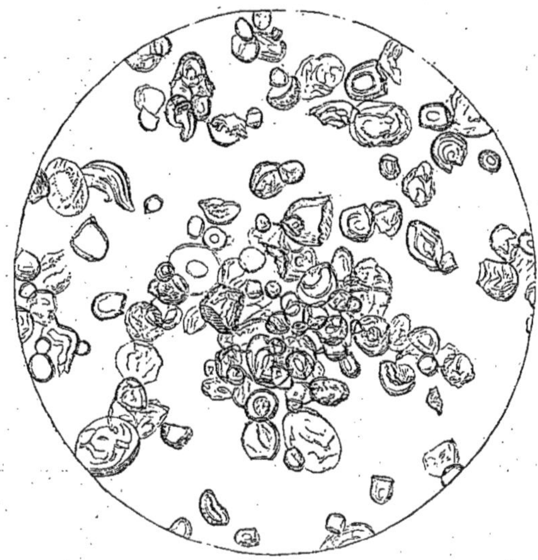

Fig. 41. — Tapioka.

venue, à ce point de vue, l'objet d'un commerce très important. Le Tapioka se consomme ordinairement en potages.

FÉCULE DE POMME DE TERRE

Origine. — La *Fécule de Pomme de terre* est préparée en grand avec les tubercules de la Morelle tubéreuse (*Solanum tuberosum*), plante de la famille des Solanacées, originaire du Pérou où on ne la trouve plus d'ailleurs à l'état sauvage. Cette plante si précieuse fut introduite en Angleterre, par Walter Raleigh, vers la fin du XVIe siècle, sous le règne de Jacques Ier. Elle se répandit de là dans le reste de l'Europe, mais avec une lenteur désespérante, en raison de la suspicion en laquelle on la tenait, à cause de sa parenté avec les plantes éminemment toxiques de la même famille. Tout le monde connaît les efforts, enfin couronnés de succès, faits par Parmentier en vue de doter la France de ce précieux tubercule qu'il avait vu cultiver en Silésie.

La Pomme de terre vient très bien dans toutes les régions tempérées et même un peu chaudes ; elle ne réussit pas dans les pays tropicaux ; cependant elle est très sensible au froid, car l'hiver la fait périr, ce qui fait qu'elle est annuelle en France et non vivace. On en connaît aujourd'hui un grand nombre de variétés classées en plusieurs races d'après la couleur extérieure, la forme et la précocité.

Préparation. — Pour préparer la fécule de Pomme de terre, on fait subir aux tubercules les opérations suivantes : 1° trempage dans l'eau pour ramollir la terre ; 2° lavage ; 3° râpage destiné à déchirer les cellules et à mettre la fécule à nu ; 4° tamisage de la pulpe sous un courant d'eau qui entraîne la fécule et laisse le tissu cellulaire sur le tamis ; 5° repos de quelques minutes ; la silice se dépose et l'eau tenant la fécule en suspension est décantée ; 6° nouveau repos ; la fécule se dépose et se recouvre d'une couche grise (*gras de fécule*) formée des débris de cellules ; on l'enlève à l'aide d'un racloir.

La fécule ainsi obtenue est mise à égoutter dans des baquets percés de trous garnis de toile, puis desséchée sur des plaques de plâtre. Elle renferme encore 35 à 40 p. 100 d'eau et porte le nom de *Fécule verte.* On achève la dessiccation à l'étuve ; puis la masse est écrasée et passée au blutoir ; c'est la *Fécule sèche*, qui ne renferme plus que 18 à 20 p. 100 d'eau. Elle est alors en poudre impalpable et, pressée entre les doigts, elle produit une sensation de fraîcheur tout à fait caractéristique.

Un deuxième procédé consiste à couper les tubercules en tranches que l'on met à macérer dans l'eau chaude ; on les réunit en tas et la fermentation s'établit. Sous son influence, les parois des cellules se détruisent, beaucoup mieux même que par les procédés mécaniques, et la pulpe qui reste est traitée comme précédemment.

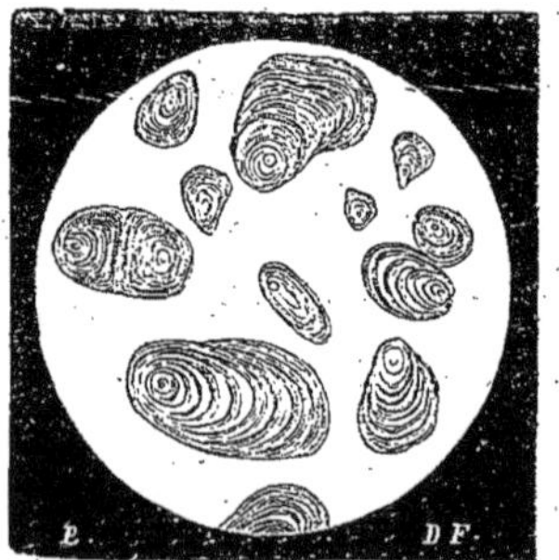

Fig. 42. — Fécule de Pomme de terre.

Caractères microscopiques. — Les grains de cette fécule sont tout à fait caractéristiques. Ils sont volumineux, généralement ovoïdes et piriformes, présentant un hile petit, arrondi, situé à l'extrémité amincie du grain. Les stries sont toujours très visibles, très serrées entre le hile et la petite extrémité, beaucoup plus espacées de l'autre côté, donnant ainsi au grain l'aspect d'une écaille d'huître (fig. 42). La dimension du grand diamètre est d'environ 110 μ.

Usages. — La fécule de Pomme de terre est alimentaire et peut remplacer la plupart des fécules exotiques ; elle sert à faire des cataplasmes émollients (*Cataplasme de fécule*), plus légers que ceux de farine de Lin, mais qui sèchent rapidement. On l'emploie aussi contre les dermatoses légères : intertrigo, eczéma, etc.

DEXTRINE

Origine et préparation. — La *Dextrine, dextrine blanche, fécule soluble*, que l'on pourrait préparer avec n'importe quel amidon, est surtout obtenue avec la fécule de Pomme de terre que l'on maintient pendant un temps assez long à la température de 160-200 degrés.

Caractères. — La dextrine officinale se présente sous forme de poudre légère, amorphe, blanche ou légèrement jaune ; elle forme avec l'eau un liquide épais et visqueux ; soluble dans l'alcool à 30°, elle est insoluble dans l'alcool à 80° et dans l'éther.

Composition chimique. — Elle contient toujours normalement des proportions variables de glucose et d'amidon. Une dextrine de bonne qualité renferme en moyenne : dextrine, 72,45 ; glucose, 8,77 ; substances insolubles (amidon, etc.), 13,14 ; eau, 5,64.

Falsifications et essai. — Certains fabricants falsifient la dextrine en la mélangeant d'amidon ordinaire ; il peut y avoir aussi addition de matières minérales.

La dextrine doit être complètement soluble dans l'eau et la liqueur doit être neutre au tournesol.

1° *Dosage des cendres.* — On incinère 5 grammes de dextrine dans une capsule de platine ; la dextrine pure ne doit pas laisser plus de 1 p. 100 de cendres ; une proportion plus considérable indique une addition frauduleuse de matières minérales dont l'analyse révélera la nature.

2° *Dosage de l'amidon et des substances insolubles.* — On dissout 10 grammes de dextrine dans environ 100 centimètres cubes d'eau froide ; on filtre sur un filtre taré et on lave le résidu qui est formé de toutes les matières insolubles ; on sèche et on pèse. Ce dépôt est introduit avec le filtre dans un matras renfermant 100 fois son poids d'eau acidulée au dixième d'acide chlorhydrique, et maintenu au bain-marie pendant trois heures. On dose alors le glucose formé et on en déduit la proportion d'amidon correspondante.

Usages. — La dextrine a été fréquemment employée pour confectionner des appareils rigides et inamovibles, utilisés pour l'immobilisation des membres fracturés ou luxés; on lui préfère aujourd'hui le silicate de potasse ou le plâtre. Quelques praticiens la considèrent comme un digestif puissant, favorisant la formation de la pepsine, et l'administrent, mélangée au bicarbonate de soude, à la dose de 3 à 5 grammes par jour.

AMIDON DE BLÉ

Origine et préparation. — L'*Amidon de Blé* est préparé avec la farine de Blé dont on élimine le gluten. A cet effet, on fait avec la farine une pâte que l'on pétrit sous un filet d'eau avec des appareils appropriés ; l'eau entraîne les grains d'amidon et le gluten reste sous forme d'une masse élastique. Comme l'amidon entraîne toujours avec lui une petite quantité de gluten, on le soumet à la fermentation que l'on provoque en mêlant à la liqueur où il baigne, une petite quantité d'eau provenant d'une fermentation antérieure. Le gluten ne tarde pas à se putréfier et l'amidon reste seul. On le lave à l'eau pure ; on le laisse égoutter et on le sèche sur des plaques de plâtre, puis à l'étuve où il subit un retrait qui le transforme en aiguilles prismatiques irrégulières ; il est livré au commerce sous cet état ou après avoir été pulvérisé. La forme d'aiguilles était autrefois spéciale à l'amidon de Blé, mais aujourd'hui on la donne aux amidons de Riz et de Maïs, qui tendent de plus en plus à remplacer l'amidon de Blé dans le commerce.

Caractères. — L'amidon de Blé employé dans les pharmacies est à l'état pulvérulent. C'est une poudre blanche, très fine, insipide et inodore, caractérisée, comme nous l'avons vu à propos du Blé, par la présence simultanée de nombreux grains très gros et d'une foule de grains très petits (voy. *Blé*, p. 44).

Falsifications et essai. — On a trouvé, surtout autrefois, des amidons falsifiés par addition de substances minérales (craie, plâtre, sulfate de baryum, kaolin, talc, etc.). On reconnaîtra ces substances par la détermination du poids des cendres ; l'amidon de Blé ne doit pas laisser plus de 1 p. 100 de résidu après incinération.

On se contente aujourd'hui de substituer à l'amidon de

Blé des amidons d'un prix inférieur, tels que ceux de Maïs ou de Riz. La majeure partie de la poudre d'amidon des officines est de l'amidon de Maïs. L'examen microscopique permettra de reconnaître cette substitution qui n'a pas un bien grand inconvénient, étant donné les usages auxquels on destine ce produit.

Usages. — L'amidon est employé dans un grand nombre d'affections cutanées : excoriations, eczéma, intertrigo, pemphigus, etc. ; les lavements d'amidon sont fréquemment prescrits dans la diarrhée et dans l'entérite. Il sert en pharmacie à préparer le *Glycérolé d'amidon* et le *Lavement à l'amidon* du Codex.

Dans l'industrie, l'amidon est employé à donner l'*apprêt* aux tissus neufs ; il sert encore à empeser le linge et à divers usages de toilette.

ALTÉRATIONS ET FALSIFICATIONS DES FARINES ALIMENTAIRES

Il nous reste, pour terminer cette étude des substances amylacées, à examiner quelles sont les altérations et les falsifications que peuvent présenter les farines alimentaires préparées avec les céréales que nous avons étudiées et plus particulièrement la farine de Blé, qui est surtout celle que l'on utilise dans nos pays pour la fabrication du pain, par conséquent pour l'alimentation. Au surplus, tout ce qui sera dit à propos de la farine de Blé s'appliquera aux autres farines, plus rarement employées que celle-ci, telles que les farines de Seigle et de Maïs.

Caractères. — Les farines de Blé que l'on trouve dans le commerce présentent des caractères différents suivant qu'elles proviennent de blés durs, de blés tendres ou de blés mitadins. En outre, les farines ne sont pas livrées au commerce telles que la meunerie les obtient après blutage. Le plus souvent, on fait un mélange de certaines sortes de produits de mouture, pour créer des types différents et dont la qualité est variable suivant la proportion des produits de mouture mélangés.

Quoi qu'il en soit, une farine de froment de bonne qualité doit avoir une coloration blanche, légèrement jaunâtre, doit être pulvérulente, sèche, molle, douce au toucher, d'une odeur franche, agréable, d'une saveur douceâtre, rappelant celle de la colle de pâte, sans aucun arrière-goût ni âcre, ni acide ; elle doit s'agglomérer en pelote quand on la comprime dans la main et être *fleurante*, c'est-à-dire adhérer légèrement aux doigts et y laisser une poudre fine.

Composition chimique. — La farine de Blé renferme, comme le fruit d'où elle provient, des composés organiques et des matières minérales ; mais la proportion de ces éléments s'y trouve modifiée. Voici la composition moyenne d'une farine de Blé de bonne qualité :

Eau	13 à 15	p. 100
Matières azotées	10 à 12	—
Amidon	70 à 75	—
Matières grasses	0,90 à 1,40	—
— sucrées	0,80 à 2,20	—
Cellulose	0,30 à 1	—
Cendres	0,50 à 0,60	—

Analyse des farines. — L'analyse de toute farine alimentaire comprend le dosage de l'acidité, de l'humidité, des cendres, de l'amidon, du gluten, du sucre et des dextrines, de la matière grasse et de l'azote total.

1° Dosage de l'acidité. — L'acidité de la farine est très faible quand la farine est récente ; mais celle-ci va en augmentant avec le vieillissement et, comme la panification devient de plus en plus difficile au fur et à mesure que cette acidité augmente, la détermination de l'acidité est donc un facteur important pour apprécier la valeur commerciale d'une farine.

Pour cette détermination, on prélève un échantillon moyen de 10 grammes de farine que l'on met dans un flacon à large ouverture bouché à l'émeri. On ajoute 50 centimètres cubes d'alcool à 95°, bien neutre, on agite et on laisse en contact pendant quarante-huit heures en agitant fréquemment. On filtre et on prélève 25 centimètres cubes du filtrat alcoolique (correspondant à 5 gr. de farine) et on titre l'acidité avec une solution alcaline $\frac{N}{10}$. Le nombre de centimètres cubes de liqueur alcaline employée, multiplié par 0,0049, exprime l'acidité correspondant à 5 grammes de farine. Ce résultat multiplié par 20 représente la quantité d'acide (exprimée en acide sulfurique) pour 100.

L'acidité des farines récentes oscille entre $0^{gr},015$ et $0^{gr},040$ p. 100 ; elle peut atteindre $0^{gr},120$ pour les blés tendres et $0^{gr},070$ pour les blés durs.

2° Dosage de l'eau. — On pèse 5 grammes de farine que

l'on met dans une capsule tarée et on dessèche à l'étuve à 110°, pendant cinq heures, en prenant la précaution d'élever la température très lentement et de ne dépasser la température de 100° que lorsque la majeure partie de l'eau est évaporée. La perte de poids, multipliée par 20, donne la quantité d'eau pour 100 de farine.

Si le poids de l'eau est supérieur à 16 p. 100, il y a lieu de penser que la farine a été obtenue de blés mouillés avant d'être moulus.

3° Dosage des cendres. — On incinère la farine desséchée dans l'opération précédente en portant la capsule au moufle, pendant deux heures, et en ayant soin de ne pas chauffer au-dessus du rouge sombre. Au bout de ce temps, et à la condition que les cendres obtenues soient blanches, on porte la capsule sous le dessiccateur et on pèse après refroidissement. L'augmentation de poids de la capsule multipliée par 20 donnera la proportion de cendres pour 100.

Si le poids des cendres est supérieur à 2, on pourra conclure à l'addition de matières minérales à la farine. En outre, la nature des cendres pourra donner d'utiles indications, puisque les cendres de farines des céréales sont presque uniquement constituées par des phosphates.

4° Dosage de l'amidon. — On peut employer pour ce dosage le procédé qui consiste à hydrolyser l'amidon par les acides dilués et à doser les sucres réducteurs formés. On pèse 1 gramme de farine que l'on introduit dans un ballon de 150 centimètres cubes environ et on ajoute 50 centimètres cubes d'eau et 2 centimètres cubes d'acide chlorhydrique concentré. On agite, on adapte un réfrigérant ascendant au ballon et on porte à l'ébullition que l'on maintient à tout petit feu pendant trois heures. On laisse refroidir, on verse le contenu du ballon dans une fiole de 250 centimètres cubes et on lave le ballon à plusieurs reprises. Les eaux de lavage sont versées dans la fiole et on complète le volume de 250 centimètres cubes; on titre les sucres réducteurs avec la liqueur de Fehling. Le poids de ceux-ci, trouvé pour les 250 centimètres cubes, est multiplié par 0,9, puis par 100, ou plus simplement par 90. On aura ainsi le poids de l'amidon pour 100 de la farine analysée.

5° Dosage du gluten. — Le dosage du gluten s'effectue généralement par la méthode dite mécanique. On pèse 33gr,33 de farine que l'on place dans un bol en porcelaine et, avec un agitateur et 14 à 15 grammes d'eau, on fait un pâton qui bien préparé n'adhère pas aux doigts et doit se détacher tout entier du bol de porcelaine. On le malaxe alors entre les doigts sous un mince filet d'eau au-dessus d'un tamis à mailles serrées reposant sur une terrine. On continue cette opération pendant dix à onze minutes. On ramasse sur le tamis les débris de gluten entraînés et on les réunit à la masse que l'opérateur tient dans le creux de sa main et qu'il malaxe encore, avec les doigts de la main gauche, dans le courant d'eau, pendant deux ou trois minutes, jusqu'à ce que l'eau n'entraîne plus d'amidon et s'écoule bien claire. On met la masse sur un verre de montre taré et on pèse. En multipliant le poids obtenu par 3, on a le poids de gluten humide pour 100. Si on veut avoir le poids du gluten sec, on le sèche en le maintenant pendant huit heures à l'étuve.

6° Dosage du sucre et des dextrines. — On effectue ce dosage quand on veut avoir un dosage exact de l'amidon. On épuise par de l'eau à froid 20 grammes de farine mêlée à du sable dans une petite allonge. On soumet la liqueur à l'action de l'acide chlorhydrique dilué (3 centimètres cubes d'acide pour les 200 grammes d'eau environ employés à l'épuisement), en chauffant pendant trois heures au réfrigérant ascendant comme pour le dosage de l'amidon. On porte au volume de 250 centimètres cubes, après avoir neutralisé la liqueur avec du carbonate de soude, et on dose le glucose. On retranche le poids trouvé du poids du glucose qui a servi à calculer l'amidon, et on a ainsi un dosage exact de cet élément, qui sans cette correction est sensiblement trop élevé.

7° Dosage de la matière grasse. — On pèse 10 grammes de farine que l'on dessèche préalablement à l'étuve. On épuise le produit desséché dans un appareil de Soxhlet, avec de l'éther sec et mieux avec de l'éther de pétrole. On évapore la liqueur éthérée dans une capsule tarée. Le résidu est desséché à 100°, puis pesé. Le résultat trouvé multiplié par 10 donne la teneur en matière grasse de 100 grammes de farine. Si on a employé l'éther comme dissolvant, la partie isolée ne sera pas seulement de la matière grasse ; elle renfermera aussi de la lécithine et de la cholestérine.

8° Dosage de l'azote total. — On effectue ce dosage par la méthode de Kjeldahl en opérant sur 0gr,50 ou 1 gramme de farine. La quantité d'azote trouvée, multipliée par 6,25, donnera la quantité de matières albuminoïdes totale de 0gr,50 ou de 1 gramme de farine. On rapporte le résultat trouvé à 100. Les neuf dixièmes de ces matières albuminoïdes sont constitués par le gluten.

Examen microscopique. — L'analyse chimique d'une farine doit toujours être complétée par l'examen microscopique qui permettra de déterminer les caractères de l'amidon. Ces caractères sont parfois très nets ; parfois aussi ils sont assez délicats à saisir et, dans ce cas, l'expert devra compléter les indications fournies par l'amidon par celles qu'il pourra tirer de l'examen des éléments du son, dont les farines renferment toujours une certaine quantité, quelle que soit leur degré de blutage.

Pour procéder à l'examen microscopique de l'amidon, on peut examiner directement la farine, mais c'est là un mauvais procédé ; il vaut mieux se servir de l'amidon que l'on a obtenu lors du dosage du gluten. On décante la plus grande partie du liquide de lavage, on agite vivement le liquide restant et le dépôt, de façon à mettre l'amidon en suspension, et on verse le tout dans un verre conique ou dans un entonnoir effilé dont la douille est bourrée de coton et fermée avec un bouchon de liège. On abandonne au repos pendant huit à dix heures, et on obtient ainsi un cône d'amidon dans lequel les éléments se seront déposés par ordre de densité : les gros grains d'amidon et les gruaux formeront le sommet du cône, tandis que les petits grains formeront l'assise supérieure ; entre ces deux assises, se trouvent réunis les grains d'amidon de grosseur moyenne et les débris de téguments qui donnent à cette couche intermédiaire une coloration jaunâtre, ce qui permet de la distinguer des deux autres. On a ainsi opéré mécaniquement la séparation des divers amidons qui se trouvaient mélangés et, en faisant des prises d'essai dans les différentes zones superposées, on pourra les examiner presque isolément. Pour cela, on incline doucement le verre ou l'entonnoir, après avoir décanté l'eau qui surmontait le dépôt, et on fait glisser la couche supérieure dans un cristallisoir et la couche moyenne dans un autre ; on garde dans le verre la partie inférieure du dépôt. On pratiquera des prises d'essai dans les trois récipients et on fera avec le contenu de chacun d'eux autant d'examens qu'il sera nécessaire.

Pour examiner le son, on peut simplement faire des prélèvements dans la couche intermédiaire de l'opération précédente et, pour se débarrasser de l'amidon, on fait les préparations dans la glycérine acétique et on les chauffe, de façon à transformer l'amidon en empois transparent dans lequel on distinguera tous les éléments organisés.

On peut encore traiter une certaine proportion de la couche intermédiaire à la température de 50 à 60°, par une solution de malt bien limpide ; on lave le résidu à plusieurs reprises à l'eau, puis on le fait digérer pendant quelque temps à 40-50° avec une solution de soude caustique à 1 p. 100. Les débris des tissus restent dans la partie insoluble et, n'étant pas sensiblement altérés par ces divers traitements, peuvent être aisément examinés et reconnus.

On peut aussi, et avec avantage, employer la méthode de Volg. On verse 2 grammes de farine dans un verre de montre et on les délaie avec une solution alcoolique de bleu de naphtylène (bleu de naphtylène, 0gr,10 ; alcool absolu, 100 gr. ; eau distillée, 400 gr.). Avec un pinceau, on étend un peu de farine ainsi délayée sur un porte-objet ; on laisse sécher et on examine, après avoir déposé sur la préparation une goutte d'essence de sassafras ou de créosote. On distingue alors les plus petits fragments organisés existant dans la farine, qui sont colorés en bleu plus ou moins foncé, suivant leur nature, tandis que les grains d'amidon sont incolores et sont devenus tellement transparents, sous l'influence de l'essence de sassafras ou de la créosote, qu'ils sont invisibles.

Etudions maintenant les *altérations* et les *falsifications*.

Altérations. — Les farines sont susceptibles de subir de nombreuses altérations. Celles-ci peuvent être occasionnées par la mouture, par l'humidité, par les Champignons parasites des céréales, par des graines étrangères, par des organismes inférieurs, par des Insectes et par des Acariens.

1° Mouture. — L'altération de la farine et de son gluten peut être déterminée par la mouture ; elle provient généralement d'une accélération trop grande de la meule pendant l'opération de la mouture. La meule s'échauffe alors, ce qui a pour effet d'amener la désagrégation partielle du gluten, tandis qu'une partie de l'amidon se transforme en dextrine. Cette altération se traduit par une odeur particulière dite d'*échauffé*.

2° Humidité. — Abandonnée à elle-même dans un local humide, la farine s'échauffe, fermente et se pelotonne en masses ou *Marrons* de grosseur variable ; ces marrons sont d'autant plus développés que l'humidité est plus grande, la température plus élevée et que l'action de ces agents se continue plus longtemps. Une farine pourvue de marrons est dite *avariée*.

Elle possède alors une odeur de moisi, souvent accompagnée d'une odeur d'acide acétique ou même parfois putride. Le *moisi* est dû au développement des Champignons ; l'*odeur acétique*, à la transformation successive de l'amidon en dextrine, sucre, alcool, acide acétique ; l'*odeur putride* provient de la décomposition des matières azotées : gluten, albumine.

L'examen du gluten permettra d'apprécier le degré d'altération ; il a une coloration plus ou moins foncée, au lieu d'être blanc jaunâtre, il n'est pas élastique et se rassemble très difficilement dans les farines avariées.

3° Champignons parasites des céréales. — Les Champignons qui occasionnent les maladies des céréales et dont nous avons déjà parlé (voy. p. 45 et 47) peuvent se retrouver dans les farines. Si quelques-uns sont inoffensifs, d'autres sont toxiques ; il est donc nécessaire de pouvoir constater leur présence dans la farine.

Le sclérote du *Claviceps purpurea* (*Ergot de Blé*, *Ergot de Seigle*) donne à la farine de Blé ou de Seigle des propriétés vénéneuses, et sa présence doit y être recherchée par tous les moyens propres à le déceler, quand l'odeur, la saveur âcre et strangulante de la farine portent à croire qu'elle en contient. Voici les principaux procédés employés pour le découvrir :

1° Une farine contenant 1 p. 100 d'Ergot prend une teinte *rosée* quand on la mouille. Si on la traite alors par la potasse caustique, il s'en dégage une *odeur de saumure*, due à la mise en liberté de la triméthylamine ;

2° Traitée par une solution alcaline, elle fournit une liqueur violacée, que les acides font passer au rose rougeâtre ; l'addition d'un alcali rétablit la coloration violacée ;

3° On traite à deux reprises 10 grammes de farine avec 30 grammes d'alcool bouillant, pour en séparer la matière grasse ; on exprime le résidu, puis on l'agite avec 10 grammes d'alcool à 90° et on laisse déposer. Le liquide décanté est alors additionné de X à XX gouttes d'acide sulfurique dilué, puis vivement agité ; il prend alors une coloration rouge, d'autant plus intense que la farine contenait plus d'Ergot. Avec une farine pure, il ne se produit pas de coloration ;

4° Une farine contenant de l'Ergot fournit une quantité d'huile bien supérieure à celle qui existe dans la farine pure. Sachant que cette dernière ne contient que 0,90 à 1,40 p. 100

d'huile, tandis que l'Ergot en contient 30 p. 100, il suffit de traiter la farine suspecte avec du sulfure de carbone, puis de faire évaporer ce dernier; le poids du résidu oléagineux indique la proportion relative de l'Ergot.

5° Böttcher recommande le moyen suivant, qui semble très expéditif : placer, dans un tube à essai, un mélange à volumes égaux de farine et d'éther acétique et y ajouter un peu d'acide oxalique; chauffer jusqu'à l'ébullition. Le liquide devient rouge en se refroidissant, si la farine contient de l'Ergot;

6° On peut encore déceler l'Ergot dans une farine par le procédé Hoffmann. On traite dans un vase fermé 10 grammes de farine suspecte par 20 grammes d'éther additionné de X gouttes d'acide sulfurique étendu (1 p. 5), et on agite de temps en temps. Au bout de douze à quinze heures, on filtre. Le liquide filtré est additionné de 20 grammes d'éther et de X à XX gouttes d'une solution saturée à froid de bicarbonate de soude. On agite fortement à plusieurs reprises; la matière colorante de l'Ergot se dissout dans la solution aqueuse qu'elle colore en violet plus ou moins intense, tandis que les matières colorantes de la farine restent en solution dans l'éther. Pour mieux caractériser la matière colorante qui se trouve en solution sodique, il convient de s'assurer qu'elle présente bien le spectre d'absorption de la matière colorante de l'Ergot. A cet effet, on soutire la liqueur sodique, on l'acidule par de l'acide sulfurique et on l'épuise par l'éther qui dissout la matière colorante. Cette solution, examinée au spectroscope ou à l'hémato-spectroscope, absorbe toute la partie réfrangible au delà de D; si la liqueur est étendue, on voit apparaître trois bandes d'absorption situées la première entre D et E, la deuxième entre E et F, la troisième entre F et G;

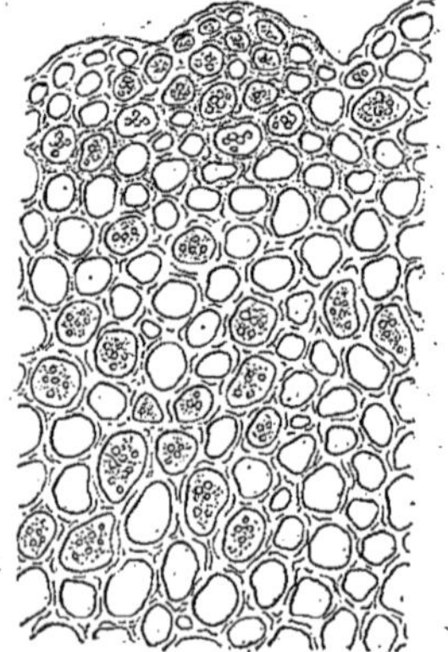

Fig. 43. — Coupe transversale du Seigle ergoté.

7° En dernière analyse, les résultats obtenus à l'aide des procédés précédents doivent toujours être contrôlés par l'examen microscopique. Le tissu de l'Ergot (fig. 43) est constitué par des cellules arrondies, petites, étroitement serrées les unes contre les autres, et dont la membrane ne se colore pas directement en bleu par les réactifs de la cellulose; le contenu de ces cellules est constitué par des substances protéiques et des matières grasses.

Dans cette recherche, on devra surtout s'attacher à l'examen des débris qui constituent le *son* ; on les séparera par les moyens que nous avons déjà indiqués, ou bien on emploiera le procédé suivant.

Dans une éprouvette cylindrique, on met 5 grammes de farine et 60 centimètres cubes d'un mélange de chloroforme et d'alcool absolu (environ 10 p. 1) ayant une densité de 1,435 à la température du moment. On agite et on laisse au repos. L'Ergot surnage ; on verse quelques centimètres cubes de liquide qui emportent ainsi tout l'Ergot surnageant. On recueille le tout dans une éprouvette et on ajoute de l'alcool jusqu'à ce que l'Ergot tombe au fond. On le recueille et on en fait un certain nombre de préparations microscopiques, dans lesquels on reconnaîtra facilement les débris de l'Ergot : 1° à la présence, dans les cellules, d'une matière grasse que l'éther fera disparaître ; 2° à l'absence d'amidon ; 3° à la conformation particulière du tissu dont les parois cellulaires ne sont pas colorées en bleu par l'iode et l'acide sulfurique.

On peut encore trouver, dans la farine de Blé notamment, les urédospores et les téleutospores du *Puccinia graminis*, les spores du *Tilletia Caries* et du *T. lœvis*, et celles de l'*Ustilago Carbo*.

Dans la farine de Seigle, on pourra rencontrer les spores du *Tilletia Secalis*, réticulées, mais à réticulations plus proéminentes que dans le *T. Caries* ; dans celle de l'Orge, on pourra trouver les spores du *T. Hordei*, à réticulations épaisses, et, dans celle de Maïs, les spores de l'*Ustilago Maidis*, qui sont entourées d'une membrane brune hérissée de petites pointes.

4° Bactéries, Levures et Moisissures. — Ces organismes se rencontrent dans les farines avariées et surtout dans les marrons.

Les Bactéries s'attaquent surtout au gluten dont elles déterminent la putréfaction ; d'autres transforment l'amidon en dextrine et en glucose. La Bactérie la plus commune est le *Bacillus mesentericus fuscus*. On trouve aussi dans ces farines des Bactéries colorées, notamment le *Micrococcus prodigiosus* qui produit des taches rouges dans la farine, sur le pain, sur le pain azyme.

La Levure la plus commune est la Levure rose (*Saccharo-*

myces glutinis) qui forme sur les substances amylacées des taches d'un beau rose.

Les moisissures que l'on rencontre le plus fréquemment dans les farines exposées à l'humidité sont : *Mucor mucedo*

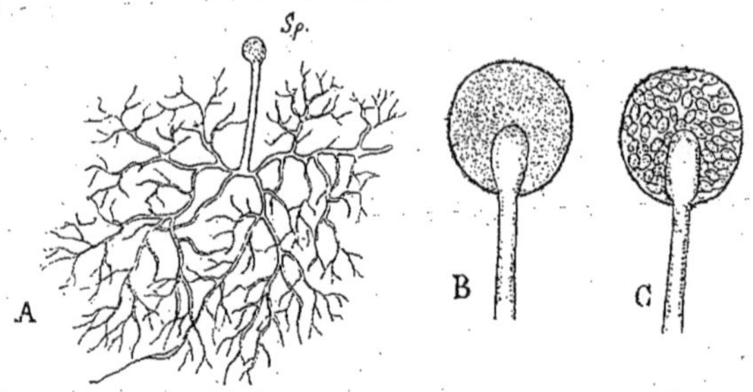

Fig. 44. — *Mucor mucedo.*
A, mycélium avec un filament dressé sporangifère ; B, C, sporanges.

(fig. 44), *Aspergillus glaucus*, *Penicillium glaucum* (fig. 45), *Rhizopus nigricans*, *Thamnidium elegans*, *Oidium aurantiacum* (forme conidienne d'un Champignon Ascomycète), etc.

La présence des Bactéries et des Champignons a pour résultat d'augmenter la proportion des matières solubles en même temps qu'elle amène la destruction du gluten.

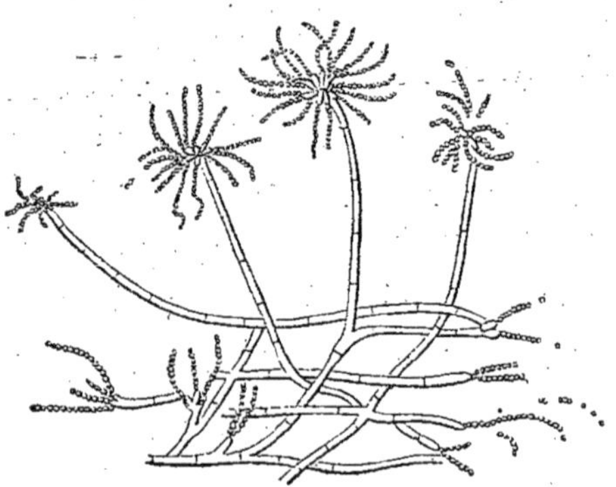

Fig. 45. — *Penicillium glaucum.*

Pour faire l'examen microscopique des farines envahies par les moisissures, on emploiera une solution de bleu coton dans l'acide lactique (Bleu coton, 0gr,15 ; acide lactique, 100 grammes). On délaie une parcelle de farine suspecte sur le porte-objet dans une goutte de réactif ; on recouvre d'une lamelle, on chauffe doucement jusqu'à émission de vapeurs et on examine à un faible grossissement. Les spores et les filaments mycéliens sont colorés en bleu foncé, tandis que les grains d'amidon restent incolores et transparents.

5° Graines étrangères. — Nous avons donné plus haut (p. 48) la liste des fruits et graines étrangères qui peuvent se trouver dans le Blé. La détermination de ces différentes graines étrangères n'offre d'intérêt que tout autant que la farine en renferme des proportions notables, ce qui est d'ailleurs très rare ; dans ce cas, certaines d'entre elles, telles que l'Ivraie, la Nielle des blés, le Mélampyre, peuvent communiquer à la farine de Blé des propriétés nocives. Il importe de pouvoir les reconnaître au besoin.

La farine d'*Ivraie* (*Lolium temulentum*), mêlée à la farine de Blé, détermine des vomissements, des vertiges et de l'ivresse. On la reconnaît à la forme des grains d'amidon qui sont composés, comme ceux d'Avoine et de Riz, de petits grains polyédriques (fig. 46), mais sont de moindre dimension que ceux du Riz.

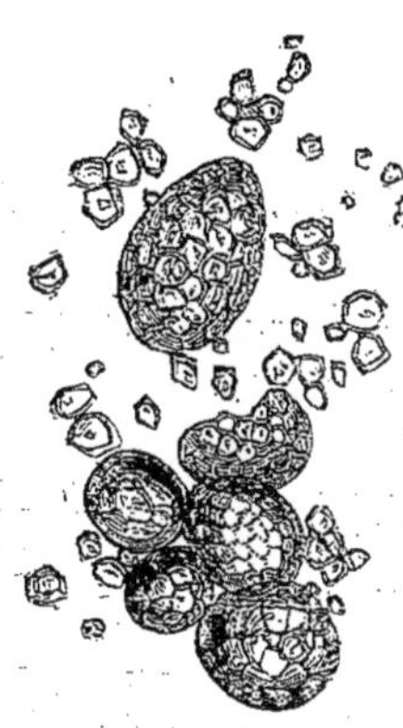

Fig. 46. — Amidon de l'Ivraie.

Pour mieux caractériser la présence de l'Ivraie, on devra examiner le son et rechercher les débris de l'épiderme externe de la balle. Dans la portion inférieure, l'épiderme est formé de cellules sinueuses, avec une multitude de cicatrices arrondies correspondant à l'insertion de petits poils coniques ; dans la partie moyenne, les cellules toujours sinueuses sont séparées, tantôt par des cicatrices de poils, tantôt par deux petites cellules, allongées transversalement ; dans la partie supérieure, les cellules sont allongées, non sinueuses, et portent de nombreux poils très courts.

On peut encore déceler la présence de cette farine en traitant le mélange par de l'alcool à 35° ; si la farine est pure, l'alcool prend une nuance paille ; si, au contraire, elle renferme de l'Ivraie, l'alcool prend une couleur verdâtre ainsi qu'une saveur astringente, désagréable et nauséeuse. Cette liqueur, soumise à l'évaporation, laisse un résidu jaune verdâtre, d'odeur vireuse.

La *Nielle des Blés* (*Agrostemma Githago*) se reconnaît au microscope à la présence dans la farine de fragments volumineux du spermoderme, de couleur brun foncé, caractérisés par les sinuosités profondes des parois qui s'engrènent les unes dans les autres. Les grains d'amidon sont *polyédriques*, d'une extrême ténuité, libres ou réunis en masses arrondies ou elliptiques (fig. 47). La farine de Nielle communique à la farine de Blé des propriétés malfaisantes, et il suffit qu'il en existe un cinquantième pour donner à la bouillie, faite avec ce mélange, une saveur âcre accompagnée de chaleur et d'irritation. Une farine niellée traitée par l'éther donne une liqueur jaune, qui, par évaporation spontanée, abandonne une huile de couleur jaune foncé, de saveur âcre et désagréable.

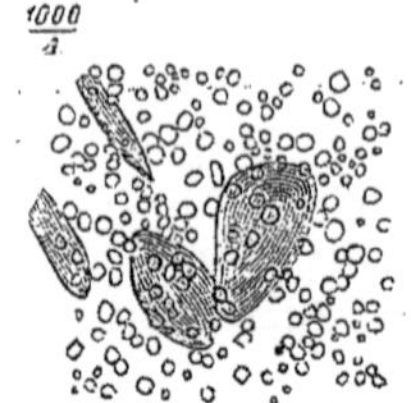

Fig. 47. — Amidon de la Nielle des Blés.

La *Rougelle* ou *Blé de Vache* (*Melampyrum arvense*) passe pour donner à la farine des propriétés malfaisantes. Pour en reconnaître la présence, on fait, avec la farine suspecte et de l'acide acétique étendu de deux fois son volume d'eau, une pâte très molle que l'on chauffe doucement dans une cuiller en argent, jusqu'à ce qu'elle se détache. Si l'on fait alors une section de cette pâte, on voit qu'elle est d'un rouge violacé d'autant plus intense que la farine contenait plus de Mélampyre. Cette coloration ne se développe pas avec de la farine de Blé pure.

6° Insectes et Acariens. — Les farines vieillies et conservées dans de mauvaises conditions sont quelquefois envahies par des Insectes, le plus souvent à l'état de larves, ou par des Acariens, dont voici les principaux :

1° La larve du *Tenebrio molitor*, Insecte de l'ordre des Coléoptères, qui est connue sous le nom de *Ver de farine* ; on donne du reste ce nom de ver de farine à des larves d'Insectes très éloignés les uns des autres ;

2° La chenille de l'*Ephestia Kuehniella*, Insecte de l'ordre des Lépidoptères, qui fait subir aux farines des dégâts considérables ;

3° La *Pyrale de la farine* (*Asopia farinalis*), Insecte de l'ordre des Lépidoptères ;

4° La *Vrillette de la farine* (*Anobium paniceum*), Insecte de l'ordre des Coléoptères ;

5° L'*Acare de la farine* (*Tyroglyphus* [*Aleurobius*] *farinæ*), Arachnide de l'ordre des Acariens, plus connu sous les noms de *Mite* ou *Ciron*, qui fait de la farine, à laquelle il communique une odeur de miel et une saveur amère, son domicile de prédilection.

Falsifications. — La farine de Blé peut être falsifiée

par addition de *matières minérales*, de *farines étrangères*, de *fleurages*.

1° Matières minérales. — Les matières minérales ajoutées frauduleusement ont pour but : 1° de modifier la qualité de la farine : *cendres, alun, sulfate de cuivre, carbonates de potassium, de sodium, de magnésium*, etc. ; 2° d'en augmenter le poids : *sable, craie, plâtre, os calcinés, talc*, etc.

Leur présence est facilement décelée par un dosage des cendres dont le poids est alors supérieur à celui des cendres d'une farine pure. Dans les cendres, on recherchera, par les méthodes ordinaires, la nature du produit employé pour la falsification.

On peut aussi séparer les matières étrangères de la façon suivante : on délaye la farine suspecte (2 grammes) dans du chloroforme (60 grammes) et on verse ensuite le mélange dans un tube à essai ; la farine surnage, tandis que les matières minérales, s'il en existe, tombent au fond. Il n'y a plus qu'à recueillir le dépôt et à le soumettre à l'analyse. L'examen microscopique de ce dépôt pourra quelquefois donner des renseignements utiles pour un certain nombre de substances et surtout pour les os calcinés. Certains fragments de ceux-ci montreront de gros canalicules ou *Canaux de Havers* (*a*, fig. 48), autour desquels sont disposées, en séries à peu près concentriques, les cellules osseuses. Ces cellules osseuses, à contenu noirâtre, présentent de nombreuses ramifications qui s'anastomosent avec les ramifications des cellules voisines.

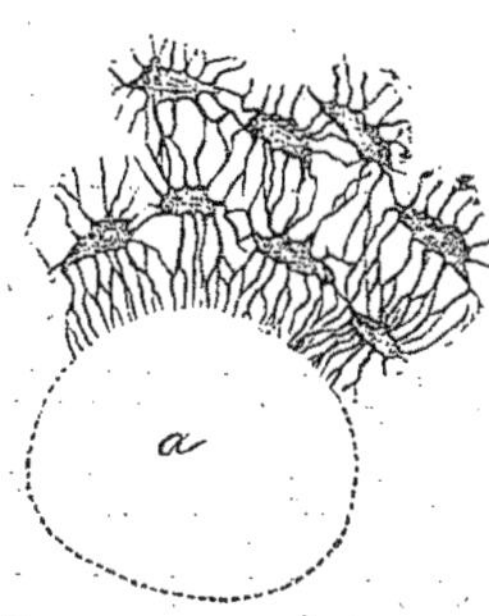

Fig. 48. — Tissu osseux ; a, canal de Havers.

Pour le talc, l'examen microscopique suffira. Il se présente sous l'apparence de lamelles cristallines, plus ou moins larges, déchiquetées sur les bords ; les unes sont transparentes et très minces ; les autres, beaucoup plus épaisses, sont formées de plaques cristallines superposées.

2° Farines étrangères. — A la farine de Blé, on ajoute frauduleusement : 1° le plus souvent des farines provenant d'autres céréales de prix moins élevé (surtout Seigle, Riz, Maïs) ; 2° des farines de Légumineuses (Haricot, Féverole) ; 3° de la fécule de Pomme de terre.

On peut procéder à la recherche des farines étrangères,

par les procédés chimiques et par l'examen microscopique ; mais, si l'addition est faite en petite quantité, elle ne pourra être mise en évidence que par l'emploi du microscope, qui permet seul du reste de déterminer la nature de la farine ajoutée frauduleusement. On examinera donc l'amidon et le son, en suivant les modes opératoires que nous avons déjà indiqués (Voy. p. 74) pour l'examen de ces deux éléments.

La présence de la *farine de Seigle* sera révélée par les dimensions plus grandes des gros grains, par la présence de grains à hile étoilé caractéristique et de petits grains en forme de cloche. Les petits grains de l'amidon de Blé n'affectent jamais cette forme. On recherchera les poils dans les éléments du son et on tiendra compte de la différence de structure : dans le Blé, poils à cavité linéaire, brusquement élargie à la base en ampoule ou en entonnoir ; dans le Seigle, cavité s'accentuant graduellement du sommet à la base.

La *farine de Riz* sera caractérisée par la présence de grains simples, de grains composés à contour assez net et de grains volumineux formés par l'agglomération de plusieurs grains composés (gruau). Les grains simples se distinguent des petits grains d'amidon de Blé par leur contour nettement polyédrique et la présence d'un hile punctiforme. Mais il faut surtout s'attacher à la recherche des grains composés et des gruaux, dont la présence permet seule de conclure à l'addition de la farine de Riz. On trouvera les grains composés dans la couche moyenne du cône et les gruaux à l'extrémité amincie du cône, c'est-à-dire au sommet.

La *farine de Maïs* se reconnaîtra à ses grains polyédriques, à contour très nettement anguleux, avec un hile arrondi ou étoilé, de dimensions beaucoup plus considérables que ceux de l'amidon du Riz. Ces grains sont quelquefois aussi réunis en grains composés ou en gruaux.

La *farine de Légumineuses*, en raison de sa richesse en principes azotés, est assez fréquemment ajoutée aux farines de Blé pauvres en gluten ; c'est surtout la farine de Féverole que l'on emploie pour ce rôle correctif. Cette farine se reconnaîtra à ses grains d'amidon volumineux, ovales, elliptiques ou réniformes, avec un hile longitudinal, très apparent, fissuré ou ramifié (fig. 49), comme le sont du reste à peu près tous les

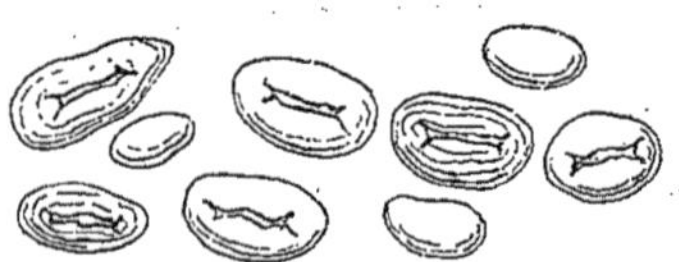

Fig. 49. — Amidon de Féverole

grains d'amidon des Légumineuses. Une addition notable de cette farine à celle de Blé augmentera le poids des cendres, qui sont en outre plus riches en chlorures que les cendres du Blé.

Quant à la *fécule de Pomme de terre*, elle est très facile à déceler par l'examen microscopique en raison de la forme si caractéristique des grains d'amidon déjà décrits (voy. p. 67).

3° Fleurages. — Sous le nom de *fleurages*, on désigne, dans la boulangerie, un certain nombre de matières pulvérulentes destinées à empêcher l'adhérence de la pâte aux corbeilles ou aux pelles à enfourner. L'emploi de ces fleurages est autorisé pour l'usage que nous venons d'indiquer; mais quelques fraudeurs n'hésitent pas à introduire ces produits dans la pâte. On les retrouvera alors dans la mie du pain, tandis qu'on ne doit en trouver qu'en petite quantité dans la croûte. Ces fleurages sont assez nombreux et variés; les plus employés sont les fleurages de Corozo, de Pomme de terre, de Maïs, de bois ou *sciures*.

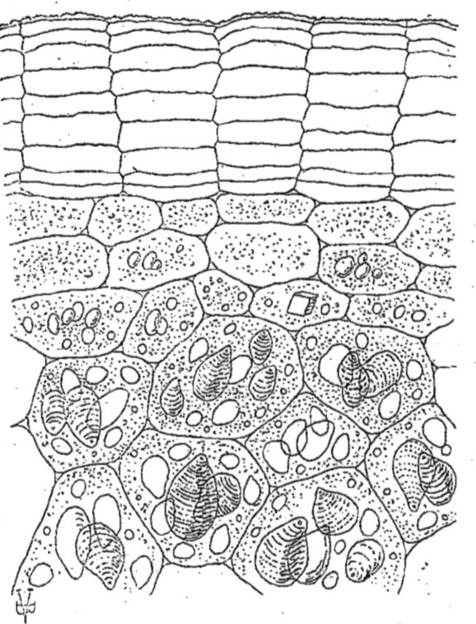

Fig. 50. — Coupe transversale du tubercule de la Pomme de terre.
s, liège; p, parenchyme amylacé.

Le *fleurage de Corozo* est formé par les résidus pulvérisés provenant du travail de l'albumen de la graine du *Phytelephas macrocarpa* ou *Ivoire végétal*, surtout employé à la fabrication des boutons d'habit. Il est caractérisé, au microscope, par des cellules scléreuses ayant un lumen qui paraît étoilé, en raison des canalicules très larges qui partent de la cavité de la cellule pour se diriger vers la périphérie.

Le *fleurage de Pomme de terre* se reconnaît aux nombreux

débris de l'enveloppe subéreuse des tubercules. Cette enveloppe, vue en coupe, est constituée par des cellules aplaties (*s*, fig. 50) disposées en files radiales et en couches concentriques ; vues de face, ces cellules sont polyédriques, à parois rectilignes assez épaisses, sans grains d'amidon. On trouve aussi toujours quelques cellules irrégulièrement polyédriques provenant du parenchyme sous-jacent à la couche subéreuse (*p*), et renfermant quelques grains d'amidon caractéristiques.

Le *fleurage de Maïs*, constitué par les résidus des farines de Maïs, présentera des grains d'amidon caractéristiques.

Le *fleurage de bois* ou *sciures* est surtout ajouté aux farines destinées à l'alimentation du bétail. Il présentera des particularités différentes suivant que la sciure provient d'un bois de Conifère (*Pin* ou *Sapin*) ou d'un bois de Dicotylédone (*Peuplier*, *Charme*). Les sciures de Conifères présenteront des fibres aréolées (fig. 51) ; les sciures de Dicotylédones montreront des fibres sans aréoles et quelques vaisseaux rayés ou ponctués.

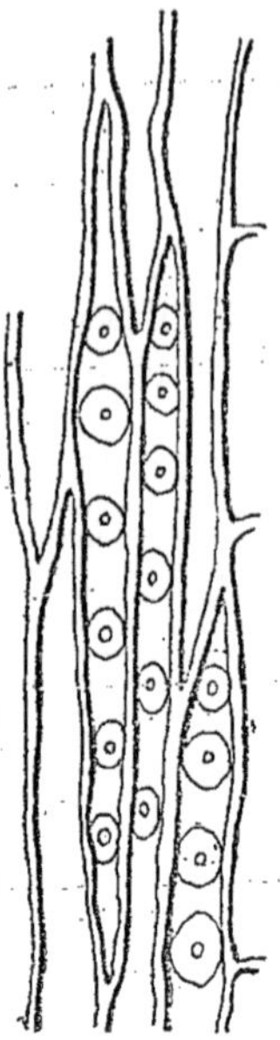

Fig. 51. — Fibres aréolées.

FAMILLE 2. — TRITICIQUES

CHIENDENT OFFICINAL

Origine. — Le *Chiendent officinal* ou *Petit Chiendent* est le rhizome du Froment rampant (*Agropyrum* [*Triticum*] *repens*), plante vivace de la famille des Graminées qui envahit les champs avec une ténacité désespérante dans toute l'Europe, le nord de l'Asie et de l'Amérique, la Patagonie et la Terre de Feu.

On arrache le rhizome, on le débarrasse des racines adventives, et on le sèche, après l'avoir mis en petits paquets de 30 grammes environ. On le trouve aussi débité en petits fragments de 2 centimètres de long.

Caractères extérieurs. — Ce rhizome, communément appelé racine, est très long, épais de 1 à 2 millimètres,

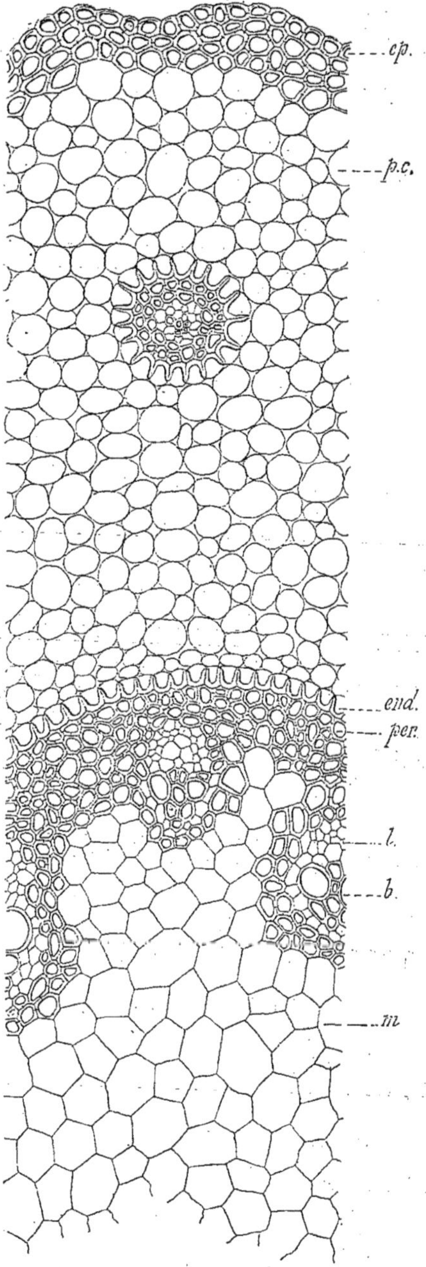

Fig. 52. — Coupe transversale du rhizome de Chiendent.

prismatique, sillonné dans le sens de la longueur, de couleur jaune paille, luisant. Il porte des nœuds circulaires, espacés de 2 à 4 centimètres, portant des débris d'écailles membraneuses, ainsi que les traces de quelques racines fort grêles. Le centre est lacuneux, sauf au niveau des nœuds. Odeur nulle; saveur un peu sucrée, mucilagineuse.

Caractères histologiques. — La structure du Chiendent est dans son ensemble celle d'une tige de Monocotylédone. Sous l'épiderme (*ep*, fig. 52) à parois épaissies, on trouve un hypoderme formé de deux ou trois rangs de cellules épaissies comme celles de l'épiderme. Le parenchyme cortical (*p. c*) est formé de cellules arrondies à parois minces, dont quelques-unes renferment des raphides et toutes les autres de la triticine; on y trouve un cercle de petits faisceaux libéro-ligneux, très espacés. L'endoderme (*end*) est épaissi en fer à cheval. Les faisceaux libéro-ligneux (*l. b*) sont rapprochés, de dimension inégale, les uns petits, les autres beaucoup plus volumineux et plongés dans un tissu scléreux auquel participe le péricycle (*per*) ; le tout forme une zone périphérique qui proémine dans la moelle (*m*) aux endroits où se trouvent placés les gros faisceaux. Pas d'amidon dans aucune région.

Composition chimique. — Le Chiendent renferme 3 p. 100 de sucre, 7 à 8 p. 100 de *Triticine*, de la gomme, un peu de mannite et des sels de potasse.

La *Triticine* $(C^6H^{10}O^5)^6$ ou $C^{36}H^{60}O^{30}$ est un polysaccharide qui, par hydrolyse avec les acides étendus ou sous l'action des ferments solubles, donne du fructose. Elle est lévogyre et réduit difficilement la liqueur cupro-alcaline.

Substitution. — On lui substitue fréquemment, surtout dans le Midi, le rhizome du Gros Chiendent ou Chiendent pied-de-poule (*Cynodon Dactylon*). Les rhizomes de cette espèce sont plus gros et ont une surface lisse. Anatomiquement, ils présentent de l'amidon dans les cellules parenchymateuses, un endoderme à cellules également épaissies sur tout le pourtour et ils n'ont pas de faisceaux dans le parenchyme cortical. Substitution d'ailleurs sans aucun inconvénient.

Usages. — Le Chiendent est émollient et diurétique ; il sert surtout à préparer la *Tisane de Chiendent* à 20 p. 1000 et l'*Extrait de Chiendent*. Médicament populaire très employé.

FAMILLE 3. — LICHÉNIQUES

Cette famille comprend les drogues à Lichénine, hydrate de carbone très répandu dans le groupe des Lichens. Seul le *Lichen d'Islande* nous intéresse.

LICHEN D'ISLANDE

Origine. — Le *Lichen d'Islande* est constitué par les thalles desséchés du *Cetraria Islandica*, Champignon Ascomycète de la famille des Lichens, qui est abondant dans les régions septentrionales de l'Europe et de l'Amérique, au Groënland, au Spitzberg, en Norvège et en Islande ; en France, on le rencontre dans les Pyrénées, les Vosges, les

Alpes, l'Auvergne. Celui que l'on consomme pour l'usage médical vient de Suède, de Suisse et d'Espagne.

Caractères extérieurs. — Le Lichen d'Islande (fig. 53) se présente sous la forme de lames foliacées, rameuses, irrégulièrement découpées, les découpures étant roulées en tubes, à bords frangés, fauves à la face supérieure, plus pâles en dessous. Il se ramollit facilement dans l'eau. Saveur amère ; odeur peu prononcée.

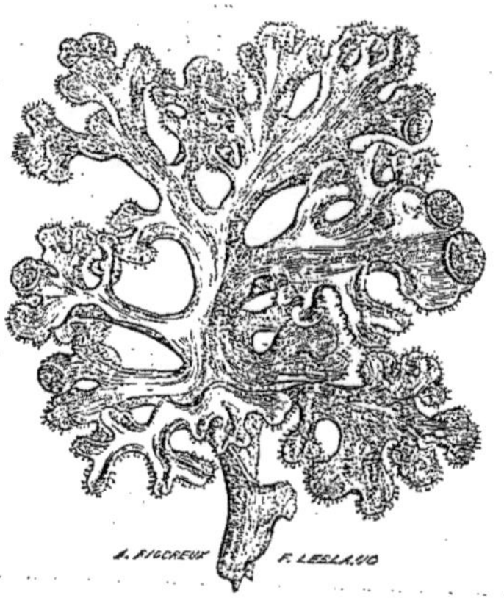

Fig. 53. — Lichen d'Islande.

Sur les bords frangés des lobes, on aperçoit à l'œil nu ou à la loupe de petites proéminences portant à l'extrémité une sorte de sac ou *Spermogonie*. Il en sort des baguettes courtes, qui ne sont autre chose que des conidies auxquelles les Lichénologues ont donné le nom de *Spermaties*. On voit en outre, à la face supérieure du thalle, des corps arrondis, bosselés, jaunâtres : ce sont les *Apothécies*.

Caractères histologiques. — Une coupe passant par une apothécie (fig. 54) montre les éléments suivants :

A l'extérieur, se trouve une couche de cellules tubuleuses (t) allongées perpendiculairement à la surface, qui sont de deux sortes : les unes, renflées en massue, renferment huit spores : ce sont des *Asques* ; les autres, plus nombreuses, sont très étroites, sans spores : ce sont des *Paraphyses*. En dessous, on trouve un tissu formé de filaments enchevêtrés (f, f), au milieu desquels on aperçoit des cellules vertes arrondies ou *Gonidies* (g); ce ne sont autre chose que les cellules de l'Algue qui vit en symbiose avec les filaments du Champignon. A la face inférieure, les filaments sont très serrés et constituent un pseudo-parenchyme (p) sans méats et coloré en brun.

Composition chimique. — Le Lichen d'Islande renferme : 1° 70 p. 100 de *Lichénine*, matière amylacée voisine de l'amidon. C'est une substance que l'eau froide gonfle et qui se dissout dans l'eau bouillante ; elle se prend en gelée par refroidissement. Les acides étendus la saccharifient et donnent du glucose. L'iode la colore en bleu. L'acide azotique ne produit pas avec elle d'acide mucique. Ce principe possède des propriétés nutritives notables, et l'on considère que la farine de ce Lichen est moitié aussi nutritive que la farine de Blé ; 2° des hydrates de carbone insolubles dans l'eau bouillante, facilement hydrolysables et fournissant du glucose, avec un peu de mannose et de galactose ; 3° un principe amer, soluble dans la potasse, l'*acide cétrarique* $C^{20}H^{18}O^{9}$, dans la proportion de 3 p. 100 ; 4° un acide gras, l'*acide lichénostéarique* $C^{14}H^{32}O^{4}$, fondant à 124-125° ; son pouvoir rotatoire est $[\alpha]_D = +29°30$.

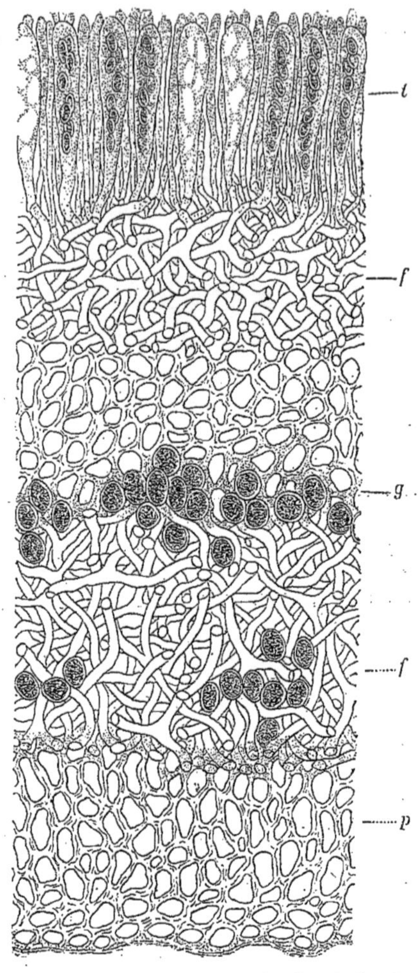

Fig. 54. — Coupe transversale du thalle du *Cetraria islandica* passant par une apothécie.

Usages. — S'il n'est pas privé de son principe amer, le Lichen est tonique ; on lui attribuait même des propriétés fébrifuges. S'il en est privé, c'est un analeptique ; on le considérait autrefois comme un spécifique contre les hémoptysies, mais il contribuait seulement à la nutrition.

Le Lichen d'Islande sert à préparer la *Pâte de Lichen officinale* et la *Tisane de Lichen*.

La teinture de Lichen d'Islande aurait donné de bons résultats pour arrêter les vomissements incoercibles qui accompagnent un certain nombre de maladies. La dose est de XXX à L gouttes par jour.

Signalons, à côté du Lichen d'Islande : 1° Le Lichen pulmonaire (*Sticta pulmonacea*) ; 2° le Lichen pyxidé (*Cladonia pyxidata*), qui ont l'un et l'autre les mêmes propriétés ; 3° le Lichen des Hêtres (*Pertusaria communis*), qui est très amer (*Quinquina des pauvres*) et qui est usité comme stomachique ; 4° le Lichen comestible (*Lecanora esculenta*), très commun dans la région désertique du nord de l'Afrique où il est récolté par les Arabes qui le réduisent en poudre et l'utilisent pour l'alimentation. Cet usage est justifié par la forte proportion de lichénine (25 p. 100) qu'il renferme.

FAMILLE 4. — CELLULOSIQUES

Cette famille comprend les substances à cellulose pure ou peu modifiée.

COTON

Origine. — Le *Coton* est le duvet blanchâtre qui recouvre le tégument de la graine d'un certain nombre d'espèces du genre *Gossypium* ou *Cotonniers*, plantes herbacées ou suffrutescentes de la famille des Malvacées. Leur fruit (fig. 55) est une capsule à cinq loges renfermant chacune de 3 à 7 graines noires, ovoïdes, enveloppées d'un duvet long, très fin, de couleur blanche ou roussâtre. Ces plantes qui atteignent, suivant l'espèce, 1m,25 à 1m,50 et parfois jusqu'à 3 mètres de haut, ne mûrissent complètement leurs fruits que dans les contrées chaudes et humides. Elles viennent en abondance aux États-Unis, dans l'Amérique du Sud, dans l'Inde, en Chine, au Japon, en Perse, en Égypte ; leur culture se répand assez rapidement en Algérie et en Tunisie.

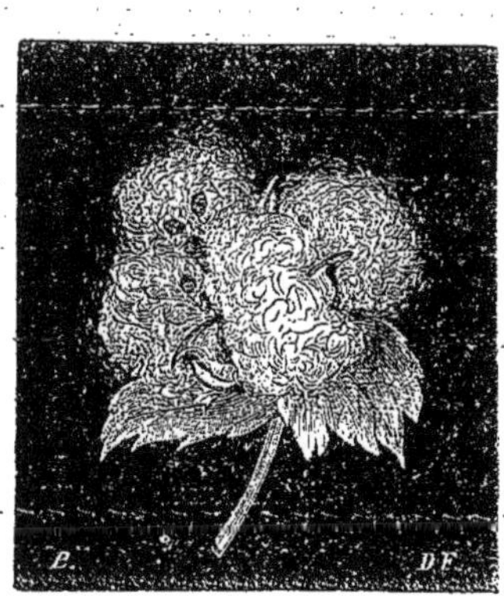

Fig. 55. — Cotonnier : capsule ouverte laissant échapper les graines.

Les espèces les plus intéressantes sont : 1° le *Gossypium barbadense*, cultivé dans l'Afrique tropicale et en Asie ; 2° le *G. herbaceum*, qui est cultivé en Asie depuis un temps immémorial, en Afrique et dans l'Europe méridionale : cette espèce a été pendant très longtemps la source des cotons commerciaux ; 3° le *G. arboreum*, dont la culture était très répandue autrefois en Amérique, en Asie, dans l'Afrique tropicale et qui tend à être remplacé par le *G. herbaceum*.

Récolte. — La récolte du Coton se fait, aux États-Unis, en octobre et en novembre ; en Égypte, en septembre. Quand la capsule est arrivée à maturité, elle s'ouvre spontanément et il est alors facile d'enlever les graines avec leur duvet. Ce sont généralement des femmes et des enfants qui procèdent à cette récolte, se contentant d'enlever les graines de la capsule qu'on laisse sur la plante et de les placer dans un sac suspendu à leur cou en évitant de les tasser. La récolte ne peut se faire en une fois ; les capsules n'étant pas toutes mûres à la fois, il faut repasser dans les cotonnières tous les quatre ou six jours suivant la température.

Quand les sacs sont pleins, on les vide sur un drap placé à l'extrémité de la plantation, puis on transporte les graines ramassées dans les habitations et on les étend dans des locaux abrités, sur des claies ; quand elles sont bien mûres, on procède à l'égrenage, opération qui a pour but de séparer le duvet de la graine. Cette opération se faisait autrefois à la main dans des usines spéciales ; aujourd'hui, on emploie des égreneuses mécaniques.

La production mondiale du coton peut être évaluée à 22 millions de balles de 200 kilos, dont 14 millions pour les États-Unis, 4 millions et demi pour l'Asie, 1 million pour l'Égypte et le restant pour divers pays.

Caractères extérieurs. — Le Coton se présente sous la forme d'une bourre soyeuse, blanche ou jaunâtre, douce au toucher, composée de filaments isolés dont la longueur varie de 24 à 40 millimètres (*longues soies*) ou de 10 à 20 millimètres (*courtes soies*).

Caractères microscopiques. — Au microscope, ces filaments un peu déformés par la dessiccation se présentent sous l'aspect de fibres aplaties, rubanées, plus ou moins tordues sur elles-mêmes ; on n'observe pas d'ouvertures latérales, mais ils paraissent seulement bordés d'une lisière semblable à un ourlet. On aperçoit à la surface des stries légères et irrégulières. La cavité centrale est étroite et mesure seulement environ le quart du diamètre du filament. La section transversale est circulaire, mais elle est réniforme aux endroits où le filament est étranglé et tordu.

Composition chimique. — Le Coton est constitué en presque totalité par de la cellulose pure, 91 à 91,5 p. 100 ;

il renferme 7 à 7,50 p. 100 d'eau et, lorsqu'il est de bonne qualité, il ne doit pas donner plus de 0,30 p. 100 de cendres. Le coton est soluble dans la liqueur de Schweizer ; les alcalis le gonflent plus ou moins selon le degré de concentration. L'iode et l'acide sulfurique, le chloro-iodure de zinc, le chloroiodure de calcium le colorent en bleu ou en rose violacé. L'acide nitrique donne des produits plus ou moins nitrés (fulmicoton, coton-poudre, pyroxyline) dont quelques-uns sont très fortement explosifs.

Usages. — L'emploi du Coton a pris depuis une trentaine d'années une importance considérable en chirurgie où on l'utilise au pansement des plaies, soit à l'état de *Coton cardé*, soit à l'état de *Coton hydrophile*, c'est-à-dire privé des matières grasses et résineuses qui imprègnent naturellement les fibres et les empêche d'être mouillées par les liquides aqueux, soit imprégné de divers agents antiseptiques : iodoforme, salol, sublimé, acide phénique, etc. En pharmacie, il sert à préparer le *Coton iodé* qu'on emploie comme topique et qui agit comme la teinture d'iode, et le *Fulmicoton officinal* avec lequel on prépare le *Collodion*.

KAPOK*

Origine. — Le *Kapok* est une substance soyeuse fournie par les poils qui recouvrent les graines de certaines espèces de Bombacées : le *Bombax Ceiba*, abondant dans l'Inde ; le *B. anceps* qui croît en Cochinchine, et surtout le *Ceiba pentandra*, plus connu sous le nom de *faux cotonnier*, de *ouatier*, de *fromager* qui vient dans les régions tropicales. Cette espèce fournit le *Kapok* de Java qui est le plus estimé.

Caractères extérieurs. — Le Kapok est constitué par des filaments très soyeux, d'un blanc légèrement roux. Ces filaments se mouillent difficilement et n'augmentent pas sensiblement de poids, même après une immersion de plusieurs mois.

Usages. — Le Kapok est extrêmement léger et peut faire flotter un poids 30 à 35 fois plus lourd. 200 à 300 grammes suffisent pour maintenir à la surface de l'eau un homme de poids moyen. Aussi ce produit est-il actuellement utilisé à la fabrication des objets de sauvetage. On en fait aussi des coussins et des objets de literie, notamment des matelas, qui ont l'avantage, lorsqu'ils ont été tassés par l'usage, de se gonfler et d'acquérir le volume qu'ils avaient à l'état de neuf, lorsqu'on les expose quelques heures au soleil. Cela est dû à ce que la cellule qui constitue le poil est remplie d'air.

En médecine, le Kapok peut être employé à la place du coton cardé ordinaire pour tous les usages où on utilise celui-ci. Il ne peut remplacer le coton hydrophile, parce que, traité par les lessives alcalines, il donne un produit qui s'imbibe moins facilement et moins rapidement que le coton.

POILS HÉMOSTATIQUES DES FOUGÈRES*

Origine. — Ce sont les poils qui existent abondamment sur les rhizomes et à la base des frondes de Fougères des genres *Cibotium*, *Alsophila* et *Balantium*. On en connaît trois sortes commerciales : 1° le *Penghawar-Djambi* fourni par le *Cibotium Baromets* et le *C. glaucescens*, Fougères très répandues dans l'Inde, à Sumatra, en Cochinchine et en Chine ; 2° le *Pulu-Pulu*, fourni par le *C. glaucum*, le *C. Chamissoi* et le *C. Menziesii* des îles Sandwich ; 3° le *Paku-Kidang*, provenant de l'*Alsophila lurida*, du *Chnoophora tomentosa* et du *Balantium chrysotrichum* de Java.

Caractères. — Cette substance est constituée par des poils rubanés, longs d'environ 5 centimètres, variant du jaune clair au brun foncé, ordinairement isolés, rarement réunis plusieurs ensemble. On les expédie sous forme de pelotes, mais non emmêlés. Ils sont composés d'articles moniliformes, séparés par des cloisons répondant à autant d'étranglements ou de nœuds, qu'entourent de minces gaines irrégulièrement dentelées ; leurs parois sont minces et déprimées. Ils sont terminés par une pointe obtuse, ordinairement rompue. Au milieu d'eux, s'en trouvent d'autres, raides, rameux, subcylindriques, plus rares.

Usages. — Les poils de Penghawar-Djambi, jetés dans l'eau, flottent d'abord, puis s'humectent rapidement et tombent au fond. De là leur emploi comme agent hémostatique ; ils absorbent très rapidement le sérum du sang et facilitent la formation d'un caillot.

AMADOU

Origine. — Cette substance spongieuse, susceptible de brûler au contact d'un point en ignition, est fournie par deux espèces de Champignons de la famille des Hyménomycètes :

le Polypore amadouvier (*Polyporus igniarius*) qui vient sur les Peupliers, les Saules, les Cerisiers, les Frênes ; et le Polypore ongulé (*P. fomentarius*) qui pousse sur les Chênes, les Hêtres, les Tilleuls, etc. Celui qui provient de cette dernière espèce est le plus estimé pour l'usage médicinal; il a la forme d'un sabot de cheval et peut devenir très grand (fig. 56).

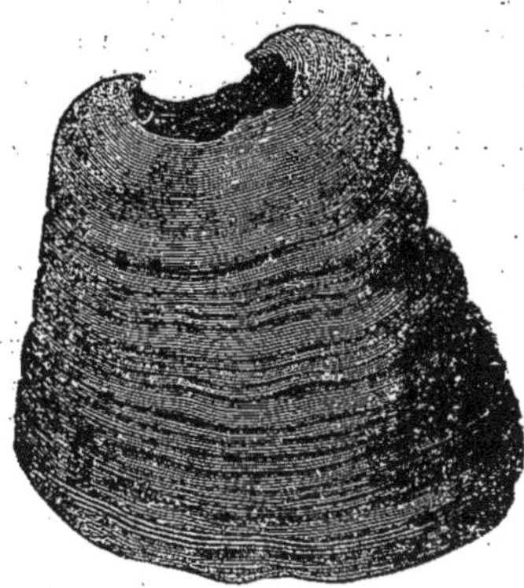

Fig. 56. — Polypore ongulé.

Préparation. — Pour préparer l'Amadou, on enlève la couche superficielle qui est très dure et la partie interne qui est trop poreuse; la partie moyenne est coupée en tranches que l'on trempe dans l'eau et que l'on bat avec un maillet, jusqu'à ce qu'elles soient souples et moelleuses. Quand l'Amadou est destiné à la combustion, on l'imprègne d'une solution de nitrate de potasse; la présence de ce sel ne nuit en rien pour l'usage médicinal.

Usages. — L'Amadou est employé pour arrêter les hémorragies en nappe, telles que celles qui proviennent des piqûres de Sangsues, des coupures, etc. ; le mécanisme de son action est sans doute le même que celui des poils hémostatiques des Fougères.

FAMILLE 5. — MUCO-PECTIQUES

Dans ce groupe, se placent les substances qui renferment surtout des mucilages pectosiques, c'est-à-dire provenant de la transformation des composés pectiques de la membrane : d'où le nom de *muco-pectiques* qui a été donné à cette famille.

Les mucilages sont toujours des produits complexes sur lesquels les données de la chimie sont jusqu'ici assez vagues et contradictoires.

Traités par les acides étendus, ils donnent le plus souvent du mannose, du galactose et souvent de l'arabinose. En les oxydant par l'acide azotique, ils donnent de l'acide mucique. Lorsqu'on les traite par l'eau froide, ils donnent une épaisse gelée que l'on peut acidifier faiblement, purifier de ses sels solubles par dialyse, et précipiter enfin à l'état de substances mucilagineuses pures par l'alcool.

En dehors des travaux publiés par les chimistes sur les mucilages les plus employés, les seules données que nous possédons sont relatives à l'analyse microchimique réalisée au moyen des réactifs de la membrane cellulaire. La rapidité avec laquelle les masses mucilagineuses se gonflent et se déforment dans les liquides aqueux, nécessite avant tout l'emploi de réactifs destinés à les coaguler avant ou pendant le gonflement. On peut ensuite faire usage des colorants, de manière à étudier les relations de ces mucilages avec les membranes.

Les réactifs coagulants les plus employés sont : l'acétate basique et l'acétate neutre de plomb, l'alun de potasse, l'alun de chrome, le sulfate ferreux, le chlorure mercurique, etc. Mais il faut noter que tous les mucilages ne sont pas également coagulés par tous ces réactifs ; c'est par de nombreux essais qu'on arrive à trouver le réactif qui convient le mieux à chaque cas particulier.

Suivant que les mucilages proviennent de la transformation de l'une des trois substances fondamentales de la membrane : cellulose, composés pectiques, callose, on peut les distinguer en *mucilages cellulosiques*, *mucilages pectosiques* et *mucilages callosiques*.

Les *mucilages cellulosiques* sont coagulés par un mélange d'acide chlorhydrique et d'alcool ; ils sont insolubles, sans se gonfler, dans une solution d'oxalate d'ammoniaque qui dissout les tissus ; ils se gonflent lentement dans l'eau. Ils se colorent par les colorants acides tétrazoïques qui forment deux séries : 1° l'orseilline BB, le noir naphtol, employés en bain acide ; 2° le rouge Congo, la benzo-purpurine, la benzo-azurine, employés en bain alcalin. Ils ne se colorent jamais avec les colorants basiques, quels qu'ils soient. L'action des réactifs iodés de la cellulose est nulle ou très faible ; le mucilage prend seulement une teinte jaune, plus ou moins foncée. Les mucilages de ce groupe sont très rares ; on n'en rencontre que dans les bulbes d'Orchidées qui fournissent le *Salep*.

Les *mucilages pectosiques* se coagulent par la plupart des sels que nous avons cités ; ils ne se colorent jamais avec les réactifs de la cellulose. Tous les colorants basiques se fixent en bain *neutre* sur ces mucilages. Les réactifs les meilleurs sont : le brun Bismarck, le bleu de méthylène, le vert de méthyle, le bleu de Nil, le bleu de naphtylène, le rouge neutre, etc. Ils se décolorent assez rapidement, mais on peut conserver la préparation pendant quelque temps dans une solution d'acide borique à 1 ou 2 p. 100. Si on veut obtenir des préparations persistantes, on emploie le *rouge de ruthénium* de la façon suivante : les coupes sont plongées dans l'alcool, puis dans l'extrait de Saturne, lavées et portées dans la solution de rouge de ruthénium ; cela fait, elles sont déshydratées par l'alcool, éclaircies avec l'essence de Girofle et montées dans le baume de Canada.

Lorsqu'on veut distinguer les mucilages des substances protéiques, on emploie la méthode des doubles colorations : on colore les coupes par le bleu de naphtylène ou le rouge neutre et par le vert acide JEEE ; ce dernier, sans action sur les mucilages, colore le protoplasme en vert.

Ces mucilages sont les plus répandus ; ils constituent notamment le principe actif des drogues de cette famille.

Les *mucilages callosiques* se rencontrent dans tous les tissus ou membranes exposés à une prompte liquéfaction. Ils ne nous intéressent en aucune façon au point de vue de la matière médicale.

FLEURS DE VIOLETTE

Origine. — Les *Fleurs de Violette* sont fournies par la *Violette odorante* (*Viola odorata*) (fig. 57), petite plante de la famille des Violacées qui croît dans les bois, sur les bords des haies, dans les endroits abrités, et qu'on cultive dans tous les jardins.

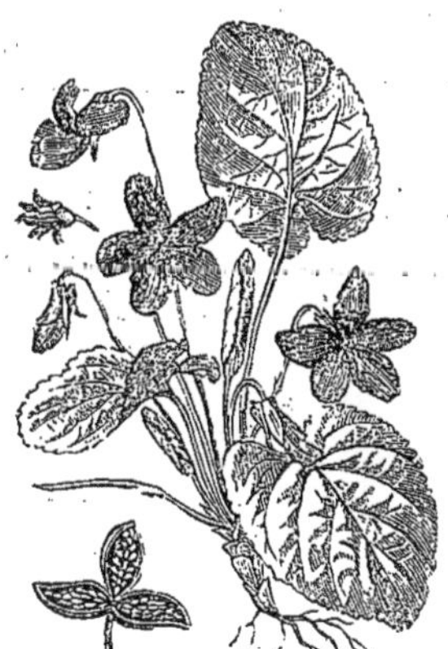

Fig. 57. — *Viola odorata.*

On les récolte le matin, dès la floraison, par temps sec. Quand la dessiccation est bien faite, elles conservent leur couleur, mais leur parfum diminue beaucoup.

Caractères extérieurs. — Ces fleurs desséchées ont une teinte générale bleu grisâtre ; elles sont formées d'un calice à 5 sépales ovales et d'une corolle à 5 pétales irréguliers, l'antérieur émarginé, échancré et prolongé à la base en un éperon creux, à peine plus long que le calice. L'androcée comprend

5 étamines à filets dilatés dont 2 sont pourvus d'un appendice nectarifère qui s'introduit dans l'éperon de la corolle. Odeur agréable ; saveur douceâtre et mucilagineuse.

Composition chimique. — Les fleurs de Violette renferment du mucilage, de l'acide salicylique, une matière colorante bleue très altérable et une faible proportion d'un alcaloïde amer et émétique, la *Violine*, beaucoup plus abondante dans les racines et les graines.

Usages. — Elles ont la réputation d'être émollientes et sudorifiques ; on administre souvent l'infusion chaude dans les bronchites et les fièvres éruptives au début. Elles passent aussi pour être laxatives et s'emploient dans la médecine des enfants sous forme de sirop. Elles font partie des *Espèces pectorales*.

Par l'enfleurage, on en extrait une essence pour la parfumerie.

La matière colorante rougit par les acides et verdit par les alcalis ; les sirops artificiels ne verdissent pas, ce qui permet de reconnaître facilement la falsification.

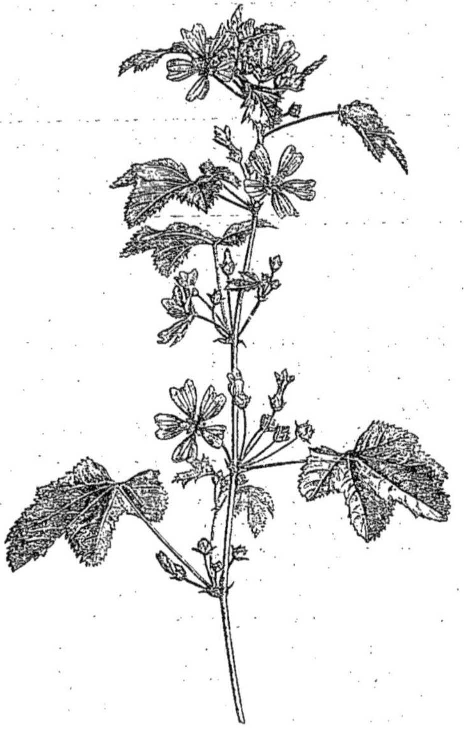

Fig. 58. — Mauve sauvage.

FLEURS DE MAUVE

Origine. — On emploie sous ce nom les fleurs de plusieurs espèces de Mauve, mais surtout celles de la Mauve sauvage ou Grande Mauve (*Malva sylvestris*) (fig. 58) et de la Petite Mauve (*Malva rotundifolia*) ; ces deux espèces sont communes dans les lieux incultes, au bord des chemins, dans les haies et les taillis un peu clairsemés. Aux environs de Paris et dans quelques départements de l'Est, on cultive la *Mauve glabre* (*Malva glabra*) dont les fleurs sont plus larges que celles des espèces sauvages.

Caractères extérieurs. — Les fleurs de Mauve offrent un *calicule à trois divisions*, et un calice gamosépale à 5 lobes triangulaires ; la corolle se compose de 5 pétales soudés à la base avec le tube formé par les étamines ; ces pétales sont roses, veinés de pourpre, mais bleuissent par la dessiccation ; ils se décolorent sous l'influence de la lumière et de l'humidité, et, par conséquent, les fleurs doivent être desséchées dans un endroit sec et obscur. Ces fleurs ont une saveur mucilagineuse faible.

Caractères histologiques. — En ce qui concerne la fleur, on trouve un grand nombre de cellules à mucilage dans les deux épidermes de chacune des divisions du calice et du calicule, et on en trouve aussi, mais relativement plus petites, dans les pétales.

Usages. — Les fleurs de Mauve sont employées comme béchiques et pectorales en infusion. Elles font partie des *Espèces pectorales*.

FLEURS ET RACINE DE GUIMAUVE

Origine. — Ces drogues proviennent de la Guimauve officinale (*Althæa officinalis*) (fig. 59), plante vivace, duveteuse, blanchâtre, croissant en Europe dans les prairies humides, au voisinage des marais salants. Elle est cultivée en grand dans le nord de la France pour l'usage médicinal.

Caractères extérieurs. — Les *Fleurs* présentent un calicule tomenteux *à 6 ou 9 divisions* étroites, linéaires et soudées à la base, un calice à 5 lobes et une corolle à 5 pétales, d'un blanc rosé, concrescents à la base. Odeur douce, saveur mucilagineuse. On les récolte, en juillet, par temps sec, et on les sèche rapidement à l'étuve ou à l'ombre.

La *Racine* ou plus exactement la *Souche* se récolte à la fin de la deuxième année ; dans les pharmacies, elle est mondée de sa portion externe gris jaunâtre et se présente alors en bâtons blanchâtres, longs de 15 à 20 centimètres, plus ou moins ridés longitudinalement et portant des cicatrices jaunâtres qui sont les vestiges des points d'insertion des radicelles. La cassure est grenue au centre et fibreuse à la périphérie ; structure radiée sur la section transversale (fibres libériennes). Odeur fade, spéciale ; saveur très mucilagineuse, douceâtre.

Caractères histologiques. — La fleur de Guimauve ne renferme que quelques éléments mucilagineux dans l'épiderme inférieur du calice ; mais, en revanche, les pétales possèdent, entre les deux épidermes, un très grand nombre de réservoirs à mucilage, isolés ou le plus souvent groupés par deux ou trois, dont les dimensions longitudinales sont vraiment remarquables (fig. 60, *cm*).

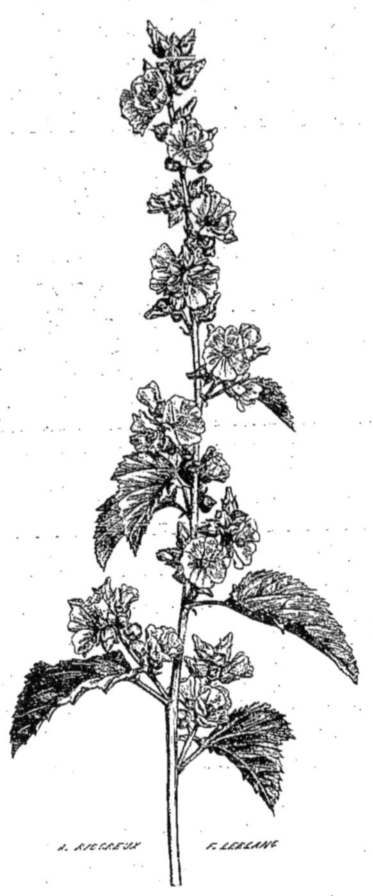

Fig. 59. — Sommité de Guimauve officinale.

La souche, âgée de deux ans, époque à laquelle se fait habituellement la récolte pour l'usage médical, présente la stucture suivante : à la périphérie, se trouve un suber très développé, et immédiatement au-dessous de lui, une première rangée de réservoirs à mucilage, de forme et de dimension très variables. Ce premier cercle est généralement accompagné de deux ou trois autres cercles de réservoirs à mucilage, moins nombreux, moins grands, moins aplatis que les précédents, tous situés dans le parenchyme cortical secondaire. Le parenchyme du liber secondaire renferme une foule de cellules à mucilage, disposées sans ordre apparent entre les massifs de fibres qui caractérisent le liber stratifié des Malvacées. On trouve encore des cellules à mucilage, mais en moins grand nombre, dans le parenchyme ligneux, très riche en amidon et en macles d'oxalate de chaux que l'on trouve aussi dans le parenchyme cortical et dans le liber. Au centre, une moelle ou non, suivant que la coupe porte dans la portion de la souche qui présente la structure de la tige ou dans celle qui présente la structure de la racine. Rayons médullaires à un rang de cellules. De la disposition des éléments à mucilage découle cette application qu'il faut se garder de racler trop fortement la souche pour la blanchir, sous peine d'enlever la plus grande partie des principes émollients.

Composition chimique. — La souche renferme du mucilage (35 p. 100), de l'amidon en proportion plus forte, du

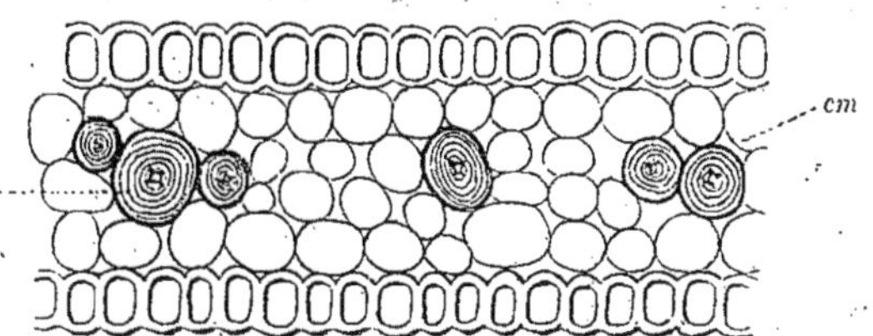

Fig. 60. — Coupe d'un pétale de Guimauve.

sucre, du tanin et de l'asparagine. Orlof y a trouvé de la bétaïne. Les fleurs renferment surtout du mucilage.

Usages. — Ces drogues, surtout la racine, ont des propriétés émollientes et adoucissantes dues au mucilage qu'elles renferment.

La racine est utilisée en décoctions émollientes, en lavements et en gargarismes. Elle sert souvent de hochet pour les jeunes enfants. La poudre sert à isoler les pilules et est assez employée dans la médecine vétérinaire. Elle entre dans la préparation des *Pilules d'iodure ferreux* et de la *Poudre diurétique.*

Les fleurs sont employées en infusion, comme pectorales ; elles font partie des *Espèces pectorales.*

FLEURS DE TILLEUL

Origine. — Les *Fleurs de Tilleul* sont fournies par le Tilleul sauvage (*Tilia sylvestris*) et par le Tilleul de Hollande (*T. platyphylla*) qui croissent à l'état sauvage dans les forêts de l'Europe et sont fréquemment cultivés dans nos jardins et sur nos promenades. Les fleurs sont récoltées en juillet-août et desséchées avec leur bractée.

Caractères extérieurs. — Ces fleurs sont disposées en une cyme corymbiforme dont le pédoncule est soudé dans sa partie inférieure à une bractée qui a la forme d'une languette mince, coriace, très allongée, de 3 à 5 centimètres de longueur, terminée en pointe mousse (fig. 61). Elle est colorée en jaune doré un peu terne et parcourue dans sa longueur par une nervure médiane très saillante, d'où partent des nervures de deuxième et troisième ordre formant un réseau peu proéminent. Les fleurs jaunâtres ont un calice formé de 5 sépales libres, ovales, manquant dans la fleur complètement épanouie, en raison de leur caducité ; une corolle à 5 pétales oblongs ; des étamines en nombre indéfini, complètement libres ; un ovaire à 5 loges donnant un akène, par disparition des cloisons.

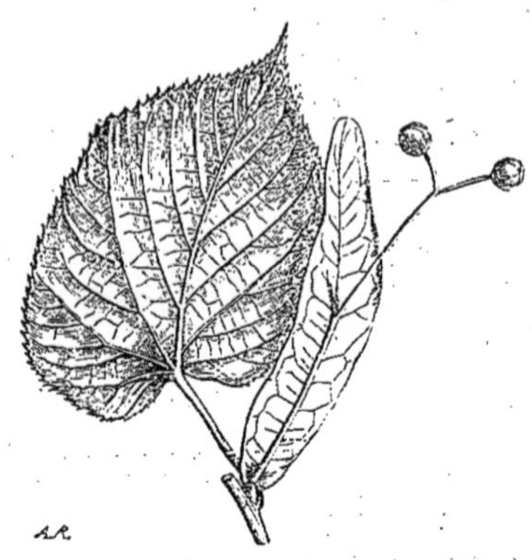

Fig. 61. — Feuille et bractée de Tilleul.

Les fleurs de Tilleul ont une odeur agréable se perdant un peu par la dessiccation ; leur saveur est mucilagineuse et un peu sucrée.

Caractères histologiques. — La bractée est exclusivement

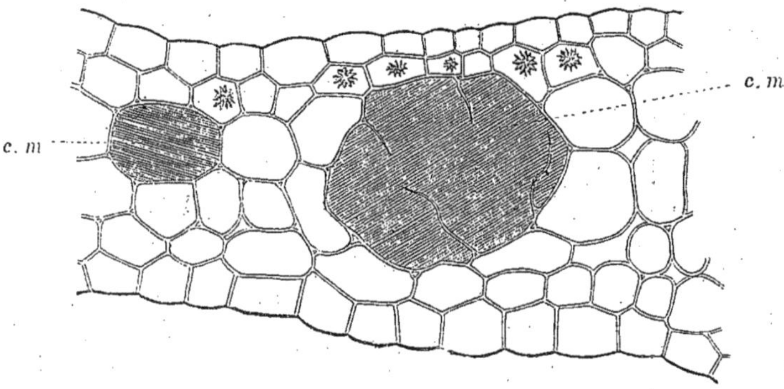

Fig. 62. — Coupe d'une bractée de Tilleul.

parenchymateuse et contient des réservoirs à mucilage plus ou moins volumineux (fig. 62, *c. m*).

Composition chimique. — Fraîches, elles renferment une huile essentielle mal connue, de couleur jaune d'or, et contiennent en outre du tanin, beaucoup de mucilage et du sucre.

Usages. — Les fleurs de Tilleul sont émollientes par leur mucilage ; calmantes, antispasmodiques et un peu diaphorétiques grâce à leur huile essentielle. L'infusion (10 grammes par litre d'eau bouillante) s'emploie fréquemment dans les indispositions légères provenant d'un refroidissement, d'une indigestion, de la migraine, etc. A l'extérieur, la décoction est utilisée en bains calmants. Enfin, elles servent à préparer l'*Eau distillée de tilleul,* qui sert fréquemment de véhicule pour les potions.

FLEURS DE BOURRACHE

Origine. — Les *Fleurs de Bourrache* sont fournies par la *Bourrache officinale* (*Borrago officinalis*), plante annuelle de la famille des Borraginées, originaire d'Orient, commune en Europe dans les décombres, sur les bords des chemins.

Caractères extérieurs. — Ces fleurs (fig. 63), sont bleues ou roses, régulières, rotacées, à tube court, portant 5 appendices échancrés, dressés (*ec*) ; les étamines ont les anthères (*an*) noires, dressées, conniventes, et sont portées sur un

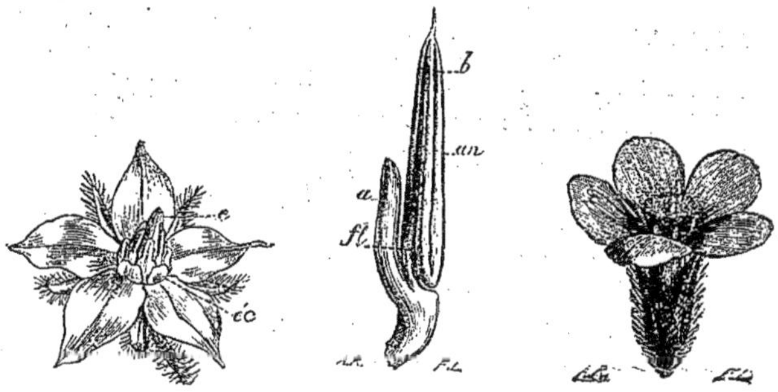

Fig. 63. — Fleur et étamine de Bourrache. Fig. 64. — Fleur de Buglosse.

filet (*fl*) muni d'un appendice violet foncé (*a*). Odeur faible ; saveur un peu mucilagineuse.

Composition chimique. — La fleur de Bourrache contient du mucilage, de la résine, des sels alcalins, surtout du nitrate de potasse.

Usages. — Les fleurs de Bourrache sont employées en infusion comme pectorales et sudorifiques. Elles entrent dans la préparation du *Sirop de Salsepareille composé.*

On leur substitue souvent, ce qui n'a d'ailleurs aucun

inconvénient au point de vue thérapeutique, les fleurs d'autres Borraginées, et notamment celles de Buglosse (*Anchusa officinalis*) et celles de Vipérine (*Echium vulgare*).

Les fleurs de Buglosse (fig. 64) ont une corolle *tubuleuse* et non rotacée ; la gorge est munie de 5 appendices ; les étamines sont *incluses*, non *connivente*s, à filets simples. Celles de Vipérine sont irrégulières, infundibuliformes, à gorge nue ; leurs étamines sont inégales, souvent saillantes.

FLEURS DE BOUILLON-BLANC

Origine. — Les *Fleurs de Bouillon-blanc* sont les fleurs du *Verbascum thapsiforme*, plante bisannuelle de la famille des Scrofulariacées, très commune sur les bords des chemins, dans les lieux arides et incultes. Cette espèce est souvent remplacée, sans aucun inconvénient d'ailleurs, par les espèces voisines : *Verbascum thapsus*, *V. phlomoides*, *V. blattaria*, etc.

Caractères extérieurs. — Les fleurs de Bouillon blanc (fig. 65) se présentent dans le commerce isolées, ordinairement bien conservées, et privées de leur calice. La corolle est jaune d'or, gamopétale, découpée sur ses bords en 5 lobes profonds, un peu inégaux. Elle craint l'humidité, et, si on ne l'a point conservée dans un lieu bien sec, sa couleur est brune ou noirâtre. La gorge de cette corolle porte 5 étamines inégales (*e*, *e'*), dont les filets de trois d'entre elles (*e'*) sont recouverts de poils très longs formant un épais duvet roux. L'odeur est douce et mielleuse ; la saveur est mucilagineuse.

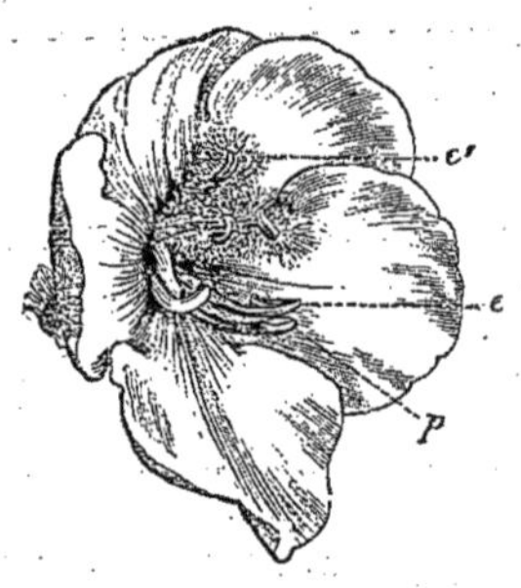

Fig. 65. — Fleur de Bouillon-blanc (*Verbascum thapsiforme*) à corolle faiblement irrégulière.

e, deux étamines inférieures plus longues que les trois supérieures e' qui sont chargées de poils.

Composition chimique. — Ces fleurs renferment une huile essentielle jaunâtre, de la résine, du sucre, et une forte proportion de mucilage.

Usages. — Elles possèdent des propriétés émollientes et pectorales ; on les emploie en infusion (5 p. 1000) dans les bronchites et les affections intestinales. Il faut passer avec soin l'infusion pour éviter la présence des poils des étamines qui irriteraient la gorge et provoqueraient la toux qu'on veut prévenir. Font partie des *Espèces pectorales.*

FLEURS DE PIED DE CHAT

Origine. — Les *Fleurs de Pied de chat* sont constituées par les capitules du *Gnaphalium dioicum* (*Antennaria dioica*), plante de la famille des Composées commune dans les sables siliceux des régions montagneuses.

On récolte les capitules, au mois de mai, avant le complet épanouissement qui s'achève pendant la dessiccation ; sans cette précaution les fleurons se sépareraient des aigrettes. On les fait sécher rapidement et on les conserve à l'abri de l'humidité et de la lumière.

Caractères extérieurs. — Les fleurs de Pied de chat sont en capitules hémisphériques, réunis par trois en corymbe et se détachant à la fois de l'extrémité des tiges (patte de chat). Ces capitules sont pourvus d'un involucre campanulé, formé de bractées inégales, dont les extérieures sont cotonneuses, de couleur rose dans les capitules femelles et blanche dans les capitules mâles, et les intérieures scarieuses et glabres dans leur moitié supérieure. Les fleurs sont toutes tubuleuses. On préfère les capitules femelles, roses, aux capitules mâles, en raison de leur odeur plus prononcée.

Composition chimique. — Elles contiennent du mucilage et un peu de tanin.

Usages. — Les fleurs de Pied de chat sont employées comme émollientes, béchiques et pectorales en infusion à 10 p. 1000. Elles font partie des *Espèces pectorales* et des *Espèces vulnéraires.*

FLEURS DE TUSSILAGE

Origine. — Les *Fleurs de Tussilage* sont fournies par le Tussilage commun, Pas d'âne (*Tussilago Farfara*) (fig. 66), plante de la famille des Composées, très abondante dans les terrains argileux et humides de l'Europe froide et tempérée et qui a été introduite dans l'Amérique du Nord.

On les cueille au printemps avant l'apparition des feuilles et l'épanouissement des fleurs ; on coupe les capitules et on les fait sécher à l'étuve. Ils doivent conserver leur belle couleur jaune après la dessiccation.

Caractères extérieurs. — Les fleurs de Tussilage sont disposées en capitules pourvus d'un involucre renflé à la base, composé de bractées lancéolées, rougeâtres, étroites, aiguës, disposées sur deux rangs, glabres au dehors, duveteuses en dedans. Elles ont une belle couleur jaune doré, celles de la périphérie ligulées, celles du centre tubuleuses. Odeur assez agréable, rappelant celle de la cire jaune; saveur mucilagineuse, aromatique et un peu amère.

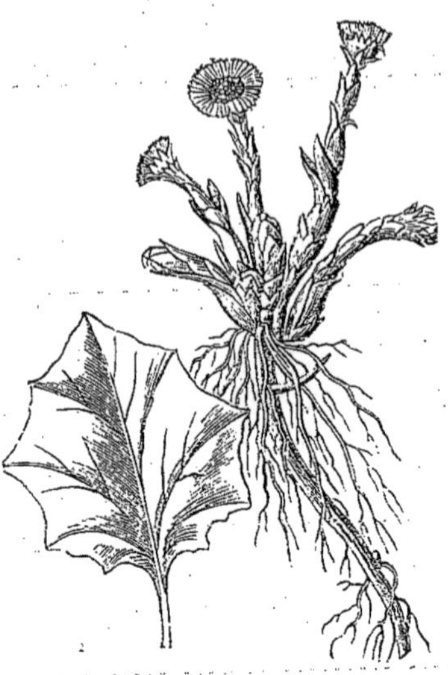

Fig. 66. — Tussilage commun.

Composition chimique. — Elles renferment du mucilage et des matières pectiques.

Usages. — Les fleurs de Tussilage sont béchiques, calmantes, et sont très employées, dans la médecine populaire, contre la toux. On les emploie en infusion (10 p. 1000). Elles font partie des *Espèces pectorales* et des *Espèces vulnéraires.*

CAPILLAIRE DU CANADA

Origine. — Sous le nom de *Capillaire du Canada,* on désigne les feuilles de l'*Adiantum pedatum* (fig. 67), Fougère qui croît aux États-Unis et au Canada, d'où elles arrivent en paquets comprimés.

Caractères extérieurs. — Les feuilles de Capillaire sont pédalées, c'est-à-dire que le pétiole est divisé à son extrémité en deux branches opposées divergentes, les subdivisions de ces deux branches étant toutes insérées sur le côté interne. Le pétiole, de longueur variable, est grêle, lisse, glabre, brun rougeâtre et comme vernissé à la surface. Les pétiolules, très courts, de même couleur, portent des folioles, d'un beau vert, mais devenant brunâtres par la dessiccation; elles ont la forme d'un triangle, à côtés inégaux et dont le bord supérieur, faiblement courbé en arc, est occupé par les sores recouverts chacun par une indusie insérée au bord même de la foliole. Odeur agréable, aromatique ; saveur douce, mucilagineuse, et un peu astringente en même temps.

Composition chimique. — Le Capillaire renferme du mucilage, du sucre, du tanin, un principe amer et une petite quantité d'essence.

Usage. — Médicament émollient et un peu astringent, d'où

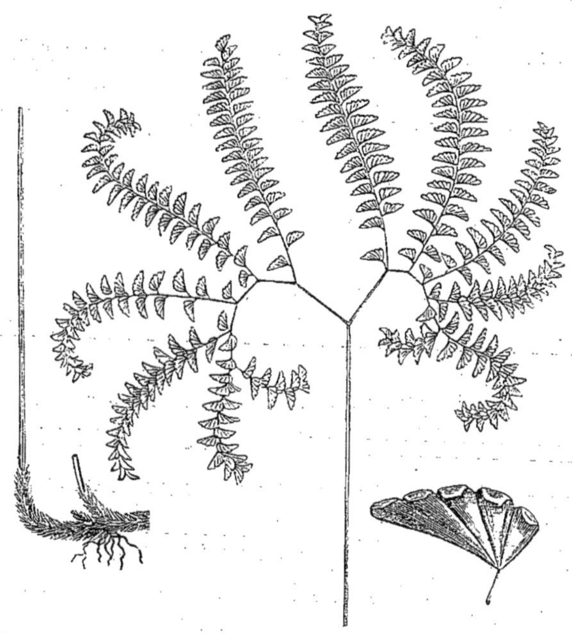

Fig. 67. — Capillaire du Canada.

son emploi pour combattre les affections des voies respiratoires. On le prescrit en infusion (10 p. 1000) ou sous forme de sirop de Capillaire : 30 à 60 grammes. Le Capillaire entre dans la préparation de l'*Elixir de Garus* et du *Sirop de Capillaire.*

FEUILLES DE SCOLOPENDRE

Origine. — Les *Feuilles de Scolopendre* sont fournies par la Scolopendre officinale (*Scolopendrium officinale*) (fig. 68), Fougère très commune partout, en Europe. Quand on les emploie fraîches, on peut les récolter toute l'année ; si on veut les dessécher, il est préférable de les recueillir en automne. On les sèche en les suspendant pendant quelques jours dans un endroit aéré ; elles prennent alors une couleur jaunâtre.

Caractères extérieurs. — Les feuilles de Scolopendre sont entières, longues de 20 à 40 centimètres, pétiolées, oblongues, lancéolées, cordées à la base et munies de deux oreillettes contournées en dedans. Face supérieure lisse et luisante ; face inférieure portant des sores linéaires, parallèles aux nervures secondaires et occupant presque la largeur de chaque moitié du limbe. Odeur de capillaire ; saveur douce.

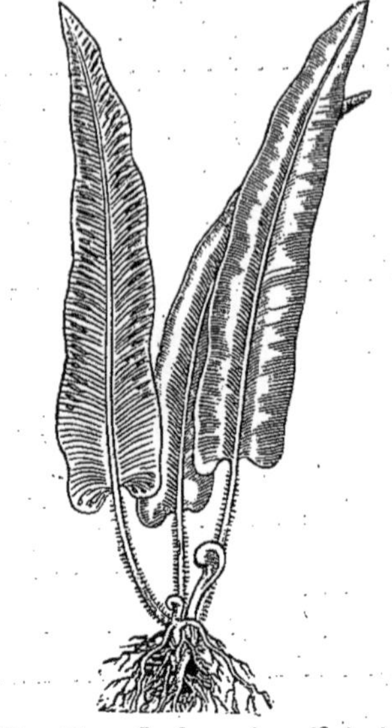

Fig. 68. — Scolopendre officinale.

Composition chimique. — Ces feuilles renferment du mucilage et une petite quantité de tanin.

Usages. — Médicament auquel on attribue des propriétés pectorales, astringentes et diurétiques. Ces feuilles entrent dans les *Espèces vulnéraires* et le *Sirop de rhubarbe composé.*

FLEURS DE SUREAU

Origine. — Ce sont les fleurs du Sureau commun ou Sureau noir (*Sambucus nigra*) (fig. 69), arbre de la famille des Caprifoliacées, répandu dans toute l'Europe et cultivé dans les jardins ; il fleurit en juin et fructifie en septembre ; son fruit est une baie noire, à suc rouge pourpre.

Caractères extérieurs. — Les fleurs de Sureau, très petites, sont disposées en ombelles de cymes (corymbes) qui peuvent atteindre 15 centimètres de diamètre ; le plus souvent on les vend isolées. Pour les obtenir en ce dernier état, on abandonne les corymbes en tas pendant quelques heures, les corolles ne tardent pas à se détacher et on les sépare des pédoncules en passant la masse à travers un tamis. Le calice est à cinq dents verdâtres ; la corolle est rotacée à cinq lobes, d'un blanc jaunâtre. Desséchées, les fleurs ont une coloration jaune. A l'état frais, elles exhalent une odeur forte et désagréable qui s'atténue par la dessiccation et devient agréable, rappelant un peu celle de l'extrait noir de Réglisse ; leur saveur est mucilagineuse.

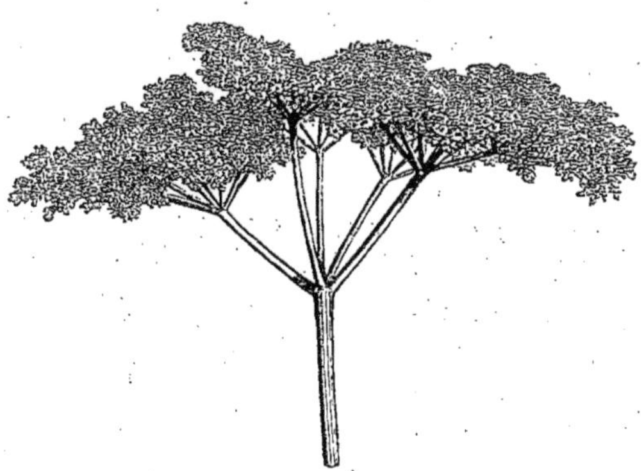

Fig. 69. — Inflorescence du Sureau commun.

Composition chimique. — Les fleurs de Sureau renferment du mucilage, une huile volatile très odorante, une résine, du tanin.

Usages. — Fraîches, ces fleurs sont légèrement purgatives; sèches, elles sont employées comme sudorifiques et émollientes : à l'extérieur, en pédiluves, fumigations, lotions, bains émollients, collyres ; à l'intérieur, en décoction (20 à 30 p. 500) comme purgatives, en infusion (2 à 10 p. 1000) comme sudorifiques. Font partie des *Espèces purgatives*.

GRAINES DE LIN

Origine. — Les *Graines de Lin* sont fournies par le Lin commun (*Linum usitatissimum*) (fig. 70), plante annuelle de la famille des Linacées, originaire du Caucase et des plateaux de la haute Asie; elle est aujourd'hui cultivée en grand pour ses fibres et ses graines, dans un certain nombre de contrées, notamment dans le nord de la France, en Russie, en Belgique, en Angleterre, en Suède, en Égypte, dans l'Inde, dans l'Amérique du Nord. Certains pays la cultivent exclusivement pour la graine : tels sont la Turquie d'Europe, la Turquie d'Asie et la Transylvanie. Il existe de nombreuses variétés plus ou moins estimées, suivant qu'on les cultive pour les graines ou pour les fibres.

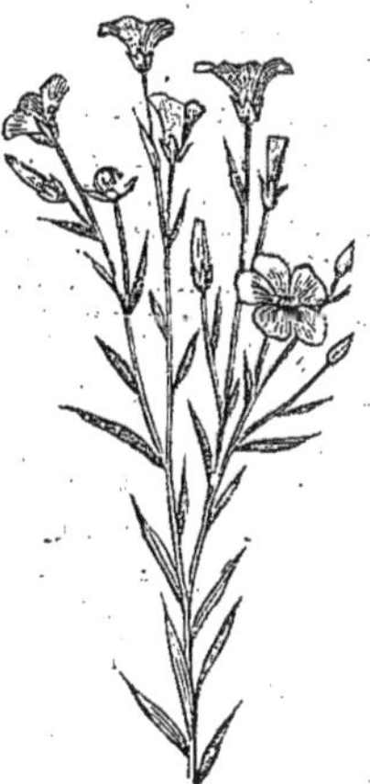

Fig. 70. — Sommité du Lin commun.

Caractères extérieurs. — Ils sont assez particuliers :

la graine de Lin se reconnaît aisément à sa teinte brune, luisante; elle est ovale, comprimée latéralement, allongée, arrondie à une extrémité, appointie à l'extrémité opposée. Les téguments peu résistants recouvrent un albumen huileux, assez mince, entourant les deux cotylédons. Plongée dans l'eau et surtout dans l'eau chaude, la graine se recouvre presque immédiatement d'un mucilage abondant. Odeur nulle, mais huileuse quand elle est réduite en poudre ; la saveur est à la fois douce, mucilagineuse et huileuse si on mache la graine.

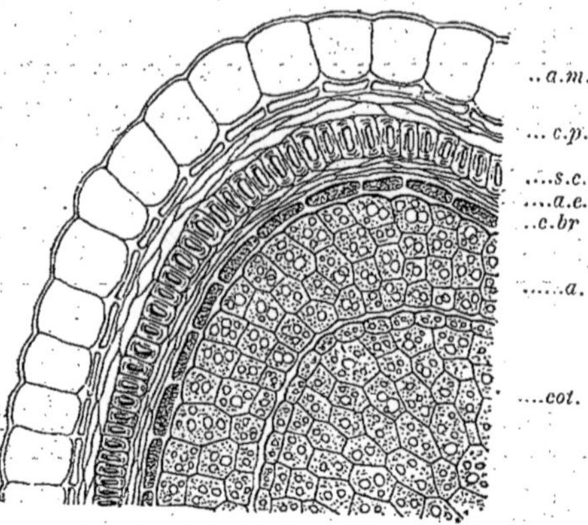

Fig. 71. — Coupe de la graine de Lin.

Caractères histologiques. — On trouve à l'extérieur un *épiderme* ou *couche mucilagineuse* formé de grandes cellules (*a. m*, fig. 71) un peu plus longues que larges, dont l'étude des membranes constitutives présente un grand intérêt. Cette étude doit se faire sur des coupes traitées par le sous-acétate de plomb et les réactifs colorants des mucilages. On voit alors (fig. 72) que les parois internes et latérales sont minces ; la paroi interne est subérifiée en totalité, tandis que les parois latérales (*m. l*) le sont seulement sur une petite portion, jusqu'au point *a* ; le restant des

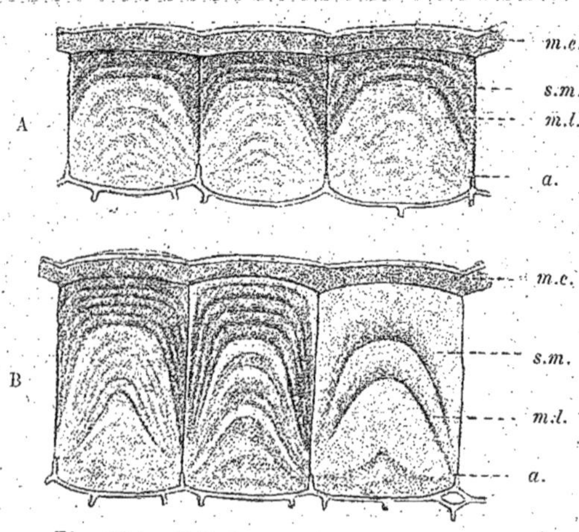

Fig. 72. — Cellules de l'assise à mucilage de la graine de Lin.

A, dans un milieu privé d'eau ; B, dans un milieu légèrement aqueux; les strates mucilagineuses (*s.m*) commencent à se dissoudre (d'après L. Mangin).

parois latérales est plissé. La membrane externe présente deux zones : 1° une *zone externe* (*m. e*) qui se subdivise en deux couches : une mince couche superficielle cutinisée, se colorant en jaune par l'acide phosphorique iodé, et une couche un peu plus épaisse qui se colore en bleu par le même réactif : cette zone externe ne donne jamais naissance au mucilage ; 2° une *zone interne* (*s.m.*) située au-dessous de la précédente, formée de strates nombreuses qui viennent toutes converger vers un même point de la paroi radiale, en *a* ; les strates externes ressemblent à des portiques, les strates moyennes sont arciformes et les strates internes ont l'aspect d'accents circonflexes. Ces strates remplissent complètement la cavité de la cellule. Les réactifs colorants montrent que ces différentes strates se composent de mucilages pectosiques et cellulosiques ; les strates les plus externes sont riches en pectose ; les strates moyennes en contiennent encore, mais sont plus riches en cellulose. Quand on plonge la graine dans l'eau, ces strates donnent du mucilage qui s'échappe au dehors en brisant la zone externe.

Au-dessous de cette assise épidermique, vient une couche composée de deux assises de cellules parenchymateuses à parois minces (*c.p*, fig. 71) ; elles constituent, avec l'assise à mucilage, le tégument externe de la graine. Le tégument interne comprend : 1° une couche de cellules scléreuses plus longues que larges (*s.c*) ; 2° une couche hyaline formée de cellules aplaties disposées sur deux ou trois rangées (*a.e*) ; 3° une couche de cellules rectangulaires, aplaties, remplies d'une matière brune (*c.br*) ; c'est cette assise qui, par transparence, communique à la graine sa couleur brune. Au-dessous du tégument interne, on trouve le tissu de l'albumen (*a*) et des cotylédons (*cot*), dont les cellules renferment de l'aleurone et des globules de matière grasse.

Composition chimique. — La graine de Lin renferme : 1° de 6 à 15 p. 100 de mucilage visqueux, soluble dans l'eau chaude. C'est un mélange en égales proportions de pentosanes et d'hexosanes. Par hydrolyse, on obtient du glucose, du galactose, de l'arabinose et du xylose :

$$\underset{\text{Mucilage.}}{2\,(C^6H^{10}O^5)\,2\,(C^5H^8O^4)} + 4H^2O = \underset{\text{Glucose et galactose.}}{2C^6H^{12}O^6} + \underset{\text{Arabinose et xylose.}}{2C^5H^{10}O^5}$$

2° de l'huile formant jusqu'à 33 p. 100 de la graine, mais dont le rendement à l'extraction n'est que de 18 à 20 p. 100

(voy. *Substances grasses*); 3° une grande proportion d'aleurone; 4° une résine et du tanin.

Falsifications. — Elles sont nombreuses pour la poudre, connue sous le nom de *Farine de lin.*

1° *Tourteau de Lin.* — La farine de tourteau de Lin, épuisée par un dissolvant approprié, donnera moins de 30 p. 100 d'huile.

2° *Graines oléagineuses.* — L'addition de graines oléagineuses diverses rendent la farine de Lin sèche et dure, et il faut une plus grande quantité d'eau (plus de trois parties) pour faire un cataplasme. L'examen au microscope permettra souvent de reconnaître les éléments étrangers. Le poids des cendres est augmenté, celui de l'huile est diminué.

3° *Graines farineuses.* — La poudre de graines farineuses (Orge, Maïs, Sarrasin) est facilement reconnue par le microscope et par l'action de l'iode qui bleuit la décoction. La proportion d'huile est diminuée.

4° *Matières minérales.* — Le poids des cendres sera augmenté ; il ne doit pas être supérieur à 5 p. 100.

Usages. — Les graines de Lin entières, ingérées en cet état, sont employées contre la dyspepsie et la constipation ; on choisit pour cet usage la graine de Lin de Sicile qu'on trie et qu'on aromatise à l'essence d'Anis. On les prescrit aussi sous forme d'infusion (10 p. 1000), en boisson émolliente et rafraîchissante contre les inflammations du tube digestif.

Pulvérisées, elles constituent la *Farine de Lin* qui sert à préparer des cataplasmes émollients.

CARRAGAHEEN

Origine. — Le *Carragaheen*, aussi appelé *Mousse perlée, Mousse d'Irlande, Lichen blanc*, est constitué par le thalle desséché d'une Algue Floridée de la famille des Gigartinacées, le *Chondrus crispus* [*Ch. polymorphus* (fig. 73), *Sphærococcus crispus*] ; cette espèce est répandue sur les côtes de l'Atlantique, depuis les Açores jusqu'au cercle polaire arctique, et abonde aussi sur les rivages de l'Amérique du Nord. Elle présente beaucoup de variétés, basées sur l'aspect ou le nombre des divisions du thalle et sur la largeur relative de ce dernier.

Récolte. — La récolte de cette Algue se fait sur les rochers du bord de la mer, surtout en Irlande, en Angleterre, aux États-Unis, et en France (Bretagne), de mai en août, à la main, à la faucille, ou à l'aide de rateaux de fer. On laisse égoutter, on lave à l'eau douce et on dessèche à l'air, qui décolore le produit; très souvent blanchiment à l'acide sulfureux.

Caractères extérieurs. — Le Carragaheen se présente, dans le commerce, sous forme de lames sèches, cornées ou cartilagineuses, semi-translucides, et de couleur blanc jaunâtre. Simples à la base, ces lames se divisent par dichotomie en expansions membraneuses, larges ou étroites, dont les dernières divisions, souvent cunéiformes, sont plus ou moins segmentées et crispées sur les bords. La face supérieure des divisions offre parfois de petites masses arrondies et creuses, qui sont des cystocarpes. Le Carragaheen a une odeur faible, un peu marine ; une saveur saline, mucilagineuse ; il se gonfle beaucoup dans l'eau froide, se dissout presque complètement dans l'eau bouillante et donne, par refroidissement, une gelée consistante, insipide, alimentaire en Irlande.

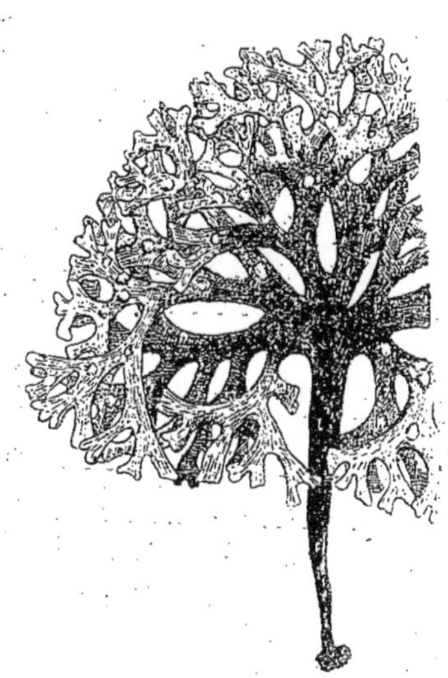

Fig. 73. — *Chondrus polymorphus Lamx.*

Composition chimique. — Il renferme une forte proportion (79 p. 100 environ) de mucilage, un peu d'iode et 15 à 16 p. 100 de matières minérales où dominent les sulfates de sodium et de calcium.

Usages. — Le Carragaheen est employé comme pectoral à cause de son mucilage ; on en fait aussi des tisanes émollientes utiles dans la diarrhée, et des gelées analeptiques. Il sert à préparer la *Tisane de Carragaheen* et l'*Émulsion d'huile de foie de morue.* Il fait la base des *Cataplasmes de Lelièvre*, qui sont formés par de la ouate imprégnée de mucilage de Carragaheen, puis desséchée et fortement comprimée. Le Carragaheen est couramment employé dans l'industrie, par les brasseurs, les teinturiers, les papetiers, les fabricants de couleurs, etc.

AGAR-AGAR

Origine. — L'*Agar-Agar* ou *Gélose* est un produit préparé en Extrême-Orient avec diverses Algues Floridées (*Gracilaria lichenoides* et diverses espèces appartenant aux genres *Ceramium*, *Porphyra*, *Gelidium*, *Euchema*, etc.) vivant surtout dans les mers asiatiques. Le plus estimé, celui de Singapore, est fourni par l'*Euchema isiforme* et l'*E. spinosum*. Ces Algues, épuisées par des lavages à l'eau froide, sont traitées par l'eau bouillante qui se charge de gélose ; le liquide mucilagineux se prend, par refroidissement, en une gelée épaisse. On découpe celle-ci de diverses façons et on fait sécher.

Caractères extérieurs. — L'Agar-Agar se présente en petits rubans minces, chiffonnés, blanchâtres et translucides. Il se gonfle légèrement dans l'eau froide et considérablement dans l'eau bouillante, qui le dissout à la longue. A la dose de 1gr,50 pour 100 p. d'eau bouillante, il donne par refroidissement une gelée consistante.

Composition chimique. — Cette substance renferme : eau, 21,79 p. 100 ; matière organique, 5,95 ; gélose, 64,59 ; cellulose, 3,54 ; cendres, 4,13. Ces cendres, traitées par l'acide chlorhydrique dilué, laissent voir au microscope des Diatomées dont les plus caractéristiques sont l'*Arachnoidiscus ornatus*, plusieurs *Grammatophora* et *Cocconeis*. La gélose est surtout constituée par de la galactane; hydrolysée par les acides dilués et à chaud, elle fournit du galactose accompagné d'un peu de glucose.

Usages. — Depuis peu, la gélose a été préconisée comme un médicament spécifique dans le traitement de la constipation. On l'emploie journellement dans les laboratoires de bactériologie pour la préparation des bouillons de culture solides. On l'emploie aussi dans l'industrie pour l'apprêt des étoffes, etc., et dans l'art culinaire pour la fabrication des gelées.

LAMINAIRE*

Origine. — On donne ce nom aux pseudo-pétioles du thalle d'une forme de la Laminaire digitée, la *Laminaria Cloustoni*, qui végète sur les côtes de la Manche, des îles Britanniques, de l'Islande, de la Norvège, etc. On la récolte surtout sur le littoral de la Manche. Cette Algue est fixée au sol par des crampons ramifiés en dichotomie auxquels fait suite une portion rétrécie en une sorte de pétiole ; celui-ci s'étale bientôt en une lame épaisse et plusieurs fois découpée en lobes digités (fig. 74, 1).

Caractères extérieurs. — La Laminaire du commerce se présente sous forme de tiges cylindriques, d'une couleur olivâtre très foncée, grossièrement ridées et rugueuses, longues de 20 à 25 centimètres. Leur volume varie depuis une paille de Blé à celui d'une plume d'Oie et même du petit doigt. En cet état, elles sont impropres à l'usage ; aussi les fait-on façonner au tour en cylindres réguliers, de forme légèrement conique.

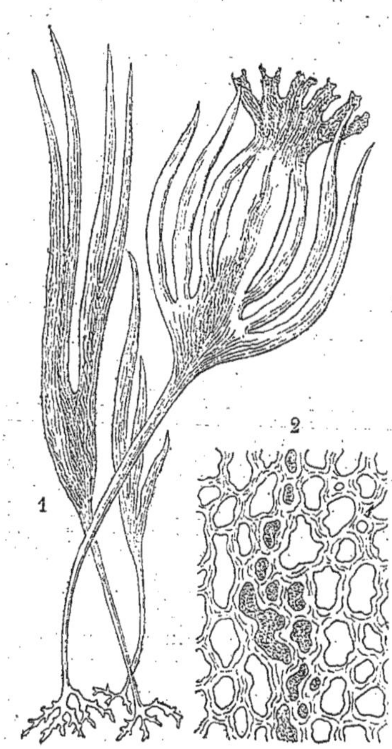

Fig. 74. — Laminaier.
1. Port de la plante. — 2. Coupe transversale d'un pseudo-pétiole.

Caractères histologiques. — Si l'on examine dans l'eau une coupe de tige de Laminaire, on voit à l'extérieur quelques assises de cellules à petites ouvertures, et au-dessous tout un tissu formé de cellules arrondies ou polygonales, munies de parois fortement épaissies (fig. 74 ,2); cette épaisseur provient de la gélification considérable que subit la substance intercellulaire des membranes des cellules. En effet, si l'on examine la coupe dans l'alcool, la membrane est beaucoup plus mince et les cellules sont fortement contractées sur elles-mêmes. Cette structure explique l'usage que l'on fait de ce produit comme agent dilatateur ; en outre, la rigidité relative qu'elle conserve provient de ce que les cellules internes se dilatent plus rapidement que celles de la périphérie dont la membrane est peu gélifiable.

Usages. — Les fragments tournés de Laminaire sont fréquemment employés en chirurgie pour dilater les trajets fistuleux et surtout pour obtenir la dilatation du col utérin, soit en vue d'un curetage, soit pour provoquer l'accouchement prématuré. Pour ces divers usages, la Laminaire doit être aseptique ; à cet effet, on la lave dans une solution de sublimé à 1 p. 100, puis on la conserve dans une solution d'éther iodoformé où elle ne se gonfle pas. On peut aussi la flamber à la flamme d'une lampe à alcool avant d'en faire usage.

FAMILLE 6. — GUMMIQUES

Cette famille comprend les gommes qui ont des relations tellement étroites avec les mucilages de la famille précédente qu'il n'y a pas à proprement parler de distinction précise entre les deux groupes. De ces gommes, les unes présentent exactement les mêmes réactions que les mucilages pectosiques: ce sont les *gommes d'Acacia*, formant le type *Gomme arabique* ; les autres donnent les réactions des mucilages pectosiques et de la cellulose : ce sont les *gommes d'Astragales* formant le type *Gomme adragante*.

GOMME ARABIQUE

Origine. — Sous ce nom général, nous groupons toutes les gommes fournies par les différentes espèces d'Acacias appelées *Gommiers*, savoir : 1° les *Gommes du Sénégal*, les plus importantes aujourd'hui ; 2° les *Gommes d'Égypte* (*arabique vraie*), beaucoup moins fréquentes aujourd'hui qu'autrefois; 3° les *Gommes diverses*, dites *de Barbarie, du Cap, de l'Inde, d'Australie, du Brésil*, etc.

Parmi les Acacias producteurs de gomme, il faut surtout indiquer :

1° L'*Acacia Verek* (*A. Senegal*) (fig. 75), petit arbre de 5 à 6 mètres de hauteur, qui s'étend depuis la Nubie jusqu'à la Sénégambie à travers le Soudan. Il fournit une grande partie de la *Gomme du Sénégal*, et la totalité des belles gommes blanches (*Gomme arabique*) qui proviennent du Kordofan et des contrées qui bordent le Nil supérieur ;

2° L'*A. Arabica* (fig. 76) qui habite les mêmes régions que l'espèce précédente et qui s'étend en plus jusqu'au Mozambique et au Natal. Il donne une partie de la Gomme du Sénégal et la *Gomme de l'Inde* ;

3° L'*A. stenocarpa*, et l'*A. Seyal*, grands arbres qui habitent le sud de la Nubie et de l'Abyssinie, et fournissent la *Gomme de Souakim* ;

4° L'*A. horrida* (*A. capensis*), très communément répandu dans les déserts du sud de l'Afrique où il fournit la *Gomme du Cap* ;

5° Les *A. decurrens, dealbata, pycnantha, melanoxylon*, etc., qui croissent en Océanie et fournissent les *Gommes d'Australie*. Ces espèces réussissent fort bien sur le littoral de Provence et en Algérie, où elles ont déjà donné de la gomme en quantité assez considérable.

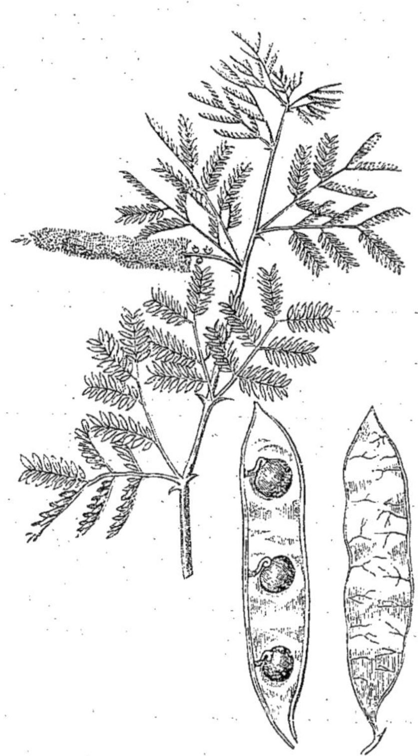

Fig. 75. — *Acacia Verek*.

En ce qui concerne la formation de la gomme, il résulte de nombreux mémoires qui ont été écrits à ce sujet, que ce serait un produit pathologique ; les tissus seraient atteints d'une affection particulière, la *gommose*, à la suite de laquelle les éléments de la membrane se transforment en matières solubles. Cette affection peut se produire dans toutes les parties de la plante. Elle apparaît dès le début de la différenciation secondaire des tissus, atteint d'abord le cambium, puis le liber. Des altérations importantes se manifestent ensuite dans le bois, altérations consistant en des épaississements, localisés sur des plages plus ou moins étendues de cette partie des tissus. Puis le parenchyme cortical et les fibres péricycliques s'altèrent et présentent les réactions de la gomme. En dernier lieu, cette substance apparaît dans les vaisseaux du bois. Quant aux lacunes à gomme, elles se forment plus tard dans l'écorce et le péricycle exclusivement ; elles se produisent par un gonflement exagéré des parois cellulaires qui finissent par constituer une masse informe dans laquelle on retrouve de place en place les restes des cellules non complètement détruites.

Quant à la cause de cette maladie, elle est, en somme, assez mal expliquée jusqu'ici. On l'a attribuée à la présence d'une Loranthacée, d'un champignon parasite, d'une bactérie, ou même à l'intervention des fourmis; mais, quoi qu'il en soit, elle peut être considérée comme endémique, car tous les Acacias gommiers en sont simultanément frappés dans un lieu donné.

L'exsudation de ce produit se fait naturellement à la suite de la saison pluvieuse, quand les arbres sont dépouillés de leurs feuilles; elle est facilitée par la dessiccation de la surface de l'écorce qui se fendille et craque sous l'influence des vents chauds qui soufflent à cette époque. Néanmoins, dans certaines régions, on provoque l'écoulement en pratiquant des incisions sur le tronc et les branches. Quand le terrain a été desséché par les vents d'est, les collecteurs installent leur campement dans les forêts d'Acacias et enlèvent la gomme qui a exsudé, soit à la main, soit avec une longue perche munie à son extrémité d'un crochet de fer ou d'un croissant tranchant. L'exsudation est d'autant plus abondante que la chaleur est plus intense et que la saison sèche se prolonge davantage. Au Sénégal, la récolte est faite presque exclusivement par les Maures; dans les autres régions, elle est faite par les nègres.

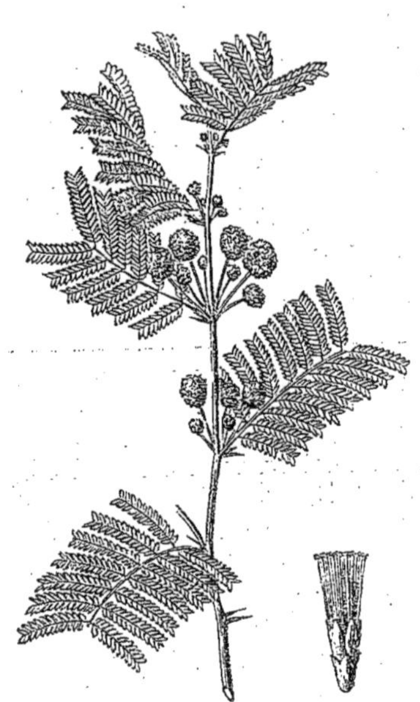

Fig. 76. — *Acacia arabica*.

Caractères extérieurs. — Ces caractères varient assez suivant les sortes commerciales, dont les plus communément répandues sont les suivantes.

1° Gomme du Sénégal. — La Gomme du Sénégal, la seule à peu près que reçoive le commerce français, est récoltée surtout sur la rive droite du Sénégal. Les sortes qui sont récoltées vers la région haute du fleuve sont distinctes de celles de la région basse ; de là, division en *Gomme du Bas-fleuve* et *Gomme du Haut-fleuve.*

La *Gomme du Bas-fleuve*, ou *Gomme du Sénégal vraie*, est récoltée depuis Dagana, à 167 kilomètres de la côte, jusqu'à Matam à 601 kilomètres, sur un parcours de 434 kilomètres. Elle est, à juste raison, considérée comme de qualité supérieure.

Elle se présente en larmes blanches ou jaune pâle, dures, peu volumineuses, non friables, ovales ou vermiculées, ridées ou fendillées à l'extérieur, transparentes et vitreuses à l'intérieur, à cassure conchoïdale.

La *Gomme du Haut-fleuve* ou de *Galam*, dont la traite commence à Bakel et se termine à Médine, à 1.150 kilomètres de la côte, se présente en morceaux irréguliers, souvent très volumineux, anguleux, très friables, en général de couleur ambrée, jaunâtre ou rougeâtre, moins transparents que la belle sorte du Bas-fleuve. Cette gomme est mêlée d'un grand nombre de morceaux appelés *Marrons*. Ces morceaux, dont le poids atteint parfois 500 grammes, sont d'une couleur foncée noirâtre, opaques, raboteux à la surface, souvent creux et accolés à des morceaux d'écorce.

Après achat ou échange contre diverses marchandises, dont la principale est la *guinée* (pièce de cotonnade bleue de 15 mètres de long sur 0m,80 de large), les gommes du Sénégal sont mises en balles de 80 kilogrammes environ et expédiées à Saint-Louis, puis sur Bordeaux, où elles subissent un triage plus complet, qui permet de les diviser en sept ou huit catégories : grosse blanche, petite blanche, grosse blonde, petite blonde, blonde larmeuse, vermicellée, macarons, grabeaux, etc., selon l'usage auquel on les destine.

2° Gomme arabique vraie. — On peut, improprement d'ailleurs, conserver ce nom, puisqu'il est d'un usage courant, pour désigner les gommes dénommées aujourd'hui *Gommes du Soudan, de Kordofan, de Sennaar.* Cette gomme se récolte principalement dans la région orientale de l'Afrique, depuis le Soudan égyptien jusqu'à la mer Rouge, d'où elle est envoyée à Dabbeh, sur le Nil, pour être expédiée au Caire. Elle est aussi fournie par l'*A. Verek*, sur le tronc duquel elle exsude en masses que l'on enlève à coups de hache. Elle se présente en morceaux ovoïdes ou sphériques, rarement vermiculaires, très souvent brisés en éclats anguleux, de la grosseur d'une noisette, de couleur blanche, à cassure vitreuse et présentant à l'intérieur une grande quantité de fissures, ce qui la rend très friable.

Les autres sortes commerciales, *Gomme du Cap*, *Gomme d'Australie*, *G. du Brésil*, ne nous intéressent pas, car ce sont surtout des sortes inusitées en pharmacie.

Caractères physiques et chimiques. — Les gommes sont concrètes, incristallisables, incolores, parfois brunâtres, rougeâtres ou jaunâtres, inodores, de saveur faible et mucilagineuse. Leur densité varie entre 1,50 et 1,60. Elles se dissolvent complètement dans l'eau et donnent un liquide épais, de saveur fade, à réaction nettement acide. Elles se dissolvent aussi dans l'alcool faible (2 p. d'alcool à 22°); mais cette solubilité diminue rapidement à mesure que le titre alcoolique s'élève ; ainsi l'alcool à 40° n'en dissout déjà plus que 1/10e. Elles sont insolubles dans l'éther et les corps gras. En général, elles dévient à gauche le plan de polarisation ; cependant les Gommes du Cap et du Brésil sont dextrogyres. Traitées par l'acide azotique, elles donnent de l'acide mucique. Leur solution ne précipite pas par l'acétate neutre de plomb, mais précipite abondamment par l'acétate basique.

La gomme arabique est formée d'un mélange d'*arabane* et de *galactane*. L'arabane, hydratée par l'action de l'acide sulfurique étendu, donne un pentose, l'*Arabinose* ($C^5H^{10}O^5$) :

$$\underset{\text{Arabane.}}{C^{10}H^{18}O^9} + H^2O = \underset{\text{Arabinose.}}{2C^5H^{10}O^5}$$

La galactane, par le même mécanisme, se transforme en un hexose, le *Galactose* ($C^6H^{12}O^6$) :

$$\underset{\text{Galactane.}}{C^{12}H^{22}O^{11}} + H^2O = \underset{\text{Galactose.}}{2C^6H^{12}O^6}$$

De telle sorte que, par hydrolyse avec les acides étendus, la gomme donne un mélange d'arabinose et de galactose. Ces deux sucres se rencontrent dans les proportions respectives suivantes chez les différentes sortes commerciales de gommes :

	Galactose.	Arabinose.
Gomme du Sénégal	26,29 p. 100.	25,94 p. 100.
— arabique	30,66 —	27,14 —
— d'Aden	24,90 —	30,52 —
— des Indes	19,66 —	35,96 —
— du Brésil	1,63 —	80,70 —

On voit que la Gomme du Brésil est extrêmement riche en arabane.

En outre, toutes les gommes contiennent un ferment oxydant (oxydase), car, en effet, leur solution aqueuse colore en bleu la teinture de Gaïac, et, d'autre part, elles déterminent l'oxydation du pyrogallol et de plusieurs autres composés phénoliques. La présence de cette oxydase est la cause, dans certaines conditions, de la coloration brune, plus ou moins foncée, que présentent les larmes de gomme. En effet, la gomme, encore molle ou ramollie par l'humidité, peut se charger, au contact des parties mortifiées de l'écorce qu'elle traverse, d'une faible proportion de substance astringente, qui, sous l'influence du ferment oxydant, se colore en brun foncé et lui communique sa couleur. D'où cette conséquence que, toutes les fois que la gomme s'échappe en temps humide ou reste un certain temps dans les fissures de l'écorce, exposée à l'humidité, le produit est coloré. Ainsi s'explique ce fait que les gommes blanches viennent surtout des régions sèches et les gommes colorées des régions humides.

Falsifications et essai. — La gomme entière est rarement falsifiée. Elle peut l'être par de la dextrine, ramollie avec de l'eau, façonnée de manière à lui donner l'aspect des fragments de gomme et séchée à l'étuve. On peut reconnaître cette fraude par l'eau iodée qui colore la dextrine en rouge lie de vin.

La gomme en poudre est plus souvent falsifiée que la gomme entière ; on y ajoute des matières amylacées, de la craie et des poudres minérales. Pour reconnaître la falsification, on dissout la gomme dans l'eau chaude, on filtre, la craie et les poudres minérales insolubles restent comme résidu ; dans la liqueur filtrée, on recherche la présence de l'amidon par l'eau iodée. Pour les matières minérales solubles, on incinère ; on ne doit pas obtenir plus de 3 p. 100 de cendres formées en majeure partie de carbonate de potassium et de calcium.

Usages. — En thérapeutique, la gomme arabique est considérée comme un adoucissant contre les états inflammatoires, car elle absorbe pour se dissoudre une grande quantité d'eau et humecte ainsi la surface de la muqueuse avec laquelle elle est en contact.

Aussi, la gomme arabique est-elle utilisée pour une foule de préparations pharmaceutiques : *Electuaire diascordium, Pâte de gomme*, dite *de Guimauve, Pâtes diverses, Poudre de gomme, Sirop de gomme.* Mais ces usages sont très restreints à côté de l'emploi industriel qui est énorme, et, malgré la quantité considérable importée de notre colonie du Sénégal, environ 8 millions de kilogrammes, le commerce est-il obligé d'utiliser les gommes venant d'autres pays.

GOMME ADRAGANTE

Origine. — La *Gomme adragante* est produite par plusieurs espèces de Légumineuses, appartenant au genre *Astragalus* et comprises dans la section des *Tragacantha*, dont les représentants sont caractérisés par des pétioles épineux. Ces Astragales à gomme viennent surtout dans la partie orientale de la région méditerranéenne : Asie Mineure, Syrie, Arménie, Perse et Kurdistan. Les principales espèces sont :

1° *Ast. gummifer*, arbuste de 60 centimètres à 1 mètre

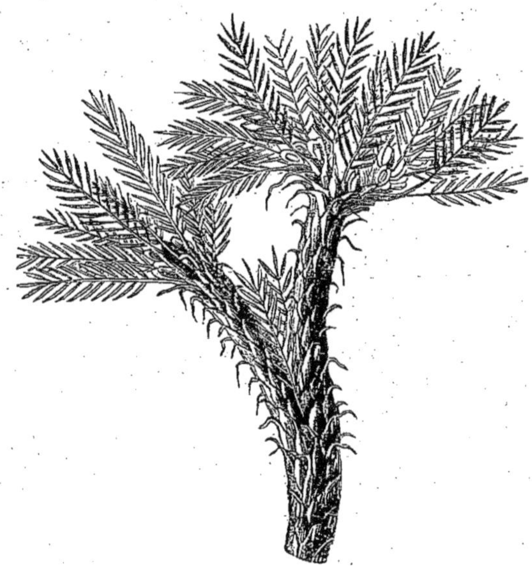

Fig. 77. — *Astragalus gummifer.*

(fig. 77), qui habite le Liban, la Syrie, l'Asie Mineure, l'Arménie et le Kurdistan ;

2° *A. verus*, qui croît de la Grèce à la Perse occidentale;

3° *A. brachycalyx*, arbuste haut de 90 centimètres, de la Perse occidentale ;

4° *A. adscendens*, arbuste vivant de 2 700 à 3 000 mètres d'altitude, sur les montagnes du sud-ouest de la Perse ;

5° *A. microcephalus*, espèce d'aire étendue, habitant depuis le sud-ouest de l'Asie Mineure jusqu'au Kurdistan ;

6° *A. Kurdicus*, plante du Kurdistan et du nord de la Syrie ;

7° *A. Cylleneus*, espèce abondante sur le mont Kyllène, dans le Péloponèse ;

8° *A. Creticus*, qui vient aussi en Grèce.

En somme, l'Asie Mineure, le Kurdistan, l'Arménie et la Grèce sont les principaux centres de production de la gomme adragante.

Récolte. — Cette substance découle spontanément par les fentes de la tige ou par les piqûres d'insectes ou par incisions que l'on pratique pendant les mois de juillet et d'août : la gomme en découle, suivant la forme de l'incision, sous forme de rubans ou de plaques, qui se dessèchent rapidement.

Caractères extérieurs. — La gomme adragante se présente dans le commerce sous deux formes principales :

1° La *Gomme adragante en plaques* ou *Gomme de Smyrne* est surtout récoltée en Asie Mineure ; elle provient d'incisions faites sur la tige, et, par suite, se présente en morceaux aplatis, étalés en éventail, relevés sur les bords, marqués de lignes irrégulièrement circulaires et concentriques. Leur couleur est blanchâtre ; ils sont légèrement translucides, cornés, difficiles à rompre ;

2° La *Gomme adragante en filets* ou *vermiculée* vient de Grèce ; sa forme est due à ce qu'elle exsude à travers une simple piqûre faite sur la tige. Elle est en filets minces, aplatis, rarement cylindriques, contournés sur eux-mêmes, striés longitudinalement.

Caractères physiques et chimiques. — A 100°, la gomme adragante perd 15 p. 100 d'eau ; incinérée, elle laisse 3 à 4 p. 100 de cendres. Au microscope, la gomme adragante gonflée dans l'eau montre, au milieu de la masse gommeuse, des membranes cellulaires très épaissies qui donnent les réactions de la cellulose ; au centre des cellules, on voit un certain nombre de grains d'amidon, petits, arrondis, hémisphériques.

Mise dans l'eau, la gomme adragante ne se dissout pas ; elle se gonfle considérablement et se désagrège ; 1 partie de gomme donne, avec 50 parties d'eau, un mucilage très épais, bien lié, peu coloré par l'iode. Elle est soluble dans les alcalis.

Cette gomme est surtout constituée par de la métarabane appelée *Bassorine*. Par hydrolyse, elle donne 15 à 20 p. 100 de galactose et 65 p. 100 d'arabinose.

Essai. — On fait macérer, pendant vingt-quatre heures,

1 gramme de gomme adragante dans 100 grammes d'eau distillée ; on doit obtenir un liquide mucilagineux, non transparent. On jette le tout sur un filtre ; le résidu insoluble doit se colorer en bleu par l'iode, tandis que le liquide filtré ne doit pas se colorer par ce réactif.

Usages. — Cette gomme est employée en pharmacie à préparer le *Mucilage de gomme adragante*, la *Poudre de gomme adragante*, les *Tablettes de baume de tolu*, de *bicarbonate de soude*, de *borate de sodium*, de *chlorate de potassium*, d'*ipécacuanha*, de *soufre*.

L'industrie l'emploie pour la confiserie, l'apprêt des étoffes et des cuirs.

FAMILLE 7. — LYCOPODIQUES

LYCOPODE

Origine. — Cette substance est constituée par les spores du *Lycopodium clavatum*, plante de la famille des Lycopo-

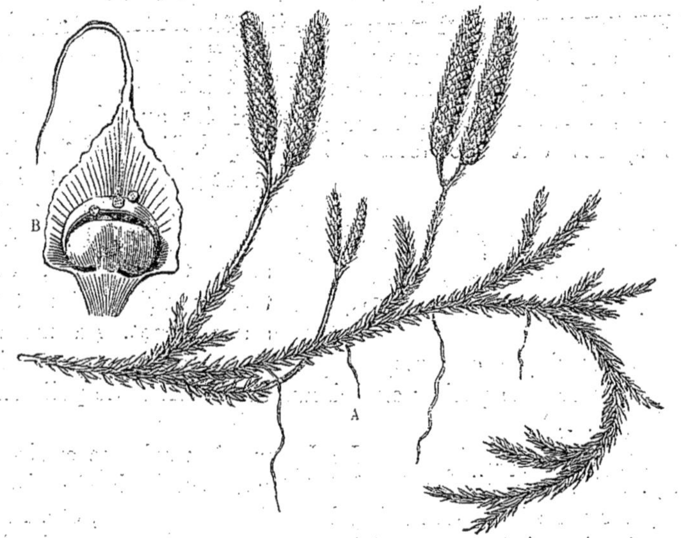

Fig. 78. — *Lycopodium clavatum.*
A, plante entière ; B, écaille fructifère avec un sporange.

diacées qui pousse dans les coteaux boisés et pierreux de toutes les parties du monde. Cette plante possède une tige rampante très ramifiée, couverte de feuilles étroitement serrées les unes contre les autres, d'où naissent des rameaux dressés, terminés par des épis géminés (fig. 78, A). Ces épis portent des écailles surmontées d'un long appendice sétacé ; à leur face interne, se trouve un sporange. Celui-ci est réniforme et s'ouvre à la maturité par une fente transversale à la façon d'une coquille bivalve (fig. 78, B) ; à l'intérieur, se trouve une grande quantité de spores jaunes qui constituent le produit des officines.

Cette drogue est surtout récoltée en Suisse, en Allemagne et en Russie. A cet effet, on coupe un peu avant la maturité les rameaux fructifiés et on les secoue fortement ; le produit est passé au tamis de crin. Il convient d'ajouter que le Lycopode est encore fourni par les *Lycopodium Selago*, *L. inundatum*, *L. annotinum*.

Caractères extérieurs. — Le Lycopode est une poudre jaune pâle, très fine, mobile, inodore et insipide, exhalant une odeur spéciale résineuse. Lorsqu'on le projette sur l'eau il flotte uniquement parce qu'il se mouille difficilement, car sa densité est de 1,062 ; il tombe au fond après ébullition. Le Lycopode est facilement mouillé par l'alcool, les huiles grasses, le chloroforme et l'éther. Chauffé, il brûle lentement; mais, lorsqu'on le projette dans une flamme, il brûle instantanément en produisant un éclair rapide et brillant.

Caractères microscopiques. — Examinées au microscope, ces spores ont une forme tétraédrique, l'une des faces étant généralement plus convexe. Elles sont pourvues, le long de leurs trois arêtes, de trois sutures confluentes au sommet. La membrane extérieure ou *exospore* présente une structure réticulée et porte de petites excroissances en forme de poils capités (fig. 79).

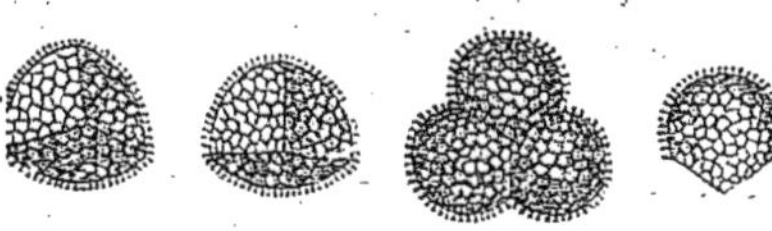

Fig. 79. — Spores de Lycopode.

Composition chimique. — Le Lycopode renferme environ 47 p. 100 d'une huile grasse, de saveur douce, liquide à — 15° ; on y trouve encore de la cire, de la fécule, du sucre, etc. Par incinération, il laisse un résidu de 4 p. 100 non alcalin. Il ne se colore pas en bleu par les réactifs iodés de la cellulose.

Falsifications. — 1° *Matières minérales.* — Elles se reconnaîtront en agitant le Lycopode avec de l'eau ou mieux du sulfure de carbone : le Lycopode surnage, tandis que les matières minérales tombent au fond. En outre, la proportion des cendres se trouve augmentée.

2° *Amidon.* — Il sera décelé par l'action de l'eau iodée et par l'examen microscopique. Cette falsification est très fréquente et elle se fait généralement avec l'amidon de Maïs.

3° *Dextrine.* — On traite la poudre par l'eau ; la dextrine se dissout et la perte de poids indiquera la quantité de dextrine frauduleusement ajoutée. En outre, le liquide filtré réduira la liqueur de Fehling.

4° *Pollens divers.* — L'examen microscopique révélera l'addition de pollen de plantes diverses. Le pollen de *Conifères*, qui est celui que l'on emploie le plus fréquemment, semble formé de 3 grains, l'un médian (*a*, fig. 80), recourbé et clair, qui

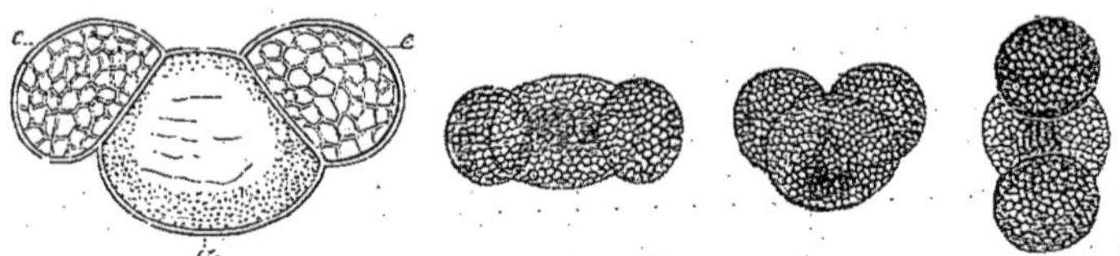

Fig. 80. — Pollen de Conifères.

est le grain de pollen proprement dit, les deux autres (*c*, *c*) placés aux extrémités, arrondis et obscurs, qui ne sont autre chose que des vésicules aérifères, de petits ballonnets creusés dans la membrane externe du grain de pollen lui-même.

Celui des *Typha* (fig. 81) est formé de 4 grains arrondis et soudés en une tétrade, soit nus, soit encore inclus dans la cellule mère.

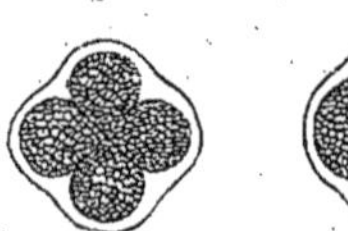
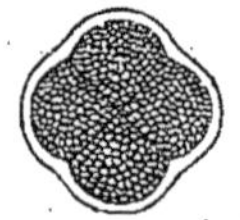
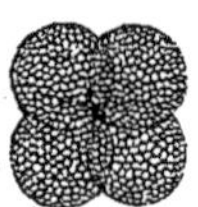

Fig. 81. — Pollen de *Typha*.

Le pollen du *Noisetier* est à peu près sphérique et porte 3 proéminences également espacées.

5° *Sciure et poudre de bois.* — L'examen microscopique révélera cette falsification. En traitant le mélange par l'acide sulfurique, on verra toutes les spores éclater, tandis que les éléments ajoutés resteront intacts.

Usages. — Le Lycopode est exclusivement réservé à l'usage externe.

Il est avantageusement employé pour combattre l'intertrigo chez les jeunes enfants et les personnes grasses. On le préfère avec raison à l'amidon qui se mouille, fermente rapidement et devient une cause d'irritation. On l'emploie aussi dans certaines dermatoses.

En pharmacie, il est employé pour rouler les pilules et empêcher qu'elles adhèrent entre elles.

CHAPITRE III

SUBSTANCES GRASSES

Les *Substances grasses* sont des produits naturels complexes, retirés, d'ordinaire par des procédés purement physiques, des animaux ou des plantes : ce sont généralement des mélanges en proportions plus ou moins variables d'un certain nombre de corps gras définis (éthers de la glycérine ou *glycérides*) ou d'éthers d'acides gras autres que ceux de la glycérine. Mais ils peuvent contenir en outre d'autres substances très diverses : des acides gras libres, de la glycérine libre, des éthers glycériques composés, tels que l'acéto-divalérine, la valérano-distéarine, etc., résultant de la combinaison de la glycérine avec plusieurs acides gras à la fois, des essences, des résines, des albuminoïdes, des alcaloïdes, des principes amers, caustiques, purgatifs ou autres, auxquels un grand nombre des matières grasses utilisées en médecine doivent leurs propriétés importantes.

Origine. — Les substances grasses ont une origine animale ou végétale. Chez les animaux, elles se trouvent surtout dans le tissu cellulo-adipeux sous-cutané et sous-séreux des Vertébrés supérieurs, dans le lait et la moelle des os des Mammifères, dans le foie des Poissons, dans les tissus ou dans certaines sécrétions des Insectes.

Chez les végétaux, on peut les rencontrer dans tous les organes de la plante, mais celles que l'on exploite proviennent surtout de trois sources principales : la graine, le péricarpe de plusieurs fruits, et plus rarement certaines exsudations épidermiques.

Les procédés d'exploitation sont peu variés : *expression*, action de la *chaleur*, emploi de certains *dissolvants*. Tantôt on presse simplement les organes riches en matière grasse liquide (*expression à froid*) ; celle-ci s'écoule à un état de pureté assez grand. Tantôt, à l'expression, on joint l'action de la chaleur (*expression à chaud*), ce qui a pour effet d'augmenter le rendement, mais aussi la quantité de substances diverses en dissolution ou mélange ; le produit obtenu est alors de qualité inférieure. D'autres fois on emploie l'action de la chaleur seule ou avec le concours de certains agents chimiques qui facilitent l'extraction : c'est le cas des graisses animales.

L'épuisement par lixiviation à l'aide d'un dissolvant approprié (éther, sulfure de carbone, chloroforme, benzine, huiles de pétrole), autrefois uniquement employé dans les laboratoires, a désormais pris rang parmi les procédés industriels, surtout pour l'épuisement des tourteaux.

Caractères généraux. — Les matières grasses ont une consistance variable, tantôt liquides (huiles), tantôt solides (beurres, cires) ; il est des huiles des pays chauds qui sont des beurres en Europe. Aucune n'est véritablement dure, sauf les cires ; toutes ont un toucher spécial, *gras* ou *cireux*.

Les matières grasses sont plus légères que l'eau, insolubles dans ce liquide, peu solubles dans l'alcool froid, plus solubles dans l'alcool bouillant, l'éther, les essences, le chloroforme, la benzine, le sulfure de carbone. Elles laissent sur le papier une tache durable qui disparaît par la terre salinelle ou la terre de pipe.

Leur point de fusion est peu élevé ; à l'exception des cires, il est toujours au-dessous de 50°. Par contre, leur point d'ébullition est toujours très élevé (320° pour l'huile d'olive).

Exposées à l'air, toutes les matières grasses s'altèrent ; elles absorbent peu à peu l'oxygène de l'air. Les unes *rancissent* en donnant de l'acide carbonique et des acides gras, tout en restant liquides (huiles d'Olive, d'Amande, de Noisette, etc.) ; les autres s'épaisissent, se changent plus ou moins vite en une masse transparente, légèrement élastique, à aspect résineux. Ces dernières matières grasses, dites *siccatives*, contiennent peu d'oléine, mais une assez grande proportion de linoléine et de linolénine (huiles de Ricin, de Lin, de Chanvre, d'Œillette, etc.).

Composition chimique. — Les corps gras naturels définis, qui entrent dans la constitution des matières grasses, doivent être considérés, pour la plupart, comme des éthers formés par l'union de la glycérine, alcool trivalent, avec 3 molécules d'acides gras et élimination de 3 molécules d'eau.

$$\underset{\text{Glycérine.}}{C^3H^5\begin{cases}OH\\OH\\OH\end{cases}} + \underset{\text{Acide oléique.}}{3C^{18}H^{33}O,OH} = \underset{\text{Trioléine.}}{C^3H^5\begin{cases}OC^{18}H^{33}O\\OC^{18}H^{33}O\\OC^{18}H^{33}O\end{cases}} + 3H^2O$$

Pour les matières grasses qui portent le nom de *Cires*,

l'éther est formé par l'union d'un acide gras avec un alcool monovalent.

Les acides trouvés dans les matières grasses appartiennent surtout à trois séries, les plus nombreux à la série de l'acide formique ($C^nH^{2n}O^2$). Les principaux sont : les acides acétique ($n=2$), butyrique ($n=4$), valérianique ($n=5$), caproïque ($n=6$), caprylique ($n=8$), caprique ($n=10$), laurique ($n=12$), myristique ($n=14$), palmitique ($n=16$), stéarique ($n=18$), arachidique ($n=20$), carnaubique ($n=24$), cérotique ($n=25$).

D'autres appartiennent à la série acrylique ($C^nH^{2n-2}O^2$) : acides crotonique ($n=4$), tiglique ($n=5$), moringique ($n=14$), hypogéique ($n=16$), oléique ($n=18$), sinapoléique ($n=20$), érucique ($n=22$).

Enfin, dans la série linoléique $C^nH^{2n-4}O^2$, on trouve l'acide linoléique ($n=18$), et, dans la série suivante $C^nH^{2n-6}O^2$, l'acide linolénique ($n=18$).

Tous ces acides sont monovalents, à fonction simple ; quelques-uns, assez rares, sont à fonction mixte (acide ricinoléique).

Les corps gras définis les plus répandus sont : la *tripalmitine* ou *trimargarine*, $C^3H^5(OC^{16}H^{31}O)^3$, de consistance solide ; la *tristéarine*, $C^3H^5(OC^{18}H^{35}O)^3$, de consistance solide ; la *trioléine*, $C^3H^5(OC^{18}H^{33}O)^3$, liquide à la température de 10° et même au-dessous, que l'on trouve surtout dans les huiles. A côté de ces trois corps gras, les matières grasses peuvent contenir un grand nombre d'autres glycérides, tels que : la *triacétine*, $C^3H^5(OC^2H^3O)^3$, de l'huile de Fusain ; la *trilaurine*, $C^3H^5(OC^{12}H^{23}O)^3$, de l'huile de Coco ; la *trimyristine*, $C^3H^5(OC^{14}H^{27}O)^3$, du beurre de Muscade ; la *triarachine*, $C^3H^5(OC^{20}H^{39}O)^3$, de l'huile d'Arachide, etc.

Réactions microchimiques. — Différentes réactions permettent de se rendre compte de la présence des matières grasses dans les tissus animaux et surtout dans les tissus végétaux.

1° Si l'on porte une coupe de l'organe à étudier dans l'eau, les matières grasses, qui se trouvent dans la cellule sous forme de gouttelettes, se réunissent et forment des sphères plus grosses qu'un œil exercé aux observations microscopiques peut reconnaître sans le moindre réactif. Si l'on met au point l'objectif sur la partie moyenne des gouttelettes, c'est-à-dire si on les examine en coupe optique, elles paraissent gris clair et sont entourées d'un bord sombre assez étroit, nettement circonscrit ; si on élève le tube, de façon à mettre au point la partie supérieure, le bord noir augmente de largeur, tandis que le centre s'éclaircit et devient brillant ;

2° Par la teinture d'Orcanette, les matières grasses se colorent en rouge ; mais les essences et les résines se colorent aussi d'une manière intense par ce réactif ;

3° L'acide osmique, en solution aqueuse à 1 p. 100, colore lentement les matières grasses en brun foncé ou en noir. Cette réaction n'est pas non plus caractéristique, car bien d'autres matières organiques, les essences en particulier, se colorent de même ;

4° Le bleu de quinoléine ou cyanine colore les matières grasses en bleu intense. Il doit être employé en solution très étendue, et, comme il est peu soluble dans l'eau, on le fait dissoudre dans de l'alcool qu'on étend d'eau. On colore les coupes et on les monte dans la glycérine ; après vingt-quatre heures, les matières grasses sont nettement colorées en bleu, tandis que les noyaux, d'abord colorés en violet, sont décolorés et que le protoplasma reste coloré en bleu clair. Pour activer la coloration bleue, on peut porter les coupes colorées dans une solution de potasse à 40 p. 100 ; l'élection de la matière colorante est alors immédiate.

Procédés généraux d'essai des matières grasses. — Ces procédés sont de trois ordres : 1° organoleptiques ; 2° physiques ; 3° chimiques.

I. *PROCÉDÉS ORGANOLEPTIQUES.* — La *simple inspection* fera connaître l'état solide ou liquide de la matière grasse examinée, sa limpidité, sa translucidité ou son opacité, sa fluidité ou, si elle est solide, l'aspect mat ou brillant de sa surface. Elle nous fera aussi connaître sa couleur. Les huiles en général sont peu colorées à l'état frais ; elles ont généralement une coloration jaune plus ou moins intense ; cependant l'huile de Ricin est incolore, celle de Chènevis est verdâtre, celle de Poisson jaune rougeâtre. Les graisses sont ordinairement blanches ; seules quelques graisses végétales présentent une coloration plus ou moins caractéristique (beurre de Palme, beurre de Muscade).

La *palpation* d'une substance solide renseignera sur sa consistance, sa fragilité ou sa friabilité, et donnera la sensation du toucher gras ou cireux.

La coopération des deux sens de la *vue* et du *toucher* permettra de constater l'aspect de la substance frottée ou entamée par l'ongle, ainsi que la cassure *compacte*, *grenue*, *fibreuse* ou *cristalline*.

Souvent l'*odeur* et la *saveur* fourniront d'importants caractères.

Pures et fraîches, certaines huiles ont une odeur agréable : le beurre de Palme sent la violette ; le beurre de Cacao a une odeur de chocolat et le beurre de Muscade exhale le parfum de la Noix muscade. L'huile d'Olive a une odeur particulière ; celles d'Œillette, de Noix, d'Amande, etc., sont inodores ; celles de Colza, de Navette, de Caméline, de Poisson ont une odeur plus ou moins nauséeuse. En général, l'élévation de température exalte l'odeur des huiles ; en chauffant, sur une capsule en porcelaine, une faible portion d'huile suspecte, on pourra souvent reconnaître, à l'odeur qui se développe, l'odeur de la plante ou de l'animal qui a fourni la matière grasse.

Bien qu'en général les huiles, aient une saveur peu prononcée, dans certains cas la dégustation peut fournir des données utiles, surtout quand elle est faite par des personnes douées d'un goût très sensible et développé par une longue pratique. La saveur des huiles d'Olive, d'Amande, de Coton, de Noix, est douce et agréable ; celle des huiles de Colza est nauséeuse ; celle de l'huile d'Arachide rappelle le goût des Haricots verts et celle de Foie de Morue le goût de Poisson, etc.

II. *PROCÉDÉS PHYSIQUES.* — Les procédés physiques utilisés pour l'essai des matières grasses sont assez nombreux ; nous signalerons la densité, la solubilité, les points de fusion, de solidification et de congélation, le pouvoir réfringent, la conductibilité électrique, la fluidité, l'échauffement sulfurique.

1° Densité. — La détermination de la densité est très importante ; elle donne des indications très utiles, qui, contrôlées par un autre procédé, soit physique, soit chimique, suffit souvent pour vérifier la pureté d'un corps gras. La densité doit être toujours prise à la même température, à 15° pour les huiles, à 100° pour les matières grasses solides.

a. *Huiles.* — La détermination de la densité d'une huile pourra se faire par plusieurs procédés. D'abord on pourra faire usage des procédés généraux, applicables à tout liquide : balance hydrostatique, méthode du flacon, aréomètre de Fahrenheit, ballon jaugé d'un litre, permettant de prendre le poids d'un litre d'huile que l'on n'a plus qu'à diviser par 1000 pour avoir la densité, densimètres dont l'échelle correspond aux densités comprises entre 900 et 1000, oléomètres, etc. Parmi ces derniers, le plus usité est l'*oléomètre à froid de Lefebvre* (fig. 82).

Cet oléomètre est construit d'après le principe des aréomètres à poids constant et porte une graduation spéciale et assez restreinte. Celle-ci s'étend de 0,940, marqué 40 en bas de la tige, à 0,900, marqué 00 en haut ; cela suffit pour comprendre encore la plus grande partie des huiles commerciales. Cet instrument est gradué à + 15°, de sorte qu'il est nécessaire d'effectuer une correction quand on opère à une autre température. Si l'écart n'est pas considérable, il suffit d'augmenter la densité de 0,001 par 1°5 au-dessous et de diminuer d'autant par 1°5 au-dessus de 15°. En face des chiffres de densité sont écrits, sur l'échelle de l'oléomètre, les noms des principales huiles, soulignés d'un trait coloré, représentant la teinte que prend chacune d'elles par l'action de l'acide sulfurique concentré.

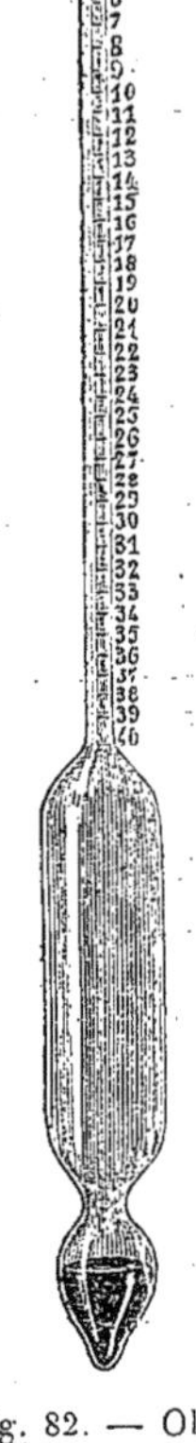

Fig. 82. — Oléomètre à froid, de Lefebvre.

Lorsqu'on ne possède pas de densimètre, on peut employer l'alcoomètre de Gay-Lussac, en se servant d'une table dressée par M. Marchand qui indique la concordance des degrés de l'alcoomètre avec les densités ; ainsi 65° de l'alcoomètre correspondent à une densité de 0,902, 50° à une densité de 0,934, etc.

On peut encore prendre la densité d'une huile par la *balance aréothermique* de MM. Dalican et d'Eudeville (fig. 83) qui n'est qu'une simplification pratique du procédé de la balance hydrostatique. C'est, en somme, une romaine dont le grand bras, divisé en dix parties égales par des crans numérotés, destinés à recevoir les cavaliers servant de poids, supporte un thermomètre qui sert de plongeur. Celui-ci étant immergé dans l'huile, l'équilibre est rompu et on le rétablit au moyen de trois cavaliers (3,4,5, fig. 84) dont la valeur relative indique le rang (dixième, centième, millième), et dont la position donne la valeur absolue des trois chiffres décimaux qui expriment la densité. Le poids 1 suspendu au crochet du fléau représente l'unité : il s'emploie pour les liquides plus denses que l'eau ; le poids 2 est utilisé pour le réglage de l'appareil. La température donnée par le thermomètre plongeur permet de faire les corrections nécessaires.

b. *Matières grasses solides.* — Pour ces matières grasses, l'opération ne peut plus se faire dans les mêmes conditions que pour les huiles, car, si on veut opérer à + 15°, par exemple, certains procédés ne sont plus applicables, notamment ceux qui ont recours aux divers aréomètres. D'un autre côté, si l'on veut employer les méthodes du flacon et de la

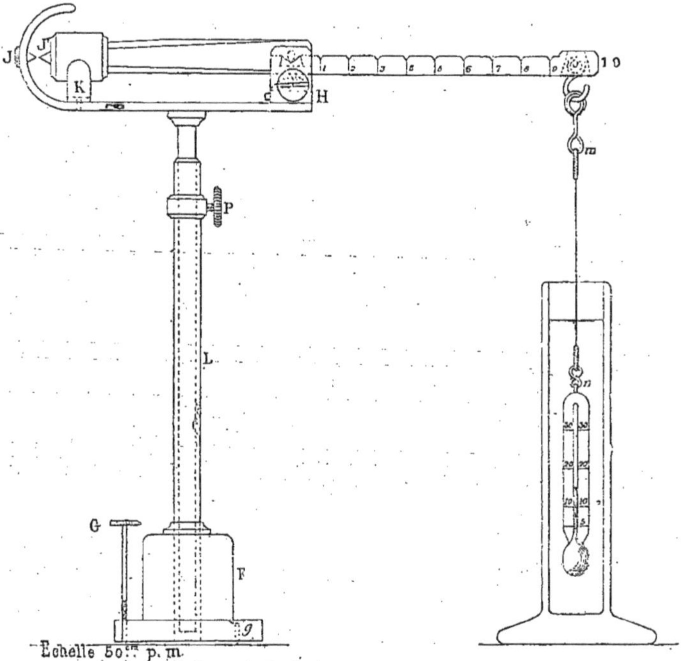

Fig. 83. — Balance aréothermique, de MM. Dalican et d'Eudeville.

balance hydrostatique, modifiées pour la circonstance, telles qu'on les emploie à la détermination de la densité des corps solides, on en est empêché par de graves inconvénients. En effet, il faut immerger les corps dans l'eau et, comme l'eau ne mouille pas les matières grasses, celles-ci retiennent à leur surface des bulles d'air qui les allègent et troublent l'opération en faussant les résultats. Aussi a-t-on coutume de prendre la densité de ces matières grasses à la température de 100° de façon à pouvoir employer les aréomètres ou la balance aréothermique. Dans les deux cas, la température voulue est obtenue au moyen d'un bain-marie où plongent les récipients contenant la matière grasse à examiner.

2° Détermination du point de fusion. — En règle générale, le point de fusion est le même que celui de solidification. Cependant les glycérides s'écartent de cette règle. Fondues dans les conditions ordinaires, les matières grasses, en effet, se solidifient à une température qui est plus ou moins éloignée du point de fusion. Les cires ne présentent pas cette anomalie ; elles se solidifient immédiatement au-dessous de leur point de fusion.

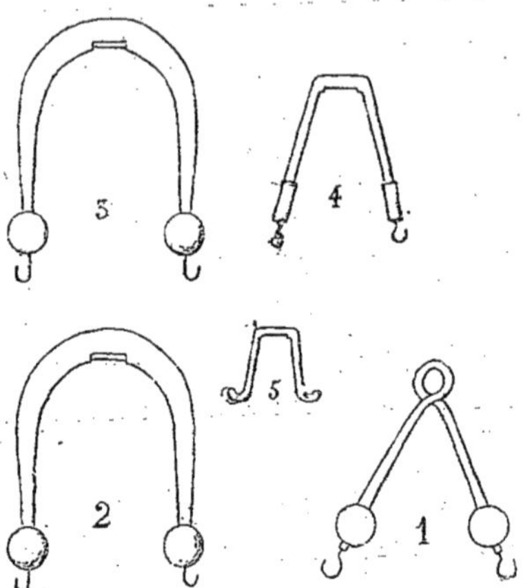

Fig. 84. — Poids modifiés par M. d'Eudeville.

Le procédé le plus simple est le suivant. Un petit fragment de matière grasse, taillé à arêtes vives s'il est possible, est introduit dans un tube de verre étroit et terminé en pointe à son extrémité inférieure (*t*, fig. 85) ; ce tube est introduit, en même temps qu'un thermomètre T, très sensible et gradué en dixièmes de degré, dans un grand ballon presque plein d'eau. On chauffe progressivement l'eau du ballon, et, quand celle-ci a atteint une température voisine du point de fusion supposé, on modère la flamme de façon que le thermomètre monte très lentement. On note le moment où la substance commence à fondre en un point où une de ses arêtes touche la paroi du tube, et le degré que donne en même temps le thermomètre. Pour avoir des résultats exacts, on répète plusieurs fois l'expérience et on prend la moyenne des résultats obtenus ; on a ainsi le point de fusion avec une approximation suffisante.

L'appareil électrique de M. Ferdinand Jean (fig. 86) est assez ingénieux et mérite d'être signalé. Il se compose d'un petit tube de verre mince recourbé en U, dont une branche, plus courte, est évasée en entonnoir. Dans cet entonnoir, on introduit la matière grasse en fusion en quantité suffisante pour remplir la courbure G du tube. Dans chaque branche de ce tube, on introduit des fils de platine P, P′, dont les extrémités plongeant dans la matière grasse se trouvent très rapprochées. Ces deux fils de platine sont mis en communication avec les deux pôles d'une pile au bichromate, l'un directement, l'autre par l'intermédiaire d'une sonnerie électrique. Un support en bois maintient la grande branche du tube en même temps qu'un thermomètre T, de telle façon que le réservoir de celui-ci et la courbure du tube plongent dans un vase V, rempli d'eau. On verse alors du mercure dans la petite branche évasée en entonnoir par-dessus la matière

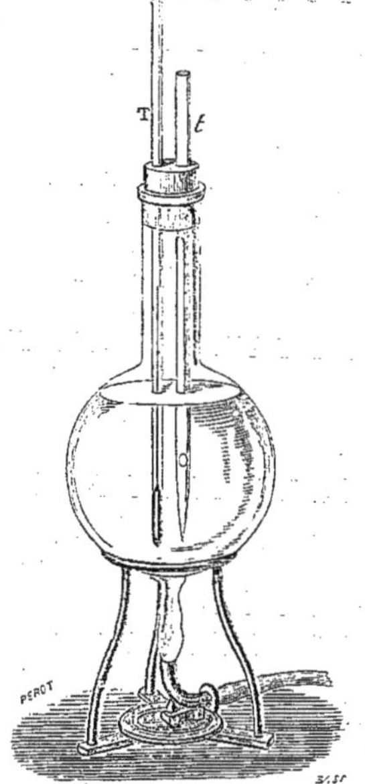

Fig. 85. — Appareil pour la détermination du point de fusion.

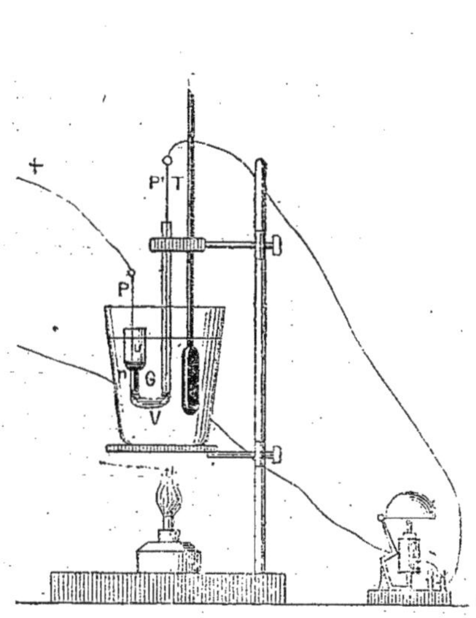

Fig. 86. — Appareil électrique de M. Ferdinand Jean pour la détermination du point de fusion.

grasse solidifiée. Dès que celle-ci est liquéfiée, elle est chassée dans la grande branche par le mercure qui vient remplir la courbure, fermer le circuit et, par suite, mettre en jeu la sonnerie électrique. On note le degré marqué par le thermomètre au moment où la sonnerie se fait entendre.

3° Détermination du point de solidification. — nU procédé très simple est celui de M. Dalican ; on introduit la matière grasse dans un tube à essai (B, fig. 87), en quantité suffisante pour en remplir les deux tiers environ. On chauffe ce tube jusqu'à ce que le corps gras soit en fusion, puis on l'introduit dans un flacon C, où il se trouve suspendu par un bouchon D qu'il traverse à frottement. On place alors dans la masse un thermomètre A, très sensible, divisé en dixièmes de degré et suspendu lui-même à un support S. On observe attentivement le thermomètre au moment où la solidification commence en bas du tube, puis sur les côtés ; on note le degré marqué et on agite légèrement le thermomètre en lui faisant décrire un mouvement circulaire. Le mercure descend encore quelque peu, puis remonte rapidement au-dessus du premier degré noté, et il reste stationnaire au moins deux minutes à un nouveau point qui indique la température exacte de solidification.

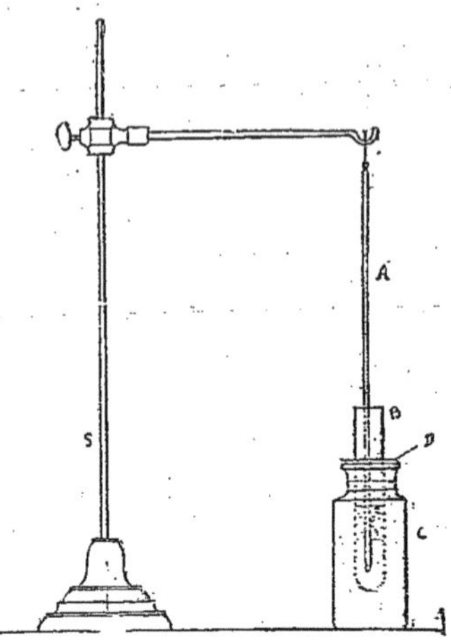

Fig. 87. — Appareil Dalican-d'Eudeville pour la recherche du point de solidification des substances grasses solides.

4° Détermination du point de congélation. — Le point de solidification des matières grasses liquides, ou *point de congélation*, s'obtiendra par refroidissement des corps gras au moyen de l'appareil Dalican. Cette détermination est assez peu précise pour les huiles ; cependant les résultats obtenus, quoique approximatifs, peuvent souvent indiquer une falsification.

5° Conductibilité électrique. — La détermination de ce

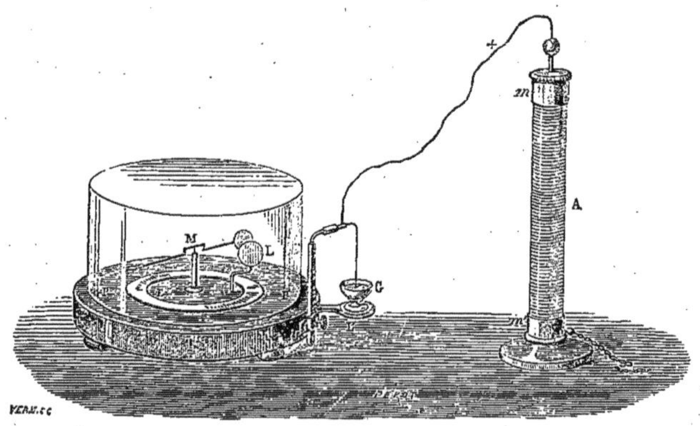

Fig. 88. — Diagomètre de Rousseau.

caractère se fait au moyen du *Diagomètre de Rousseau* (fig. 88). Cet appareil se compose de deux disques fixés chacun à l'extrémité d'une aiguille ; le disque L est fixe ; l'autre disque est porté par une aiguille mobile M. Le pivot de cette aiguille et le support du second disque, entourés d'un cercle gradué E, sont fixés sur un plateau isolant P, recouvert d'une cloche de verre. Les supports de ces deux disques communiquent avec le pôle positif d'une pile sèche A, de très faible intensité, formée par la superposition de disques de papier recouverts d'étain sur une de leurs faces et d'une bouillie de bioxyde de manganèse sur l'autre. Sur le trajet de ce fil, on interpose une couche du liquide à examiner, d'une épaisseur constante pour toutes les expériences ; le godet G est destiné à recevoir ce liquide. La communication étant établie entre la pile et les deux disques, par l'intermédiaire de l'huile contenue dans le godet, le disque mobile s'écarte du disque fixe, puisque tous les deux reçoivent la même électricité positive. On observe, avec un bon chronomètre, le temps que met le disque mobile à atteindre le maximum d'écart à partir du moment où la communication a été établie. C'est, en effet, le temps que l'on note et non l'angle de déviation.

Ce procédé permet de constater la faible conductibilité de l'huile d'Olive par rapport à toutes les autres huiles. Pour celle-ci, la déviation n'est complète qu'au bout de 2400 secondes (40 minutes), tandis que, pour l'huile d'Œillette, par exemple, le maximum est atteint en 27 secondes. Si l'huile d'Olive contient seulement 1 p. 100 d'huile d'Œillette, le mouvement ne dure que 10 minutes au lieu de 40. Ce procédé est donc extrêmement sensible, mais il exige l'emploi d'un appareil très délicat et assez dispendieux. On pourrait, semble-t-il, construire des appareils beaucoup plus simples et d'un maniement plus facile.

6° Fluidité. — Les huiles sont plus ou moins fluides et présentent à cet égard de notables différences que l'on peut évaluer au moyen de plusieurs appareils, et notamment de l'*Ixomètre* de M. Barbey, fondé sur la facilité plus ou moins grande de l'écoulement de l'huile par un tube. Sans vouloir décrire cet appareil, disons seulement que l'on fait écouler l'huile à essayer, portée à la température de 35°, pendant 10 minutes, sous la pression de 10 centimètres ; on la recueille dans un tube gradué, on la porte, à l'aide d'un bain-marie, à la température de 35°, et on lit rapidement le nombre de centimètres cubes qu'elle occupe ; ce nombre, multiplié par 6 pour avoir l'écoulement à l'heure, donne un chiffre qui est le degré de fluidité. La fluidité n'a aucun rapport avec la densité.

Voici quelques résultats obtenus avec cet appareil :

Huile de Colza	84
— d'Olive	105,6
— d'Arachide (brute)	104,4
— de Lin	143
— de Ricin	13,2
— de Résine	72

7° Pouvoir réfringent. — La déviation que subit un rayon lumineux en traversant un corps gras liquide peut servir à reconnaître la nature et la pureté d'une matière grasse. Pour déterminer le pouvoir réfringent d'une huile, on peut employer l'un quelconque des instruments appelés *Réfractomètres*, par exemple le *Réfractomètre d'Abbe.* Mais on emploie surtout, dans ce but, l'*Oléoréfractomètre de MM. F. Jean et Amagat.* Cet instrument ne donne pas, à proprement parler, l'indice de réfraction de l'huile, mais un chiffre de déviation fourni par une graduation conventionnelle, ce qui permet d'observer des différences notables entre deux huiles ayant un faible écart dans leurs indices de réfraction.

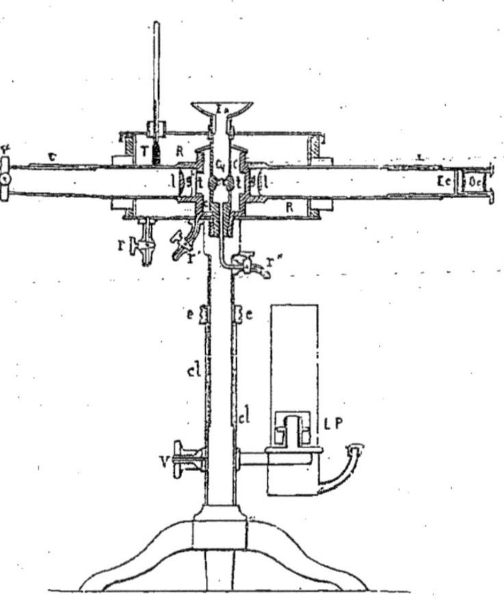

Fig. 89. — Oléoréfractomètre de MM. E.-H. Amagat et F. Jean.

Cet appareil (fig. 89) consiste en une cuve circulaire métallique *c*, munie de deux tubulures opposées *t*, *t*, fermées par deux glaces parallèles *g*, *g*. Sur les tubulures sont vissées, dans le prolongement l'un de l'autre, un collimateur C et une lunette L. Au centre de la cuve est fixé un petit cylindre creux *cy*, en métal argenté, dans les parois duquel sont mastiquées deux glaces formant un angle déterminé. L'appareil est complété par un réservoir d'eau RR, dans lequel on peut plonger un thermomètre T, par des robinets de vidange

r, r', r'', et par une petite lampe LP servant à régler la température.

Une échelle photographique double (fig. 90), transparente, à divisions arbitraires, placée devant l'oculaire (Ec, fig. 89) à l'intérieur de la lunette, et sur laquelle vient se projeter l'image fournie par le collimateur, sert de mesure. Cette image est produite par le bord vertical d'un volet partageant le champ en deux parties, l'une sombre, l'autre lumineuse. Une vis de rappel permet de déplacer le volet pour le réglage de l'appareil. L'éclairage s'obtient en pointant l'oléoréfractomètre dans la direction de la flamme d'une lampe.

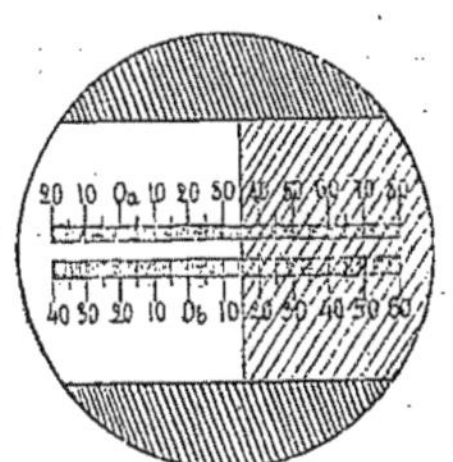

Fig. 90. — Échelle photographique double de l'oléoréfractomètre.

La mise au zéro se fait avec une huile type, à réfraction nulle, qui est de l'huile de pied de mouton sèche et limpide. Si elle renferme des flocons, ce qui arrive lorsque la température baisse, on doit la chauffer avant de s'en servir, jusqu'à ce qu'elle soit absolument limpide.

On verse cette huile type dans la cuve, de façon à recouvrir les glaces des lunettes, puis de l'eau dans le réservoir. Ces deux liquides sont amenés à la température de 22° et on les y maintient, s'il en est besoin, au moyen de la lampe qui chauffe le réservoir. On ferme alors la cuve avec son obturateur et on place le couvercle sur le réservoir d'eau.

Dans ces conditions, si l'on verse dans le cylindre de l'huile type à 22°, on verra, en regardant par l'oculaire de la lunette, que la ligne qui sépare le champ sombre du champ lumineux coïncide avec le 0a de l'échelle supérieure. Si on remplace ensuite dans le cylindre l'huile type par une huile quelconque, on observe une déviation plus ou moins considérable, à droite du zéro (+) pour toutes les huiles végétales, à gauche du zéro (—) pour la plupart des matières grasses animales.

Voici quelques chiffres extraits des tables qui accompagnent l'appareil :

	Degrés.
Les huiles d'Olive dévient de	+ 1 à + 2
L'huile de Colza dévie de	+ 18
— de Coton —	+ 20
— d'Œillette —	+ 29
— de Lin —	+ 54
— d'Olive contenant 10 p. 100 d'huile d'Œillette dévie de	+ 6,5

Lorsque l'huile examinée ne donne pas exactement le degré afférent à l'huile pure, il faut, avant de se prononcer, purifier l'huile en la lavant à deux reprises par l'alcool chaud et recommencer l'examen. Cette opération est presque toujours nécessaire avec l'huile d'Olive.

Pour les matières grasses solides, on règle l'appareil avec l'huile type sur le 0*b* de l'échelle inférieure à la température de 45° ; toutes les observations doivent être faites à cette température. On peut reconnaître aisément par ce moyen les falsifications du beurre de Vache, du saindoux et des suifs.

8° Solubilité. — On trouve des caractères importants dans l'action des principaux dissolvants : éther, alcool absolu, alcool ordinaire, sulfure de carbone, etc. Tous ces corps, soit froids, soit bouillants, pourront dissoudre la substance, soit en toutes proportions, soit en proportions déterminées ; dans d'autres cas, ils ne dissoudront que tel ou tel corps du mélange et on aura alors un résidu.

Les huiles sont ordinairement très solubles dans le chloroforme, la benzine, le sulfure de carbone, le pétrole, les essences et les huiles pyrogénées ; plus ou moins solubles dans l'éther et l'alcool bouillant ; à peu près complètement insolubles dans l'alcool froid, sauf l'huile de Ricin et l'huile de Croton. Cependant cet agent dissout une petite quantité d'huile toujours la même pour une matière grasse donnée, mais qui varie avec chaque matière grasse. Ainsi 1000 d'alcool absolu à 15° dissolvent : 36 d'huile d'Olive, 41 d'huile de Sésame, 64 d'huile de Coton, etc. Ce caractère physique peut donner d'utiles indications dans l'analyse des huiles.

La solubilité d'une huile est facile à constater : il suffit de faire un simple mélange par agitation des deux liquides pour voir si la solubilité est totale. Dans le cas d'une solubilité partielle, on fait l'opération dans un tube gradué, ce qui permet de voir quelle réduction de volume l'huile a pu éprouver par soustraction des substances solubles qu'elle contenait.

Ce caractère peut être aussi utilisé dans l'examen des matières grasses solides, pour rechercher, par exemple, la proportion de substances solubles dans une quantité déterminée d'alcool, absolu ou étendu, froid ou chaud, ou d'éther, de benzine, de pétrole, etc. On peut encore l'employer pour rechercher certaines falsifications, en faisant usage soit d'un dissolvant de la matière grasse qui mettra en évidence la présence de poudres minérales ou organiques ajoutées frauduleusement, ou de débris de tissus animaux provenant des suifs ; soit d'un liquide tel que l'eau, qui, sans action sur la matière grasse, pourra dissoudre, au contraire, certaines substances mélangées, telles que des sels alcalins. Il sera nécessaire alors d'opérer à chaud et avec agitation; on caractérisera les substances dissoutes par les procédés ordinaires de l'analyse chimique.

9° Examen microscopique. — Pour les matières solides, le microscope pourra servir, soit pour la détermination directe de certains corps gras ou acides gras dont les cristaux offrent un aspect caractéristique, soit pour reconnaître la nature des débris solides ou des poudres diverses isolées par les dissolvants : cellules animales, fibres musculaires, vaisseaux sanguins, fécules, cellules d'origine végétale, etc.

10° Échauffement sulfurique. — Ce procédé, encore très apprécié aujourd'hui, a été signalé depuis déjà longtemps par Maumené : il consiste à mesurer l'élévation de température produite par l'addition de 10 centimètres cubes d'acide sulfurique marquant 66° à 50 grammes d'huile, cette élévation de température variant avec l'huile employée, plus considérable pour les huiles siccatives que pour les autres.

On pèse 50 grammes d'huile dans un verre de Bohême de 100 centimètres cubes de capacité, puis on verse le long des parois l'acide qui tombe au fond. On a pris préalablement la température de l'huile ; et on fait en sorte que l'acide ajouté ait la température de l'huile; puis, avec le réservoir d'un thermomètre servant d'agitateur, on mêle fortement ensemble l'acide sulfurique et l'huile; quand le mélange est complet, ce qui demande une à deux minutes, le maximum d'élévation de température est atteint ; on note le chiffre obtenu et, par soustraction, on a l'élévation de la température pour l'huile mise en expérience.

Voici quelques chiffres obtenus avec les principales huiles :

	Degrés.
Huile d'Olive	42
— de Ricin	47
— d'Amande	53,5
— de Colza	58
— d'Arachide	67
— de Sésame	68
— d'Œillette	74,5
— de Noix	101
— de foie de Morue	103
— de Lin	133

III. *PROCÉDÉS CHIMIQUES.* — Les graisses et les huiles peuvent contenir les éléments suivants :

1° Acides gras combinés à la glycérine (glycérides).

2° Acides gras fixes insolubles dans l'eau :

a. Acides non saturés ;

b. Acides saturés.

3° Acides volatils :

a. Solubles dans l'eau ;

b. Insolubles dans l'eau.

4° Acides gras libres.

5° Glycérine.

On calcule ces divers éléments par une série d'essais ou *Indices*, chacun d'eux étant désigné, soit par le nom de l'auteur qui l'a préconisé, soit par le nom du réactif employé.

1° Dosage des acides gras libres. — Les graisses et les huiles renferment souvent des quantités notables d'acides gras libres qui les rendent impropres aux usages auxquels elles sont destinées. Cet essai a surtout une importance industrielle.

On agite dans une éprouvette bouchée à l'émeri 10 grammes d'huile à essayer avec 30 centimètres cubes d'alcool à 90°. Après repos, on ajoute quelques gouttes de phénolphtaléine et on titre avec une liqueur alcaline $\frac{N}{10}$. On rapporte l'acidité à l'acide oléique dont le poids moléculaire est 282. En désignant par n le nombre de centimètres cubes de liqueur alcaline employés, $n \times 0{,}282$ donne l'acidité pour 100.

L'acidité des huiles comestibles ne doit pas dépasser 1 p. 100.

2° Indice de Hehner. — Il indique combien 100 grammes d'huile ou de graisse renferment d'acides gras fixes insolubles dans l'eau. Pour déterminer cet indice, on saponifie dans un petit ballon 5 à 10 grammes de matière grasse avec 5 centimètres cubes de soude alcoolique au 1/10e ; on chauffe au réfrigérant ascendant jusqu'à complète disparition de gouttelettes huileuses. La saponification achevée, on ajoute de l'eau, on chasse l'alcool et on décante dans un verre à filtration chaude. On décompose le savon par l'acide sulfurique étendu et on fait bouillir jusqu'à ce que les acides gras soient devenus limpides et transparents et soient rassemblés à la surface. On laisse refroidir et, lorsque les acides gras sont solidifiés, on fait écouler le liquide acide, puis on lave les acides gras à l'eau bouillante, à plusieurs reprises, en déterminant après chaque lavage la solidification des acides gras. Lorsque les eaux de lavage n'ont plus de réaction acide, on sèche le vase préalablement taré et son contenu à l'étuve à 100°, et on arrête la dessiccation au bout de cinq heures, à partir du moment où la température de 100° est atteinte. Le poids obtenu, ramené à 100 de produit, donne l'indice de Hehner.

Quand on opère sur les huiles, on ajoute dans le ballon 1 à 2 grammes de paraffine pure, sèche et exactement pesée, de façon à obtenir un gâteau d'acides gras concret ; on défalque du poids des acides gras le poids de paraffine ajouté.

3° Dosage des acides solubles. — Lorsqu'on veut doser les acides solubles dans l'eau, on prend quelques précautions en effectuant le dosage précédent. Pour décomposer le savon, on verse juste une quantité d'acide sulfurique N pour saturer la soude employée à la saponification et l'on réunit dans un même récipient la liqueur filtrée et les eaux de lavage. Il n'y a plus qu'à faire un dosage acidimétrique avec une solution alcaline $\frac{N}{10}$, après addition de quelques gouttes de phénolphtaléine. On rapporte l'acidité à l'acide butyrique ; on multiplie le nombre de centimètres cubes employés par 0,0088, puis on rapporte à 100.

Les graisses et les huiles ont très peu d'acides gras solubles, 0,30 p. 100 en moyenne ; dans les beurres, au contraire, la proportion est de 4 à 5 p. 100.

4° Dosage des acides volatils. Indice de Reichert-Meissl-Wolny ou Indice R. M. W. — Il indique le nombre de centimètres cubes d'une solution alcaline décinormale nécessaire pour neutraliser les acides volatils de 5 grammes de matière grasse.

Pour opérer cette détermination, on introduit dans un ballon de 250 centimètres cubes 5 grammes de matière grasse avec 25 centimètres cubes de soude alcoolique au 1/10e. La saponification s'opère au réfrigérant à reflux pendant 2 ou 3 heures. Celle-ci terminée, on chasse l'alcool par évaporation et l'on dissout le savon dans 100 centimètres cubes d'eau distillée chaude ; on ajoute 40 centimètres cubes d'acide sulfurique au dixième ou d'acide phosphorique étendu (acide phosphorique de D=1,45, 170 centimètres cubes, eau, quantité suffisante pour 1000 centimètres cubes), et l'on raccorde le ballon à un condensateur. On chauffe doucement jusqu'à ce que les acides gras soient devenus limpides, et on pousse alors la distillation de façon à recueillir 110 centimètres cubes de liquide en une demi-heure environ. On filtre pour séparer les acides gras volatils insolubles dans l'eau, et on recueille 100 centimètres cubes de liquide que l'on titre avec une solution décinormale de potasse en présence de phénolphtaléine. Le nombre de centimètres cubes de liqueur décinormale employée, multiplié par 1,1, c'est-à-dire augmenté d'un dixième, donnera l'indice cherché.

Pour avoir un résultat précis, il est nécessaire d'établir, par une opération faite à blanc, la correction à faire subir au résultat obtenu, parce que la potasse agit sur l'alcool pendant la saponification en donnant des produits qui peuvent exercer une certaine influence sur le titrage final.

Cet indice est surtout employé pour rechercher les falsifications du beurre de Vache.

5° Dosage de la totalité des acides gras. Indice de saponification ou de Koettstorfer. — La quantité de potasse nécessaire pour saponifier les diverses matières grasses varie avec le poids moléculaire des acides gras constituant le glycéride. L'indice de saponification est le poids exprimé en milligrammes de potasse nécessaire pour saponifier 1 gramme de la matière grasse examinée. On peut employer le procédé de Kœttstorfer lui-même, mais nous donnons la préférence au procédé Barthe, modifié en vue de supprimer les quelques inconvénients que présentait le procédé primitif.

Sans jamais dépasser 2 grammes, on pèse un poids déterminé de la matière grasse à examiner ; pour une huile, si on en connaît la densité, on en prend 1 centimètre cube. La prise d'essai est introduite dans un flacon bouché, avec 80 à 100 centimètres cubes d'éther à 65° ; la dissolution effectuée, on ajoute un excès, soit 5 à 6 centimètres cubes, de *potasse alcoolique binormale* faite avec de l'alcool à 80°. Le mélange est agité fortement jusqu'à ce qu'il se sépare en deux couches limpides. A ce moment seulement, on l'évapore lentement au *bain-marie tiède*, et, quand l'alcool et l'éther ont disparu, on chauffe au *bain-marie bouillant*. Le résidu devient alors pâteux et se prend en masse ; en l'agitant avec une baguette de verre, il se dessèche entièrement. A ce moment, on lave le flacon, où a eu lieu en partie la saponification, avec de l'eau distillée chaude, et l'eau de lavage, soit 100 à 150 centimètres cubes, est employée à dissoudre le savon. A la solution, *entièrement refroidie*, on ajoute quelques gouttes de phtaléine du phénol et on titre l'excès de potasse au moyen d'une solution d'acide sulfurique demi-normale.

Soit P le nombre de centimètres cubes de solution de potasse 2N et A le nombre de centimètres cubes de solution d'acide sulfurique $\frac{N}{2}$ employés, on évaluera en milligrammes la quantité de potasse nécessaire pour saponifier la quantité de matière grasse employée, par la formule $\left(2\,P - \frac{A}{2}\right) \times 0{,}056$. Le nombre obtenu, ramené à 1 gramme de produit, donnera l'indice de saponification.

6° Indice d'iode ou de Hübl. — La quantité d'iode, qui peut être fixée par les acides gras ou les glycérides, peut être considérée comme la mesure des acides gras non saturés. En effet, les acides de la série acétique ($C^nH^{2n}O^2$) ne fixent pas d'iode, tandis que ceux de la série acrylique ($C^nH^{2n-2}O^2$) s'assimilent deux atomes d'halogène, et ceux de la série linoléique ($C^nH^{2n-4}O^2$) s'en assimilent quatre.

L'indice d'iode est donc le poids d'iode que l'on peut fixer sur 100 grammes de matière grasse dans des conditions déterminées. Il sera d'autant plus élevé que la proportion des acides gras saturés sera plus faible et que, par conséquent, la proportion des acides gras non saturés sera plus forte.

On pèse 0gr,50 d'huile, si elle n'est pas siccative, ou 0gr,30 si elle est siccative, et on l'introduit dans un flacon de 250 centimètres cubes bouché à l'émeri avec 10 centimètres cubes de chloroforme. On ajoute 20 centimètres cubes de solution alcoolique d'iode à 5 p. 100 (iode, 5 grammes ; alcool à 95°, 100 centimètres cubes) et 20 centimètres cubes de solution alcoolique de bichlorure de mercure à 6 p. 100 (bichlorure de mercure, 6 grammes ; alcool à 95°, 100 centimètres cubes) ; on bouche, on agite et on laisse au repos pendant deux heures.

On fait en même temps un témoin avec 10 centimètres cubes de chloroforme, 20 centimètres cubes de solution d'iode et 20 centimètres cubes de solution mercurique.

Au bout de deux heures, on ajoute dans chacun des flacons 20 à 25 centimètres cubes de solution d'iodure de potassium à 10 p. 100, quelques gouttes d'empois d'amidon, et on dose dans chacun d'eux l'iode libre à l'aide d'une solution titrée d'hyposulfite de soude (hyposulfite de soude, 24gr,80 ; eau distillée, quantité suffisante pour 1000 centimètres cubes). La différence entre le titre des deux solutions, multipliée par 0,0127, donnera la quantité d'iode absorbée par les 0,50 ou 0,30 d'huile employée. Il n'y aura plus, pour obtenir l'indice d'iode, qu'à rapporter les résultats à 100 d'huile.

Au lieu d'opérer sur la matière grasse, on peut opérer sur les acides gras eux-mêmes ; les résultats obtenus seraient plus précis.

7° Indice de brome. — Les acides gras non saturés fixent le brome de même que l'iode. L'indice de brome est le poids de brome qui peut se fixer sur les acides gras de 1 gramme de matière grasse. Il vaudrait mieux, comme pour l'indice d'iode, le rapporter à 100 de produit.

Le procédé jusqu'ici employé pour déterminer cet indice est celui de Levallois, heureusement modifié par MM. Schlagdenhauffen et Braun. On pèse 2gr,50 d'huile qu'on fait dissoudre dans du chloroforme, de façon à obtenir un volume de 50 centimètres cubes. On prend 10 centimètres cubes de la solution et on y ajoute, par fractions, une solution titrée de brome dans le chloroforme ou le sulfure de carbone, renfermant environ 1 p. 100 de brome. On agite le mélange et on n'introduit une nouvelle quantité de réactif titré qu'après absorption du brome déjà introduit, et ainsi de suite jusqu'à coloration jaune persistante. A ce point, on ajoute 10 centimètres cubes de solution étendue d'iodure de potassium, un peu d'empois d'amidon, et on titre l'iode mis en liberté par l'excès de brome, au moyen d'une solution titrée d'hyposulfite dont 1 centimètre cube correspond à 0gr,0127 d'iode et à 0gr,008 de brome. Connaissant le titre et la quantité de la liqueur de brome employée, ainsi que la quantité de brome en excès, on pourra facilement calculer la proportion de brome qui s'est combinée au corps gras. Le nombre trouvé rapporté à 1 gramme d'huile représente son indice de brome.

Ce procédé est sujet à des causes d'erreur; on peut les éviter en employant le procédé de M. Telle qui utilise, pour la réaction, le brome naissant dégagé d'une solution acide de bromure de potassium par une solution titrée d'hypochlorite de soude.

On pèse exactement 1gr,25 d'huile (pour les huiles siccatives la moitié, soit 0gr,625), et on dissout cette quantité de corps gras dans du chloroforme ou du tétrachlorure de carbone de façon à amener le volume à 50 centimètres cubes. On prélève 10 centimètres cubes de cette solution correspondant à 0gr,25 (ou à 0gr,125) de corps gras, on les introduit dans un vase d'Erlenmeyer de 300 centimètres cubes ; on y ajoute 5 grammes de solution de bromure de potassium à 10 p. 100, 1 centimètre cube d'acide chlorhydrique pur, puis *lentement* et en *agitant constamment*, un volume connu de solution d'hypochlorite de soude titrée (1) : 30 centimètres cubes pour l'huile de foie de morue et l'huile d'amande douce, 25 centimètres cubes pour les autres huiles en général. On place l'essai à l'abri de la lumière et on l'abandonne, sans agiter, pendant vingt minutes environ. Au bout de ce temps, on procède au dosage du brome en excès. Pour cela, on introduit dans le vase 20 centimètres cubes de la solution arsenicale qui a servi à titrer la solution d'hypochlorite ; on agite vivement; le brome en excès est absorbé par l'acide arsénieux et il reste un excès de ce dernier. Avec une burette graduée, on ajoute ensuite la solution titrée d'hypochlorite ; l'opération est terminée quand la solution aqueuse prend une teinte jaunâtre qu'une vive agitation fait passer dans le chloroforme ou le tétrachlorure de carbone. On lit le nombre de centimètres cubes employés ; en le déduisant du volume total d'hypochlorite mis en œuvre, on aura le volume correspondant au brome absorbé par $0^{gr},25$ d'huile non siccative ou $0^{gr},125$ d'huile siccative.

8° Réactions colorées des huiles. — Les huiles renferment en très petite quantité certains principes non définis qui se manifestent, sous l'action de réactifs appropriés, par des colorations qui varient souvent avec chaque espèce d'huile. Les travaux faits dans cette direction sont extrêmement nombreux, mais la plupart des colorations que l'on peut obtenir sous l'influence des réactifs employés (alcali, ammoniaque, acide sulfurique seul ou additionné de nitrate acide de mercure, acide azotique seul ou additionné de mercure, d'acide sulfurique, etc.) sont très variables pour une même espèce d'huile, suivant les variétés de cette huile. Les résultats sont bien plus incertains lorsqu'il s'agit d'un mélange.

Nous indiquerons cependant à titre d'*essai préliminaire* les procédés de Heydenreich et de Massie.

(1) On prépare cette solution en diluant, jusqu'au volume d'un litre, 35 à 40 centimètres cubes d'hypochlorite de soude commercial à 30° chlorométriques. Un litre de cette liqueur peut déplacer, en solution acide, 8 grammes de brome environ. On en fera le titre de la façon suivante : dans 20 centimètres cubes de la liqueur chlorométrique de Gay-Lussac (dont 1 000 c. c. correspondent à 7 gr. 14 de brome), additionnés de 25 centimètres cubes de solution de bromure de potassium à 10 p. 100, on verse la solution d'hypochlorite contenue dans une burette graduée ; le brome mis en liberté est immédiatement absorbé et le terme final est marqué par la persistance d'une faible teinte jaune due à une trace de brome en excès. Soit N le nombre de centimètres cubes employés ; on en déduit que 1 centimètre cube de la solution d'hypochlorite déplaec $\frac{0^{gr},1428}{N}$ de brome.

Le *procédé Heydenreich* consiste à ajouter I goutte d'acide sulfurique à 66° B. à X ou XV gouttes d'huile déposées sur une plaque de verre dépolie ou dans un verre de montre reposant sur une feuille de papier blanc. On obtient avec les différentes huiles des nuances variées qui sont d'ailleurs figurées sur l'échelle de l'oléomètre Lefebvre et qui sont indiquées dans le tableau suivant :

HUILES	SANS AGITATION	APRÈS AGITATION
Colza............ Navette..........	Auréole bleu verdâtre avec stries d'un brun jaunâtre clair au centre.	Bleu verdâtre.
Moutarde noire........	Bleu verdâtre........	Bleu verdâtre.
Caméline.............	Jaune passant à orangé vif.	Gris jaunâtre.
Coton..............	Jaune avec stries brunes au centre...........	»
Olive...............	Jaune pâle, puis jaune vert.................	Jaune plus ou moins sale ou grisâtre.
Œillette............. Amande..............	Jaune serin, puis jaune terne...............	
Arachide.............	Jaune gris sale........	»
Chènevis.............	Vert-émeraude........	»
Lin..................	Rouge brun foncé, puis brun.................	Brun noir.
Sésame..............	Rouge vif.............	»
Suif.................	Brun.................	Brun foncé sale.
Baleine............. Morue...............	Rouge vif passant au violet..................	Rouge brun très vif passant au brun foncé et au violet.

Le *procédé Massie* est des plus recommandables en raison de sa simplicité, des bons résultats qu'il a donnés et du grand nombre d'huiles auquel il s'applique. Il comporte plusieurs opérations successives.

1° *Acide azotique seul.* — Mettre dans un verre à expérience 5 grammes d'acide azotique à 40° B. et 10 grammes d'huile ; agiter vivement avec une baguette de verre pendant deux minutes. Après repos de quelques minutes, les deux liquides se séparent en deux couches, la supérieure huileuse, l'inférieure acide ; on note la coloration de l'une et de l'autre.

	Coloration de l'huile.	*Coloration de l'acide.*
Huile d'Olive.........	Blanc verdâtre.	Jaune sâle pâle.
— d'Amande....... — de Noisette......	Incolore.	Incolore.
— d'Arachide...... — d'Œillette.......	Abricot clair..	Incolore.
— de Ricin........	Jaune.	Incolore.
— de Sésame......	Jaune orangé.	Vert, puis rouge safran.
— de Coton.......	Brun rougeâtre.	Incolore ou brun.

2° *Acide azotique et mercure.* — Agiter pendant deux minutes 10 centimètres cubes d'acide azotique à 40-42° B. avec 10 centimètres cubes d'huile, puis ajouter au mélange 1 gramme de mercure ; après dissolution du mercure, agiter de nouveau à trois ou quatre reprises en trois ou quatre minutes et laisser déposer.

On note la coloration de l'huile :

	Coloration.
Huile d'Olive	Vert clair ou jaune paille.
— d'Amande	Blanche.
— de Noisette	Blanche.
— d'Arachide	Rouge abricot.
— d'Œillette	Rouge vif.
— de Sésame	Rouge.
— de Coton	Rouge orangé.
— de Ricin	Jaune clair (1).

3° On agite ensuite régulièrement toutes les dix minutes pour obtenir la solidification ; celle-ci se produira avec une huile non siccative et le temps que met une huile pour se solidifier varie avec chaque espèce, mais il est toujours le même pour la même huile. On note donc exactement le temps qui a été nécessaire à la solidification. Les huiles siccatives ne sont pas solidifiables. Si une huile solidifiable est additionnée d'une huile qui ne l'est pas ou qui l'est moins, sa solidification sera plus ou moins retardée suivant les proportions du mélange.

Le *procédé Behrens* est surtout recommandable pour la recherche de l'huile de Sésame dans un mélange avec les autres huiles. On agite dans un flacon à large ouverture 10 grammes d'huile avec 10 grammes d'un mélange à parties égales d'acide sulfurique et d'acide azotique. On observe rapidement la coloration, car, au bout de deux ou trois minutes, elle prend une teinte brune uniforme.

	Coloration.
Sésame	Vert pré.
Colza, Navette, Moutarde	Verdâtre.
Lin, Chènevis	Chocolat.
Ricin, Amande, Œillette	Fleur de pêcher.
Olive	Jaune clair.
Coton, Arachide	Brunâtre.

Usages généraux. — En dehors des matières grasses qui constituent par elles-mêmes des remèdes actifs (Huile de foie de Morue, Huile de Ricin, Huile de Croton, etc.), beau-

(1) Pour plus de détails au sujet de ce procédé, voir Beauvisage, *Les Matières grasses*, p. 72-73.

coup sont employées en pharmacie comme véhicule des substances médicamenteuses. Elles sont capables, en effet, d'en dissoudre un grand nombre ou de se les incorporer sans dissolution. Elles rendent de grands services dans la médication externe, soit à l'état naturel, soit en pommades, liniments, suppositoires, soit après transformation en savons médicinaux.

Classification. — Au point de vue pratique, on peut, quelle que soit leur origine, animale ou végétale, classer les matières grasses en trois grandes catégories :

1° Les *Huiles* proprement dites, liquides à la température ordinaire de nos climats ;

2° Les substances plus ou moins solides, appelées *Huiles concrètes*, *Beurres*, *Suifs*, *Graisses* et *Moelles* ;

3° Les *Cires*, qui constituent un groupe un peu aberrant, mais qui ne peuvent être séparées complètement des autres matières grasses.

Pour notre étude, nous diviserons cette grande classe des substances grasses en dix familles :

1° Les *Gaduiques*, comprenant les huiles animales ;

2° Les *Oléiques*, renfermant les huiles végétales où l'oléine domine et qui ne sont pas siccatives : Olive, Amande, Coton, Sésame, Arachide, etc. ;

3° Les *Linoléiques*, comprenant les huiles siccatives : Lin, Noix, Œillette, Chènevis, etc ;

4° Les *Ricinoléiques*, comprenant les huiles des graines d'Euphorbiacées : Ricin, Croton, Pignon d'Inde, Épurge, etc. ;

5° Les *Brassoléiques*, ou huiles des Crucifères : Colza, Caméline, Navette, etc. ;

6° Les *Oléo-stéariques*, qui renferment les *Graisses* : Axonge, Suifs, Margarine ;

7° Les *Oléo-butyriques*, qui renferment les *Beurres* ou plus exactement les matières grasses qui contiennent des glycérides à acides volatils : Beurre de Vache, Beurre de Coco, Beurre de Cacao, Beurre de Muscade, etc.

8° Les *Cholestériques* avec la Lanoline ;

9° Les *Cériques*, qui comprennent toutes les cires, animales ou végétales, Cire d'Abeille, Cire de Chine, Spermacéti, Cires du Japon, de Myrica, de Carnauba, etc.

FAMILLE 1. — GADUIQUES

Les huiles de cette famille, qui sont les huiles animales, sont peu nombreuses ; elles sont fournies par des Poissons, des Oiseaux et des Mammifères. Une seule est réellement importante et officinale : c'est l'Huile de foie de Morue.

HUILE DE FOIE DE MORUE

Origine. — L'*Huile de foie de Morue* est généralement préparée avec les foies de la Morue franche ou Cabillaud (*Gadus Morrhua*, fig. 91), Poisson de l'ordre des Malacopté-

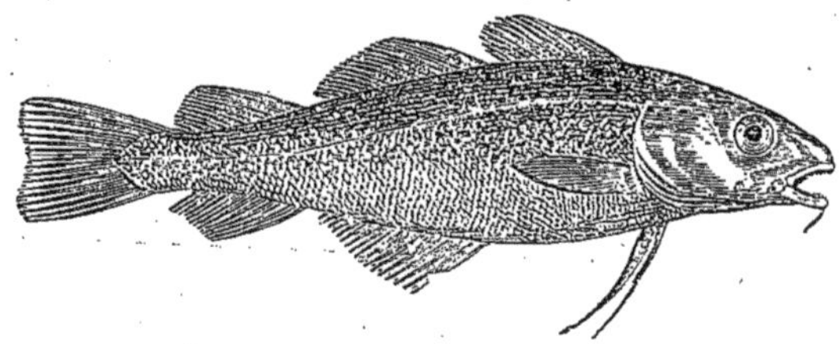

Fig. 91. — Morue.

rygiens subbrachiens et du groupe des Gadidés, que l'on pêche sur le banc de Terre-Neuve et dans la mer du Nord, au voisinage de la Norvège. On en retire aussi de la plupart des Poissons du même genre ; tels sont : l'Églefin (*G. Æglefinus*, L.), le Dorsch (*G. Callarias*, L.), le Merlan commun (*G. Merlangus*, L.), le Merlan noir (*G. Carbonarius*, L.), la Merluche (*G. Merlucius*, L.), la Lingue ou Morue longue (*G. Molus*), etc.

Préparation. — L'huile de foie de Morue était jadis obtenue par fermentation. Dès que les Morues étaient ouvertes, on en retirait les foies et on les entassait dans des cuves en bois percées de trous, que l'on exposait au soleil dès qu'elles étaient pleines ; les foies ainsi accumulés étaient remués constamment. La putréfaction fait éclater les cellules du tissu hépatique, l'huile s'en échappe et vient surnager à la surface, tandis que le sang s'écoule par les ouvertures inférieures. La première huile est jaune clair, mais, au fur et à mesure que la putréfaction s'avance, elle fonce de plus en plus, en même temps que la saveur et l'odeur deviennent de plus en plus repoussantes. On achevait l'opération en faisant bouillir les restes des foies et on obtenait une huile des plus infectes.

Depuis que cette huile, d'un usage industriel déjà ancien surtout dans les pays du Nord, est employée en médecine, les fabricants se sont appliqués à obtenir une huile sans odeur, ni saveur, et aussi peu colorée que possible. Toutefois, l'absence de coloration de l'huile doit être obtenue exclusivement à l'aide de procédés de fabrication perfectionnés, et non pas au moyen de procédés chimiques, car le produit ainsi obtenu a perdu ses propriétés médicinales, et cette pratique constitue une véritable falsification.

Actuellement, pour aller plus vite et pour obtenir un meilleur produit, on applique immédiatement la chaleur, après avoir trié les meilleurs foies et réservé les moins bons et les mauvais pour en préparer des huiles inférieures.

Les foies frais, lavés et séchés, sont mis dans une bassine à double fond qu'on chauffe à la vapeur ; l'huile est recueillie à mesure qu'elle se sépare et mise à refroidir dans de grandes bassines où elle se clarifie en abandonnant un dépôt assez abondant. La partie claire constitue l'*huile blanche* ou *ambrée.*

Les foies qui ont servi à cette préparation sont mis dans une bassine de fonte que l'on chauffe doucement à feu nu ; on agite la masse et on en sépare l'*huile blonde* qui se dégage. Enfin, on ajoute de l'eau et on chauffe de plus en plus ; on obtient les *huiles brunes.*

Caractères. — L'huile de foie de Morue possède une odeur de sardine et une saveur fade laissant un goût de poisson ; elle est légèrement soluble dans l'alcool, très soluble dans l'éther, et réagit faiblement sur le tournesol. Sa coloration est variable, comme nous venons de le dire. Sa densité à +15° varie entre 0,925 et 0,931 ; elle marque 39° à l'oléomètre de Lefebvre et 53° à l'alcoomètre de Gay-Lussac. A l'oléoréfractomètre, sa déviation est de +38° à 45° (44° en moyenne) ; son échauffement sulfurique, très élevé, atteint 103° ; indice de saponification, 182-187 ; indice d'iode, de 140 à 152 ; indice de brome, 73,2.

Par l'acide azotique pur et fumant, elle se colore en rose, ce qui est dû aux acides biliaires dont elle contient une certaine quantité. Avec l'acide sulfurique concentré, il se développe une coloration violette, qui ne tarde pas à virer au cramoisi, puis au brun, si l'on agite le mélange. Enfin, la rosaniline colore en rouge l'huile pure et ne colore pas les huiles végétales non acides.

Composition chimique. — Les principes constitutifs de

l'huile de foie de Morue peuvent être répartis en quatre groupes principaux :

1° Des *glycérides fondamentaux* : oléine, palmitine, butyrine.

2° Des *acides organiques spéciaux* : 1° l'*acide morrhuique* $C^9H^{13}AzO^3$, spécial à l'huile de Morue qui appartient à la série pyridique ; il se comporte à la fois comme acide et base faible. L'huile en contient jusqu'à 1 gramme par litre. Il s'extrait sous forme d'une masse brune visqueuse, peu soluble dans l'eau, à odeur légèrement aromatique, désagréable ; il peut cristalliser par purification ; 2° l'*acide phosphoglycérique* $PO^4H^2.C^3H^5(OH)^2$ se trouve dans l'huile en combinaisons complexes connues sous le nom de *lécithines* ; les oxhydriles alcooliques de l'acide sont, dans ces composés, éthérifiés par des acides gras (stéarique ou oléique), tandis que la fonction acide est saturée par une base organique (choline ou bétaïne) ; 3° l'*acide térapique* $C^{17}H^{26}O^2$, récemment trouvé par Heyerdahl.

3° Des *bases organiques*, les unes volatiles, les autres fixes. 1° Bases volatiles : *Butylamine* C^4H^9,AzH^2, formant le sixième de la totalité des bases ; — *Amylamine* C^5H^{11},AzH^2, représentant le tiers de la totalité des bases ; — *Hexylamine* C^6H^{13},AzH^2, en faible quantité. — *Dihydrolutidine* $C^7H^{11}Az$, base nouvelle (ainsi que les suivantes), formant le dixième de la totalité des bases. — 2° Bases fixes : *Merlusine* $C^8H^{12}Az^2$, liquide, huileuse, un peu soluble dans l'eau, soluble dans l'alcool, très peu dans l'éther ; — *Morrhuine* $C^{19}H^{27}Az^3$, huile épaisse, presque solide, jaunâtre, d'une odeur douce de seringat, à saveur caustique ; un peu soluble dans l'eau, soluble dans l'alcool et l'éther ; forme, avec la suivante, environ le tiers de la totalité des bases ; — *Homomorrhuine* $C^{20}H^{29}Az^3$, huile épaisse jaune brun, d'odeur douce, un peu soluble dans l'eau ; — *Nicomorrhuine* $C^{20}H^{28}Az^4$, huile solide jaune brun, d'odeur mielleuse rappelant assez celle du tabac ; un peu soluble dans l'eau, soluble dans l'éther ; — *Tyrosamines* C^7H^9AzO, $C^8H^{11}AzO$, $C^9H^{13}AzO$, bases homologues très voisines, peu solubles à froid, assez solubles à chaud ; odeur légère et douceâtre ; saveur amère ; — *Morrhuamine* $C^{14}H^{20}Az^2O^2$, base solide, d'odeur faiblement ammoniacale.

D'après M. Bouillot, ces dérivés organiques, auxquels l'huile de foie de Morue emprunte ses propriétés les plus remarquables, sont tous d'origine biliaire ; ils ne sont pas le résultat d'une fermentation quelconque ; ils existent préformés dans le tissu hépatique et on les retrouve dans la bile de la Morue.

4° Des *principes minéraux* : chlore, brome, iode (3 à 4 centigrammes par litre) en combinaison indéterminée ; phosphore, sous forme d'acide phosphorique et phosphoglycérique ; soufre, sous forme de sulfates ; chaux, magnésie, soude.

Falsifications et essai. — Les huiles de foie de Morue sont falsifiées avec les huiles de foie de Raie, de foie de Squale, de Baleine, de Cachalot, de Phoque, avec diverses huiles végétales, telles que les huiles d'Œillette et d'Arachide, par l'huile minérale, l'huile de résine, etc. Elles sont fréquemment additionnées d'iode, surtout lorsqu'elles sont falsifiées.

Avant de rechercher les cas particuliers, on doit rechercher les réactions d'identité et procéder aux essais généraux.

Réactions d'identité. — 1° Dissoudre une goutte d'huile dans XX gouttes de sulfure de carbone ; ajouter une goutte d'acide sulfurique concentré et agiter. Le mélange devra prendre une belle teinte violacée passant rapidement au brun. Il y a des réserves à faire pour l'huile de Phoque qui possède tous les caractères de l'huile de foie de Morue vraie et qui donne aussi la coloration violette par l'acide sulfurique.

2° A XV gouttes d'huile de foie de Morue, on ajoute III goutes d'acide azotique ; on agite, on obtient une coloration rose feu qui passe au jaune citron.

3° Si on mélange 2 centimètres cubes d'huile, 1 centimètre cube d'acide azotique fumant et 1 centimètre cube d'eau, l'huile pure ne doit pas se solidifier même au bout de 2 jours. Cette réaction exclut la présence d'huiles végétales riches en oléine (Olive, Sésame, etc.).

4° 5 centimètres cubes d'huile sont mélangés à 5 centimètres cubes d'éther officinal. On ajoute 25 centimètres cubes d'alcool à 95° ; il se forme un précipité. La liqueur claire qui surnage est mise dans une capsule et additionnée goutte à goutte d'acide azotique fumant ; il se forme à chaque goutte d'acide une coloration bleu céleste très fugace.

Essais généraux. — 1° Détermination de l'indice d'iode ; celui-ci devra être compris entre 140 et 152 ; cependant certaines huiles peuvent donner 156, nombre qui peut être admis comme limite supérieure.

2° Introduire, dans un ballon, 1 gramme d'huile et 20 centimètres cubes de solution alcoolique de potasse $\frac{N}{2}$; chauffer une demi-heure avec réfrigérant à reflux ; ajouter quelques gouttes de phénolphtaléine, puis verser une solution $\frac{N}{2}$ d'acide chlorhydrique jusqu'à décoloration. Il faut au moins 13 centimètres cubes pour obtenir ce résultat.

Essais particuliers. — L'*Huile de foie de Raie* se reconnaît en saponifiant l'huile suspecte avec une solution de potasse au dixième ; on perçoit une odeur d'acide valérianique, particulièrement manifeste en chauffant au bain-marie.

Les *Huiles de Cachalot* et de *foie de Squale* diminuent la densité de l'huile ; on en décèle la présence par l'acide sulfurique. On agite l'huile suspecte avec de l'acide sulfurique ; on laisse reposer et on décante l'huile dans un tube qu'on plonge dans un mélange réfrigérant ; si l'huile est pure, elle reste limpide ; si elle est falsifiée par l'huile de Cachalot, elle laissera déposer une substance solide, fusible seulement à 25° ; avec l'huile de Squale, on obtiendra un précipité léger et floconneux.

L'*Huile de Phoque* est la plus difficile à déceler. Son addition cependant amène une diminution dans la déviation à l'oléoréfractomètre. La déviation de l'huile de Phoque est de + 32° ; la limite minima pour l'huile de foie de Morue est de + 43°5. Laver l'huile suspecte à l'alcool avant de l'examiner.

Pour y déceler l'*Huile de Poisson*, Cailletet a proposé l'emploi d'un réactif composé de : *acide phosphorique* à 45°, 12 parties ; *acide sulfurique* à 66°, 7 parties ; *acide azotique* à 40°, 10 parties. On agite, pendant 15 secondes, 1 centimètre cube du réactif avec 5 centimètres cubes de l'huile ; puis, on ajoute au mélange 5 centimètres cubes de benzine et on agite de nouveau. La benzine dissout l'huile et prend une coloration jaune persistante, avec les huiles blanches, ambrées et blondes. A l'exception de l'huile de foie de Raie, qui prend une couleur rouge invariable, toutes les autres huiles de Poisson sont colorées en brun foncé par l'action de ce réactif.

La falsification par les *Huiles végétales* diminue la densité, la déviation optique et l'échauffement sulfurique. On peut encore calculer avec avantage l'indice de brome qui est de 73,2 pour l'huile de foie de Morue pure, tandis qu'il est bien inférieur pour la plupart des huiles végétales. Le chlore noircit l'huile de foie de Morue, tandis qu'il décolore les huiles végétales ; l'addition de celles-ci sera décelée par une coloration brune plus ou moins pâle, selon la proportion ajoutée. Enfin solidification par l'acide azotique dans le cas d'une huile riche en oléine.

On reconnaîtra l'addition d'*Huiles minérales* par le dosage des matières non saponifiables.

Pour les *Huiles de résine*, on fera usage du procédé de Böttger : agiter l'huile suspecte avec 12 fois son volume d'éther acétique et la ramener à la température de $+17^{\circ}$; après une minute de repos, si le mélange est limpide, c'est que l'huile contenait de la résine.

L'*addition d'iode* se reconnaît par plusieurs moyens. L'iode et l'iodure ajoutés peuvent être extraits de l'huile par l'eau et l'alcool, tandis que l'huile naturelle n'abandonne pas l'iode à ces deux dissolvants. L'huile iodée soumise à la saponification abandonne l'iode ajouté à l'eau mère de la saponification, tandis que l'huile naturelle saponifiée ne laisse pas d'iode dans l'eau mère. Enfin, le dosage de l'iode pourra donner d'utiles indications. On pourra l'effectuer par le procédé suivant, remarquable par sa simplicité.

Dans une capsule à bec, demi-profonde, peu évasée, on pèse 25 grammes d'huile, 25 grammes de nitrate de potasse pulvérisé et 30 grammes de solution alcoolique de potasse (5 grammes de potasse pour 25 grammes d'alcool). On saponifie au bain-marie et le savon est desséché au bain de sable ; on calcine ensuite dans le moufle, jusqu'à ce que les cendres soient très blanches.

Ces cendres, principalement formées de carbonate, d'iodure de potassium, etc., sont traitées par l'acide acétique dilué jusqu'à réaction acide, et la solution est introduite dans une boule à décantation. On déplace l'iode par l'addition de 5 centimètres cubes de solution de persulfate d'ammoniaque à 1 p. 20, et on l'extrait en agitant la solution avec du sulfure de carbone que l'on décante. La solution sulfocarbonique d'iode est titrée par l'hyposulfite de soude N/100.

Usages. — L'huile de foie de Morue agit : 1° par ses *glycérides*, analeptiques puissants, facilement assimilables grâce à leur légère acidité, à leur partielle saponification, à la présence des acides biliaires qui rendent leur émulsion facile ; 2° par ses *acides organiques* : lécithines phosphoglycériques, agissant comme reconstituants énergiques des tissus ; acide morrhuique, qui est un excitant de la désassimilation et un puissant adjuvant de l'appétit ; acides biliaires, qui sont des cholagogues actifs ; 3° par ses *bases organiques*, dont les unes sont convulsivantes et les autres diurétiques ; 4° par ses *principes minéraux*, dont certains d'entre eux, notamment l'iode, le phosphore et la chaux, ont des propriétés reconstituantes manifestes.

L'huile de foie de Morue est surtout indiquée dans le rachitisme, la tuberculose pulmonaire au début, la scrofulose, certaines dermatoses, etc.

On doit prescrire de préférence les huiles blondes, dont les propriétés participent à la fois de celles des huiles blanches qui contiennent surtout les principes minéraux, mais pas de lécithines, ni de bases libres, et de celles des huiles colorées, moins riches en principes minéraux, mais contenant surtout les bases organiques, les lécithines et les acides biliaires. Elle est prescrite par cuillerées à bouche, de 2 à 4 par jour, au commencement du repas. Ce médicament produit parfois des troubles digestifs et provoque souvent de la diarrhée. On peut essayer d'obvier à ces inconvénients en l'additionnant de quelques gouttes d'acide chlorhydrique ou d'éther qui active la sécrétion pancréatique. L'huile de foie de Morue sert à préparer l'*Émulsion d'huile de foie de morue*, l'*Huile de foie de morue créosotée* et l'*Huile de foie de morue phosphorée.*

Parmi les autres huiles animales, nous mentionnerons seulement l'*Huile de foie de Raie*, fournie par plusieurs espèces de Raies: la Raie bouclée (*Raja clavata*, L., fig. 92), la

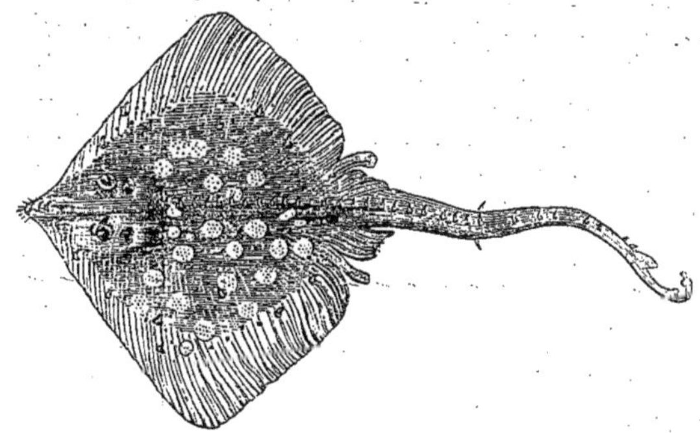

Fig. 92. — Raie bouclée.

Raie blanche (*R. Batis*, L.), la Pastenague (*R. Pastinaca*, L.), la Raie aigle (*R. Aquila*, L.).

On la prépare sur les côtes de Normandie, en faisant bouillir les foies dans l'eau et recueillant l'huile qui surnage ; ou bien on coupe les foies en petits morceaux et on les chauffe jusqu'à séparation de l'huile ; le tout est ensuite jeté sur un filtre de laine qu'on presse légèrement.

Elle s'emploie comme succédané de l'huile de foie de Morue à laquelle elle est fréquemment mélangée ou substituée. Sa valeur commerciale est beaucoup moindre et ses propriétés thérapeutiques semblent moins actives.

FAMILLE 2. — OLÉIQUES

Cette famille comprend toutes les huiles où l'oléine domine et qui ne sont pas siccatives : Arachide, Coton, Sésame, Olive, Amande, Faîne, Noisette, Ben, etc.

HUILE D'ARACHIDE*

Origine. — Cette huile provient des graines de l'*Arachi hypogæa* (fig. 93), plante annuelle de la famille des Légumineuses, originaire de l'Afrique et cultivée dans tous les pays tropicaux et subtropicaux. Les principaux centres de production de cette plante sont : la Côte occidentale d'Afrique, le Mozambique, le Congo, les côtes de Zanzibar et de Coromandel, l'Inde, la Cochinchine, les Antilles, l'Égypte, la Tunisie, l'Espagne, l'Italie et même les États-Unis où la culture l'a développée.

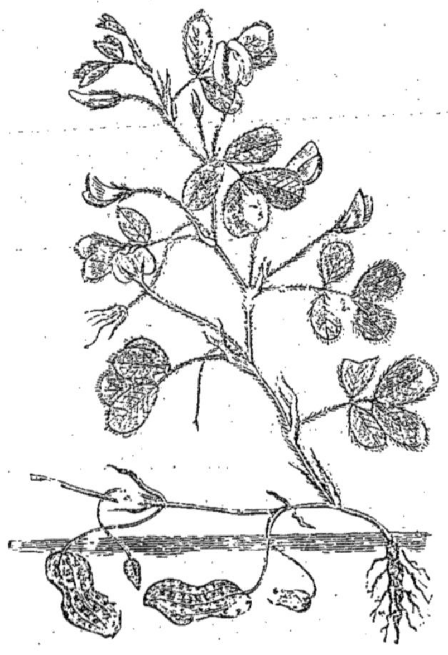

Fig. 93. — *Arachis hypogæa.*

L'Arachide présente deux sortes de rameaux, les uns dressés dont toutes les fleurs avortent, les autres rampants sur le sol dont les fleurs fructifient dans le sol. A cet effet, le pédoncule floral s'allonge et enterre plus ou moins profondément l'ovaire fécondé. Celui-ci produit une gousse spéciale, à deux graines, étranglée entre les deux, qu'on appelle vulgairement *Pistache de terre, Cacaouette.* La graine, de la grosseur d'un gros pois, est pourvue d'un tégument rougeâtre ou incolore ; elle renferme de 38 à 50 p. 100 d'huile, que l'on retire par trois expressions successives : la première à froid, *Huile surfine*, la seconde à froid après gonflement des graines dans l'eau, *Huile fine*, la troisième à chaud, *Huile industrielle*. Les huileries françaises traitent chaque année plus de 100.000 tonnes d'Arachides représentant plus de 20 millions de francs.

Caractères. — Préparée à froid, elle est presque incolore, d'une odeur agréable et d'une saveur qui rappelle celle des Noisettes ou des Haricots verts. Sa densité varie de 0,917 à 0,920 ; elle est plus fluide que l'huile d'Olive ; elle se trouble à $+3^o$ et se fige complètement à -7°. Déviation à l'oléoréfractomètre, de $+3^o,5$ à $+6^o,5$ suivant la provenance des graines ; échauffement sulfurique, 67° ; indice d'iode, 91 à 103 ; indice de Hehner, 95,86 ; indice de brome, 53 ; indice de saponification, 191,3. Elle rancit assez facilement, ce qui empêche sa substitution à l'huile d'Olive pour les préparations pharmaceutiques. Elle est peu soluble dans l'alcool, très soluble dans l'éther et dans les essences. L'acide azotique et la solution mercurique la colorent en abricot clair. Le réatif Poutet ne la solidifie pas, même au bout de vingt-quatre heures.

Composition chimique. — La saponification a permis de constater, dans cette huile, la présence de quatre acides gras : l'*acide oléique* $C^{18}H^{34}O^2$, qui constitue la majeure partie de cette huile, l'*acide palmitique* $C^{16}H^{32}O^2$, l'*acide hypogéique* $C^{16}H^{30}O^2$ et l'*acide arachidique* $C^{20}H^{40}O^2$. Ce dernier acide, un des moins fusibles parmi les acides gras ($+75^o$), peut servir à la caractériser et même à la doser dans les huiles qu'elle sert trop souvent à falsifier, principalement les huiles d'Olive et d'Amande, car l'huile d'Arachide est la seule qui renferme cet acide. Les procédés que l'on emploie pour cela seront décrits à propos des falsifications de l'huile d'Olive.

Falsifications. — L'huile d'Arachide, fréquemment employée pour frauder d'autres huiles, peut être à son tour falsifiée par des huiles végétales. Cette falsification est facilement reconnue par l'oléoréfractomètre, toutes les autres huiles ayant des déviations plus grandes que celles de l'huile d'Arachide.

Usages. — Cette huile est surtout employée comme huile à manger, soit pure, soit mêlée ou substituée à l'huile d'Olive. Elle peut être employée à certains usages pharmaceutiques. L'huile obtenue à chaud est utilisée dans l'industrie des savons.

HUILE DE COTON*

Origine. — Cette huile est retirée des graines de diverses espèces de *Gossypium*, du *G. herbaceum* (fig. 94), du *G. arboreum*, et plus particulièrement des graines du *G. barbadense* qui sont celles qui produisent la plus grande quantité d'huile et qui possèdent l'avantage de n'avoir pas besoin d'être décortiquées. Quand on la destine à la falsification des autres huiles, on la prive de ses glycérides solides (stéarine, palmitine), et on la décolore complètement. C'est après qu'elle a subi ce raffinage qu'on la livre au commerce. On la fabrique en Amérique, en Angleterre (Hull, Rochester, Liverpool) et en France, où l'extraction de l'huile est centralisée à Dunkerque, Rouen et Marseille. En 1900, la quantité de graines importée dans ces ports a été de 50 272 000 kilogrammes. Les fabriques françaises importent en outre des huiles américaines qu'elles raffinent, 48 226 000 kilogrammes en 1910.

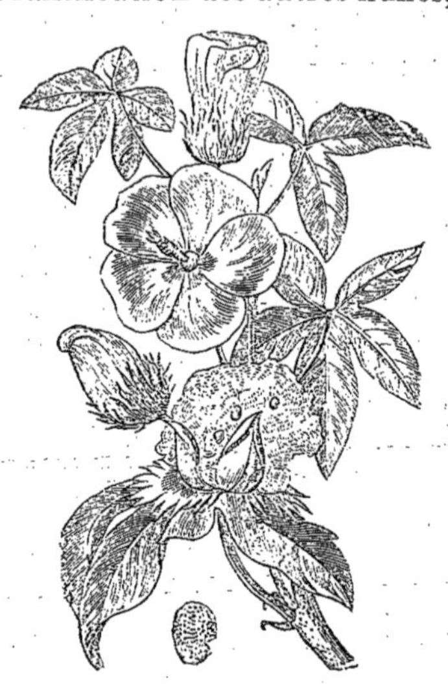

Fig. 94. — Branche de Cotonnier (*Gossypium herbaceum*) avec fleurs et fruit; graine isolée.

Caractères. — L'huile de Coton purifiée a une couleur jaune-paille ; elle est inodore, sans saveur spéciale, de conservation très facile, non siccative. Densité à + 15°, 0,923-0,9254 ; déviation à l'oléoréfractomètre, + 20° ; échauffement sulfurique, 55° ; point de congélation, 0 à + 1° ; point de fusion des acides gras, + 38° ; point de solidification, + 35 à 38° ; indice de Hehner, 95,75 ; indice de saponification, 191-196 ; indice d'iode, 106-108 ; indice de brome, 64,50. Elle est insoluble dans l'alcool même à chaud ; soluble dans l'éther, la benzine, le sulfure de carbone. L'acide azotique la colore en marron foncé; la solution mercurique, en rouge orangé; l'acide sulfurique, en brun rouge très foncé.

Composition chimique. — Elle est formée d'oléine, de stéarine et de palmitine ; dans les huiles raffinées, la proportion d'oléine est supérieure à celle des deux autres glycérides.

Usages. — L'huile de Coton brute est principalement employée pour la fabrication des savons d'une qualité remarquable et pour l'éclairage ; elle remplace aussi l'huile de Lin dont elle a beaucoup l'aspect. Quand elle est raffinée, elle est surtout employée pour falsifier les autres huiles, et plus particulièrement l'huile d'Olive.

HUILE DE SÉSAME*

Origine. — Cette huile est extraite des graines des *Sesamum indicum, S. orientale* et *S. radiatum,* plantes annuelles de la famille des Gesnéracées, originaires de l'Inde, du Japon, de Ceylan, et aujourd'hui cultivées dans toutes les régions chaudes du globe : Perse, Chine, Congo, Zanzibar, Égypte, Turquie, Grèce, Italie, Amérique, etc. Ces graines, qui renferment de 40 à 50 p. 100 d'huile, sont petites, aplaties, allongées en forme de spatule, de 4 millimètres de long sur 2 d'épaisseur, et de couleur variable : blanches, jaunes, rougeâtres, brunes, noires. Pour avoir une huile incolore, on les soumet à un lavage préalable qui décolore le tégument. La plus grande quantité des graines importées en France (83 millions de kilogrammes par an) vient de Formose, de Zanzibar et d'Égypte ; la principale ville de fabrication de l'huile est Marseille.

Caractères. — L'huile de Sésame est jaune clair, limpide, sans odeur; sa saveur est douce, ce qui la fait préférer par les Orientaux à l'huile d'Olive. Sa densité moyenne est de 0,923 ; elle se congèle à — 5° en une masse blanc jaunâtre. Elle n'est pas siccative et se conserve longtemps sans rancir, ce qui constitue un grand avantage. Déviation à l'oléoréfractomètre, + 17° ; échauffement sulfurique, 68 ; point de fusion des acides gras, + 26° ; point de solidification, + 22°,3 ; indice de Hehner, 95,60 ; indice d'iode, 106 ; indice de brome, 69,5 ; indice de saponification, 199,3 ; solubilité dans l'alcool absolu, 41 p. 1000. L'acide azotique et la solution mercurique la colorent en jaune orangé ; le mélange de Behrens (acide azotique et sulfurique à parties égales) lui donne une nuance vert-pré foncé caractéristique.

Composition chimique. — Cette huile est constituée par un mélange d'oléine, de stéarine, de palmitine et de myristine en proportions variables ; l'oléine y est en très grande proportion, 76 p. 100 environ. Elle renferme en outre une matière résinoïde ; c'est elle qui se colore en vert par le mélange azoto-sulfurique de Behrens.

Falsifications et essai. — L'huile de Sésame peut être fraudée par les huiles d'Œillette, d'Arachide, de Coton, de Moutarde.

L'huile d'Œillette augmente la déviation à l'oléoréfractomètre, élève le degré d'échauffement sulfurique ; le point de congélation sera notablement abaissé ; l'indice d'iode et surtout de brome seront plus forts.

L'huile d'Arachide abaisse la densité et la déviation ; on trouvera en outre de l'acide arachidique.

L'huile de Coton augmente la densité et la déviation, abaisse le point de congélation.

L'huile de Moutarde abaisse l'indice d'iode, élève l'indice de brome et le point de congélation.

Usages. — L'huile de Sésame est substituée à l'huile d'Olive pour l'alimentation, et consommée par la classe pauvre ; d'ailleurs, dans les pays orientaux, c'est la seule huile alimentaire ; la meilleure est donnée par les graines du Levant, de Jaffa, des Indes. Elle peut aussi lui être substituée pour les préparations pharmaceutiques ; mais on doit tenir compte de la plus grande proportion d'oléine qu'elle renferme, notamment pour les emplâtres, car elle est plus difficile à solidifier.

On peut l'employer comme laxative à la dose de 40 à 60 grammes ; en Amérique, on la préfère à l'huile de Ricin.

HUILE D'OLIVE

Origine. — L'*Huile d'Olive*, la plus estimée et la plus importante des huiles comestibles, est retirée du fruit de l'Olivier d'Europe (*Olea europæa*), arbre de la famille des Oléacées, qui serait originaire de la Palestine, de l'Asie Mineure et de la Perse, et qui est depuis longtemps cultivé dans toute la région méditerranéenne dont il est une espèce essentiellement caractéristique ; il a été introduit depuis longtemps au Pérou et au Mexique. On en distingue deux formes principales : 1° l'*Olivier sauvage*, à rameaux épineux, à fruits très amers, peu riches en huile ; 2° l'*O. cultivé* (fig. 95), à rameaux inermes, à fruits plus gros que les précédents ; ils sont exclusivement employés à la fabrication de l'huile.

Le fruit de l'Olivier, connu sous le nom d'*Olive*, est une drupe d'abord verte, puis pourpre noirâtre ; le mésocarpe charnu, chargé d'huile (70 p. 100 environ), entoure un noyau fusiforme, très épais, renfermant une seule graine à albumen huileux. La proportion d'huile contenue dans l'amande est environ la quarantième partie de celle que fournit la portion charnue du péricarpe.

Préparation. — Les Olives sont récoltées quand elles ont pris une coloration rouge brun ; elles sont recueillies à la main, ou bien détachées en les gaulant ; d'autres fois, on les laisse simplement tomber sur le sol et on les ramasse. Quoi qu'il en soit, la récolte faite, elles sont soumises à l'action de meules qui écrasent en même temps la pulpe du péricarpe et les noyaux avec la graine qu'ils renferment. De sorte que l'huile obtenue provient à la fois du fruit et de l'amande des graines.

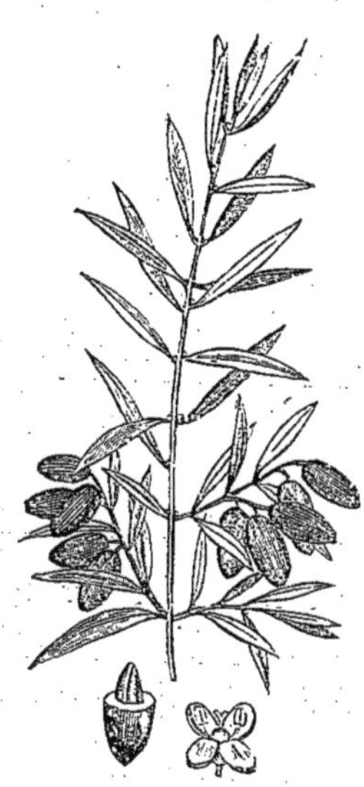

Fig. 95. — Rameau, fleur et fruit d'Olivier.

Dans le commerce, on distingue plusieurs variétés d'huile d'Olive qui sont dues principalement aux divers modes d'extraction.

1° L'*huile vierge*, *surfine* ou *de première expression*, est extraite par expression à froid. Dans certains pays, on se contente de recueillir l'huile qui surnage la pulpe dans les auges où on l'a déposée ; dans d'autres, la pulpe est mise dans des sacs que l'on soumet à froid à une pression modérée. Cette huile a une couleur plus ou moins verdâtre ou jaunâtre, suivant que les Olives sont plus ou moins mûres ; son odeur est agréable et sa saveur est douce : c'est la plus estimée des amateurs.

2° L'*huile ordinaire*, ou *de deuxième expression*, est extraite à chaud. Le résidu de l'opération précédente est pressé plus fortement, pendant que les sacs sont échaudés à l'eau bouillante, pour faciliter l'écoulement de l'huile ; eau et huile sont reçues dans des réservoirs, où l'huile surnage et où on la recueille. Cette huile est jaune, un peu inférieure à la précédente, mais douce et assez agréable ; elle est usitée pour la table.

3° L'*huile fermentée* est extraite des Olives entassées et ayant déjà subi l'action de la fermentation ; ce procédé est surtout usité en Espagne. Il donne une plus grande quantité d'huile que par le traitement à l'eau bouillante, mais celle-ci a une saveur âcre, peu agréable et parfois un goût de moisi. Aussi n'est-elle employée que par l'industrie ou pour l'alimentation par les personnes au palais peu délicat.

4° L'*huile lampante, de troisième expression, de recense*, est extraite des tourteaux déjà pressés deux fois ; on les délaie dans l'eau et on les soumet une troisième fois à la presse. Cette huile est épaisse et verdâtre, désagréable au goût et à l'odorat ; elle n'est utilisée que dans les savonneries et pour l'éclairage.

5° L'*huile tournante*, ainsi appelée parce qu'elle forme très facilement un savon avec les lessives alcalines faibles, se retire des tourteaux déjà exprimés deux fois, qu'on a laissés fermenter et que l'on exprime, après les avoir additionnés d'eau bouillante. Elle est verdâtre, mucilagineuse et acide, ce qui est dû à la mise en liberté des acides gras pendant la fermentation ; elle est naturellement employée dans les savonneries.

6° L'*huile d'enfer* est recueillie à la surface des eaux grasses provenant de l'expression des tourteaux traités par l'eau bouillante et qu'on a conduites dans des citernes voûtées, appelées *enfers*. Cette huile est jaune verdâtre, pâteuse, très odorante.

A tous ces procédés, il faut ajouter le procédé récent et qui tend à se répandre, consistant à traiter les tourteaux déjà pressés ou les Olives simplement écrasées, par le sulfure de carbone ; l'huile est entraînée par ce dissolvant que l'on chasse ensuite par la distillation.

Caractères. — L'huile d'Olive est un liquide jaune d'or, quelquefois jaune verdâtre, d'odeur agréable, de saveur douce rappelant celle du fruit. Par refroidissement, elle se congèle plus tôt que toutes les autres huiles ; à partir de + 10° ou + 5°, elle se trouble et il se forme un précipité grenu qui flotte dans le liquide ; à 0°, elle se solidifie en une masse de consistance molle et butyreuse. Elle n'est pas siccative et rancit très difficilement, ce qui est un de ses principaux avantages pour les usages alimentaires et médicinaux ; elle est très peu soluble dans l'alcool, soluble dans deux fois son volume d'éther. Densité à + 15°, 0,915 à 0,918 ; déviation à l'oléoréfractomètre après lavage à l'alcool, + 1° à + 2° ; échauffement sulfurique, 42° ; point de fusion des acides gras, + 23° à 24° ; point de solidification, + 21° ; indice d'iode, 81,6 à 84,8 ; indice de brome, 50 à 54,4 ;

indice de saponification, 191 à 196 ; indice de Hehner, 95,43. L'acide sulfurique la colore d'abord en jaune, puis en jaune verdâtre ; l'acide azotique lui donne une teinte qui varie du blanc verdâtre au vert foncé, selon sa qualité ; traitée par la solution mercurique, elle se solidifie et la masse prend une coloration paille, plus ou moins verdâtre.

Composition chimique. — En congelant l'huile d'Olive et en pressant la masse ainsi obtenue, on en sépare environ 72 p. 100 d'un corps gras liquide, l'*oléine*. Le reste est surtout formé par de la *palmitine*, avec un peu de *stéarine*, d'*arachidine* et de *cholestérine* qu'on peut séparer par l'acide acétique ou par l'alcool.

Falsifications et essai. — L'huile d'Olive, étant d'un prix élevé, est soumise à de nombreuses falsifications ; elle est mélangée à des huiles de prix moindre : Œillette, Sésame, Arachide, Coton, Colza, Navette, Noix et Lin.

Les huiles de Colza, de Navette, de Noix, de Lin, seront reconnues à leur saveur et à leur odeur spéciales, si elles ont été mélangées en proportion notable ; aussi sont-elles exclusivement employées pour falsifier les huiles de fabrique.

En somme, pour l'huile alimentaire, la falsification se fait surtout avec les huiles de Sésame, d'Arachide, de Coton ; plus rarement avec l'huile d'Œillette, dont le prix est assez élevé.

Toute huile suspecte sera soumise aux deux essais suivants du Codex :

1° Dans un flacon bouché à l'émeri, on agite énergiquement 6 centimètres cubes d'huile d'Olive avec 4 centimètres cubes d'un mélange à poids égaux, préparé à l'avance et refroidi, d'eau distillée et d'acide azotique fumant chargé de vapeurs nitreuses. Le produit de la réaction devra être blanc verdâtre. Après deux heures au moins et six heures au plus, il devra s'être formé une masse solide au-dessus du liquide à peine coloré. La non-solidification indiquera l'addition d'une huile siccative (*huile d'Œillette*).

2° On prend l'indice d'iode par le procédé déjà indiqué: cet indice d'iode ne devra pas être inférieur à 80, ni supérieur à 89.

Cela fait, on prendra la densité et la déviation à l'oléo-réfractomètre. Si les résultats obtenus ne s'écartent pas sensiblement des chiffres de l'huile d'Olive, on sera assuré que celle-ci est pure ou bien qu'elle est additionnée d'huile d'Arachide. Si on constate un écart dans la densité et dans la déviation, on recherchera l'huile de Coton et l'huile de Sésame. Enfin, si ces écarts sont accompagnés de la non-solidification par le réactif Poutet (premier essai), on recherchera l'huile d'Œillette.

1° *Huile d'Arachide.* — La falsification par l'huile d'Arachide serait très difficile à déceler, parce que cette huile ne présente pas de réactions particulières et que ses constantes physiques et chimiques s'éloignent peu de celles de l'huile d'Olive, si elle ne renfermait pas un acide gras particulier, l'acide arachidique, dont on peut constater la présence assez facilement. On peut employer dans ce but le procédé du Codex, qui est une simplification du procédé Blarez, qui repose sur la propriété que possède l'arachidate de potasse, d'être très peu soluble dans l'alcool fort et froid, quand celui-ci renferme un excès de potasse.

Dans un petit ballon surmonté d'un réfrigérant à reflux, on introduit 1 centimètre cube d'huile et 15 centimètres cubes de solution alcoolique de potasse à 5 p. 100. On fait bouillir pendant vingt minutes ; le liquide, abandonné dans un lieu frais pendant douze heures, devra conserver sa limpidité, et ne pas présenter des flocons cristallisés d'arachidate de potasse nageant dans la masse.

2° *Huile de Coton.* — On a donné, pour reconnaître cette falsification, un grand nombre de procédés basés sur la formation de produits noirs ou bruns, en faisant agir l'azotate d'argent à chaux sur l'huile de Coton ; mais la pratique ayant montré que certaines huiles d'Olive, notamment celles de Tunisie et d'Algérie, étaient susceptibles de se comporter à l'égard de ce réactif comme l'huile de Coton, on a substitué à tous ces procédés le *procédé Millau*, d'après lequel, au lieu d'opérer directement sur l'huile, on opère sur les acides gras. On saponifie une certaine quantité d'huile par de la potasse alcoolique, on dissout le savon obtenu dans l'eau et on le décompose par de l'acide sulfurique au dixième. Dès que les acides gras sont séparés, on en prélève 5 centimètres cubes avec une cuiller en argent, et on les introduit dans un tube à essai avec 15 centimètres cubes d'alcool pur à 92°, et on agite jusqu'à dissolution ; on additionne le liquide de 2 centimètres cubes d'une solution d'azotate d'argent pur à 3 p. 100 ; on chauffe au bain-marie jusqu'à ce que le tiers environ du volume du liquide soit évaporé. Si l'huile d'Olive est pure, les acides gras restent inaltérés ; si, au contraire, elle contient de l'huile de Coton, on observe une réduction du sel d'argent qui colore en noir les acides gras surnageant.

Le procédé le plus simple et aussi le plus exact est le *procédé Halphen.*

Des volumes égaux d'huile à essayer, d'alcool amylique et de sulfure de carbone contenant 1 p. 100 de soufre, sont introduits dans un tube à essai, que l'on plonge alors, jusqu'à moitié, dans un bain d'eau salée bouillante. Si, au bout de dix à quinze minutes, il n'y a pas de coloration, on ajoute un autre centimètre cube de sulfure de carbone ; et si, au bout de cinq à dix minutes, la réaction est encore négative, on ajoute une troisième quantité de réactif. Une coloration rouge ou orangée indique la présence d'huile de Coton ; cette coloration est d'autant plus intense et se produit d'autant plus vite que la teneur en huile de Coton est plus élevée. Si, à la fin de cette réaction, on n'obtient pas de coloration rouge ou jaune, c'est que l'huile est pure ou que l'huile de Coton a été ajoutée en quantité inappréciable.

3° *Huile de Sésame.* — L'huile de Sésame sera facilement reconnue par le réactif azoto-sulfurique de Behrens (acide sulfurique et acide azotique mélangés à volumes égaux). En mélangeant parties égales de réactif et d'huile, on obtiendra une coloration vert-pré, si l'huile examinée a été additionnée d'huile de Sésame.

L'huile de Sésame, agitée avec une solution récente de sucre dans l'acide chlorhydrique (réactif Camoin), donne naissance à une coloration rouge qui serait caractéristique, si les huiles d'Olive de Tunisie et d'Algérie ne donnaient pas aussi par ce réactif une coloration rose. M. Millau a modifié ce procédé en opérant, non pas sur l'huile elle-même, mais sur ses acides gras. On saponifie une certaine quantité d'huile suspecte par de la potasse en solution alcoolique ; on dissout le savon dans l'eau et on le décompose par l'acide sulfurique. On prélève 5 grammes d'acides gras, on ajoute une certaine quantité d'acide chlorhydrique sucré (10 p. 100 de sucre) et on agite. La production d'une coloration rouge indique d'une façon certaine la présence de l'huile de Sésame.

Dans le réactif Tambon, on remplace le sucre par du glucose. On met dans un tube à essai 7 à 8 centimètres cubes de réactif (acide chlorhydrique glucosé à 4 p. 100) et 15 centimètres cubes d'huile. On agite, on chauffe jusqu'à commencement d'ébullition et on agite une dernière fois. Avec l'huile de Sésame, on obtient une belle coloration rose avec reflets violets, passant au rouge cerise.

Wauters indique la réaction suivante : on mélange dans un tube à essai 10 centimètres cubes d'acide chlorhydrique et 1 centimètre cube de furfurol ; puis on ajoute 10 centimètres cubes d'huile et on laisse reposer ; il se produit une coloration rouge cerise intense, s'il y a de l'huile de Sésame. Avec 1 p. 100 d'huile de Sésame, la coloration n'apparaît qu'au bout d'une ou deux minutes ; avec 5 p. 100, elle est presque instantanée. Après quelque temps, la coloration augmente et se répand dans toute la couche acide.

On peut encore employer la réaction de Tocher, qui est très sensible et qui permet de reconnaître de petites quantités d'huile de Sésame dans les mélanges. On dissout 1 gramme de pyrogallol dans 14 centimètres cubes d'acide chlorhydrique et on agite vivement, dans un tube bouché, volumes égaux du réactif et d'huile de Sésame ; on laisse l'huile se séparer, on soutire la solution acide et on porte à l'ébullition pendant quelques minutes ; la solution devient pourpre.

4° *Huile d'Œillette.* — Si l'addition d'huile d'Œillette est soupçonnée par divers essais : déviation à l'oléoréfractomètre (+ 29°), échauffement sulfurique (74°,5), indice d'iode (136), indice de brome (83,5), on peut se servir de l'*élaïomètre de Gobley* (fig. 96), qui est un densimètre construit et gradué spécialement pour ce cas. Il est lesté de façon qu'à + 12°,5, l'huile d'Œillette affleure au bas de la tige marquée 0° et l'huile d'Olive au sommet de la tige, marqué 50° ; l'intervalle est divisé en 50 degrés ; on lit le degré marqué au-dessous du ménisque d'affleurement, on double, et la différence entre le chiffre obtenu et 100 indiquera le tant pour 100 d'huile d'Œillette ajoutée à l'huile d'Olive. Si l'essai n'est pas fait à la température de + 12°,5, on devra corriger les indications de l'élaïomètre en ajoutant au chiffre obtenu 3,6 pour chaque degré au-dessous, et retranchant 3,6 pour chaque degré au-dessus de 12°,5. Avant d'employer l'élaïomètre de Gobley, il y a lieu de s'assurer, au préalable, que l'huile ne présente pas d'arrière-goût de

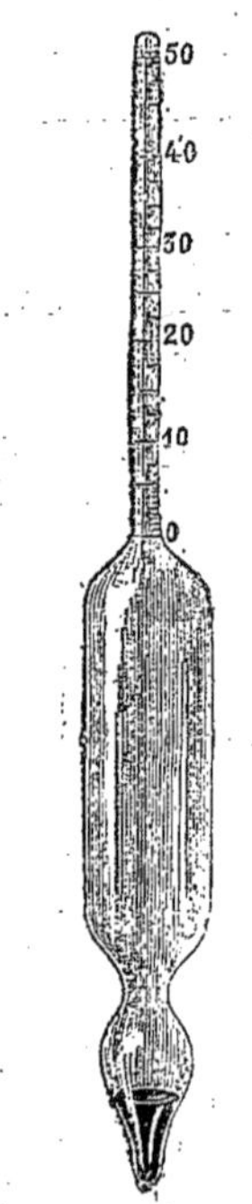

Fig. 96. — Élaïomètre de Gobley.

moisi, d'âcreté ou de rancidité, car dans ce cas la densité ne donnerait pas de renseignement exact.

La différence de viscosité de l'huile d'Olive et de l'huile d'Œillette donne lieu au *phénomène du chapelet.* On agite l'huile dans un flacon bouché qu'elle ne remplit qu'à moitié et on laisse reposer. Les bulles d'air introduites par l'agitation remontent à la surface et disparaissent aussitôt, si l'huile est pure ; au contraire, si elle contient de l'huile d'Œillette, les bulles persistent quelque temps en formant un chapelet le long de la paroi du flacon.

Usages. — L'huile d'Olive entre dans un grand nombre de préparations pharmaceutiques : *Emplâtre brun, Emplâtre diachylon gommé, Emplâtre simple, Emplâtre vésicatoire, Huile camphrée, Liniment ammoniacal, Liniment calcaire, Pommade basilicum, Pommade citrine, Pommade de Styrax, Sparadrap vésicant.*

A la dose de 30 à 60 grammes, elle est laxative ; à haute dose, c'est un antidote des poisons irritants ; elle donne aussi de bons résultats dans la lithiase biliaire et les coliques saturnines ; en lavements, à dose élevée, elle réussit souvent dans l'occlusion intestinale et dans la constipation opiniâtre.

C'est l'huile alimentaire par excellence. L'industrie en consomme des quantités considérables pour la fabrication des savons et pour le graissage des machines.

HUILE D'AMANDE

Origine. — Cette huile est fournie par les cotylédons de la graine de l'Amandier commun (*Amygdalus communis*), arbre de la famille des Rosacées, originaire d'Orient, cultivé dans la région méditerranéenne et jusque dans l'Europe centrale. Malgré le nom d'*huile d'Amande douce* qu'elle porte couramment, cette huile est préparée à peu près exclusivement avec les Amandes amères, ce qui n'a d'ailleurs aucun inconvénient, à la condition que les Amandes ne soient pas en contact avec l'eau. Celles-ci renferment de 50 à 55 p. 100 d'huile, que l'on extrait le plus souvent par expression au moyen de la presse hydraulique ; on la laisse déposer pendant quelque temps, puis on la filtre pour la débarrasser des matières albuminoïdes qu'elle avait entraînées et qui la rendaient trouble.

Caractères. — Ainsi préparée, l'huile d'Amande est fluide, ambrée, inodore, insipide ; sa densité varie de 0,915 à

0,920 ; point de fusion des acides gras, + 14° ; point de solidification, + 5° ; déviation à l'oléoréfractomètre, + 6° ; échauffement sulfurique, 53° ; indice de Hehner, 96,2 ; indice de saponification, 187-192 ; indice d'iode, 95-98 ; indice de brome, 64,40. Exposée à l'air, elle rancit facilement et sa densité augmente. Elle est très soluble dans l'éther, peu soluble dans l'alcool (dans 25 parties d'alcool froid et dans 6 parties d'alcool bouillant). Elle commence à s'épaissir vers — 10°, mais ne se congèle qu'entre — 20° et — 25°. Elle n'est pas colorée par l'acide azotique seul, ni par la solution mercurique de Massie, tandis que ces deux réactifs colorent l'huile d'Abricot en rouge et en rose. Avec le mélange azoto-sulfurique de Behrens, elle prend une teinte rose fleur de pêcher.

Composition chimique. — L'huile d'Amande est formée d'oléine presque pure ; peut-être contient-elle un peu de stéarine.

Falsifications et essai. — La plupart des adultérations que l'on fait subir à cette huile sont les mêmes que celles de l'huile d'Olive. Les essais seront donc les mêmes. Avec le réactif Poutet, le mélange ne doit pas se colorer en brun (*huile de Navette*) et il devra se former un gâteau solide au bout de six heures au plus. L'indice d'iode ne devra pas être inférieur à 95, ni supérieur à 98.

Mais, en outre de ces falsifications, l'huile d'Amande du commerce contient presque toujours une proportion plus ou moins grande d'huile d'Abricot que l'on prépare sur une grande échelle dans le midi de la France ; quelquefois même, cette dernière est vendue purement et simplement comme huile d'Amande. L'huile d'Abricot se colore en rouge par l'acide azotique et en rose par la solution mercurique.

Usages. — Bien qu'elle rancisse facilement, au point qu'elle ne puisse être conservée plus de trois mois, l'huile d'Amande douce est préférée à toutes les huiles pour la plupart des préparations pharmaceutiques destinées à l'usage interne ; c'est un bon laxatif pour les enfants, à la dose de 30 à 60 grammes. Elle entre aussi dans un grand nombre de préparations pour l'usage externe : *Cérat à la rose, Cold-cream, Pommade soufrée, Potion émulsive huileuse.*

FAMILLE 3. — LINOLÉIQUES.

Ce groupe comprend la plupart des huiles siccatives, dont les plus importantes sont l'*huile de Lin* et l'*huile d'Œillette.*

HUILE DE LIN*

Origine. — L'*Huile de Lin* provient des semences du Lin commun (*Linum usitatissimum*) qui en renferment de 30 à 35 p. 100 ; par expression à froid, on retire 17 à 20 p. 100 d'une huile jaune pâle, peu odorante ; par expression à chaud, 22 à 26 p. 100 d'une huile brune, impure, à saveur et odeur désagréables, utilisable seulement pour l'industrie.

Caractères. — L'huile de Lin est un peu épaisse, siccative, absorbe rapidement l'oxygène de l'air, s'épaissit et enfin se dessèche en produisant une matière insoluble dans l'éther. Sa densité est de 0,930 à 0,935 ; elle se congèle à — 27° ; elle est soluble dans 15 parties d'alcool absolu et dans 1 partie 1/2 d'éther. Par l'acide sulfurique, elle devient verte ; par l'acide azotique, elle prend une couleur rouge orangé et l'acide reste incolore ; par la solution mercurique, elle fait effervescence et prend une coloration rouge-caramel. Ses autres caractéristiques sont : déviation à l'oléoréfractomètre, + 53 ; degré de Maumené, 133 ; point de fusion des acides gras, + 11 à 17° ; point de solidification, + 13°,3 ; indice de saponification, 189 à 195 ; indice d'iode, 155 à 158 ; indice de brome, 100 ; indice d'acétyle, 8,5.

Composition chimique. — Par saponification, elle donne 95 p. 100 d'acides gras : l'acide *linoléique* $C^{18}H^{32}O^2$, corps oléagineux jaunâtre que l'acide nitrique n'altère pas ; les acides *linolénique* $C^{18}H^{30}O^2$ et *isolinolénique*; enfin une faible quantité d'acides *oléique*, *myristique*, *palmitique* et *stéarique*.

Falsifications et essai. — L'huile de Lin est falsifiée par les huiles de Chènevis, de Coton, de Colza, et surtout par l'huile de Poisson, quelquefois avec de l'huile de résine.

On reconnaîtra toutes ces falsifications en déterminant l'indice d'iode. Il est important pour la détermination de cet indice d'employer un grand excès d'iode. L'élévation de température par l'acide sulfurique pourra aussi servir à son identification. Les huiles falsifiées par l'huile de résine dévient à droite le plan de polarisation, tandis que les huiles pures sont inactives ou faiblement lévogyres.

Usages. — L'huile de Lin est quelquefois utilisée en médecine sous forme de lavements ; mais elle est surtout utilisée en peinture. Elle rend les plus grands services à l'industrie après avoir subi certains traitements préparatoires.

L'ébullition avec la litharge ou la céruse augmente encore

sa siccativité ; elle constitue alors l'*huile cuite*, qui sert à l'imperméabilisation des étoffes et à la préparation des taffetas gommés, des toiles cirées, etc.

Bouillie pendant assez longtemps avec de l'eau additionnée d'acide azotique, l'huile de Lin se tranforme en une sorte de caoutchouc, appelé *Caoutchouc des huiles*, qui sert à fabriquer des sondes, des bougies, des pessaires, etc.

Vulcanisée par le chlorure de soufre, l'huile de Lin sert à fabriquer des objets inaltérables à l'air et résistant à l'action de beaucoup de produits chimiques qui attaqueraient les métaux et le verre.

HUILE D'ŒILLETTE

Origine. — L'*Huile d'Œillette* provient des semences du Pavot noir (*Papaver somniferum*, var. *nigrum*) (fig. 97), plante de la famille des Papavéracées, cultivée pour l'extraction de l'huile dans le nord de la France, en Belgique et en Allemagne. On obtient par expression à froid, environ 25 p. 100 d'huile blanche, comestible ; une deuxième expression à chaud, donne encore environ 20 p. 100 d'huile plus colorée, *Huile rousse* ou *Huile de fabrique*.

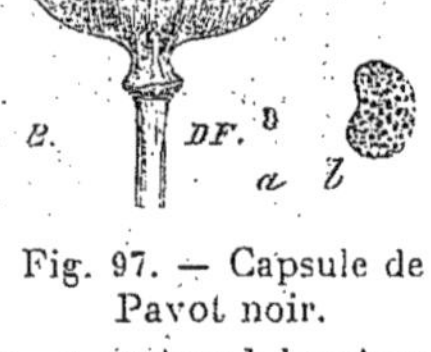

Fig. 97. — Capsule de Pavot noir.
a, graine ; b, la même très grossie.

Caractères. — L'huile comestible est fluide, d'un jaune d'or ou jaune pâle. Densité à + 15°, 0,9249 à 0,9265 ; déviation à l'oléoréfractomètre, + 29° ; échauffement sulfurique, 86°,4 ; point de congélation, — 18° ; point de fusion des acides gras, + 20°,5 ; point de solidification, + 16° ; indice de saponification, 194,6 ; indice d'iode, 130 à 136 ; indice de brome, 83,5 ; indice de Hehner, 95,38. Elle est soluble dans 25 parties d'alcool froid, 6 parties d'alcool bouillant et en toutes proportions dans l'éther. Elle se colore en abricot rouge par l'acide azotique et par la solution mercurique.

Composition chimique. — Cette huile se compose principalement de *linoléine* et d'*oléine*, de *stéarine* et de *palmitine*.

Falsifications et essai. — Elle est souvent falsifiée par les huiles de Faîne et de Sésame. L'huile de Faîne sera reconnue par le réactif Boudet (hypoazotide) qui la colore en rose, tandis qu'il colore l'huile d'Œillette en jaune clair. Le réactif de Behrens (voy. *Huile de Sésame*) colore l'huile de Sésame en vert-pré foncé et l'huile d'Œillette en rouge ou en rose.

Usages. — L'huile d'Œillette est comestible dans certaines régions ; elle sert fréquemment à falsifier l'huile d'Olive.

Elle figure au Codex de 1908 pour la préparation de l'*Huile de Camomille*, de l'*Huile camphrée*, de l'*Huile de Jusquiame*, de l'*Huile de Jusquiame composée*, de l'*Huile phénolée*, du *Liniment au chloroforme*, de la *Pommade antipsorique*, du *Baume nerval*, du *Sparadrap mercuriel*, du *Sparadrap vésicant*.

FAMILLE 4. — RICINOLÉIQUES

Cette famille comprend les huiles fournies par les Euphorbiacées.

HUILE DE RICIN

Origine. — L'*Huile de Ricin*, appelée aussi *Huile de Palma-Christi* (*Castor Oil* des Anglais), est retirée des graines du Ricin [*Ricinus communis* (fig. 98)], plante de la famille des Euphorbiacées.

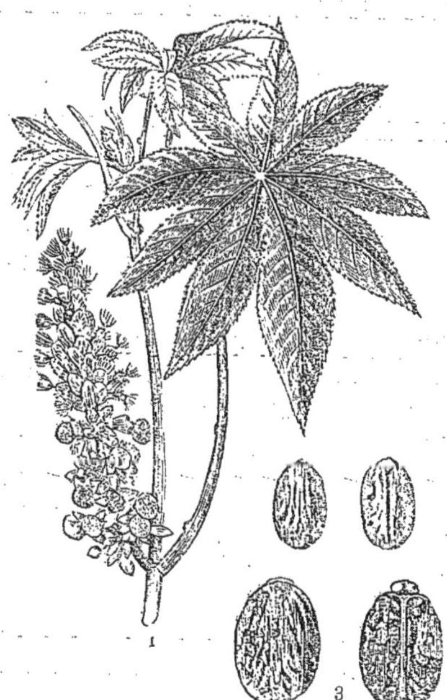

Fig. 98. — Ricin commun.
1, branche fleurie ; 2, Ricin de France ; 3, Ricin d'Amérique.

Cette plante, originaire des Indes orientales, est actuellement cultivée dans toutes les régions tropicales et dans presque tous les pays tempérés. Aux Açores et dans toutes les parties chaudes de la zone méditerranéenne, le Ricin devient vivace et constitue un arbre de petite taille pouvant cependant atteindre plus de 5 mètres de hauteur ; mais, dans l'Europe centrale, c'est une plante annuelle qui n'atteint guère plus de 2 mètres de hauteur et dont la fructification est rarement complète.

Caractères de la graine. — Les graines sont facilement reconnaissables à leur forme et à leur couleur ; elles sont ovoïdes-comprimées, convexes sur leur face externe, aplaties et légèrement anguleuses sur leur face interne. Elles sont lisses, brillantes, de couleur grise, avec des marbrures de teintes brunâtres, et portent à leur extrémité supérieure une caroncule charnue, grisâtre, qui recouvre le micropyle. Le tégument externe est coriace, épais, cassant ; au-dessous se trouve une deuxième enveloppe mince, blanchâtre, d'aspect micacé. Elle enveloppe un albumen huileux, blanc, au milieu duquel se trouve l'embryon pourvu de cotylédons foliacés. Leur dimension varie suivant les sortes commerciales : les graines de Ricin de France, de l'Inde et de Syrie sont petites, et ont de 9 à 12 millimètres de longueur et 8 millimètres environ d'épaisseur ; les graines de Ricin d'Amérique sont beaucoup plus grosses et ont 15 millimètres de longueur.

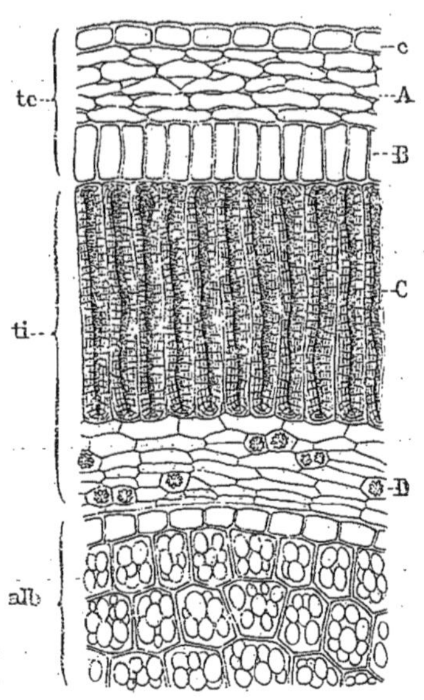

Fig. 99. — Section transversale de la graine du Ricin commun (E. Collin et Perrot).

e, épiderme externe ; A, enveloppe lacuneuse ; B, cellules en palissade ; C, assise scléreuse ; D, enveloppe interne ; *alb*. albumen ; *tc*, tégument externe ; *ti*, tégument interne.

Caractères histologiques de la graine. — Cette graine présente la structure suivante : 1° un *épiderme* externe (*e*, fig. 99), formé de cellules tabulaires aplaties, les unes incolores, les autres remplies d'une matière brunâtre plus ou moins foncée ; 2° une *zone parenchymateuse* (A), formée de plusieurs assises de cellules aplaties ; 3° une assise de *cellules en palissade* (B), formée d'un seul rang de cellules prismatiques ; 4° une *assise scléreuse* (C), formée d'un *seul rang* de cellules prismatiques, douze à quinze fois plus longues que larges, fortement colorées en brun foncé ; 5° une zone parenchymateuse (D), représentant la deuxième enveloppe mince, constituée par plusieurs assises de cellules aplaties, très serrées les unes contre les autres ; 6° l'*albumen* (*alb*), formé de cellules larges, polyédriques, contenant de l'huile et de gros grains d'aleurone (fig. 100), renfermant chacun un globoïde et un cristalloïde.

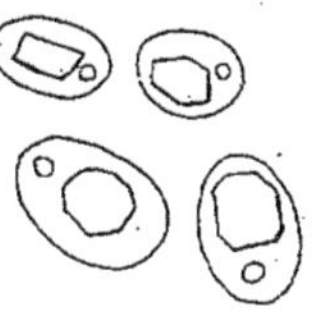
Fig. 100. — Grains d'aleurone de l'albumen du Ricin.

Préparation de l'huile. — La plus grande partie des graines destinées à la préparation de l'huile de Ricin vient actuellement de Calcutta, de Bombay, du Sénégal, du Levant et d'Amérique. Pour l'obtenir, on soumet les graines décortiquées et bien nettoyées à une simple pression combinée à une douce température (+ 21°). On a ainsi un rendement de 40 p. 100 environ ; avec l'aide de la chaleur, le rendement est plus considérable, mais l'huile renferme alors une certaine quantité d'acides gras qui lui communiquent une certaine âcreté.

Caractères. — Préparée à froid, cette huile est presque incolore ou légèrement jaunâtre, épaisse et filante, d'une densité de 0,960 à 0,970 ; son odeur est fade et sa saveur douceâtre, mêlée d'un peu d'âcreté. Déviation à l'oléoréfractomètre, + 43° ; indice de saponification, 181 ; indice d'iode, 84,6 ; indice de brome, 55,90; échauffement sulfurique, 47°.

Elle se congèle à — 18° en une masse jaune transparente et laisse déposer un précipité granuleux. Elle est soluble en toutes proportions dans l'acide acétique cristallisable et dans l'alcool absolu, ce qui la distingue de toutes les autres huiles, un peu moins soluble dans l'alcool étendu, soluble dans le benzène (benzine cristallisable), insoluble dans l'éther de pétrole et dans la benzine du commerce.

Composition chimique. — L'huile de Ricin est composée en grande partie d'un corps gras particulier, la *ricinoléine*, dont l'acide a été appelé *acide ricinoléique* $C^{16}H^{04}O^{3}$; le reste est formé d'une petite quantité de *palmitine*, de *stéarine* et de *cholestérine*. Elle contient aussi une très petite quantité de *Ricine*, toxalbumine qui existe en proportion assez grande dans les graines pour les rendre toxiques. Soumise à la distillation sèche, vers + 270°, elle donne un mélange liquide d'acroléine, d'aldéhyde œnanthylique, d'acide œnanthylique et d'acides gras; chauffée avec de la potasse (10 à 12 grammes pour 25 grammes d'huile), elle donne de l'hydrogène, de l'alcool caprylique et de l'acide sébacique, qui reste combiné à la potasse.

Falsifications et essai. — Les falsifications de ce produit peuvent être facilement reconnues grâce à sa solubilité dans l'alcool, à son insolubilité dans la benzine du commerce et dans l'éther de pétrole, à sa forte densité, à son faible point d'échauffement sulfurique et à son indice acétyle qui est très élevé (154,4, alors qu'il n'est que de 16,6 pour l'huile de Coton, 11,5 pour l'huile de Sésame, 4,7 pour l'huile d'Olive, etc.).

Pour déterminer cet indice, on saponifie 100 grammes d'huile au réfrigérant à reflux, par 70 grammes de potasse en dissolution dans 150 centimètres cubes d'alcool. Le savon obtenu est décomposé par l'acide sulfurique dilué; les acides gras ainsi mis en liberté sont lavés à l'eau bouillante, séchés à l'étuve et filtrés. On introduit 50 grammes de ces acides dans un ballon muni d'un réfrigérant à reflux et on les soumet à l'ébullition pendant deux heures avec 40 grammes d'anhydride acétique. On enlève l'excès d'anhydride en traitant le produit obtenu par 500 à 600 centimètres cubes d'eau bouillante ; on décante et on répète le lavage à l'eau bouillante à deux ou trois reprises. On pèse alors 5 grammes d'acides acétylés que l'on dissout dans quelques centimètres cubes d'alcool, et on titre l'acidité avec une solution demi-normale de soude. D'un autre côté, sur un même poids des acides acétylés, on détermine l'indice de saponification, et la différence entre les deux résultats donne l'indice acétyle.

L'huile de Ricin est surtout falsifiée avec de l'huile d'Œillette, à laquelle on ajoute quelques gouttes d'huile de Croton, ou encore avec l'huile de Pignon d'Inde ; mais ces deux dernières huiles, étant solubles dans la benzine du commerce et dans l'éther de pétrole, pourront en être facilement séparées par ces dissolvants.

Cependant, comme l'huile de Croton, en raison de son activité, pourrait ne s'y trouver qu'en quantité très faible, on peut employer un procédé plus sensible pour en révéler la présence. On met dans un tube à essai quelques grammes de grenaille de zinc avec 7 ou 8 centimètres cubes d'eau ; on ajoute 4 à 5 grammes d'alcool à 10 grammes d'huile suspecte et on verse le mélange avec précaution sur la couche aqueuse; puis, au moyen d'un tube effilé, on fait arriver sur le zinc quelques gouttes d'acide sulfurique pur, et, au bout de quelques instants, on perçoit à l'orifice du tube une odeur éthérée d'ananas caractéristique de l'huile de Croton. Cette odeur est due à l'éthérification, en présence de l'alcool, de l'acide butyrique qui s'est formé par l'action de l'hydrogène naissant sur l'acide crotonique.

Si l'huile de Ricin est additionnée d'huile de résine, qui est, comme l'huile de Ricin, soluble dans l'alcool et insoluble dans la benzine du commerce, on reconnaîtra la fraude à l'odeur, à la saveur et à l'abaissement de l'indice de saponification ; en outre, en épuisant avec de l'éther le résidu de la saponification, on dissoudra l'huile de résine que l'on pourra avoir en nature par évaporation de l'éther.

Usages. — L'huile de Ricin est utilisée pour ses propriétés purgatives. C'est le purgatif de choix dans tous les cas de constipation simple ou compliquée. Elle ne congestionne pas le petit bassin ; elle n'est donc pas contre-indiquée au cours de la grossesse, ni chez les malades atteints de congestion de l'utérus, du rein ou de l'intestin. On l'administre à la dose de 30 à 60 grammes ; l'effet se produit au bout d'une à deux heures. Elle entre dans la préparation du *Collodion élastique*, du *Liniment de Rosen*, du *Sparadrap de cantharidate de potassium*.

En Chine, on la fait bouillir dans de l'eau additionnée d'alun et de sucre ; on la dépouille ainsi de son principe purgatif, et on l'emploie alors comme huile comestible. Dans l'Inde, à Java, au Mexique, on la mêle à de la chaux et on obtient un ciment qui sert à calfater les barques.

HUILE DE CROTON

Origine. — L'*Huile de Croton* est produite par les graines du *Croton Tiglium*, petit arbre de la famille des Euphorbiacées, de 5 mètres de haut, originaire des Moluques et des Philippines et cultivé aux Indes, en Cochinchine et en Chine (fig. 101, A). Les graines sont récoltées en Indo-Chine, à Malacca, à Ceylan, aux Moluques, et expédiées en Europe, surtout par Bombay.

Ces graines, aussi connues sous le nom de *Graines de Tilly*, *Petits Pignons d'Inde*, sont ovoïdes, mais à peu près quadrangulaires (fig. 101, C), longues de 1 à 1,5 centimètre, larges de 7 à 9 millimètres. Le sommet porte la trace de la caroncule qui a disparu le plus souvent ; de là part une crête peu saillante qui divise la face interne en deux moitiés et aboutit à la chalaze. Sur les côtés existent deux autres nervures qui gagnent la base et se terminent par deux gibbosités caractéristiques. Le tégument a une couleur noire unie, mais il est recouvert par une enveloppe jaunâtre, déchiquetée par places; au-dessous se trouve un albumen jaunâtre, huileux, dont la saveur est d'une âcreté extrême.

Ces graines renferment 50 à 60 p. 100 d'huile qu'on extrait tantôt par expression et compression entre des plaques de fer chauffé (*procédé industriel*), tantôt par l'action des dissolvants comme l'éther alcoolisé ou le sulfure de carbone (*procédé des officines*). Mais elle se prépare très rarement en pharmacie, en raison des inconvénients que présente cette préparation : le commerce la fournit et la plus grande partie vient de l'Inde.

Caractères. — Elle est transparente, visqueuse, de couleur jaune ambrée, un peu fluorescente, d'une odeur désagréable et d'une âcreté excessive. Elle est siccative et cependant elle rancit facilement ; sa densité varie de 0,940 à 0,960 ; point de congélation, —16 ; point de solidification des acides gras, + 16°,7 ; déviation à l'oléoréfractomètre, + 35° ; indice d'iode, 100 à 104 ; indice d'acétyle, 38,64 ; elle est soluble aux deux tiers dans l'alcool ordinaire et laisse un résidu huileux insipide ; sa solubilité augmente avec l'âge.

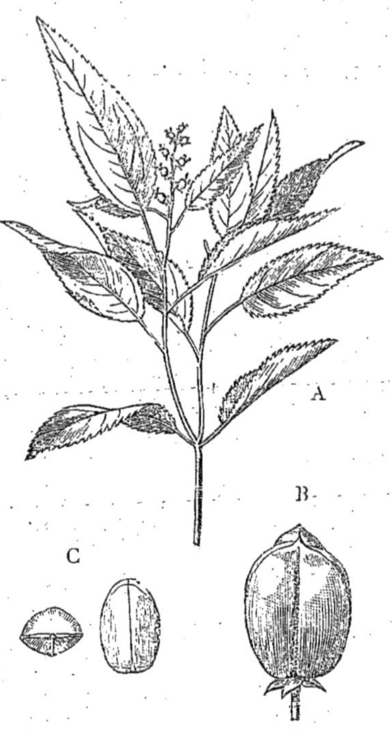

Fig. 101. — *Croton tiglium.* A, rameau ; B, fruit ; C, graines.

Composition chimique. — La composition chimique de cette huile est très complexe ; on y a signalé les acides *stéarique*, *palmitique*, *myristique*, *laurostéarique*, *acétique*, *butyrique*, *valérique*, deux acides de la série oléique, les acides *tiglique* $C^5H^8O^2$ et *crotonique* ou *crotonoléique* $C^4H^6O^2$, et une substance huileuse mal connue appelée *crotonol*.

On a attribué les propriétés irritantes de l'huile de Croton d'abord à un acide crotonique, puis au crotonol, plus tard à l'acide crotonoléique, enfin à une résine (*Croton-résine*) de fonction chimique indéterminée.

Falsifications et essai. — Le caractère de solubilité n'étant variable que dans certaines limites, permet de reconnaître les falsifications de l'huile de Croton. Si elle est mélangée d'huile de Ricin, qui est soluble en toute proportion dans l'alcool absolu froid, le résidu insoluble sera diminué ; si on a affaire aux autres huiles grasses, qui sont insolubles ou à peu près, le résidu sera notablement augmenté.

Parfois on vend comme huile de Croton une huile inerte à laquelle on communique des propriétés rubéfiantes par addition de gomme-résine d'Euphorbe. Dans ce cas, si on traite cette huile par l'alcool, celui-ci blanchit ensuite par addition d'eau.

Usages. — L'huile de Croton est un révulsif et un purgatif énergique. Une goutte déposée sur la peau détermine une rougeur qui devient bientôt une vésicule remplie de liquide jaunâtre ; les vésicules s'étendent sur toute la partie touchée. On l'emploie dans ces conditions pour produire une révulsion énergique. Elle sert à préparer le *Topique à l'huile de Croton* (vét.).

Comme purgatif, on l'administre à la dose d'une à deux gouttes au plus, en pilules ou dans une émulsion ; un quart de goutte est déjà actif.

Dans les cas d'empoisonnement par cette huile, donner du lait et des boissons émollientes, et, en même temps, de petites doses d'opium pour arrêter la diarrhée. Pour rétablir la circulation ralentie, prescrire eau-de-vie et bains chauds.

FAMILLE 5. — BRASSOLÉIQUES

Dans ce groupe on peut réunir toutes les huiles des Crucifères dont le type est l'*huile de Colza*.

HUILE DE COLZA *

Origine. — L'*Huile de Colza* est retirée par expression, à froid ou à chaud, des graines d'une plante de la famille des Crucifères, le *Brassica campestris*, var. *oleifera*, appelé *Colza vert*, *C. indigène*, *C. d'Europe* (fig. 102).

Caractères. — C'est une huile jaune, limpide, possédant une odeur et une saveur d'abord douces, mais devenant bientôt fortes et désagréables. Elle est très peu soluble dans l'alcool, très soluble dans l'éther. Elle se congèle vers — 6° en une masse butyreuse. Densité, de 0,914 à 0,917 ; déviation à l'oléoréfractomètre, + 16° à + 18° ; échauffement sulfurique, 46° ; indice de Hehner, 95 ; indice d'iode, 100 ; indice de saponification, 177. L'acide azotique la colore en rouge orangé brun, et la solution mercurique en jaune légèrement orangé.

Composition chimique. — Par la saponification, on a retiré deux acides gras particuliers, l'acide *brassique*, qui paraît identique avec l'acide *érucique* des huiles de Moutarde, et l'acide *brassoléique*, très voisin de l'acide oléique.

Falsifications et essai. — Cette huile, très couramment employée pour l'éclairage, est l'objet d'un grand nombre de falsifications ; on la mélange avec les huiles d'Œillette, de Cameline, de Lin, de Moutarde, de Baleine, de Poisson, etc. Mais toutes ces huiles étant plus denses que l'huile de Colza, une simple prise de densité pourra faire soupçonner la fraude. A cet effet, on a construit un oléomètre spécial (oléomètre à chaud de Laurot) en vue de l'essai des huiles de Colza ; cet oléomètre porte une graduation arbitraire qui, sans donner le chiffre de la densité, indique, en opérant à 100°, les moindres différences de poids spécifique. L'huile de Colza pure marque 0° ; celle de Poisson, 83° ; celle d'Œillette, 124° ; celle de Lin, 210°.

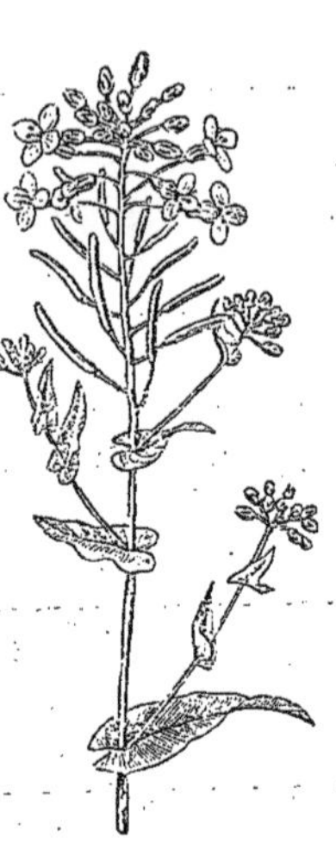

Fig. 102. — Colza.

Inversement, si l'huile de Colza est employée pour falsifier une huile de qualité supérieure, on pourra révéler sa présence par le nitrate d'argent, qui fait apparaître, dans des conditions déterminées, une coloration brune ou noire, due au sulfure d'argent qui se forme aux dépens du soufre que contiennent les huiles de Crucifères.

Le procédé suivant semble meilleur. L'huile de Colza, agitée à froid, dans un tube à essai, avec son volume de bisulfite de rosaniline (1), donne une teinte rose, qui va en augmentant graduellement. Les autres huiles ne donnent rien.

Cette réaction est très sensible ; de l'huile d'Olive, addi-

(1) Le bisulfite de rosaniline doit être absolument incolore. On le prépare en mélangeant à froid 30 centimètres cubes de solution de fuchsine à 1 p. 100, 20 centimètres cubes de bisulfite de sodium à 34° Baumé, 200 centimètres cubes d'eau et 5 centimètres cubes d'acide sulfurique.

tionnée de 2 p. 100 seulement d'huile de Colza, donne, au bout de quelques minutes, la teinte rose caractéristique. Cette réaction est surtout destinée à rendre service pour reconnaître la fraude de l'huile de Lin par l'huile de Colza.

Recherche des huiles de Crucifères. — L'huile de Colza, de même que l'huile de Navette, de Caméline, de Moutarde, et, d'une manière générale, toutes les huiles de Crucifères, contiennent une proportion notable de soufre dont la présence sert à les caractériser.

On fait bouillir dans une capsule en porcelaine 25 à 30 grammes d'huile à essayer avec 2 grammes de potasse dissous dans 20 centimètres cubes d'eau. Après quelques minutes d'ébullition, on filtre et on recherche dans la liqueur filtrée le sulfure alcalin par le nitrate d'argent, le nitroprussiate de soude ou le papier à l'acétate de plomb.

Usages. — Cette huile sert quelquefois à l'alimentation, mais seulement quand elle est obtenue par expression à froid et qu'elle est bien fraîche. Elle est surtout employée pour l'éclairage.

Nous donnons dans le tableau ci-après les constantes physiques et chimiques des principales huiles.

FAMILLE 6. — OLÉO-STÉARIQUES

Ce sont les matières grasses solides ou *graisses*, caractérisées par la présence de glycérides à acides fixes : acides oléique, stéarique et palmitique.

AXONGE

Origine. — L'*Axonge* ou *Saindoux* est la graisse que l'on obtient par fusion soignée de la panne (1) du Porc (*Sus domesticus*), Mammifère de l'ordre des Artiodactyles et du groupe des Porcins. C'est de toutes les graisses animales employées à l'alimentation la plus importante ; elle est très souvent falsifiée par addition de graisses animales ou végétales d'un prix de revient moins élevé.

Caractères. — C'est une substance blanche, molle, grenue, d'une odeur spéciale et d'une saveur fade, insoluble dans l'eau, peu soluble dans l'alcool (1,5 p. 100), plus soluble

(1) On nomme ainsi la graisse qui se trouve dans le grand épiploon et utour des reins.

Constantes physiques et chimiques des huiles.

HUILES	OLIVE	ARACHIDE	COTON	SÉSAME	OEILLETTE	AMANDE	LIN	NOIX	RICIN	CROTON	COLZA	NAVETTE	MORUE
Densité à + 15°	0,915 0,9184	0,917 0,920	0,9230 0,9254	0,9210 0,9237	0,925 0,927	0,915 0,920	0,930 0,935	0,926 0,927	0,960 0,970	0,940 0,960	0,9147 0,9170	0,9152 0,9161	0,925 0,931
Point de congélation	— 2° à + 6°	+ 3° à — 7°	0° à + 1°	— 5°	— 18	— 18°	— 16° à — 27°	— 27°5	— 18°	-7°—16°	— 2° à — 10°	— 2° à — 4°	0°
Point de fusion des acides gras	+ 23° à 24°	+ 33°5	+ 38°	+ 26°	+ 20°,5	+ 14°	+ 11° à 17°	+ 20°	+ 13°	»	+ 21°	+ 17°	»
Point de solidification	+ 21°	+ 31°	+ 35° à 38°	+ 22°3	+ 16°	+ 5°	+ 13°3	+ 16°	+ 14°	+ 16°7	+ 12°2	+ 17°	»
Déviation à l'oléoréfractomètre	+ 1 à + 2	+ 3,5 à 6,5	+ 20	+ 17	+ 29	+ 6	+ 53	+ 35-36	+ 43	+ 35	+ 16 à 18	+ 18	+ 44
Degré Maumené	42°	67°	55°	68°	86°,4	53°	133°	101°	47°	»	46°	57°	103°
Indice de Hehner	95,43	95,86	95,75	95,60	95,38	96,2	95,40	95,70	95,65	»	95,10	95,40	»
Indice de saponification	191-196	191,3	191-196	199,3	194,6	187-192	189-195	196	181	»	177-178	175-179	182-187
Indice d'iode	81,6-84,8	91-103	106-108	105-108	130-136	95-98	155-158	143-145	84,6	100-104	100-103	103,6	140-152
Indice de brome	50 — 54,4	53	61,5	69,5	83,5	64,40	100	73,7	55,90	63	»	63,2	73,20
Indice d'acétyle	4,7	3,4	16,6	11,5	13,8	5,8	8,5	7,5	15 ,4	38,64	»	6,3	»
Solubilité alcool absolu p. 1000	36	66	64	41	47	»	66	44	en toute proportion.	les deux tiers.	»	15	»

dans l'éther (25 p. 100), très soluble dans les huiles et les essences. Elle est neutre à l'état frais, mais à l'air elle rancit facilement, devient jaune et rougit le tournesol. Pour l'empêcher de rancir, on la chauffe au bain-marie avec diverses substances, notamment le benjoin, le baume de Tolu, les bourgeons de Peuplier, etc. Ainsi préparée, elle est dite *benzoïnée, populinée*, etc. ; elle se conserve plus longtemps que l'axonge naturelle, mais elle est plus ou moins colorée. Il faut éviter de tenir l'axonge dans des vases métalliques, parce qu'à la longue elle réagit sur les métaux. Densité à + 15°, 0,932 ; point de fusion, de + 36 à + 42°, suivant la race de l'animal producteur ; point de solidification, + 26 ; point de fusion des acides gras, + 35° ; déviation à l'oléoréfractomètre, + 12,05 ; indice de Helhner, 96,15 ; indice de R. M. W., 0,5 à 1 ; indice de saponification, 195,3 à 196,6 ; indice d'iode, 59.

Caractères microscopiques. — Le saindoux retiré de la panne de porc se présente en sphéro-cristaux sous deux aspects différents (fig. 103) : houppes à contour incertain ; houppes à contour nettement limité. L'examen microscopique permettra aussi de reconnaître la falsification par incorporation d'amidon.

Composition chimique. — L'axonge est formée d'*oléine* (62 p. 100), de *palmitine* et de *stéarine* (38 p. 100) ; ce sont là des chiffres moyens, mais sujets à de nombreuses variations, tenant surtout à l'animal producteur lui-même.

Falsifications et essai. — Cette graisse est souvent falsifiée par addition de *suif*, d'*huile de Coton*, de *beurre de Coco*, par substitution de *graisses américaines* ou de *graisses dites alimentaires*, par incorporation d'*eau* et, pour faciliter l'incorporation de l'eau, on y ajoute du *plâtre*, de la *fécule*, du *sel marin*, du *carbonate de sodium*, du *borax*, etc.

L'*eau* sera décelée par fusion de l'axonge au bain-marie ; elle se rassemble à la partie inférieure du vase où on la met à refroidir.

Le *sel marin*, le *carbonate de sodium*, le *borax*, etc., seront dévoilés par fusion avec de l'eau chaude qui dissout les sels. L'analyse chimique déterminera la nature du sel et la proportion dans laquelle il se trouve mélangé.

L'addition du *plâtre* est démontrée par la fusion, qui permet la précipitation du corps étranger.

Quant à la *fécule*, on la reconnaît par l'ébullition de la graisse avec l'eau et traitement de cette eau par la teinture d'iode. La nature de cette fécule peut être dévoilée par l'examen au microscope, soit qu'on examine la graisse directement (fig. 103), soit qu'on examine, après lavage à l'éther, le dépôt que laisse la graisse après fusion.

L'addition de graisses étrangères se reconnaîtra par les méthodes générales d'analyse employées pour les corps gras.

L'*huile de Coton* se reconnaîtra par le procédé Halphen et par l'examen à l'oléoréfractomètre qui donne d'excellents résultats dans ce cas particulier; un saindoux, additionné

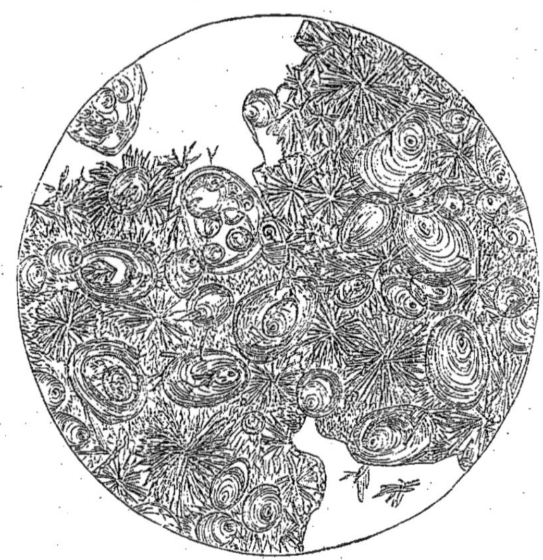

Fig. 103. — Axonge falsifiée avec de la fécule de Pomme de terre.

de 10 p. 100 d'huile de Coton, ne donne plus qu'une déviation de — 8 ; additionné de 50 p. 100, sa déviation sera + 3. La recherche de l'huile de Coton permettra aussi de reconnaître l'addition ou la substitution à l'axonge du *lard compound*, graisse américaine qui est un mélange de stéarine, de graisse de Porc, de saindoux et d'huile de Coton, et aussi celle des *graisses alimentaires*, mélange d'huile de Coton et de suif en quantité suffisante pour donner une consistance concrète,

L'addition de *beurre de Coco* augmentera la déviation à gauche, que l'on pourra compenser par une huile végétale déviant à droite. Dans ce cas, il faudra avoir recours à l'indice de saponification qui est de 258 à 268 pour le beurre de Coco.

L'addition de *suif* augmentera la déviation à gauche, mais

pas assez pour que celle-ci donne un résultat certain. L'indice d'iode donnerait de meilleures indications, puisqu'il est de 59 pour l'axonge et de 37 à 40 seulement pour le suif, mais à condition que le saindoux ne soit pas rance, car dans ce cas l'indice peut être abaissé à 48 et même à 43. Le meilleur procédé est celui de M. Leys qui consiste à prendre le point de fusion des glycérides concrets préalablement isolés. Celui des glycérides concrets du saindoux est de 60°6 ; le point de fusion de ceux du suif de Bœuf est de 56 et celui du suif de Mouton est de 57.

Usages. — L'axonge ne remplit en pharmacie que le modeste rôle d'excipient, rôle qui lui est déjà bien disputé par d'autres produits, tels que la lanoline, la vaseline, etc. On l'emploie encore à la préparation des *Emplâtres*, et d'un certain nombre de pommades : *Pommade belladonée, Pommade camphrée, Pommade d'iodure de plomb, Pommade d'iodure de potassium, Pommade soufrée, Pommades mercurielles.*

SUIF

Origine. — On désigne ainsi la matière grasse fournie par les Ruminants : Bœufs, Veaux, Moutons, etc. A l'état brut et cru, c'est-à-dire encore incluse dans le tissu cellulaire des animaux qui la produisent, cette matière est appelée *Suif en branches*. Pour en séparer la matière grasse, on hache ces branches en menus fragments, et on les porte à une ébullition prolongée, soit à feu nu, soit à la vapeur, avec de l'eau additionnée d'acide sulfurique dans la proportion de 1 kilogramme par 100 kilogrammes de graisse. Sous l'action de l'acide et de la chaleur, les membranes et les cellules graisseuses sont détruites et la totalité du suif vient surnager ; on le clarifie par addition d'alun ou par filtration ; c'est le *Suif à l'acide*. D'autres fois, on n'a pas recours aux produits chimiques ; le suif brut est chauffé à la vapeur et le résidu de la fonte est soumis à la presse : c'est le *Suif aux crétons*.

Caractères. — Le suif est une graisse solide, blanche, d'une odeur spéciale, peu agréable, fondant de + 46° à + 50°. Sa densité peut varier de 0,937 à 0,963 ; point de solidification, + 36° à + 37° ; point de fusion des acides gras, + 49°,5 ; point de solidification + 43 à 48° ; déviation à l'oléoréfractomètre, — 16 à — 20 ; indice R. M. W. 0,50 à 1 ; indice de saponification, 196.

Composition chimique. — Le suif a la même composition que l'axonge ; il doit sa consistance ferme à la forte proportion de stéarine et de palmitine, proportion qui varie du reste dans certaines limites. Ainsi le suif de Mouton contient environ 80 p. 100 de stéarine et de palmitine, tandis que celui du Bœuf n'en renferme que 70 p. 100 ; aussi est-il plus fusible que le précédent.

Falsifications et essai. — La recherche des falsifications se fera comme pour l'axonge. Au point de vue industriel, l'essai le plus important, puisqu'il sert à déterminer la valeur de la matière grasse, consiste dans la détermination du *titre*, qui n'est autre chose que le point de solidification des acides gras. Le titre d'un suif se prend ordinairement par le procédé Dalican. On sépare les acides gras par les moyens ordinaires, puis, ceux-ci étant recueillis, on n'a plus qu'à en déterminer la température de solidification par le procédé décrit plus haut (p. 134). Le titre du suif étant déterminé, on peut en déduire la proportion dans laquelle y sont contenus les deux acides stéarique et oléique, d'après un tableau dressé par M. Dalican. Il est de 43 à 45 pour le suif de Bœuf, de 46 à 48 pour celui de Mouton.

Usages. — Le suif est très apprécié dans la médecine populaire ; il est peu usité en pharmacie et n'est guère employé que dans la préparation de l'*Emplâtre brun.*

Dans l'industrie, on emploie les qualités supérieures à la fabrication des chandelles et des bougies stéariques ; les sortes inférieures sont utilisées dans l'industrie des savons.

SUIFS COMESTIBLES ; OLÉO-MARGARINE *

Sous le nom de *Beurre artificiel*, d'*Oléo-margarine*, ou plus simplement de *Margarine*, on désigne une graisse alimentaire destinée à remplacer le beurre dans l'alimentation de la classe peu aisée. La préparation de ce produit comprend une série d'opérations successives que l'on fait subir au suif de Bœuf exclusivement, le suif de Mouton étant rejeté en raison de son odeur persistante.

Préparation. — 1° *Premier traitement des suifs en branches.* — Les morceaux de suifs triés sont portés dans un atelier spécial, très aéré, où ils subissent une dessiccation partielle. Au moment de la mise à la fonte, le suif est divisé en petits fragments par une machine à hacher, puis soumis à un broyage qui le réduit en pulpe, de sorte que la graisse peut facilement se séparer des membranes par la fusion. On se sert, à cet effet, d'un *hacheur-broyeur*, qui comprend quatre cylindres superposés : les deux cylindres supérieurs sont armés de grosses dents aiguës, tandis que les deux cylindres inférieurs portent une dentelure plus fine. Le suif, déchiqueté et écrasé par les cylindres, est détaché par une raclette et tombe dans une cuve à fondre.

La fusion s'opère dans une cuve en bois de sapin munie d'un serpentin barboteur en fer étamé reposant sur le fond ; à l'intérieur, se trouve disposé un robinet-genouillère. La cuve étant remplie d'eau jusqu'au tiers et chargée de suif provenant des broyeurs, est chauffée au moyen du barboteur à vapeur ; afin d'éviter la surchauffe de la graisse, un ouvrier remue constamment la masse du suif avec une sorte de rame en bois.

La graisse fondue est décantée au moyen du robinet-genouillère dans un bain-marie placé au-dessous de la cuve à fusion. Celui-ci est constitué par une cuve en fer étamé munie d'un robinet de vidange situé un peu au-dessus du fond. Cette cuve est placée dans une double enveloppe en bois formant bain-marie ; elle est chauffée à 60° par un barboteur de vapeur. Pour aider à la séparation et à la précipitation des débris de membrane retenus dans la graisse, un ouvrier y projette du sel marin. Après deux heures de repos, la graisse étant bien clarifiée, on la fait écouler par le robinet de vidange : elle porte alors le nom de *premier jus.*

Lorsque le premier jus doit servir à la fabrication de l'oléo-margarine, au sortir du bain-marie de repos, il est réparti dans des bacs de 50 kilogrammes environ, que l'on porte immédiatement dans une chambre chauffée à 38° et à l'abri de tout courant d'air. On laisse au repos pendant 48 heures ; la matière grasse cristallise, c'est-à-dire que la stéarine se solidifie, tandis que l'oléine, fluide à la température de 38°, reste englobée dans les particules concrètes de stéarine. Dans cet état, le premier jus est apte à subir la manipulation qui a pour but de séparer l'oléine de la stéarine.

2° *Fabrication de l'oléo.* — C'est le nom industriel sous lequel on désigne la partie huileuse des premiers jus, c'est-à-dire l'oléine, dans laquelle sont dissous certains des autres principes immédiats du suif. Par ses propriétés physiques et organoleptiques, l'oléo offre une grande analogie avec la graisse du beurre, et c'est la seule partie du premier jus qui convienne pour la fabrication du beurre artificiel ; il convient donc de l'isoler de la stéarine, dont elle est déjà séparée par le fait de la cristallisation que l'on a réalisée dans l'opération précédente. A cet effet, le premier jus, provenant de la chambre chaude où il a déjà cristallisé, est réparti, à raison d'un kilogramme, dans des serviettes de forte toile que l'ouvrier plie de façon que la matière grasse forme un gâteau de 0,18 sur 0,20 et 0,01 centimètre d'épaisseur. Ces serviettes ainsi garnies sont disposées par 4 ou 6 sur une plaque de tôle étamée, chauffée à 50° ; sur chaque rangée de 4 ou 6 gâteaux, l'ouvrier place une nouvelle plaque de tôle étamée, et ainsi de suite. Quand on a ainsi disposé 200 gâteaux, on soumet le tout à l'action de la presse hydraulique que l'on amène lentement jusqu'à une pression de 150 kilogrammes. Toute l'oléo se sépare de la stéarine qui reste emprisonnée dans les serviettes sous forme de gâteaux durs qu'on livre au commerce sous le nom de *Suif pressé*. C'est cette oléo qu'il faut maintenant transformer en margarine.

3° *Fabrication de la margarine.* — Au procédé primitif de Mège-Mouriès, long et complexe, on a substitué un procédé plus simple et plus rapide. Il consiste à baratter l'oléo avec du lait et une petite quantité d'huile végétale (Coton, Sésame ou Arachide) destinée à modifier la pâte de la margarine, trop courte et trop cassante quand elle est seulement formée de graisse animale. L'oléo, fondue à 45°, est introduite dans une baratte à double effet, avec du lait et de l'huile portés à la même température. Sous l'action du barattage qui dure environ deux heures, l'oléo se trouve émulsionnée avec le lait et l'huile, les particules grasses se divisent de plus en plus et se mélangent intimement avec l'huile et le beurre du lait. On sépare alors le petit-lait de la crème que l'on fait tomber dans un bac d'eau glacée, où, sous l'action d'un refroidissement brusque, les parties grasses sont concrétées en petites masses grumeleuses retenant une certaine quantité de lait interposée. Au moyen d'un panier à claire-voie, la matière grasse concrète est retirée du bain d'eau froide et versée dans des wagonnets perforés où elle s'égoutte.

Au cours de cet égouttage et de ce repos, sous l'action des ferments lactiques qui se développent dans le lait resté entre les particules de matière grasse, la margarine prend l'arome du beurre. Une fois égouttée, on soumet cette margarine au travail d'un malaxeur-lisseur afin d'en chasser le petit-lait et de donner à la pâte l'homogénéité du beurre. Souvent aussi on la passe, avec une petite quantité de beurre pur, à un malaxeur horizontal, d'où la pâte sort prête à être emballée pour les expéditions.

Usages. — La margarine est utilisée dans l'alimentation au lieu et place du beurre ; elle a trouvé des débouchés importants dans l'alimentation de la population ouvrière. Les syndicats et sociétés coopératives de consommation achètent des quantités considérables de margarine, principalement dans le nord de la France et dans les pays houillers. On la mélange aussi, malheureusement d'une façon trop fréquente, avec le beurre de Vache, ce qui a amené les pouvoirs publics à prendre à l'égard de ce produit des mesures coercitives qui ont porté un grand coup aux fabriques françaises de margarine.

MOELLE DE BŒUF

Origine. — La *Moelle de Bœuf* est le tissu mou (*moelle jaune* ou *adipeuse*) qui remplit le canal médullaire des os longs du Bœuf.

Caractères extérieurs. — La moelle de Bœuf se présente sous forme de masses cylindriques, entières ou brisées, de couleur jaunâtre à l'intérieur, rougeâtre à la surface, de consistance granuleuse.

En pharmacie, on emploie la moelle de Bœuf purifiée. A cet effet, on la divise en petits morceaux ; on la chauffe au bain-marie jusqu'à fusion complète et on passe à travers un linge serré. Puis on agite modérément la masse fondue jusqu'à ce qu'elle soit devenue opaque.

La moelle ainsi purifiée est faiblement jaune ; elle a la consistance du suif et possède une saveur rappelant celle du beurre frais ; elle fond vers 45° ; elle est partiellement soluble dans l'alcool bouillant et soluble dans l'éther.

Caractères microscopiques. — La moelle brute présente de nombreuses cellules adipeuses, des cellules lymphatiques ou *médullocèles* et des cellules à noyaux multiples ou *myéloplaxes*. La moelle purifiée montre de nombreux cristaux d'acides gras.

Composition chimique. — La moelle est surtout formée de *palmitine*, avec une faible proportion de *médulline* et d'*élaïdine*.

Usages. — La moelle de Bœuf purifiée est employée à la préparation de la *Pommade* dite *Baume nerval.*

FAMILLE 7. — OLÉO-BUTYRIQUES

Cette famille comprend les matières grasses solides caractérisées par la présence de glycérides à acides gras volatils (*Beurres*) : *Beurre de Vache, Beurre de Coco, Beurre de Cacao, Beurre de Muscade.*

BEURRE DE VACHE *

Origine. — Le *Beurre de Vache* est formé par l'agglomération de la matière grasse qui existe dans le lait de la Vache (*Bos taurus* femelle), Mammifère ruminant du groupe des Boviens, matière grasse dont le microscope révèle la présence dans ce liquide sous forme de globules tenus en suspension, grâce à la viscosité que lui donne la caséine. Ces globules gras sont séparés des autres éléments du lait par une opération qui porte le nom de *barattage.* A cet état, le beurre retient toujours une certaine proportion des autres substances du lait : albuminoïdes, lactose et sels. On peut l'en débarrasser par fusion et décantation.

Caractères. — Le beurre à l'état naturel est plus ou moins coloré en jaune pâle mat. Sa saveur est douce et agréable ; il fond facilement dans la bouche, sans laisser d'impression graisseuse au palais. Il est à peu près insoluble dans l'eau, peu soluble dans l'alcool, très soluble dans l'éther, la benzine, le sulfure de carbone. Densité à + 15°, 0,923 à 0,940 ; densité à + 100°, 0,865 à 0,868 ; déviation à l'oléoréfractomètre, — 30° ; point de fusion, + 31 à 36° ; point de solidification, + 25 à 20° ; point de fusion des acides gras, + 38 à 40° ; point de solidification de ces acides, + 37 à 38° ; indice de Hehner, 87,5 ; indice de R. M. W, 28-30 ; indice d'iode, 32-38 ; indice de saponification, 222 en moyenne.

Composition chimique. — La composition du beurre de Vache est la suivante : matière grasse, 85 à 88 p. 100 ; eau, 10 à 16 p. 100 ; caséine, 1 à 3 p. 100 ; lactose, 0,40 p. 100 ; sels minéraux, faible quantité correspondant à 0,08-0,02 de cendres. Il paraît y avoir, en outre, une petite quantité de lécithine et des matières odorantes qui lui donnent une odeur agréable et spéciale.

Quant à la constitution chimique de la matière grasse, elle est des plus complexes. En outre de l'*oléine*, on y trouve encore les glycérides de tous les acides gras saturés comprenant un nombre pair d'atomes de carbone depuis l'acide acétique $C^2H^4O^2$, jusqu'à l'acide arachidique $C^{20}H^{40}O^2$. Ces acides gras sont : 1° acides volatils solubles dans l'eau : *acétique, butyrique, caproïque, caprylique, caprique* ; 2° acides peu volatils et peu solubles dans l'eau : *laurique, myristique* ; 3° acides fixes et insolubles dans l'eau : *palmitique, stéarique, arachidique.* La proportion de ces glycérides pour 100 est la suivante : oléine, 42,20 ; palmitine et stéarine, 50,80 ; butyrine, 4,40 ; caproïne, 2,50 ; autres glycérides, 0,10.

Quoi qu'il en soit, on ne doit pas perdre de vue que le beurre est un mélange complexe dont la composition chimique peut varier sous l'influence de causes biologiques tenant à l'animal lui-même ou à certaines conditions de milieu.

Dosage des principaux éléments. — 1° Eau. — On pèse dans une capsule 10 grammes de beurre ; on chauffe au bain-marie pendant une heure, puis on maintient à l'étuve à 100-110° pendant six heures. Au bout de ce temps, on laisse refroidir et on pèse. La différence de poids donne la proportion d'eau qui ne doit pas être supérieure à 15 p. 100.

2° Matières grasses. — On épuise par l'éther le résidu du dosage de l'eau, et on verse la solution éthérée sur un filtre taré qu'on lave avec ce dissolvant jusqu'à ce qu'il n'entraîne plus de matières grasses. On recueille la solution éthérée dans une capsule tarée, on évapore l'éther à l'air libre d'abord, puis au bain-marie. L'augmentation du poids de la capsule indique la quantité de matières grasses contenues dans les 10 grammes de beurre employés. On doit trouver de 85 à 90 p. 100.

3° Matières insolubles dans l'éther. — Le filtre taré qui a servi à l'opération précédente est séché à l'étuve à 100° et pesé. L'augmentation du poids du filtre indique la proportion de matières insolubles (caséine, lactose et sels) contenues dans le beurre ; elle doit être de 2 à 3 p. 100.

4° Cendres. — On calcine le filtre et la différence de poids indique le poids des cendres ; on en trouve de 0,10 à 0,20 p. 100, à moins que le beurre ait été salé.

5° Caséine. — On dose la caséine en retranchant le poids des cendres du poids des matières insolubles dans l'éther.

6° Chlorure de sodium. — Si le beurre a été salé, le poids des cendres sera notablement augmenté. Pour connaître la quantité de sel ajouté, on dissout les cendres dans l'eau, on ajoute quelques gouttes d'une solution de chromate neutre de sodium, et on titre les chlorures avec une solution d'azotate d'argent. La proportion de sel ajouté varie de 2 à 6 p.100.

Falsifications et essai. — Le beurre, en raison de son prix élevé, est fréquemment falsifié : 1° par de l'eau ordinaire ou du petit-lait qu'on y maintient en excès en y incorporant certains sels minéraux (alun, borax, sel marin) ; 2° par des matières minérales comme la craie, le plâtre, le sulfate de baryum, l'argile, plus rarement le carbonate de plomb ; 3° par des agents conservateurs : borax, acide borique, fluorures ou fluoborates alcalins ; 4° par des matières colorantes : Curcuma, Rocou, Safran, jaune Victoria, chromate de plomb ; 5° par des matières d'origine organique : amidons divers, pulpe cuite de Pomme de terre, etc. ; 6° par des matières grasses naturelles (beurre de Coco) ou artificielles (margarine).

1° Mouillage. — Cette falsification consiste à incorporer au beurre une quantité d'eau supérieure à celle qu'il retient normalement ; on a trouvé des beurres qui renfermaient jusqu'à 25 p. 100 d'eau. On déterminera la proportion de cet élément par le procédé déjà indiqué.

2° Sels solubles. — On isole le beurre par fusion et décantation de la partie aqueuse qu'on examinera ensuite par les réactifs ordinaires. S'il y a peu d'eau incorporée, on fait bouillir avec une certaine quantité d'eau et les sels se dissolvent.

3° Matières minérales insolubles. — La fusion du beurre au sein de l'eau permettra de recueillir facilement la craie, l'argile, le plâtre, le sulfate de baryum, etc. On pourra encore épuiser par l'éther qui laissera ces matières comme résidu.

4° Agents conservateurs. — Pour chercher le *borax* et l'*acide borique*, on incinère 10 à 20 grammes de beurre, et on ajoute aux cendres quelques gouttes d'acide sulfurique et un peu d'alcool que l'on enflamme ; la flamme prend une coloration verte.

Pour rechercher les *fluorures* ou les *fluoborates alcalins*, on fait fondre 100 grammes de beurre à l'étuve à 60° ; on prélève le liquide aqueux qui s'est séparé et qui s'est rassemblé à la partie inférieure du récipient. C'est dans cette eau qu'on fait la recherche des fluorures. On ajoute un peu de chaux éteinte, on évapore et on incinère le résidu ; si le beurre renfermait un fluorure alcalin, les cendres obtenues contiendront du fluorure de calcium insoluble, qu'on caractérise de la façon suivante. Les cendres sont reprises par l'eau acidulée par l'acide acétique ; le résidu insoluble est lavé, séché, et introduit dans un creuset de platine avec un peu de sable ; on ajoute un peu d'acide sulfurique et on recouvre le creuset d'une lame de verre sur laquelle on a déposé, du côté regardant le fond du creuset, une goutte d'eau. On chauffe, et il se dégage du fluorure de silicium qui se décompose au contact de l'eau, en donnant de la silice gélatineuse, qui forme un dépôt très caractéristique.

5° Matières colorantes. — On emploie surtout des substances végétales, dont on tolère l'emploi, car il est inoffensif. Pour les rechercher, on agite pendant quelque temps le beurre fondu avec de l'alcool faible chauffé au bain-marie ; si le beurre est pur, il ne cède rien à l'alcool qui reste incolore ; si celui-ci est coloré, on l'évapore en partie ; le *Safran* donne un précipité orangé avec le sous-acétate de plomb ; le *Curcuma* brunit par les alcalis ; le *Rocou*, évaporé à siccité, bleuit par les alcalis, tandis que le *Safran* verdit. Pour le *chromate de plomb*, on incinérera une certaine quantité de beurre et on recherchera le plomb dans les cendres.

Pour reconnaître les *colorants dérivés de la houille* (*jaune Victoria* notamment), on les extrait du beurre, en agitant celui-ci avec un mélange de 2 volumes de pétrole léger et d'un volume d'alcool à 95° ; on décante l'alcool, on l'évapore ; on traite le résidu par quelques gouttes d'ammoniaque, et on le reprend par l'eau qui dissout les dérivés de la houille, reconnaissables à leurs caractères chimiques et microscopiques.

6° Matières d'origine organique. — On fond le beurre dans l'eau, ou on l'épuise par l'éther, et on examine le dépôt au microscope. Ou bien on le fait bouillir avec de l'eau, on décante, et on traite par l'eau iodée.

7° Graisses naturelles et artificielles. — A l'heure actuelle, les seules matières grasses généralement employées à la falsification des beurres sont la margarine et le beurre de Coco, et l'analyse chimique des beurres doit être entièrement dirigée dans le but de rechercher la présence de ces matières grasses. On aura recours pour cela aux procédés organoleptiques, physiques et chimiques.

La détermination des constantes physiques et chimiques ne doit pas être effectuée sur le beurre en nature, mais sur la matière grasse purifiée par fusion et par filtration et ainsi débarrassée de l'eau, de la caséine, etc. A cet effet, on place une quantité aliquote de beurre dans un bécher que l'on maintient à l'étuve à 60° jusqu'à séparation complète de la matière grasse qui se réunit sous forme d'huile à la partie supérieure, les impuretés gagnant le fond. On décante la matière grasse sur un filtre sans plis placé dans l'étuve même, et on recueille le liquide clair et limpide qui servira à effectuer toutes les déterminations.

Avant la filtration, on note si la matière grasse est limpide ou trouble. Le beurre pur est généralement transparent ; s'il renferme de la margarine, on observe presque toujours un trouble.

I. — *PROCÉDÉS ORGANOLEPTIQUES.* — Ce sont des procédés rapides, mais trop primitifs pour donner des résultats ayant quelque valeur; on peut toutefois les utiliser comme moyen de contrôle ou à titre de renseignement.

Le *Vérifie-beurre* (fig. 104) est un petit appareil destiné à vérifier la pureté du beurre d'après l'odeur qu'il dégage lorsqu'il est porté à une température assez élevée. Cet instrument se compose d'une lampe à alcool à mèche d'amiante, surmontée d'une petite coupelle dans laquelle on surchauffe le beurre à essayer. Si le beurre est pur, la fumée a une odeur de beurre fondu; elle aura une odeur de côtelettes grillées, s'il renferme des graisses animales ; les huiles végétales dégagent une odeur de lampe à huile mal éteinte.

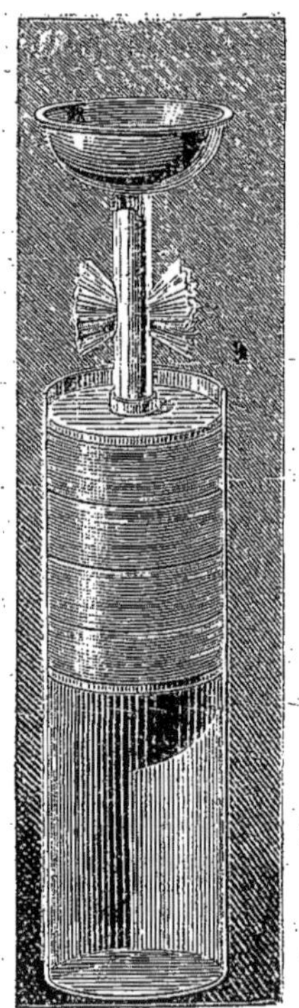

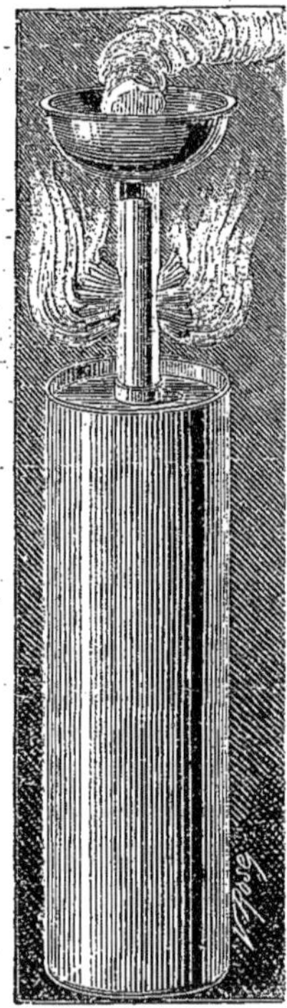

A B

Fig. 104. — Vérific-beurre.
A, avant l'essai ; B, pendant l'essai.

D'autres le font brûler comme une veilleuse ordinaire, puis, au bout d'un certain temps, éteignent la mèche dont la fumée varie d'odeur, comme dans le cas précédent, suivant que le beurre est pur ou non.

II. — *PROCÉDÉS PHYSIQUES.* — Ils comprennent : 1° la détermination de l'*indice de Crismer* ou *température critique de dissolution dans l'alcool* ; 2° la détermination du *point de fusion* du beurre et des acides gras fixes ; 3° l'*examen microscopique* ; 4° l'*examen à l'oléoréfractomètre.*

1° La détermination de l'*indice de Crismer* est un procédé extrêmement rapide et qui donne souvent d'utiles indications. Il est basé sur la solubilité du beurre dans l'alcool qui est notablement plus grande que celle des margarines. Voici comment on opère : dans un tube gradué, on verse 1 centimètre cube de beurre fondu et limpide, puis 2 centimètres cubes d'alcool absolu du commerce de densité voisine de 0,7967. On ferme le tube avec un bouchon traversé par un thermomètre gradué en cinquièmes de degré et à très petit réservoir qui doit être entièrement immergé dans le liquide.

On chauffe le tube à la flamme d'une veilleuse de bec Bunsen en l'agitant doucement de bas en haut et de haut en bas, jusqu'à ce que son contenu soit devenu homogène et limpide. On écarte alors le tube de la flamme et on continue à l'agiter jusqu'à ce que son contenu se trouble. On note la température correspondant à la première apparition du louche. On rechauffe à nouveau le tube pour observer une seconde fois le trouble et vérifier le premier nombre obtenu qui indique la température de trouble T.

Au moyen d'une pipette, on prélève 2 centimètres cubes du même beurre fondu et clair, on y ajoute 20 centimètres cubes d'alcool absolu, quelques gouttes de phénolphtaléine et on titre l'acidité avec la potasse alcoolique $\frac{N}{20}$ jusqu'à coloration rouge. Si N est le nombre de centimètres cubes d'alcali employé, la température critique de dissolution du beurre dans l'alcool ou indice de Crismer sera : T + N.

La température critique de dissolution du beurre pur est voisine de 52 à 54°, tandis que celle des diverses margarines commerciales est comprise entre 64 et 78°. L'introduction d'une quantité même minime de margarine élèvera, dans une mesure appréciable, le point critique de dissolution.

2° La détermination du *point de fusion du beurre* et *des acides gras fixes* est actuellement peu employée dans l'analyse des beurres ; elle se fera par la méthode indiquée dans les procédés généraux d'essai des matières grasses. Le point de fusion du beurre varie de 31 à 36° ; celui de la margarine, de 42 à 45°. Le point de fusion des acides gras fixes varie de

38 à 40° ; celui des acides gras de la margarine, de 47 à 49°.

3° L'*examen microscopique* du beurre peut fournir d'utiles renseignements ; il peut se faire directement, en écrasant sous une lamelle une parcelle de beurre, ou mieux en se servant comme milieu d'une huile bien limpide. Si le beurre est pur et frais, et s'il n'a pas été fondu, on ne doit apercevoir que des granules butyreux et pas de matière grasse cristalline. La présence de masses cristallines au milieu des granules butyreux indiquera l'addition de margarine. Après fusion et refroidissement lent, on apercevra des masses cristallines étoilées en houppes soyeuses : ce sont des cristaux de palmitine (fig. 105, *u*, *l*) ; si le beurre renferme de la margarine, l'examen microscopique montrera des cristaux de stéarine, sous forme de masses radiées également, mais à aiguilles plus courtes, plus rigides et souvent plus épaisses (fig. 105, *k*, *s*).

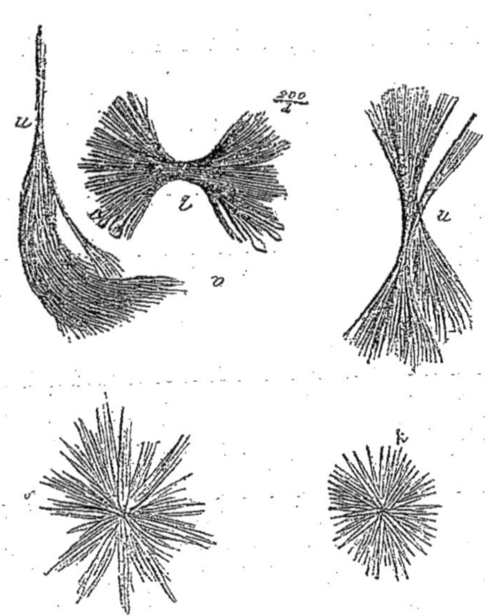

Fig. 105. — Cristaux de palmitine (*u*, *l*) et de stéarine (*k*, *s*).

En outre, cet examen dévoilera la présence de débris organisés introduits frauduleusement (amidon, fragments de plantes tinctoriales, débris de tissu graisseux, etc.), ainsi que des cristaux de sel marin et des matières minérales ; on pourra aussi trouver des œufs ou des larves de parasites introduits dans le beurre en même temps que les diverses graisses.

4° L'*essai à l'oléoréfractomètre*, qui donne de si bons résultats dans l'essai des huiles et des graisses, ne doit être employé qu'avec certaines réserves dans l'examen du beurre et doit être contrôlé par les autres méthodes. On opère comme il a été dit page 139, à la température de + 45°, et on amène la ligne de séparation du champ obscur et du champ lumineux au O*b* de l'échelle inférieure. En outre, avant d'être examiné, le beurre doit être purifié de la façon que nous avons indiquée.

En moyenne, le beurre pur donne une déviation de — 30°, quelquefois de — 36°, alors que la margarine donne — 17° et le beurre de Coco — 59°. Malgré la différence considérable qui existe entre ces chiffres, il n'est guère possible de conclure sur ce seul essai, pour les raisons suivantes. Les Vaches qui sont nourries avec des tourteaux de graines donnent un lait qui renferme une certaine proportion d'huile végétale ; celle-ci, ayant une déviation positive, diminuera la déviation négative que possède le beurre et pourra la ramener à un chiffre qui pourra faire supposer une falsification, alors que le beurre est pur. Cette déviation dans les beurres purs peut descendre jusqu'à — 21°. En second lieu, le beurre de Coco ayant une déviation de — 59°, il est facile de le mélanger avec une huile végétale en proportion telle que le mélange donne une déviation de — 30° ou — 32°. Cette falsification ne tarderait pas à prendre une grande importance si on se contentait du seul examen à l'oléoréfractomètre.

III. — *PROCÉDÉS CHIMIQUES.* — Ceux auxquels on aura surtout recours pour l'essai du beurre sont : le dosage des acides gras fixes, le dosage des acides gras volatils solubles dans l'eau et la détermination de l'indice de saponification.

Le *dosage des acides gras fixes insolubles* ou *indice de Hehner*, déjà indiqué page 141, donne d'excellents renseignements pour caractériser la falsification du beurre par des matières grasses étrangères. Le beurre, en effet, diffère de la plupart des autres matières grasses par la quantité notable d'acides solubles entrant dans la constitution des différents glycérides. Il en résulte que la proportion des acides gras insolubles que renferme le beurre est notablement plus faible.

En moyenne, le beurre contient de 87,5 à 88 p. 100 d'acides gras fixes ; ce chiffre peut s'abaisser à 85,22 ou s'élever jusqu'à 88,51. Les autres matières grasses n'ont jamais moins de 95 p. 100 d'acides gras fixes. On voit que la différence est assez sensible pour qu'on puisse apprécier une addition un peu notable de matière grasse étrangère.

Le *dosage des acides gras volatils solubles* ou *indice de Reichert-Meissl-Wolny* se fera ainsi qu'il a été indiqué page 142. Cet indice est, pour le beurre pur, de 26 à 28 ; pour les autres graisses animales, il ne dépasse pas 1 ; le beurre de Coco a un indice qui varie de 7 à 8.

La méthode officielle française exprime les acides gras volatils en acide butyrique, pour 100 grammes de beurre. On peut transformer l'indice de R. M. W. en teneur en acide butyrique pour 100 (méthode officielle) en multipliant cet indice par la constante 0,22. On devra trouver comme chiffre minimum 5,72 p. 100 (5,30 d'après A. Bonn).

L'indice de saponification sera pris, soit par le procédé de Kœttstorfer, soit par celui de Barthe (voy. p. 143). Pour le beurre, l'indice moyen est de 228 ; il peut varier de 222 à 232 ; le Laboratoire municipal de Paris admet 221 comme limite inférieure. L'indice de saponification de la margarine est 195 et celui du beurre de Coco 257 à 260. Si l'on admet le chiffre de 222 pour l'indice du beurre et celui de 195 pour la margarine, et si l'on représente par n l'indice trouvé, la quantité de margarine ajoutée sera donnée par l'équation :

$$\frac{100\,(222-n)}{222-195}.$$

La recherche du *beurre de Coco* mérite une mention spéciale. Sa présence ne sera pas indiquée, ni par l'indice de Hehner (les indices des deux graisses étant les mêmes), ni par l'indice de saponification, parce que, actuellement, la falsification est faite avec un mélange de beurre de Coco et de margarine ou d'huile végétale, l'addition de ces corps gras ayant pour but d'abaisser l'indice de saponification très élevé du beurre de Coco, de même que la déviation à l'oléo-réfractomètre. Il n'y aura guère dans ce cas que la faiblesse relative de l'indice de R. M. W. qui permettra de soupçonner la falsification; dès lors, pour se prononcer avec certitude, l'expert devra déterminer l'*indice de Polenske* (acides volatils insolubles dans l'eau) et l'*indice acide caprylique.*

1° *Détermination de l'indice de Polenske.* — Cette méthode est basée sur ce fait que le beurre de Coco contient 6 à 8 fois plus d'acides gras volatils insolubles dans l'eau que le beurre et les autres graisses. L'indice de Polenske est le nombre de centimètres cubes de potasse $\frac{N}{10}$ employés pour titrer les acides volatils insolubles dans l'eau de 5 grammes de matière grasse.

Après avoir déterminé l'indice de R. M. W., on jette le liquide sur un filtre de 9 centimètres de diamètre ; on lave plusieurs fois, avec une petite quantité d'eau, le tube intérieur du réfrigérant, et on jette les eaux de lavage sur le filtre.

Puis on lave le filtre trois fois avec chaque fois 15 centimètres cubes d'alcool ; dans la liqueur alcoolique, on titre les acides insolubles dans l'eau et solubles dans l'alcool au moyen d'une solution de potasse $\frac{N}{10}$. Le nombre de centimètres cubes employés donne l'indice de Polenske. Il est de 1,5 à 3,5 pour le beurre et de 16,8 à 17,8 pour le beurre de Coco.

2° *Détermination de l'indice caprylique.* — Cette méthode est basée sur l'insolubilité relative du caprylate d'argent. Elle consiste à précipiter, après filtration, le distillat neutralisé obtenu dans le procédé de R. M. W. par une solution $\frac{N}{10}$ d'azotate d'argent et à calculer le nombre de centimètres cubes de liqueur argentique employés à la précipitation. On a ainsi un premier indice caprylique ou argentique.

On fait ensuite une seconde distillation avec encore 5 grammes de beurre, mais on recueille 300 centimètres cubes de liquide au lieu de 110. On précipite encore par une solution de nitrate d'argent $\frac{N}{10}$, et le nombre de centimètres cubes employés donne le deuxième indice caprylique ou argentique.

Si le beurre est pur, les deux indices sont égaux, parce que les 110 centimètres cubes d'eau de la première opération sont suffisants pour dissoudre la quantité d'acide caprylique que renferment les 5 grammes de beurre ; s'il renferme du beurre de Coco, les deux indices sont différents : le second est plus élevé que le premier, parce que le beurre de Coco renferme une quantité d'acide caprylique qui n'est pas entièrement soluble dans les 110 centimètres cubes d'eau, de sorte qu'il en reste sur le filtre, tandis qu'elle est entièrement soluble dans les 300 centimètres cubes employés dans la deuxième opération et qu'il n'en est pas éliminé du tout par la filtration ultérieure. Pour un beurre pur, il a fallu pour les deux indices $5^{cc},9$ de solution argentique ; pour le même beurre additionné de 5 p. 100 de beurre de Coco, il a fallu $6^{cc},4$ pour le premier indice et $7^{cc},3$ pour le second.

En résumé, on peut regarder la falsification du beurre comme certaine, lorsque l'on trouve une quantité d'acides fixes insolubles supérieurs à 88,5 p. 100, que les acides volatils sont inférieurs à 4 p. 100, que l'indice de R. M. W. est au-dessous de 22, que l'indice de saponification est au-dessous de 220 (221, Laboratoire municipal de Paris), que l'indice de

Polenske dépasse 3,5 et que les deux indices capryliques sont différents.

Usages. — Le beurre est surtout employé aux usages domestiques. C'est un excellent aliment gras que l'on peut prescrire aux personnes affaiblies et amaigries qui ne supportent pas l'huile de foie de Morue. En pharmacie, le beurre sert à faire quelques pommades ; il doit être le plus récent possible et lavé à l'eau.

BEURRE DE CACAO

Origine. — Le *Beurre de Cacao* est retiré par expression à chaud des graines du Cacaoyer (*Theobroma Cacao*), arbre de la famille des Malvacées ; pour cela, les graines sont débarrassées de leur tégument, broyées et exprimées entre des plaques chaudes. Le rendement est de 44 à 48 p. 100.

Caractères. — C'est un corps solide, de couleur blanchâtre ou blanc jaunâtre, translucide, onctueux au toucher, mais pourtant cassant et d'aspect cireux à l'intérieur ; saveur douce et agréable ; odeur rappelant celle du chocolat. Dans le commerce, le beurre de Cacao se présente généralement en plaques rectangulaires. Densité à + 15°, 0,950 ; point de fusion, + 32° ; point de solidification, + 23° ; point de fusion des acides gras, + 50° ; point de solidification, + 46° ; déviation à l'oléoréfractomètre, — 19° ; indice de Hehner, 94 ; indice de saponification, 194 ; indice d'iode, 34 à 38. Insoluble dans l'eau ; soluble dans 20 parties d'alcool absolu bouillant, dans 100 parties d'alcool froid ; très soluble dans l'éther.

Composition chimique. — Il est constitué par de la *stéarine* associée à une faible proportion de *palmitine* et d'*oléine*.

Falsifications et essai. — Le beurre de Cacao est souvent falsifié avec du suif, de la moelle de Bœuf, de l'huile d'Amande et de la cire ; depuis quelque temps on le falsifie avec le beurre de Coco.

Le beurre de Cacao doit se dissoudre dans 20 parties d'alcool absolu bouillant.

La solution alcoolique ne doit pas rougir le tournesol (acides gras libres).

Une partie de beurre de Cacao doit donner avec 2 parties d'éther une solution limpide (addition de graisses animales).

L'indice d'iode ne doit pas être supérieur à 38, ni inférieur à 34.

L'indice de Polenske permettra de reconnaître l'addition de beurre de Coco ; il est de 0,41 pour le beurre de Cacao, et de 16 pour le beurre de Coco.

Usages. — Employé parfois à l'intérieur comme émollient, il est surtout utilisé à l'extérieur sous forme de *suppositoires,* soit seul, soit avec d'autres médicaments.

BEURRE DE COCO*

Origine. — Cette matière grasse est fournie par l'albumen des graines du Cocotier du Brésil (*Cocos nucifera*), énorme Palmier du Pacifique, qui croît partout aujourd'hui sous les Tropiques, au bord de la mer, et du Cocotier des Indes (*C. butyracea*) ; une vingtaine d'autres espèces en fournissent également. Les Cocotiers sont exploités surtout dans les îles du Pacifique et de l'Océan Indien, à Java, à Sumatra et sur la Côte occidentale d'Afrique. L'île de Ceylan exporte annuellement 400 millions de Noix de Coco. L'amande arrive en Europe sous le nom de *Coprah,* le plus souvent débitée en tranches ou en rubans très minces. Elle donne les deux tiers de son poids d'une graisse liquide dans les pays chauds, mais solide dans nos pays. On l'extrait par expression de l'amande réduite en pulpe ou en employant un dissolvant, le sulfure de carbone.

Caractères. — Cette matière grasse est blanche, quand elle est préparée avec soin, le plus souvent jaune rougeâtre, opaque, dure : sa saveur et son odeur sont douces, mais elle rancit facilement. Densité à + 15°, 0,921 ; point de fusion, de + 27 à 28° ; point de solidification, 22°,5 ; point de fusion des acides gras, 22°-23° ; point de solidification des acides gras, 19°,8 ; indice d'iode, 18,9 ; déviation à l'oléoréfractomètre, — 54° ; indice de R. M. W., 9 à 12,5 ; indice de saponification, 258-268 ; très peu soluble dans l'alcool.

Composition chimique. — Le beurre de Coco est la matière grasse qui se rapproche le plus par sa composition chimique de celle du beurre de Vache, car il renferme, comme celui-ci, une proportion assez importante d'acides gras solubles dans l'eau et d'acides gras volatils. On a pu, en effet, constater dans le savon obtenu avec ce beurre végétal les acides *butyrique, caproïque, caprylique, caprique, laurique, myristique et palmitique.* Il renfermerait aussi un acide spécial appelé *acide coccinique.*

Usages. — Couramment employé dans les régions tropicales pour l'alimentation et l'éclairage, le beurre de Coco, en raison de la facilité avec laquelle il rancit, n'a, pendant longtemps, été utilisé en Europe que pour la fabrication de savons légers et très mousseux. Mais, depuis quelques années, son importance industrielle s'est rapidement accrue, car on a pu, à l'aide de certains procédés d'épuration, en le débarrassant notamment par expression de ses éléments les plus fusibles et les plus altérables, le transformer en une graisse alimentaire, absolument neutre et résistant pendant très longtemps à la rancidité. Ce produit est livré au commerce sous le nom de *Beurre végétal*, de *Végétaline*, de *Taline*, de *Cocose*, de *Cocotine*. Les essais que l'on a faits paraissent démontrer que cette substance ne présenterait aucun inconvénient au point de vue hygiénique et de plus qu'elle est d'une digestibilité au moins égale, sinon supérieure à celle du beurre de Vache. Malheureusement, cette substance est rarement vendue sous son vrai nom ; le plus souvent elle sert à falsifier le beurre de Vache.

BEURRE DE MUSCADE

Origine. — Le *Beurre de Muscade* est retiré par expression à chaud de l'albumen des graines du Muscadier (*Myristica fragrans*), arbre de la famille des Myristicées. On utilise surtout les débris de graines qui ne peuvent être versés dans le commerce.

Caractères. — Ce beurre arrive particulièrement de Singapore, en pains rectangulaires, enveloppés de feuilles de Palmier. Il est jaune brun, marbré de rouge, onctueux et friable ; il dégage une odeur agréable due à l'essence de Muscade ; sa saveur est fortement aromatique. Densité à + 15°, 0,990 à 0,995 ; point de fusion, + 45° à 48° ; point de fusion des acides gras, + 42 à 50° ; point de solidification, + 40° ; indice d'iode, 40 à 52 ; soluble dans 4 parties d'alcool bouillant, très peu soluble dans l'alcool froid ; incomplètement soluble à froid dans l'éther, le chloroforme et la benzine. Il rancit à la longue et arrive à se transformer en une masse cassante plus ou moins décolorée.

Composition chimique. — Le beurre de Muscade se compose de *myristine* (74 p. 100), glycéride de l'acide myristique $C^{14}H^{28}O^{2}$, d'*oléine* (20 p. 100), de *butyrine* (1 p. 100), d'une résine acide (3 p. 100) et d'essence de Muscade (2 à 3 p. 100).

Falsifications et essai. — Ce corps gras est falsifié par le blanc de Baleine ou le suif coloré au Safran ou au Curcuma, et aromatisé avec l'essence de Muscade. Le beurre de Muscade étant entièrement soluble à chaud dans l'alcool, les falsifications seront décelées par un trouble lorsqu'on fera cet essai ; en outre, la solution alcoolique sera plus ou moins colorée, tandis qu'elle est incolore avec le beurre de Muscade pur.

On soumettra cette matière grasse à l'essai suivant. Dans un ballon de 60 centimètres cubes, on introduit 5 grammes de beurre et 10 grammes d'éther rectifié. On surmonte le ballon d'un réfrigérant à reflux et on le plonge dans un bain d'eau à + 40°. Le beurre de Muscade devra se dissoudre entièrement en donnant une solution jaune orangé qui par refroidissement donnera un abondant dépôt cristallin formé d'aiguilles incolores de myristine.

On prendra enfin l'indice d'iode, qui ne devra pas être supérieur à 52, ni inférieur à 40.

Usages. — Le beurre de Muscade est employé comme anti-rhumatismal, en raison des propriétés stimulantes que lui communique l'essence qu'il renferme naturellement : il entre dans la composition de la *Pommade* dite *Baume nerval* et du *Liniment de Rosen*.

FAMILLE 8. — CHOLESTÉRIQUES

Cette famille ne comprend que la *Graisse de laine.*

GRAISSE DE LAINE

Origine. — La *Graisse de laine* est la graisse du *suint* de mouton purifiée et anhydre.

Caractères. — La graisse de laine du commerce se présente sous forme d'une masse de couleur jaune citron, ayant la consistance d'onguent épais, conservant nettement l'empreinte du doigt qui s'y enfonce ; son odeur, quoique faible, est particulière ; elle fond vers + 40°. Elle est soluble dans l'éther, le chloroforme, la benzine, le sulfure de carbone et les huiles ; elle est insoluble dans l'alcool même à chaud ; également insoluble dans l'eau, mais elle peut en absorber plus du double de son poids sans perdre son apparence de matière grasse. Elle est difficilement saponifiable, mais elle s'émulsionne facilement avec l'eau contenant des traces de carbonate de soude. Elle est neutre au tournesol.

En incorporant à la graisse de laine, par fusion et battage, 25 p. 100 d'eau, on obtient la graisse de laine hydratée qui est la *Lanoléine* du Codex ou *Lanoline* (marque déposée).

Composition chimique. — La graisse de laine est constituée par un mélange d'éthers de la *cholestérine*, de l'*isocholestérine*, et sans doute d'autres alcools à poids moléculaires élevés. Tous ces alcools sont unis aux acides cérotique, palmitique, caprique, oléique et stéarique.

Falsifications et essai. — La graisse de laine peut être falsifiée par addition d'eau, de glycérine ou de corps gras.

Le dosage de l'eau se fait par dessiccation à 110° d'un poids connu de la substance ; la perte pour la lanoléine ne doit pas dépasser 26 p. 100.

Pour rechercher la glycérine, on fait bouillir la graisse de laine avec de l'eau qui dissout la glycérine ; après refroidissement, on retire la graisse de laine et on évapore l'eau au bain-marie ; la glycérine reste comme résidu.

Pour déceler la présence d'un corps gras, on traite la graisse de laine à chaud, avec de la potasse alcoolique. Après saponification du corps gras, on ajoute de l'eau ; la graisse de laine se sépare ; la solution de savon traitée par un acide laisse remonter les acides gras que l'on peut recueillir et peser.

Quant aux matières minérales ajoutées frauduleusement, on les reconnaîtra en incinérant le produit ; s'il est pur, il ne doit pas donner plus de 0,20 p. 100 de cendres.

Pour identifier cette graisse, on introduit 5 centimètres cubes d'acide sulfurique officinal dans un tube à essais ; on fait ensuite couler doucement dans ce tube 5 centimètres cubes d'une solution à 2 p. 100 de graisse de laine dans le chloroforme et on laisse reposer. Il se fera, au contact des deux liquides, une zone colorée en rouge brun (réaction de la cholestérine).

Usages. — Ce vieux médicament, autrefois employé sous le nom d'*Œsypum*, a été rajeuni et réintégré par Liebreich, dans la matière médicale comme excipient ; son inaltérabilité et la faculté qu'il a d'absorber une forte proportion d'eau le font dans bien des cas préférer à l'axonge.

La graisse de laine est aussi employée à la préparation de l'*Emplâtre caoutchouté simple* et de l'*Huile grise*.

FAMILLE 9. — CÉRIQUES

Cette famille comprend les *Cires*, dont les plus importantes sont fournies par les Insectes.

Les cires commencent à se ramollir vers + 35° et ne fondent guère qu'au-dessus de + 60° ; elles ont une composition chimique qui est assez différente de celle des matières grasses étudiées jusqu'ici, ce qui les fait rejeter de ce groupe par plusieurs auteurs. A ce point de vue, on peut y distinguer deux groupes principaux : un premier groupe voisin des matières grasses concrètes et qui peut être caractérisé par la prédominance de l'acide palmitique libre et l'absence d'oléine (Cire du Japon, Cire de Myrica) ; un second groupe caractérisé par la présence d'éthers, où n'entre jamais le radical de la glycérine, ces éthers étant toujours formés par l'union d'acides gras de la série $C^nH^{2n}O^2$ et d'alcools de la série parallèle $C^nH^{2n+2}O$, tous d'un poids moléculaire élevé (Cire d'Abeilles, Cire de Chine, Cire de Cachalot).

CIRE D'ABEILLES

Origine et préparation. — La *Cire d'Abeilles* est la matière constitutive des parois des alvéoles que les Abeilles construisent pour y déposer leur miel et leurs œufs. On la prépare, après que le miel a été récolté, en soumettant les rayons à la fusion dans l'eau bouillante ; la cire fond et vient surnager, tandis que le miel qui restait se dissout et que les impuretés plus lourdes que l'eau tombent au fond. On laisse refroidir et on recueille la cire. Celle-ci est fondue de nouveau, filtrée à travers un filtre de toile et coulée dans des sébiles de terre ou de bois. On laisse refroidir lentement pour faciliter le dépôt des matières terreuses, puis on plonge les sébiles dans l'eau bouillante pour en retirer les gâteaux, dont on racle la partie bombée qui renferme les impuretés. On obtient ainsi les pains de cire naturelle ou *Cire jaune du commerce*.

Pour obtenir la *Cire blanche* ou *Cire vierge*, on décolore la cire jaune ; à cet effet, celle-ci est fondue et coulée sur un cylindre de bois à moitié plongé dans l'eau. On obtient ainsi des rubans qui sont étalés sur des châssis dans une prairie et fréquemment humectés ; sous l'influence de la lumière, de l'humidité et de l'air ozonisé, la cire se décolore peu à peu.

Quand la décoloration est complète, on la fond et on la coule en petites plaques discoïdes. Ce procédé de décoloration est très long ; aussi a-t-on essayé l'action de certains agents chimiques, tels que le chlore et l'acide azotique ; mais, dans ce cas, on ne peut pas la débarrasser totalement des composés chlorés ou nitreux dont la présence a de nombreux inconvénients ; la cire ainsi blanchie doit être rejetée.

Caractères. — La cire jaune se présente sous forme de cubes ou de parallélipipèdes volumineux, de couleur jaune foncé ; la masse est amorphe, opaque, ferme, sèche, tenace, à cassure nette et grenue et à odeur de miel ; elle présente un aspect et un toucher *cireux*, difficiles à définir, mais typiques, et servant de point de comparaison. La surface des pains offre un brillant tout spécial qui s'accentue par le frottement. La cire est complètement insoluble dans l'eau ; insoluble à froid dans l'alcool et l'éther ; l'alcool bouillant en dissout de 23 à 28 p. 100 ; elle se dissout en totalité dans 20 parties d'éther bouillant ; soluble en toutes proportions dans la benzine, le sulfure de carbone, l'essence de térébenthine et les huiles fixes. Elle s'enflamme et brûle sans laisser de résidu.

Vers 30°, elle devient malléable et plastique et fond seulement à 63-64° ; sa densité varie de 0,962 à 0,966 ; l'indice de saponification est de 97 à 107.

La cire blanche se trouve dans le commerce en disques réguliers, de 8 à 10 centimètres de diamètre et de 3 à 4 millimètres d'épaisseur. Sa teinte est d'un blanc mat, son aspect translucide, sa surface lisse. Elle est assez élastique et se ramollit faiblement entre les doigts. Sa densité varie de 0,966 à 0,970 ; le point de fusion est compris entre + 64 et + 65° et peut s'élever jusqu'à + 70°.

Composition chimique. — La cire est formée en majeure partie d'*acide cérotique* libre ou *cérine* (13,5 p. 100) et de *palmitate de myricyle* ou *myricine* (73 p. 100), avec de petites quantités de produits de la série oléique, alcools gras, carbures, etc., et une petite quantité de matières colorantes et de principes odorants. On a donc jusqu'à présent isolé de la cire d'Abeilles les composés définis suivants : *Acides* : acide cérotique $C^{25}H^{50}O^2$, libre ; acide mélissique $C^{30}H^{60}O^2$, à l'état de liberté ; acide palmitique $C^{16}H^{32}O^2$, combiné à l'alcool mélissique pour former la myricine $C^{16}H^{31}(C^{30}H^{61})O^2$; acides de la série oléique en partie libres, en partie combinés ; *Produits neutres* : alcool mélissique $C^{30}H^{62}O$, combiné à l'acide palmitique ; alcool cérylique $C^{25}H^{52}O$, combiné aux acides cérotique ou palmitique ; un alcool $C^{24}H^{50}O$, combiné aux acides gras ; des carbures saturés, tels que l'heptacosane normal $C^{27}H^{56}$ et l'hentriacontane $C^{31}H^{64}$.

Falsifications et essai. — Ces falsifications sont très nombreuses. On ajoute à la cire : de l'*eau*, des *matières minérales* (*kaolin, plâtre, os calcinés, craie, sulfate de baryum, ocre, fleur de soufre*, etc.), des *poudres organiques* (*amidon, sciure, Curcuma*), des *résines* (*galipot, colophane, poix de Bourgogne*), des matières grasses (*suif, acide stéarique, stéarine*), de la *paraffine*, de la *cire minérale*, des *cires végétales*, etc.

On déterminera d'abord l'*indice d'acidité*. Dans une fiole conique, on chauffe au bain-marie, presque jusqu'à l'ébullition, 2 grammes de cire avec 50 centimètres cubes d'alcool à 90°. On titre les acides de la cire avec une solution alcoolique de potasse $\frac{N}{10}$. Le titrage devra être opéré à chaud en se servant de phénolphtaléine comme réactif indicateur. La quantité de liqueur alcaline nécessaire à la neutralisation ne devra être ni inférieure à 6 centimètres cubes, ni supérieure à 8. La détermination de cet indice permettra de reconnaître la présence de la paraffine, de la cérésine, de l'acide stéarique ou de la colophane.

On fait ensuite les essais suivants :

1° La proportion d'*eau* est déterminée en chauffant la cire au bain-marie, jusqu'à ce qu'elle ne perde plus de poids.

2° Les *matières minérales* sont séparées par fusion de la cire dans l'eau ; on soumet à l'analyse le précipité obtenu.

3° La cire mêlée de *fleur de soufre* brûle en dégageant une odeur caractéristique d'acide sulfureux.

4° Les *fécules* donnent à la cire une coloration grisâtre et la rendent plus fragile. On peut la dissoudre dans l'essence de Térébenthine qui laisse un résidu qu'on examine au microscope. Ou bien on fait bouillir la cire suspecte avec de l'eau, et on laisse refroidir ; la cire se condense à la surface, et dans le liquide on peut caractériser l'empois d'amidon par la teinture d'iode. La fusion fera aussi reconnaître le *Curcuma* qui teindra l'eau en jaune. Quant à la *sciure de bois*, elle se précipite et on peut en déterminer la nature par un examen microscopique.

5° Les *résines* sont décelées en traitant la cire préalablement divisée par l'alcool froid ; l'alcool ne dissout pas la cire, tandis qu'il dissout les résines ; l'évaporation de la liqueur permet de les doser.

En outre, avec la plupart des résines, l'indice d'acidité sera supérieur à 8.

6° L'addition de *suif* (1), d'*acide stéarique*, de *stéarine*, de *cire du Japon*, sera reconnue par l'essai suivant : on chauffe à l'ébullition, pendant une demi-heure, 1 gramme de cire avec 35 centimètres cubes de solution aqueuse de soude caustique à 15 p. 100, en maintenant constant le niveau du liquide par des affusions d'eau chaude. On laisse refroidir, on filtre le liquide et on ajoute de l'acide chlorhydrique. Avec la cire pure, il n'y aura pas de précipité ; si elle est additionnée de suif, d'acide stéarique, de stéarine ou de cire du Japon, on aura un précipité d'acides gras. En outre, dans le cas d'addition d'acide stéarique, l'indice d'acidité sera supérieur à 8.

7° La *paraffine* et la *cérésine* sont décelées en traitant à chaud la cire par l'acide sulfurique fumant additionné d'un peu d'alcool amylique. La cire est détruite en se carbonisant, tandis que la paraffine et la cérésine résistent à cette action et viennent surnager l'acide. On peut, après refroidissement, les recueillir et les peser. De plus, dans ce cas, l'indice d'acidité sera toujours inférieur à 6.

Usages. — La cire jaune est employée en pharmacie pour la confection de beaucoup d'onguents, d'emplâtres et de sparadraps : *Emplâtre brun*, *Emplâtre de Cantharide mitigé*, *Emplâtre diachylon gommé*, *Emplâtre mercuriel*, *Emplâtre de poix de Bourgogne*, *Emplâtre vésicatoire*, *Pommade basilicum*, *Pommade épispastique jaune*, *Pommade de styrax*, *Sparadrap de cantharidate de potassium*, *Sparadrap de thapsia*, *Sparadrap vésicant*.

La cire blanche est employée à la préparation du *Cérat de Galien*, du *Cérat à la rose*, du *Cold-cream*, de l'*Emplâtre caoutchouté simple*, de la *Pommade camphrée*, de la *Pommade de chloroforme*, de la *Pommade épispastique verte*.

CIRE DE CACHALOT

Origine et extraction. — La *Cire de Cachalot* ou *Spermacéti*, que l'on appelle encore le plus souvent, quoique très

(1) La cire blanche du commerce est toujours additionnée de 5 p. 100 de suif, qui la rend moins cassante.

improprement, *Blanc de Baleine*, est une substance grasse, solide, qui se dépose de la matière huileuse contenue dans la narine droite, énormément développée, du Cachalot (*Catodon* [*Physeter*] *macrocephalus*), Mammifère marin de l'ordre des Cétacés, qui vit dans l'Océan Atlantique et que l'on pêche surtout aux Açores.

A l'état brut, cette matière grasse a la consistance du miel ; on la soumet à la presse, qui lui fait perdre son huile, et on obtient un produit plus solide : c'est le *Blanc de Baleine pressé*. Enfin ce dernier produit, étant traité par une dissolution faible de potasse, puis lavé et fondu dans de l'eau bouillante, donne le *Blanc de Baleine purifié* ou *raffiné*. Dans le commerce français, il se présente en pains cubiques de 15 à 20 kilogrammes.

Caractères. — La cire de Cachalot est une substance blanche, très friable, onctueuse au toucher, un peu translucide, d'un éclat gras et nacré, d'une odeur faible rappelant celle des bougies stéariques. Elle est insoluble dans l'eau, plus soluble à chaud qu'à froid dans l'alcool, la benzine, l'éther de pétrole, les huiles fixes et volatiles ; très facilement soluble dans l'éther, le chloroforme, le sulfure de carbone. Densité à + 15°, 0,943 ; point de fusion, + 49°.

Composition chimique. — Le spermacéti est surtout formé de *cétine* ou *palmitate de cétyle* $C^{16}H^{31}(C^{16}H^{33})O^2$ qui est un éther de l'alcool cétylique ou *éthal*. La saponification a encore montré la présence des acides *stéarique* $C^{18}H^{36}O^2$, *myristique* $C^{14}H^{28}O^2$, *laurique* $C^{12}H^{24}O^2$, combinés avec les radicaux des alcools $C^{18}H^{37}OH$ ou *stéthal*, $C^{14}H^{29}OH$ ou *méthal*, $C^{12}H^{25}OH$ ou *léthal*. Par conséquent, cette matière grasse est constituée par 4 éthers formés par la combinaison de 4 acides gras unis aux radicaux des 4 alcools qui leur correspondent par le nombre de leurs atomes de carbone.

Falsifications. — La cire de Cachalot peut être falsifiée avec du *suif*, de la *cire*, des *acides stéarique* et *palmitique* et avec des *matières graisseuses*, provenant de la macération des viandes dans l'eau.

La *cire*, le *suif*, les *matières graisseuses* rendent ce produit plus mat et moins friable.

Traité par l'éther, il fournit une solution laiteuse, s'il contient de la *cire*.

Le *suif* y est décelé par son odeur.

Les *matières graisseuses* abaissent son point de fusion vers 28°-30°, et dégagent de l'ammoniaque, quand on ajoute de la potasse au spermacéti adultéré par leur mélange.

L'*acide stéarique* fond à 70° et, par conséquent, mélangé à la cire de Cachalot, il en élève le point de fusion ; en traitant le produit suspect par l'alcool bouillant, il se dépose par refroidissement des aiguilles brillantes d'acide stéarique ; en outre, le liquide rougira le tournesol.

L'*acide palmitique* fond à 60°, et se dissout dans l'alcool et dans l'éther. Sa présence élève le point de fusion de la cire de Cachalot et le mélange se dissout plus aisément dans l'alcool.

Usages. — Cette matière grasse constitue l'un des ingrédients du *Cold-cream* ; elle sert, dans l'industrie, à fabriquer les bougies de luxe.

CIRE DU JAPON*

Origine. — La *Cire du Japon* est retirée de la portion charnue des drupes du *Rhus succedanea*, arbuste de la famille des Anacardiacées, originaire du Japon. On l'obtient, soit en faisant bouillir dans l'eau les fruits broyés, soit en les pressant à chaud.

Caractères. — Cette cire se présente sous forme de disques plats, d'environ 2 à 3 centimètres d'épaisseur, recouverts d'une efflorescence blanche cristalline ; à l'intérieur, elle a une légère teinte jaunâtre et le toucher, la cassure, l'aspect brillant de la cire d'Abeilles ; elle est seulement plus molle que cette dernière. Elle rancit assez facilement et prend une teinte rougeâtre. Densité, 0,975 à 0,980 ; point de fusion, 49° à 52° ; indice de saponification, 222. La cire du Japon est très soluble dans l'éther, insoluble dans l'alcool froid et facilement soluble dans l'alcool bouillant.

Composition chimique. — Malgré ses caractères physiques, cette cire se rapproche beaucoup par sa composition chimique des graisses végétales ; elle est surtout constituée par de la *palmitine*, mais elle renferme aussi une forte proportion d'*acide palmitique* libre. Elle ne renferme pas d'oléine.

Usages. — Sert à falsifier la cire d'Abeilles.

CIRE DE CARNAUBA*

Origine. — La *Cire de Carnauba* est fournie par un Palmier du Brésil, le *Copernicia* (*Corypha*) *cerifera*. La cire forme sur ses feuilles une couche épaisse, qui devient écailleuse par leur dessiccation au soleil ; les feuilles ainsi desséchées sont battues à l'aide d'un bâton, puis secouées sur un drap qui reçoit la poussière cireuse. Cette poudre est fondue dans des marmites, avec une certaine quantité d'eau, puis coulée en pains de 1 à 2 kilogrammes.

Caractères. — Cette cire est d'un jaune verdâtre pâle, un peu grisâtre parfois, dure, sèche, très cassante, brillante, facilement pulvérisable. Densité à + 15°, 0,999 ; point de fusion 85° ou 86°. Elle est peu soluble dans l'alcool froid, complètement soluble dans l'éther et l'alcool bouillants, d'où elle se sépare en une masse blanche, cristalline.

Composition chimique. — Elle serait formée d'*acide cérotique* libre, d'*alcool mélissique* libre ou combiné à l'acide cérotique et à d'autres acides peu connus, dont l'un a reçu le nom d'*acide carnaubique.*

Usages. — La cire de Carnauba tend à remplacer la cire d'Abeilles ; elle sert encore à fabriquer des bougies dures, des gélatines brillantes pour cuirs, certains vernis et des cires à giberne. Mélangée à l'huile de Rorqual en proportions déterminées, elle sert, en Allemagne, à préparer un nouvel excipient pour pommades qui porte le nom de *Myronine*, dont la consistance rappelle celle de la vaseline.

Nous résumons dans le tableau ci-après les constantes physiques et chimiques des matières grasses solides.

Constantes physiques et chimiques des matières grasses solides.

MATIÈRES GRASSES	LANOLINE	BEURRE de vache.	MAR-GARINE	BEURRE de Coco.	SAIN-DOUX	BEURRE de Cacao.	BEURRE de Muscade.	SUIF	CIRE d'Abeilles.
Densité à + 15°	0,9322 0,9444	0,9236 0,9400	0,930	0,921 0,9245	0,931 0,932	0,950 0,952	0,990 0,995	0,937 0,963	0,962 0,966
Densité à + 100°	»	0,865 0,868	0,859 0,860	0,871	0,8610	»	»	0,860	»
Point de fusion	35,5 à 37,1	31-36	42-45	27-28	+ 32-33	+ 32	45-48	46° à 50°	63-64
Point de solidification	37,5 à 40	25-20	38-41	22,5	+ 26	+ 23	»	36°-37°	»
Point de fusion des acides gras	»	38-40	47-49	22-23	+ 35	+ 50	42-50	49,5	»
Point de solidification des acides gras	»	37-38	43-48	19,8	+ 34	+ 46	40	43-48	»
Déviation à l'oléoréfractomètre	»	— 30	— 17	— 54	— 12,5	— 19	»	— 16-20	»
Indice de Hehner	»	87,5-88	95-96	87,40	96,15	94,14	»	96-96,50	»
Indice de R. M. W.	4,68-6,88	28-30	1-4	9-12,5	0,5 à 1	0,10	»	0,5 à 1	»
Indice de saponification	84,24-98,28	220-228	190-195	258-268	195-196	194	»	196	97-107
Indice d'iode	15,32-17,6	32-38	55	18,9	59	34-38	40-52	37 à 40	»
Acides solubles	»	5	»	1,7 à 2,6	0,30	»	»	»	»
Indice de Polenske	»	1,5 à 3,5	»	16,8 à 17,8	»	0,41	»	»	»

CHAPITRE IV

SUBSTANCES ACIDES

Nous plaçons dans cette classe toutes les substances qui doivent les propriétés pour lesquelles on les utilise à des acides organiques. Nous la diviserons en trois familles : 1° les *Citro-maliques* ; 2° les *Filiciques* ; 3° les *Canthari-diques.*

FAMILLE 1. — CITRO-MALIQUES

Cette famille comprend les substances acides, à proprement parler, et qui doivent cette acidité à des acides organiques, acide citrique (saveur acide), acide malique et quelques autres acides voisins.

CITRON

Origine. — Le *Citron* ou *Limon* est le fruit du *Citronnier* ou *Limonier* (*Citrus Limonum*), arbre de petite taille, de la famille des Rutacées, qui est originaire de l'Inde, et est l'objet d'une culture industrielle dans la région méditerranéenne.

Caractères extérieurs. — Le Citron est un fruit ovoïde terminé par un mamelon proéminent, de 5 à 10 centimètres de longueur et dont la surface extérieure est jaune pâle à la maturité, mamelonnée, brillante. Au-dessous de l'écorce qui est relativement très adhérente, se trouve une pulpe pleine d'un suc acide et agréable, qui remplit complètement la cavité des neuf à onze loges formées par des prolongements de l'endocarpe. Au centre du fruit, et insérées à l'angle interne des loges, se trouvent des graines jaunâtres, ovales, ventrues, inodores et très amères.

Caractères histologiques. — L'écorce est caractérisée, au point de vue histologique, par l'existence de gros nodules à essence presque sous-épidermiques (*gl*, fig. 106), plongés dans un tissu dense (*p.e*). La partie interne est constituée par un tissu (*p.i*) formé de cellules rameuses, irrégulières, laissant entre elles d'assez larges méats, remplis d'air; d'où la coloration blanchâtre que présente cette partie de l'écorce. La pulpe est constituée par des poils insérés sur les parois des loges et gorgés de suc.

Composition chimique. — L'écorce renferme de l'*Hespéridine* et une essence (*Essence de Citron*) ; le suc contient

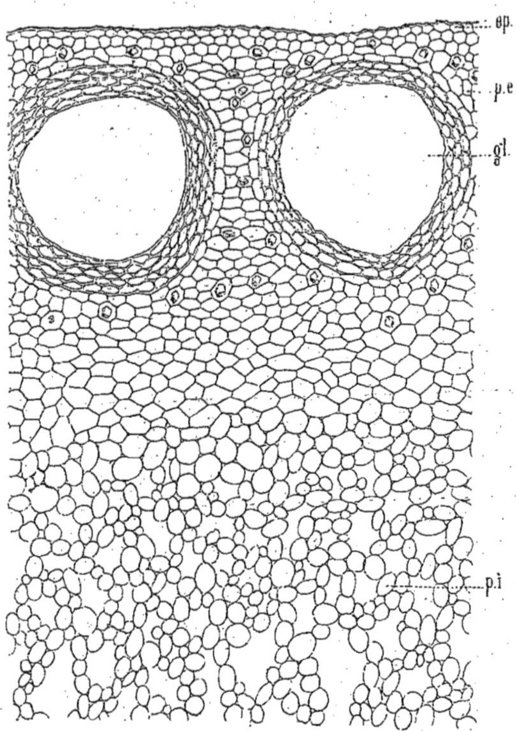

Fig. 106. — Coupe transversale de l'écorce de Citron.

1 p. 100 de *sucre*, un peu de gomme et surtout de 7,23 à 7,55 p. 100 d'*acide citrique* ; les graines renferment un principe amer appelé *Limonine*.

Usages. — L'écorce de Citron est regardée comme tonique et stomachique; les zestes frais servent à préparer l'*Alcoolat de Mélisse composé* et le *Vin de Scille composé*. Avec la pulpe, on prépare le *Suc de Citron* qui est le remède prophylactique le plus efficace contre le scorbut ; on en fait provision (conservé par le procédé Appert) sur les navires qui font de longues croisières ; on l'administre à la dose de 100 à 150 grammes par jour. Il a été vanté à haute dose dans la goutte et le rhumatisme. Dans l'industrie, on emploie la pulpe à la préparation de l'acide citrique. On emploie couramment les Citrons pour préparer des boissons acidulées (limonades).

GROSEILLE

Origine. — La *Groseille* est le fruit du *Groseillier* (*Ribes rubrum*), arbuste de la famille des Saxifragacées qu'on cultive en grande abondance dans nos jardins.

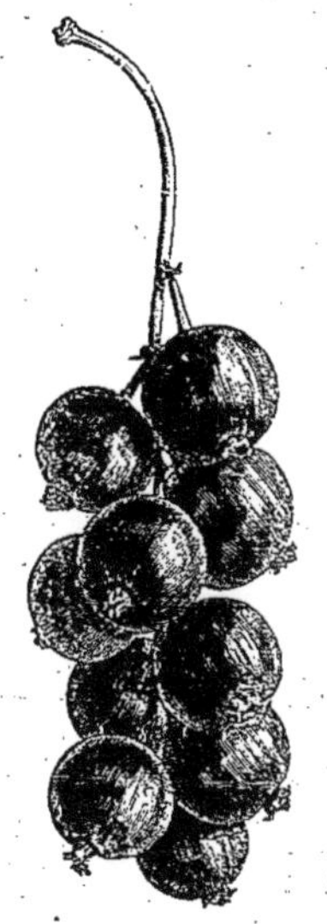

Fig. 107. — Fruit du Groseillier.

Caractères extérieurs. — Les Groseilles sont des baies globuleuses, rouges ou blanc jaunâtre, disposées en petites grappes (fig. 107); elles mesurent 5 à 7 millimètres de diamètre et portent à leur sommet les restes desséchés du calice. Elles contiennent une pulpe succulente et de nombreuses graines ovales et comprimées ; celles-ci sont pourvues d'un tégument superficiel pulpeux et d'une enveloppe plus profonde, testacée, qui recouvre un albumen charnu. Les Groseilles rouges étant plus acidules que les autres doivent être préférées pour les usages pharmaceutiques.

Composition chimique. — Elles contiennent du *sucre*, de la *pectine*, du *mucilage*, de l'*acide citrique* et de l'*acide malique*.

Usages. — Les Groseilles sont employées pour la préparation du *Suc de Groseille* qui sert à confectionner un sirop rafraîchissant et une gelée alimentaire.

FRAMBOISE

Origine. — La *Framboise* est le fruit du *Framboisier* (*Rubus Idœus*), plante buissonnante de la famille des Rosacées, qui croît à l'état sauvage en Europe, remontant jusque dans la zone glaciale, et est communément cultivée dans nos jardins.

Caractères morphologiques. — La Framboise est un fruit composé d'un grand nombre de petites drupes rouges ovoïdes, finement pubescentes et surmontées d'un style un peu latéral ; elles sont disposées sur un réceptacle convexe et adhérentes entre elles. Chaque drupe présente à l'extérieur une portion charnue colorée recouvrant un noyau crustacé, chagriné à sa surface et renfermant une seule graine. Odeur spéciale, assez agréable ; saveur douce et acidule.

Composition chimique. — Les Framboises contiennent des *acides citrique* et *malique* surtout (1,85 p. 100), une petite quantité d'*acide acétique* (0,36 p. 100) et de *salicylate de méthyle*, des *composés pectiques* (1,45 p. 100), des *sucres* (4 à 4,5 p. 100), une *essence* (éther d'acides gras) et des sels.

Usages. — Les Framboises sont utilisées pour faire des boissons rafraîchissantes. Elles servent à préparer le *Suc de Framboise* avec lequel on prépare un sirop et que l'on mélange quelquefois au suc de Groseille pour fabriquer un sirop de Groseille framboisé.

CERISES

Origine. — On utilise en pharmacie deux sortes de Cerises : 1° la *Cerise rouge* ou *Griotte*, qui est le fruit du *Cerasus Caproniana* (*Cerasus vulgaris*, *Prunus Cerasus*) (fig. 108), arbre originaire de la mer Noire et cultivé depuis longtemps dans nos vergers ; 2° la *Cerise noire*, *Cerise douce*, *Guigne*, fournie par une variété du *Cerasus avium* (*Prunus avium*), le *Guignier* (*C. Juliana*).

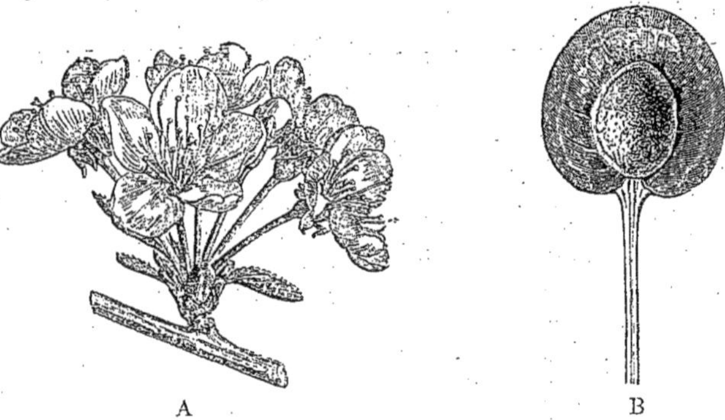

Fig. 108. — Cerisier : A, inflorescence ; B, fruit (Cerise).

Caractères extérieurs. — Les *Griottes* sont des fruits globuleux (B, fig. 108), légèrement déprimés, parcourus par un sillon longitudinal très peu profond, de couleur variant du rouge clair au rouge vif. La portion charnue du péricarpe est molle, non adhérente au noyau, de saveur acidule ; le noyau est ovoïde, arrondi, très légèrement comprimé, à bord un peu saillant, et renferme une seule graine, blanchâtre, de saveur amère.

Les pédoncules de ces fruits sont communément employés sous le nom de *Queues de Cerises* : ils ont en moyenne 4 centimètres de longueur. Ils sont cylindriques dans toute leur longueur, excepté à leurs extrémités ; celle qui les rattachait au fruit s'élargit brusquement en une sorte de bourrelet à bords aigus et l'autre extrémité forme une petite excroissance striée circulairement. Leur couleur est vert brunâtre ; leur saveur amère et astringente.

La *Cerise noire* est assez grosse, globuleuse ou subcordiforme, d'une couleur rouge très foncée ou noire ; le suc plus ou moins rouge possède une saveur sucrée.

Composition chimique. — La Griotte renferme 6 à 10 p. 100 de *sucre*, 1,2 à 2 p. 100 d'acides, surtout de l'*acide malique* ; la Cerise douce contient de 10 à 15 p. 100 de *sucre* et de 0,30 à 1 p. 100 d'acides. Dans les deux on a trouvé une très petite quantité d'*acide salicylique* à l'état d'éther méthylique, de $0^{mgr},1$ à $0^{mgr},4$ par kilogramme.

Usages. — Les Cerises noires sont employées à la préparation du *Suc de Cerise* et du *Suc de Groseille*. Les Griottes servent à préparer le *Suc de Cerise*, le *Suc de Framboise* et le *Suc de Groseille*.

Les queues de Cerises sont journellement employées, en médecine populaire, comme diurétiques, sous forme de tisane (15 p. 100).

BAIES D'ALKÉKENGE

Origine. — Les *Baies d'Alkékenge* proviennent du *Coqueret Alkékenge* (*Physalis Alkekengi*), petite plante vivace, de la famille des Solanacées, qui croît spontanément dans les champs et les vignes du midi et de l'ouest de la France, et dans les terrains calcaires de toute l'Europe.

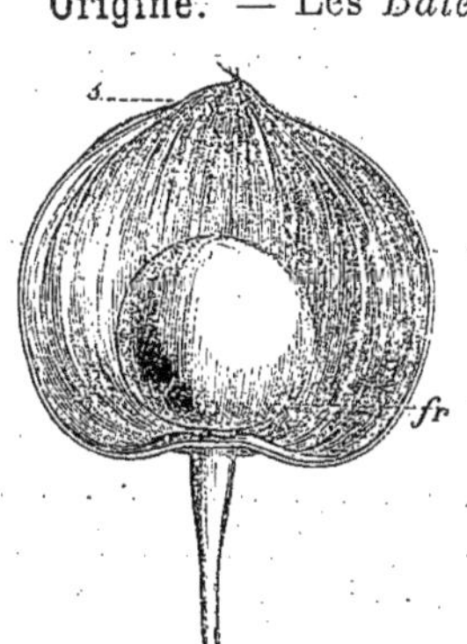

Fig. 109. — Fruit du Coqueret Alkékenge.

Caractères extérieurs. — Les baies d'Alkékenge (*fr*, fig. 109), ont la forme et la grosseur d'une petite cerise ; elles sont ridées, de couleur rouge minium, et contiennent deux loges renfermant de nombreuses graines, petites, ovoïdes, aplaties, de couleur blanc jaunâtre. On les trouve dans le commerce plus ou moins enveloppées par le calice (*s*), qui forme autour d'elles

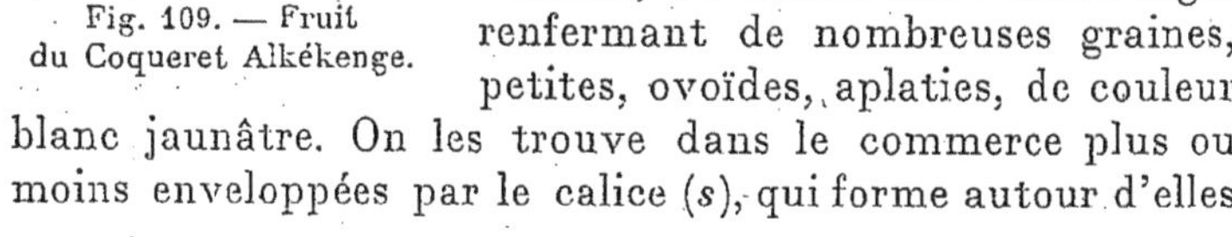

une grosse ampoule vésiculeuse rouge, plus rarement blanchâtre. Parfois les baies sont complètement mondées de cet organe. Ce fruit n'a pas d'odeur; il présente une saveur à la fois amère et douceâtre, légèrement acidule quand il est frais.

Composition chimique. — Ces baies contiennent du *sucre* et de l'*acide citrique.*

Usages. — Les baies d'Alkékenge sont laxatives et diurétiques ; elles font partie du *Sirop de Rhubarbe composé.*

BAIES DE BERBÉRIS

Origine. — Les *Baies de Berbéris* ou d'*Épine-vinette* sont fournies par le *Vinettier* (*Berberis vulgaris*) (fig. 110), plante très commune dans les haies et sur la lisière des bois de toute l'Europe.

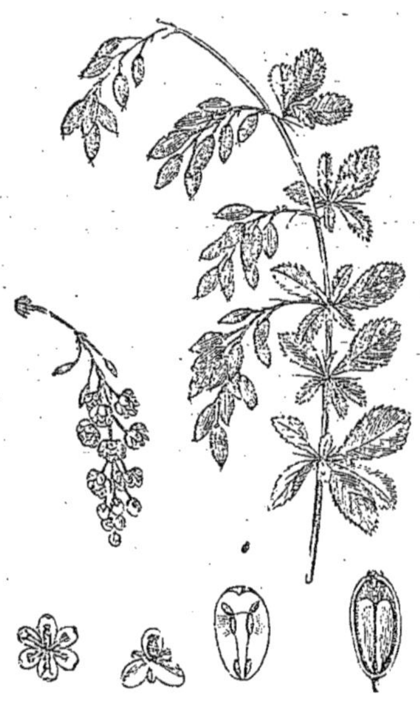

Fig. 110. — Berbéris commun.

Caractères extérieurs. — Les baies de Berbéris sont ovoïdes, oblongues, rouges, de 7 à 8 millimètres de long sur 3 millimètres de large ; elles portent, au sommet, un petit disque représentant les restes des stigmates et, à la base, les restes du pédoncule. Le mésocarpe est rempli d'une pulpe charnue incolore, ayant une saveur fraîche et acidule. Au centre se trouve une cavité tapissée par l'endocarpe mince et renfermant deux graines.

Composition chimique. — Elles renferment du *sucre* et des *acides malique* et *tartrique.*

Usages. — Ces baies sont employées pour préparer des limonades et des sirops rafraîchissants. En pharmacie, elles entrent dans la préparation de l'*Électuaire diascordium.*

PULPE DE TAMARIN

Origine. — La *Pulpe de Tamarin* est la partie acidule et molle renfermée dans le mésocarpe du fruit du *Tamarinier de l'Inde* (*Tamarindus indica*) (fig. 111), grand arbre de la famille des Légumineuses, originaire de l'Afrique tropicale, d'où il s'est répandu dans toutes les régions chaudes du globe.

Préparation. — Les fruits de Tamarinier sont des gousses épaisses, un peu recourbées, présentant des étranglements de

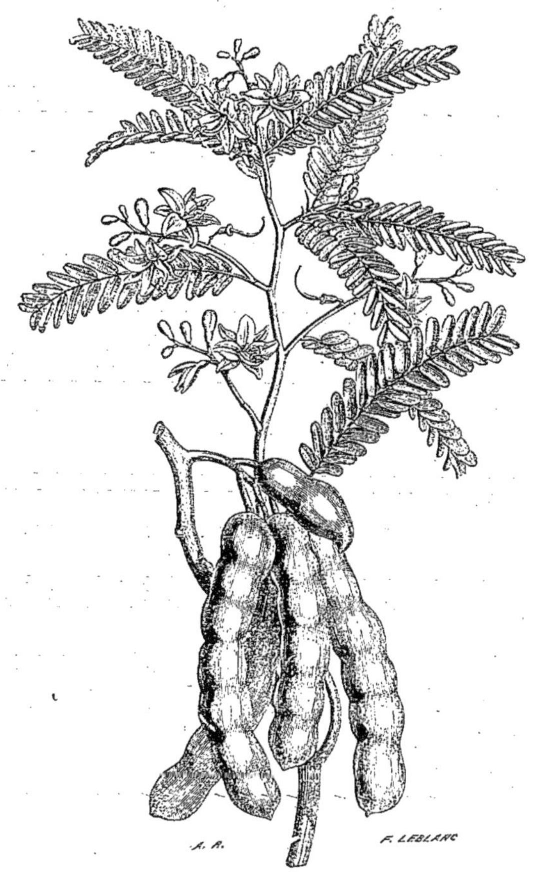

Fig. 111. — Tamarinier de l'Inde.

distance en distance, entre les graines, celles-ci occupant les parties renflées. L'épicarpe est mince et fragile ; le mésocarpe est spongieux, rempli d'une pulpe brun rougeâtre, et parcouru par des faisceaux libéro-ligneux qui se dirigent en différents sens ; l'endocarpe est parcheminé et divisé en logettes dans chacune desquelles se trouve une graine. Pour obtenir la drogue, on ouvre les fruits, on en retire la pulpe qui se trouve dans le mésocarpe avec les faisceaux qui l'accompagnent, et en enlevant aussi des fragments de l'endocarpe et des graines ; on sèche légèrement le produit au feu et on l'expédie en masses plus ou moins volumineuses ; ou bien, on le tasse dans des barils et on verse dessus un sirop bouillant qui remplit les interstices et assure ainsi la conservation du produit.

Caractères extérieurs. — En cet état, la pulpe de Tamarin est une substance molle, de couleur brun rougeâtre ou noirâtre, renfermant des parties fibreuses constituées par les faisceaux, des débris papyracés de l'endocarpe et beaucoup de graines. Pour les usages pharmaceutiques, on la purifie, en la ramollissant avec de l'eau distillée bouillante et en la passant à travers un tamis de crin pour en séparer les éléments étrangers ; on l'évapore ensuite au bain-marie en consistance d'extrait ferme. Elle a alors une couleur noirâtre, une saveur acide, agréable. Séchée à + 100°, elle ne doit pas perdre plus de 50 p. 100 de son poids.

Composition chimique. — La pulpe de Tamarin renferme des *acides citrique, malique* et *tartrique*, du *tartrate acide de potassium*, du *sucre*, des *matières pectiques* et de l'*amidon*.

Essai. — Le premier essai comporte la détermination de l'acidité. On délaie 2 grammes de pulpe dans 50 centimètres cubes d'eau distillée chaude ; on filtre après refroidissement, on prélève 25 centimètres cubes du liquide filtré et on les additionne de $1^{cc},4$ de solution normale de soude ; le mélange devra encore rougir faiblement le tournesol, ce qui correspond à une acidité exprimée en acide sulfurique un peu supérieure à 6,86 p. 100.

Cette pulpe contient quelquefois du cuivre provenant des bassines dans lesquelles on l'a concentrée. On recherchera la présence de ce métal en incinérant 5 grammes de pulpe et chauffant les cendres avec 5 centimètres cubes d'acide chlorhydrique officinal étendu de son volume d'eau ; le liquide filtré ne doit pas donner de précipité rouge brun par le ferrocyanure de potassium.

Usages. — Le Tamarin est employé comme laxatif à la dose de 30 à 40 grammes.

FUMETERRE

Origine. — Sous ce nom, on emploie la tige fleurie de la *Fumeterre officinale* (*Fumaria officinalis*) (fig. 112), plante de la famille des Papavéracées, qui croît abondamment dans tous les champs cultivés.

Caractères extérieurs. — La tige de Fumeterre anguleuse porte des feuilles bipinnatiséquées à segments cunéiformes, divisés en lobes oblongs, linéaires et des fleurs d'un rose pourpre disposées en grappes, le plus souvent terminales. Le fruit est une silicule arrondie, plus large que longue, tronquée au sommet et renfermant une seule graine. Toute la plante est glabre, inodore ; elle renferme un suc visqueux qui lui donne une saveur salée, amère et désagréable ; la plante sèche est à peu près insipide.

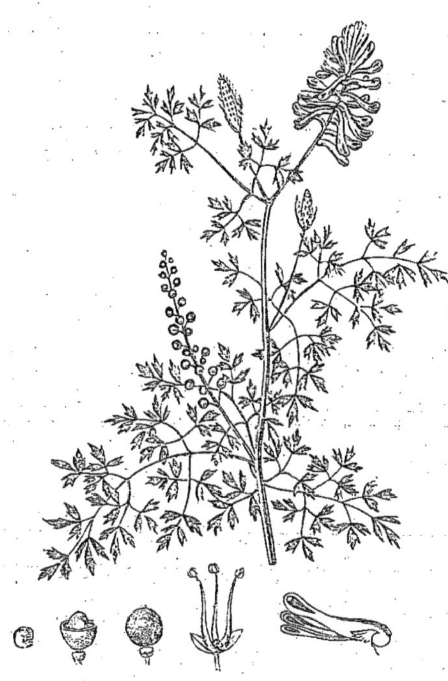

Fig. 112. — Fumeterre officinale.

Composition chimique. — La Fumeterre renferme surtout de l'*acide fumarique* et un alcaloïde, la *Fumarine.*

Usages. — La Fumeterre est employée comme médicament dépuratif. On en prépare le *Sirop de Fumeterre*, forme sous laquelle on l'emploie le plus souvent et elle entre dans la préparation du *Sirop de Rhubarbe composé.*

MÛRE NOIRE

Origine. — La *Mûre noire* est le fruit composé du *Mûrier noir* (*Morus nigra*) (fig. 113), grand arbre de la famille des Urticacées, qui croît à l'état sauvage en Asie Mineure, en Amérique et au sud du Caucase jusqu'en Perse. Il est assez fréquemment cultivé.

Caractères extérieurs. — Les fruits du Mûrier noir (fig. 114) sont charnus, ovoïdes, noirs, longs de 2 centimètres environ. Ils sont formés par la soudure de l'ensemble des fleurs de l'inflorescence femelle. Dans chaque fleur, le calice s'est accru en devenant succulent et l'ovaire lui-même s'est changé en drupe. Les mûres ont une saveur douceâtre et légèrement acidule ; elles n'ont point d'odeur.

Composition chimique. — Les Mûres renferment du *sucre* (9,19 p. 100), des acides libres, surtout de l'*acide malique* (1,86 p. 100), des *matières pectiques* (2 p. 100) et de très petites quantités de *salicylate de méthyle.* Elles donnent 0,57 p. 100 de cendres.

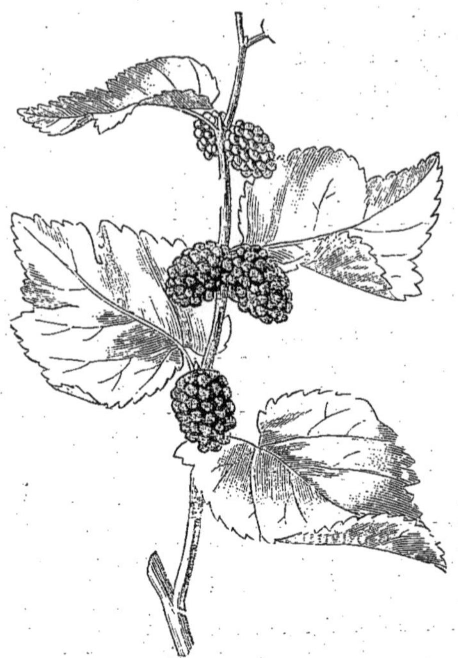

Fig. 113. — Rameau de Mûrier noir.

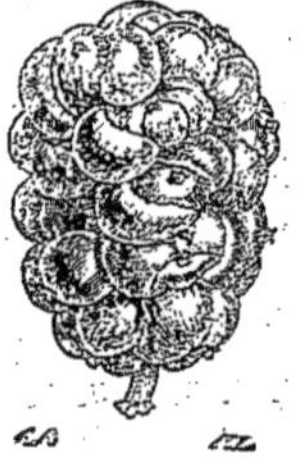

Fig. 114. — Fruit du Mûrier noir.

Usages. — Les Mûres sont employées à la préparation du *Suc de Mûre,* avec lequel on prépare le *Sirop de Mûre,* qui est très employé comme astringent dans les affections de la gorge.

COING

Origine. — Le *Coing* est le fruit du *Cognassier* (*Cydonia vulgaris*), petit arbre de la famille des Rosacées, originaire de l'Asie occidentale et spontané aujourd'hui dans toute la région méditerranéenne.

Caractères extérieurs. — Le Coing est un fruit piriforme, atténué à la base et ombiliqué au sommet, qui est couronné par les restes du calice ; il mesure en moyenne 10 centimètres de long sur 7 à 8 centimètres de large, mais peut atteindre des dimensions beaucoup plus considérables. Sa surface est jaune à la maturité et couverte d'un duvet épais qui se détache facilement. Au centre du fruit, se trouvent cinq loges, dans chacune desquelles il y a une douzaine de graines pressées les unes contre les autres et engluées dans une substance mucilagineuse formée aux dépens de l'assise externe du tégument. Le Coing présente une odeur très forte, incommodante même quand elle est respirée en masse, et une saveur astringente.

Composition chimique. — La pulpe du Coing renferme du *tanin*, de l'*acide malique*, des *composés pectiques* et un peu d'*huile essentielle*.

Usages. — Les Coings servent à préparer le *Suc de Coing* avec lequel on fait le *Sirop de Coing*, utilisé comme astringent dans le traitement des diarrhées.

FAMILLE 2. — FILICIQUES

Cette famille comprend les drogues anthelminthiques dont le principe actif est un acide ou un anhydride d'acide.

RHIZOME DE FOUGÈRE MALE

Origine. — Le *Rhizome de Fougère mâle* est constitué par la portion souterraine du *Nephrodium* [*Aspidium, Polystichum, Polypodium*] *Filix mas* (fig. 115), Fougère de la famille des Polypodiacées, abondante dans les bois montagneux du midi de la France.

Caractères extérieurs. — Ce rhizome se trouve, dans les pharmacies, entouré d'une masse compacte de bases de pétioles, coupés plus ou moins bas, et qui triplent son volume. En cet état, il forme des fragments coniques de 6 à 12 centimètres de long, larges de 4 à 5 centimètres à la base et de 1 à 2 centimètres au sommet qui est ordinairement tronqué. Le corps même du rhizome est beaucoup plus grêle, et son diamètre dépasse rarement 2 centimètres ; sa surface, cachée par les bases des pétioles, est d'un brun noirâtre, dure, ridée par la dessiccation et creusée de larges sillons qui donnent à sa coupe transversale (fig. 116) un aspect irrégulièrement étoilé, et au fond desquels s'insèrent ces pétioles.

Les bases de ces pétioles sont également d'un brun noirâtre, plissées à leur surface par la dessiccation, un peu aplaties, toutes dirigées obliquement d'arrière en avant et de haut en bas, celles qui s'insèrent à la face inférieure s'incurvant sur les côtés pour remonter en haut et vers le sommet en suivant la même direction que les autres. A l'origine de ces pétioles et sur une étendue de 2 à 3 centimètres, s'insèrent de nombreuses écailles brun doré, fines, lancéolées, membraneuses, qui comblent tous les vides et forment une sorte de bourre entre les pétioles qui hérissent la surface du rhizome. En outre, de nombreuses racines adventives noires, grêles, très rigides, plus ou moins tordues, naissent à la base des pétioles et s'échappent de toutes les faces du rhizome.

La section transversale (fig. 116), d'aspect irrégulier et essentiellement variable, montre un parenchyme un peu spongieux, jaune verdâtre quand la drogue est encore assez récente et active, jaune-cannelle

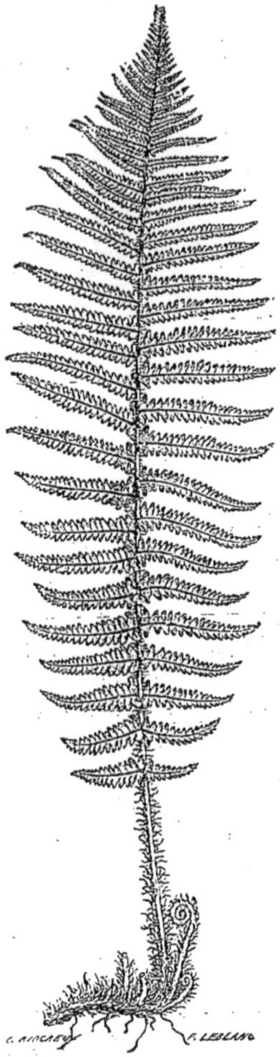

Fig. 115.
Fougère mâle.

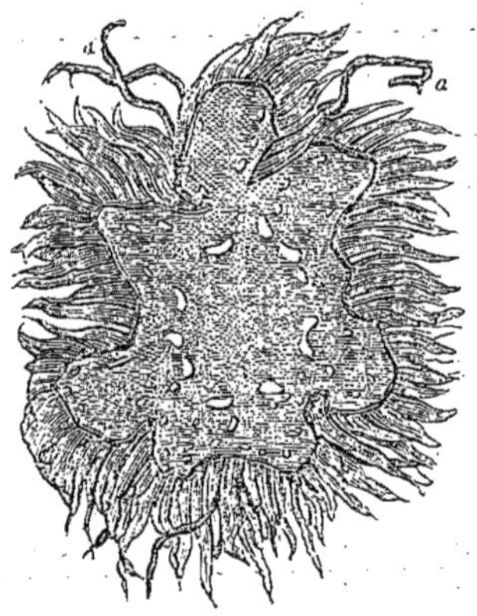

Fig. 116. — Coupe transversale d'un rhizome de Fougère mâle (grand. nat.); *a*, *a*, racines; *b*, écailles.

quand elle est ancienne et devenue inerte, bordé par un liséré brun et mince. Dans la masse du parenchyme, on trouve, à une faible distance du bord, un premier cercle de faisceaux foliaires, petits, ovales, très espacés, et au centre un second cercle de faisceaux caulinaires, moins nombreux (8 à 10) et plus allongés. La coupe des pétioles est plus spongieuse et on n'y trouve qu'un seul cercle de faisceaux très petits, très voisins des bords, *au nombre de huit.*

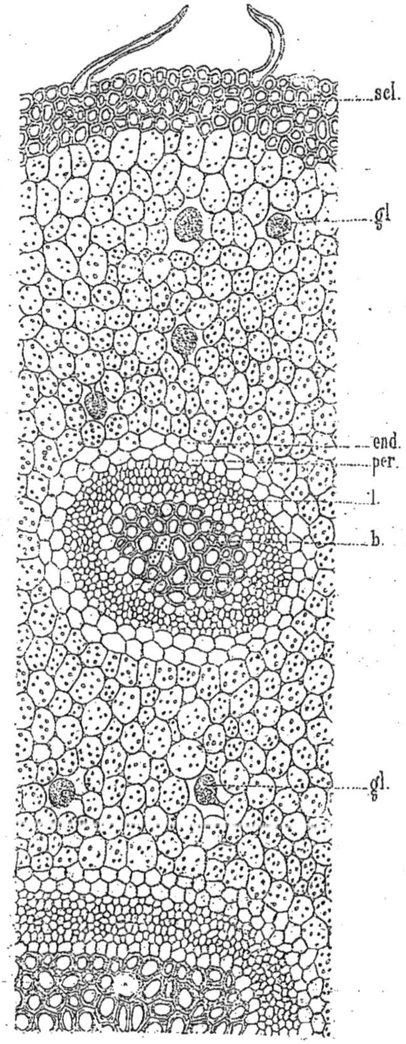

La drogue a une odeur assez désagréable de moisi ; la saveur est d'abord sucrée, puis astringente et faiblement amère.

Fig. 117. — Coupe transversale du rhizome de Fougère mâle.

Caractères histologiques. — La coupe transversale du rhizome de Fougère mâle montre, au microscope, les éléments suivants. A l'extérieur se trouve une zone brune (épiderme et hypoderme) (*scl*, fig. 117), formée par cinq ou six rangées de cellules à membrane épaissie et colorée en jaune noirâtre. En dedans, se trouve un tissu parenchymateux, constitué par des cellules à parois minces, renfermant une assez grande quantité d'amidon. Ce tissu est creusé d'espaces intercellulaires sur les bords desquels s'insèrent, par un pédicelle assez court, des glandes à oléo-résine (*gl*) renfermant, dans les rhizomes récents, une matière verdâtre ; quand, par effet de l'âge, le parenchyme est devenu jaune brun, les glandes sont affaissées et ne renferment plus leur produit de sécrétion. Les faisceaux libéro-ligneux ou plus exactement les *stèles* que l'on trouve dans le parenchyme ont une forme elliptique et sont constitués par une masse ligneuse centrale (*b*) qu'enveloppe entièrement une zone libérienne (*l*); celle-ci est entourée par le péricycle (*per*) formé d'un seul rang de cellules, puis par l'endoderme (*end*).

Composition chimique. — Le rhizome de Fougère mâle renferme de l'*acide filicique*, une *huile essentielle*, une *résine*, un tanin, l'*acide filicotannique* ou *aspidotannique*, une *huile grasse* verte, difficilement solidifiable, une cire appelée *cire de Fougère*, du *rouge de Fougère* ou *rouge filicique* provenant du dédoublement de l'acide aspidotannique, un corps de la formule du cinchol, l'*aspidol*, du *sucre*, de la *gomme*.

L'*Acide filicique* $C^{14}H^{18}O^5$, que beaucoup d'auteurs considèrent comme le principe actif, est un éther dibutyrique de la phloroglucine, qui cristallise en tables rhombiques, microscopiques, fondant à 179°-180°. Il ne serait actif qu'à l'état amorphe ; cristallisé, il serait inactif.

L'*Essence de Fougère mâle*, dont les essais de Kobert ont démontré l'activité comme anthelminthique, se trouve dans le rhizome dans la proportion de 0,04 à 0,045 p. 100. Elle renferme des acides gras libres parmi lesquels domine l'*acide butyrique* et des éthers provenant de la combinaison des *alcools hexylique* et *octylique* avec les *acides butyrique*, *caprylique* et *pélargonique*. On y a, en outre, constaté une faible proportion de *cinéol*.

L'*Acide aspidotannique* ou *filicotannique*, est un tanin de nature glucosidique qui, par ébullition avec l'acide sulfurique étendu, se dédouble en glucose et en *rouge filicique*.

En outre de tous ces corps, Bœhm a retiré de l'extrait éthéré de Fougère mâle les composés suivants :

L'*Aspidine* $C^{23}H^{28}O^7$ en prismes jaunes, insolubles dans l'eau, solubles dans l'alcool bouillant ;

L'*Albaspidine* $C^{22}H^{28}O^7$ en aiguilles incolores, fondant à 148° ;

L'*Acide flavaspidique* $C^{23}H^{28}O^8$ en prismes jaunes d'or, insolubles dans l'eau ;

L'*Aspidinine* en tables rhombiques incolores, fondant à 110° ;

L'*Aspidinol* $C^{12}H^{26}O^4$, cristallisant en longues aiguilles ou en prismes rhombiques, bouillant à 143°.

A ces principes, Kraft a ajouté la *flavaspidine*, la *filixnigrine* et la *filmarone* (5 p. 100). Ce corps serait un acide amorphe, très anthelminthique et non toxique.

En somme, on n'est pas fixé sur le principe actif ; il est probable qu'il y en a plusieurs qui passent tous dans l'extrait éthéré qui est la préparation de choix.

Substitutions. — Les rhizomes de *Fougère femelle* (*Asplenium Filix femina*), de *Fougère impériale* (*Pteris aquilina*) et de certains *Aspidium* ont été parfois substitués au rhizome de Fougère mâle. On reconnaîtra facilement cette substitution en examinant la coupe transversale de la base des pétioles qui montrera seulement *deux* faisceaux libéroligneux au lieu de huit.

Usages. — Le rhizome de Fougère mâle est un des ténifuges indigènes les plus employés. Il est très efficace pour chasser le Ténia inerme, le Bothriocéphale et l'Ankylostome duodénal, mais il échoue le plus souvent dans le cas du Ténia armé, contre lequel le Kousso et l'écorce de racine de Grenadier réussissent mieux.

On peut administrer ce médicament sous forme de *poudre* (8 à 12 grammes), mais le meilleur mode d'administration est l'*extrait* préparé en épuisant la poudre avec de l'éther, qui est une préparation des plus actives à la condition qu'il ait été fait avec la drogue fraîche ou récemment récoltée. Il se donne à la dose de 3 à 8 grammes en capsules de $0^{gr},50$; on peut ajouter dans chaque capsule $0^{gr},05$ de calomel, ce qui évite le plus souvent l'administration d'un purgatif. Si, au bout de deux heures, le malade n'est pas allé à la selle, on le purge avec de l'eau-de-vie allemande ou avec une émulsion de résine de Scammonée; on doit éviter l'huile de Ricin qui favorise les accidents toxiques.

SEMEN-CONTRA D'ALEP

Origine. — Le *Semen-Contra d'Alep* est constitué par les capitules floraux non épanouis de plusieurs espèces du genre *Artemisia*, de la famille des Composées, principalement l'*Artemisia Cina* (fig. 119) et surtout l'*A. maritima*, var. *pauciflora* (fig. 118), plantes qui couvrent d'immenses espaces dans les déserts de Kirghiz, autour du lac d'Aral et dans le Turkestan. Cette drogue nous arrive de la mer Caspienne, du Turkestan et de la région de la Volga inférieure, par la voie de la Russie (Moscou et Nijni-Novgorod). La récolte totale annuelle est évaluée à 2 340 000 kilogrammes ; la plus grande partie est traitée sur place par les industriels russes pour l'extraction de la santonine, dont la production annuelle est évaluée à 25 tonnes ; un seul de ces industriels traite annuellement 1 500 000 kilogrammes de plantes.

Caractères extérieurs. — Tel qu'il se trouve dans le commerce, le Semen-Contra est formé de petits capitules entiers, non épanouis, ovoïdes, de 3 millimètres de long sur 1 millimètre de large (1, 2, fig. 120) ; leur couleur est vert jaune brunâtre. Dans les échantillons moins purs, les capitules sont mélangés de petits pédoncules glabres de 2 à 3 millimètres de long, de débris de feuilles, etc. Chacun de ces capitules est

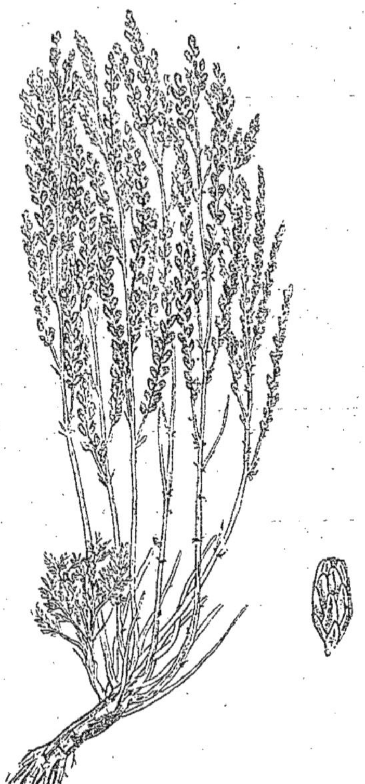

Fig. 118. — *Artemisia pauciflora.*

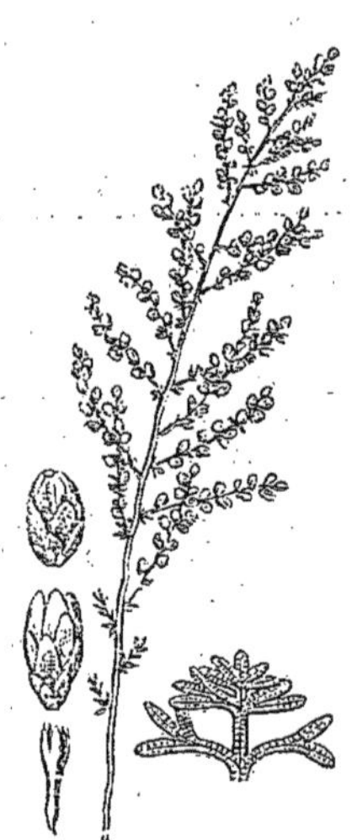

Fig. 119. — *Artemisia Cina.*

formé par dix à vingt bractées oblongues, obtuses, saillantes au milieu de leur face dorsale, scarieuses sur les bords, étroitement imbriquées. La partie moyenne de chaque écaille est parsemée de petites glandes à essence, verruqueuses, jaunâtres, visibles seulement à la loupe ; elles manquent sur les bords transparents. Le réceptacle porte seulement de trois à cinq boutons floraux. L'odeur est spéciale et devient très forte après écrasement de la substance entre les doigts ; saveur amère et camphrée très développée.

Caractères histologiques. — Sur la coupe transversale d'une bractée (7, fig. 120), on trouvera des glandes à essence (*gl*) qui se présentent à différents états (4, 5, 6); elles sont pluricellulaires par cloisonnements transversaux et longitudinaux. Le tissu compris entre les deux épidermes est épaissi et incolore au-dessous de la saillie dorsale (*sc*); il est parenchymateux et chlorophyllien dans le restant de l'épaisseur de la bractée. La portion centrale est occupée par un faisceau libéro-ligneux (*l*, *b*), entouré d'un péricycle (*per*) et d'un endoderme (*end*); on trouve un petit canal sécréteur (*c. s*) au-dessus du faisceau, quelquefois par côté.

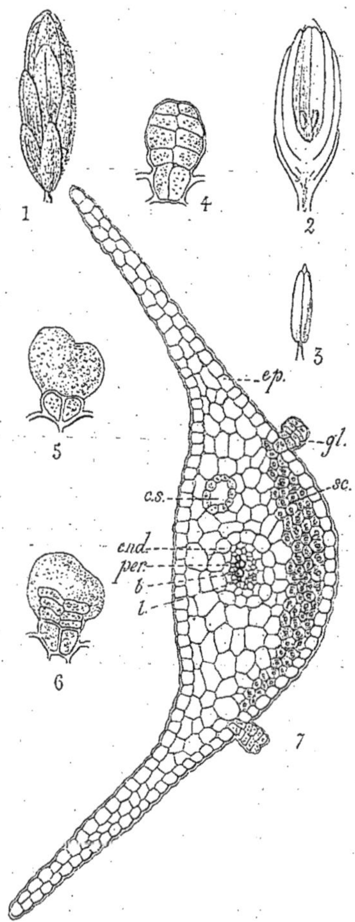

Fig. 120. — Éléments du Semen-Contra — 1, capitule grossi; 2, capitule coupé longitudinalement; 3, bouton floral isolé; 4, 5, 6, glandes de la bractée; 7, coupe transversale d'une bractée du capitule.

Composition chimique. — Le Semen-Contra renferme plusieurs acides gras volatils, de l'*acide angélique*, 2 à 3 p. 100 d'*huile essentielle* possédant l'odeur de la plante et riche en cinéol, une *résine* amère et 2 p. 100 d'un acide particulier, la *santonine*.

La *Santonine* $C^{15}H^{18}O^{3}$ est l'anhydride, ou mieux la lactone, de l'acide santoninique dérivé de la naphtaline. Elle se présente en cristaux blancs, solubles dans l'éther, le chloroforme et l'alcool, peu solubles dans l'eau; elle fond à 170° et est lévogyre. Elle se dissout dans les alcalis en donnant naissance aux sels de l'*acide santoninique* $C^{15}H^{20}O^{4}$; celui-ci perd de l'eau vers 120° pour régénérer la santonine. Quand on hydrate la santonine par l'action prolongée de l'eau de baryte, il se forme, non pas de l'acide santoninique, ainsi que cela a lieu avec les alcalis, mais un isomère, l'*acide santonique*. Exposée à la lumière, elle jaunit en se transformant en *acide photosantonique*.

Dosage de la santonine. — On prend 20 grammes de Semen-Contra que l'on traite par 200 centimètres cubes d'eau de chaux et 400 centimètres cubes d'eau ; on laisse digérer au bain-marie pendant six heures, puis on fait bouillir pendant une demi-heure ; on filtre et on procède à une nouvelle opération en employant 10 centimètres cubes d'eau de chaux pour 200 centimètres cubes d'eau. On évapore le liquide à 30 centimètres cubes, on sursature par l'acide chlorhydrique, on filtre, on lave le précipité avec une solution de soude à 8 p. 100 et on abandonne la liqueur dans un endroit frais. Au bout de cinq à six jours, on recueille les cristaux de santonine. Comme les eaux mères retiennent toujours une certaine quantité de santonine, on les épuise avec du chloroforme et l'on ajoute le poids du résidu provenant de l'évaporation de la solution chloroformique au poids de santonine déjà obtenu.

Usages. — Le Semen-Contra et la santonine sont les meilleurs et à peu près les seuls usités des médicaments vermifuges ; l'un et l'autre sont très efficaces pour expulser les Ascarides lombricoïdes, soit en les tuant, soit en les déplaçant et les amenant dans le gros intestin, d'où un purgatif les chasse au dehors. On les emploie aussi en lavements contre les Oxyures vermiculaires. Certains préfèrent le Semen-Contra à la santonine ; ils le croient plus efficace et moins dangereux.

Le Semen-Contra est administré, soit en poudre (1 à 6 grammes dans du miel ou de la confiture), soit en infusion (6 à 12 grammes pour 500 grammes d'eau), soit enrobé dans du sucre. La santonine se donne à la dose de $0^{gr},05$ à $0^{gr},10$ pour les enfants, et de $0^{gr},10$ à $0^{gr},30$ pour les adultes, en dragées, en tablettes, ou simplement incorporée à du miel.

MOUSSE DE CORSE

Origine. — La *Mousse de Corse* est constituée par un mélange d'Algues marines, parmi lesquelles l'*Alsidium Helminthocorton* du groupe des Floridées qui passe pour former la presque totalité du produit et qui, en réalité, y est assez rare, sauf dans la drogue qui vient de Corse. De toutes les Algues qui composent cette drogue, et on en a compté

22 espèces différentes, seule l'*Alsidium Helminthocorton* est active. D'où le discrédit dans lequel est tombé ce produit, la plupart des échantillons du commerce français ne renfermant pas traces d'*Alsidium*. Cependant, en 1904, il a été expédié de Corse 4 000 à 5 000 kilogrammes de ce produit.

Caractères extérieurs. — Cette substance hétérogène, brunâtre, est constituée par des filaments de taille variable, plus ou moins ténus, intriqués les uns dans les autres et formant des masses moussues, irrégulières, plus ou moins volumineuses. L'*A. Helminthocorton* se compose d'une sorte de rhizome portant des rhizoïdes et des rameaux filiformes, dichotomes, longs de 2 à 4 centimètres, au sommet desquels se forment les cystocarpes. L'odeur est celle des plantes marines ; la saveur est salée. La Mousse de Corse doit être conservée à l'abri de l'humidité.

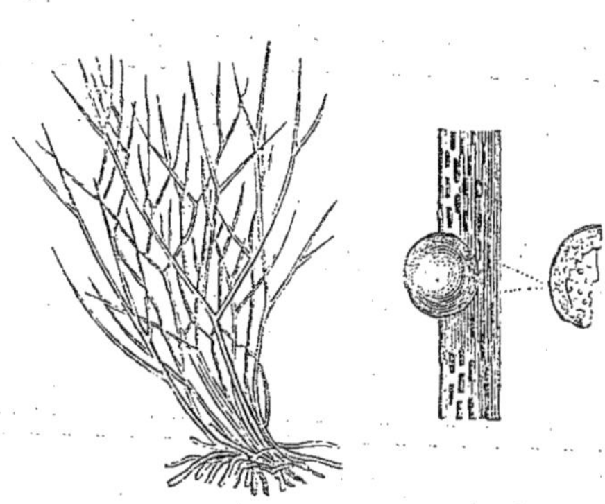

Fig. 121. — *Alsidium Helminthocorton.*

Composition chimique. — On a trouvé dans cette drogue : une *matière gélatineuse*, une *matière grasse*, une *résine brune*, à odeur pénétrante.

La matière gélatineuse, traitée par l'acide chlorhydrique, donne du furfurol, ce qui indique qu'elle renferme une pentosane.

La matière grasse est constituée, pour la majeure partie, par de l'oléine et de la myristine.

La substance résineuse, de nature encore indéterminée, paraît être, en grande partie, le principe actif de la plante.

Usages. — La Mousse de Corse, et surtout l'*Alsidium*, constitue un vermifuge d'une action incontestable. Elle sert à préparer le *Sirop de Mousse de Corse*, qui est, avec l'infusion, 5 à 15 p. 1000, la seule forme pharmaceutique à employer.

FAMILLE 3. — CANTHARIDIQUES

Cette famille comprend les Insectes à *Cantharidine* ou Insectes vésicants, de l'ordre des Coléoptères hétéromères et de la famille des Méloïdes. Tous les Méloïdes sont vésicants à divers degrés et eux seuls le sont parmi les Insectes. De tous ces Insectes vésicants, on emploie surtout les *Cantharides*, parce que leur habitude de voyager par bandes permet de se les procurer plus facilement et en plus grande quantité.

CANTHARIDE

Origine. — La *Cantharide vésicante, Cantharide des boutiques* (*Cantharis vesicatoria, Lytta vesicatoria*), vulgairement appelée *Mouche d'Espagne*, habite surtout les contrées méridionales de l'Europe (Espagne, Italie, Sicile) ; mais on la rencontre jusqu'en Suède et elle est surtout commune dans l'Ukraine, d'où on l'exporte par Leipzig. Ces Insectes se trouvent principalement sur les Frênes, les Lilas, les Troènes, les Jasmins ; toutefois, on les rencontre aussi sur les Rosiers, les Sureaux, les Peupliers, les Saules, les Pommiers, plus rarement sur les Noyers. Elles s'abattent en essaims nombreux sur ces arbres dont elles dévorent les feuilles.

Développement. — Les larves de la Cantharide sont parasites d'un petit Hyménoptère, le *Colletes signata* qui installe des galeries dans les talus sablonneux. Les œufs sont pondus en mai-juin dans des trous que la femelle creuse dans le sol et recouvre de terre. Au bout d'un mois, la *première larve* ou *triongulin* éclot ; elle a une longueur de $1^{mm},5$ à 2 millimètres et est très active ; elle s'enfonce dans la terre et va à la recherche des cellules d'Hyménoptères. Quand elle est parvenue à son but, elle scie avec ses mandibules la paroi de la cellule dans laquelle elle veut pénétrer et, la pénétration faite, se nourrit du miel, qu'elle boit à longs traits et avec voracité. Au bout de cinq à dix jours, elle mue et donne issue à la *deuxième larve*.

Celle-ci surnage à la surface du miel, mais a bientôt absorbé le contenu de la cellule ; elle passe dans une cellule voisine, ce qui est facile, car les cellules sont simplement séparées par une mince cloison commode à percer. Au bout de quinze jours, la deuxième larve a atteint son état ultime et mesure 18 à 20 millimètres ; alors elle sort de la cellule de son hôte, s'enfonce dans la terre et s'y fabrique une petite logette où elle se tient immobile.

Au bout de neuf à dix jours, elle mue et donne issue à la *pseudo-chrysalide* qui reste tout l'hiver sans subir de modification. Au printemps, elle mue et donne naissance à la *troisième larve*, qui présente quelques mouvements durant les premiers jours, puis reste inerte et mue. Cette mue donne issue à une *chrysalide* remarquable par les longs poils qui sont sur tous les anneaux, sauf sur le mésothorax et, au bout de quelques jours, la nymphe se transforme en *Insecte parfait.*

Récolte et conservation. — On récolte les Cantharides le matin, avant le lever du soleil, quand elles sont encore engourdies par le froid ; on secoue les branches qu'elles habitent et on les reçoit sur des draps étendus au-dessous. On les ramasse avec des gants et on les tue en les plongeant dans l'eau bouillante ou en les exposant à la vapeur du vinaigre bouillant. On les fait sécher au soleil ou à l'étuve à une *basse* température et on les conserve en vases clos, dans des endroits secs, car l'humidité détruit la cantharidine.

Les Cantharides se conservent difficilement, car elles sont rapidement attaquées par divers Insectes (Dermestes, *Ptinus*, Anthrènes [*Anthrenus musœorum*], *Tyroglyphus longior*, *Anobium paniceum*), qui en dévorent toutes les parties molles, mais non la cantharidine. On a préconisé le camphre ou une petite quantité de mercure placé au fond du vase comme préservatif. Le meilleur moyen est de les enfermer au sortir de l'étuve, encore chaudes, dans des vases stérilisés que l'on bouche hermétiquement.

Caractères extérieurs. — La Cantharide (fig. 122) est un Insecte d'un beau vert métallique, à reflets cuivrés, long de 15 à 20 millimètres et large de 4 à 6 millimètres. La tête est cordiforme, pourvue d'un sillon longitudinal médian, un peu inclinée en dessous, et porte des antennes noires, filiformes, composées de onze articles ; elle est séparée du premier article du thorax (corselet) par un étranglement très marqué. Le corselet est presque carré et présente en son milieu, ainsi que la tête, une dépression linéaire profonde. L'abdomen allongé, presque cylindrique, est recouvert complètement par les élytres flexibles, rugueuses, pourvues

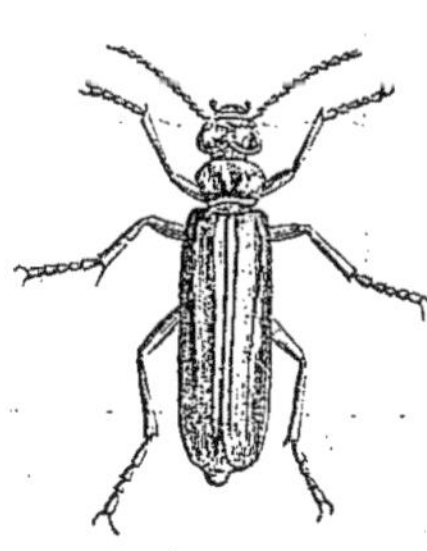

Fig. 122. — Cantharide officinale.

sur leur bord interne de deux nervures longitudinales assez déliées ; les ailes inférieures sont membraneuses et transparentes. Les pattes sont grêles, à tarses filiformes terminés par deux crochets non pectinés. Les mâles sont plus petits que les femelles. L'odeur est forte, très pénétrante, et rappelle celle de la Souris ; la saveur est très faible, mais le contact de la drogue avec la muqueuse des lèvres ou de la langue peut y faire apparaître rapidement de petites phlyctènes.

Composition chimique. — Les Cantharides renferment, entre autres produits, des phosphates, de l'acide urique, une huile verte non vésicante et surtout un principe vésicant (0gr,40 p. 100 en moyenne), la *Cantharidine*, découvert en 1813 par Robiquet, en partie libre, en partie combiné à la magnésie. Ce principe, absent des parties chitineuses et des organes digestifs, est renfermé dans le sang et surtout, ainsi que l'a montré Beauregard, dans les organes génitaux qui semblent être le lieu d'élection de la cantharidine. Chez le mâle, les testicules et les canaux déférents sont inactifs, mais les vésicules séminales sont très actives ; chez la femelle, l'appareil génital tout entier jouit de la propriété vésicante, dont participent les œufs eux-mêmes.

La *Cantharidine* $C^{10}H^{12}O^4$ cristallise en prismes clinorhombiques, lamelleux, brillants, incolores, inodores, neutres aux réactifs ; elle est très peu soluble dans l'eau, à peine soluble dans l'alcool froid, un peu plus dans l'alcool concentré et bouillant (2,168 p. 100), soluble dans l'acétone, l'éther froid, l'essence de Térébenthine bouillante, dans l'acide acétique à chaud ; son meilleur dissolvant est l'acide formique ; elle est à peu près complètement insoluble dans le sulfure de carbone.

La cantharidine fond à 218° et se sublime en aiguilles fines dès 121° ; les oxydes métalliques s'y combinent en donnant des *cantharidates* solubles qui, traités par les acides, donnent de la cantharidine et non de l'acide cantharidique.

Chauffée avec les alcalis en présence de l'eau, elle s'hydrate et se transforme en acide cantharidique $C^{10}H^{14}O^5$.

$$\underset{\text{Cantharidine.}}{C^{10}H^{12}O^4} + KOH + H^2O = \underset{\text{Cantharidate acide de potassium.}}{C^{10}H^{13}KO^5,H^2O}$$

C'est donc l'anhydride de l'acide cantharidique.

Falsifications et essai. — En raison du prix relativement élevé des Cantharides, elles sont sujettes à être falsifiées. Ainsi on les rend plus lourdes en les immergeant dans l'huile ou dans l'eau ; ou bien on en extrait la cantharidine par un traitement avec l'alcool ou avec l'essence de Térébenthine ; enfin on les additionne d'autres espèces de Cantharides moins actives (*Cantharis togata*) ou de divers Coléoptères à élytres vert doré (*Chrysomela fastuosa, Callichroma moschata, Sylpha quartapunctata, Cetonia aurata* (fig. 123), *Carabus auratus* (fig. 124).

La présence de l'*huile* est décelée par un rapide lavage à l'éther, qui entraîne la matière grasse ; parfois la proportion d'huile est telle que les Cantharides tachent le papier avec lequel on les comprime légèrement.

L'existence de l'*eau* est indiquée par la perte de poids qu'elles éprouvent quand on les met à l'étuve.

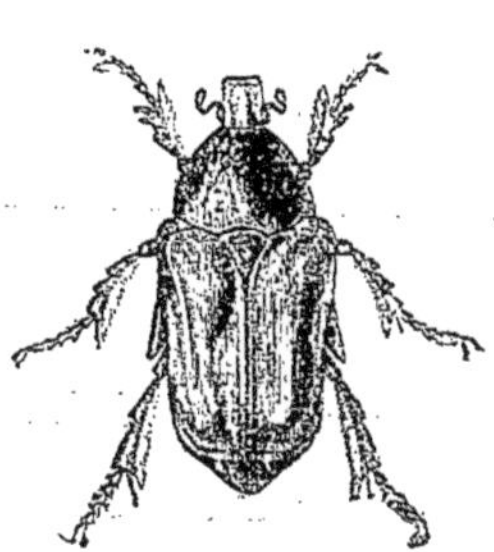

Fig. 123. — Cétoine dorée.

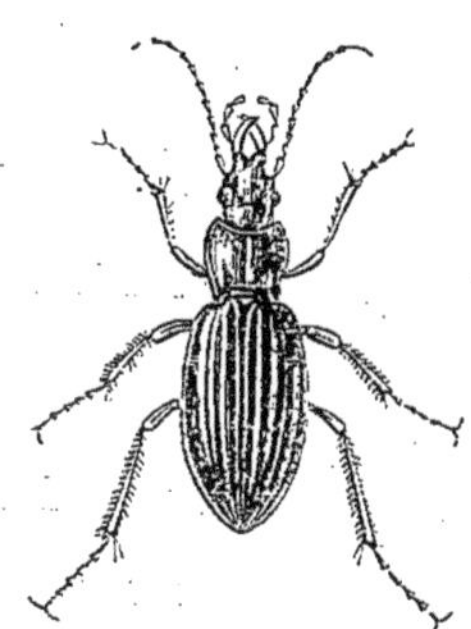

Fig. 124. — Carabe doré.

On reconnaît que les Cantharides ont été traitées par l'alcool ou par l'essence de Térébenthine, à l'aide de deux moyens : 1° par le dosage de la cantharidine ; 2° par le dosage de l'extrait, sachant que les Cantharides fournissent 15 à 16 p. 100 d'extrait alcoolique.

L'essence de Térébenthine sera reconnue, d'ailleurs, par la matière résineuse que l'on obtient en lavant les Cantharides avec de l'éther.

Quant aux Insectes dont nous avons signalé l'addition, il est difficile de concevoir qu'ils puissent être confondus avec les Cantharides entières, tant la forme et la coloration de celles-ci sont caractéristiques ; un simple examen permettra donc de reconnaître la falsification. Mais, si leur poudre a été ajoutée à celle des Cantharides, il est nécessaire de faire un examen microscopique et de doser la cantharidine dont la quantité sera nécessairement d'autant moindre que la poudre aura été additionnée d'une proportion plus grande d'Insectes non vésicants.

En somme, l'essai des Cantharides comprend trois opérations : 1° le dosage de l'extrait alcoolique qui ne présente rien de particulier ; 2° le dosage de la cantharidine ; 3° l'examen microscopique de la poudre.

Dosage de la cantharidine. — On fera ce dosage par le procédé du Codex.

Dans un flacon à large ouverture, on introduit 25 grammes de Cantharides en poudre, puis 125 centimètres cubes de benzine et 2 centimètres cubes d'acide chlorhydrique. On bouche le flacon et on le maintient pendant trois heures dans une étuve chauffée à 60-65°, en ayant soin d'agiter de temps en temps et on laisse refroidir. On verse le contenu du flacon dans une allonge à déplacement garnie d'un tampon mouillé de benzine et disposée au-dessus d'un ballon. Quand l'écoulement du liquide a cessé, on met de côté cette fraction du produit (I). On place sous l'allonge un autre ballon et on continue la lixiviation jusqu'à épuisement, en ayant soin tout d'abord de laver le flacon avec la benzine qui doit servir à cet épuisement. On obtient ainsi une nouvelle fraction (II).

Les liqueurs benzéniques sont distillées au bain-marie, en commençant par la fraction II et en opérant dans un ballon *taré*. Quand rien plus ne distille, on chasse les dernières traces de benzine en plongeant le ballon jusqu'au col dans l'eau du bain-marie et en y insufflant de l'air. Après refroidissement du ballon, on ajoute au résidu (cristaux de cantharidine et huile verte), 10 centimètres cubes d'éther de pétrole distillant au-dessous de 50°. On bouche et on laisse douze heures. Le liquide est alors décanté sur un filtre taré de 7 centimètres de diamètre et préalablement mouillé de benzine. On évitera de faire tomber les cristaux sur le filtre. On lave les cristaux restés dans le ballon avec 24 centimètres cubes d'éther de pétrole employés en quatre fois, et chaque fois les liquides sont versés sur le filtre qui finalement sera complètement lavé à l'éther de pétrole. On place le filtre dans le ballon et on porte celui-ci dans une étuve à 60°-65° en le maintenant incliné. Au bout d'*une heure*, on pèse. En déduisant du poids obtenu la somme des poids du filtre et du ballon, on obtiendra le poids de la cantharidine. Ce poids ne devra pas être inférieur à 0gr,10, ce qui correspond à 0gr,40 p. 100.

Examen microscopique de la poudre. — La connaissance des éléments qui constituent la poudre de Cantharides est utile, non seulement pour reconnaître les falsifications du produit pharmaceutique, mais encore pour pouvoir la caractériser dans les expertises médico-légales. On peut avoir à s'occuper d'intoxications cantharidiennes, et l'expert doit pouvoir retrouver dans le tube digestif les fragments microscopiques du produit incriminé.

Les organes dont on retrouve des fragments reconnaissables dans la poudre de Cantharides sont : les *élytres*, les *ailes* membraneuses, les *muscles*, les débris du *tégument*, enfin les *trachées*.

Sur les fragments d'*élytres*, on observe, au milieu d'un carrelage hexagonal, de grosses ponctuations *noires* qui sont les bases des piliers d'écartement (1). Chez les *Mylabres*, la surface de l'élytre est simplement finement piquetée, et non plus réticulée, et les piliers d'écartement montrent leurs bases également arrondies, sous forme de ponctuations foncées, jaunes ou noires. Chez les *Méloés*, les piliers d'écartement apparaissent sous forme de taches foncées. Chez les *Coléoptères non vésicants*, les piliers sont énormes, bien plus nombreux, se touchant presque, de sorte que les fragments d'élytres vus à plat au microscope ont un aspect tout différent.

Les fragments d'*ailes membraneuses* vus à plat sont entièrement transparents et on n'observe à leur surface que des poils aigus et courts ; sur les nervures proéminentes, les poils sont plus serrés et plus longs.

Les *muscles* sont les seuls organes mous qui ont conservé à peu près tous leurs caractères. Ils sont constitués par des fibrilles groupées en faisceaux striés transversalement.

Les débris du *tégument* chitineux sont abondants dans la poudre. Ils apparaissent sous forme de fragments noirs, de dimensions variables, à contours indiqués par des lignes brisées très nettes. On y distingue, même à un faible grossissement, des points brillants transparents assez régulièrement espacés.

(1) Les Vésicants sont des Coléoptères à élytres molles. Cette consistance spéciale est due en partie à ce fait que les sels qui incrustent la chitine des élytres sont en proportion moins grande que chez les Insectes à élytres dures ; mais elle est due aussi pour une part importante à la structure même des élytres. L'élytre est formée de deux lames rapprochées et en continuité sur les bords. Ces deux lames sont maintenues écartées l'une de l'autre par des sortes de travées chitineuses qui vont d'une lame à l'autre : ce sont des *piliers d'écartement*. Dans les Vésicants, ces piliers sont minces et assez éloignés les uns des autres ; chez les autres Insectes à élytres dures, ils sont énormes et très rapprochés les uns des autres, de sorte que l'espace laissé libre entre les deux lames est presque complètement rempli par ces piliers volumineux.

Les *trachées* se présentent avec leur caractère si spécial qui saute aux yeux même à un faible grossissement, c'est leur structure spiralée. Ce sont des tubes très ramifiés, très gros au départ, mais dont le diamètre diminue à chaque ramification et arrive à être très minime et dont la membrane porte un épaississement chitineux sous forme d'une spirale à tours très serrés.

La technique pour obtenir de bonnes préparations est des plus simples. On place dans un verre de montre II à III gouttes de glycérine, autant de solution aqueuse de chloral à parties égales et une parcelle de la poudre à examiner. Après un contact d'un quart d'heure, on prélève une partie de la pâte fluide ainsi obtenue et on l'examine après l'avoir placée sur une lame porte-objet dans une goutte de glycérine.

Usages. — Les Cantharides sont surtout employées à l'extérieur comme vésicantes ; on s'en sert pour produire une dérivation ou une révulsion. A l'intérieur, elles produisent une irritation gastro-intestinale, bientôt suivie de l'inflammation des organes génito-urinaires. Celle-ci peut se produire par simple application des vésicatoires ; on évite cet inconvénient en les saupoudrant de Camphre ou en les arrosant d'éther camphré.

Les Cantharides ne sont plus guère usitées à l'intérieur ; cependant la teinture a été préconisée par certains praticiens à la dose de VIII à X gouttes, dans la néphrite épithéliale aiguë. Elles constituent un aphrodisiaque dangereux et trompeur.

Les Cantharides forment la base d'une foule de préparations : la *Poudre* ($0^{gr},02$ à $0^{gr},05$ à l'intérieur) ; la *Teinture alcoolique* à 10 p. 100 (VI à X gouttes à l'intérieur ; en frictions, comme rubéfiant et vésicant, à l'extérieur) ; l'*Emplâtre vésicatoire*, l'*Emplâtre de cantharide mitigé*, le *Sparadrap vésicant*, la *Pommade épispastique verte*, la *Pommade épispastique jaune*.

Les *cantharidates* sont extrêmement irritants et peuvent servir de succédanés des Cantharides ; on prépare le *Sparadrap de cantharidate de potassium*.

D'autres Insectes du même groupe sont utilisés comme vésicants.

En Amérique, on emploie surtout la *Cantharide pointillée* (*Lytta adspersa*) qui vit à Montévidéo sur la Bette (*Beta vulgaris*, var. *Cicla*) ; cette espèce est aussi vésicante que la Cantharide officinale et aurait l'avantage de ne point provoquer d'irritation du côté des organes génito-urinaires. On fait également usage à Montévidéo des *Lytta vidua* et *Epicauta cavernosa*.

Les *Mylabres* (*Mylabris*) ont les antennes formées de onze articles et renflées en massue à l'extrémité; leur corps est convexe, tantôt noir avec des taches jaunes ou rougeâtres, tantôt jaune avec des taches ou des bandes transversales noires. Certaines espèces sont très vésicantes, puisqu'elles contiennent jusqu'à 1,25 p. 100 de cantharidine ; les Mylabres sont les Cantharides des anciens, et nous avons donné les raisons pour lesquelles on leur a préféré la Cantharide. On en compte environ 350 espèces, dont une trentaine en Europe ; on emploie surtout les espèces suivantes :

Mylabre variable (*M. variabilis*) (fig. 125), long de 18 à 20 millimètres ; tête et thorax noirs et velus ; élytres jaunes, avec trois bandes tranversales noires, inégales, l'une à 3 millimètres environ de la base, la seconde située environ aux deux cinquièmes de la longueur de l'élytre, la troisième occupant son extrémité. Ce Mylabre habite les régions chaudes de l'Europe et remonte, en France, dans la vallée de la Loire. On l'emploie en Italie, en Grèce et en Égypte. Il vit sur les fleurs des Composées.

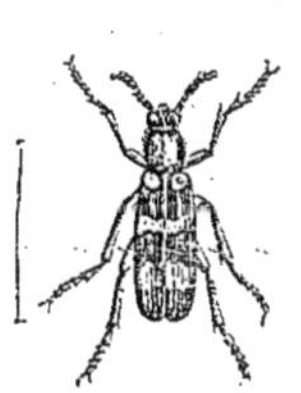

Fig. 125. — Mylabre variable.

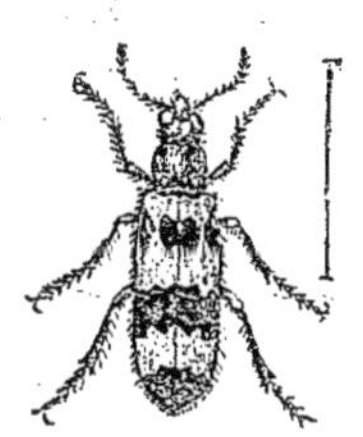

Fig. 126. — Mylabre de la Chicorée.

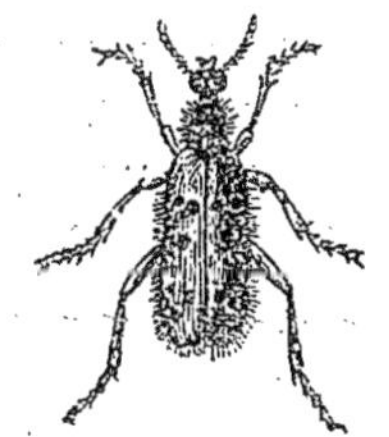

Fig. 127. — Mylabre bleuâtre.

Mylabre de la Chicorée (*M. Cichorii*) (fig. 126), un peu plus grand que le précédent, auquel il ressemble beaucoup. Il en diffère par ses bandes noires plus étroites, dont l'antérieure est interrompue ou n'atteint pas le bord interne de l'élytre. Cette espèce est confondue souvent à tort avec le Mylabre variable ; elle paraît exclusive à la Chine.

Mylabre bleuâtre (*M. cyanescens*) (fig. 127), à peu près de la grandeur du Mylabre variable ; tête et corselet noirs et velus ; élytres jaune brunâtre, avec six taches noires punctiformes disposées deux par deux. Il est commun en Espagne et dans le midi de la France, surtout à Perpignan. Il serait plus actif que le Mylabre variable.

Mylabre du Sida (*M. Sidæ*), élytres brun rougeâtre, avec des bandes. Il est principalement usité en Chine, d'où on l'exporte en d'autres pays.

Le *Mylabre de l'Olivier* (*M. Oleæ*), qui habite l'Algérie, serait aussi très utilisable.

Dans le tableau ci-dessous, nous résumons les caractères des quatre espèces importantes :

Élytres	jaune d'ocre ; bande antérieure...............	Atteignant le bord interne de l'élytre.............	*M. variable.*
		Interrompue ou n'atteignant pas le bord interne.	*M. de la Chicorée.*
	brun rougeâtre ; bande antérieure entière...........		*M. du Sida.*
	jaune brunâtre ; bandes remplacées par des points...		*M. bleuâtre.*

Les *Méloés* (*Meloe*) ont des antennes moniliformes, coudées chez le mâle, droites chez la femelle, et sont *dépourvus d'ailes membraneuses* ; les élytres, très réduites, sont croisées à la base, divergentes au sommet, plus courtes que l'abdomen, surtout chez les femelles, où celui-ci est énorme.

Les téguments présentent des teintes sombres, souvent relevées d'éclats métalliques.

Les Méloés se nourrissent d'herbes et de pétales de fleurs ; ils sont incapables de voler, mais ils marchent assez vite sur le sol, tout en traînant leur gros abdomen.

Les Méloés ont été pendant longtemps utilisés par la médecine vétérinaire, mais ils sont très peu employés aujourd'hui. On en connaît une centaine d'espèces ; nous nous contenterons de signaler les espèces suivantes, que l'on trouve surtout en France :

Méloé proscarabée (*M. proscarabæus*) (fig. 128 et 129), noir bleuâtre, long de 3 centimètres environ ; antennes renflées au milieu, plus longues que la tête et le corselet réunis, avec le dernier article entier, ovoïde-allongé, pointu ; élytres légèrement rugueuses.

Méloé varié (*M. variegatus*) (fig. 130), noir verdâtre bronzé ; long d'environ 27 millimètres ; tête, corselet et élytres ponctués et rugueux ; pattes bronzées et violacées ; antennes filiformes, courtes, assez épaissies. On le trouve aux environs de Paris.

Méloé rugueux (*M. rugosus*) (fig. 131), noir mat, avec des élytres très rugueuses ; antennes épaissies au sommet. Il habite le midi de la France.

Méloé de mai (*M. maialis*), noir mat, sans reflet métallique ; long de 27 à 40 millimètres ; corselet à peine carré ;

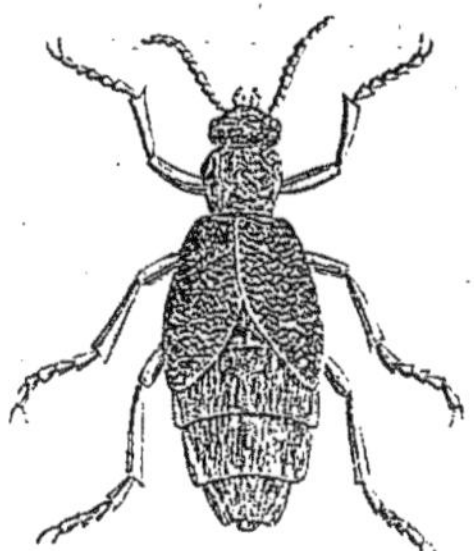

Fig. 128. — Méloé proscarabée mâle.

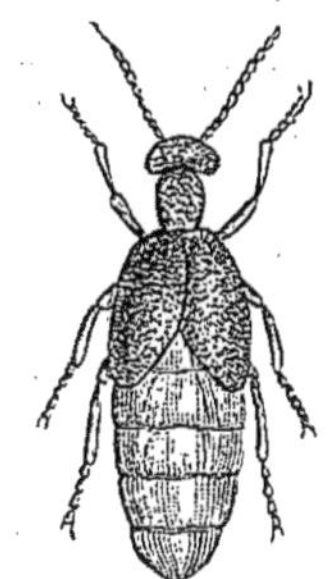

Fig. 129. — Méloé proscarabée femelle.

tête, corselet et élytres à peine rugueux ; anneaux de l'abdomen séparés les uns des autres par une bande transversale rougeâtre. Cette espèce est très commune presque partout en France, surtout dans le Midi.

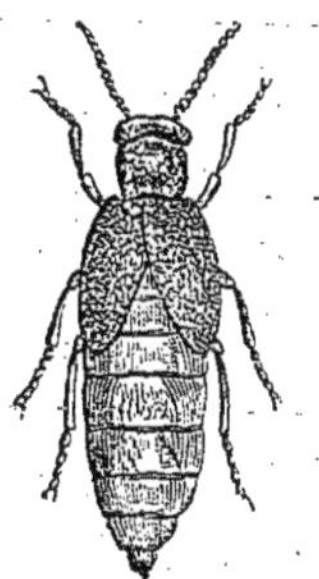

Fig. 130. — Méloé varié femelle.

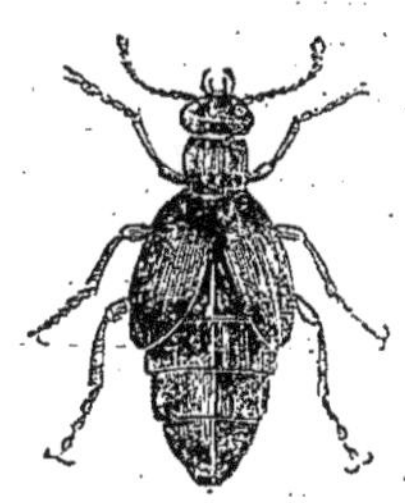

Fig. 131. — Méloé rugueux.

Méloé Tuccia (*M. Tuccia*), noir, long de 27 à 40 millimètres ; antennes courtes, filiformes ; tête, corselet et élytres profondément ponctués ; corselet échancré à son bord inférieur. Le Tuccia est commun en Italie et dans le midi de la France.

Nous résumons dans le tableau suivant les caractères des cinq espèces que nous venons de décrire :

Antennes	filiformes, courtes, peu épaissies, à sommet.........	entier ; abdomen..	noir verdâtre, bronzé,	*M. varié.*
			noir mat...........	*M. Tuccia.*
		bilobé ; abdomen avec des bandes rouges		*M. de Mai.*
	renflées.	au milieu : abdomen noir bleuâtre ou violacé.		*M. proscarabée.*
		au sommet ; abdomen noir mat............		*M. rugueux.*

CHAPITRE V

SUBSTANCES AROMATIQUES

Les drogues que nous réunissons sous ce titre sont caractérisées par la présence de Terpènes, répondant à la formule générale $(C^5H^8)^n$, presque toujours associés à un certain nombre de dérivés terpéniques oxygénés. Ces dérivés oxygénés sont : 1° les *Alcools terpéniques*, alcools non saturés, à chaîne ouverte, contenant 10 atomes de carbone, ayant les uns pour formule $C^{10}H^{18}O$, tels que les *Bornéols*, le *Linalol*, le *Géraniol*, les autres ayant pour formule $C^{10}H^{20}O$, tels que le *Citronellol* et le *Menthol* ; 2° les *Alcools sesquiterpéniques*, alcools à chaîne ouverte, renfermant 15 atomes de carbone, de la formule $C^{15}H^{26}O$; 3° les *Aldéhydes aromatiques*, dont les mieux connus sont : les *Aldéhydes benzylique*, *cuminique* et *cinnamique*, le *Citral* ou *Géranial* et le *Citronellal* ; 4° les *Cétones aromatiques*, dont les principales sont : la *Méthylnonylcétone*, l'*Irone*, la *Carvone*, la *Thuyone*, la *Fénone*, le *Camphre*, etc. ; 5° les *Phénols*, généralement représentés dans chacune des drogues qui en renferme par deux isomères, et les *Éthers phénoliques* ; 6° les *Aldéhydes phénols*, notamment l'*Aldéhyde salicylique*, l'*Aldéhyde anisique* et l'*Aldéhyde protocatéchique* qui nous intéresse surtout par son éther méthylique, la *Vanilline* ; 7° le *Cinéol* ou *Eucalyptol*.

De cette association des terpènes avec leurs dérivés oxygénés, résultent des produits odorants désignés depuis très longtemps sous le nom d'*Huiles essentielles* ou d'*Essences*, produits très répandus chez les végétaux, puisqu'on les rencontre dans plus d'un sixième des familles végétales, et tout particulièrement dans les Conifères, les Rutacées, les Labiées, les Ombellifères, les Laurinées, les Myrtacées, les Composées, les Pipéracées, les Myristicées, etc. On les trouve dans tous les organes de la plante (fleurs, fruits, bois, racines, feuilles, etc.), parfois dans un seul ou dans quelques-uns de ces organes, parfois dans la plante toute entière.

Ces substances aromatiques ou à essences pourraient être

classées en autant de familles qu'il y a de fonctions chimiques en tenant compte de la fonction du principe chimique dominant ; nous avons cru devoir faire une division plus profonde et former 19 familles en tenant toujours compte de la nature du principe actif prédominant, savoir : 1° les *Terpéniques*, comprenant des essences à peu près exclusivement formées par des terpènes ; 2° les *Valérianiques* ; 3° les *Linaloliques*, 4° les *Rhodinoliques* et 5° les *Menthiques*, comprenant les composés à alcools terpéniques et leurs éthers ; 6° les *Santaliques*, comprenant les alcools sesquiterpéniques ; 7° les *Citroniques* et 8° les *Cinnamiques*, comprenant les produits à aldéhydes aromatiques ; 9° les *Rutiques* ; 10° les *Absinthiques* et 11° les *Camphoriques*, comprenant les cétones aromatiques ; 12° les *Thymiques* ; 13° les *Eugéniques* ; 14° les *Anisiques* et 15° les *Apioliques*, dont les essences sont surtout des phénols ou des éthers phénoliques ; 16° les *Vanilliques*, ou groupe de la vanilline ; 17° les *Cinéoliques*, comprenant les essences à eucalyptol ; 18° les *Anthémiques* avec essence à éthers d'alcools de la série grasse ; 19° les *Moschosiques*, comprenant les drogues aromatiques fournies par le règne animal.

FAMILLE 1. — TERPÉNIQUES

Dans les produits de ce groupe, les dérivés oxygénés ne jouent au point de vue de leur activité qu'un rôle secondaire, les constituants principaux des essences de cette famille étant surtout des *Terpènes*.

On désigne sous ce nom des carbures d'hydrogène répondant à la formule générale $(C^5H^8)^n$, n pouvant être égal à 1, 2, 3, 4, etc. D'après leur teneur en carbone, on les divise de la façon suivante :

1° Les *Hémiterpènes* ou *Pentènes* où $n = 1$ (C^5H^8) ; 2° les *Terpènes* proprement dits où $n = 2$ $(C^{10}H^{16})$; 3° les *Sesquiterpènes* où $n = 3$ $(C^{15}H^{24})$; 4° les *Polyterpènes* où n a une valeur indéterminée.

Les *Hémiterpènes* ne comprennent encore qu'un petit nombre de représentants ; le terme le plus intéressant de cette classe est l'*Isoprène*, que l'on obtient dans la distillation du Caoutchouc.

Les *Terpènes* proprement dits sont les corps les mieux connus du groupe ; ils sont relativement nombreux et ont des représentants dans presque toutes les essences naturelles.

D'après le nombre d'atomes d'élément halogène qu'ils

fixent par voie d'addition, on peut les diviser en trois catégories : 1° les *Terpènes hexavalents*, dont on ne connaît à l'heure actuelle qu'un seul représentant, le *Myrcène*, retiré de l'essence des feuilles du *Myrcia acris* ; 2° les *Terpènes quadrivalents*, savoir : le *Sylvestrène*, le *Limonène*, le *Dipentène*, le *Terpinolène*, le *Terpinène*, le *Carvestrène*, le *Phellandrène* et le *Thuyène* ; 3° les *Terpènes* bivalents comprenant le *Pinène* ou *Térébenthène*, le *Camphène* et le *Fénolène*.

Les *Sesquiterpènes* constituent une série parallèle à celle des terpènes donnant comme eux des alcools et des camphres. On range dans ce groupe : le *Cadinène*, le *Caryophyllène*, le *Clovène*, l'*Humulène*, le *Cédrène*, le *Patchoulène*, le *Cubébène* et le *Lédène*.

Quant aux *Polyterpènes*, ils sont encore très mal connus.

ESSENCE DE TÉRÉBENTHINE

Origine et préparation. — L'*Essence de Térébenthine* est le produit volatil que l'on obtient par la distillation des différentes Térébenthines des Conifères.

La préparation industrielle de ce produit consiste à entraîner l'essence que renferment les Térébenthines au moyen de la vapeur d'eau. La Térébenthine est introduite dans de grands alambics en fonte, chauffés sur un bain de sable, et dans lesquels on dirige un courant de vapeur d'eau ; l'essence est recueillie dans des récipients, où on la sépare de l'eau par simple décantation. Il reste dans l'alambic une matière résineuse jaune, qui est la *Colophane*.

Aujourd'hui, on a perfectionné le procédé en évitant le chauffage à feu nu, qui a pour effet de faire passer à la distillation des produits de décomposition de la colophane. La Térébenthine, préalablement purifiée, est ensuite distillée dans des alambics spéciaux, chauffés à la vapeur à 4 ou 5 atmosphères ; en outre, la vapeur d'eau est injectée dans la masse résineuse pour entraîner rapidement l'essence. De la sorte, il n'y a pas de surchauffe et l'on obtient une essence de qualité supérieure en même temps qu'une colophane à peine colorée.

Caractères physiques et chimiques. — L'essence de Térébenthine est un liquide incolore, très mobile et très réfringent, d'une saveur âcre et brûlante, d'une odeur tenace et pénétrante. Elle est insoluble dans l'eau, soluble dans sept fois son poids d'alcool à 90° et en toutes proportions dans l'alcool absolu, l'éther et le chloroforme. Exposée à l'air, elle absorbe de l'oxygène et finit même par se résinifier complètement ; mais auparavant l'oxygène forme avec elle une combinaison instable dont les propriétés se rapprochent de celles de l'ozone ; aussi ce produit possède-t-il des propriétés oxydantes énergiques.

Pure et récente, cette essence ne se dissout pas dans une solution concentrée de salicylate de soude (Duyck). Oxydée, elle cède à ce dissolvant tous les produits à fonction aldéhydique qui ont pris naissance.

Dans le commerce, on distingue trois sortes d'essences de Térébenthine, qui, bien qu'ayant un certain nombre de caractères communs, notamment ceux que nous venons d'indiquer, présentent cependant quelques caractères différentiels, tels que le pouvoir rotatoire, la densité, le point d'ébullition et la composition chimique.

L'*Essence de Térébenthine française*, qui est l'essence officinale pour la pharmacopée française, provient de la distillation de la Térébenthine de Bordeaux, fournie par le *Pinus Pinaster* ; elle est lévogyre $[\alpha]_D = -40°,32$; sa densité est 0,864-0,866 ; son point d'ébullition est compris entre 156° et 163° ; elle est surtout constituée par du *térébenthène* ou *pinène gauche*.

L'*Essence de Térébenthine anglaise*, d'origine américaine, provient de la distillation de la Térébenthine de Boston, fournie par le *Pinus australis* ; elle est dextrogyre $[\alpha]_D = +14°55'$; sa densité est 0,864 à 20° ; son point d'ébullition est compris entre 156° et 161° ; elle est surtout constituée par de l'*australène* ou *pinène droit*.

L'*Essence de Térébenthine russe* ou *suédoise* provient de la distillation de la Térébenthine fournie par le *Pinus sylvestris* ; elle est dextrogyre $[\alpha]_D = +32°$; sa densité est 0,860 à 20° ; son point d'ébullition est compris entre 161° et 180° ; elle est surtout composée de *pinène droit* et de *sylvestrène*.

L'essence de Térébenthine se combine lentement avec l'eau, surtout en présence de l'air, en donnant des cristaux de *Terpine* hydratée.

Les agents oxydants, tels que l'acide azotique concentré, attaquent facilement l'essence de Térébenthine, parfois même avec violence, en produisant son inflammation et même son explosion.

L'iode agit sur elle avec violence et lui enlève de l'hydrogène, avec formation de cymène.

Falsifications et essai. — L'essence de Térébenthine est très rarement falfisiée, tandis qu'au contraire les falsificateurs en usent largement pour la mélanger aux essences d'un prix élevé. On signale cependant des falsifications par le pétrole et l'huile de résine.

Falsifiée avec le pétrole, l'essence de Térébenthine présente une fluorescence bleue. Pour déceler cette falsification, on utilise la propriété que possède l'acide azotique concentré de transformer l'essence de Térébenthine en acides de la série grasse et de la série aromatique solubles dans l'eau, tandis que le pétrole n'est pas attaqué. Dans un ballon muni d'un réfrigérant ascendant, et contenant 300 centimètres cubes d'acide azotique fumant (D = 1,40), on fait tomber goutte à goutte, au moyen d'une boule à robinet, 100 centimètres cubes d'essence à essayer. Quand l'opération est terminée, on agite avec de l'eau bouillante et on sépare le pétrole demeuré inattaqué ; il ne reste plus qu'à en déterminer le volume.

Pour reconnaître la falsification par les huiles de résine, on soumettra l'essence à un essai polarimétrique, l'addition de ces huiles ayant pour effet de diminuer le pouvoir rotatoire de l'essence. Mais, comme la proportion d'huile de résine ajoutée ne saurait dépasser 5 p. 100 sans rendre l'essence visqueuse et sans lui communiquer une odeur particulière, la diminution du pouvoir rotatoire ne saurait être bien considérable. Or, il est possible de rendre le procédé plus sensible, en soumettant au préalable l'essence à la distillation, ainsi que l'a conseillé M. Aignan, et en observant le pouvoir rotatoire du résidu, dans lequel s'est accumulée l'huile de résine qui a un point d'ébullition très élevé. On opère sur 250 centimètres cubes que l'on distille jusqu'à ce qu'on ait obtenu un résidu de 70 centimètres cubes environ. Dans ces conditions, l'essence pure fournit un résidu dont le pouvoir rotatoire est $[\alpha]_D = -40^o$, tandis que le pouvoir rotatoire du résidu provenant d'une essence falsifiée est $[\alpha]_D = -24^o40'$.

Usages. — A l'extérieur, l'essence de Térébenthine est utilisée en raison de ses propriétés irritantes dans les névralgies, les rhumatismes, etc. Elle fait partie de l'*Emplâtre caoutchouté simple*, de l'*Emplâtre diachylon gommé*, du *Topique de Lebas*.

A l'intérieur, on l'emploie dans les bronchites chroniques, dans la gangrène pulmonaire où elle est particulièrement indiquée, dans les catarrhes aigus ou chroniques de la vessie, dans les névralgies et particulièrement dans la sciatique, dans les coliques hépatiques par calculs des voies biliaires, contre les vers intestinaux et dans l'empoisonnement par le phosphore.

La dose est de 1 à 4 grammes par jour, en capsules de $0^{gr},25$, ou en potion émulsionnée. Dans les affections des voies respiratoires, on peut l'employer en fumigations.

On a aussi employé l'essence de Térébenthine en injections sous-cutanées pour provoquer des abcès, dits *abcès de fixation* (Fochier), dans les pneumonies graves et dans l'infection puerpérale.

La *Terpine* est un modificateur des sécrétions bronchiques que l'on emploie dans la bronchite subaiguë ou chronique pour faciliter l'expectoration, à la dose de $0^{gr},20$ à $0^{gr},60$. A dose plus élevée, de $0^{gr},80$ à 1 gramme, elle diminue la sécrétion bronchique, c'est un *dessiccant*. Elle a aussi une action diurétique qui peut être utilisée dans la néphrite chronique. La dose est de $0^{gr},20$ à $0^{gr},40$.

Le *Terpinol* a sur les sécrétions bronchiques les mêmes propriétés que la terpine ; on l'administre en capsules de $0^{gr},10$ à la dose de $0^{gr},50$ à 1 gramme par jour.

BOURGEONS DE PIN

Origine. — Les *Bourgeons de Pin*, improprement appelés *Bourgeons de Sapin*, sont fournis par le *Pin de Russie* ou *Pinasse* (*Pinus sylvestris*), qui forme de grandes forêts dans le nord de l'Europe et de l'Asie, ainsi que dans les Alpes, les Vosges, les Cévennes, les Pyrénées, etc. ; les plus estimés viennent de Russie et aussi des Vosges et de l'Yonne.

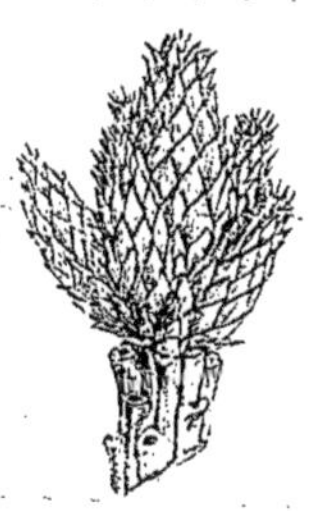

Fig. 132. — Bourgeons de Pin.

Caractères extérieurs. — Ces bourgeons (fig. 132), sont réunis au nombre de 5 à 6, dont un médian et terminal plus gros. Ils sont coniques, arrondis, revêtus d'écailles rougeâtres, très nombreuses, imbriquées, scarieuses, agglutinées par une matière résineuse qui souvent exsude à leur surface, sous forme de larmes. Ils ont une odeur et une saveur résineuses, légèrement aromatiques.

Composition chimique. — Les bourgeons de Pin contiennent une *résine* et une *huile essentielle*, formée surtout de pinène et de limonène gauches.

Usages. — Ils sont employés en infusion, comme diurétiques et balsamiques. Ils font la base du *Sirop de bourgeons de Pin*.

FEUILLES DE SABINE

Origine. — Les *Feuilles de Sabine*, ou plus exactement les *Rameaux jeunes de Sabine* sont fournis par la *Sabine* (*Juniperus Sabina*) (fig. 133) arbuste dioïque, toujours vert, de la famille des Conifères, qui se trouve çà et là sur les montagnes des Alpes, des Pyrénées, en Italie, en Espagne, ainsi que dans le Caucase; on le trouve aussi en Asie et dans l'Amérique du Nord. Il est souvent cultivé dans les jardins et les cimetières.

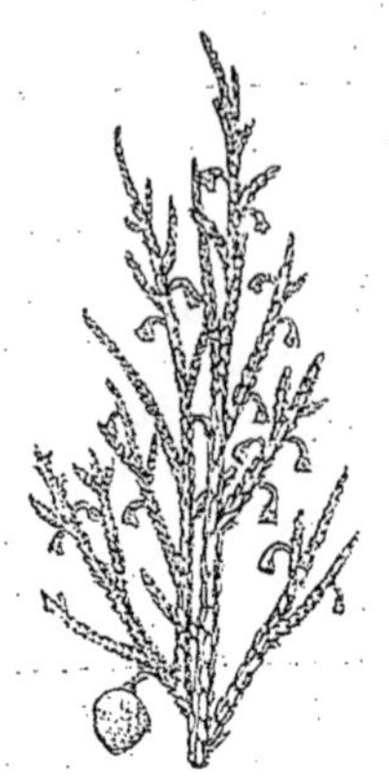

Fig. 133. — Rameau femelle de Sabine.

Caractères extérieurs. — Dans les pharmacies, on trouve les jeunes rameaux de la plante coupés en fragments de 1 à 3 centimètres de long, épais de 2 millimètres environ et colorés en vert sombre, un peu jaunâtre. Ces rameaux sont complètement recouverts par un grand nombre de feuilles, toutes petites, disposées par paires alternantes, par conséquent disposées sur quatre rangs, étroitement imbriquées, donnant ainsi au rameau qui les porte une forme quadrangulaire. Elles affectent deux formes: sur les tout jeunes rameaux, elles sont petites, rhomboïdales, étroitement appliquées contre le rameau jusqu'à leur extrémité, arrondies sur le dos ; sur les rameaux plus âgés, les feuilles sont plus longues, déjetées en dehors dans la moitié supérieure qui se détache de l'axe qui les porte. Quelle que soit leur forme, ces feuilles sont toujours munies sur leur dos d'un nodule sécréteur, de forme allongée, dont la longueur varie avec celle de la feuille. Odeur forte et résineuse ; saveur amère et térébenthinée. Les rameaux portent parfois des baies *bleu foncé* à pédoncule recourbé.

Caractères histologiques. — Si on fait une coupe d'un rameau jeune portant des feuilles étroitement appliquées contre lui jusqu'à leur extrémité, on trouve au centre un système libéro-ligneux commun à l'axe et à la paire de feuilles par laquelle passe la coupe. Dans chacune de celles-ci, on remarque sous l'épiderme (*ep*, fig. 134) une assise de cellules à chlorophylle disposées en palissade, le restant du parenchyme étant constitué par des cellules plus ou moins irrégulièrement disposées. Dans chaque feuille, on observe un gros nodule sécréteur (*gl*), immédiatement situé sous le parenchyme en palissade.

Si on fait une coupe de la feuille dans la portion qui se détache du rameau, on observe la même structure, mais on trouve vers le centre de la feuille un faisceau libéro-ligneux qui lui est propre.

Composition chimique. — Les feuilles de Sabine renferment du *tanin*, du *sucre*, et surtout 1 à 2 p. 100 d'une

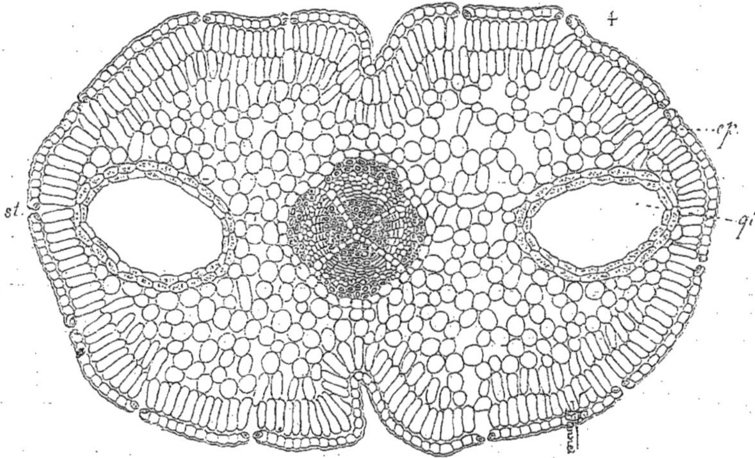

Fig. 134. — Coupe transversale d'un jeune rameau de Sabine portant deux feuilles opposées.

huile essentielle à laquelle elles doivent leurs propriétés stimulantes ; cette essence existe dans les fruits en proportion bien plus considérable, jusqu'à 10 p. 100.

L'*Essence de Sabine* est incolore quand elle est fraîche, mais le plus généralement elle a une teinte jaune pâle ou foncée. Sa densité varie de 0,910 à 0,940 ; elle distille entre 150° et 160° ; elle a une réaction neutre, une odeur forte et désagréable, une saveur âcre et amère ; elle se dissout dans son volume d'alcool à 90° et en toutes proportions dans l'alcool absolu; son pouvoir rotatoire est $[\alpha]_D = +40°$ à 50°. Cette essence est surtout composée de *pinène droit* et de *cadinène* ; elle contient en outre, mais en faible proportion, les éthers d'un alcool non saturé, le *sabinol* $C^{10}H^{15}OH$, qui dans l'essence est combiné avec l'acide acétique et un autre acide d'un point d'ébullition plus élevé.

Substitutions. — On substitue très fréquemment, constamment au dire de certains, à la Sabine vraie les rameaux du *Genévrier de Phénicie* (*Juniperus phœnicea*), de la région méditerranéenne, absolument inactifs et, plus rarement, ceux du *Juniperus thurifera*, var. *gallica*, du Dauphiné, très ressemblant à ceux de la Sabine et ayant probablement les mêmes propriétés.

Le *Juniperus phœnicea* a des feuilles en spirale par trois ou par cinq, de sorte que l'on observera toujours plus de deux feuilles sur la coupe ; de plus, le parenchyme renferme des cellules scléreuses nombreuses et très grosses. La présence de ces cellules scléreuses dans la poudre de Sabine sera l'indice d'une falsification, la Sabine ne renfermant pas d'éléments scléreux dans son parenchyme. Toutefois, ce caractère distinctif a perdu un peu de sa valeur, depuis que l'on a constaté la présence de cellules scléreuses dans le fruit de la Sabine qui accompagne souvent les rameaux.

Quant à la substitution du *Juniperus thurifera* var. *gallica*, elle est beaucoup plus difficile à déceler, le seul caractère distinctif étant la présence, dans le mésophylle des feuilles de cette espèce, de cellules scléreuses arrondies, peu nombreuses.

Usages. — La Sabine est un stimulant énergique de l'utérus qui doit être employé avec précaution ; elle est réputée emménagogue et même abortive. On peut administrer la poudre (0gr,25 à 1 gramme), l'infusion (1 à 5 grammes p. 1000), l'huile essentielle (IV à X gouttes). A l'extérieur, la poudre est utilisée, comme escarrotique, pour les végétations vénériennes, les chancres, les verrues ; on l'a aussi employée contre les Oxyures sous forme de lavements (5 grammes p. 1000).

Sour le nom impropre d'*Essence de Cèdre*, on désigne dans le commerce l'essence du *Genévrier* ou *Cèdre rouge de Virginie* (*Juniperus virginiana*), Conifère des États-Unis et du Canada, cultivée dans les jardins. On l'obtient en traitant par un courant de vapeur d'eau les copeaux de ce Genévrier. C'est un liquide jaunâtre de consistance épaisse, ayant une densité de 0,984 et bouillant vers 280°. Elle renferme un sesquiterpène, le *cédrène*, à côté d'une proportion moins considérable (9 à 15 p. 100) d'un alcool sesquiterpénique, le

Camphre de Cèdre ou *cédrol* $C^{15}H^{26}O$. Ce corps fond à 74° et bout à 282° ; déshydraté par l'anhydride phosphorique, il fournit du cédrène.

Cette essence est employée couramment, après épaississement à l'air, en microscopie ; elle possède alors un indice de réfraction qui est de $n_D = 1{,}51682$ à 17°. Elle sert couramment à falsifier l'essence de Santal ou même est complètement substituée à cette dernière.

FEUILLES ET RACINE D'ANGÉLIQUE

Origine. — Les *Feuilles* et la *Racine d'Angélique* sont fournies par l'*Angélique officinale*, *Angélique des jardins*, *Angélique de Bohême* (*Angelica Archangelica*) (fig. 135),

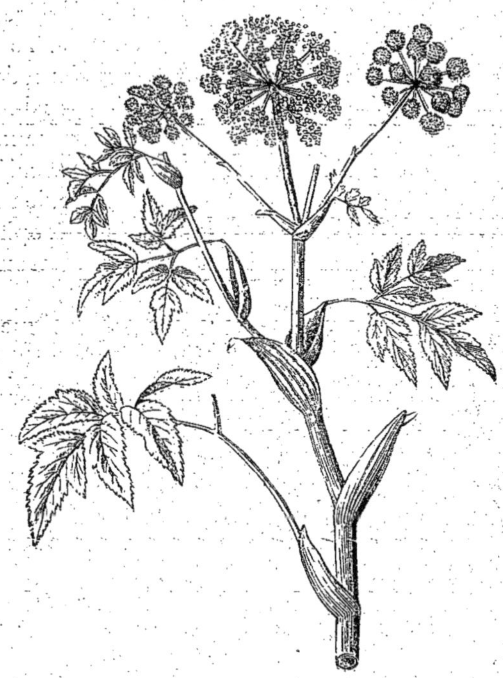

Fig. 135. — Angélique officinale.

plante bi- ou trisannuelle de la famille des Ombellifères, originaire du nord de l'Europe, de la Bohême, de la Suisse, des Alpes et des Pyrénées, et cultivée dans les jardins pour l'arome agréable que dégagent toutes ses parties. Cette plante est l'objet d'une culture spéciale aux environs de

Paris, de Niort et de Nantes, où on récolte spécialement les tiges et les pétioles destinés à la confiserie. La racine nous arrive principalement de la Bohême.

Caractères extérieurs. — Les *Feuilles* d'Angélique sont grandes, alternes, à pétioles cylindriques, fistuleux, charnus, embrassant la tige par une gaine très large et en forme de sac; le limbe est glabre, bipinnatiséqué, à lobes ovales, dentés et pointus, les latéraux entiers ou bilobés, les terminaux trilobés avec lobe médian plus grand. Odeur et saveur aromatiques spéciales.

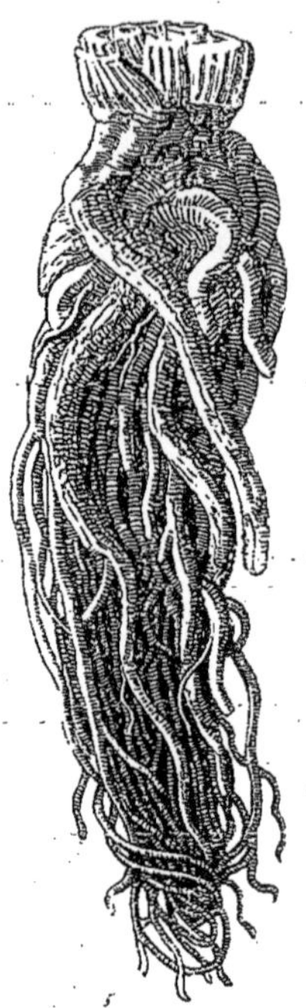

Fig. 136. — Racine d'Angélique.

La *Racine* d'Angélique (fig. 136) se compose d'une souche centrale de 2 à 3 centimètres de longueur, couronnée par les débris des feuilles radicales et portant un grand nombre de racines adventives, fortement sillonnées longitudinalement, plus ou moins longues, flexibles, souvent tressées ensemble ; le tout a une couleur brun foncé. L'odeur est aromatique, un peu musquée; la saveur, d'abord aromatique, est ensuite âcre et piquante.

Caractères histologiques. — Au microscope, la racine présente à l'extérieur une couche de liège (*s*, fig. 137), en dedans de laquelle se trouve un cercle de petits canaux sécréteurs, d'origine péricyclique, constitués par une cavité quadrangulaire bordée de quatre cellules sécrétrices. Au-dessous se trouve le parenchyme cortical (*p. c*) qui renferme de gros canaux sécréteurs d'autant plus larges qu'ils sont plus rapprochés de la périphérie. Le liber (l^1,l^2), disposé en faisceaux cunéiformes à peu près rectilignes, contient aussi des canaux sécréteurs (*c. r*) moins volumineux que ceux de l'écorce. La zone ligneuse (b^2) est divisée par de larges rayons médullaires (*r. m*) en faisceaux coniques pénétrant jusque dans la portion centrale de la racine qui est occupée par un groupe de vaisseaux représentant le bois primaire.

La souche centrale a la même structure, mais elle présente une moelle qui manque dans les racines adventives.

Composition chimique. — La racine d'Angélique contient du *tanin*, de l'*acide angélique*, de l'*acide valérique*, une petite quantité de *gomme-résine* et de 0,25 à 1 p. 100 d'une *huile essentielle* qui lui communique une grande partie de ses propriétés.

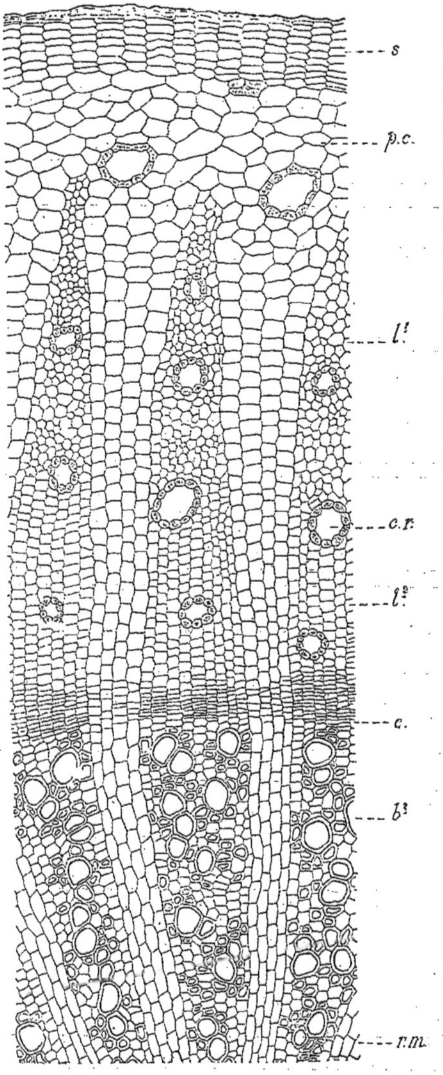

Fig. 137. — Coupe transversale de la racine d'Angélique.

L'*Essence de racine d'Angélique* est un liquide mobile, incolore ou légèrement jaune, à odeur d'Angélique ; obtenue avec les racines fraîches, elle a une densité qui varie entre 0,855 et 0,866 à 15° ; la densité de l'essence obtenue avec les racines sèches est plus élevée, de 0,876 à 0,905. Le pouvoir rotatoire oscille pour les deux sortes d'essence entre + 25° et + 31°. Elle renferme 75 p. 100 d'un terpène, appelé *térébangélène*, qui ne serait autre chose que du phellandrène droit. On y a aussi trouvé de l'*acide méthyléthylacétique* et un *acide oxypentadécylique* $C^{15}H^{30}O^{3}$.

Substitutions. — Les herboristes substituent parfois, à la racine d'Angélique, celle de l'Angélique sauvage (*Angelica sylvestris*). Cette dernière s'en distingue par les caractères suivants : écorce très mince, spongieuse ; canaux sécréteurs en nombre restreint ; bois résistant, très épais et de couleur jaune pâle ; odeur faible et peu agréable.

Usages. — La feuille fraîche d'Angélique sert à la

préparation de l'*Alcoolat* et de l'*Alcoolature vulnéraires*.

La racine est employée comme tonique et stimulante. Elle entre dans la préparation de l'*Alcoolat de Mélisse composé*, de la *Teinture balsamique*, du *Vin de Scille composé*, et d'un grand nombre de liqueurs digestives.

Les fruits d'Angélique, quoique doués de propriétés stimulantes et carminatives assez actives, sont inusités en thérapeutique ; on les emploie dans la préparation de certaines liqueurs.

FAMILLE 2. — VALÉRIANIQUES

Cette famille comprend les drogues à bornéol.

RACINE DE VALÉRIANE

Origine. — La *Racine de Valériane* des pharmacies est fournie par la *Valériane officinale* (*Valeriana officinalis*) (fig. 138), *Herbe aux Chats*, plante herbacée vivace, commune dans les lieux humides de presque toute l'Europe, et qui s'étend dans le nord de l'Asie jusqu'au Japon. Elle est cultivée pour l'usage mé-

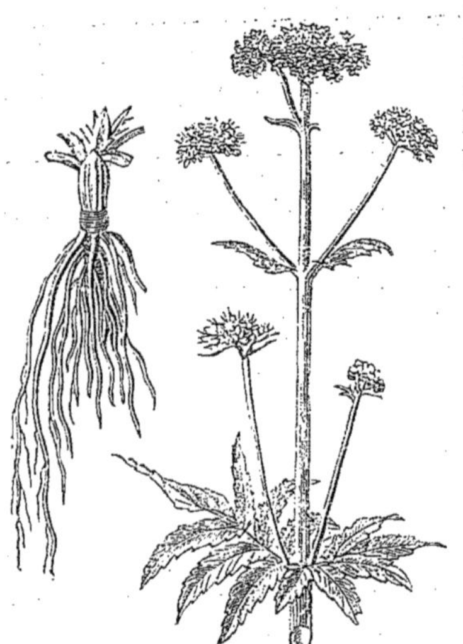

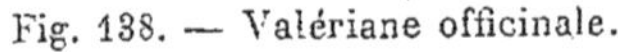

Fig. 138. — Valériane officinale.

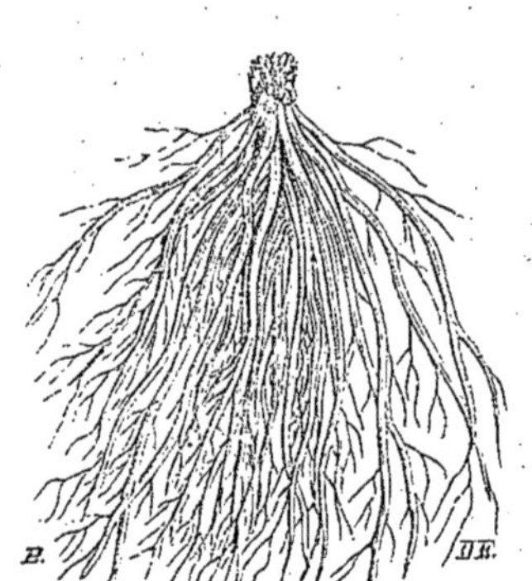

Fig. 139. — Racine de Valériane officinale.

dical en Angleterre, en Hollande, en Allemagne et dans l'Amérique du Nord ; on en connaît deux variétés, l'une à feuilles dentées, l'autre à feuilles non dentées.

Caractères extérieurs. — Cette drogue (fig. 139), improprement appelée *racine*, est en réalité constituée par le rhizome entouré d'un grand nombre de racines adventives et de rameaux souterrains (stolons), formant autour de lui une touffe épaisse, masquant la portion centrale. Le rhizome est court, de 2 à 5 centimètres de longueur, ramassé, irrégulièrement ovoïde ; il porte le plus souvent, à la partie supérieure, la base desséchée de la tige aérienne, des feuilles radicales et des rameaux souterrains. A la partie inférieure, s'insèrent les racines finement ramifiées, à peu près aussi grosses que les rameaux latéraux, longues de 7 à 8 centimètres. Toutes ces parties sont brunâtres, cassantes et profondément ridées.

L'odeur est absolument caractéristique, désagréable ; la saveur est douceâtre, puis amère et aromatique.

Caractères histologiques. — Une coupe transversale faite dans une racine montre, à l'extérieur, une assise pilifère (*a. p*, fig. 140) au-dessous de laquelle se trouve l'assise subéreuse (*a. s*) dont toutes les cellules sont remplies d'huile essentielle.

Le parenchyme cortical se divise, comme dans la plupart des racines, en deux zones (*p. c. e* et *p. c. i*) et se termine en dedans par l'*endoderme* (*end*). Toutes les cellules sont gorgées d'amidon, à l'exception d'un petit nombre qui renferment de l'essence. Pas de cristaux. Le cylindre central qui débute par le péricycle (*per*) comprend cinq îlots de liber (*l*) et cinq lames vasculaires de bois primaire (b^1) ; presque toujours on voit le début des formations secondaires indiqué par l'apparition d'une assise génératrice (*c*) et le développement de quelques éléments de bois secondaire (b^2). Au centre, se trouve une moelle peu développée (*m*) avec cellules remplies d'amidon et quelques cellules à essence.

La souche ou rhizome présente un épiderme, un parenchyme cortical avec cellules contenant de l'amidon et de l'huile essentielle, un endoderme dont les cellules contiennent aussi de l'essence, des faisceaux libéro-ligneux séparés de l'endoderme par le péricycle et une moelle contenant de l'amidon et de l'huile essentielle ; elle est résorbée dans les rhizomes âgés. Dans les souches âgées, sclérites dans le parenchyme de l'écorce et de la moelle.

Composition chimique. — Cette drogue renferme de l'amidon, du tanin, du glucose, des sels, des acides *propionique, acétique, formique, valérianique*, une *résine* et environ 1 p. 100 d'*huile essentielle*.

L'*Essence de Valériane* est douée d'une odeur assez désagréable ; sa densité varie de 0,940 à 0,950 à 15° ; son pouvoir rotatoire oscille entre — 9° et — 15°. Elle renferme du *pinène* gauche, souvent appelé *valérène*, un bornéol caractérisé comme l'*α-bornéol gauche*, ainsi que les éthers de cet alcool avec les acides ci-dessus. Ces acides deviennent libres dans la racine sèche. Récemment on y a encore trouvé du *camphène*, du *limonène*, un sesquiterpène, un alcool sesquiterpénique et un corps $C^{10}H^{20}O^2$ fondant à 132°.

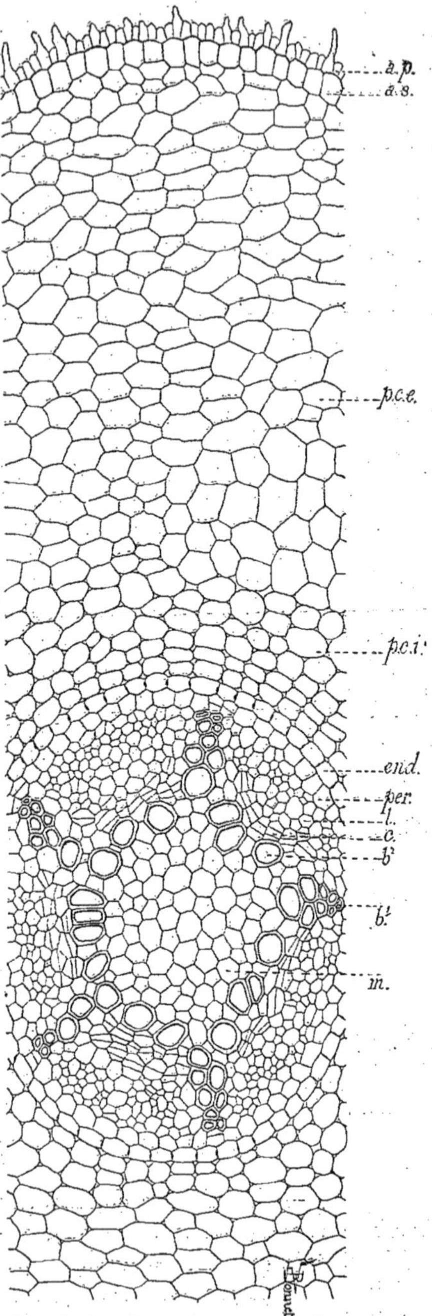

Fig. 140. — Coupe transversale d'une racine de Valériane.

Usages. — La Valériane agit par son essence, l'acide valérianique étant sans effet. C'est un stimulant nervin que l'on administre dans les affections nerveuses; elle est vantée comme vermifuge; enfin elle s'est montrée utile dans le diabète insipide en diminuant la polyurie et l'azoturie. On l'administre sous forme de poudre

(3 à 10 grammes), de tisane (10 p. 1000), d'*eau distillée*, d'*extrait* (1 à 4 grammes), de *teinture* (5 à 15 grammes), de sirop, etc., ou mieux encore sous forme de suc ou d'extrait fluide préparé avec la racine fraîche stérilisée ou *stabilisée.*

Quant aux différents valérianates usités en thérapeutique, tels que les *valérianates de zinc, de quinine, de fer, d'ammoniaque*, etc., ils agissent exclusivement par leurs bases. Mieux vaut donc s'adresser à ces dernières en leur associant de l'extrait de Valériane. Le *valérianate d'ammoniaque de Pierlot* doit à l'extrait alcoolique de Valériane qu'il renferme son activité incontestable.

La *Valériane des jardins, Grande Valériane* (*Valeriana Phu*) a des propriétés analogues à celles de l'espèce précédente, mais moins prononcées.

La *Valériane celtique* (*Valeriana celtica*) est une plante des montagnes du Tyrol et de la Suisse, dont la souche était autrefois désignée sous le nom de *Nard celtique.*

FAMILLE 3. — LINALOLIQUES

Cette famille comprend les drogues dont l'essence qu'elles renferment contient un alcool terpénique, le *linalol*, soit libre, soit à l'état d'éthers très aromatiques.

Le *Linalol* $C^{10}H^{18}O$ a été découvert dans l'*essence de Linaloé*, où il existe dans la proportion de 90 p. 100 environ. Il joue un rôle considérable comme élément constituant dans les essences de Coriandre, de Bergamote, de Lavande, d'Aspic, de Néroli, d'Ylang-Ylang, de Limette, de Basilic indigène.

A l'état de pureté, le linalol est un liquide incolore, d'odeur douce, très agréable, qui rappelle celle de l'essence de Linaloé, ou de loin celle de la Rose. Il est généralement lévogyre $[\alpha]_D = -19^o$; cependant le linalol de l'essence de Coriandre est dextrogyre. Son point d'ébullition est 198°. Par oxydation ménagée, il donne naissance à un aldéhyde, le *citral.*

FLEURS DE LAVANDE

Origine. — Les *Fleurs de Lavande* sont fournies par la *Lavande vraie* (*Lavandula vera*), plante de la famille des Labiées, très répandue dans la région méditerranéenne, mais remontant jusque vers Lyon ; on la retrouve à l'état cultivé jusqu'en Norvège.

Caractères extérieurs. — Ces fleurs sont de la taille d'un grain de blé (5 à 8 millimètres de long sur 3 à 4 de large). Leur pédicelle est très court et naît à l'aisselle d'une petite bractée de forme ovale. Le calice forme un étui allongé, de 5 millimètres de longueur environ, pubescent, bleuâtre en dehors, jaune glabre et luisant en dedans, portant quinze côtes longitudinales, grêles, correspondant aux nervures ; il est terminé par cinq dents, dont la postérieure est très développée en une sorte d'écaille concave et dressée. La corolle gamopétale est faiblement bilabiée, de couleur bleu grisâtre, dépassant peu le calice ; les deux lèvres sont presque égales, la supérieure à deux lobes, l'inférieure à trois lobes bien marqués. Odeur aromatique spéciale, devenant plus prononcée quand on froisse les fleurs entre les doigts ; saveur chaude et légèrement amère.

Caractères histologiques. — La structure du calice est intéressante à connaître, car c'est la partie de la fleur qui

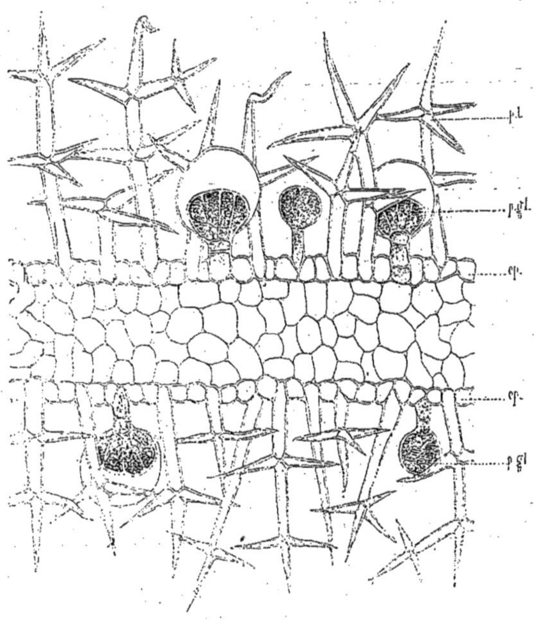

Fig. 141. — Coupe transversale du calice de *Lavandula vera*.

porte les organes sécréteurs de l'huile essentielle. Les deux épidermes (*ep*, fig. 141) portent un grand nombre de poils pluricellulaires (*p. t*) constitués par une file verticale d'articles qui se ramifient de distance en distance ; au milieu de ceux-ci sont disposées de nombreuses glandes sécrétrices externes ($p.\ gl$), les unes peu volumineuses, unicellulaires, supportées par un pédicelle formé de deux cellules, les autres, beaucoup plus grosses, formées de huit cellules, parfois de douze. Le parenchyme intermédiaire, constitué par un tissu homogène, est parcouru par des faisceaux libéro-ligneux, assez développés par rapport au parenchyme, de telle sorte qu'ils constituent autant de saillies du côté externe.

Composition chimique. — Les fleurs de Lavande fournissent à la distillation une essence dont la proportion varie de 3 à 6 p. 1000 de fleurs sèches. Dans le commerce, on en connaît deux sortes : l'*Essence de Lavande française* ou *des Alpes*, préparée dans les départements des Basses-Alpes, des Alpes-Maritimes, de l'Hérault, de la Drôme, du Gard et de Vaucluse, et l'*Essence de Lavande Mitcham*. Il sera surtout ici question de la première.

L'*Essence de Lavande* est d'un jaune pâle, un peu verdâtre, très fluide, brunissant et s'épaississant légèrement à l'air. Sa densité varie de 0,883 à 0,895 ; elle est lévogyre $[\alpha]_D = -5^\circ$ à -8° ($l = 100$ millimètres), et bout entre 185° et 188°.

Elle est formée de *linalol*, mais surtout d'*éthers linalyliques* (butyrate, valérate et surtout acétate de linalyle) dans la proportion de 35 p. 100 environ ; on y trouve encore du *limonène* et, en petites quantités, du *géraniol*, du *pinène* et du *cinéol*.

L'essence de Lavande Mitcham contient les mêmes éléments que l'essence française, mais elle renferme une notable proportion de cinéol, et 5 à 10 p. 100 d'acétate de linalyle seulement. Elle n'en est pas moins douée d'une odeur très agréable, mais toute différente de celle de l'essence française.

Falsifications et essai de l'essence de Lavande. — Cette essence est couramment fraudée avec l'essence de Térébenthine et l'essence d'Aspic. On reconnaîtra ces falsifications en faisant subir au produit les deux séries d'opérations suivantes :

1° *Détermination des constantes physiques.* — L'essence pure doit se dissoudre dans trois volumes d'alcool à 70° ; la solubilité n'est que partielle, si elle renferme de l'essence de Térébenthine. La densité est augmentée par l'essence d'Aspic, diminuée par l'essence de Térébenthine. La première réduit le pouvoir rotatoire, tandis que celle-ci l'accentue.

2° *Dosage de l'acétate de linalyle.* — On pèse exactement un poids P d'essence voisin de 4 grammes dans un flacon conique de 100 centimètres cubes en verre de Bohême ; on ajoute 10 centimètres cubes de solution N alcoolique de potasse ; on surmonte le ballon d'un réfrigérant à reflux et on chauffe au bain-marie pendant une demi-heure. Après refroidissement, on ajoute 50 centimètres cubes d'eau et quelques gouttes de phénolphtaléine, et on titre l'excès de potasse par une solution N d'acide sulfurique. Le nombre de centimètres cubes de la liqueur acide employés, retranché de 10, donne le nombre n de centimètres cubes de solution de potasse employée à la saponification des éthers linalyliques, exprimés en *acétate de linalyle*, contenus dans la quantité d'essence essayée.

La proportion pour 100 de cet éther est obtenue par la formule $\frac{19,6 \times n}{P}$, le poids moléculaire de l'acétate de linalyle étant 196. Cette proportion doit être de 30 au moins.

Usages. — Les fleurs de Lavande ont des propriétés stimulantes et antispasmodiques que l'on utilise rarement. Par contre, elles ont été de tout temps employées pour la toilette. Elles entrent dans la préparation de l'*Alcoolat* et de l'*Alcoolature vulnéraires.*

L'essence de Lavande est employée à la préparation de l'*Emplâtre de Cantharide mitigé*, de l'*Emplâtre mercuriel* et de l'*Huile de Jusquiame composée.*

FRUITS DE CORIANDRE

Origine. — Les *Fruits de Coriandre* sont fournis par la *Coriandre cultivée* (*Coriandrum sativum*), plante de la famille des Ombellifères, indigène de l'Orient et de la région méditerranéenne, que l'on cultive dans certaines régions de la France (Touraine et environs de Paris), en Angleterre, en Allemagne, en Russie, en Hollande, au Maroc et dans les Indes orientales. Elle abonde en Égypte.

Caractères extérieurs. — Ces fruits (fig. 142) sont formés par les deux méricarpes intimement accolés, mais facilement séparables ; ils forment une sphère, à peu près régulière, surmontée par les deux branches du style réunies en une seule saillie conique, brunâtre. Chaque méricarpe offre cinq côtes primaires peu saillantes, flexueuses, et en outre quatre côtes secondaires saillantes et nettement visibles, allant directement de la base au sommet. Ces fruits sont durs et colorés en brun clair. A l'état frais, ils ont une odeur désagréable de punaise qui disparaît par la dessiccation, pour devenir aromatique ; elle n'est très sensible que lorsqu'on écrase le fruit ; la saveur est aromatique et particulière à la drogue.

Caractères histologiques. — La section transversale (fig. 143) d'un fruit mûr, tel qu'on le trouve en pharmacie, montre une graine avec un albumen en croissant ; extérieu-

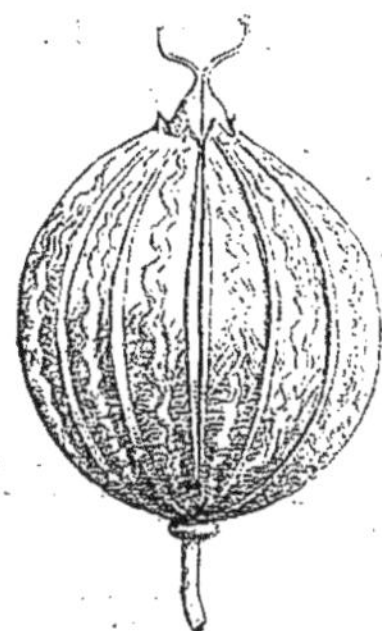

Fig. 142. — Fruit de Coriandre grossi.

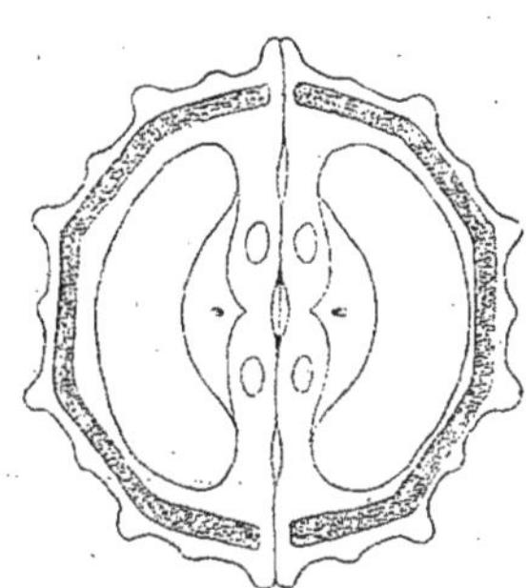

Fig. 143. — Section transversale d'un fruit de Coriandre.

rement à la graine, se trouve une gaine scléreuse, très épaisse, recouverte par les vestiges du péricarpe et qui ne va pas sur la face commissurale ; on trouve deux canaux sécréteurs seulement sur la face commissurale de chaque akène.

Dans le fruit jeune, l'appareil sécréteur est un peu plus compliqué ; il comprend : 1° les deux canaux des fruits mûrs ; 2° cinq canaux accompagnant les cinq faisceaux du carpelle ; 3° une série de nodules sécréteurs. A la maturité, la partie du péricarpe située en dehors de l'assise scléreuse est mortifiée et a à peu près disparu avec les nodules sécréteurs qui s'y trouvaient.

Composition chimique. — Les fruits de Coriandre renferment 13 p. 100 de matières grasses et de 0,80 à 1 p. 100 d'huile essentielle.

L'*Essence de Coriandre* est un liquide incolore ou jaune pâle, de saveur aromatique et ayant l'odeur des fruits. Sa densité varie de 0,876 à 0,882 ; elle est soluble dans l'éther, les huiles grasses et les essences ; elle est dextrogyre $[\alpha_D] = + 4° à + 13°$ (l = 100 millimètres). Elle renferme 90 p. 100 environ de *linalol droit* (*Coriandrol*), 5 p. 100

de *pinène droit*, du *limonène* et des *éthers linalyliques*.

Elle est souvent fraudée avec les essences de Térébenthine et de bois de Cèdre ; quand elle est pure, elle donne une solution limpide à 20° avec trois fois son volume d'alcool à 70°. Ce caractère, joint aux constantes physiques de l'essence, donne d'utiles indications sur sa pureté.

Usages. — Les fruits de Coriandre ont des propriétés stimulantes, stomachiques et carminatives dues à l'huile essentielle. Ils entrent dans la composition de l'*Alcoolat de Mélisse composé*.

FEUILLES DE BIGARADIER

Origine. — Les *Feuilles de Bigaradier*, désignées ordinairement sous le nom de *Feuilles d'Oranger*, sont fournies par l'*Oranger amer* ou *Bigaradier* (*Citrus vulgaris*), espèce de la famille des Rutacées, originaire du nord de l'Inde et cultivée en plein air dans toutes les parties chaudes de la région méditerranéenne.

Caractères extérieurs. — Ces feuilles (fig. 144), sont vertes, coriaces, ovales-lancéolées, acuminées, ordinairement entières sur les bords, longues de 4 à 8 centimètres, larges de 3 à 4 centimètres ; elles sont souvent enroulées en cornet et un peu crispées par la dessiccation, mais leur forme n'est pas altérée. Le limbe (*f*) est articulé en *a* sur un pétiole (*f'*) de 1 à 3 centimètres de long, portant de chaque côté une aile

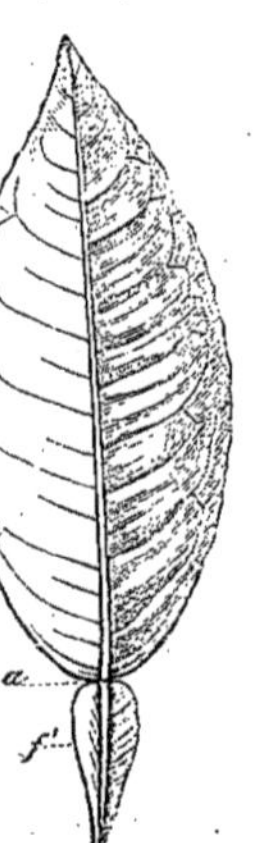

Fig. 144. — Feuille d'Oranger.

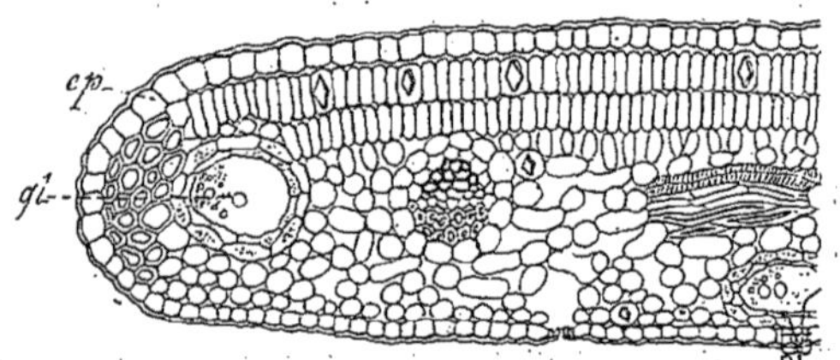

Fig. 145. — Coupe de la feuille d'Oranger.

mince, élargie et arrondie au sommet, en forme de *raquette*; ce pétiole ailé forme comme une seconde feuille. Par transparence, le limbe de la feuille et de l'aile pétiolaire se montre criblé d'un grand nombre de ponctuations transparentes. Odeur aromatique faible; saveur aromatique et un peu amère.

Caractères histologiques. — L'épiderme (*ep*, fig. 145) est dépourvu de poils. Le parenchyme est hétérogène asymétrique, avec, à la partie supérieure, un tissu en palissade formé de deux rangées de cellules ; il renferme de nombreux nodules sécréteurs (*gl*) et de grosses cellules cristalligènes renfermant chacune un gros cristal clinorhombique d'oxalate de chaux, localisées principalement dans la première assise de cellules en palissade.

Composition chimique. — Les feuilles d'Oranger renferment de l'huile essentielle, un principe amer et un certain nombre d'autres substances dont quelques-unes sont des bases organiques. La majeure partie de ces dernières est constituée par la *Stachydrine*, substance qui se rencontre également dans les tubercules de *Stachys tubifera*.

La *Stachydrine* $C^7H^{13}Az^2O + H^2O$ forme des cristaux incolores, qui se liquéfient rapidement à l'air. Elle présente une saveur sucrée et elle est neutre aux papiers réactifs. Elle est soluble dans l'eau et l'alcool, insoluble dans l'éther et le chloroforme. Sa solution aqueuse est colorée en rouge par le perchlorure de fer.

L'*Essence de feuilles d'Oranger* est plus connue sous le nom d'*Essence de Petit-grain*, parce qu'on la préparait autrefois avec les tout jeunes fruits du *Bigaradier*. Elle est fluide, de couleur jaune foncé, d'une densité de 0,889 à 0,900; elle se dissout à la température de 20° dans deux volumes d'alcool à 80 p. 100 et bout à 174°. Elle renferme du *linalol*, de l'*acétate de linalyle* (50 à 55 p. 100), du *limonène* et un sesquiterpène. On y a aussi constaté la présence du *géraniol*, de l'*acétate de géranyle* et d'autres composés oxygénés.

Substitutions. — Les feuilles de l'*Oranger doux* (*Citrus Aurantium*) se distinguent par leur pétiole moins largement ailé et par le manque d'amertume. Les feuilles du *Limonier* (*Citrus Limonum*) et du *Cédratier* (*Citrus medica*) se différencient nettement par l'absence d'aile au pétiole.

Usages. — Les feuilles d'Oranger sont journellement employées en infusion (5 p. 1000) comme digestives et antispasmodiques.

FLEURS DE BIGARADIER

Origine. — Les *Fleurs de Bigaradier*, appelées *Fleurs d'Oranger*, sont aussi fournies par le *Bigaradier* (*Citrus vulgaris*) ; elles sont préférées à celles de l'*Oranger doux* (*Citrus Aurantium*), parce qu'elles sont plus riches en huile essentielle.

Caractères extérieurs. — Les fleurs d'Oranger sont constituées par un calice cupuliforme, gamosépale, à cinq dents ; une corolle formée de cinq pétales charnus, beaucoup plus longs que les lobes du calice, *blancs sur leurs deux faces*, concaves et chargés de nombreux nodules sécréteurs paraissant comme autant de ponctuations grisâtres ; de nombreuses étamines irrégulièrement soudées en plusieurs faisceaux, à filets élargis à la base, plus courtes que les pétales ; un ovaire à huit loges, avec un style cylindrique surmonté par un stigmate capité. Odeur suave à l'état frais ; saveur légèrement amère. Par la dessiccation, ces fleurs prennent une teinte blanc jaunâtre et deviennent moins odorantes.

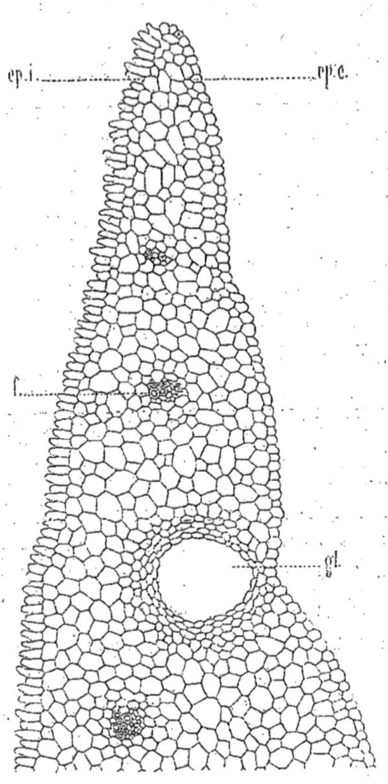

Fig. 146. — Coupe d'un pétale de Fleur d'Oranger.

Caractères histologiques. — Une coupe d'un pétale montre un épiderme interne, formé de cellules relevées en papilles (*ep. i*, fig. 146) et un épiderme externe (*ep. e*) à cellules non papilleuses. Le parenchyme homogène est parcouru par un certain nombre de faisceaux libéro-ligneux (*f*) et renferme de nombreux nodules sécréteurs (*gl*). Les réactions microchimiques ont montré que l'huile essentielle était localisée non seulement dans les nodules sécréteurs, mais encore dans les cellules des deux épidermes. On a pu aussi en constater la présence dans les cellules épidermiques des deux faces des filets des étamines.

Composition chimique. — Les fleurs d'Oranger renferment surtout une huile essentielle que l'on en retire par distillation avec l'eau. C'est sur le littoral méditerranéen, et notamment à Vallauris et à Grasse, qu'est localisée la production de cette essence. En Algérie, on distille les fleurs de Bigaradier, à Boufarik, à Rovigo et à Blida. Le rendement est de 0,50 à 1 p. 1000 suivant la saison.

Cette essence est connue sous le nom d'*Essence de Néroli* ; celle qui provient des fleurs de Bigaradier, et qui est la plus estimée, est désignée sous le nom de *Néroli Bigarade* pour la distinguer de celle qui est fournie par l'Oranger doux et que l'on appelle *Néroli Portugal.*

Récemment préparée, l'essence de Néroli est incolore, mais elle prend au bout d'un certain temps une teinte jaune rougeâtre ; elle est neutre, très odorante, de saveur amère et aromatique ; pouvoir rotatoire de $+1°$ à $+6°$ ($l = 100$ millimètres) ; densité de 0,870 à 0,880 ; sa dissolution alcoolique offre une fluorescence d'un violet brillant. Elle renferme du *limonène* (30 p. 100, du *linalol* (40 p. 100), de l'*acétate de linalyle* (7 à 18 p. 100) et un peu de *géraniol* et d'*anthranilate de méthyle.*

Falsifications et essai de l'essence de Néroli. — Cette essence, d'un prix assez élevé, est falsifiée avec de l'alcool, des huiles grasses, et surtout avec les essences de Petit-grain, d'Orange et de Bergamote.

Pour reconnaître l'alcool, on distille l'essence en recueillant ce qui passe avant 150°, et dans le liquide distillé on caractérise l'alcool par sa transformation en iodoforme.

Les huiles grasses seront décelées par l'essai de solubilité du produit dans l'alcool ; l'essence pure se dissout, en effet, dans deux ou trois volumes d'alcool à 90° ; pour l'huile de Ricin, qui est soluble dans l'alcool, on prendra l'indice de saponification qui sera considérablement augmenté dans le cas d'une falsification par cette matière grasse.

Pour rechercher l'essence de Petit-grain, on mettra à profit la façon de se comporter du sulfure de carbone vis-à-vis de celle ci et de l'essence de Néroli. On verse dans un tube à essai quelques gouttes de l'échantillon suspect, puis petit à petit du sulfure de carbone. Si l'essence de Néroli est pure, elle se trouble d'abord, puis, au fur et à mesure qu'on ajoute du sulfure de carbone, le mélange s'éclaircit et devient limpide. Avec l'essence de Petit-grain, l'inverse a lieu ; l'essence, d'abord claire, devient trouble, quand le volume du dissolvant s'accroît, et finalement la liqueur devient opaque et blanche.

L'essence d'Orange se reconnaît avec la plus grande

facilité, à cause de son pouvoir rotatoire extrêmement élevé $[\alpha]_D = +96^\circ$ à $+98^\circ$.

Usages. — Les fleurs d'Oranger sont rarement employées en nature ; elles servent surtout à préparer l'*Eau de fleurs d'Oranger*, d'un usage si répandu comme médicament antispasmodique et pour aromatiser les potions.

L'essence de fleur d'Oranger ou de Néroli entre dans la préparation de la *Teinture d'essence de Citron composée* (Eau de Cologne).

ESSENCE DE BERGAMOTE

Origine. — L'*Essence de Bergamote* est fournie par l'écorce des fruits du Bergamotier (*Citrus Bergamia*), arbre de la famille des Rutacées, cultivé surtout en Italie et principalement en Calabre. C'est dans cette région que se trouvent les principaux lieux de production de l'huile essentielle : Reggio, Melito, Catona, Santa-Caterina, etc. On l'obtient par expression des zestes frais ou au moyen de machines qui déchirent la portion extérieure de ces zestes où sont localisés les nodules sécréteurs ; le rendement est de 1gr,50 à 2 grammes par kilogramme d'écorce.

Les résidus provenant de l'expression sont ensuite distillés à la vapeur d'eau ; on en extrait ainsi une essence de qualité inférieure, presque incolore, qui sert à falsifier l'essence obtenue par expression.

Caractères et composition chimique. — L'essence de Bergamote a une consistance huileuse ; elle est colorée en vert plus ou moins foncé et est douée d'une odeur très agréable et particulière. Densité comprise entre 0,881 et 0,886 à 15° ; pouvoir rotatoire dextrogyre $[\alpha]_D = +8^\circ$ à $+20^\circ$ ($l = 100$ millimètres) ; point d'ébullition vers 175°. Cette essence doit se dissoudre dans un demi-volume d'alcool à 80°.

Elle renferme de 6 à 10 p. 100 de *linalol* à l'état libre, de 30 à 40 p. 100 d'*éthers linalyliques*, du *limonène*, du *dipentène* et 5 p. 100 d'un camphre, le *Bergaptène* $C^{11}H^5O^3(OCH^3)$. M. Charabot a montré que, pendant la maturation du fruit, la proportion de linalol diminuait d'une façon très sensible (de 8 p. 100 environ), tandis que les proportions d'éthers linalyliques et de produits terpéniques augmentent. C'est donc surtout pendant la maturation que s'effectue l'éthérification d'une partie du linalol et la déshydratation d'une autre partie, d'où résulte la formation de limonène et de dipentène.

Falsifications et essai. — L'essence de Bergamote est falsifiée avec les essences de Térébenthine, d'Orange, de Citron, de Bergamote distillée, de Cèdre, avec les huiles grasses, le baume de Gurjun, etc.

La densité est la première constante à déterminer, car elle varie entre des limites très restreintes. Elle sera diminuée par l'addition des essences de Térébenthine, d'Orange, de Citron, de Bergamote distillée, tandis qu'elle sera au contraire augmentée par l'essence de Cèdre et par les huiles grasses.

Le meilleur moyen de s'assurer de la pureté de l'essence de Bergamote est de doser l'acétate de linalyle, en opérant comme il a été dit pour l'essence de Lavande (voy. p. 259). La proportion doit être au moins de 35 p. 100.

Cet essai ne donne de résultat exact qu'autant que l'essence ne renferme pas d'huile grasse.

Le résidu provenant de l'évaporation d'une essence pure varie entre 5 et 6 p. 100 ; s'il est supérieur à 6 p. 100, on peut conclure à l'addition d'une huile grasse ; s'il est inférieur à 5 p. 100, il y a lieu de soupçonner l'addition des essences de Térébenthine, d'Orange, de Bergamote distillée et celle d'alcool.

Usages. — L'essence de Bergamote est très recherchée dans l'industrie de la parfumerie ; elle fait partie de la composition de la *Teinture d'essence de Citron composée* (Eau de Cologne); elle est employée par les micrographes pour donner de la transparence à certaines préparations histologiques.

BASILIC

Origine. — Les *Sommités fleuries de Basilic* sont fournies par le *Grand Basilic* (*Ocymum Basilicum*), plante de la famille des Labiées, originaire de l'Inde et de la Chine, et cultivée si fréquemment dans les jardins.

Caractères extérieurs. — La tige est rameuse et légèrement pubescente ; elle porte des feuilles ovales, lancéolées, longues de 2 centimètres et larges de 12 millimètres, ciliées et dentées sur les bords. Les fleurs sont blanches le plus souvent, quelquefois purpurines ou panachées, disposées en cymes axillaires comprenant peu de fleurs. L'odeur du Basilic est aromatique, forte et agréable.

Composition chimique. — Le Basilic donne une essence qui renferme du *linalol gauche* et de l'*estragol*.

Usages. — Les sommités fleuries fraîches de Basilic sont utilisées pour la préparation de l'*Alcoolat* et de l'*Alcoolature vulnéraires*. Le suc de la plante serait vermifuge.

FAMILLE 4. — RHODINOLIQUES

Cette famille comprend les produits dont l'essence renferme deux alcools terpéniques : le *Géraniol* et le *Citronellol*.

Le *Géraniol* $C^{10}H^{18}O$ est un isomère cyclique du bornéol ; il porte aussi les noms de *Lémonol*, *Aurantiol*, *Lavandol*, etc. Rencontré pour la première fois dans l'*essence de Palma-Rosa* (Essence d'*Andropogon schœnanthus*), il a été trouvé depuis dans les essences de Géranium, de Lavande, de Citronelle, de Néroli, d'Aspic, d'Ylang-Ylang, de *Lemon-grass*, etc.

Le géraniol est un liquide incolore, inactif à la lumière polarisée, à odeur rappelant celles du Géranium et de la Rose; il bout à 230°; sa densité est de 0,887 à 15° et son indice de réfraction $n_D = 1,4766$. Il possède la propriété de se combiner avec les chlorures de calcium et de magnésium secs, ce qui permet son identification, mais il est nécessaire que le mélange où on veut le déceler en renferme 25 p. 100. Avec les acides monovalents, il donne des éthers neutres; avec les acides bibasiques, on obtient des éthers neutres et des éthers acides. L'oxydation ménagée du géraniol par le mélange chromique donne un aldéhyde à odeur de citron, le *Géranial* ou *Citral*.

Le *Citronellol* $C^{10}H^{20}O$ (*Rhodinol*, *Roséol*, *Réuniol*) se rencontre mélangé au géraniol dans les essences de Géranium et de Rose. C'est un liquide incolore, huileux, à odeur forte et agréable de Rose ; il bout à 117-118° sous 17 millimètres de pression ; sa densité à 17°,5 est de 0,8565 et son indice de réfraction $n_D = 1,45659$. Sa déviation optique est $[\alpha]_D = + 4°$ ($l = 100$ millimètres) ; cependant le citronellol de l'essence de Rose dévie de — 4°20′ ; c'est donc du citronellol gauche, tandis que celui de l'essence de Géranium serait un mélange de citronellols droit et gauche, ce dernier prédominant.

ESSENCE DE GÉRANIUM *

Origine. — L'*Essence* dite *de Géranium*, et qui serait mieux nommée *Essence de Pélargonium*, est extraite par distillation avec l'eau des feuilles de certains *Pelargonium* à odeur de Rose (*P. odoratissimum*, *P. roseum*, *P. capitatum*, etc.), plantes de la famille des Géraniacées, originaires du Cap, mais cultivées dans un grand nombre de contrées. Les centres de production de l'huile essentielle sont : le midi de la France, l'Espagne, l'Algérie et la Réunion. Sa valeur varie avec la provenance ; celles d'Espagne et de France sont les plus estimées ; elles possèdent des qualités de finesse que n'ont point l'essence d'Algérie et encore moins celle de la Réunion. La finesse va en décroissant avec l'élévation de température.

Localisation. — Une coupe d'une feuille de *Pelargonium* montre que les deux épidermes (*ep. s*, *ep. i*, fig. 147) portent

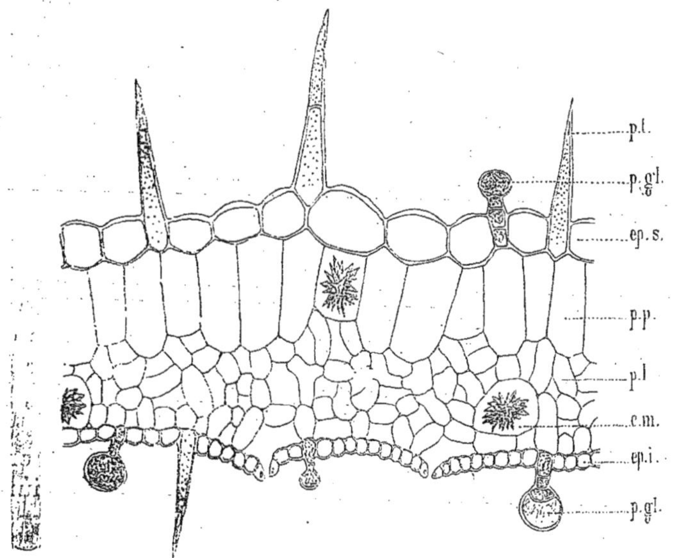

Fig. 147. — Coupe d'une feuille de *Pelargonium roseum*.

des poils tecteurs (*p. t*) coniques, unicellulaires, et un certain nombre de poils glanduleux (*p. gl*) unicellulaires, portés par un pédicelle peu allongé. Le mésophylle est constitué par une assise de cellules en palissade (*p. p*) et par du tissu lacuneux (*p. l*) ; il renferme de gros cristaux maclés d'oxalate de chaux (*c. m*). Les réactions microchimiques montrent que l'huile essentielle est non seulement localisée dans les poils glanduleux, mais encore dans les cellules des deux épidermes et dans la portion supérieure des cellules de l'assise en palissade.

Caractères et composition chimique. — L'essence de

Géranium, de provenance française ou algérienne, a une densité de 0,894 à 0,898 et un pouvoir rotatoire $[\alpha]_D$ = — 9° à — 10°. Elle est soluble dans 3 volumes d'alcool à 70° ; elle est presque entièrement soluble dans la solution concentrée de salicylate de soude (d = 1,240), mais elle est incomplètement soluble (7 p. 100 de résidus terpéniques) dans la même solution étendue de 1 volume d'eau pour 4 volumes de salicylate.

Elle renferme 50 à 60 p. 100 d'un mélange de *géraniol* et de *citronellol* et 19 à 22 p. 100 *d'éthers géranyliques* (calculés en acétate de géranyle), constitués par du tiglate, de l'acétate, du butyrate, du valérate et du caproate de géranyle. La proportion d'alcool total calculé en $C^{10}H^{18}O$ varie de 60 à 80 p. 100.

L'essence de Géranium de la Réunion a une densité moindre de 0,886 à 0,895 et sa teneur en éthers (calculés en acétate) est en moyenne de 27 p. 100 ; la proportion d'alcool total est voisine de 80 p. 100.

Usages. — L'essence de Géranium est employée aux mêmes usages que l'essence de Rose, qu'elle sert souvent à falsifier et à laquelle on la substitue parfois.

ESSENCE DE ROSE

Origine. — L'*Essence de Rose* provient de la distillation des pétales de la fleur du *Rosier de Damas* (*Rosa Damascena*), arbuste de la famille des Rosacées, originaire de Syrie, que

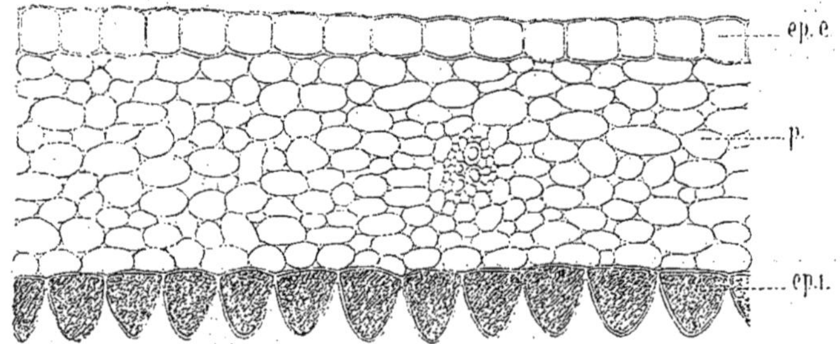

Fig. 148. — Coupe d'un pétale de Rose de Damas.

l'on cultive surtout en Bulgarie et dans le midi de la France.

Localisation. — Les réactions microchimiques faites sur la coupe d'un pétale de Rose (fig. 148) montrent que l'essence est toujours localisée dans toutes les cellules papilleuses de l'épiderme interne (*ep. i*) ; on en rencontre aussi dans l'épiderme externe (*ep. e*), mais seulement dans les portions qui sont recouvertes par les pétales plus extérieurs.

Production. — L'essence du commerce est surtout fabriquée en *Bulgarie*, dans une vallée de la Roumélie orientale, dans environ cent cinquante village groupés autour de deux centres principaux, Karlova et surtout Kézanlik.

Les Rosiers sont cultivés en plein champ, en plates-bandes, assez régulièrement espacés les uns des autres ; la récolte des fleurs se fait toujours avant le lever du soleil et on procède à la distillation dans la même journée, à l'aide d'alambics très primitifs.

On met dans la chaudière 75 litres d'eau et 10 kilogrammes de fleurs de Roses, et l'on retire 10 litres de liquide qui contiennent la totalité de l'essence qu'on peut retirer de la quantité de fleurs mise en action ; l'eau restant dans la chaudière sert séance tenante à une nouvelle opération. L'eau *première* que l'on obtient à la suite de ces opérations successives est distillée une seconde fois et l'on recueille 5 litres de liquide, pour 40 litres d'eau première employée. Ce *distillatum*, d'abord trouble par suite de l'émulsion partielle que subit l'essence, s'éclaircit peu à peu et l'essence vient surnager ; on la sépare à l'aide d'un entonnoir en étain très effilé. Le rendement est de 1 kilogramme d'essence pour 3 000 kilogrammes de Roses, représentant 3 millions de fleurs. Cette essence est connue dans le commerce sous le nom d'*Essence de Rose turque* ou *de Bulgarie.*

Dans le midi de la France, la culture du Rosier est surtout pratiquée aux environs de Grasse, de Cannes et de Nice ; elle y acquiert une assez grande importance, puisque certaines usines reçoivent au moment de la grande production 20 000 à 30 000 kilogrammes de Roses par jour. La distillation des Roses est surtout opérée en vue de la fabrication de l'eau de Rose et l'essence est considérée comme un déchet de fabrication. Pourtant celle-ci est incomparablement plus fine que les produits d'Orient ; son parfum, qui est différent de l'essence de Bulgarie, lui est sans doute communiqué par des Abeilles ayant préalablement butiné sur des fleurs d'Oranger. En raison du faible rendement (20 à 30 grammes pour 100 kilogrammes de fleurs), son prix est très élevé.

Caractères. — L'essence de Rose est un liquide jaune, se troublant déjà à la température de $+23^{o},5$ et se solidifiant complètement entre $+15$ et $+20^{o}$, $+12^{o}$ pour les meilleures qualités. Son odeur est très forte, peu agréable en masse, très douce une fois diluée, habituellement très recherchée. La densité varie de 0,822 à 0,840 pour l'essence de Grasse et de 0,860 à 0,863 pour l'essence de Bulgarie ; la déviation optique est comprise entre — 6°,45 et — 8°,3 pour l'essence française et entre — 3°,53 et — 3°,20 pour l'essence bulgare.

Composition chimique. — Ce produit se compose de deux parties : une partie liquide et odorante, une autre solide et inodore.

La partie liquide, très odorante, nommée d'abord *Rhodinol*, est en réalité constituée par un mélange de *géraniol* et de *citronellol*, à l'état libre, avec une petite quantité à l'état d'éthers. On y a aussi trouvé 5 p. 100 d'*alcool éthylique*, qui ne préexisterait pas dans les fleurs de Roses, mais qui serait le résultat d'une fermentation qui se produirait pendant le transport des fleurs.

La proportion de stéaroptène est variable, de 7 à 68 p. 100 ; elle est d'autant plus grande que la région où a été recueillie l'essence est plus froide ; elle est de 6 à 13 p. 100 pour l'essence turque, de 30 p. 100 pour l'essence française, et de 28 à 32 p. 100 pour l'essence allemande. Il en résulte que le point de congélation de l'essence n'est pas fixe ; généralement compris entre + 10 et + 20°, il peut atteindre jusqu'à + 32°. Ce stéaroptène, fondant à + 33°, est constitué par deux hydrocarbures, se rapprochant des paraffines.

L'essence de France contient, en outre, à côté des produits que nous venons de signaler, un éther doué d'un fort pouvoir rotatoire gauche. Cet éther manque dans l'essence turque, par suite des défectuosités du procédé de fabrication ; il est saponifié par l'eau employée, qui est toujours la même et dont le point d'ébullition augmente en raison de la quantité de plus en plus grande des matières salines qu'elle dissout.

L'essence allemande aurait la composition suivante : 1° *géraniol* et *citronellol* ; 2° *citral* ; 3° *aldéhyde nonylique normal* ; 4° *linalol gauche* ; 5° *alcool phényl-éthylique normal.*

Falsifications et essai. — Les falsifications de l'essence de Rose sont fréquentes, en raison de son prix extrêmement élevé. On est allé jusqu'à prétendre que le produit commercial était toujours impur, la falsification se faisant par addition d'essence de Géranium dans l'alambic même. Cette généralisation est peut-être excessive, mais il n'en est pas moins vrai que l'entrée de l'essence de Géranium en Bulgarie a dû être interdite par le gouvernement Bulgare.

A l'heure actuelle, les méthodes chimiques ne permettent guère de déceler les falsifications de ce produit ; on a surtout recours aux méthodes physiques.

Les fraudes les plus fréquentes consistent dans l'addition d'essence de Géranium et de Palma-Rosa, et, comme ces essences abaissent sensiblement le point de congélation, on ajoute quelquefois du Blanc de Baleine et de la paraffine.

Les essences étrangères seront reconnues par la détermination de l'indice de saponification qui est très faible pour l'essence des Balkans et qui est de 10 pour l'essence de Provence. Cet indice varie entre 53 et 60 pour l'Essence de Géranium et il est de 32 pour l'essence de Palma-Rosa.

La réaction suivante décèlerait assez efficacement l'essence de Géranium. A II ou III gouttes d'essence à examiner, on ajoute 2 centimètres cubes de bisulfite de rosaniline absolument incolore ; si l'essence est pure, elle se colore lentement, au bout de vingt-quatre heures, en rouge ; si elle renferme de l'essence de Géranium, elle se colore en bleu après deux heures de contact seulement.

Pour reconnaître la présence du Blanc de Baleine ou de la paraffine, on fera usage de la solution de salicylate de soude. L'essence de Rose pure se dissout entièrement dans un mélange de quatre volumes de solution concentrée de salicylate de soude ($d = 1,240$) et d'un volume d'eau ; dans le cas d'addition de substances paraffiniques, celles-ci resteront comme résidu.

En somme, une essence pure devra présenter les caractères d'identité suivants :

1° La densité à + 15° ne devra pas être supérieure à 0,870 ;

2° Le point de solidification ne devra pas être inférieur à + 15° ou + 20° ; il sera fortement abaissé par addition d'essence de Palma-Rosa ou de Géranium ;

3° Le pouvoir rotatoire, à 20°, ne doit pas dépasser — 1°30 ($l = 100$ millimètres) ;

4° Enfin, le coefficient de saponification ne doit pas être supérieur à 10.

Usages. — L'essence de Rose est employée à la préparation du *Cérat à la Rose* et du *Cold-cream*.

L'*Essence de Palma-Rosa* ou *Essence de Géranium de l'Inde* (*Rosa-Oil* des Anglais) est fournie par la distillation du rhizome de plusieurs espèces d'*Andropogon* (*A. schœnanthus, nardoides, Martini*), plantes de la famille des Graminées qui croissent dans le nord et dans le centre de l'Inde.

C'est une huile jaune verdâtre, à odeur rappelant celle de l'essence de Géranium, mais en même temps un peu citronnée. Sa densité varie de 0,890 à 0,900 à 15° ; elle a un pouvoir rotatoire dextrogyre $[\alpha]_D = + 10°$ à $+ 20°$. Elle renferme 1 p. 100 de *dipentène*, des traces de *méthylheptènone*, 75 à 90 p. 100 de *géraniol* libre et 10 à 20 p. 100 d'*acétate* et de *caproate de géranyle*.

Cette essence est surtout employée dans les Balkans pour la falsification de l'essence de Rose.

L'*Essence de Citronelle* est fournie par le rhizome d'une autre Graminée, l'*Andropogon Nardus*, plante cultivée et exploitée à Ceylan et à Singapore. C'est une huile d'odeur aromatique rappelant celle de la Mélisse et du Géranium. Elle renferme du *camphène*, du *dipentène*, du *citronellal*, du *bornéol gauche* (1 à 2 p. 100), de la *méthylheptènone*, et 60 p. 100 de *citronellol*. C'est la source industrielle de ce produit.

FAMILLE 5. — MENTHIQUES

Cette famille comprend les drogues dont l'essence renferme un alcool terpénique, le *Menthol*.

Le *Menthol* $C^{10}H^{20}O$ est un alcool secondaire correspondant à l'hexahydrocymène. On le retire des essences de Menthe de deux façons : soit par distillation fractionnée, en faisant cristalliser la partie qui passe vers 210°, ou bien en refroidissant l'essence jusqu'à cristallisation du menthol et en l'essorant dans le vide. C'est surtout l'essence de Menthe du Japon qui est la source industrielle du menthol ; aussi le Japon envoie-t-il chaque année en Europe d'énormes quantités de ce produit, que l'on purifie par des lavages et par des cristallisations répétées.

C'est alors un corps solide, se présentant en cristaux aiguillés blancs, se sublimant à la température ordinaire à la manière du Camphre ; il exhale l'odeur caractéristique de l'essence de Menthe et possède une saveur fraîche.

Le menthol fond à 43° et bout à 213° ; sa densité est 0,890 à 15° et son pouvoir rotatoire est lévogyre $[\alpha]_D = - 59°,6$. Il est presque insoluble dans l'eau ; très soluble dans l'alcool, l'éther et les autres dissolvants organiques. L'anhydride phosphorique et le chlorure de zinc le déshydratent et donnent du *Menthène* $C^{10}H^{18}$. Oxydé par le mélange chromique, il donne la cétone correspondante, la *Menthone*, $C^{10}H^{18}O$.

FEUILLES DE MENTHE POIVRÉE

Origine. — Les *Feuilles de Menthe poivrée* sont fournies par la *Menthe anglaise* (*Mentha piperita*) (fig. 149), plante de la famille des Labiées, que l'on croit originaire d'Angleterre, et qui est cultivée pour l'industrie en Angleterre (à Mitcham), en Allemagne, en France (à Sens et à Grasse), et surtout aux États-Unis ; elle a été introduite au sud de l'Inde et au Japon.

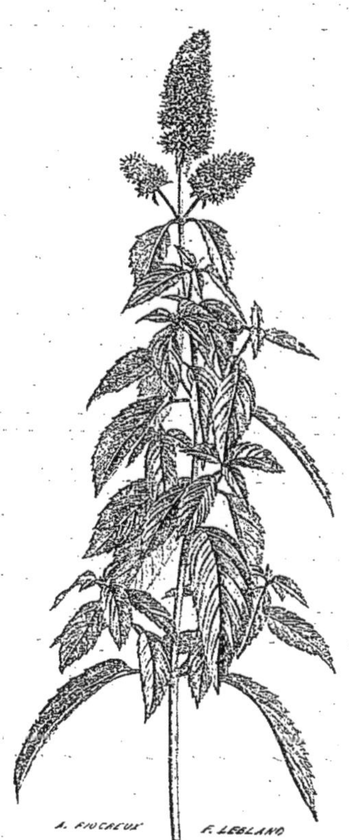

Fig. 149. — Sommité de Menthe poivrée.

Caractères extérieurs. — Ces feuilles se trouvent dans le commerce, soit isolées, soit encore réunies à des fragments d'axes de longueur variable. Elles sont pourvues d'un pétiole de 1 centimètre de longueur et velu en dessous ; le limbe est penninerve, ovale-lancéolé, long de 4 à 7 centimètres, large de 2 à 3 centimètres, à bords nettement dentés en scie. Les fleurs purpurines sont disposées en épis au sommet des rameaux ; les étamines sont *incluses*. A l'état sec, ces feuilles sont pliées, cassantes, colorées en vert terne et glauque sur les deux faces ; les nervures sont saillantes à la face inférieure et sont recouvertes d'un duvet blanchâtre clairsemé. L'odeur est très fine et très pénétrante ; la saveur est aromatique, forte, spéciale, laissant au palais une sensation de fraîcheur agréable.

Caractères histologiques. — La coupe d'une feuille montre que les deux épidermes (*ep. s*, *ep. i*, fig. 150) portent des glandes sécrétrices (*gl*) octocellulaires, portées par un pédicelle très court et renfermant souvent des cristaux de menthol colorés en jaune ; les réactions microchimiques décèlent aussi la présence de l'huile essentielle dans toutes les cellules épidermiques. Le parenchyme est hétérogène asymétrique, avec un parenchyme en palissade (*p. p*) formé d'une seule assise de cellules.

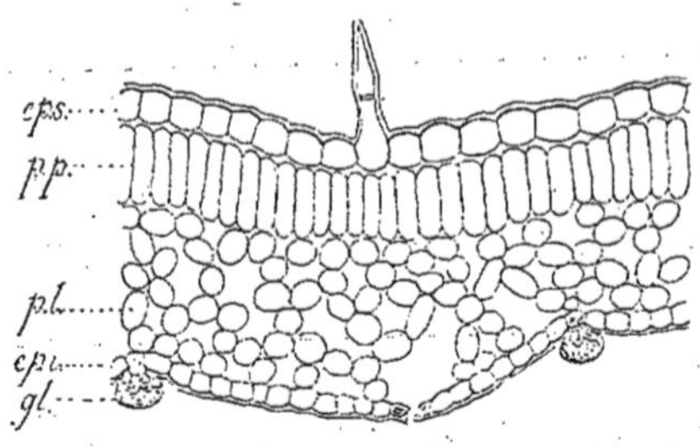

Fig. 150. — Coupe d'une Feuille de Menthe poivrée.

Composition chimique. — Les feuilles de Menthe renferment du tanin, un principe amer et une *huile essentielle* particulière, dans la proportion de 0,10 à 0,20 p. 100.

L'*Essence de Menthe poivrée* est obtenue par la distillation des feuilles et des sommités fraîches. On en connaît plusieurs sortes commerciales dont les caractères organoleptiques sont très différents.

L'essence *anglaise*, dite *de Mitcham*, est supérieure à toutes les autres et jouit d'une réputation universelle ; celle *de France*, malgré toutes les précautions prises, ne peut rivaliser avec la précédente ; l'essence *américaine*, dite essence *Hotchiss*, est de qualité bien inférieure à l'essence anglaise, car elle est préparée avec des Menthes sauvages (*Mentha arvensis* et *M. canadensis*, var. *glabra*), dont l'arome est moins délicat que celui des Menthes cultivées ; quant à l'essence *du Japon*, elle ne mérite d'être signalée qu'en raison de la proportion élevée de menthol qu'elle renferme.

Cette essence est un liquide de consistance légèrement huileuse, transparent, incolore ou d'une teinte jaune verdâtre plus ou moins prononcée ; elle prend en vieillissant une couleur de plus en plus foncée ; en même temps, surtout sous l'influence de la lumière, elle tend à se résinifier. L'odeur est forte, agréable ; la saveur aromatique, amère. La densité varie de 0,895 à 0,920 ; elle bout entre 203° et 209° ; elle a une réaction acide et dévie à gauche la lumière polarisée ; la déviation est de — 34° pour l'essence anglaise, de — 25° à — 30° pour l'essence américaine, de — 6° à — 7° pour l'essence française et de — 105° à — 106° pour l'essence du Japon.

L'essence de Menthe se dissout en toutes proportions dans l'alcool absolu, dans son volume d'alcool à 90°, et dans 4 à 5 parties d'alcool à 70° ; au contact de l'acide azotique, elle se colore d'abord en jaune, puis en brun, et elle prend finalement une teinte violet bleuâtre qui est rouge-cuivre à la lumière réfléchie.

Elle renferme du *menthol* dont la proportion varie suivant la sorte commerciale : 37 à 39 p. 100 dans l'essence française, 53 p. 100 dans l'essence anglaise et 72 p. 100 dans l'essence du Japon; des *éthers menthyliques* (acétate, butyrate, isovalérate) dans la proportion de 7 à 14 p. 100; une cétone, la *menthone*, de 8 à 12 p. 100; plusieurs terpènes (*menthène, pinène, phellandrène, cadinène*) et des *acides acétique* et *valérianique* à l'état libre.

Falsifications et essai de l'essence de Menthe poivrée. — A cause de son prix élevé, l'essence de Menthe est exposée aux falsifications. On peut la falsifier avec de l'alcool, des huiles grasses, ou plus souvent avec de l'essence de Térébenthine ; fréquemment aussi on la prive de tout ou partie du menthol qu'elle renferme.

L'alcool se décèle en traitant l'essence par une certaine quantité d'eau dans un tube gradué ; la diminution du volume de l'essence indique la quantité d'alcool ajouté.

Pour les huiles grasses, on traite l'essence par de l'alcool à 96°, les huiles ajoutées restent comme résidu. Dans le cas de l'huile de Ricin, la solution alcoolique évaporée tache le papier.

Le procédé de recherche de l'essence de Térébenthine est fondé sur l'hydratation de celle-ci par l'air humide. Si on projette l'haleine dans un flacon aux trois quarts rempli d'essence falsifiée, on voit se former à la surface du liquide des stries nébuleuses qui gagnent le fond du flacon ; si l'essence est pure, au lieu des stries nuageuses, il se forme des gouttelettes claires en chapelet.

Le meilleur essai de ce produit consiste à opérer le dosage du menthol.

On commence par faire le dosage des éthers menthyliques. Pour cela, on opère comme il a été indiqué pour le dosage de l'acétate de linalyle dans l'essence de Lavande (voy. p. 259). La proportion pour 100 sera donnée par la formule :

$$\frac{19,8 \times n}{p}.$$

Cela fait, on procédera sur une nouvelle quantité d'essence à l'acétylation de l'alcool libre en opérant comme il est indiqué plus loin pour le santalol (voy. p. 280), et en appliquant la formule :

$$\frac{n \times 15,6}{p - (n \times 0,042)}$$

on aura la proportion du menthol total. En déduisant du chiffre obtenu le poids de menthol combiné à l'état d'éther, on aura la proportion du menthol à l'état libre.

Usages. — Les feuilles de Menthe poivrée doivent leurs propriétés à l'huile essentielle ; elles possèdent au plus haut degré les propriétés stimulantes, carminatives et digestives des Labiées ; leur infusion (10 à 15 p. 1000) réussit bien dans les diarrhées légères, les indigestions, les coliques. Elles servent à préparer l'*Alcoolat* et l'*Alcoolature vulnéraires*, et l'*Eau distillée de Menthe* qui est aussi employée souvent dans les potions stimulantes à la dose de 30 à 60 grammes.

L'essence de Menthe s'emploie sous forme de *pastilles* ou de *tablettes* ; elle provoque dans la bouche une sensation de fraîcheur surtout marquée quand on aspire largement et amène une sorte d'anesthésie passagère ; on l'a préconisée dans le traitement de la tuberculose. Elle entre dans la préparation de l'*Électuaire de copahu composé*, de l'*Élixir dentifrice*, de l'*Huile de Jusquiame composée*, de la *Poudre dentifrice alcaline*, des *Tablettes de bicarbonate de soude*, de la *Teinture d'essence de Menthe.*

Avec le menthol, on fabrique des cônes qui, frottés sur le front, donnent une sensation de fraîcheur utile dans certaines migraines d'origine nerveuse. On emploie aussi ce médicament, à l'extérieur, sous forme de pommade ou de solution dans la vaseline liquide, comme antiseptique des fosses nasales et dans certaines affections des muqueuses nasale et pharyngienne. Pris à l'intérieur, à la dose de $0^{gr},10$ à $0^{gr},20$, le menthol est un médicament antinerveux utile dans les céphalalgies gastriques et anémiques, dans les gastralgies et dans les vomissements incoercibles. Le menthol entre dans la *Poudre contre le coryza.*

FAMILLE 6. — SANTALIQUES

Dans cette famille, nous plaçons les médicaments dont le constituant principal est un *Alcool sesquiterpénique.*

Les *Alcools sesquiterpéniques* sont des alcools à chaîne ouverte, renfermant quinze atomes de carbone, de la formule $C^{15}H^{26}O$; ils ont des rapports importants avec les sesquiterpènes.

Nous signalerons parmi ces alcools : le *Santalol* de l'essence de Santal, l'alcool du Patchouli ou *Camphre de Patchouli*, le *Cédrol* de l'essence de Cèdre de Virginie, le *Camphre de Cubèbe*, le *Galipol* de l'essence d'Angusture.

BOIS DE SANTAL CITRIN

Origine. — Le *Bois de Santal citrin*, ou *Santal des Indes orientales*, est produit par le *Santalum album* (fig. 151), arbre de la famille des Santalacées qui croît aux Indes, surtout dans le Mysore, où les forêts appartiennent au gouvernement indien. Il est aujourd'hui cultivé dans les îles Malaises, en Chine, en Égypte et dans l'Amérique du Sud.

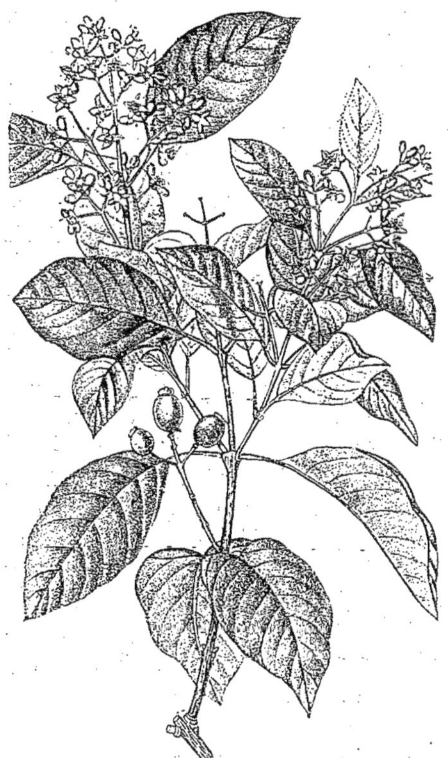

Fig. 151. — Santal blanc (*Santalum album*).

Caractères extérieurs. — Ce bois arrive en bûches dépourvues de leur écorce et même le plus souvent de leur aubier, réduites par conséquent au cœur de la tige ; elles sont à peu près cylindriques et colorées en jaune orangé pâle. Par le frottement, elles exhalent une odeur agréable qui rappelle celle du Musc et de la Rose ; la saveur est légèrement amère.

Caractères histologiques. — Sur une coupe transversale, on aperçoit de gros vaisseaux du bois entourés de fibres ligneuses; la masse ligneuse est parcourue par des rayons médullaires formés de deux rangées de cellules ; dans le tissu ligneux et dans les rayons médullaires se trouvent des glandes unicellulaires contenant une matière jaune granuleuse, constituée par de l'oléo-résine.

Composition chimique. — Le bois de Santal renferme un tanin, une *résine* et de 1 à 5 p. 100 d'*huile essentielle* ; celle-ci est obtenue en grand dans le Mysore et porte dans le commerce le nom d'*Essence de Santal des Indes orientales.*

L'*Essence de Santal* est limpide, à peine colorée en jaune, dichroïque, de consistance huileuse. Sa densité à + 15° varie entre 0,975 et 0,985 ; son pouvoir rotatoire est lévogyre $[\alpha]_D = -17°$, à $-19°$. L'odeur est suave sans être pénétrante ; la saveur est douce, puis légèrement piquante. Elle ne contient ni bases, ni acides libres. Une partie d'essence doit se dissoudre dans cinq parties d'alcool à 70° à la température de 20° ; cette solubilité décèle un grand nombre de falsifications, car les essences de Cèdre, de Térébenthine, de Copahu, de Santal des Indes occidentales, l'huile de Ricin, etc., ne donnent pas de solutions claires avec 5 parties d'alcool à 70°.

La composition chimique de cette essence est assez complexe ; elle renferme, d'après M. Guerbet : 1° deux carbures sesquiterpéniques, le *santalène* α et le *santalène* β $C^{15}H^{24}$, dans la proportion de 6 p. 100 ; 2° deux alcools sesquiterpéniques $C^{15}H^{26}O$, le *santalol* α et le *santalol* β dans la proportion de 90 à 98 p. 100 ; 3° un aldéhyde, le *santalal* $C^{15}H^{24}O$; 4° des acides à l'état d'éthers : *acides formique, acétique, santalique* $C^{15}H^{24}O^2$ et *térésantalique* $C^{10}H^{14}O^2$; 5° des produits indéterminés bouillant vers 320° et au-dessus (carbures, alcools, éthers oxydes, produits résineux) ; c'est à la présence de ces produits que l'essence doit son odeur.

Falsifications et essai de l'essence de Santal. — Les falsifications de cette essence sont très fréquentes : la plus commune est celle qui est faite avec l'essence de Cèdre.

Pour faire l'essai de cette essence, on peut employer une solution alcoolique d'acide phénique pur cristallisé dans la proportion de 3 d'acide pour 1 d'alcool. On pèse 2 grammes de cette solution dans un flacon de 10 centimètres cubes, on ajoute 0gr,50 d'essence et on mélange. On verse alors dans le flacon, *sans agiter*, 0gr,50 d'acide chlorhydrique médicinal concentré ; l'acide gagne le fond et à l'intersection se produit la réaction caractéristique. Avec l'essence de Santal pure, il se produit une coloration jaune allant jusqu'au rouge foncé ; si elle renferme de l'essence de Copahu, le liquide surnageant prend, au bout de quelques minutes, une coloration fleur de Mauve ; avec l'essence de Cèdre, le liquide surnageant est un peu louche et à l'intersection se produit un nuage de 2 à 3 millimètres d'épaisseur dont la coloration devient brunâtre.

La déviation polarimétrique pourra donner d'utiles indications ; celle de l'essence de Santal varie entre — 17° et — 19°. S'il y a addition d'essence de Cèdre, il y aura augmentation de la déviation lévogyre, tandis qu'avec l'essence de Santal des Indes orientales il y a diminution, celle-ci étant dextrogyre.

Le dosage du santalol, qui est l'essai le plus important, se fera par le procédé général d'acétylation.

Environ 15 centimètres cubes d'essence sont chauffés dans un ballon pendant une heure et demie, à une douce ébullition, avec un volume égal d'anhydride acétique et 2 grammes d'acétate de sodium fondu. L'alcool libre est ainsi transformé en éther acétique.

Après refroidissement et addition d'eau, on maintient le mélange au bain-marie pendant une demi-heure environ. On décante l'huile qui surnage et on la lave, d'abord avec une solution étendue de carbonate de soude, puis avec de l'eau pure jusqu'à réaction neutre. On dessèche l'essence sur du sulfate de sodium anhydre et on filtre. On prélève 5 grammes ou un poids approchant d'essence ainsi acétylée et desséchée et on les introduit dans un ballon avec 50 centimètres cubes de solution alcoolique de potasse N ; on fait bouillir pendant une heure, on laisse refroidir, on ajoute 1 centimètre cube de solution de phénolphtaléine et on dose la quantité de potasse non utilisée avec la solution d'acide sulfurique N. On a ainsi le nombre de centimètres cubes de solution de potasse N employée.

Si n égale le nombre de centimètres cubes de potasse normale employée pour la saponification, et si p représente le poids du produit acétylé mis en jeu, la proportion P d'alcools, calculée en santalol pour 100 d'essence essayée, sera donnée par la formule :

$$P = \frac{n \times 22,2}{p - (n \times 0,042)}.$$

Le poids P ne devra pas être inférieur à 90 p. 100.

En résumé, une bonne essence de Santal doit satisfaire aux conditions suivantes : 1° la densité ne doit pas être inférieure à 0,975 à 15° ; 2° elle doit se dissoudre entièrement dans

5 volumes d'alcool à 70° ; 3° le pouvoir rotatoire doit être compris entre — 17° et — 19° ($l = 100$ millimètres) ; 4° la teneur en santalol ne sera pas inférieure à 90 p. 100 ; 5° enfin, le coefficient de saponification ne doit pas être supérieur à 13°, ce qui indiquerait l'addition d'huiles grasses.

Usages. — Le bois et l'essence de Santal sont tenus en grande estime par les Hindous qui les emploient comme parfum, comme médicament ou dans les cérémonies religieuses. Le bois de Santal est utilisé en pharmacie à la préparation du *Sirop de Rhubarbe composé.*

L'essence de Santal est fréquemment employée comme succédané du Copahu dans la blennorragie, ainsi que dans la cystite et le catarrhe de la vessie, à la dose de 4 à 5 grammes par jour en capsules de 0gr,50. Elle a été aussi préconisée dans la bronchite chronique et la broncho-pneumonie infectieuse.

Le *Patchouli* (*Pogostemon Patchouli*), plante de la famille des Labiées, originaire de la Péninsule malaise et acclimatée au Pérou, fournit par la distillation de ses différentes parties une huile essentielle ou *Essence de Patchouli*, d'un vert plus ou moins foncé, douée d'une odeur pénétrante, à pouvoir rotatoire voisin de — 120° ($l = 100$ millimètres). Cette essence renferme un sesquiterpène qui est le *cadinène*, et en outre un alcool sesquiterpénique $C^{15}H^{26}O$ qu'on appelle *Camphre de Patchouli*, fondant à + 56° ; ce camphre se déshydrate facilement par les agents hydratants, en donnant un sesquiterpène, le *patchoulène* $C^{15}H^{24}$.

Le Patchouli est surtout usité dans la parfumerie ; les Arabes lui attribuent la propriété de garantir des fièvres et d'un grand nombre d'autres maladies. C'est, en somme, un stimulant énergique comme les autres Labiées.

FAMILLE. 7 — CITRONIQUES

Famille comprenant les produits dont l'activité est due à deux aldéhydes aromatiques, le *Citral* et le *Citronellal.*

Ces deux aldéhydes se trouvent fréquemment ensemble dans les essences, comme leurs alcools correspondants, le géraniol et le citronellol.

1° Le *Citral, Géranial* ou *Lémonal* $C^{10}H^{16}O$, constituant important des essences de Citron, de Mélisse, de Cédrat, de *Lemongrass*, etc., a été découvert en 1888 dans l'essence de

Citron où il existe à dose relativement faible. Il a été obtenu depuis synthétiquement par oxydation ménagée du géraniol.

On peut extraire le citral des essences qui en renferment au moyen d'une solution de bisulfite de sodium, qui le dissout et donne une combinaison bisulfitique cristallisée ; celle-ci fournit ensuite le citral quand on la traite par un alcali.

Le citral est un liquide mobile, doué d'un odeur citronnée prononcée. Il est peu soluble dans l'eau, soluble dans l'alcool, l'éther, le chloroforme. Il bout à 228°-229°, a une densité de 0,8972 à 15°, un indice de réfraction $n_D = 1{,}486116$ et est inactif sur la lumière polarisée.

Le citral se combine avec l'acétone, pour donner un composé qui porte le nom de *Pseudo-ionone* et qui peut à son tour être transformé, au moyen des acides minéraux dilués et chauds, en une cétone isomérique, l'*Ionone*, qui a le parfum de l'Iris et de la Violette.

2° *Citronellal.* — Le *Citronellal* $C^{10}H^{18}O$, aldéhyde correspondant au citronellol, se trouve dans l'essence de Mélisse, et surtout dans celle de l'*Eucalyptus citriodora* qui en renferme jusqu'à 95 p. 100 ; on l'extrait de cette essence par le bisulfite de sodium.

C'est un liquide incolore, à odeur citronnée assez agréable. Il bout à 205°-208° et a un pouvoir rotatoire dextrogyre $[\alpha]_D = +12°30'$. Avec le bisulfite de sodium, le citronellal donne une combinaison cristalline peu soluble dans l'eau et aisément décomposable par le carbonate de sodium.

FEUILLES DE MÉLISSE

Origine. — Les *Feuilles de Mélisse* sont fournies par la *Mélisse officinale, Thé de France, Citronelle* (*Melissa officinalis*) (fig. 152), plante de la famille des Labiées venant surtout dans le midi de la France et qui se rencontre aussi aux environs de Paris ; elle est fréquemment cultivée dans les jardins. On les récolte avec les rameaux au moment de la floraison.

Caractères extérieurs. — Les feuilles de Mélisse sont pourvues d'un pétiole grêle, faiblement duveté, long de 2 à 4 centimètres, portant un limbe ovale, obtus au sommet, légèrement cordiforme à la base, denté en scie sur les bords. La face supérieure est rugueuse, couverte de poils blancs, courts, espacés ; la face inférieure, plus pâle que la supérieure et à peu près glabre, présente des nervures saillantes entre lesquelles le limbe fait saillie ; il en résulte un aspect gaufré caractéristique. Odeur agréable de Citron, si on a eu soin de faire la récolte avant l'épanouissement des fleurs; saveur aromatique assez faible.

Caractères histologiques. — Les deux épidermes portent des poils tecteurs unicellulaires, coniques, courts et légèrement tuberculeux ; ils portent en outre de petites glandes uni- ou bicellulaires, courtement pédicellées, et en moins grand nombre de grosses grandes octocellulaires, presque sessiles.

Composition chimique. — Les feuilles de Mélisse renferment une résine amère et, en faible proportion (0,02 p. 100), une *huile essentielle* à laquelle elle doit ses propriétés.

L'*Essence de Mélisse* est une huile claire, douée d'une odeur agréable de Citron, ayant une densité de 0,908 à 15° et renfermant du *citral* et du *citronellal*. Ce produit est encore mal connu au point de vue de sa composition chimique.

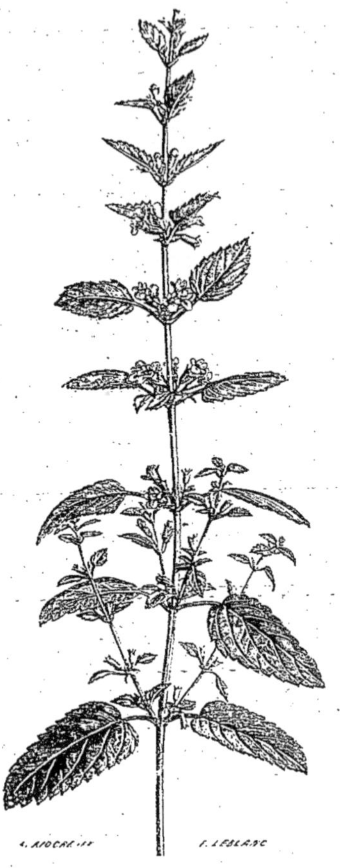

Fig. 152. — Mélisse officinale.

Usages. — Les feuilles de Mélisse sont employées comme stomachiques et antispasmodiques; leur infusion (5 p. 1000) ou l'eau distillée est utile dans les migraines, les indigestions, les diarrhées. Elles entrent dans la composition de l'*Alcoolat de Mélisse composé* et de l'*Alcoolat vulnéraire*.

ESSENCE DE CITRON

Origine. — L'*Essence de Citron* est retirée de la partie externe du péricarpe frais des fruits (*Citrons* ou *Limons*) du Citronnier ou Limonier (*Citrus Limonum*), arbre de la famille des Rutacées, originaire de l'Inde, mais cultivé au point de vue industriel sur les bords de la Méditerranée.

Localisation. — La formation de l'essence est exclusivement dévolue aux gros nodules sécréteurs (*gl*, fig. 106), bordés de plusieurs assises de cellules sécrétrices ; ceux-ci sont situés presque immédiatement sous l'épiderme (*ep*) dans un parenchyme (*p. e*) formé de cellules à parois minces, assez dense et cristalligène.

Préparation. — L'essence de Citron se prépare avec les fruits encore verts à Nice, en Sicile, et surtout en Calabre, par expression, suivant deux procédés.

Dans un premier procédé, dit *à l'éponge*, on pèle les fruits par quartiers ; après vingt-quatre heures, l'ouvrier presse l'écorce de Citron par sa face externe sur une éponge ; quand celle-ci est gorgée d'essence, on l'exprime et on recueille l'huile essentielle dans un récipient ; on la laisse au repos, puis on la décante. C'est le procédé employé en Sicile et en Calabre ; il y a beaucoup de perte, mais l'essence ainsi obtenue est de qualité supérieure.

Dans un second procédé, on se sert d'un entonnoir aplati, à tube fermé, dont le fond est garni de tiges minces et pointues ; en frottant sur elles l'écorce des fruits, on déchire les nodules sécréteurs, et l'essence ainsi mise en liberté se rassemble au fond de l'entonnoir ; c'est le procédé de l'*écuelle à piquer* que l'on emploie à Menton et à Nice. L'essence ainsi préparée, par l'un ou l'autre de ces deux procédés, porte le nom d'*Essence de Citron au zeste*.

On peut aussi obtenir de l'essence par distillation des résidus d'expression, mais le produit, d'odeur moins suave, est de qualité inférieure.

L'essence de Citron est généralement expédiée de Palerme et de Messine dans des récipients de cuivre étamé.

Caractères et composition chimique. — L'essence de Citron obtenue par expression est fluide, de couleur jaune, un peu louche, parce qu'elle contient un peu d'eau, d'une odeur très agréable et très suave. La densité varie de 0,857 à 0,862 ; le pouvoir rotatoire dextrogyre est très élevé $[\alpha]_D = +67^o$ ($l = 100$ millimètres) ; le point d'ébullition est compris entre 173° et 174°. Elle se dissout en toutes proportions dans l'alcool absolu ; avec dix parties d'alcool à 85°, elle donne une liqueur trouble.

Cette essence renferme du *limonène droit* en proportion

considérable, du *phellandrène* en petite quantité, du *citral* et du *citronellal* ; ces aldéhydes, qui en sont les constituants principaux au point de vue de l'odeur, ne s'y trouvent pourtant qu'à la dose de 6 à 8 p. 100.

Falsifications et essai. — L'essence de Citron est très fréquemment falsifiée par addition d'essences de Térébenthine et d'Orange généralement mélangées, l'essence de Portugal, à pouvoir rotatoire très élevé, étant ajoutée pour compenser la diminution du pouvoir rotatoire de l'essence de Citron provoquée par l'addition de l'essence de Térébenthine.

L'*essence de Térébenthine* abaisse la densité, ainsi que le point d'ébullition et diminue le pouvoir rotatoire ; les falsificateurs dissimulent ce dernier caractère en ajoutant une quantité suffisante d'essence d'Orange dont le pouvoir rotatoire est très élevé. En outre, le pouvoir rotatoire ne varie pas quand on chauffe l'essence de Citron pure en tubes scellés ; il diminue si elle renferme de l'essence de Térébenthine. Un procédé pratique et rapide pour reconnaître l'essence de Térébenthine consiste à distiller une petite quantité d'essence ; les premières gouttes qui passent à la distillation sont divisées dans un corps inerte (phosphate de chaux) et le mélange est traité par une certaine quantité d'eau ; on filtre et la liqueur est additionnée de solution de fuchsine décolorée. Une coloration rose se produit instantanément si l'essence de Citron renferme de l'essence de Térébenthine.

L'*essence d'Orange*, ajoutée seule à l'essence de Citron, augmente dans de notables proportions le pouvoir rotatoire de celle-ci.

Usages. — L'essence de Citron fait partie de la *Teinture d'essence de Citron composée* (Eau de Cologne), de la *Pommade épispastique jaune*, des *Tablettes de bicarbonate de soude*.

ÉCORCE D'ORANGE DOUCE

Origine. — L'*Écorce d'Orange douce* est le zeste du fruit de l'*Oranger doux* (*Citrus Aurantium*) (fig. 153), arbre de la famille des Rutacées qui croît dans toute la région méditerranéenne chaude où il est cultivé pour son fruit comestible.

Caractères extérieurs. — L'écorce d'Orange douce est plus ou moins mamelonnée et présente une couleur jaune safranée ;

sa surface est peu rugueuse et sa texture est fortement spongieuse; odeur aromatique agréable; saveur douce, *non amère*.

Composition chimique. — Cette écorce renferme: une grande quantité de *mucilage*, du *sucre*, une *essence* qui lui communique ses propriétés aromatiques et un glucoside, l'*Hespéridine*.

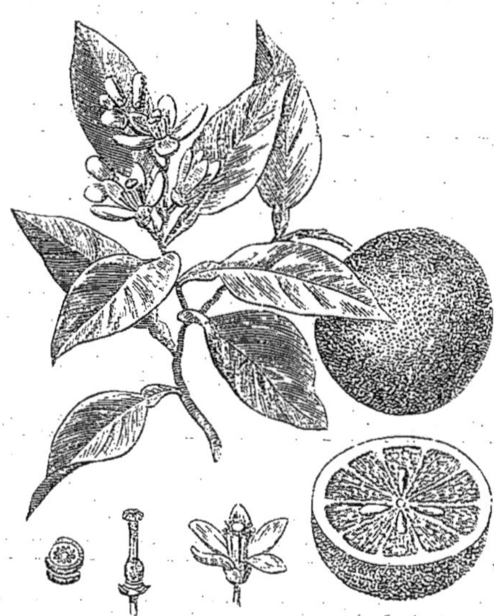

Fig. 153. — Oranger doux.

L'*Essence d'Orange douce* ou *Essence de Portugal*, qui est la sorte officinale (car il existe aussi une *Essence d'Orange amère* obtenue avec les zestes des fruits du Bigaradier), provient de la Calabre, de la Sicile et du midi de la France. C'est un liquide jaune pâle, à odeur caractéristique d'Orange, d'une densité variant de 0,848 à 0,853 à + 15°, d'un pouvoir rotatoire dextrogyre très élevé, de + 96° à + 98° (l = 100 millimètres); soluble en toutes proportions dans l'alcool absolu et le sulfure de carbone, soluble dans quatre fois son volume d'alcool à 95°, en donnant une solution neutre. Elle est composée de *limonène* et de *citral*.

Falsifications et essai de l'essence. — Le pouvoir rotatoire de l'essence d'Orange, très élevé, permet de reconnaître toutes les falsifications qu'on pourrait lui faire subir, car, de toutes les essences connues, c'est la plus fortement dextrogyre. A l'examen polarimétrique, en tube de 100 millimètres et à une température voisine de + 15 à + 20°, elle doit donner une rotation à droite d'au moins 95°.

Usages. — Fraîche, l'écorce d'Orange douce est employée à la préparation de l'*Alcoolature d'Orange*.

L'essence fait partie de la *Teinture d'essence de Citron composée*.

L'*Essence de Verveine des Indes* ou de *Lemon-grass* est fournie par le rhizome de l'*Andropogon citratus*, Graminée cultivée dans l'Inde et à Java ; l'essence est préparée à Ceylan et à Singapore. Elle est presque exclusivement composée de *citral* (75 à 90 p. 100); c'est la matière première la plus propre à l'extraction de cette aldéhyde.

Certains Eucalyptus à odeur citronnée donnent des essences qui renferment du citral et du citronellal. La plus intéressante est l'*Essence d'Eucalyptus citriodora*, qui, à côté d'un corps semblable au *géraniol*, contient jusqu'à 95 p. 100 de *citronellal*. C'est la matière première la plus propre à l'extraction de cette aldéhyde.

FAMILLE 8. — CINNAMIQUES

Cette famille comprend les drogues renfermant une essence dont le constituant principal est l'*aldéhyde cinnamique*.

ÉCORCE DE CANNELLE DE CEYLAN

Origine. — L'*Écorce de Cannelle de Ceylan* est uniquement fournie par le *Cannellier de Ceylan* (*Cinnamomum Zeylanicum*), petit arbre de la famille des Lauracées, originaire des forêts de Ceylan, que l'on cultive aujourd'hui dans l'Inde, à Java, dans la Guyane française et au Brésil ; mais le meilleur produit vient de Ceylan, car aucune des autres écorces commerciales n'a ni la finesse d'odeur, ni la saveur franchement aromatique que possède l'écorce de Ceylan.

Récolte. — La plante est taillée en *têtard*, de sorte que l'on a bientôt une énorme souche d'où partent des rameaux grêles ; ce sont ces rameaux que l'on coupe à deux ans, et que l'on débite en tronçons dont on enlève l'écorce avec un instrument spécial, une sorte de serpe en forme de faucille. Les petits tubes incomplets que l'on obtient ainsi sont raclés soigneusement à l'extérieur, jusqu'à la couche scléreuse, puis disposés les uns dans les autres en nombre variable, de façon à former une baguette solide de 80 centimètres à $1^{m},20$ de long, que l'on met sécher à l'ombre, puis au soleil sur des claies d'osier.

Caractères extérieurs. — La Cannelle de Ceylan arrive donc en baguettes, souvent très longues, formées d'écorces très minces, cassantes, dont les bords longitudinaux sont tous deux enroulés en dedans et emboîtées les unes dans les autres (fig. 154). Chaque écorce isolée n'a pas plus de

30 centimètres de longueur ; elle est fauve pâle à l'extérieur, avec quelques taches arrondies correspondant à l'insertion des feuilles ou des bourgeons axillaires ; la face interne est brun rougeâtre. Les deux faces sont sillonnées de veines blanches, tortueuses, longitudinales, plus ou moins nettes ; la cassure est esquilleuse. Odeur franche, suave ; saveur d'abord sucrée, puis chaude et très aromatique.

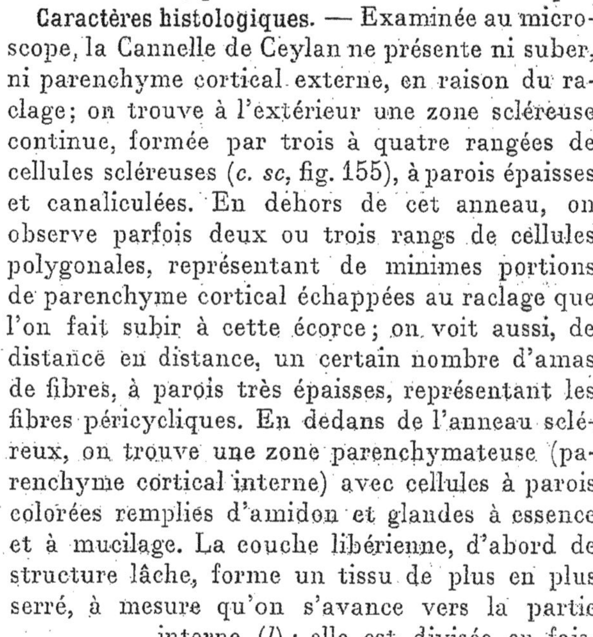

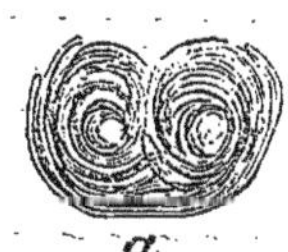

Fig. 154. — Cannelle de Ceylan. A, entière ; a, coupée transversalement.

Caractères histologiques. — Examinée au microscope, la Cannelle de Ceylan ne présente ni suber, ni parenchyme cortical externe, en raison du raclage ; on trouve à l'extérieur une zone scléreuse continue, formée par trois à quatre rangées de cellules scléreuses (*c. sc*, fig. 155), à parois épaisses et canaliculées. En dehors de cet anneau, on observe parfois deux ou trois rangs de cellules polygonales, représentant de minimes portions de parenchyme cortical échappées au raclage que l'on fait subir à cette écorce ; on voit aussi, de distance en distance, un certain nombre d'amas de fibres, à parois très épaisses, représentant les fibres péricycliques. En dedans de l'anneau scléreux, on trouve une zone parenchymateuse (parenchyme cortical interne) avec cellules à parois colorées remplies d'amidon et glandes à essence et à mucilage. La couche libérienne, d'abord de structure lâche, forme un tissu de plus en plus serré, à mesure qu'on s'avance vers la partie interne (*l*) ; elle est divisée en faisceaux à peu près réguliers par des rayons médullaires formés par deux files de cellules ; elle renferme un grand nombre de vaisseaux grillagés, des fibres isolées ou réunies en petits amas et des glandes à mucilage et à essence (*gl*). Les cellules parenchymateuses renferment de l'amidon en grains très petits, de 5 à 10 μ ; quelques-unes contiennent de petits cristaux d'oxalate de chaux sous des formes différentes.

Composition chimique. — La Cannelle de Ceylan contient du *sucre*, de la *mannite*, du *mucilage*, du *tanin*, de l'*amidon* et environ 1 p. 100 d'*huile essentielle* qui en constitue la partie la plus importante.

L'*Essence de Cannelle de Ceylan* se prépare à Colombo et

dans toutes les localités où on cultive le *Cinnamomum Zeylanicum*, avec les débris qu'on obtient dans la préparation des écorces de Cannelle du commerce ; on laisse macérer ces parties dans l'eau salée et on les distille ensuite en présence du même liquide.

Cette essence est d'un beau jaune d'or qui devient rougeâtre au bout de quelque temps de conservation ; elle est plus lourde que l'eau, sa densité variant de 1,025 à 1,040 ; elle n'a pas d'action sur la lumière polarisée ou est très faiblement lévogyre. Son odeur est très fine et très agréable ; sa saveur est douce et chaude. Réaction légèrement acide au papier de tournesol. Très soluble dans l'alcool ordinaire, elle est assez soluble dans l'eau. Elle se dissout en totalité dans la solution concentrée de salicylate de soude ; mais, si on la traite par quatre volumes du dissolvant additionné d'un volume et demi d'eau distillée, on en sépare les carbures et les autres corps insolubles qui surnagent. La proportion de ces matières insolubles ne dépasse pas 10 p. 100, si l'essence est de bonne qualité.

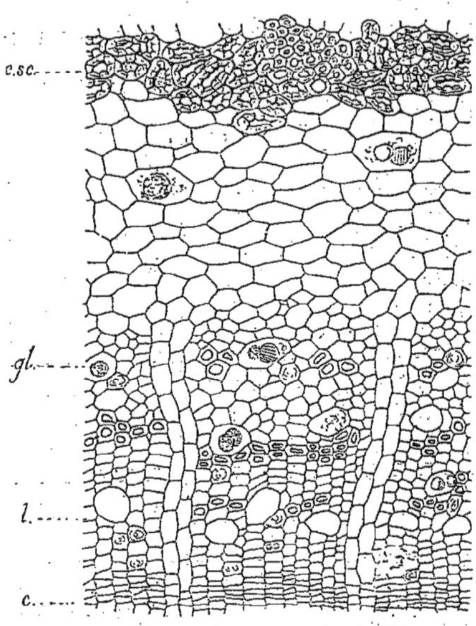

Fig. 155. — Coupe transversale de l'écorce de Cannelle de Ceylan.

L'essence de Cannelle de Ceylan renferme 65 à 70 p. 100 d'*aldéhyde cinnamique*, 4 à 8 p. 100 d'*eugénol*, du *phellandrène* et de petites quantités de *safrol*.

Falsifications et essai des essences de Cannelle. — Les essences de Cannelle sont fraudées par addition d'alcool, de pétrole, de résine, de colophane, d'huiles grasses, etc.

L'*alcool* diminue la densité ; il sera retrouvé dans les premières parties de la distillation.

Le *pétrole* sera décelé par la distillation fractionnée : les essences pures ne renfermant que des traces de terpène, si l'on rencontre des carbures à point d'ébullition peu élevé, on pourra conclure à l'addition de pétrole.

La recherche des *substances résineuses* et *des huiles grasses* s'opère dans le résidu du fractionnement ; on distille l'essence dans un ballon à distillation fractionnée ; l'essence bout vers 200°, puis le thermomètre monte rapidement vers 240°, et la majeure partie distille entre 240° et 260°. On arrête l'opération quand le thermomètre atteint 290°, et on pèse le résidu dans le ballon qui a dû être préalablement taré ; le poids de ce résidu ne doit pas normalement dépasser 6 à 7 p. 100 et ne doit jamais atteindre 10 p. 100. S'il dépasse cette proportion et s'il est liquide, il y aura eu addition d'huiles grasses ; s'il est solide, l'essence aura été fraudée avec de la résine ou de la colophane.

Le *dosage de l'aldéhyde cinnamique* donnera de très utiles indications. Il se fera par le procédé au bisulfite de sodium. Dans un ballon de 150 centimètres cubes dont le col est divisé en dixièmes de centimètre cube, on verse 10 centimètres cubes d'essence ; on ajoute ensuite petit à petit, en chauffant au bain-marie, une solution de bisulfite de sodium à 30 p. 100, jusqu'à ce qu'il ne se forme plus de composé solide. On laisse refroidir à + 15° et on ajoute de la solution de bisulfite en quantité suffisante jusqu'à ce que l'essence qui surnage vienne se placer dans le col du ballon et que la surface de séparation des deux liquides affleure exactement au zéro de l'échelle. Il suffit de lire le volume de la partie non dissoute pour connaître la proportion de produits aldéhydiques contenue dans les 10 centimètres cubes d'essence mis en expérience. Cette proportion sera comprise entre 65 et 75 p. 100.

Usages. — La Cannelle de Ceylan agit par son essence comme cordial et stimulant des fonctions digestives ; elle est, en outre, antiseptique. Elle est rarement employée seule, mais elle est utilisée dans une foule de préparations : *Alcoolat de Garus, Alcoolat de Mélisse composé, Alcoolat de Fioravanti, Eau distillée de Cannelle, Électuaire diascordium, Pilules d'Aloès et d'extrait de Quinquina, Sirop de Raifort composé, Sirop de Rhubarbe composé, Teinture de Cannelle.* La Cannelle est très souvent employée comme épice.

L'essence de Cannelle de Ceylan possède des propriétés antiseptiques bien marquées, déjà connues des Égyptiens. Elle fait partie de l'*Élixir dentifrice* et du *Laudanum de Sydenham.*

ÉCORCE DE CANNELLE DE CHINE

Origine. — L'*Écorce de Cannelle de Chine* est produite par le *Cannellier aromatique* (*Cinnamomum aromaticum*, *C. Cassia*), arbre de la famille des Lauracées cultivé en Chine et à Java.

Caractères extérieurs. — La Cannelle de Chine (fig. 156) est en tubes moins longs que ceux de la Cannelle de Ceylan,

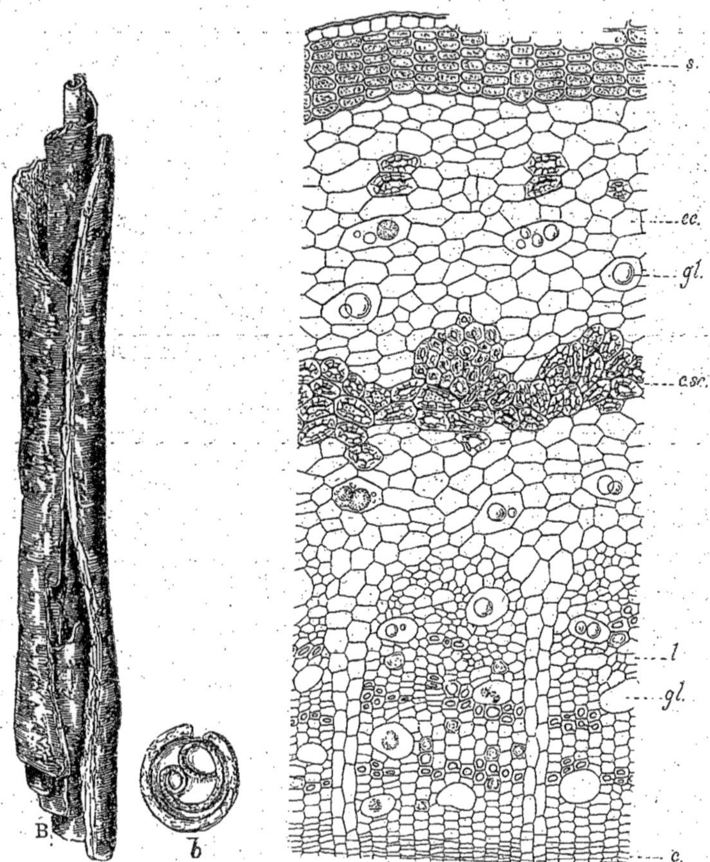

Fig. 156. — Cannelle de Chine. B, entière; *b*, coupée transversalement.

Fig. 157. — Coupe transversale de l'écorce de Cannelle de Chine.

formés d'une seule écorce enroulée, épaisse et de couleur fauve prononcée. La face externe, encore pourvue de son suber, est grisâtre, et présente de loin en loin les impressions des feuilles qui sont elliptiques ; la face interne est brunâtre, entièrement lisse et finement granuleuse. La cassure est nette, grumeleuse, non fibreuse. Odeur forte, peu agréable ; saveur chaude et piquante rappelant le goût de la Punaise.

Caractères histologiques. — Cette écorce présente, à l'extérieur, un suber (*s*, fig. 157) assez large, formé de cellules tabulaires à parois épaissies et colorées en brun. Au-dessous, le parenchyme cortical (*ec*), assez développé, renferme des cellules scléreuses, tantôt isolées, tantôt groupées en amas volumineux qui sont très rapprochés les uns des autres, de façon à constituer un anneau scléreux à peu près continu (*c. sc*) ; de loin en loin, sur la face externe de cet anneau, se trouvent des îlots de fibres péricycliques. Le liber, très épais (*l*), est formé de faisceaux libériens séparés par des rayons médullaires, d'abord étroits, puis s'élargissant en éventail à leur extrémité ; on y observe des fibres libériennes et quelques cellules scléreuses groupées ou isolées. Parenchyme cortical et liber renferment des glandes à essence et à mucilage (*gl*) ; toutes les cellules renferment de nombreux grains d'amidon, plus volumineux que ceux de la Cannelle de Ceylan (12 à 13 μ), avec un hile étoilé.

Les poudres de la Cannelle de Ceylan et de la Cannelle de Chine, quoique présentant à peu près les mêmes éléments, pourront être différenciées par les caractères suivants : grains d'amidon plus volumineux et fibres libériennes plus grosses et à cavité plus étroite dans la Cannelle de Chine ; en outre, cette dernière présentera des plaques de suber qui, vues de face, se montreront constituées par des cellules polygonales à parois plus ou moins épaissies.

Composition chimique. — La Cannelle de Chine renferme les mêmes principes que l'espèce précédente. L'huile essentielle y est deux fois plus abondante, mais son odeur est beaucoup moins agréable, de sorte que dans le commerce son prix est bien moins élevé.

L'*Essence de Cannelle de Chine*, obtenue par distillation de l'écorce avec l'eau, est jaune ou brunâtre, suivant qu'elle est plus ou moins ancienne ; sa composition élémentaire est à peu près identique à celle de la Cannelle de Ceylan. Elle contient de 75 à 80 p. 100, parfois 95 p. 100, d'*aldéhyde cinnamique*, une petite quantité d'*acétate de cinnamyle* dont la présence paraît nuire à la finesse de son parfum, de l'*eugénol*, des traces de terpène et un stéaroptène de formule

$C^{28}H^{29}O^{5}$; ce stéaroptène, à propriétés aldéhydiques, est l'*aldéhyde orthométhylcoumarique*.

Usages. — Les usages de l'écorce et de l'essence sont les mêmes que ceux de l'espèce précédente.

FAMILLE 9. — RUTIQUES

Avec cette famille, nous entrons dans le groupe des cétones aromatiques. Les Rutiques sont surtout caractérisées par la présence de la *Méthylnonylcétone*.

FEUILLES DE RUE

Origine. — Les *Feuilles de Rue* sont fournies par la *Rue officinale, Rue des Jardins, Rue commune* [*Ruta groveolens* (fig. 158)], plante de la famille des Rutacées qui vient dans la région méditerranéenne, mais que l'on cultive dans les jardins des régions plus septentrionales. Elles doivent être cueillies avant la floraison.

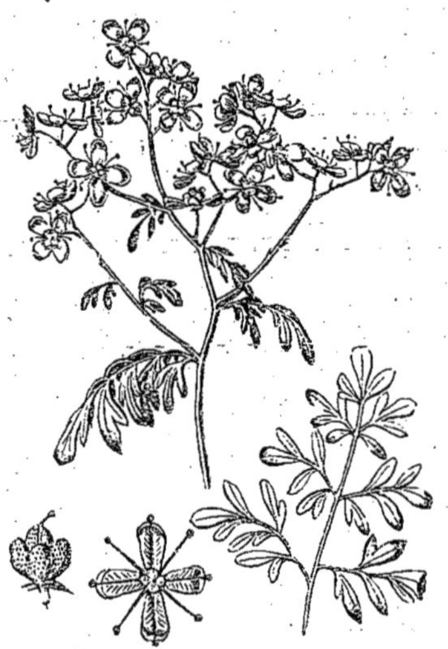

Fig. 158. — Rue officinale.

Caractères extérieurs. — Ces feuilles sont alternes, sans stipules, composées-pennées, colorées en vert glauque, opaques et un peu rugueuses. Les folioles elles-mêmes sont profondément découpées; celles des feuilles inférieures sont tripennées; celles des feuilles supérieures, bipennées; enfin, celles qui avoisinent les fleurs sont simples. Les divisions sont obovées ou spatulées et présentent des points transparents. Odeur forte et désagréable, diminuant par la dessiccation ; saveur âcre, amère et nauséeuse.

Caractères histologiques. — Entre les deux épidermes (*ep. s*, *ep. i*, fig. 159) se trouve un parenchyme hétérogène asymétrique, constitué par deux assises de cellules en palissade (*p.p*) et deux à trois rangées de cellules rameuses (*p. l*) ; les deux zones renferment des nodules sécréteurs (*n. s*) et le parenchyme lacuneux contient des cristaux étoilés d'oxalate de chaux.

Composition chimique. — Les feuilles de Rue renferment une *huile essentielle* et de la *rutine*.

La *Rutine* $C^{42}H^{50}O^{25}+3H^2O$ est un glucoside ou plus exactement un pentoside, c'est-à-dire un composé donnant par dédoublement un pentose ; elle cristallise en aiguilles jaunes, perd son eau de cristallisation à 100° et fond alors au-dessus de 190°. La rutine est soluble dans l'eau froide et dans les alcalis étendus ; elle se colore en vert intense sous l'action du perchlorure de fer. Elle se dédouble à chaud, sous l'influence de l'acide chlorhydrique en dissolution dans l'alcool, en *quercétine* et *isodulcite* ; l'émulsine ne la dédouble pas.

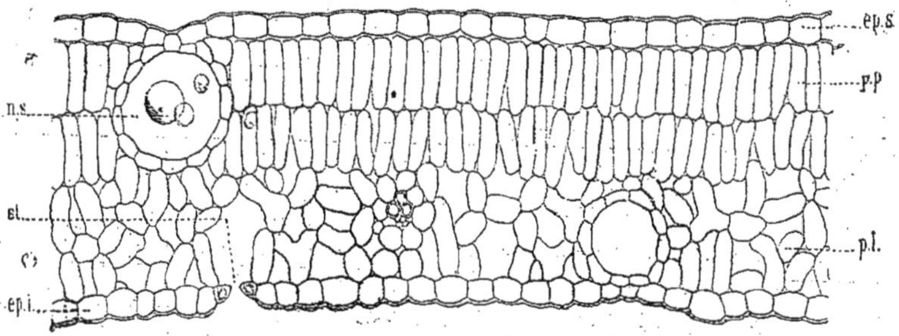

Fig. 159. — Coupe de la feuille de Rue.

L'*Essence de Rue* est une huile incolore ou jaunâtre, très visqueuse, ayant une densité de 0,835 à 0,840 ; elle est très faiblement dextrogyre (quelques minutes seulement), se solidifie à + 8° et bout à 228°. L'odeur est forte et aromatique ; la saveur très âcre et très amère. Elle se dissout dans 2 à 3 volumes d'alcool à 70°, à la température de 20°. Son constituant principal est la *méthylnonylcétone* ou *méthylcaprinone* $CH^3—CO—C^9H^{19}$ dont la proportion dépasse souvent 90 p. 100 ; elle renferme en outre 1 p. 100 d'une autre cétone, la *méthylheptylcétone*, un *terpène* et un *bornéol*. Elle présente une fluorescence bleu violacé ; elle bout à 225-226° et fond à + 15°.

Usages. — Les feuilles de Rue ont des propriétés très actives dues à leur essence. Elles sont un stimulant de l'utérus et, à ce titre, à doses faibles (0gr,10 à 0gr,15 de poudre ou 5 à 10 grammes de feuilles en infusion dans 1 000 grammes d'eau), elles constituent un bon emménagogue. A doses plus élevées, la Rue agit comme antihémorragique. Elle n'est abortive qu'à doses toxiques. La Rue a été aussi employée comme antispasmodique dans l'épilepsie, l'hystérie, la chorée et comme anthelminthique chez les enfants. Elle entre dans la préparation de l'*Alcoolat* et de l'*Alcoolature vulnéraires*. Dans certains pays, on l'emploie comme condiment.

L'essence peut être employée à la dose de II à VI gouttes sous forme de saccharure.

FAMILLE 10. — ABSINTHIQUES

Cette famille comprend des drogues à la fois aromatiques et amères qui sont caractérisées, au point de vue chimique, par la présence dans leur essence, d'une cétone, la *Thuyone*.

Un certain nombre d'essences (essences de Tanaisie, de Thuya, d'Absinthe, de Sauge, etc.), renferment des produits cétoniques isomères du Camphre. On a tout d'abord donné à ces produits des noms différents rappelant leur origine, tels que *Tanacétone*, *Thuyone*, *Absinthone*, *Salvione*, etc. On fut amené plus tard à admettre qu'il s'agissait, non pas d'espèces chimiques différentes, mais d'une seule et même espèce chimique, la *Tanacétone* ou *Thuyone*.

La *Thuyone* $C^{10}H^{16}O$ est un composé liquide, bouillant à 195-196° ; sa densité à 20° est 0,9265, son pouvoir rotatoire $[\alpha]_D = + 68°$ ($l = 100$ millimètres), son indice de réfraction : $n_D = 1,4495$. La thuyone se distingue de ses isomères par la facilité avec laquelle elle donne un produit de substitution tribromé $C^{10}H^{13}OBr^3$, fusible à 122°, tout à fait caractéristique, puisqu'il a permis de démontrer l'identité des diverses thuyones. Elle se combine avec les bisulfites alcalins.

Par hydrogénation de la thuyone au moyen du sodium et de l'alcool, on obtient l'alcool correspondant, le *Thuyol* $C^{10}H^{18}O$.

FEUILLES D'ABSINTHE

Origine. — Les *Feuilles d'Absinthe* sont fournies par la *Grande Absinthe*, *Aluine* (*Artemisia Absinthium*) (fig. 160), plante de la famille des Composées, commune dans les lieux incultes de l'Europe tempérée, de l'Asie orientale et du nord de l'Afrique ; elle est cultivée dans certains pays pour l'usage industriel et notamment à Pontarlier. On récolte les feuilles à l'époque de la floraison.

Caractères extérieurs. — Dans les drogueries, les feuilles d'Absinthe, en raison de leur petite taille, ne sont jamais isolées et sont toujours attachées aux rameaux : elles sont souvent accompagnées des fleurs disposées en grappes de capitules. Ces feuilles sont d'un gris blanchâtre à la face inférieure, gris verdâtre à la face supérieure, couvertes de poils très fins, soyeux. Elles sont longuement pétiolées à la base de la plante et deviennent peu à peu sessiles à mesure qu'on s'élève sur l'axe. Le limbe est bi- ou tripennatiséqué, mais à lobes assez larges, obtus, non mucronés. Odeur aromatique très forte, toute spéciale, disparaissant avec le temps ; saveur d'une amertume violente et en même temps aromatique, passant dans les sécrétions, notamment dans le lait.

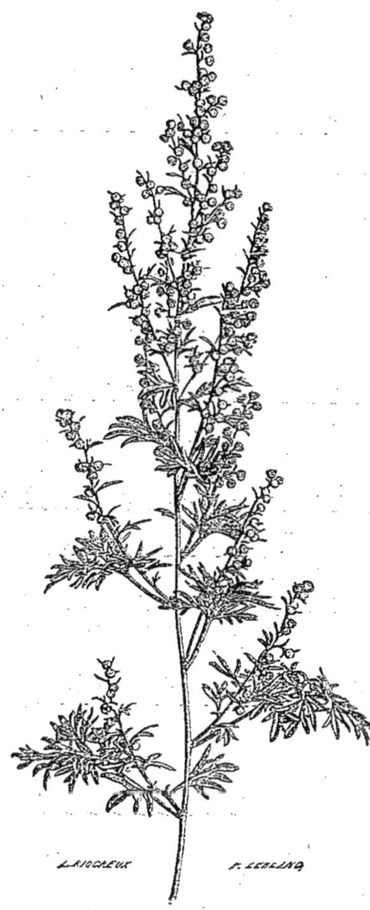

Fig. 160. — Sommité de Grande Absinthe.

Caractères histologiques. — Les deux épidermes portent des poils tecteurs *en navette*, très longs, avec un pédicule de deux à trois cellules (*p*, fig. 161) et des glandes sécrétrices externes (*gl*) sessiles ou supportées par un pédicelle très court. Ces glandes, logées dans des dépressions de l'épiderme, sont formées de deux séries verticales de trois à quatre cellules très aplaties, séparées par des cloisons horizontales ; elles renferment une huile essentielle jaune. En dessous de l'épiderme supérieur, on trouve une rangée de cellules en palissade ; le tissu lacuneux est formé de cellules irrégulières, qui, dans le voisinage de l'épiderme inférieur sont assez régulièrement disposées et allongées perpendiculairement à la surface du limbe.

Composition chimique. — Les feuilles d'Absinthe contiennent : 1° un principe amer, l'*Anabsinthine* $C^{18}H^{24}O^4$ de MM. Adrian et Trillat (*absinthine* de MM. Senger et Bourcet); 2° un corps cristallisé, jaune paille, *non amer*; 3° une *huile essentielle*.

L'*Essence d'Absinthe* est un liquide fortement coloré en vert ou en bleu, s'épaississant à l'air et à la lumière, et devenant d'un vert sombre ; sa densité varie de 0,925 à 0,950 ; réaction neutre au tournesol ; pouvoir rotatoire dextrogyre, mais difficile à déterminer en raison de l'intensité de coloration du liquide ; le point d'ébullition est 200°. L'essence

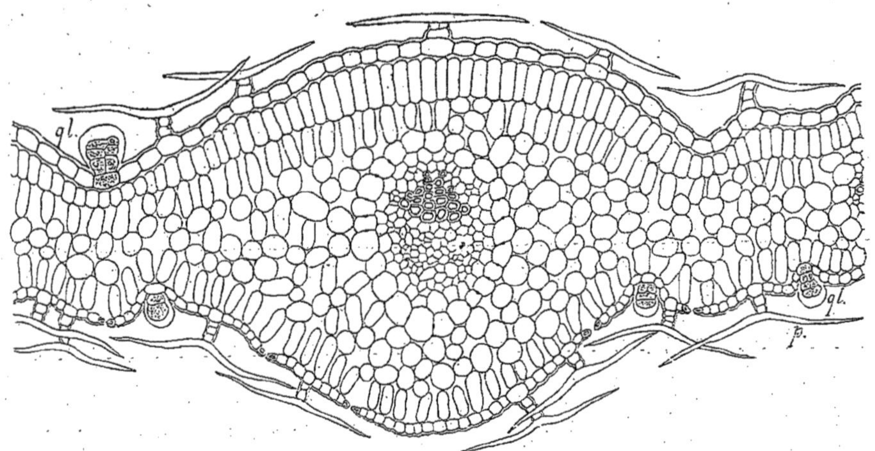

Fig. 161. — Coupe de la feuille de Grande Absinthe.

d'Absinthe contient une proportion notable de *thuyone*, du *thuyol* à l'état libre (10 p. 100), des *éthers acétique, valérique* et *palmitique du thuyol* (17 à 18 p. 100 calculés en acétate), du *phellandrène*, du *cadinène* et des traces seulement de *pinène*. La présence de ce corps en proportions notables dans une essence d'Absinthe permettra donc de conclure à l'addition d'essence de Térébenthine.

Usages. — La Grande Absinthe passe pour abortive, mais elle n'agit qu'à dose toxique pour la mère ; elle est regardée comme emménagogue, vermifuge, stomachique et passe aussi pour avoir des propriétés fébrifuges. On doit employer les feuilles aussi fraîches que possible en infusion à 5 p. 1000.

A l'état frais, on les emploie à la préparation de l'*Alcoolat* et de l'*Alcoolature vulnéraires*, et à l'état sec, à celles des *Espèces vulnéraires* et du *Vin de Scille composé*.

L'absinthine a été recommandée dans les dyspepsies avec constipation, comme succédané de la quassine pour augmenter l'appétit, et dans les chloro-anémics.

Dans l'industrie, les feuilles de Grande Absinthe entrent pour une large part dans la préparation de la liqueur alcoolique connue sous le nom vulgaire d'*Absinthe* ; il est bon d'ajouter qu'un grand nombre de ces liqueurs ne renferment pas traces de feuilles d'Absinthe.

FEUILLES D'ARMOISE

Origine. — Les *Feuilles d'Armoise* sont fournies par l'*Armoise commune* (*Artemisia vulgaris*) (fig. 162), plante de la famille des Composées, commune dans les lieux incultes de l'Europe, de l'Asie et de l'Afrique du Nord; on les récolte un peu avant la floraison.

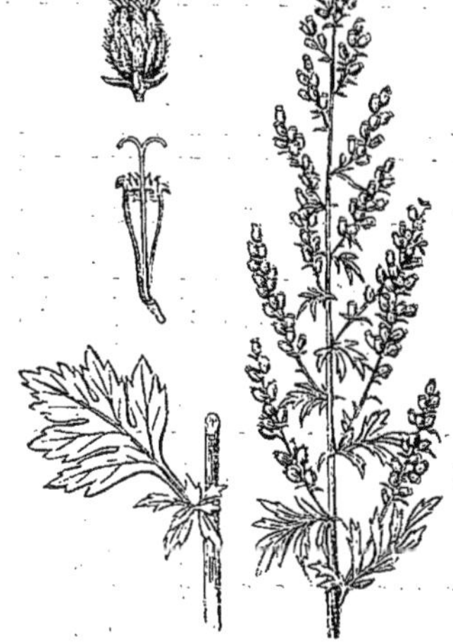

Fig. 162. — Armoise commune.

Caractères extérieurs. — Ces feuilles sont profondément pinnatifides, à divisions inégales, très variables de largeur et de forme, et caractérisées surtout par la différence de coloration des deux faces : la face supérieure est vert foncé et glabre ; la face inférieure est blanchâtre et tomenteuse. Cette opposition de couleur distingue l'Armoise de toutes les autres feuilles médicinales à limbe découpé. Odeur faible; saveur légèrement aromatique et amère.

Caractères histologiques. — La structure de la feuille d'Armoise est identique à celle de la feuille d'Absinthe, mais avec ce caractère différentiel que l'épiderme supérieur est dépourvu de poils et que l'épiderme inférieur porte, en outre des poils en navette, des poils simples très longs, contournés plusieurs fois sur eux-mêmes.

Usages. — Les feuilles d'Armoise ont des propriétés emménagogues qu'elles doivent à l'essence qu'elles renferment ; elles peuvent rendre des services comme excitant de l'utérus quand l'aménorrhée est liée à un état d'atonie due à la chlorose. On lui attribue aussi des propriétés fébrifuges. On l'emploie surtout en infusion, à la dose de 15 p. 1000, plus rarement sous forme d'extrait (2 à 4 grammes).

Les *Feuilles d'Absinthe pontique*, ou *Petite Absinthe*, fournies par l'*Artemisia pontica* qui vient en Italie, en Grèce, en Hongrie, ont les mêmes propriétés que la Grande Absinthe ; elles se distinguent des feuilles de celle-ci par leurs lobes linéaires, cotonneux à la partie inférieure seulement.

Les *Feuilles d'Absinthe maritime*, fournies par l'*Artemisia maritima*, espèce très commune sur les plages maritimes de l'océan Atlantique depuis l'Espagne jusqu'en Angleterre, Irlande et Écosse, se distinguent par leurs lobes à segments très étroits, mais tomenteux sur les deux faces. Elles renferment une huile essentielle voisine de l'essence d'Absinthe. C'est le vermifuge par excellence des départements de l'Ouest.

FEUILLES DE SAUGE

Origine. — Les *Feuilles de Sauge* proviennent de la *Sauge officinale*, *Grande Sauge*, *Thé de la Grèce* (*Salvia officinalis*) (fig. 163), plante de la famille des Labiées qui croît naturellement dans tout le bassin méditerranéen, mais qui est cultivée aujourd'hui jusque dans le nord de la France ; les feuilles des plantes qui croissent dans les lieux secs et élevés sont beaucoup plus actives ; on les récolte au printemps et à l'automne.

Caractères extérieurs. — Ces feuilles sont entières, rugueuses, épaisses, colorées en vert pâle, finement pubescentes et comme recouvertes d'une pruine blanchâtre. Celles de la base sont pétiolées et ont un limbe oblong-lancéolé, plus ou moins cordiforme à la base, finement denticulé ; les feuilles supérieures, plus petites, sont sessiles et aiguës. Les nervures sont fines et saillantes en dessous ; celles de troisième et de quatrième ordre s'anastomosent de façon à constituer un réseau à mailles étroites. Odeur forte, balsamique ; saveur chaude, amère, aromatique.

Caractères histologiques. — Les deux épidermes portent des poils tecteurs et des glandes externes. Les poils tecteurs sont ténus, ordinairement composés de deux cellules allongées et superposées ; la cellule du sommet est souvent terminée par une extrémité très effilée. Les glandes sont tantôt unicellulaires, petites, portées par un pédicelle plus ou moins long, tantôt plus grosses, à huit cellules et sessiles. Le parenchyme est hétérogène asymétrique avec trois assises de cellules en palissade.

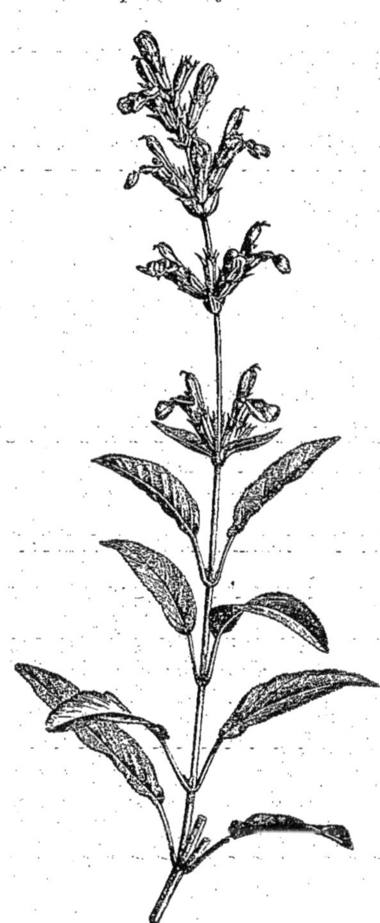

Fig. 163. — Sommité de Sauge officinale.

Composition chimique. — Les feuilles de Sauge renferment un *principe amer*, un peu d'*acide gallique* et une *huile essentielle* (7,5 p. 100).

L'*Essence de Sauge* est fluide, brun jaunâtre, neutre et possède l'odeur de la plante. Elle a une densité qui oscille entre 0,911 et 0,925 à 15°, bout entre 130° et 150° et est lévogyre $[\alpha]_D = -8°,93$; son indice de réfraction est $n_D = 1,475$. Elle renferme du *pinène*, de faibles quantités de *cinéol*, un mélange de *bornéols* droit et gauche, et une proportion considérable (50 p. 100) de *thuyone* (*Salviol* des auteurs).

Usages. — Les feuilles de Sauge, jadis très vantées, sont simplement stimulantes par leur essence et toniques par leur principe amer; elles sont très souvent employées en infusion (10 grammes pour 1 000). La *Teinture de Sauge* a été préconisée dans ces derniers temps pour le traitement des sueurs profuses des phtisiques. On les emploie à la préparation de l'*Alcoolat* et de l'*Alcoolature vulnéraires* et des *Espèces vulnéraires*. Usitées aussi comme aromatique.

FAMILLE 11. — CAMPHORIQUES

C'est le groupe du *Camphre.*

Pendant longtemps, le nom de Camphre a été un nom générique employé pour désigner toute une série de produits naturels, solides, cristallisés, doués d'une odeur et de propriétés physiques spéciales (*Camphres de Menthe, d'Anis, d'Aunée, de Bergamote, de Cubèbe, de Matico, de Patchouli,* etc.). Aujourd'hui cette expression est exclusivement employée pour désigner les substances saturées qui répondent à la formule $C^{10}H^{16}O$ et possèdent une *fonction cétonique.* Ces substances existent dans le bois du Camphrier (*Laurus Camphora*), dans les essences de Romarin, de Sauge, de Sassafras, de Marjolaine, de Matricaire ; elles constituent une seule et même espèce chimique.

Le Camphre, étant doué de pouvoir rotatoire, se présente sous trois formes isomériques qui sont d'ordre purement physique. Le Camphre droit est le Camphre ordinaire ; on le trouve aussi dans les essences d'Aspic, de Marjolaine, de Sauge, de Romarin, etc. ; son pouvoir rotatoire est $[\alpha]_D = + 43^o$. Le Camphre gauche, qui possède un pouvoir rotatoire égal à celui du Camphre droit, mais de signe contraire $[\alpha]_D = - 43^o$, existe dans l'essence de Matricaire. Enfin le Camphre racémique par compensation existerait dans certaines essences de Sauge.

CAMPHRE DU JAPON

Origine. — Le *Camphre* des officines est le produit résultant du raffinage de la portion solide (*Camphre brut*) de l'essence obtenue par la distillation du bois du *Camphrier* (*Laurus Camphora, Camphora officinarum*) (fig. 164), arbre de la famille des Lauracées, répandu en Chine jusqu'au fleuve Amour vers le nord, et qui se trouve aussi dans les îles du Japon et à Formose ; le Camphrier vient fort bien dans la région méditerranéenne, notamment en Italie et en Algérie, mais il est exploité seulement au Japon et à Formose.

Tous les organes de cet arbre, feuilles, tiges et racines, renferment des glandes à essence unicellulaires ; dans la tige, qui est la partie employée pour l'extraction du Camphre, les glandes sécrétrices (*gl*, fig. 165) sont surtout localisées dans le liber secondaire (*l*) et dans le parenchyme ligneux (b^2).

Production. — Le mode d'exploitation et d'extraction était autrefois très différent au Japon et à Formose. Il n'en est plus de même depuis que Formose est au pouvoir des Japonais.

Au Japon, le Camphrier forme, surtout dans les régions montagneuses, de véritables forêts qui sont contrôlées par des inspecteurs, de sorte que les coupes y sont méthodiquement et sévèrement réglementées. Le procédé d'extraction du Camphre n'en est pas moins rudimentaire. L'arbre abattu est débité en menus fragments que l'on place dans un récipient de bois, percé de trous à la partie inférieure; ce récipient est lui-même posé au-dessus d'un chaudron métallique dans lequel on fait bouillir de l'eau, de façon que la vapeur, en traversant les copeaux de Camphrier, entraîne le Camphre et l'huile de Camphre dans un second récipient relié au premier par un tube coudé, puis de là dans un troisième récipient divisé en deux étages par un plancher muni de trous par où s'écoulent l'huile et l'eau condensée; le Camphre se dépose en cristaux sur une couche de paille, placée sur le plancher. Le Camphre obtenu est ensuite séparé de la paille, puis mis dans des tubes de bois et expédié pour la vente.

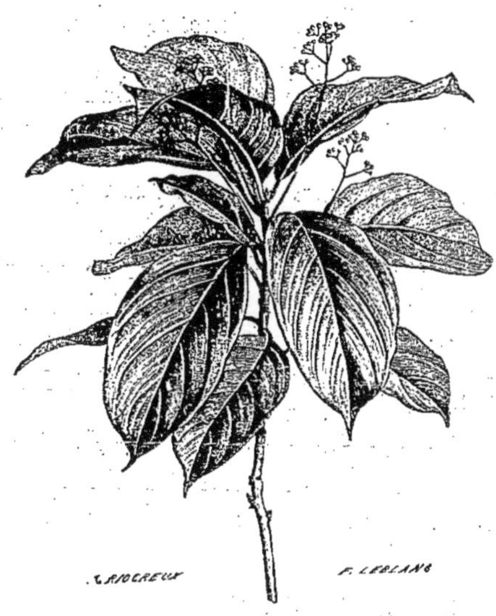

Fig. 164. — Camphrier.

A Formose, le Camphrier croissait isolé ou par petits groupes, au milieu du fouillis de la forêt, de sorte que l'exploitation était assez difficile. La difficulté était encore augmentée par la nature montagneuse du terrain, par le manque de voies de communication, et par l'état de barbarie dans lequel se trouvaient les indigènes qui se livraient à une véritable guerre d'embuscades envers ceux qui pénétraient dans leur domaine. Aussi était-on obligé de constituer de petites troupes, qui installaient leurs appareils distillatoires dans les points où se trouvait à portée un nombre suffisant de Camphriers.

Mais, depuis que cette île est tombée au pouvoir des Japonais, l'extraction du Camphre se fait sous le contrôle et la surveillance de commissaires spéciaux et le commerce de ce produit est monopolisé par le gouvernement Japonais. En outre, depuis 1896, celui-ci a établi plusieurs plantations de Camphriers, de sorte qu'il y a actuellement plus d'un million d'arbres qui peuvent être transplantés. Pour donner une idée du développement de cette industrie, il suffira de noter que la raffinerie de Taïhoku peut produire journellement 1 085 kilogrammes de Camphre raffiné et 3 275 kilogrammes de Camphre brut.

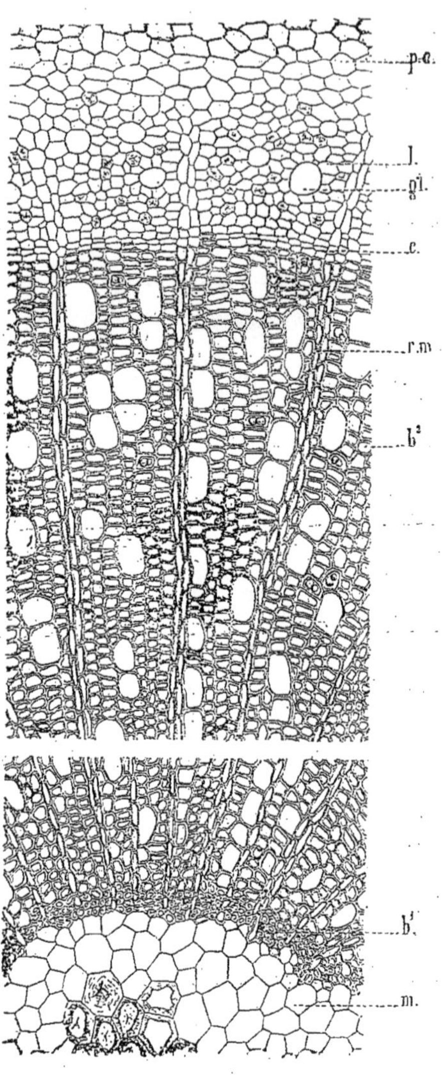

Fig. 165. — Coupe transversale de la tige de Camphrier.

Pour extraire le Camphre, le bois du tronc de l'arbre est haché en éclats de quelques centimètres d'épaisseur, que l'on jette dans une chaudière en fer pleine d'eau, recouverte d'un chapiteau percé d'un trou à la partie supérieure ; à ce trou est fixé un tuyau de bambou recourbé qui aboutit dans une caisse en bois ou en fer servant de réfrigérant. Le

Camphre entraîné par la vapeur d'eau se dépose à la partie supérieure de la caisse, tandis que l'eau et l'huile de Camphre, également condensées, s'écoulent par une ouverture pratiquée à la partie inférieure. Le Camphre brut ainsi obtenu est raffiné sur place ou expédié en Europe, emballé dans des caisses rectangulaires, tapissées intérieurement de papier d'étain et recouvertes extérieurement d'une enveloppe de paille.

Le Camphre brut, obtenu ainsi que nous venons de le dire, renferme toujours 2 à 10 p. 100 d'impuretés : un peu d'eau, des débris ligneux, du sable, et de l'essence de Camphre ; il faut donc le purifier, en un mot le *raffiner*. La majeure partie du Camphre commercial est purifiée au Japon. Mais il existe des raffineries de Camphre en Amérique, en Angleterre, en Allemagne, en Hollande et en France.

Afin d'en extraire l'eau et l'essence, on centrifuge le Camphre brut ou on le soumet à l'action de la presse hydraulique. Pour achever de le débarrasser des impuretés qu'il renferme encore, on le soumet à une sublimation.

On le mélange avec un peu de charbon à de la limaille de fer ou à de la chaux vive, et on introduit le tout dans un matras à fond plat qu'on recouvre de sable. On chauffe jusqu'à ce que le Camphre entre en ébullition, puis on découvre peu à peu le haut du matras, jusqu'à ce que cette partie supérieure soit assez refroidie pour que le Camphre puisse s'y condenser. On obtient ainsi de larges pains concavo-convexes, percés d'un trou arrondi en leur milieu.

Caractères extérieurs. — Le Camphre est une substance blanche, translucide, onctueuse au toucher, remplie dans sa masse de craquelures nombreuses ; les parties exposées à l'air sont d'un blanc plus ou moins pur et souvent recouvertes d'une poussière de petits cristaux très brillants. Les cassures sont grumeleuses ou conchoïdales, plus transparentes et beaucoup plus brillantes que la surface des blocs. Le Camphre se raye sous l'ongle, en donnant une poussière d'un blanc mat ; il se laisse facilement débiter au couteau en lames très minces, mais il ne peut être facilement pulvérisé directement, car il s'aplatit sous le pilon, comme de la cire ; on est obligé de l'humecter au préalable avec quelques gouttes d'alcool ou d'éther ; il vaut mieux le râper et tamiser le produit obtenu.

L'odeur est forte, spéciale, servant de type (*odeur camphrée*) ; la saveur est brûlante et amère.

Caractères physiques et chimiques. — Le Camphre se volatilise à la température ordinaire ; il fond à + 175° et bout à 204° ; à 0°, sa densité est égale à celle de l'eau, mais à + 10°, elle n'est plus que de 0,992. Il brûle facilement en donnant une flamme fuligineuse, sans laisser de résidu. Il est soluble dans l'alcool, l'éther, les huiles grasses et les essences ; très peu soluble dans l'eau (1 p. 840), insoluble dans la glycérine. Sa tension de vapeur est considérable à la température ordinaire ; aussi de petits fragments de Camphre projetés sur l'eau sont-ils animés de mouvements gyratoires. Le Camphre est dextrogyre ; une solution de 10 grammes de Camphre dans 100 centimètres cubes d'alcool absolu accuse un pouvoir rotatoire de $[\alpha]_D = + 43°$.

Au point de vue chimique, le Camphre $C^{10}H^{16}O$ est la cétone du bornéol ; il n'est pas oxydé par le permanganate de potassium en solutions alcalines ; il ne fixe pas le chlore et ne donne avec le brome que des produits de substitution ; avec l'iode, il donne du *carvacrol.*

Sous l'influence de l'hydrogène naissant (sodium, éthylate de sodium), le Camphre est hydrogéné et transformé en bornéol $C^{10}H^{18}O$.

L'acide azotique l'attaque lentement et le transforme en *acide camphorique* :

$$\underset{\text{Camphre.}}{C^{10}H^{16}O} + O^3 = \underset{\text{Acide camphorique.}}{C^8H^{14}(CO^2H)^2}$$

Le Camphre agit vivement sur les phénols en donnant des combinaisons liquides : mais il ne liquéfie pas les éthers de phénols (bétol, salol, etc.).

Usages. — Le Camphre possède des propriétés antiseptiques énergiques que l'on utilise rarement. Il possède des propriétés anaphrodisiaques qui le font employer contre les érections douloureuses de la blennorragie à la dose de 0gr,50 à 1 gramme en vingt-quatre heures, en pilules. On a préconisé l'emploi de ce médicament en injections sous-cutanées dans la tuberculose pulmonaire, dans l'œdème aigu du poumon, dans la pneumonie et aussi comme excitant du cœur et stimulant diffusif dans les cas de collapsus graves. On injecte de une à quatre seringues entières de Pravaz d'une solution de 1 gramme de Camphre dans 10 centimètres cubes d'huile d'Olive stérilisée.

A l'extérieur, le Camphre est employé comme analgésique sous forme d'*Alcool camphré*, d'*Huile camphrée* et de *Pom-*

made camphrée. En poudre fine, c'est un bon topique pour le pansement des chancres et de certaines plaies fétides. Il entre dans la préparation du *Baume Opodeldoch*, de l'*Élixir parégorique*, de l'*Huile de Camomille camphrée*, de la *Pierre divine*, du *Baume nerval*, de la *Teinture de Camphre faible* et *concentrée*.

FEUILLES DE ROMARIN

Origine. — Les *Feuilles de Romarin* proviennent du *Romarin officinal, Encensier* (*Rosmarinus officinalis*) (fig. 166) arbuste toujours vert de la famille des Labiées, qui croît dans la région méditerranéenne depuis l'Espagne jusqu'à l'Asie Mineure; il est cultivé pour l'industrie de l'essence dans certaines îles de la Dalmatie.

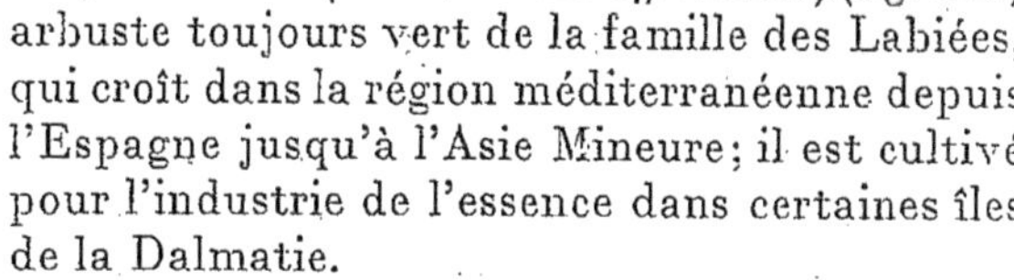

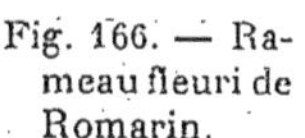

Fig. 166. — Rameau fleuri de Romarin.

Caractères extérieurs. — Ces feuilles sont sessiles, coriaces, cassantes, très étroites, acuminées au sommet, à bords fortement réfléchis, et présentant alors l'aspect de longues aiguilles un peu aplaties; elles mesurent de 1 à 2 centimètres de long sur 1 à 2 millimètres de large. La face supérieure est vert pâle, glabre, un peu lustrée, finement chagrinée; la face inférieure est blanchâtre et finement tomenteuse. Odeur aromatique, camphrée, très forte sur les feuilles fraîches, très faible sur les feuilles sèches; saveur légèrement aromatique, un peu amère.

Caractères histologiques. — L'épiderme supérieur présente quelques poils courts et coniques; l'épiderme inférieur est pourvu de stomates et porte un grand nombre de poils pluricellulaires ramifiés comme ceux du calice de la Lavande (voy. fig. 141, p. 257); ce sont ces poils qui donnent à la face inférieure son aspect tomenteux. En outre, les deux épidermes portent des glandes externes à 4 ou 8 cellules, quelquefois unicellulaires. Sous l'épiderme supérieur, on trouve un hypoderme formé de deux à trois rangs de cellules à contenu incolore, puis un parenchyme chlorophyllien en palissade à la partie supérieure, lacuneux à la partie inférieure.

Composition chimique. — Les feuilles de Romarin renferment un principe amer, un tanin et surtout une *huile essentielle*.

L'*Essence de Romarin* est préparée dans le midi de la France et en Dalmatie, qui en fournit 300 à 350 quintaux par an ; le rendement est de 1gr,50 à 3 grammes par kilogramme de plante. C'est un liquide fluide, incolore ou jaunâtre, mais qui brunit et s'épaissit au bout d'un certain temps ; il répand une odeur très aromatique, camphrée, et possède une saveur chaude et camphrée. Sa densité à 15° varie de 0,900 à 0,920 ; elle est faiblement dextrogyre, de + 0°45′ à 4°30′; elle bout à 150°. Elle est soluble en toutes proportions dans l'alcool absolu ; l'iode exerce sur elle une action très vive.

L'essence de Romarin renferme du *pinène gauche* (80 p. 100), du *camphre* droit et gauche (4 à 5 p. 100), du *bornéol* (11 à 15 p. 100), et du *cinéol* en petite quantité.

Falsifications et essai de l'essence de Romarin. — Ce produit a été fraudé avec de l'essence de Térébenthine (jusqu'à 75 p. 100), de l'alcool et du pétrole.

L'*alcool* sera reconnu en agitant l'essence avec de la glycérine, qui dissout l'alcool et non l'essence ; le volume de cette dernière diminuera donc, tandis que celui de la glycérine sera augmenté.

La présence du *pétrole* sera indiquée par les constantes physiques.

L'*essence de Térébenthine* sera décelée par agitation de l'essence avec moitié de son volume d'alcool à 90°. Si elle est pure, elle devra se dissoudre sans trouble. Si elle contient de l'essence de Térébenthine, celle-ci se séparera sous forme de gouttelettes.

Usages. — Les feuilles de Romarin possèdent les propriétés stimulantes des Labiées ; on les emploie en infusion (5 à 20 p. 1000) ; elles entrent dans la préparation de l'*Alcoolat* et de l'*Alcoolature vulnéraires* et des *Espèces vulnéraires*.

L'essence de Romarin fait partie du *Baume Opodeldoch*, de l'*Eau de Cologne*, de l'*Huile de Jusquiame composée*, du *Baume nerval* ; elle a passé pour ténifuge.

FEUILLES D'HYSOPE

Origine. — Les *Feuilles d'Hysope* sont fournies par l'*Hysope officinale* (*Hyssopus officinalis*) (fig. 167), plante de la famille des Labiées, qui croît dans la région méditerranéenne et l'Asie moyenne; on la trouve aussi dans le sud de la Russie et on la cultive beaucoup dans les jardins comme plante d'agrément et pour l'usage médicinal.

Caractères extérieurs. — Les feuilles d'Hysope sont presque sessiles, entières, à peu près glabres, finement ciliées sur les bords, longues d'environ 1 centimètre et demi, larges de 3 à 4 millimètres. Les fleurs bilabiées, bleues, quelquefois roses, sont disposées en glomérules axillaires formant une inflorescence unilatérale. L'odeur de cette plante est aromatique et camphrée ; la saveur est amère.

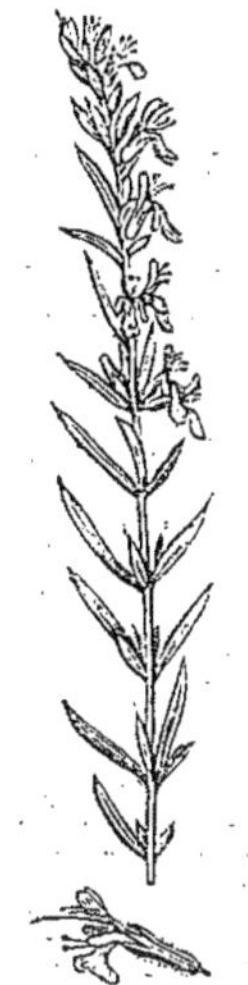

Fig. 167.
Hysope officinale.

Caractères histologiques. — Poils tecteurs et poils glanduleux sur les deux faces ; les poils glanduleux sont uni ou bicellulaires et pédicellés, ou octocellulaires et sessiles ; les poils tecteurs sont unicellulaires et courts, ou pluricellulaires et formés de 3 à 4 cellules ajoutées bout à bout. Pas de cristaux dans le mésophylle.

Composition chimique. — L'Hysope renferme 0,40 p. 100 d'*essence* dont la composition chimique est encore mal déterminée on y a pourtant trouvé du camphre.

Usages. — Les feuilles et les sommités fleuries sont employées fraîches, à la préparation de l'*Alcoolat* et de l'*Alcoolature vulnéraires*, et, sèches, elles font partie des *Espèces vulnéraires*.

SOMMITÉS FLEURIES DE MARJOLAINE

Origine. — Les *Sommités fleuries de Marjolaine* sont fournies par l'*Origanum Majorana*, plante annuelle de la famille des Labiées, commune dans le sud de l'Europe et très cultivée dans nos jardins comme plante de bordure.

Caractères extérieurs. — Les rameaux de la plante sont grêles, un peu velus et rougeâtres, ramifiés et garnis de petites feuilles ovales, entières, pétiolées et blanchâtres. L'inflorescence spiciforme est constituée par des glomérules, réunis à l'aisselle de bractées serrées et blanchâtres ; elle porte des fleurs très petites, roses ou blanches. L'odeur est forte et agréable ; la saveur est aromatique.

Composition chimique. — Cette plante fournit à la distillation 0,50 p. 100 d'*essence* très aromatique, jaune ou verdâtre, devenant brune après plusieurs mois, d'une densité de 0,890 à 0,900 et dextrogyre $[\alpha]''_D = +17^o$. Cette essence contient 40 p. 100 de terpènes, formés surtout de *terpinène*, du *terpinéol* droit et un mélange de *camphre* et de *bornéol*.

Usages. — Les sommités fleuries de Marjolaine sont employées comme stimulantes en infusion (20 p. 1000) et la poudre comme sternutatoire. Fraîches, elles entrent dans la préparation de l'*Alcoolat* et de l'*Alcoolature vulnéraires*.

FAMILLE 12. — THYMIQUES

Cette famille comprend les drogues dont l'essence renferme surtout du thymol et du carvacrol.

Ces deux phénols isomères se rencontrent souvent dans les essences simultanément.

Le *Thymol* $C^{10}H^{14}O$ a été extrait primitivement de l'essence de Thym ; on l'a trouvé depuis dans l'essence de *Monarda punctata*, de *Ptychotis Ajowan*, et, associé au carvacrol, dans l'essence de Serpolet.

Le thymol est solide ; il cristallise en tables rhomboïdales ou en prismes assez volumineux, fondant à 51°5 et bouillant à 232°. Sa densité est 1,07 à 12° ; elle est de 0,969 à 24° (par rapport à l'eau à 4°). Son odeur aromatique est caractéristique de celle de l'essence de Thym. Le thymol est peu soluble dans l'eau qui n'en dissout guère que 3 grammes par litre ; il est très soluble dans l'alcool, l'éther, le chloroforme, l'essence de pétrole, le sulfure de carbone, l'acide acétique.

A l'encontre du phénol ordinaire, le thymol en solution aqueuse ne se colore pas par le perchlorure de fer ; avec l'eau de brome, on n'observe qu'un trouble laiteux. La solution aqueuse de thymol traitée par un demi-volume d'acide acétique cristallisable, puis par un volume d'acide sulfurique et chauffée, se colore en violet rouge ; cette solution montre au spectroscope des bandes d'absorption caractéristiques.

Le *Carvacrol*, isomère de position du thymol, est assez ancien, car dès 1842 on en avait fait la synthèse en partant de la carvone de l'essence de Carvi. Depuis, le carvacrol a été trouvé à l'état naturel dans l'essence d'Origan, dans celle de Serpolet où il accompagne le thymol, et dans l'essence de Sarriette.

C'est une huile épaisse qui se solidifie à — 20°, fond à 0° et bout à 236°5-237° ; sa densité est 0,9854 à 15°.

THYM

Origine. — Le *Thym commun, Farigoule* (*Thymus vulgaris*), est une petite plante vivace, suffrutescente, de la famille des Labiées, qui est abondante dans tous les terrains secs de la région méditerranéenne ; elle est cultivée dans les jardins comme plante culinaire et ornementale, et dans les environs de Nîmes pour l'extraction de l'essence, dont on fait deux distillations par an. On emploie la tige fleurie.

Caractères extérieurs. — Les rameaux ligneux, grêles, dressés et velus, portent de petites feuilles sessiles, ovales-oblongues, de 1 centimètre de longueur, *non ciliées* à la base, à bords fortement *enroulés* ; elles ont une teinte grise à la face supérieure. Les fleurs de couleur blanche ou rosée sont disposées en capitules ou en épis à l'extrémité des rameaux. L'odeur de toute la plante est très forte et caractéristique ; la saveur est fortement aromatique.

Caractères histologiques. — Une coupe de la feuille de Thym montre que les deux épidermes portent des poils tecteurs et des glandes externes. Les poils tecteurs sont en général très courts, coniques, unicellulaires ; on en trouve aussi qui sont plus longs, formés de deux à trois cellules. Les glandes sont à huit cellules, sessiles, logées dans une dépression du limbe foliaire ; quelques-unes sont unicellulaires et courtement pédicellées. Le parenchyme est hétérogène asymétrique, sans cristaux.

Composition chimique. — Les sommités de Thym renferment du *tanin*, un *principe amer* et de 0,6 à 1 p. 100 d'*huile essentielle*. Cette essence est *rougeâtre*, quand elle est récente ; mais, en la distillant de nouveau, on obtient une essence *blanche*, mais un peu moins odorante.

L'*Essence de Thym* est préparée dans le midi de la France, en Espagne, en Allemagne, en Angleterre ; elle est fluide, d'une densité qui varie entre 0,910 et 0,950, lévogyre, neutre au papier de tournesol. Odeur très pénétrante rappelant celle de la plante ; saveur chaude et camphrée. Elle se dissout dans son volume d'alcool à 85°. Elle renferme du *cymène* $C^{10}H^{14}$, du *pinène*, du *thymol* et du *carvacrol* dans la proportion de 20 à 25 p. 100, et une petite quantité de *bornéol* et de *linalol*. La proportion de phénols ne doit pas être inférieure à 20 p. 100.

L'essence de Thym est fréquemment fraudée avec l'essence de Térébenthine. Dans ce cas, la proportion des terpènes sera augmentée. On évaluera cette augmentation en traitant l'essence suspecte par la solution concentrée de salicylate de soude, ou par la lessive de soude diluée (10 p. de lessive pour 30 p. d'eau), qui enlèveront la totalité des produits phénoliques et laisseront les terpènes comme résidu. La proportion de ceux-ci ne devra jamais être supérieure à 80 p. 100.

Usages. — Le Thym possède les propriétés stimulantes des Labiées, mais il est surtout utilisé comme aromate. Les sommités fraîches sont employées à la préparation de l'*Alcoolat vulnéraire* et de l'*Alcoolature vulnéraire*; les sommités sèches font partie des *Espèces vulnéraires.*

L'essence de Thym sert parfois de caustique, dans la carie dentaire. C'est un excitant diffusible qui peut être employé dans la chloro-anémie, à la dose de 0gr,20 à 1 gramme. Elle possède aussi des propriétés antiseptiques et peut remplacer le phénol dont elle n'a pas les dangers ; on peut l'employer comme désodorisant des plaies et désinfectant intestinal. On s'en sert dans la préparation du *Baume Opodeldoch*, de l'*Emplâtre de Cantharide mitigé*, de l'*Huile de Jusquiame composée.*

Le thymol est un antiseptique puissant, plus actif que l'acide phénique, mais bien moins toxique. Ses propriétés antiseptiques l'ont fait administrer avec succès dans la fièvre typhoïde, les désordres intestinaux, la dilatation de l'estomac. Il est utilisé avantageusement comme vermifuge pour l'expulsion de l'Ankylostome duodénal et du Trichocéphale. La dose est de 2 à 3 grammes en cachets de 1 gramme, à absorber pendant trois jours consécutifs.

SOMMITÉS FLEURIES DE SERPOLET

Origine. — Les *Sommités fleuries de Serpolet* sont fournies par le *Thym Serpolet, Thym sauvage* (*Thymus Serpyllum*), plante suffrutescente de la famille des Labiées, commune dans les lieux secs et stériles de l'Europe méridionale.

Caractères extérieurs. — La tige du Serpolet est traçante et émet de nombreux rameaux étalés, longs de 10 à 40 centimètres, se redressant à leur extrémité. Les feuilles sont petites, longues de 1 centimètre environ, ovales ou oblongues, *planes* sur les bords et *ciliées* à la base, ce qui les distingue des feuilles de Thym. L'inflorescence est en épis ou en capitules de glomérules à plusieurs fleurs ; les fleurs ont une corolle purpurine, rose ou blanche. Odeur agréable, pénétrante, moins forte que celle du Thym ; saveur fortement aromatique.

Composition chimique. — Le Serpolet fournit environ 0,70 p. 100 d'une *essence* de couleur jaune d'or, très soluble dans l'alcool et douée d'une odeur agréable et aromatique.

L'*Essence de Serpolet* a une densité variant de 0,900 à 0,915 ; elle est lévogyre $[\alpha]''_D = -10$. Elle renferme du *cymène*, des traces de *pinène*, une forte proportion de *thymol* et un peu de *carvacrol*.

Usages. — Le Serpolet a les mêmes propriétés thérapeutiques que le Thym. Surtout employé comme condiment. En pharmacie, les sommités fleuries fraîches contribuent à la préparation de l'*Alcoolat* et de l'*Alcoolature vulnéraires*, sèches, à la préparation du *Sirop d'Ipécacuanha composé*.

SARRIETTE

Origine. — La *Sarriette des jardins* (*Satureia hortensis*), est une plante de la famille des Labiées de la région méditerranéenne, qui est fréquemment cultivée dans les jardins en bordure. On utilise la tige fleurie fraîche.

Caractères extérieurs. — La tige de Sarriette est ramifiée, rougeâtre, d'une hauteur de 20 à 30 centimètres. Elle porte des feuilles linéaires, lancéolées, longues de 12 à 15 millimètres, non mucronées, entières, atténuées à la base, glanduleuses. Les fleurs sont géminées, plus courtes que les feuilles florales, disposées en petites grappes terminales, à corolle purpurine ponctuée de rouge. Cette plante possède une odeur analogue à celle du Thym ; sa saveur est piquante et aromatique.

Caractères histologiques. — Les feuilles portent des poils tecteurs, courts, uni ou bicellulaires, de petites glandes arrondies unicellulaires et de grosses glandes à huit cellules.

Composition chimique. — La Sarriette contient une huile essentielle incolore à odeur aromatique agréable rappelant celle du thymol. Cette essence renferme de 30 à 38 p. 100 de *carvacrol*, 20 p. 100 de *cymène* et 50 p. 100 d'un *terpène* non encore identifié.

Usages. — La Sarriette s'emploie comme condiment ou en infusion (10 p. 1000), comme stomachique et digestive. Elle fait partie de l'*Alcoolat* et de l'*Alcoolature vulnéraires*.

FRUITS D'AJOWAN*

Les *Fruits d'Ajowan* (fig. 168), fournis par le *Ptychotis Ajowan*, plante de la famille des Ombellifères, cultivée en Égypte, en Perse et surtout dans l'Inde, ressemblent assez par leur forme et leur couleur aux fruits de Persil, mais s'en distinguent par les nombreux tubercules dont ils sont couverts et par l'odeur de Thym très prononcée qu'ils exhalent lorsqu'on les écrase entre les doigts. Ils donnent à la distillation 3 p. 100 d'une *huile essentielle*, renfermant de 30 à 40 p. 100 de *thymol*, de 15 à 20 p. 100 de *cymène*, de 30 à 40 p. 100 de *pinène* et peut-être un peu de *carvacrol*.

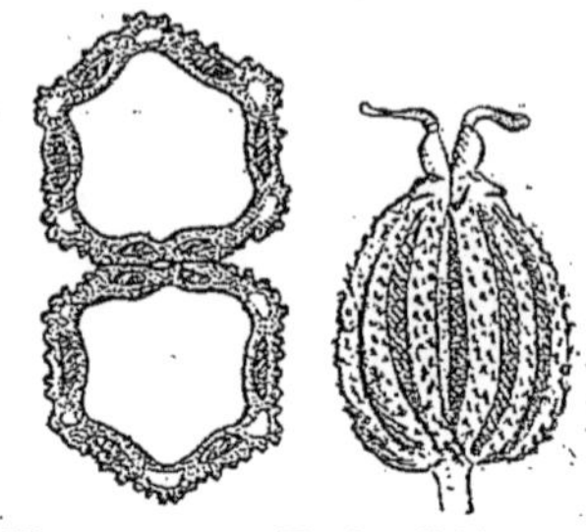

Fig. 168. — Fruit d'Ajowan entier et en coupe transversale (très grossi).

Les fruits d'Ajowan, qui constituent un des condiments les plus populaires de l'Inde, méritaient surtout d'être signalés comme la grande source industrielle du thymol.

ORIGAN

Origine botanique. — Les *Sommités fleuries d'Origan* qu'on utilise en pharmacie sont fournies par l'Origan commun (*Origanum vulgare*), plante vivace de la famille des Labiées commune dans les bois secs et montagneux de toute l'Europe.

Caractères extérieurs. — La tige de l'Origan est dressée, raide, rameuse supérieurement, pubescente, souvent rougeâtre, de 50 à 80 centimètres de hauteur. Les feuilles sont velues, surtout en dessous, pétiolées, ovales, à bords légèrement dentés. Les fleurs purpurines sont disposées en épis cylindriques, terminaux, compactes, entourées de bractées ovales, d'un rouge pourpre, plus longues que le calice. Ces sommités sont très aromatiques ; leur saveur est amère et un peu âpre.

Composition chimique. — Soumises à la distillation, les

sommités d'Origan donnent une essence jaune clair, d'odeur agréable. Cette essence est constituée par un terpène et par du *carvacrol.*

Usages. — A l'état frais, on les emploie en pharmacie à la préparation de l'*Alcoolat* et de l'*Alcoolature vulnéraires.* Séchées, elles font partie des *Espèces vulnéraires.* Médicament tonique et excitant.

DICTAME DE CRÈTE

Origine. — Les *Tiges fleuries de Dictame de Crète* sont fournies par l'*Origanum Dictamnus,* plante vivace de la famille des Labiées qui vient surtout dans la région méditerranéenne.

Caractères extérieurs. — Les tiges fleuries de Dictame de Crète sont hautes de 25 à 30 centimètres, sous-frutescentes, quadrangulaires, velues et rougeâtres. Les feuilles sont opposées, pétiolées (les inférieures), ou sessiles (les supérieures), ovales, entières, couvertes d'un duvet cotonneux épais et blanchâtre sur les deux faces. Les fleurs purpurines forment des glomérules lâches et penchés, qui sont entourés de bractées rougeâtres. Odeur aromatique très agréable ; saveur âcre et piquante.

Caractères histologiques. — Les feuilles portent, sur les deux épidermes, un grand nombre de poils tecteurs, très allongés et formés de cellules superposées donnant naissance à des ramifications latérales assez espacées et alternes. Elles portent aussi des glandes, les unes petites, unicellulaires, supportées par un pédicelle pluricellulaire assez long, les autres beaucoup plus grosses, octocellulaires et presque sessiles, celles-ci sur l'épiderme inférieur seulement.

Composition chimique. — Le Dictame de Crète fournit une essence dont l'élément caractéristique est le *carvacrol.*

Usages. — Cette plante, très appréciée des anciens comme vulnéraire, n'est plus employée qu'à la préparation de l'*Alcoolat de Fioravanti.*

SOMMITÉS FLEURIES DE CALAMENT

Origine. — Les *Sommités fleuries de Calament* sont fournies par le *Calament officinal* (*Calamintha officinalis*), plante de la famille des Labiées, commune dans les bois montagneux de toute l'Europe.

Caractères extérieurs. — Le Calament est une plante de 30 à 60 centimètres de haut, à feuilles opposées, ovales, dentées, pétiolées, pubescentes, grisâtres surtout à la face inférieure, longues de 25 millimètres et larges de 15 millimètres en moyenne. Les fleurs sont en glomérules axillaires ; elles ont un calice coloré, tubuleux, à dents pourvues de cils raides étalés ; la corolle est d'un rose purpurin, deux fois aussi longue que le calice.

Usages. — Les sommités fleuries de Calament fraîches sont employées à la préparation de l'*Alcoolat* et de l'*Alcoolature vulnéraires* ; sèches, elles font partie des *Espèces vulnéraires*.

FAMILLE 13. – EUGÉNIQUES

On range dans ce groupe les drogues qui fournissent des essences dont le type est l'essence de Girofle, et dont l'élément important est l'*eugénol* ou un éther méthylique de l'eugénol.

L'*Eugénol* $C^{10}H^{12}O^{2}$ a été découvert en 1827 dans l'essence de Girofle, et rencontré depuis, soit à l'état libre, soit à l'état d'éther méthylique, dans un certain nombre d'essences. Il a pris, dans ces dernières années, une importance considérable comme matière première pour la synthèse de la vanilline.

On extrait l'eugénol de l'essence de Girofle ; on peut aussi le préparer synthétiquement en chauffant de l'alcool conyférilique avec de l'eau et de l'amalgame de sodium.

L'eugénol est un liquide huileux, bouillant à 247°5 ; sa densité est 1,0779 à 0° ; il possède une forte odeur de Girofle. Il est très peu soluble dans l'eau, mais soluble dans l'alcool, l'éther, l'acide acétique, les alcalis. Incolore quand il vient d'être préparé, il se colore assez rapidement en jaune sous l'influence de la lumière. Sa solution alcoolique donne une coloration bleu foncé avec le perchlorure de fer ; elle devient rouge sale quand on ajoute de l'ammoniaque.

L'eugénol, sous l'influence de la potasse alcoolique, se transforme en son isomère propénylique, l'*isoeugénol*.

Oxydé par le permanganate de potassium, il donne de l'*homovanilline*, de l'*acide homovanillique* et de la *vanilline* ; on obtient très peu de ce dernier corps avec l'eugénol, tandis que l'on a des rendements importants avec l'isoeugénol.

GIROFLE

Origine. — Le *Girofle* ou, comme on le dit plus communément, les « *Clous de Girofle* », sont les boutons floraux desséchés du *Giroflier aromatique* (*Eugenia caryophyllata*, *Caryophyllus aromaticus*) (fig. 169), arbre de la famille des Myrtacées, originaire des Moluques et des Célèbes, cultivé à Amboine, à Sumatra, à Malacca, à Zanzibar, à la Réunion, à Cayenne, aux Antilles, au Brésil, etc.

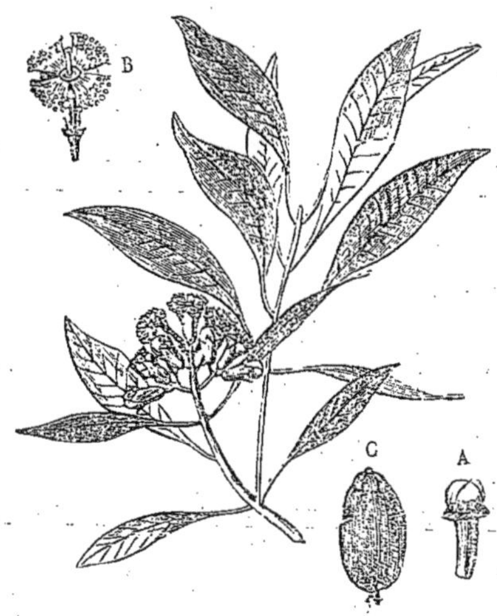

Fig. 169. — Giroflier aromatique.

Récolte et préparation. — On les récolte deux fois par an, en juin et décembre, au moment où la teinte verte passe au rouge. On les cueille à la main ou on les gaule au-dessus d'un drap. La dessiccation se fait au soleil et on la continue jusqu'à ce que, sous l'action de l'air et de la lumière, les tissus imprégnés d'essence aient pris une couleur brun foncé. Les clous de Girofle sont ensuite emballés dans des sacs en feuilles de Cocotier, plus rarement dans des sacs de peaux.

Caractères extérieurs. — Chacun de ces boutons floraux (fig. 170) est constitué par une petite tige, à peu près quadrangulaire, qui représente l'ovaire infère. Cette tige est surmontée à la partie supérieure par quatre lobes ovoïdes, étroits, concaves en dessus, entourant une masse globuleuse (tête du clou), de 5 à 6 millimètres de diamètre. Ces quatre lobes représentent le calice, tandis que la partie globuleuse centrale est constituée par les quatre pièces de la corolle imbriquées qui recouvrent un grand nombre d'étamines. Toute la substance est d'une couleur cannelle foncée. Une coupe longitudinale du clou de Girofle montre à la partie supérieure de la tige les deux loges de l'ovaire profondément

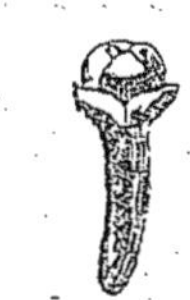
Fig. 170. — Clou de Girofle.

situées dans l'épaisseur du tissu ; elles renferment chacune de nombreux ovules anatropes. L'odeur de la drogue est fortement aromatique ; la saveur est brûlante et spéciale comme l'odeur.

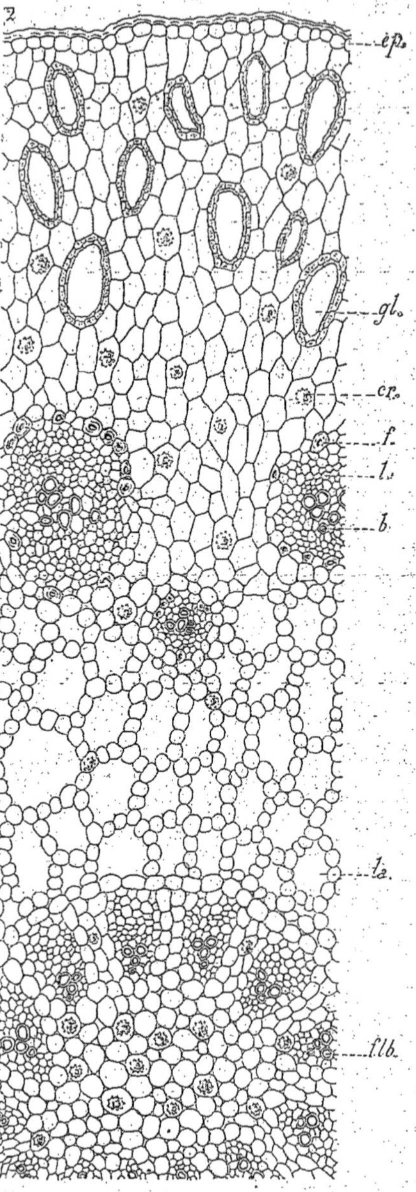

Fig. 171. — Coupe transversale du Clou de Girofle.

Caractères histologiques. — Une coupe transversale de l'ovaire, faite au-dessous des loges ovariennes, montre entre l'épiderme (*ep*, fig. 171) et la portion centrale un parenchyme dans lequel on peut nettement différencier deux zones, séparées l'une de l'autre par un cercle de faisceaux libéro-ligneux (*l.b*) arrondis, limités par quelques fibres mécaniques (*f*). La zone externe est formée de cellules polyédriques, étroitement serrées, sans méats, dont quelques-unes sont cristalligènes (*cr*) ; dans son épaisseur, on rencontre un grand nombre de nodules sécréteurs (*gl*), ovales, très grands, très rapprochés, disposés sur deux ou trois rangs. La zone interne est très lâche et comprend un grand nombre de lacunes aérifères (*la*), bordées par des cellules disposées sur un seul rang. La partie centrale comprend un endoderme bien apparent au-dessous duquel se trouvent un grand nombre de faisceaux libéro-ligneux avec liber interne (*f. lb*), disposés en un cercle autour d'une moelle qui contient une notable proportion de cristaux étoilés.

Composition chimique. — Les clous de Girofle renferment de la *gomme*, du *tanin*, et de 16 à 20 p. 100 d'*huile essentielle* qui en constitue la partie la plus importante.

L'*Essence de Girofle* est incolore au moment de sa préparation, mais elle ne tarde pas à prendre la couleur brune qu'elle possède généralement ; elle est de consistance oléagineuse, plus lourde que l'eau, sa densité variant de 1,050 à 1,070 ; elle est faiblement lévogyre. Odeur très forte rappelant celle des clous de Girofle ; saveur âcre, brûlante et même caustique.

Cette essence est constituée en majeure partie par de l'*eugénol* (70 à 85 p. 100), dont une petite quantité est à l'état d'éther acétique ou même d'éther acétyl-salicylique, l'acide salicylique ayant pu être caractérisé dans les produits de distillation ; elle renferme encore un sesquiterpène, le *caryophyllène*, et moins de 1 p. 100 d'une cétone, la *méthylamylcétone normale* qui communique à l'essence de Girofle la nuance particulière de son arome.

Falsifications et essai de l'essence de Girofle. — Certains produits commerciaux sont fraudés avec le phénol ordinaire, de sorte qu'il ne suffit pas de doser la portion phénolique de l'essence ; il faut encore l'isoler et examiner soigneusement ses propriétés physiques ; on y ajoute aussi d'autres essences : essences de Copahu, de bois de Cèdre, de Térébenthine, etc., qui se retrouveront dans la portion non phénolique dont le volume sera augmenté.

On agite 1 centimètre cube de l'essence avec 20 centimètres cubes d'eau distillée, on filtre sur un papier mouillé et on ajoute une goutte de perchlorure de fer ; le liquide devra prendre une teinte gris verdâtre et non bleue ou violette, ce qui indiquerait la présence du *phénol*.

On mélange 4 centimètres cubes d'alcool à 95° et 2 centimètres cubes d'eau ; on ajoute 3 centimètres cubes de l'essence ; on devra obtenir une solution complètement limpide. S'il y a un trouble, addition de *pétrole* ou d'*essence de Térébenthine*.

Si l'essence ne renferme pas de phénol, on procédera au dosage de l'eugénol.

Le dosage de l'eugénol pourra se faire par le *procédé de*

Duyck. On agite l'essence avec quatre volumes de solution concentrée de salicylate de soude et un volume et demi d'eau distillée ; elle cède tout son eugénol au salicylate, tandis que la portion non phénolique reste indissoute : la proportion de celui-ci pourra être mesurée. Une essence de bonne qualité doit céder au moins 80 p. 100 de produits solubles à la solution de salicylate de soude.

On peut encore opérer comme pour le dosage de l'aldéhyde cinnamique (voy. p. 290), en remplaçant la solution de bisulfite de sodium par de la potasse aqueuse à 5 p. 100. Le volume du liquide non dissous par la potasse ne devra pas dépasser 2 centimètres cubes, ce qui indique, pour l'essence essayée, une proportion d'eugénol d'au moins 80 p. 100 en volume.

Usages. — Les clous de Girofle constituent une des épices les plus communément employées. Comme stimulant aromatique, ils entrent dans la composition de quelques médicaments, notamment dans l'*Alcoolat de Fioravanti*, l'*Alcoolat de Garus*, l'*Alcoolat de Mélisse composé*, la *Teinture de Girofle*.

L'essence de Girofle est employée pour cautériser la pulpe dans la carie dentaire. Elle sert aussi à la préparation de l'*Élixir dentifrice*, du *Laudanum de Sydenham*, du *Liniment de Rosen*, du *Baume nerval*. Dans l'industrie, elle sert surtout à l'extraction de l'eugénol devant servir à la préparation de la vanilline.

L'eugénol a été préconisé comme antithermique et antiseptique, en capsules, en potion ou en lavements, à la dose de $0^{gr},80$ par jour pour les adultes et $0^{gr},20$ pour les enfants.

On trouve encore dans le commerce les *fruits* du Giroflier, appelés *Antofles*, très pauvres en essence, et les *Griffes de Girofle*, qui sont les pédoncules floraux et qui sont assez riches en essence. On en exporte de grandes quantités utilisées surtout pour la préparation de l'huile essentielle. Les griffes de Girofle servent aussi à falsifier la poudre de Girofle ; la présence de sclérites, qui manquent dans la poudre de Girofle pure, suffira à déceler la falsification.

FAMILLE 14. — ANISIQUES

Dans ce groupe, nous étudions les produits qui doivent leurs propriétés aromatiques à l'un ou à l'autre des deux éthers phénoliques isomériques, l'*anéthol* et l'*estragol*, ou bien à leur présence simultanée.

L'*Anéthol* $C^{10}H^{12}O$ est le principe concret des essences d'Anis, de Badiane et de Fenouil. On l'extrait des essences qui en contiennent par refroidissement ; on exprime le produit concret obtenu dans du papier buvard, on le dissout dans l'éther de pétrole et on le fait cristalliser.

On peut aussi obtenir l'anéthol en chauffant son isomère l'*estragol*, avec de la potasse alcoolique ; il y a une simple substitution de la chaîne propénylique à la chaîne allylique.

L'anéthol possède une forte odeur d'Anis ; il fond à 22°5 et bout à 229° ; sa densité est $d = 0,9877$; son indice de réfraction $n^D = 1,5430$. Il est inactif sur la lumière polarisée. Sa formule de constitution est :

$$CH^3 — CH = CH\ (1) — C^6H^4 — O — CH^3\ (4)$$

c'est donc l'éther méthylique de l'*Anol* qui est un *parapropénylphénol* $CH^3—CH=CH\ (1)\ —C^6H^4—OH\ (4)$, et c'est par conséquent du *Paraanéthol*.

Quand on oxyde partiellement l'anéthol par l'acide azotique, on obtient de l'*aldéhyde anisique* $C^2H^4—CHO(1)\ — O—CH^3\ (4)$ et une petite quantité de *fénone*. Cet aldéhyde anisique est employé en parfumerie sous le nom d'*Essence d'aubépine* ou d'*Essence de foin coupé*.

Par oxydation complète, on obtient l'acide anisique : $C^6H^4—CO^2H\ (1)\ —O—CH^3\ (4)$.

On a pu préparer synthétiquement les deux autres isomères de position de l'anéthol, l'*Orthoanéthol* et le *Méta-anéthol*.

L'*Estragol* est l'éther méthylique du *chavicol* : $CH^2=CH —CH^2\ (1)\ —C^6H^4—OH\ (4)$, phénol qui est l'isomère allylique de l'anol. La formule de constitution de l'estragol sera donc $CH^2=CH—CH^2\ (1)\ —C^6H^4—O—CH^3(4)$.

L'estragol est liquide ; il ne cristallise pas à — 26° ; il bout à + 216° ; sa densité est 0,946 à 10°. Il possède une odeur et un goût anisés, moins fortement prononcés que l'anéthol.

ANIS VERT

Origine. — L'*Anis vert* est constitué par les fruits du *Boucage Anis*, *Petit Anis*, *Anis d'Europe* (*Pimpinella Anisum*) (fig. 172), plante de la famille des Ombellifères, originaire de l'Égypte, de l'Asie Mineure et de la Grèce, cultivée presque partout en Europe, car elle peut mûrir ses fruits jusqu'en Norvège. Les fruits les plus estimés viennent de Malte et d'Alicante.

Caractères extérieurs. — Les fruits d'Anis (fig. 173, A), sont ovoïdes ou piriformes, larges à la base, rétrécis au sommet qui est couronné par les rudiments du calice et la base du style ; en bas, ils portent un pédoncule long et grêle.

Ils sont de couleur vert grisâtre, striés et couverts de poils courts et rudes qui, sur le fruit sec, ne forment plus

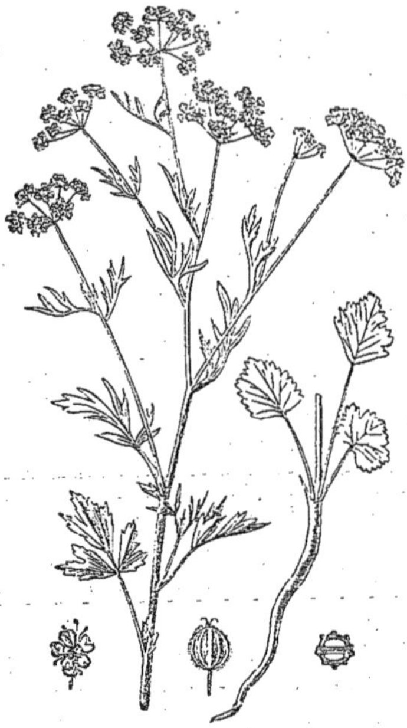

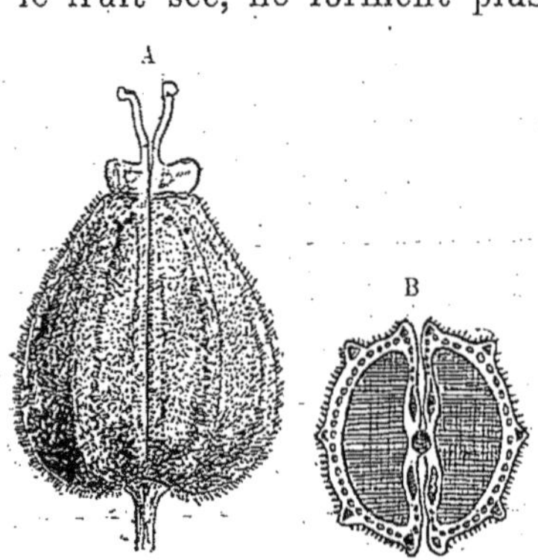

Fig. 172. — Anis vert.

Fig. 173. — Fruit d'Anis vert : A, entier ; B, coupé transversalement (très grossi).

qu'un duvet tomenteux, bien visible à la loupe seulement ; les deux méricarpes restent étroitement unis entre eux. Chacun d'eux est marqué de cinq côtes grêles, à peine saillantes, égales entre elles. Odeur douce, très aromatique, spéciale ; saveur chaude, sucrée et aromatique. La section transversale (fig. 173, B) est octogone et montre un grand nombre de canaux sécréteurs (une trentaine environ) dans chaque méricarpe.

Caractères histologiques. — L'épiderme (fig. 174) porte des poils unicellulaires, coniques, tuberculeux ; le péricarpe renferme de nombreux canaux sécréteurs disposés tout autour de la graine, irréguliers dans leurs dimensions ; on en trouve deux, plus volumineux que tous les autres, sur la face commissurale. La graine à contour réniforme renferme de l'aleurone et de l'huile grasse.

Composition chimique. — Les fruits d'Anis renferment de l'huile, du sucre, de la gomme et surtout, comme élément important, de l'*huile essentielle*, dans la proportion de 1 à 2 p. 100.

L'*Essence d'Anis* est un liquide incolore ou jaunâtre, à odeur d'Anis, à saveur sucrée; elle ne devient complètement fluide qu'à + 22° et se solidifie entre + 14° et + 18° ; sa densité varie de 0,980 à 0,990 à + 17°, et elle peut, avec l'âge,

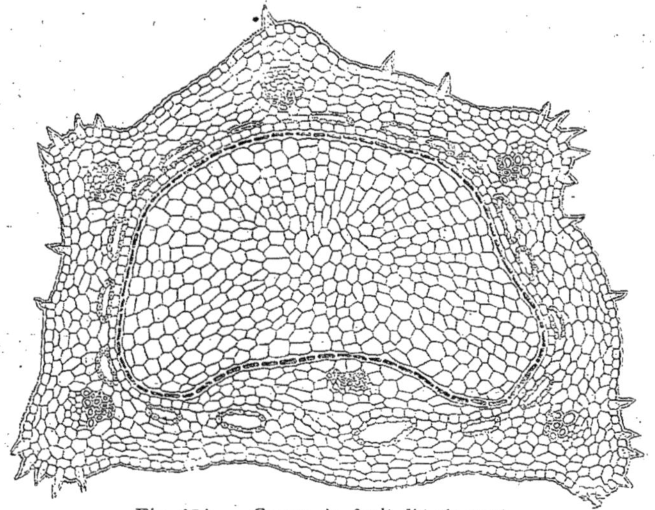

Fig. 174. — Coupe du fruit d'Anis vert.

devenir égale ou supérieure à celle de l'eau ; sa réaction est neutre. Elle se dissout dans 2,5 parties d'alcool à 85° ; elle est soluble en toutes proportions dans l'alcool absolu, l'éther, les huiles et les essences ; à peu près insoluble dans la solution concentrée de salicylate de soude.

L'essence d'Anis renferme une proportion énorme d'*anéthol* (80 à 90 p. 100) ; on y a trouvé, en outre, mais en quantités minimes : de l'*aldéhyde anisique*, de l'*acétone anisique*, de l'*acide anisique*, de l'*estragol*, de la *fénone* (?) et divers *sesquiterpènes*. Toutes ces substances atteignent au plus le vingtième du poids de l'anéthol.

Falsifications et essai de l'essence d'Anis. — L'essence d'Anis peut être falsifiée avec de l'alcool, de la gélatine, du blanc de Baleine, de l'alcool de savon, des huiles grasses, de l'anéthol et de l'essence de Badiane.

On reconnaît l'*alcool* en agitant l'essence avec de l'eau qui devient laiteuse.

Pour déceler la *gélatine*, on traite l'essence par l'eau, puis on ajoute à l'eau soit de l'alcool, soit de la teinture de Noix de galle qui précipitent la gélatine.

Pour le *blanc de Baleine*, on agite l'essence avec de l'alcool, qui dissout l'essence et précipite les corps gras.

L'*alcool de savon* sera reconnu en traitant l'essence par l'eau ; celle-ci mousse facilement par l'agitation et donne un précipité blanc avec les sels de chaux et de plomb.

On caractérisera la présence des *huiles grasses* en versant quelques gouttes de l'essence sur un papier que l'on chauffe ensuite : il restera une tache grasse insoluble dans l'alcool.

L'addition de l'*anéthol* de l'essence de Fenouil sera facilement reconnue, car ce corps n'est jamais exempt de fénone droite : l'essai polarimétrique de l'essence et surtout de son anéthol constitue, dans ce cas, une bonne méthode de recherche.

L'addition de l'*essence de Badiane* est très difficile à reconnaître et sa recherche absolument inutile, l'addition ou même la substitution n'ayant aucun inconvénient.

Usages. — Les fruits d'Anis vert sont stimulants et carminatifs ; ils stimulent les fonctions digestives et sont très utiles dans les dyspepsies flatulentes. On les emploie en infusion, à la dose de 8 à 15 grammes par litre d'eau, ou en dragées. Ces fruits sont parfois mélangés au pain ou aux gâteaux ; ils font partie des *Espèces purgatives*, du *Sirop de Salsepareille composé* et font la base de plusieurs liqueurs agréables.

L'essence d'Anis entre dans l'*Élixir parégorique*, les *Pilules d'Aloès et de Gomme-gutte*, les *Tablettes de bicarbonate de soude*, la *Teinture d'essence d'Anis*.

BADIANE DE CHINE

Origine. — La *Badiane de Chine*, *Anis étoilé*, est le fruit de l'*Illicium anisatum* (*I. verum*) (fig. 175), arbre toujours vert, originaire de la Cochinchine (montagnes du Yunnam et du Tonkin) ; il est cultivé en Chine où il est exclusivement exploité.

La récolte se fait de juillet à octobre, à la main. A partir de dix ans, un pied donne de 30 à 35 kilogrammes de fruits ; plus tard, il peut en donner jusqu'à 40 et même 45 kilogrammes.

Caractères extérieurs. — Ce fruit (fig. 176) est sec, brun rougeâtre, à paroi externe rugueuse ; il est composé de 6 à 12 (8 le plus souvent) follicules ligneux, ayant la forme d'une carène, disposés en étoile autour d'un axe central court terminé par un petit *plateau* de même consistance et de même couleur que les follicules. Chacun de ceux-ci s'ouvre par une large fente supérieure qui

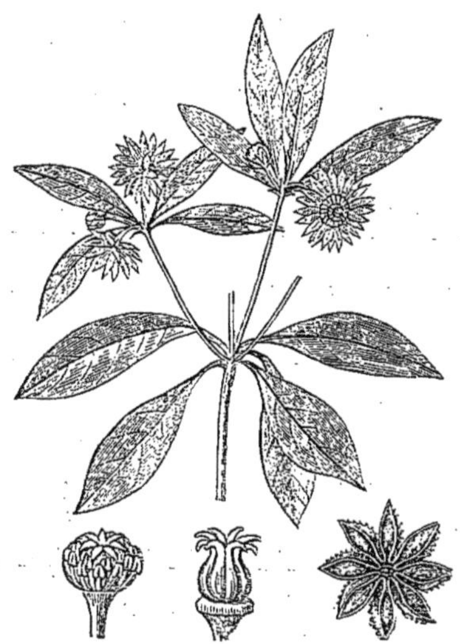

Fig. 175. — Anis étoilé.

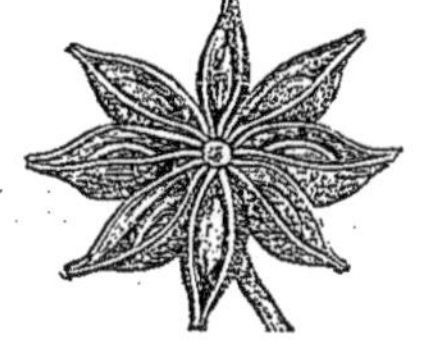

Fig. 176. — Fruit de Badiane.

laisse voir une graine ovale, lisse, de couleur acajou, luisante et rougeâtre ; il se recourbe très légèrement à son extrémité en une pointe obtuse. Le péricarpe a une odeur très douce

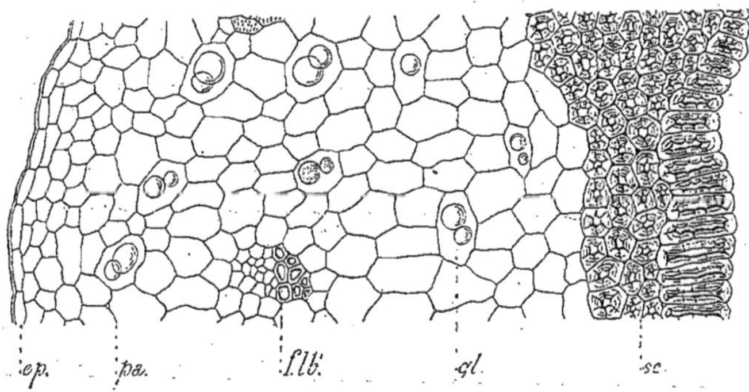

Fig. 177. — Coupe transversale du péricarpe d'un follicule de Badiane.

et très agréable d'Anis, mais plus fine ; saveur aromatique, sucrée, un peu âcre. La graine n'a pas d'odeur.

Caractères histologiques. — La coupe transversale du péricarpe d'un des follicules présente sous l'épiderme (*ep*, fig. 177) une portion parenchymateuse (*pa*), très développée, renfermant des faisceaux libéro-ligneux (*f. lb*) et de grosses glandes à essence (*gl*), et une portion scléreuse (*sc*) située à la partie interne.

Composition chimique. — La Badiane renferme du *sucre*, du *mucilage*, et surtout 4 à 5 p. 100 d'*huile essentielle*.

L'*Essence de Badiane* est surtout préparée sur place ; on en exporte en moyenne 40 000 kilogrammes par an. C'est un liquide à odeur anisée, plus suave que celle de l'essence d'Anis ; sa densité varie de 0,980 à 0,990 ; elle se solidifie entre + 14° et + 18°. Elle renferme de l'*anéthol* en proportion considérable (80 à 90 p. 100 comme l'essence d'Anis), du *pinène droit*, du *phellandrène gauche*, de l'*estragol* et du *safrol*.

Les falsifications de cette essence seront reconnues comme celles de l'essence d'Anis.

Substitution. — A plusieurs reprises, on a substitué à la Badiane de Chine, la *Badiane du Japon* qui est extrêmement toxique. Cette Badiane du Japon est le fruit de l'*Illicium religiosum*, variété de l'*I. verum* qui a été transportée de Chine au Japon par les prêtres bouddhistes.

Cette substitution pourra être reconnue par la différence que présentent les caractères organoleptiques, les caractères extérieurs, les caractères microscopiques et les caractères chimiques.

1° *Caractères organoleptiques.* — L'odeur et la saveur suffiraient déjà. La Badiane de Chine a une odeur d'Anis et de Fenouil ; celle du Japon a une odeur de Laurier et de Cubèbe, peu agréable.

La Badiane de Chine a une saveur immédiatement *un peu sucrée*, qui devient rapidement légèrement acide et *fortement amère* à la fois ; celle du Japon a une saveur immédiatement d'une *acidité intense*, suivie d'une saveur un peu camphrée.

2° *Caractères extérieurs.* — Les fruits de la Badiane du Japon sont moins rugueux, et la pointe de leur follicule est relevée en griffe vers le haut ; dans la Badiane vraie, elle est sur le prolongement du bord du follicule. La columelle de l'*Illicium verum* est largement tronquée à sa partie supérieure : elle apparaît sous la forme d'un assez large disque sur lequel sont attachés les fruits (fig. 176). Chez l'*I. religiosum*, au contraire, la columelle va en se rétrécissant à la partie supérieure, se termine en pointe un peu au-dessous de l'extrémité des bords carpellaires et semble de la sorte infléchie à la face inférieure de ces derniers.

3° *Caractères histologiques.* — Les cellules scléreuses que l'on trouve dans le pédoncule ou, à son défaut, dans la columelle du fruit de l'*Illicium verum*, sont tout à fait caractéristiques. Ce sont d'énormes cellules à parois épaissies (A, fig. 178), affectant les formes les plus extraordinaires, ramifiées en tous sens et de dimension considérable. Au contraire, dans la Badiane du Japon, on trouve très peu de cellules scléreuses, et celles-ci sont arrondies ou elliptiques, non rameuses, de faible dimension (B, fig. 178).

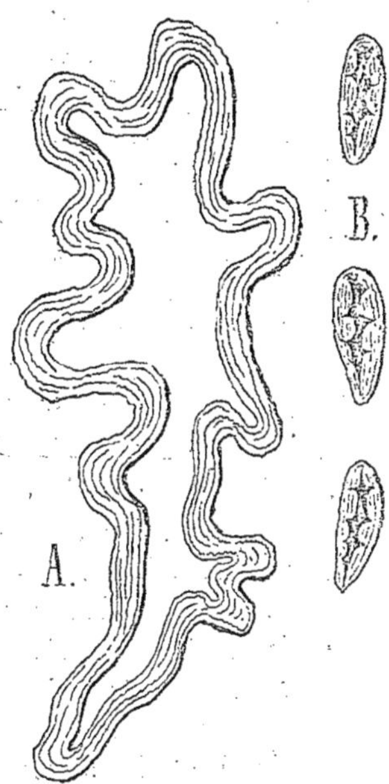

Fig. 178. — A, cellules scléreuses du pédoncule de la Badiane de Chine; B, cellules scléreuses de la Badiane du Japon (A et B au même grossissement).

Un autre caractère différentiel d'ordre histologique est tiré de la structure du tégument de la graine. Dans la graine de la Badiane de Chine, au-dessous de la couche scléreuse externe du tégument, on trouve trois à quatre rangs de cellules à parois minces ; dans la graine de la Badiane du Japon, on trouve, à la place des cellules à parois minces, des cellules à parois sclérifiées.

4° *Caractères chimiques.* — La Badiane de Chine renferme beaucoup d'anéthol, tandis que la Badiane du Japon n'en renferme pas trace; dès lors, la teinture de la première se troublera par addition d'eau, tandis que la teinture de Badiane du Japon demeurera complètement transparente.

Usages. — La Badiane est employée dans l'Inde comme aromate ; elle est employée en Europe comme carminatif et stomachique dans les dyspepsies, l'anémie, la chlorose, etc. Elle fait la base de plusieurs produits industriels, et notamment de l'*Anisette de Bordeaux* et de la liqueur dite *Absinthe*.

L'essence de Badiane fait partie de l'*Élixir dentifrice.*

RACINE, FEUILLES ET FRUITS DE FENOUIL

Origine. — La *Racine*, les *Feuilles* et les *Fruits de Fenouil doux* sont fournis par une variété cultivée de *Fenouil commun* (*Fœniculum capillaceum*), le *Fenouil doux* (*Fœniculum dulce*) (fig. 179). Cette variété est cultivée en France, aux environs de Nîmes et en Italie.

Caractères extérieurs. — La *Racine de Fenouil* sèche se présente ordinairement dans les pharmacies en petits tronçons cylindriques de 2 à 3 centimètres de longueur sur 5 à 10 millimètres d'épaisseur. Quelques-uns ont été fendus longitudinalement et sont plans d'un côté et convexes de l'autre. L'écorce, de peu d'épaisseur, s'exfolie facilement ; sa surface, gris jaunâtre et pulvérulente, est marquée de stries longitudinales un peu sinueuses. Le cylindre ligneux, très développé, est blanc et dur. La cassure est très fibreuse ; la section transversale montre de nombreuses stries, et de petites ponctuations dans la portion interne de l'écorce. Odeur et saveur très peu prononcées sur la racine sèche.

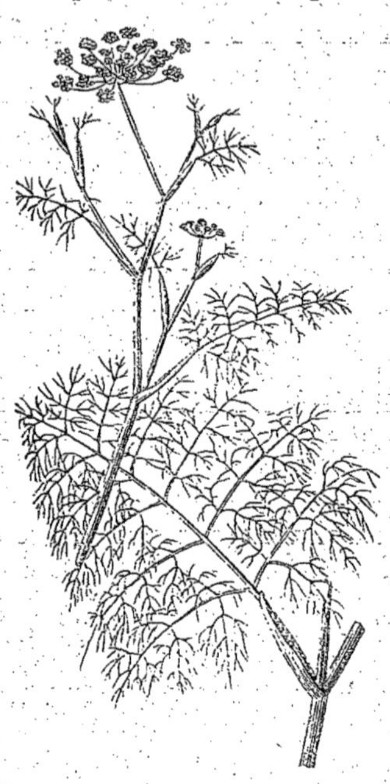

Fig. 179. — Fenouil doux.

Les *Feuilles de Fenouil* sont pourvues d'une gaine très développée, membraneuse sur les bords, portant des segments linéaires filiformes, très allongés, dont les divisions principales sont opposées. Elles ont une odeur aromatique, une saveur à la fois aromatique et sucrée.

Les *Fruits de Fenouil* (fig. 180, A et B) sont oblongs, linéaires, parfois ovoïdes, droits, plus souvent arqués, renflés à l'extrémité, longs de 10 à 15 millimètres, larges de 3 à 4 millimètres ; ils présentent huit côtes dont deux doubles ; ils sont généralement pédonculés et portent au sommet les cinq dents du calice et les deux styles. Les deux méricarpes, le plus souvent soudés, sont glabres ; ils ont dans leur ensemble une coloration vert pâle, blanchâtre. Odeur très douce et suave, *sui generis*, qui se développe par le frottement ; saveur très aromatique et sucrée.

Caractères histologiques. — La racine présente à l'extérieur un suber, au-dessous duquel se trouve un parenchyme cortical peu épais renfermant des canaux sécréteurs. Le liber, divisé en faisceaux par de larges rayons médullaires, présente des massifs de fibres libériennes disposées en séries parallèles et alternant avec de larges bandes de parenchyme libérien. Dans ce parenchyme libérien, on trouve de petits canaux sécréteurs disposés en autant de cercles qu'il y a de zones parenchymateuses, un par zone. Le bois est constitué par des vaisseaux ligneux plongés dans un tissu exclusivement fibreux.

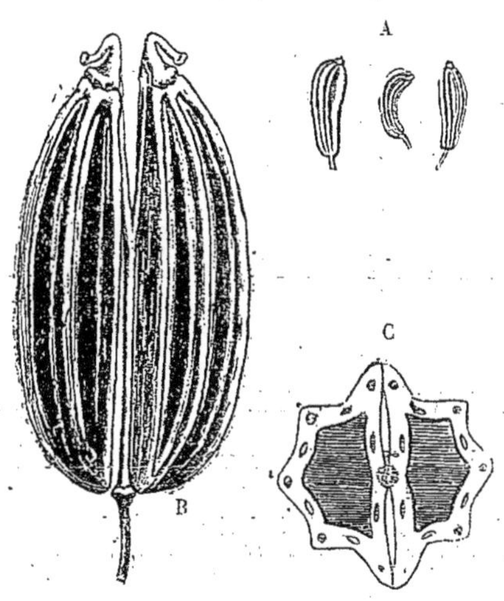

Fig. 180. — Fruit du Fenouil : A, grandeur naturelle; B, grossi; C, section transversale grossie.

Le fruit montre, sur la coupe transversale, une abondance de cellules spiralées dans le péricarpe; on observe, en outre, dans chaque méricarpe, six canaux résineux dont quatre logés dans les sillons qui séparent les côtes et deux sur la face commissurale. Chacun de ces canaux est entouré d'une assise simple de petites cellules brunes, dont la section est elliptique et allongée tangentiellement à la cavité du canal.

Composition chimique. — Les fruits renferment 12 p. 100 d'*huile fixe* accumulée dans l'albumen, une petite proportion de *sucre* et de 4 à 6 p. 100 d'*huile essentielle* qui se rencontre aussi dans les feuilles et peut-être dans la racine.

L'*Essence de Fenouil* est incolore ou jaune pâle, neutre au papier de tournesol, assez fluide, mais s'épaississant entre + 5° et + 10° ; sa densité varie entre 0,950 et 0,975 à 15° ; elle est dextrogyre $[\alpha]_D = + 7°$ à 22°; elle possède une saveur et une odeur douces, aromatiques, rappelant celles du fruit. Elle est soluble dans l'alcool à 85°, dans l'éther, les huiles grasses et à peu près insoluble dans la solution concentrée de salicylate de soude.

L'essence de Fenouil renferme de l'*estragol* et de l'*anéthol* dans la proportion de 60 à 70 p. 100, un *terpène dextrogyre* bivalent, du *phellandrène*, du *cymène*, de la *fénone droite* (10 à 15 p. 100), de l'*aldéhyde anisique*, de l'*acétone anisique* et de l'*acide anisique*.

Usages. — La racine de Fenouil est employée comme diurétique et entre dans la préparation du *Sirop des cinq racines*.

Les feuilles fraîches entrent dans la préparation de l'*Alcoolat* et de l'*Alcoolature vulnéraires*.

Les fruits sont carminatifs et stimulants ; on leur a attribué la propriété d'activer la sécrétion lactée et l'écoulement du flux menstruel, ce qui paraît peu prouvé ; ce qui est plus certain, c'est qu'ils augmentent l'appétit par leur action stimulante sur l'estomac ; on les emploie en infusion. Ils font partie des *Espèces purgatives* et de la *Poudre de Réglisse composée*. Ils entrent dans la préparation de nombreuses liqueurs, de l'Absinthe en particulier.

FAMILLE 15. — APIOLIQUES

Cette famille comprend les drogues à *Apiol*.

RACINE ET FRUITS DE PERSIL

Origine. — La *Racine* et les *Fruits de Persil* sont fournis par le *Persil commun* (*Petroselinum sativum, Apium Petroselinum*) (fig. 181), plante de la famille des Ombellifères, originaire de la région méditerranéenne, cultivée dans tous les jardins potagers pour ses feuilles employées comme condiment.

Caractères extérieurs. — La *Racine de Persil* se trouve généralement dans les pharmacies en petits tronçons de 1 à 2 centimètres de longueur et de 5 à 10 millimètres d'épaisseur, parfois divisés longitudinalement quand la racine est trop grosse. La surface extérieure a une couleur jaunâtre et elle est pourvue de sillons longitudinaux et de protubérances annulaires peu saillantes.

La section transversale montre une écorce épaisse, atteignant le tiers ou la moitié du rayon, spongieuse, de couleur jaune marbrée de brun, striée radialement dans sa portion interne, et un corps ligneux largement strié. Odeur aromatique et saveur rappelant celle de la Carotte.

Les *Fruits de Persil* (fig. 182) sont verdâtres, piriformes, comprimés latéralement, élargis à la base, amincis au sommet ; ils ressemblent assez à ceux d'Anis, mais en diffèrent par l'absence de pubescence et par l'odeur. Les méricarpes sont ordinairement unis, et chacun d'eux porte cinq côtes filiformes, égales, blanchâtres. Odeur forte, aromatique, térébenthinée ; saveur spéciale, fortement aromatique et un peu amère.

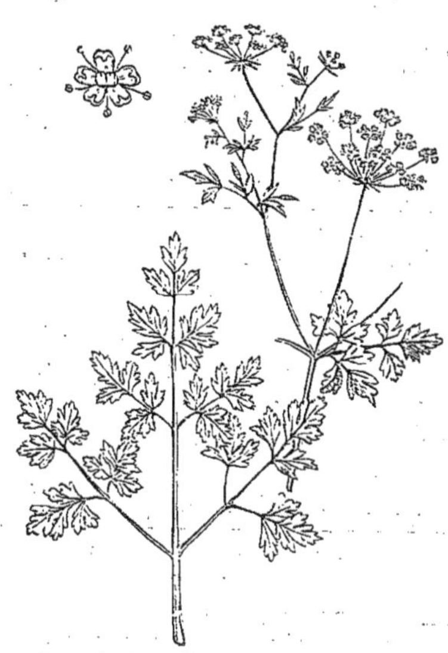

Fig. 181. — Persil commun.

Caractères histologiques. — Pour la racine, écorce et liber parenchymateux avec petits canaux sécréteurs disposés en cercles concentriques dans la zone libérienne; bois formé de larges faisceaux coniques se prolongeant jusqu'au centre de la racine, séparés par de larges rayons médullaires.

Pour le fruit, la coupe transversale (3, fig. 182) montre, dans chaque akène, une graine pentagonale à côté interne plus grand que les quatre autres côtés ; chaque vallécule offre un canal sécréteur, rempli d'une matière brunâtre ; on en trouve aussi deux sur la face commissurale.

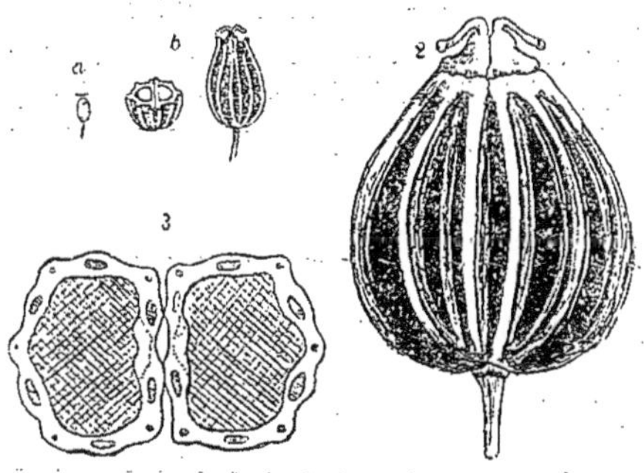

Fig. 182. — Fruit de Persil : *a*, grandeur naturelle; *b*, grossi, entier et en coupe transversale; 2 et 3, très grossi, entier et en coupe transversale.

Composition chimique. — La composition chimique de la racine de Persil est mal connue. Les fruits renferment de l'*huile grasse*, du *tanin*, une *matière colorante* jaune, un glucoside, l'*apiine*, et une *huile essentielle*.

L'*Essence de Persil* obtenue, dans la proportion de 5 à 6 p. 100, en traitant les fruits moulus par un courant de vapeur d'eau, est incolore, fortement réfringente, d'une densité de 1,0515 à +12°. Elle est soluble dans tous les dissolvants ordinaires des essences ; elle se colore en rouge-sang par le sulfate de fer. Elle est formée de *pinène* et en majeure partie d'un composé phénolique qui est l'*apiol*.

L'*Apiol* $C^{12}H^{14}O^4$, encore nommé *Camphre de Persil*, cristallise en aiguilles fines à odeur faible de Persil, insolubles dans l'eau, solubles dans l'alcool, l'acétone, l'éther, le benzène, etc. L'apiol fond à + 30° et bout à 294° ; sa densité est 1,015 ; traité par l'acide azotique, il se convertit en acide oxalique ; il se dissout dans l'acide sulfurique avec une coloration rouge pourpre caractéristique. Chauffé avec de la potasse en solution alcoolique, il se transforme en son isomère propénylique, l'*isoapiol*.

Il ne faut pas confondre cet apiol, produit chimique nettement défini, avec l'*Apiol d'Homolle et Joret*, qui est un produit liquide, complexe, de composition inconstante et constitué par un mélange d'essence de Persil, de matières grasses et de chlorophylle.

Usages. — La racine de Persil est diurétique à haute dose; elle entre dans la préparation du *Sirop des cinq racines*.

Les fruits de Persil sont carminatifs et diurétiques.

L'apiol est un emménagogue énergique, qui facilite les fonctions cataméniales; on l'emploie à la dose de 0gr,30 à 0gr,40 par jour, répétée pendant quatre ou cinq jours.

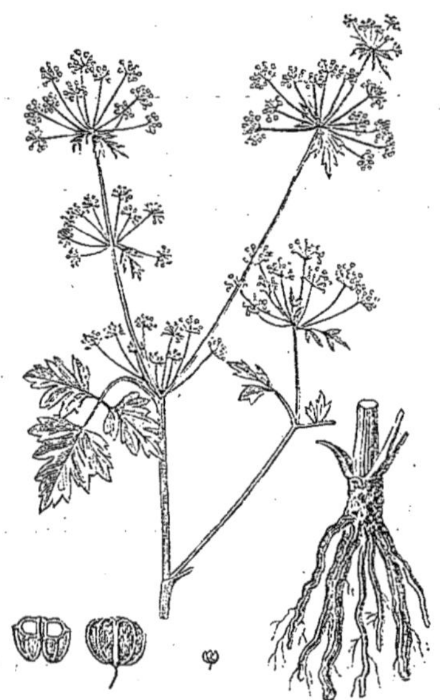

Fig. 183. — Ache des marais.

RACINE D'ACHE DES MARAIS

Origine. — Cette drogue comprend la souche avec les racines de l'*Ache des marais* (*Apium graveolens*) (fig. 183), plante bisannuelle de la famille des Ombellifères qui croît partout, en France, dans les prairies humides et les marais, surtout sur les côtes de la Méditerranée et de l'Océan, ainsi que dans les lieux salés de l'intérieur des terres. Elle est surtout commune dans le Midi.

Caractères extérieurs. — La souche de l'Ache a la forme d'un pivot long de 6 à 8 centimètres et large d'environ 15 millimètres, assez souvent tordu; elle est marqué d'impressions annulaires qui sont très rapprochées les unes des autres. Elle porte des racines de grosseur variable, pourvues des tries longitudinales assez profondes. La surface générale de la drogue a une couleur gris brun. La section transversale est spongieuse dans son ensemble ; la zone corticale, de couleur jaunâtre, est marquée de ponctuations très apparentes; le bois, strié radialement, présente une couleur blanc jaunâtre. La racine d'Ache a une odeur balsamique agréable et une saveur chaude et aromatique.

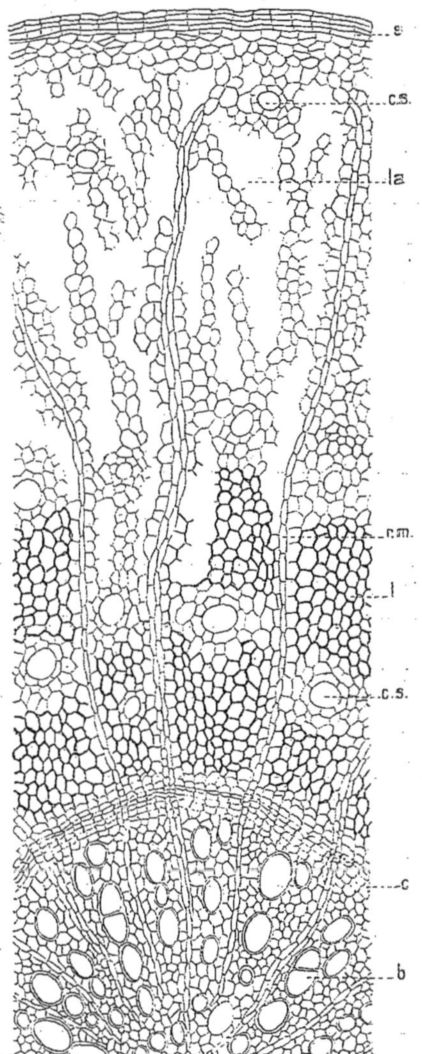

Fig. 184. — Coupe transversale de la racine d'Ache des marais.

Caractères histologiques. — Le parenchyme cortical (*p. c*, fig. 184) présente de vastes lacunes (*la*) ; les canaux sécréteurs (*c. s*) assez larges sont localisés dans les faisceaux du liber (*l*) qui sont ondulés et très lacuneux dans leur portion externe. Le bois (*b*) très parenchymateux est traversé par de larges rayons médullaires (*r. m*) qui le divisent en faisceaux se rejoignant au centre de la racine.

Composition chimique. — La racine d'Ache renferme une *huile essentielle*, une *résine*, de la *matière grasse*, du *sucre*, etc.

Usages. — Cette racine possède des propriétés diurétiques ; elle fait partie du *Sirop des cinq-racines.*

RHIZOME DE PETIT-HOUX

Origine. — Le *Rhizome de Petit-Houx* est fourni par le *Fragon épineux* (*Ruscus aculeatus*) (fig. 185), petite plante suffrutescente de la famille des Liliacées qui croît dans les lieux stériles et dans les bois des terrains calcaires de l'Europe méridionale et centrale.

Caractères extérieurs. — Le rhizome de Petit-Houx est blanchâtre, de 7 à 8 millimètres d'épaisseur, long, noueux, articulé et marqué d'*anneaux frangés très rapprochés.* Il porte, à la face supérieure, des cicatrices arrondies provenant de la section des tiges aériennes et, sur les faces inférieure et latérales, des racines adventives ligneuses de 2 à 3 millimètres d'épaisseur. Dans les pharmacies, il est souvent coupé en tronçons fendus longitudinalement, portant les uns des racines adventives, tandis que les autres, correspondant à la face supérieure, en sont dépourvus. Odeur légèrement térébenthinée ; saveur douceâtre, puis amère.

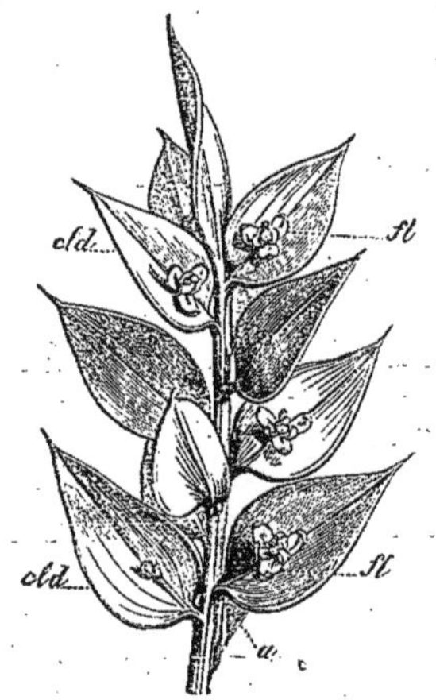

Fig. 185. — Fragon épineux (Petit-Houx).

Caractères histologiques. — Le parenchyme cortical renferme de nombreux cristaux d'oxalate de chaux en raphides et en oursins ; l'endoderme est sclérifié ; le cylindre central renferme de nombreux faisceaux libéro-ligneux disséminés sans ordre, à liber central.

Composition chimique. — Cette drogue renferme une *essence* et une *résine* mal connues l'une et l'autre.

Usages. — Le rhizome de Petit-Houx passe pour diurétique. Il fait partie du *Sirop des cinq racines.*

RACINE D'ASPERGE

Origine — On emploie sous le nom de *Racine d'Asperge*, la souche rhizomateuse avec ses racines fort longues de l'*Asparagus officinalis* (fig. 186), plante de la famille des Liliacées qui est cultivée en grand pour l'usage alimentaire.

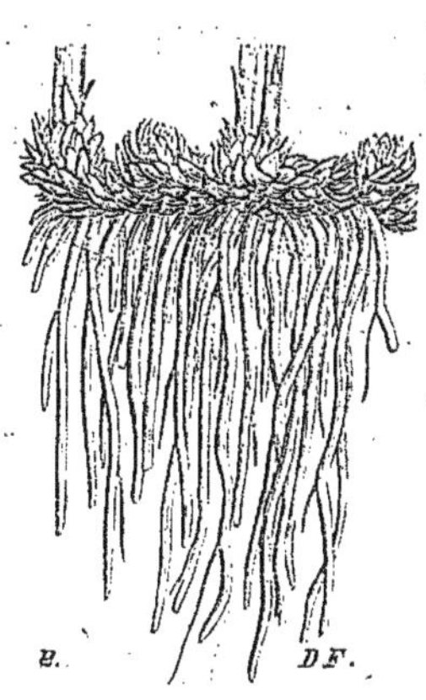

Fig. 186. — Rhizome d'Asperge.

Caractères extérieurs. — A l'état sec, la racine d'Asperge se compose d'une souche presque horizontale, brunâtre, couverte d'écailles, à peu près grosse comme le petit doigt et portant de nombreuses radicelles de la grosseur d'une plume d'oie, longues, de couleur grisâtre en dehors, blanchâtre en dedans ; l'écorce est lacuneuse et s'aplatit contre le cylindre ligneux, quand on la presse entre les doigts. Son odeur est nulle; sa saveur est fade et douceâtre.

Composition chimique. — La racine d'Asperge renferme une *résine*, du *sucre*, de la *mannite*, de l'*asparagine* et de la *coniférine*.

Usages. — Cette drogue agit comme diurétique. Elle entre dans la composition du *Sirop des cinq racines*.

FAMILLE 16. — VANILLIQUES

C'est le groupe de l'*Aldéhyde protocatéchique* qui ne nous intéresse que par son éther méthylique, la *Vanilline*.

La vanilline existe en forte proportion dans le fruit de la Vanille ; on la rencontre encore dans le Benjoin de Siam, dans les mélasses de Betteraves, dans toutes les membranes lignifiées, associée à la coniférine. Récemment on a signalé sa présence dans les pelures de Pomme de terre soumises à l'action de la chaleur.

VANILLE

Origine. — La *Vanille* est le fruit, la capsule improprement appelée *gousse*, cueilli avant la maturité et soumis à des manipulations spéciales, du *Vanilla planifolia* (fig. 187), plante grimpante, avec racines aériennes, de la famille des Orchidées, qui croît spontanément dans la partie orientale du Mexique et qui a été propagée par la culture dans plusieurs régions tropicales : Brésil, Antilles, Java, Ceylan, île Bourbon, île Maurice, Madagascar, etc. Cette plante peut même fructifier dans nos serres.

Culture et récolte. — La culture du *Vanilla planifolia* se fait en fixant des boutures de 90 centimètres de hauteur environ à des arbres qui varient suivant les pays : *Jatropha Curcas*, *Casuarina equisetifolia* (*Filao*), *Pandanus utilis*, etc. ; ces boutures ne tardent pas à émettre des racines qui se fixent à l'écorce de l'arbre ou pendent dans l'air. La plante fructifie au bout de trois ans et reste en pleine production pendant une quarantaine d'années.

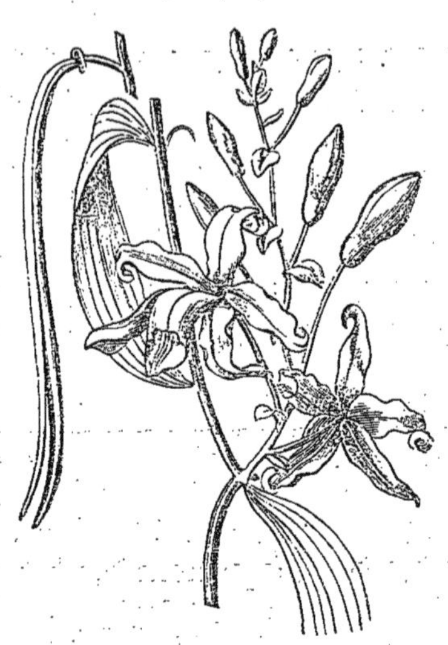

Fig. 187. — Inflorescence de *Vanilla planifolia*.

En dehors des soins particuliers qu'exigent les plantations de Vanille, il faut spécialement mentionner l'opération de la fécondation artificielle, pratiquée aujourd'hui par tous les cultivateurs, qui fertilisent seulement les fleurs dont le pédoncule est charnu et bien développé. En général, on ne laisse guère plus de cinq à six ovaires fécondés par touffe de fleurs ; s'il en existe un plus grand nombre, on supprime l'excédent. Le fruit ainsi fécondé continue à croître pendant un mois et met six à huit mois à mûrir ; on ne le cueille que lorsque la coloration verte change, et surtout quand il fait entendre un bruissement particulier en le serrant entre les doigts.

L'odeur particulière de la Vanille ne préexiste pas ; elle est inodore, même à complète maturité, et elle n'acquiert son parfum qu'à la suite d'une sorte de fermentation. A cet effet, on fait subir aux fruits que l'on vient de récolter des traitements très longs et qui varient suivant le pays de production. Ils se résument en une exposition plus ou moins prolongée au soleil et en une dessiccation lente à l'ombre. La préparation terminée, les capsules sont triées par dimensions et mises en petit paquets (fig. 188).

Caractères extérieurs. — La belle Vanille du commerce se présente en baguettes molles et flexibles, très grêles, longues de 15 à 25 centimètres, épaisses de 1 à 1 centimètre et demi, recourbées en crochet (*crosse*) à leur extré-

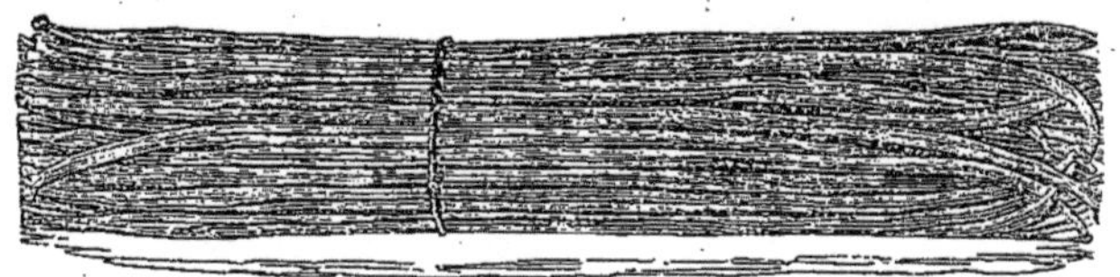

Fig. 188. — Paquet de Vanille du commerce.

mité inférieure, plus ou moins cylindriques ou aplaties, et laissant difficilement deviner leur forme primitive trigone.

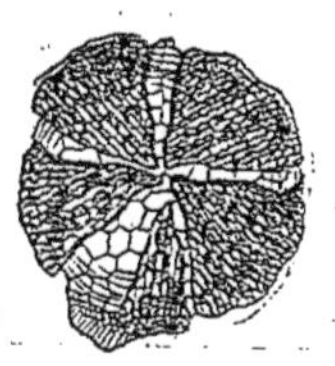

Fig. 189. — Graine de Vanille très grossie.

La surface est brun foncé, plus ou moins luisante, striée de nombreux plis longitudinaux bien parallèles, souvent recouverte par places d'efflorescences blanches formées par de petits cristaux de vanilline (*Vanille givrée*). A l'intérieur du fruit, on trouve insérées sur chacun des trois placentas une quantité considérable de graines (fig. 189), très petites, noirâtres, plongées dans un suc épais et brunâtre, obstruant à peu près complètement la cavité du fruit. Odeur suave, caractéristique ; saveur peu prononcée, douceâtre.

Caractères histologiques. — Une coupe transversale du fruit de Vanille montre un épiderme (*ep*, fig. 190) dont les cellules tabulaires à parois assez épaisses renferment une matière brune. Le tissu sous-jacent (*p*) est formé de cellules à parois minces et sinueuses, renfermant des gouttelettes jaunes de matière grasse et des granulations brunâtres ; certaines de ces cellules renferment des raphides, et celles qui sont voisines de l'épiderme interne contiennent de petits cristaux prismatiques de vanilline. Les faisceaux libéro-ligneux (*l*, *b*) qui parcourent ce parenchyme sont enveloppés dans une gaine de cellules légèrement épaissies. L'épiderme interne (*ep. i*) porte, dans les points situés entre les placentas, des papilles ou des poils (*p*) qui sont remplis d'une matière granuleuse brunâtre et de gouttelettes oléorésineuses.

La localisation de la vanilline dans la Vanille se fait à l'aide de plusieurs réactifs : 1° phloroglucine et acide chlorhydrique : coloration rouge ; 2° orcine et acide sulfurique : coloration rouge-carmin intense ; 3° résorcine et acide sulfurique : coloration rouge-carmin foncé ; 4° solution aqueuse à 0,10 p. 100 de sulfate de thallium : coloration jaune d'or ou jaune orangé. Ce dernier réactif ne donne rien avec la coniférine. L'emploi de ces réactifs a permis de démontrer que la vanilline était localisée dans toutes les cellules et dans toutes les membranes cellulaires du fruit, même dans celles qui ne sont pas lignifiées. Elle existe aussi à l'état de dissolution dans le liquide visqueux qui entoure les graines.

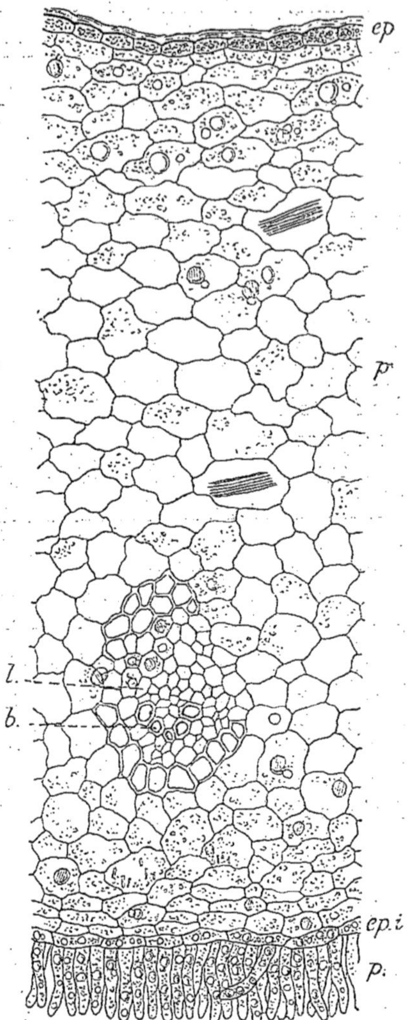

Fig. 190. — Coupe transversale du fruit de Vanille.

Composition chimique. — La Vanille renferme des *matières grasses*, de la *cire*, une *résine*, du *sucre*, de la *gomme* et un principe odorant, la *vanilline*. Il est probable que la Vanille doit aussi son odeur à d'autres principes étrangers mal connus, car la valeur marchande d'une Vanille et l'intensité de son arome sont sans rapport avec la quantité de vanilline qu'elle renferme (1,60 à 2,90 p. 100 en moyenne).

La *Vanilline* ou *aldéhyde méthylprotocatéchique*

$$(1)\quad COH - C^6H^3 \begin{cases} O.CH^3 & (3) \\ OH & (4) \end{cases}$$

se présente en aiguilles blanches, répandant une odeur suave de Vanille, fusibles à 80°-81°, distillant difficilement à 280°. Elle est très soluble dans l'eau bouillante d'où elle se sépare à froid, dans l'alcool, l'éther, le chloroforme ; elle se colore en bleu par le perchlorure de fer.

Nous avons vu que la vanilline ne préexistait pas dans la Vanille. Sa formation serait due à l'action d'une oxydase et d'une hydratase. Pendant la préparation, le ferment hydratant, transformerait l'amidon en glucose et celui-ci en coniférine, puis en alcool coniférylique. Cet alcool coniférylique serait à son tour transformé en vanilline par action de l'oxydase.

La vanilline peut s'extraire de la Vanille, mais aujourd'hui elle est surtout préparée par synthèse en partant de la coniférine, du gaïacol ou de l'eugénol. Le procédé qui donne les meilleurs résultats paraît être l'oxydation de l'isoeugénol, ou mieux, de son dérivé acétylé ou benzylé, par le permanganate de potassium.

Falsifications et essai. — On trouve dans le commerce des fruits de Vanille épuisés par l'alcool, à la surface desquels on a passé un enduit de Baume du Pérou pour les rendre à nouveau luisants et onctueux. Ces fruits sont généralement dépourvus de leur pédoncule recourbé qui est ligneux et par suite très cassant ; de plus, leur odeur est différente.

Très fréquemment, on simule la présence du givre en recouvrant les gousses de cristaux d'acide benzoïque ; cette fraude se fait parce que la vanille givrée a la réputation d'être seule de bonne qualité. Examiné à la loupe, le givre montrera des cristaux larges et parallèles à la surface du fruit, tandis que les cristaux de Vanilline sont étroits et perpendiculaires à la surface. On peut, en outre, détacher quelques parcelles de ces cristaux et en prendre le point de fusion : l'acide benzoïque fond à 120°, tandis que la vanilline fond à 81°. On peut encore caractériser la vanilline par le réactif suivant : dans un verre de montre, on fait dissoudre un peu de phloroglucine dans l'alcool, puis on ajoute un volume égal d'acide chlorhydrique. Si on place un seul cristal de vanilline dans le liquide, on obtient une magnifique coloration rouge ; on n'obtient rien avec l'acide benzoïque.

Dans l'incertitude, on pourra faire sur une coupe du fruit les réactions microchimiques que nous avons indiquées ; elles seront négatives, ou tout au moins peu accusées, si le fruit a été préalablement épuisé ; on pourra enfin opérer le dosage de la vanilline.

Sortes commerciales. — On distingue dans le commerce plusieurs sortes de Vanille :

1° La Vanille du Mexique qui est la plus appréciée en raison de son odeur agréable, aromatique et caractéristique ; elle renferme de 1,30 à 1,50 p. 100 de vanilline ;

2° La Vanille de Bourbon qui a une odeur agréable, mais qui ne ressemble pas à celle de la Vanille du Mexique, rappelant plutôt celle de la Fève Tonka ; elle se recouvre rapidement de givre et renferme de 1,90 à 2,90 p. 100 de vanilline ;

3° La Vanille de Java qui contient 2,75 p. 100 de vanilline ;

4° La Vanille des Seychelles ;

5° La Vanille de l'Amérique du Sud ;

6° Le Vanillon, qui est produit par le *Vanilla Pompona*, à forte odeur de coumarine.

Usages. — La Vanille est un stimulant aromatique auquel on attribue des propriétés aphrodisiaques ; son emploi thérapeutique est fort limité ; on l'emploie sous forme de sucre vanillé, ou de *Teinture de Vanille* ; elle fait partie de l'*Élixir de Garus*. Elle est surtout usitée comme arome en parfumerie, dans la confiserie ; mais ces usages industriels ont bien diminué depuis qu'on a réalisé la synthèse de la vanilline.

FAMILLE 17. — CINÉOLIQUES

Cette famille comprend les produits renfermant des essences dont le constituant principal est le *cinéol* ou *eucalyptol.*

Le *Cinéol* $C^{10}H^{18}{=}O$ ou oxyde de terpilène existe en abondance dans l'essence de Semen-Contra (*Artemisia Cina*), où il a été trouvé pour la première fois par Vœlckel ; depuis, il a été rencontré dans un assez grand nombre d'essences, et il a reçu en raison de ces origines multiples des dénominations nombreuses. On a pu le caractériser, en effet, dans l'essence de Cajéput (*Cajéputol*), dans certaines essences d'Eucalyptus (*Eucalyptol*), dans les essences de Myrte (*Myrtol*), de Romarin, d'Aspic (*Spicol*), de Cannelle blanche, de Sauge sclarée, de feuilles et de fruits de Laurier, etc.

Le cinéol est un liquide (car il fond à + 1°) doué d'une odeur camphrée spéciale. Il bout à 174° et a une densité de 0,930 à + 15° ; il est inactif sur la lumière polarisée. Oxydé par le permanganate de potassium, le cinéol se transforme en un acide bibasique, l'*acide cinéolique* $C^{10}H^{16}O^5$.

FEUILLES D'EUCALYPTUS

Origine. — Les *Feuilles d'Eucalyptus* employées en pharmacie, sont fournies par l'*Eucalyptus globulus*, très grand arbre de la famille des Myrtacées, originaire de la Tasmanie et du sud de l'Australie, aujourd'hui cultivé en grand dans bien des pays (Brésil, Chili, Californie, Inde, etc.) et notamment dans la région méditerranéenne : Algérie, Corse, Italie, Espagne, Égypte et midi de la France.

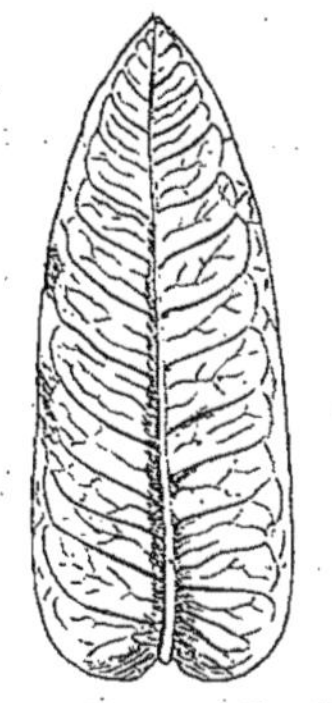

Fig. 191. — Feuille d'un jeune rameau d'Eucalyptus.

Caractères extérieurs. — Les feuilles d'Eucalyptus sont dimorphes. Sur les rameaux jeunes, on trouve des feuilles opposées, sessiles (fig. 191), ovales, membraneuses, un peu élargies à la base, obtuses au sommet, à bords entiers, un peu réfléchis en dessous, longues de 10 à 15 centimètres, larges de 4 à 8 centimètres. Les deux faces sont de couleur vert bleuâtre terne et recouvertes d'un enduit cireux blanchâtre. La nervure médiane est brune et rougeâtre, saillante surtout en dessous, verruqueuse et couverte de glandes ; elle donne naissance à de nombreuses nervures secondaires pennées qui vont directement jusqu'au bord de la feuille. Par transparence, on aperçoit un grand nombre de nodules sécréteurs dont le parenchyme tout entier est rempli.

Sur les rameaux de deux ou trois ans, on trouve des feuilles alternes, pétiolées (fig. 192), falciformes, lancéolées, atténuées au sommet, obliques à la base, souvent tordues en ce point, de sorte qu'elles prennent une position verticale ou oblique par rapport à la branche qui les porte, de 15 à 20 centimètres de longueur sur 4 centimètres environ de largeur. Elles sont coriaces, d'un vert jaunâtre, non recouvertes d'un enduit cireux. La nervure médiane, saillante, suit la courbure du limbe.

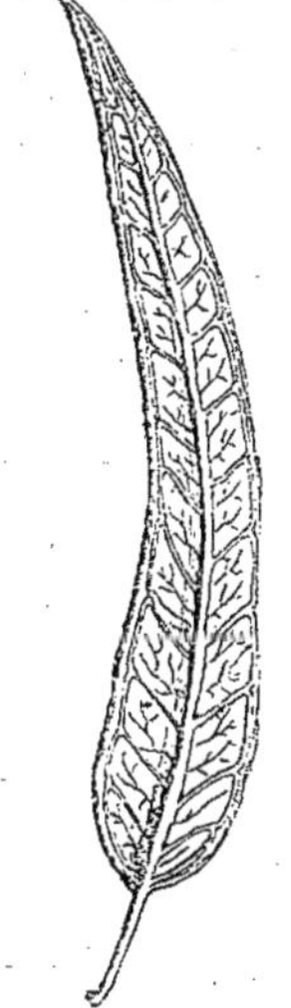

Fig. 192. — Feuill d'un rameau âg d'Eucalyptus.

Les deux sortes de feuilles ont une odeur balsamique qui devient très nette par le froissement ; leur saveur est fortement aromatique, camphrée, légèrement amère et astringente.

Caractères histologiques. — La structure des feuilles d'Eucalyptus varie suivant la forme considérée. Les feuilles des jeunes rameaux ont un parenchyme hétérogène asymétrique ; sous l'épiderme supérieur (*ep. s*, fig. 193), on trouve deux assises de cellules en palissade (*p. p*) ; entre le parenchyme en palissade et l'épiderme inférieur (*ep. i*), se trouve

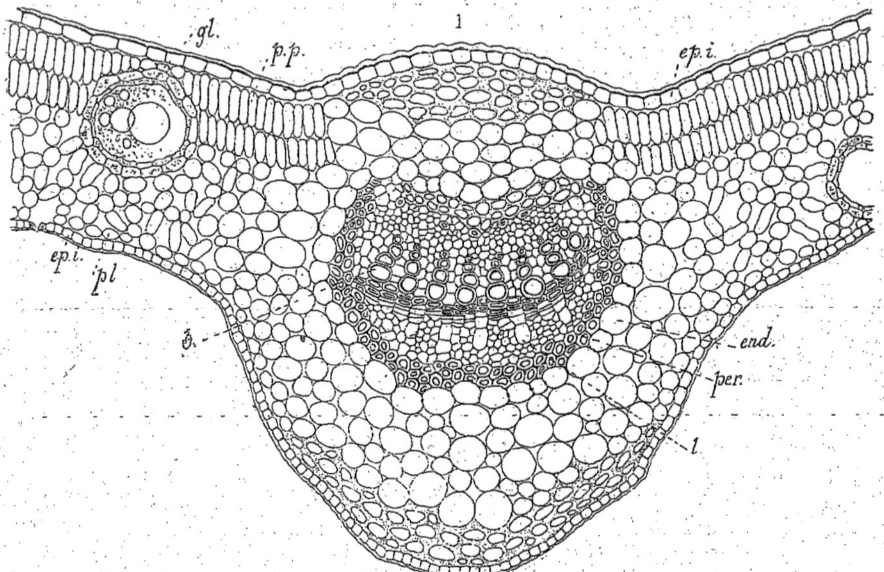

Fig. 193. — Coupe d'une feuille jeune d'*Eucalyptus globulus*.

le tissu lacuneux (*p. l*). Le faisceau de la nervure médiane, entouré par un endoderme très net (*end*) et par un péricycle scléreux (*per*), comprend du liber (*l*) disposé sur les deux faces du bois (*b*).

Les feuilles des rameaux âgés ont un parenchyme bifacial ; on trouve du parenchyme en palissade sous les deux épidermes et du parenchyme lacuneux dans la région moyenne.

Dans le parenchyme des deux sortes de feuilles, on trouve de l'oxalate de chaux en mâcles et en prismes, et de gros nodules sécréteurs (*gl*) riches en essence.

Composition chimique. — Les feuilles d'Eucalyptus renferment du *tanin*, de l'*acide gallique*, une *résine* et surtout de l'*huile essentielle*.

L'*Essence d'Eucalyptus* est obtenue en Australie, en Algérie, dans le midi de la France et en Californie, en distillant avec de l'eau les feuilles fraîches et les boutons floraux. C'est un liquide très fluide, à peine coloré, d'une odeur forte, aromatique, qui rappelle à la fois l'odeur du Camphre et de la Lavande, soluble en toutes proportions dans l'alcool à 95°. Sa densité varie de 0,910 à 0,930 ; son pouvoir rotatoire est dextrogyre $[\alpha]_D = + 4°$ à $+ 17°$.

La composition chimique de cette essence est très complexe. Par distillation fractionnée, on a obtenu : 1° des aldéhydes : *aldéhyde valérianique, aldéhyde butyrique, aldéhyde hexylique* ; 2° un terpène droit, l'*eucalyptène* ; 3° 60 p. 100 en moyenne de *cinéol* ou *eucalyptol*.

On a, en outre, trouvé dans l'essence d'Eucalyptus un stéaroptène cristallisé, l'*Eudesmol* $C^{10}H^{16}O$, qui serait un isomère du Camphre ordinaire, dans lequel l'atome d'oxygène serait combiné d'une façon différente ; ce corps fond à 79°-80°.

Essai de l'essence d'Eucalyptus. — Comme la valeur de l'essence d'Eucalyptus dépend de sa teneur en eucalyptol, l'essai le plus important est le dosage de ce corps.

On opère comme pour le dosage de l'aldéhyde cinnamique dans l'essence de Cannelle en remplaçant la solution de bisulfite de sodium par une solution à 50 p. 100 de résorcine, ce phénol formant avec l'eucalyptol une combinaison soluble dans la solution concentrée de résorcine. On amène l'essence qui n'a pas réagi dans le col gradué du ballon et on note le volume. On soustrait ce volume de 10 et, en multipliant le chiffre obtenu par 10, on a la teneur en eucalyptol pour 100 de l'essence essayée. Ce chiffre ne devra pas être inférieur à 60 p. 100 en volume.

On peut encore opérer ce dosage de la façon suivante. On ajoute à l'essence la moitié de son poids d'acide phosphorique (D = 1,75) ; on refroidit le mélange dans de la glace, et on remue lentement avec une baguette de verre pour obtenir une masse homogène. Après formation de phosphate de cinéol, on exprime celui-ci entre des feuilles de papier à filtrer; le produit solide obtenu est composé de cinéol et d'acide phosphorique. On le pèse, ce qui donne le poids total de ces deux corps ; puis on décompose la combinaison par de l'eau bouillante et on dose l'acide phosphorique mis en liberté à l'aide d'une solution alcaline normale. Par différence, on a le poids de l'eucalyptol.

Usages. — Les feuilles d'Eucalyptus ont été employées

quelquefois comme fébrifuges ; elles ont surtout des propriétés antiseptiques, stimulantes et diaphorétiques, qui les font employer dans le traitement des bronchites et des affections des voies urinaires. On les emploie en infusion (12 à 20 p. 1000) ou sous forme de *Teinture*, de vin, de cigarettes. On donne aussi l'essence en capsules ou sous forme de pastilles ou de bonbons (blennorragie, gangrène pulmonaire, bronchite fétide).

L'eucalyptol est employé dans les bronchites et les phtisies apyrétiques ; on l'administre en capsules ou en injections hypodermiques, dissous dans l'huile d'Olive ou dans la vaseline liquide, à la dose de $0^{gr},50$ à 2 grammes par jour.

L'*Essence de Niaouli*, qui est aujourd'hui communément désignée sous le nom de *Goménol*, est obtenue par la distillation des feuilles du *Melaleuca leucodendron* et du *M. viridiflora*, Myrtacées de la Nouvelle-Calédonie.

Cette essence est soluble dans l'alcool, l'éther, le chloroforme, l'éther de pétrole, le benzène, insoluble dans l'eau et la glycérine ; sa densité est 0,922 à $+ 12^{o}$; son pouvoir rotatoire est $[\alpha]_D = 0^{o}42'$. Elle est constituée par un terpène dextrogyre qui est sans doute du *pinène* droit, et surtout par du *cinéol* (66 p. 100 environ).

L'essence de Niaouli jouit de propriétés balsamiques et antiseptiques que l'on utilise dans les affections bronchiques, dans les affections de la vessie : catarrhes, cystite, dans les rhumatismes. On l'administre en capsules de $0^{gr},25$ (2 à 10 par jour), en injections hypodermiques dans l'huile, en sirop, en inhalations, etc.

BAIES DE LAURIER

Origine. — Les *Baies de Laurier* sont en réalité les drupes du *Laurier d'Apollon* (*Laurus nobilis*), arbre de la famille des Lauracées, qui croît spontanément en Syrie, en Grèce, en Italie et dans le sud de la France ; il est cultivé dans presque toute l'Europe tempérée.

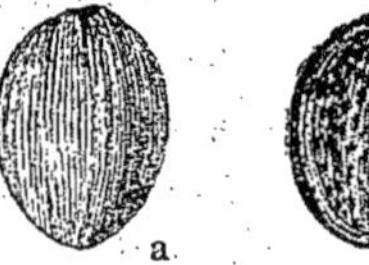

Fig. 194. — Fruit entier (a) et ouvert (b) du *Laurus nobilis*.

Caractères extérieurs. — Les baies de Laurier (fig. 194) sont ovoïdes, de la grosseur d'une petite cerise ; leur surface est noirâtre et légèrement chagrinée. Leur péricarpe, charnu et peu épais, se détache facilement de la graine. Celle-ci est très volumineuse ; elle comprend, sous un mince tégument, deux cotylédons jaune brun, d'apparence grasse, de saveur amère et aromatique.

Caractères histologiques. — Le péricarpe renferme un grand nombre de glandes à essence ; dans les cellules des cotylédons, on trouve de l'amidon et de la matière grasse.

Composition chimique. — Les baies de Laurier renferment un corps gras bien défini, la *laurostéarine*, de l'*amidon*, une *résine*, et environ 1 p. 100 d'*essence*.

Celle-ci est assez épaisse, jaune verdâtre, et se concrète quelquefois à une température supérieure à 0°, à cause de la présence d'acide laurique. Sa densité varie de 0,915 à 0,935 ; son pouvoir rotatoire est lévogyre $[\alpha]_D = 14°10'$. Elle est insoluble dans l'alcool à 80°, soluble dans une partie et demie d'alcool à 90°. Sa composition chimique est la suivante : du *pinène* en petite quantité, beaucoup de *cinéol*, de l'*acide laurique* en quantité plus ou moins grande et des cétones non déterminées.

Usages. — Les baies de Laurier servaient autrefois à préparer l'huile ou beurre de Laurier, peu employée aujourd'hui. Elles entrent dans la composition de l'*Alcoolat de Fioravanti*.

FAMILLE 18. — ANTHÉMIQUES

Nous étudions dans ce groupe quelques produits qui doivent leur action à des huiles essentielles dont les constituants principaux sont, non point des éthers d'alcools terpéniques, mais des éthers d'alcools saturés de la série grasse.

FLEURS DE CAMOMILLE ROMAINE

Origine. — Les *Fleurs de Camomille romaine* sont produites par la *Camomille vraie* ou *noble* [*Anthemis nobilis* (fig. 195)], plante de la famille des Composées qui croît dans le sud et l'ouest de l'Europe, à Madère et aux Açores, mais qui est fréquemment cultivée pour les usages pharmaceutiques dans toute l'Europe centrale. Ses capitules doublent alors, c'est-à-dire que les fleurs tubuleuses du centre deviennent ligulées, semblables à celles de la périphérie, et prennent une couleur blanchâtre.

Caractères extérieurs. — Ces fleurs sont constituées par des capitules hémisphériques de 1 centimètre de large environ ; les fleurs de la circonférence et les trois quarts de celles du centre sont ligulées et ont une coloration blanc jaunâtre ; au centre, se trouvent quelques fleurs tubuleuses jaunes, à peine visibles. Odeur forte, tout à fait spéciale ; saveur aromatique, légèrement amère.

Composition chimique. — Les capitules de Camomille renferment une *résine*, un *principe amer*, et de 0,50 à 0,80 p. 100 d'*huile essentielle*.

L'*Essence de Camomille* est retirée par distillation des fleurs impropres aux usages pharmaceutiques. C'est un liquide fluide, de couleur verte ou plus souvent bleue, à odeur camphrée très prononcée, à saveur pénétrante et aromatique; elle est dextrogyre, soluble dans l'alcool et dans l'éther ; sa densité varie de 0,905 à 0,915 à + 15° . Cette essence renferme : de l'*angélate d'isobutyle*, de l'*angélate d'amyle*, du *tiglate d'amyle*, de l'*angélate* et du *tiglate* de *l'alcool hexylique*; un alcool, l'*Anthémol* $C^{10}H^{16}O$; de l'*acide angélique* à l'état libre. Cette essence est la source importante de l'acide angélique et de l'acide tiglique.

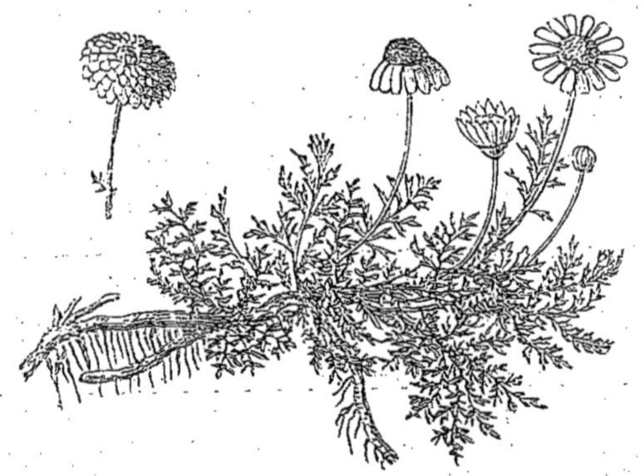

Fig. 195. — Camomille romaine.

Usages. — Les fleurs de Camomille romaine sont stimulantes, stomachiques et fébrifuges ; on les administre surtout en infusion (5 grammes pour 1000) ; l'infusé très concentré est émétique. En faisant digérer les fleurs dans l'huile, on obtient l'*Huile de Camomille* dans laquelle on peut faire dissoudre du Camphre (*Huile de Camomille camphrée*).

L'essence de Camomille a été employée contre les spasmes de l'estomac, à la dose de I à X gouttes, et comme adjuvant de certains purgatifs.

Les *Fleurs de Camomille commune* ou *Camomille allemande*, qui sont les capitules du *Matricaria Chamomilla*, ont les mêmes propriétés que celles de l'espèce précédente. Elles sont bien plus rarement employées en France que les fleurs de Camomille romaine ; elles le sont beaucoup en Allemagne.

Elles renferment une *huile essentielle* bleue, épaisse, amère, d'odeur agréable.

L'*Essence de Matricaire* renferme un *terpène*, un alcool, le *Camomillol*, des *éthers capriques* de cet alcool, une huile bleue, la *céruléine* ou *azulène*, et une *paraffine*.

Les usages de cette drogue sont les mêmes que ceux de la Camomille romaine.

FAMILLE 19. — MOSCHOSIQUES

Cette famille comprend toutes les substances aromatiques d'origine animale.

MUSC

Origine. — Le *Musc* est la substance solide, granuleuse, sécrétée par une glande préputiale du *Chevrotain porte-Musc* mâle (*Moschus moschiferus*) (fig. 196) qui vit sur le Plateau Central de l'Asie sur une étendue de 1 600 lieues géographiques de l'est à l'ouest et, du nord au sud, depuis le 18e jusqu'au 15e degré de latitude. Au nord, on le trouve jusqu'au delà du cercle polaire ; au sud, dans le Kaschmir, le Thibet, le Népaul, le Tonkin et même la Cochinchine ; à l'ouest, dans les monts Altaï et les parties voisines de la Sibérie; enfin, à l'est, il habite les montagnes de la Mongolie.

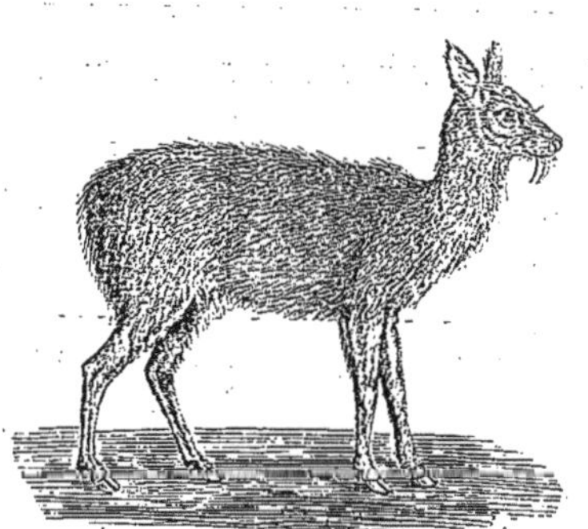

Fig. 196. — Chevrotain porte-Musc.

Cet animal vit dans les parties élevées des montagnes, entre 3.000 et 4.000 mètres d'altitude. Il se nourrit de plantes aromatiques auxquelles on attribue les qualités odorantes de son produit de sécrétion ; mais il est probable que l'influence du climat doit jouer aussi un rôle important.

La poche à Musc est placée à la face ventrale du mâle, à 2 centimètres en avant de la base du scrotum. Cette poche est manifestement une expansion de la peau du ventre, car elle est recouverte du même poil et se continue avec elle de part et d'autre de son insertion apparente de l'abdomen. Quelle que soit sa forme, subglobuleuse ou aplatie de bas en haut, la poche présente au pôle inférieur un orifice circulaire, plus ou moins excentrique, vers lequel convergent les poils et qui mesure 5 millimètres de diamètre : c'est l'orifice de l'*appareil glandulaire*. Sur la face postérieure de la poche, du côté qui regarde les testicules, on observe un cordon légèrement saillant qui s'étend en suivant la courbure de la poche, depuis son insertion à l'abdomen jusqu'à une distance de 5 millimètres environ en arrière de l'orifice du réservoir à Musc. Ce cordon, qui est constitué par le fourreau préputial du pénis, se termine par un orifice très étroit, garni, sur sa lèvre inférieure, d'une touffe de poils raides. Le cordon en question est constitué par le pénis renfermé dans son fourreau préputial. Ce fourreau n'est pas accolé à la poche à Musc, mais il est creusé dans la paroi de celle-ci, ou pour mieux dire la paroi de la poche à Musc est empruntée aux couches profondes du fourreau préputial. De ces recherches anatomiques et histologiques faites par le professeur H. Beauregard, il résulte donc que la poche à Musc n'est, en somme, qu'une glande préputiale, un diverticulum préputial.

Récolte et commerce. — Le Chevrotain porte-Musc est chassé de manières différentes suivant les localités. Dans certains endroits, on le prend au piège ; ailleurs, on le poursuit avec des chiens et on le tue avec un arc ou avec un fusil. Aussitôt que l'animal est abattu, les chasseurs enlèvent la poche à Musc avec une partie plus ou moins large de la peau de l'abdomen et la suspendent dans leur cabane jusqu'à dessiccation convenable. Ces poches sont vendues en cet état à des marchands qui transportent le produit acheté à Shang-Haï, principal port d'exportation pour l'Europe. A leur arrivée à Shang-Haï, les poches sont examinées à la sonde et, d'après cet examen, elles sont classées, suivant qualités, en trois groupes désignés sous le nom de pile I, pile II, pile III.

La pile I ne comprend que des poches de choix dont le contenu est tout à fait irréprochable. Pour leur donner plus d'apparence, on les ramollit en les soumettant à la vapeur d'eau, et on gratte soigneusement toute la partie viscérale en ne laissant que la couche épidermoïdale très mince ; en raison de sa ténuité, cette couche prend un aspect bleuâtre qui fait désigner les poches ainsi préparées sous le nom de *peaux bleues*.

La pile II est formée de poches douteuses ; il peut y en avoir de bonnes, mais il y en a aussi qui n'ont pas grande valeur.

La pile III est formée de poches de qualité tout à fait inférieure et de poches falsifiées.

Les poches à Musc sont généralement importées en Europe dans des boîtes en bois doublées de plomb intérieurement ; elles contiennent de 20 à 25 poches enroulées chacune dans une feuille d'étain et dans une feuille de papier de soie. Le principal marché du Musc en Europe est Paris qui en reçoit annuellement de 40 à 50 kilogrammes.

Sortes commerciales. — Dans le commerce on trouve le Musc sous deux états : en *vessie*, c'est-à-dire encore renfermé dans la glande ; *hors vessie*, retiré de la poche. Le premier seul offre quelque garantie, le Musc hors vessie étant presque toujours falsifié.

Fig. 197. — Musc Tonkin.

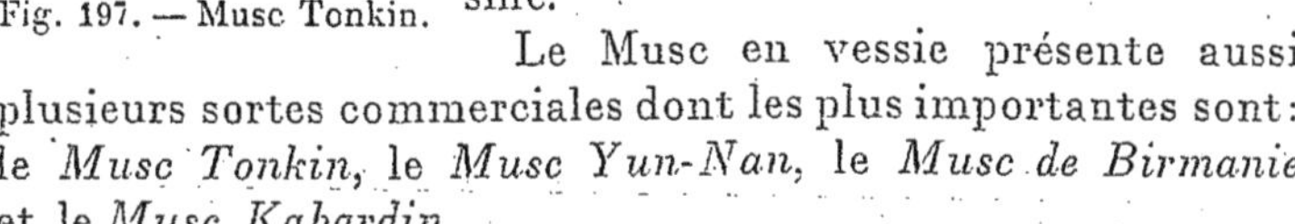

Le Musc en vessie présente aussi plusieurs sortes commerciales dont les plus importantes sont : le *Musc Tonkin*, le *Musc Yun-Nan*, le *Musc de Birmanie* et le *Musc Kabardin*.

Le Musc Tonkin, improprement désigné sous ce nom puisque le Chevrotain n'est jamais chassé dans notre colonie, est la sorte commerciale la plus estimée. Il se présente sous la forme de poches lenticulaires arrondies ou légèrement ovales (fig. 197), avec un *orifice très excentrique* vers lequel convergent de gros poils, blancs et mous, qui s'arrondissent autour de lui en forme de tourbillon. Le reste de la face inférieure a une teinte brune et est recouvert de poils courts et fins. La face supérieure est *aplatie ou légèrement bombée* et présente des reflets bleuâtres irisés. Ces poches, dites *peaux bleues*, mesurent en moyenne 5 centimètres de longueur, 4 centimètres de largeur et 2 centimètres au moins d'épaisseur. Elles donnent un rendement de 80 p. 100 environ de Musc en grains.

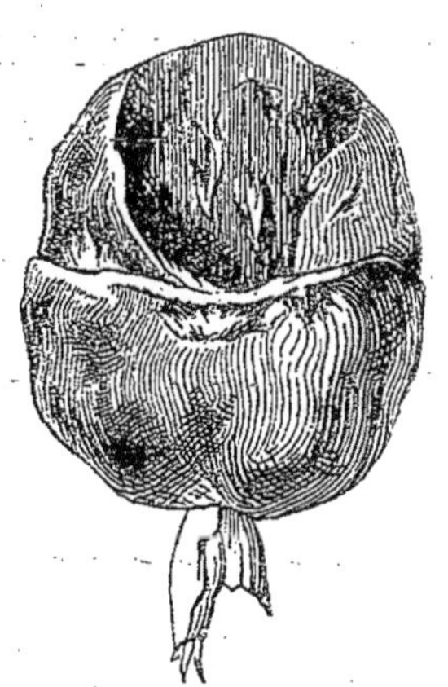

Fig. 198. — Musc Yun-Nan.

Le Musc Yun-Nan se distingue de la sorte précédente par la *forme conique*, et non pas seulement bombée, de sa face ventrale (fig. 198). L'orifice se trouve au sommet du cône, c'est-à-dire dans une situation *à peu près centrale*.

Cette face est couverte de poils d'un jaune roux, assez longs, mais coupés à 1 millimètre environ de la surface, de manière à constituer une sorte de velours, sauf tout autour de l'orifice où ils sont entiers. Cet orifice est obstrué avec un tampon saillant au dehors et fait ordinairement avec de la paille de Riz. La face viscérale est aussi fortement bombée. La limite entre les deux faces est nettement accusée par un repli de la peau du ventre qui a été moins complètement rognée autour de la poche.

Le Musc de Birmanie arrive en Europe par le Bengale, dans des sacs de peau contenant environ 200 poches et enfermés dans des caisses en bois ou en fer-blanc. Il se distingue nettement des autres sortes commerciales par la forme ovoïde ou arrondie des poches qui sont accompagnées d'un lambeau plus ou moins considérable de la peau du ventre à laquelle elles sont rattachées par un étranglement bien marqué. Les poches sont recouvertes de poils grossiers, plus ou moins longs, d'un blanc nacré sur presque toute leur longueur. L'orifice des poches est obstrué par un cachet de cire noire. Leur contenu est très foncé, presque noir ; il a un relent de fauve qui masque une partie de son arôme.

Le Musc Kabardin, Musc de Sibérie ou de Tartarie, provient des monts Altaï et du voisinage de la mer d'Okhotsk. La forme générale des poches de ce Musc (fig. 199) est celle du Musc Tonkin. Elles s'en distinguent par la couleur blanchâtre du cuir et par des poils blanc lustré et comme argentés dont l'extrémité converge vers l'orifice de la poche qui est central.

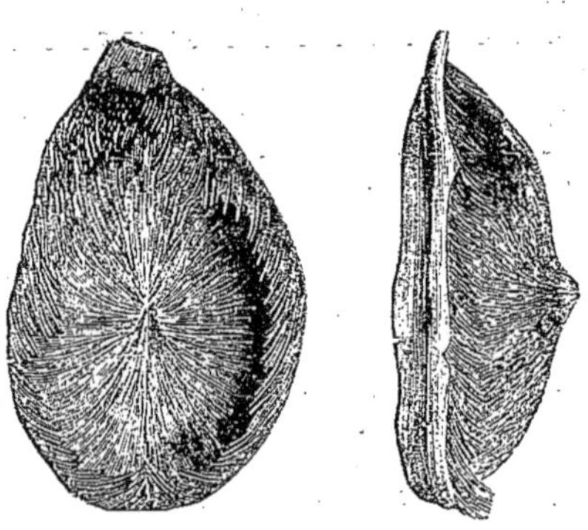

Fig. 199. — Musc Kabardin.

Ce Musc a une odeur particulière, plutôt désagréable, qui le rend impropre aux usages de la parfumerie.

Caractères extérieurs. — La matière qui se trouve à l'intérieur des poches, ou celle qui constitue le Musc hors vessie, se présente généralement sous l'aspect d'une poudre granuleuse, onctueuse au toucher, brun rougeâtre à l'état récent, noirâtre à l'état sec, formée de grains plus ou moins gros, irréguliers, s'écrasant facilement sous la dent et ressemblant assez à de la Chicorée torréfiée et moulue. La saveur est âcre ; l'odeur est très forte, souvent difficile à supporter quand elle est sentie en masse, mais qui, à l'état d'extrême dilution, est très appréciée. Le Musc devient presque inodore, quand il est complètement sec, mais il recouvre son odeur quand on l'humecte avec de l'eau.

Le Musc cède à l'eau environ 55 p. 100 de son poids ; le liquide obtenu est brun foncé, légèrement acide. A l'alcool à 90°, le Musc cède 10 à 12 p. 100 de matière ; la teinture est jaune brun clair, et se trouble légèrement par addition d'eau. Il brûle en répandant une odeur ammoniacale et donne de 4 à 6 p. 100 de cendres grisâtres ; il ne doit pas en donner plus de 8 p. 100.

Composition chimique. — Le Musc renferme de la *cholestérine*, une *résine amère*, des *sels* de chaux et d'ammoniaque en proportion variable, et une essence, dont le constituant principal est une cétone, appelée *Muscone*. Ce serait l'unique principe du parfum du Musc naturel. Comme elle est débarrassée de toutes les odeurs accessoires du Musc, elle rend l'arome de cette substance avec une intensité et une finesse extraordinaire. Le rendement en muscone varie avec le Musc traité, mais ne dépasse guère 1 p. 100.

Falsifications et essai. — Les falsifications du Musc sont très fréquentes en raison du prix élevé de cette substance. Elles portent sur le Musc en poches et sur le Musc hors vessie. Les premières sont moins faciles à pratiquer et plus faciles à reconnaître.

Cependant on rencontre des poches vidées par leur orifice naturel du Musc qu'elles renferment et que l'on a remplacé par une substance quelconque : terre glaise, sang desséché, charbon pulvérisé et tassé, tabac, muscles desséchés, gélatine, marc de café, mastic, cire, résine, fer, plomb, Musc épuisé, etc. La poche elle-même est parfois fausse et fabriquée de toutes pièces avec un lambeau de peau de Chevrotain ou de Chèvre, cousu en forme de sac et rempli avec une des substances que nous venons d'indiquer. Enfin les poches sont parfois épuisées directement en partie en les plongeant dans un liquide approprié, après les avoir perforées en plusieurs endroits.

On reconnaîtra les poches fabriquées de toutes pièces avec un fragment de peau à l'absence de la face viscérale unie et glabre, et à la disposition des poils qui ne sont pas en tourbillon.

Pour reconnaître les autres falsifications, il faut d'abord s'assurer que les poches sont intactes et n'ont pas été ouvertes, puis recousues. On peut les mouiller en les entourant de papier à filtrer mouillé pour rendre les sutures plus apparentes ; en même temps, si on a collé sur elles des poils pour les dissimuler, ceux-ci se décolleront.

Lorsque les poches ont été vidées par l'orifice, il faut agir avec beaucoup de précaution. Les poches falsifiées n'ont pas la même élasticité que les poches naturelles ; le doigt y enfonce et laisse une empreinte, comme si c'était du mastic; au contraire, l'empreinte disparaît si le contenu est du Musc pur. On sondera les poches et on examinera le produit retiré. L'examen microscopique permettra de reconnaître un grand nombre des matières substituées. L'analyse chimique décèlera le fer, le plomb, le noir animal. On reconnaîtra la présence de la cire, de la résine, du tabac, par l'odeur produite en touchant le Musc suspect avec un fer rougi.

Quant aux poches percées et épuisées avant d'être vendues, on les reconnaît au premier coup d'œil à l'aspect inégal et ridé de leur surface.

Usages. — Le Musc a été beaucoup employé autrefois comme stimulant, antispasmodique, aphrodisiaque et emménagogue. On le prescrivait souvent pour combattre le délire de la pneumonie, de la fièvre typhoïde et, dans les diverses pyrexies, pour combattre les accidents nerveux graves et l'adynamie. On le prescrit en potions, en pilules, en lavements à la dose de 0gr,25 à 2 grammes. Il sert en pharmacie à préparer la *Teinture de Musc* qui se prescrit à la dose de 6 à 10 grammes en potion. Il est actuellement peu usité en thérapeutique, après avoir été employé autrefois d'une façon excessive.

CASTORÉUM

Origine. — Le *Castoréum* est le produit sécrété par des glandes annexes de l'appareil génital mâle ou femelle du *Castor* (*Castor fiber*) (fig. 200), Mammifère de l'ordre des Rongeurs et de la famille des Castoridés.

Le Castor est un animal à formes lourdes et trapues ; c'est un des plus grands Rongeurs actuels, qui peut atteindre 70 à 80 centimètres de longueur. Il vit surtout au nord de l'Amérique et de l'Asie, au Canada et en Sibérie où il forme des colonies nombreuses. Il était assez commun autrefois en Europe, sur les bords de l'Elbe, de la Vistule et du Danube, où il devient de plus en plus rare. En France, on en trouve

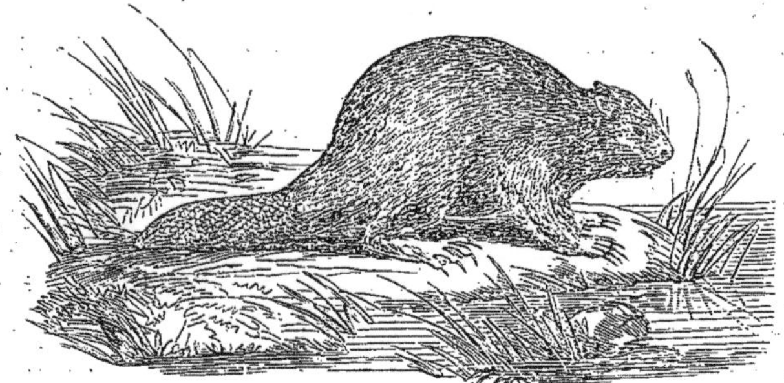

Fig. 200. — Castor.

encore quelques individus dans le cours inférieur du Rhône, en Camargue.

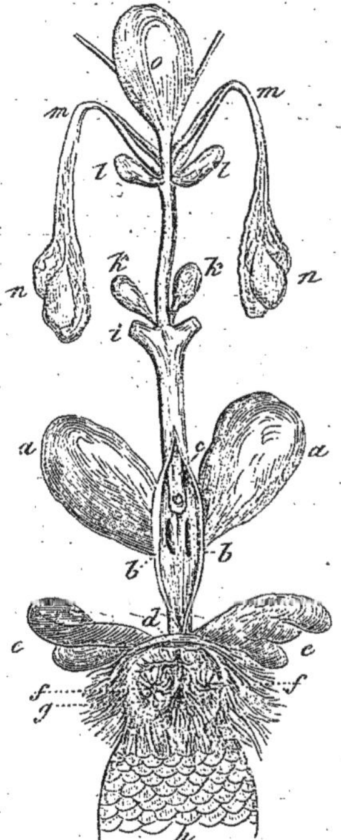

Fig. 201. — Appareil génito-urinaire du Castor et poches à Castoréum.

Caractères anatomiques. — Chez le Castor, le pénis, arrivé au bord de la symphyse pubienne, ne se recourbe pas en avant comme chez les Carnivores, mais se dirige en arrière ; il est renfermé dans le fourreau préputial dont l'orifice externe s'ouvre dans une sorte de cloaque où on distingue quatre orifices : en avant, l'ouverture du fourreau préputial (*d*, fig. 201), en arrière, l'anus (*g*), et, de chaque côté, à égale distance des deux orifices précédents, une papille saillante (*f*, *f*) au sommet de laquelle aboutit le conduit de la glande anale (*e*, *e*) du côté correspondant. Si l'on fend longitudinalement le fourreau préputial sur sa face ventrale, on découvre, à 3 ou 4 centimètres du fond du cloaque, l'extrémité du pénis rétracté (*c*). A ce niveau, la paroi dorsale du fourreau se renfle considérablement et s'étale de chaque côté en formant un large sac constituant les glandes à Castoréum (*a*, *a*) dont les orifices (*b*, *b*) se trouvent aussi dans le fourreau. Ces glandes à Castoréum ne sont, en somme, que des diverticules de la cavité du fourreau préputial, des glandes préputiales, comme la poche à Musc.

Les glandes à Castoréum sont également bien développées chez la femelle, mais elles sont plus petites ; elles siègent, comme chez le mâle, en arrière de la symphyse pubienne et elles ont même apparence et même structure.

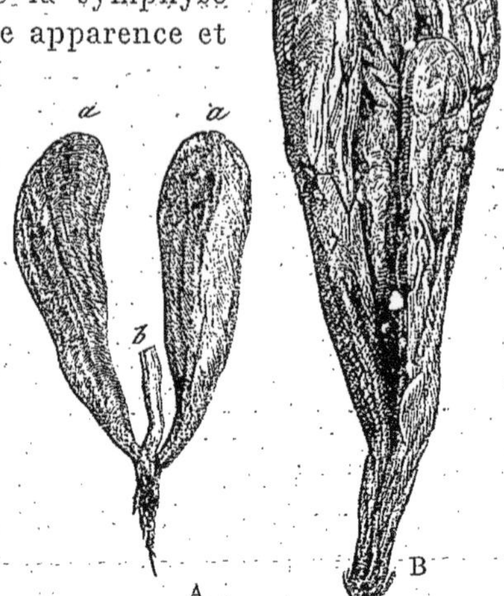

Fig. 202. — Castoréum du Canada. — A. Poches en besace (réduites) ; B. Poches accolées.

Pour recueillir le Castoréum, on enlève au mâle fraîchement tué ses deux poches glandulaires et on les dessèche. On en connaît deux sortes commerciales, le *Castoréum d'Amérique* ou *du Canada* et le *Castoréum* de *Russie* ou *de Sibérie*.

Caractères extérieurs. — Le *Castoréum du Canada*, qui est à peu près seul usité en France, se présente sous forme de poches ridées, aplaties, brunes extérieurement, unies deux par deux par leur petite extrémité, soit distinctes et réunies à la manière d'une besace (A, fig. 202), soit accolées (B). Leur surface est ridée et mamelonnée, de couleur brun noirâtre. L'enveloppe extérieure se détache facilement par lambeaux minces et fibreux. Le contenu est compact, brun rougeâtre, d'aspect résineux, entremêlé de membranes blanchâtres qui donnent à la cassure un aspect marbré. L'odeur est forte, spéciale, assez désagréable ; la saveur est un peu âpre et amère. Le traitement par l'alcool donne une teinture qui, par addition d'eau, laisse déposer une matière brune.

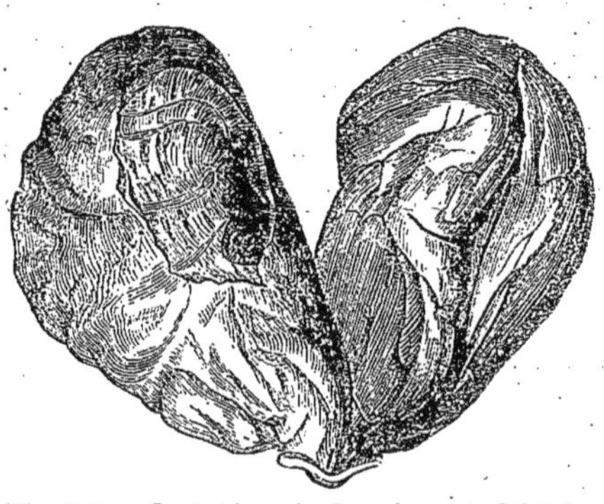
Fig. 203. — Castoréum de Russie ou de Sibérie.

Le *Castoréum de Russie* (fig. 203) est en poches moins allongées, presque arrondies, rarement complètement séparées, presque toujours au contraire plus ou moins unies en une masse bilobée et cordiforme, pourvue d'un court pédicule. L'odeur est celle du cuir de Russie, due aux écorces de Bouleau dont l'animal se nourrit et qui masque l'odeur propre du produit.

Composition chimique. — Le Castoréum renferme 12 p. 100 d'une *résine* particulière, 2 p. 100 d'*essence* et d'une matière cristallisable, la *Castorine*, qui est soluble dans la benzine et dans l'éther et qui est douée d'une odeur agréable ; on y trouve, en outre, des matières albuminoïdes et une notable proportion de sels calcaires (phosphate, carbonate, benzoate). On y a signalé aussi la présence d'*acide phénique*, de *salicine* et d'*acide salicylique*, ces deux composés probablement dans le Castoréum de Russie seulement.

Falsifications. — Elles sont assez fréquentes en raison du prix élevé de la drogue. On remplace la matière incluse par du sang desséché, de la cire, des substances résineuses, du Galbanum, etc. On a fait des poches de toutes pièces avec des scrotums de jeunes boucs. Un des meilleurs caractères pour apprécier la qualité du Castoréum est la cassure ou la section qui doit montrer les tractus membraneux blanchâtres sillonnant irrégulièrement la masse qui remplit la poche.

Usages. — Le Castoréum, quoique bien tombé en désuétude, figure cependant au Codex de 1908 où il est employé à la préparation de la *Poudre* et de la *Teinture*. Quelques praticiens l'emploient encore comme stimulant, antihystérique et antispasmodique dans le traitement des affections nerveuses. On l'administre surtout, sous forme de teinture, à la dose de 2 à 5 grammes, en potions ou en lavements.

CHAPITRE VI

SUBSTANCES RÉSINEUSES

Les *Substances résineuses* sont constituées par des corps particuliers auxquels on a donné depuis longtemps le nom de *Résines*. Celles-ci peuvent être pures ou associées à une petite quantité d'essence ; ou bien elles sont associées, soit à une quantité d'essence assez forte pour en faire des produits plus ou moins fluides (*Oléo-résines*), soit à des matières gommeuses solubles ou insolubles dans l'eau (*Gommes-résines*). C'était là l'ancienne division des matières résineuses en trois groupes ; mais, aujourd'hui que la composition chimique des résines est assez bien connue, à la suite des remarquables travaux du professeur Tschirch et de ses élèves sur ses substances, il nous paraît rationnel de les classer d'après leur composition chimique propre, sans tenir compte des autres corps qui peuvent leur être associées.

Les substances résineuses sont produites par les familles les plus diverses : Conifères, Anacardiacées, Ombellifères, Euphorbiacées, Légumineuses, etc., et on les trouve dans tous les organes de la plante. Ces matières résineuses peuvent exsuder en grande quantité, soit naturellement, soit le plus souvent à la suite d'incisions, et elles peuvent alors être livrées au commerce en nature. D'autres fois, la petite quantité de résine n'en permet pas l'exploitation et on emploie alors la plante ou l'organe qui la renferme (Pipéracées, Scitaminées, Urticacées, etc.).

Leur mode d'obtention est varié. Rarement on se contente de l'exsudation naturelle qui donne trop peu de produit ; le plus souvent l'homme intervient en pratiquant des raclages, des incisions ou des perforations des organes ; parfois enfin, les résines se trouvent toutes préparées dans le sol ou dans la mer, à l'état fossile.

Les blessures spontanées ou provoquées sur des arbres résineux déterminent une exagération de la sécrétion que le professeur Tschirch désigne sous le nom d'*écoulement résineux*. Le traumatisme a non seulement pour effet d'augmenter d'une façon notable la production de résine chez les plantes qui sont normalement pourvues d'appareils sécréteurs, mais encore de provoquer la sécrétion chez celles qui sont entièrement dépourvues de ces appareils, comme le *Styrax Benzoin*, ou qui n'en présentent que dans le jeune âge, comme c'est le cas pour les *Toluifera*.

De sorte, que chez toutes les plantes à résines, il y a lieu de distinguer deux modes d'excrétion : 1° le mode *primaire*, où l'excrétion, immédiatement consécutive au traumatisme et de courte durée, consiste dans l'évacuation des réservoirs sécréteurs normaux (Mastic, Sandaraque, Térébenthine du Sapin) ; 2° le mode *secondaire*, qui demande un certain temps pour se produire, parce qu'il provient en effet des appareils sécréteurs de nouvelle formation qui se constituent et se multiplient à la suite de traumatismes naturels ou artificiels. Il *existe seul* chez les plantes à résines normalement dépourvues d'appareils sécréteurs, et il fournit la plus grande quantité de produits résineux.

Au point de vue chimique, on peut diviser les résines de la façon suivante : les *Résines à tannols*, qui sont des éthers ; les *Résines à résènes* ; les *Résines à acides résinoliques* ; les *Aliphatorésines* ou *Résines grasses* ; les *Chromo-résines* ou *Résines colorées* ; les *Enzymorésines* ; les *Glucorésines* ou Résines à glucosides des Convolvulacées ; les *Lactorésines*.

Tous ces groupes n'ont pas pour nous la même importance ; nous dirons seulement quelques mots de ceux qui nous intéressent le plus au point de vue pharmacographique.

I. Résines à tannols. — Ces résines sont des éthers d'alcools résineux particuliers se rapprochant des tanins (*Tannols*) ; ceux-ci sont de deux sortes : les uns, incolores et dépourvus de la réaction des tanins, ce sont les *Résinols* ; les autres, colorés et présentant la réaction des tanins, ce sont les *Résinotannols*.

Ces alcools, ces tannols, sont combinés avec des acides aromatiques qui appartiennent au groupe de l'acide benzoïque et au groupe de l'acide cinnamique.

Dans le groupe de l'acide benzoïque, on trouve :

1° L'*Acide benzoïque* $C^6H^5.CO^2H$ que l'on trouve dans le Baume de Tolu, le Baume du Pérou, le Benjoin de Siam, le Sang-dragon ;

2° L'*Acide benzoylacétique* $C^6H^5.CO.CH^2.CO^2H$ (Sang-dragon) ;

3° L'*Acide salicylique* (*Acide orthoxybenzoïque*) C^6H^4. CO^2H (1) OH (2) (Gomme-ammoniaque).

Dans le groupe de l'acide cinnamique, on trouve :

1° L'*Acide cinnamique* $C^6H^5—CH=CH—CO^2H$ (Baume de Tolu, Baume du Pérou, Styrax, Benjoin, Aloès) ;

2° L'*Acide orthocoumarique* (*Acide orthoxycinnamique* $C^6H^4—CH=CH—CO^2H$ (1) OH (2) correspondant à l'acide salicylique (Sang-dragon) ;

3° L'*Acide paracoumarique* (1) (4) (Résines acaroïdes) ;

4° L'*Acide férulique* (*Acide oxyméthoxycinnamique*) $C^6H^3—O.\ CH^3$ (2) $—CH=CH—CO^2H$ (4) OH (1) (Asa-fœtida) ;

5° L'*Acide ombellique* (*Acide dioxycinnamique asymétrique*) $C^6H^3—CH=CH—CO^2H$ (4) OH (1) OH (3) et sa lactone, l'*Ombelliférone* (Asa-fœtida, Galbanum).

Nous divisons ce groupe en deux familles : les *Benzoïques* et les *Féruliques*.

II. Résines à résènes. — Les résines de ce groupe ne sont pas des éthers ; le caractère résineux est produit par un *Résène*. On donne ce nom à un groupe de principes résineux, complètement indifférents aux réactifs et qui résistent aux alcalis; ils n'ont ni fonction alcoolique, ni fonction acide, aldéhydique, ou cétonique ; quelques-uns donnent la réaction de la phytostérine. Ce sont les résines des Anacardiacées que nous groupons en une seule famille, les *Myrrhiques*.

III. Résines à acides résinoliques. — Ces acides résinoliques dériveraient des résinols ; on les rencontre dans presque toutes les Conifères. Nous divisons ce groupe en deux familles : les *Résinoliques* et les *Agariciques*.

IV. Aliphatorésines. — Ce sont les résines constituées par des éthers d'alcools de la série grasse. Une seule famille, les *Cartériques*.

V. Glucorésines ou résines à glucosides, comprenant les résines des Convolvulacées qui seront étudiées dans le groupe des substances à glucosides.

VI. Lactorésines, comprenant des substances qui proviennent du latex des laticifères, telles que le Caoutchouc ou la Gutta-percha, et formant la famille des *Plastiques*.

A la suite de ces matières résineuses bien connues aujourd'hui, nous plaçons l'étude de matières résineuses mal connues, le plus souvent associées à de l'huile essentielle, non exploitées séparément, mais donnant aux drogues qui les renferment des propriétés assez actives pour lesquelles on les emploie. Nous diviserons ce groupe en plusieurs familles : les *Thapsiques*, les *Pipériques*, les *Zingibériques* et les *Cannabiques*.

FAMILLE 1. — BENZOIQUES

Cette famille comprend les *Benzorésines* de Tschirch, c'est-à-dire les résines dans la constitution desquelles dominent des éthers benzoïques de tannols.

BENJOIN

Origine et récolte. — Le *Benjoin* est une résine associée à une petite quantité d'essence fournie par le *Styrax Benzoin*, arbre de la famille des Styracées qui croît dans l'Indo-Chine, à Siam, à Sumatra, à Java, à Bornéo.

Pour recueillir le Benjoin, on pratique sur le tronc des arbres âgés au moins de six à huit ans des incisions allant jusqu'au bois. Sous l'influence du traumatisme, il se développe une néo-formation ligneuse avec de nombreux canaux sécréteurs, d'où s'écoule un liquide résineux, épais et blanchâtre, qui ne tarde pas à durcir, et qu'on recueille à l'aide d'un couteau. Chaque arbre peut fournir environ 1 500 grammes d'oléo-résine par an et pendant dix ou douze ans ; au bout de ce temps, on l'abat. Le Benjoin arrive dans les ports de Sumatra sous forme de pains inclus dans des paillassons nommés *Tampangs*. On brise ces pains, on les ramollit au soleil ou dans l'eau bouillante, et on les met ensuite dans des caisses carrées.

A Siam, le procédé d'extraction est mal connu ; on inciserait toute la surface de l'écorce, et on laisserait le suc résineux s'accumuler et durcir au-dessous de l'écorce.

Caractères. — Le *Benjoin* se présente assez rarement en larmes de grandes dimensions, aplaties, opaques, d'un blanc sale en dehors, à cassure un peu cireuse. Ces larmes se rayent sous l'ongle et se ramollisent dans la bouche comme la Résine Mastic (*Benjoin en larmes*).

Le plus souvent, il se présente en blocs cubiques, recouverts d'une poussière grisâtre et formés par de nombreuses larmes empâtées dans une gangue résineuse, brun grisâtre à cassure inégale et écailleuse, constituant une masse qui présente l'aspect d'un nougat ; les impuretés, débris de bois ou d'écorce, y sont relativement rares (*Benjoin amygdaloïde*).

Cette substance exhale une odeur suave de Vanille (*Benjoin de Siam*), ou une odeur de Styrax (*Benjoin de Sumatra*); sa saveur est d'abord douce, puis piquante et âcre.

Le Benjoin de Siam est le seul officinal.

Le Benjoin fond à la chaleur, puis brûle en dégageant une fumée blanche, très odorante, qui contient de l'acide benzoïque et divers principes aromatiques. Il se dissout dans l'alcool et dans l'éther, et cède à l'eau de l'acide benzoïque, ainsi que de l'huile essentielle. Sa solution alcoolique est colorée en vert brunâtre par le perchlorure de fer.

Composition chimique. — Les deux sortes de Benjoin ont une composition chimique différente.

Dans le *Benjoin de Sumatra*, on trouve environ de 13 à 18 p. 100 d'*acide benzoïque* à l'état libre, et de 70 à 80 p. 100 de *résine*, dont la plus grande partie est constituée par l'*éther cinnamique du Benzorésinol* $C^{15}H^{26}O^{2}$, et surtout par l'*éther cinnamique du Sumarésitannol* $C^{18}H^{20}O^{4}$. On y rencontre encore une petite quantité de *styrol* à l'état libre, moins de 1 p. 100 de *vanilline* non combinée, et une petite quantité d'*huile essentielle*.

Le *Benjoin de Siam* contient une petite quantité d'*acide benzoïque* à l'état libre, mais la plus grande partie existe dans la résine à l'état d'*éther benzoïque du Benzorésinol* et d'*éther benzoïque du Siarésitannol*; c'est cet éther qui prédomine dans la constitution de cette résine. Cette sorte renferme environ 1,5 p. 100 de *vanilline* à l'état libre.

Essai. — Chauffé dans un tube, le Benjoin officinal doit dégager des vapeurs âcres d'acide benzoïque, se condensant sur les parties froides du tube.

Le Benjoin de Siam cède plus de la moitié de son poids de substances solubles au sulfure de carbone ; le Benjoin de Sumatra en cède beaucoup moins.

Le Benjoin ne doit pas laisser plus de 2 p. 100 de cendres.

Usages. — Le Benjoin partage les propriétés des balsamiques, et à ce titre il a été quelquefois employé à l'intérieur dans les catarrhes chroniques de la vessie et des bronches. Mais on lui préfère généralement pour cet usage le Baume de Tolu.

A l'extérieur, on le prescrit en *Teinture* pour cicatriser les petites plaies, et en particulier les gerçures du sein ; étendue d'eau de Rose, cette teinture constitue le *Lait virginal* des parfumeurs, d'un usage si fréquent dans la toilette. Le Benjoin est employé en pharmacie à la préparation de l'*Axonge benzoïnée*, de l'*Électuaire diascordium*, de la *Teinture balsamique*.

STYRAX LIQUIDE

Origine et récolte. — Cette oléo-résine est produite par le *Liquidambar d'Orient* [*Liquidambar orientalis* (fig. 204)], bel arbre à port de Platane du groupe des Liquidambarées, qui forme de vastes forêts dans le sud-ouest de l'Asie Mineure, en face de Rhodes et de Samos.

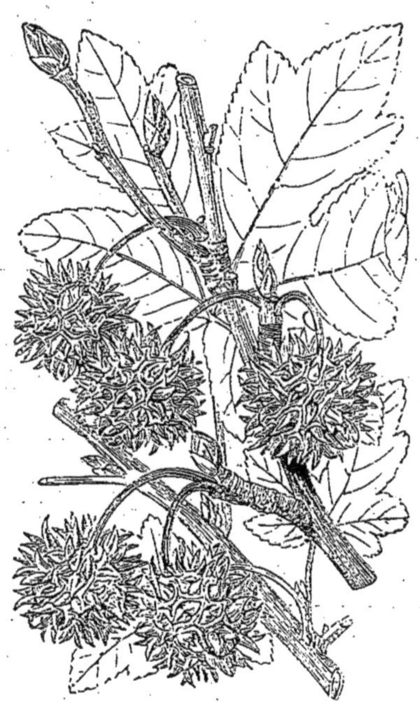

Fig. 204. — Liquidambar d'Orient.

Ce ne sont ni les canaux sécréteurs de la moelle, ni les nodules sécréteurs de l'écorce qui fournissent cette oléo-résine, puisque ceux-ci n'existent que dans le jeune âge ; elle provient d'un appareil secréteur secondaire, prenant naissance à la suite des traumatismes que reçoit l'arbre ; l'arbre intact ne renferme pas de Baume, et il ne s'en développe qu'après qu'il a été blessé.

L'extraction de l'oléo-résine est faite en Asie Mineure par deux procédés différents :

1° On pile ou on râpe l'écorce de l'arbre, on la met dans des sacs sur lesquels on jette de l'eau bouillante et on les soumet à la presse ;

2° On enlève à l'arbre l'écorce extérieure, que l'on rejette, puis on racle l'écorce interne avec un couteau. La sorte de râpure ainsi obtenue est mise d'abord à bouillir, pour en séparer la matière résineuse qui surnage, et soumise ensuite à la presse, dans des sacs en crin, afin d'en extraire le reste du Baume. Le mélange de ces deux produits constitue le produit commercial. Celui-ci est expédié des lieux de production à Smyrne, à Syra, à Alexandrie et à Constantinople, soit dans des barils, soit dans des peaux de Chèvre. Il vient généralement en Europe par Marseille ou par Trieste.

Caractères. — Le Styrax est une substance molle, tenace, d'un gris jaunâtre ou verdâtre et d'autant plus foncé que l'échantillon est plus ancien ; avec le temps, il s'épaissit, sans toutefois se montrer jamais complètement solide. Le plus souvent il se sépare en deux couches : une couche inférieure grise, assez dense, et une couche supérieure, plus fluide et brunâtre. La couche inférieure, examinée par transparence dans un bocal de verre, se montre piquetée de taches noires, de dimensions variables, dues à la présence de fragments d'écorce, de grains de sable, etc. L'odeur est forte, balsamique, rappelant celle du Baume de Tolu ; la saveur est faible, un peu âcre et amère. Si on examine le Styrax au microscope, on trouve dans la masse des cristaux d'acide cinnamique et de styracine.

Le Styrax est complètement soluble dans l'alcool bouillant, ce qui permet de le purifier en séparant tous les corps étrangers, soluble aussi dans l'éther, le chloroforme, l'acide acétique, le sulfure de carbone.

Composition chimique. — Ce produit renferme : 1° de l'*acide cinnamique* (47 p. 100), dont 23 p. 100 à l'état libre et 24 p. 100 à l'état d'*éthers cinnamylcinnamique* (*Styracine*), *éthylcinnamique* et *phénylpropylcinnamique* ; 2° une petite quantité de *vanilline*; 3° une *essence* appelée *Styrol*, *styrolène* ou *cinnamène* C^8H^8 ; 4° une *résine* (36 p. 100) formée par un résinol, le *Storésinol* $C^{16}H^{26}O^2$ en partie libre, en partie combiné avec l'acide cinnamique.

Falsifications. — On falsifie le Styrax avec les résines des Conifères. Celles-ci sont complètement solubles dans l'éther de pétrole; en outre, à la distillation, on perçoit une odeur caractéristique de Térébenthine.

Usages. — Bien que possédant les propriétés de tous les balsamiques, le Styrax est peu employé à l'intérieur. A l'extérieur, il a été préconisé contre la gale et, dans tous les cas, il détruit très bien le Pou du pubis. Il fait la base de la *Pommade de Styrax* et entre dans la préparation de l'*Alcoolat de Fioravanti*, de l'*Emplâtre mercuriel* et du *Sparadrap de cantharidate de potassium.*

BAUME DE TOLU

Origine. — Le *Baume de Tolu* découle spontanément et surtout par incisions du *Toluifera Balsamum* [*Myrosper-*

mum Toluiferum (fig. 205)], grand arbre de la famille des Légumineuses qui habite la Colombie (Turbaco, Rio-Magdalena, Maranhon) et le Vénézuela, et qui est surtout abondant sur le cours inférieur du Magdalena, vers Plato et vers Tolu (Bourg au sud-ouest de Carthagène); il paraît avoir été introduit aux Antilles, notamment à Cuba.

Cet arbre et celui qui donne le Baume du Pérou sont très voisins et ont été considérés par certains botanistes comme deux variétés, var. *Pereiræ* et var. *genuina*, d'une même espèce, le *Toluifera Balsamum*. L'étude anatomique a montré que toute la différence consiste : 1° dans l'unicollatéralité des faisceaux libéroligneux de la tige du *Toluifera Pereiræ* et la bicollatéralité de ceux de la tige du *T. Balsamum*; 2° dans la plus grande abondance et les plus grandes dimensions des canaux sécréteurs du *T. Balsamum*.

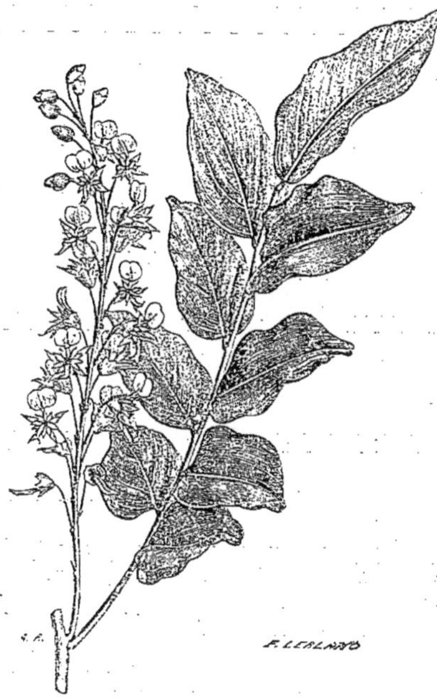

Fig. 205. — *Toluifera Balsamum*.

Récolte. — Pour recueillir le Baume, on pratique à l'arbre des incisions en forme de V, et, à la pointe de ce V, on creuse une cavité, dans laquelle on fixe une calebasse de la grandeur d'une tasse à thé. Dans quelques régions, on laisse le Baume découler jusqu'au bas de l'arbre, où on le reçoit sur de grandes feuilles d'une espèce de *Calathea*. Les incisions faites à un même arbre peuvent atteindre le nombre de vingt et l'extraction du Baume s'effectue pendant au moins huit mois de l'année. Quand le bas de l'arbre est, pour ainsi dire, criblé d'incisions, le collecteur en pratique d'autres à l'aide d'une échelle. Le Baume ainsi récolté était jadis expédié dans des calebasses ou dans des potiches. Il vient maintenant dans des gallons en fer-blanc du poids d'environ 3 kilogrammes par Carthagène, Savanille et Sainte-Marthe.

Caractères. — A l'état récent, le Baume de Tolu a la consistance d'une térébenthine épaisse, à peu près transparente et d'une couleur fauve ou marron clair. Avec le temps et par exposition à l'air, il s'épaissit considérablement et devient cassant et cristallin. C'est à cet état, dit *sec*, qu'on le trouve le plus souvent dans le commerce ; mais sa consistance n'est jamais bien grande, car il suffit de la moindre élévation de température pour le rendre coulant et lui faire prendre la forme du vase qui le renferme. Il est en masses de forme et de volume variables, d'un brun plus ou moins foncé, brillantes ou au moins luisantes à la surface, très dures et en même temps très friables, à peine rayables par l'ongle. Les fragments volumineux sont opaques, mais sous une faible épaisseur ils se montrent transparents. La surface des blocs est souvent recouverte d'une poudre de cristaux d'un blond doré, provenant de cassures ou d'effritements. Odeur forte, très agréable, rappelant celle du Benjoin et de la Vanille ; saveur douce, puis légèrement âcre à la gorge.

Le Baume de Tolu est soluble dans l'alcool, l'éther, le chloroforme, les alcalis et l'acide acétique, peu soluble dans les essences, insoluble dans la benzine et le sulfure de carbone. Il cède à l'eau bouillante de l'acide cinnamique et de l'acide benzoïque.

Composition chimique. — Le Baume de Tolu renferme : 1° 8 à 9 p. 100 d'une *huile essentielle* aromatique, à réaction acide, constituée en majeure partie par de l'*éther benzylbenzoïque* ou *benzoate de benzyle*, et pour une faible partie seulement par de l'*éther benzylcinnamique* ou *cinnamate de benzyle* ; 2° 0,05 p. 100 de *vanilline* ; 3° 12 à 15 p. 100 d'*acide cinnamique* et d'*acide benzoïque* libres, le premier constituant la plus grande partie du mélange ; 4° une résine constituée en majeure partie par l'*éther cinnamique du Tolurésitannol* et par une faible proportion d'*éther benzoïque de Tolurésitannol*. Le *Tolurésitannol*, qui a pour formule brute $C^{17}H^{18}O^5$, est un homologue inférieur du *Pérourésitannol* $C^{18}H^{20}O^5$.

Falsifications et essai. — Le Baume de Tolu est souvent falsifié avec de la *Colophane*, de la *Térébenthine*, des *résines* et du *Baume de Tolu épuisé*.

Les trois premières substances seront décelées en traitant le Baume suspect avec du sulfure de carbone qui dissout la Colophane et n'enlève au Baume qu'un peu d'acide cinnamique.

Elles seront aussi reconnues à l'odeur résineuse caractéristique que répandra le Baume en brûlant.

Pour reconnaître l'addition de *Baume de Tolu épuisé*, on fera un dosage acidimétrique.

On pourra aussi soumettre le Baume suspect à la méthode d'essai suivante :

On traite 2 grammes de Baume de Tolu par 5 centimètres cubes d'éther dans une boule à décantation. Quand le Baume est dissous, on ajoute 20 centimètres cubes d'éther et 20 centimètres cubes de solution N de potasse et on agite avec précaution. Après séparation, on laisse écouler la couche inférieure alcaline ; on lave la liqueur éthérée avec 2 centimètres cubes d'eau qu'on laisse écouler dans la liqueur alcaline. On évapore la liqueur éthérée au bain-marie dans un vase taré, on dessèche le résidu sous un exsiccateur et on pèse. On a le poids des éthers benzyliques contenus dans la prise d'essai. On ne doit pas trouver moins de 8 p. 100.

La solution alcaline est additionnée de 2 grammes de bicarbonate de soude pulvérisé et agitée ; il se fait un précipité blanc jaunâtre. On fait passer lentement un courant d'acide carbonique pendant une heure, ce qui achève de précipiter la résine. On recueille le précipité sur un filtre et on le lave à l'eau chaude jusqu'à ce que les eaux de lavage atteignent 300 centimètres cubes. Le précipité est séché et pesé. Il représente les éthers résineux de 2 grammes de Baume de Tolu. On doit obtenir de 55 à 60 p. 100.

Les 300 centimètres cubes de liqueur obtenus dans l'opération précédente sont acidulés avec 6 à 7 centimètres cubes d'acide chlorhydrique à 25 p. 100. Il se fait un précipité que l'on recueille et que l'on lave sur un filtre taré avec de l'eau bouillante jusqu'à ce que toute trace d'acidité ait disparu. On pèse ; le poids obtenu représente les acides résiniques contenus dans la prise d'essai. Ce poids ne doit pas être supérieur à 1 p. 100. La présence de Colophane et de résines fait monter le taux de ces acides jusqu'à 25 p. 100.

La liqueur restante contient encore les acides aromatiques. On l'épuise à trois reprises avec 40, 20 et 20 centimètres cubes d'éther. On réunit les solutions éthérées et on les additionne de phénolphtaléine. On ajoute de l'eau et on titre l'acidité au moyen d'une solution $\frac{N}{10}$ alcaline. Le nombre de centimètres cubes employés multiplié par 0,0148 donne la quantité d'acides aromatiques exprimée en acide cinnamique. On ne doit pas trouver moins de 25 p. 100.

Usages. — Le Baume de Tolu est un balsamique constamment prescrit dans le traitement des rhumes et des bronchites sous forme de *Tablettes*, de *Sirop*, d'*Émulsion*, de *Teinture*, etc. ; le *Sirop de Tolu* est journellement employé pour édulcorer les potions calmantes ou les tisanes béchiques. Ce Baume entre encore dans la composition des *Pilules d'iodure ferreux*, de la *Teinture balsamique*, du *Baume nerval*.

BAUME DU PÉROU

Origine. — Le *Baume du Pérou* est un liquide noirâtre fourni par le *Toluifera Pereiræ* [*Myrospermum Pereiræ* (fig. 206)], grand arbre de la famille des Légumineuses, vivant dans l'Amérique centrale, le Mexique méridional, le Guatémala, et surtout sur la *Côte du Baume*, dans l'État de San-Salvador, autour de Sansonnate ; il est introduit aujourd'hui à Ceylan. Le nom que porte cette drogue lui vient de ce que, pendant longtemps, elle a passé par Lima.

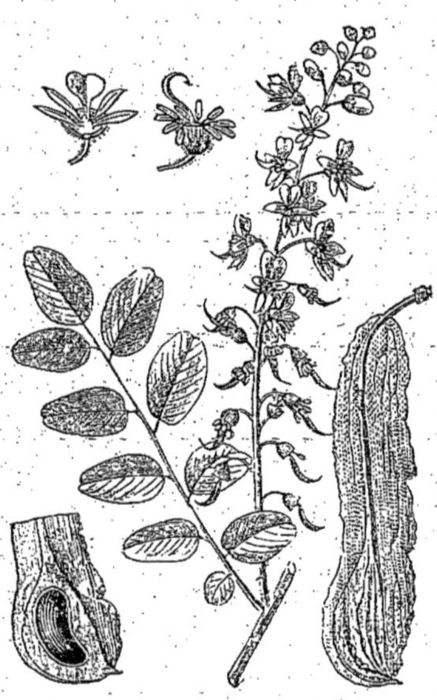

Fig. 206. — *Toluifera Pereiræ.*

Obtention. — L'exploitation des arbres se fait quand ceux-ci sont âgés de dix ans et ont de $0^m,60$ à 1 mètre de circonférence. Le Baume ne préexiste pas; il ne se forme qu'à la suite de blessures ou de brûlures que l'on fait subir à l'arbre et surtout quand on combine les deux.

A une hauteur de $0^m,30$ du sol, l'ouvrier écorce l'arbre sur une étendue de $0^m,15$ de large sur $0^m,25$ de hauteur ; pour cela, il frappe le fragment qu'il veut écorcer, soit avec un manche de couteau, soit avec une pierre, puis, avec la lame du couteau, il enlève la première couche de l'écorce et met à nu une seconde couche de couleur jaunâtre.

Au bout de cinq jours, le Baume s'écoule et imprègne un chiffon que l'ouvrier a eu le soin de fixer dans l'écorce dénudée au moyen de petites fentes. Au bout de quelques jours, l'écoulement s'étant arrêté, on brûle l'écorce avec une torche pendant quatre à cinq minutes, et au bout de huit jours le Baume recommence à couler avec abondance. On le reçoit toujours sur des chiffons que l'on remplace dès qu'ils sont imprégnés. Quand il ne coule plus rien, on enlève par grattage les parties trop fortement brûlées et on fait des incisions profondes ; ces incisions provoquent encore la sécrétion d'une certaine quantité de Baume ; quand il n'y a plus d'écoulement, on fait une seconde application de torches et on recueille encore une certaine quantité de liquide. La plaie est alors épuisée.

Pour retirer le Baume des chiffons qui en sont imprégnés, on les fait bouillir avec de l'eau dans une grande chaudière ; le Baume tombe au fond et est séparé par décantation. Le reste du Baume est séparé en soumettant les chiffons à la presse. Le produit ainsi obtenu porte le nom de *Baume des chiffons* (*Balsamo de trapo*).

Ce n'est pas tout. On enlève complètement la partie de de l'écorce traitée comme il vient d'être dit, on la broie, on la fait bouillir avec de l'eau et on recueille le produit qui est appelé *Baume des écorces* (*Balsamo de Cascara*).

Le Baume du Pérou du commerce est un mélange, en proportions déterminées, de Baume des chiffons et de Baume des écorces. Ce mélange une fois fait, les marchands font subir une dernière purification au produit en le chauffant dans une chaudière de fonte ou de cuivre ; les dernières traces d'eau s'évaporent et les impuretés montent à la surface sous forme d'écume que l'on rejette.

L'exploitation d'un morceau d'écorce de 25 centimètres dure environ six semaines, et celle d'un arbre entier deux ans et demi. La récolte du Baume a lieu toute l'année et surtout pendant la saison sèche de décembre à avril. Le Baume d'origine arrive dans des récipients de tôle que l'on emballe deux par deux dans des caisses de bois.

Caractères. — Le Baume du Pérou est un liquide épais, brun foncé, d'odeur forte, aromatique, vanillée, de saveur âcre et amère. Il paraît noir, quand on le voit en masse ; étalé en couche mince, il se montre d'un brun rougeâtre et transparent. Sa densité varie de 1,135 à 1,15. Il est inaltérable à l'air, insoluble dans l'eau, à laquelle il abandonne pourtant, surtout à chaud, un peu d'acide cinnamique. L'alcool dilué, la benzine, l'éther, les huiles grasses et volatiles ne le dissolvent qu'en partie ; il se dissout totalement dans l'alcool absolu, le chloroforme, l'acide acétique et l'acétone ; l'essence de pétrole ne le dissout pas.

Composition chimique. — Le Baume du Pérou renferme de la *Cinnaméine* (61 p. 100), mélange de deux éthers de l'alcool benzylique, une *résine* (15,3 p. 100), des acides libres, principalement de l'*acide cinnamique* et de l'*acide benzoïque* (23 p. 100), de la *vanilline* et autres principes odorants en petite quantité.

La cinnaméine est constituée par du *benzoate de benzyle* (60 parties) et du *cinnamate de benzyle* (40 parties).

La résine est constituée par les *éthers benzoïque* et *cinnamique du Pérourésitannol*, alcool tanno-résineux qui a pour formule $C^{18}H^{20}O^{5}$: c'est un homologue supérieur du Toluré-sitannol.

Falsifications et essai. — Les falsifications de ce produit sont nombreuses ; il est fréquemment adultéré avec de l'*alcool*, de la *Colophane*, de la *Térébenthine*, du *Benjoin*, du *Styrax*, du *Baume de Copahu*.

L'*alcool* est reconnu en agitant, pendant quelques minutes, dans un tube gradué, le Baume avec de l'eau. L'eau, en s'emparant de l'alcool, amène une diminution de volume qui décèle la fraude. On peut encore distiller un mélange de Baume et d'eau ; on caractérisera l'alcool dans le liquide distillé.

La *Colophane*, la *Térébenthine*, le *Baume de Copahu* seront reconnus en jetant un peu de Baume suspect sur une plaque de fer rougie au feu : l'odeur des substances ajoutées se développe et est facilement perçue.

Le Baume suspect, distillé avec de l'eau, laissera passer de l'essence à la distillation ; il n'en passe pas quand le Baume est pur.

Pour rechercher le *Benjoin* et le *Styrax*, on emploiera le *procédé Denner* : on met dans un tube à essai 5 grammes de baume, 5 grammes de lessive de soude concentrée, 10 grammes d'eau, et on agite le tout avec 15 grammes d'éther ; on décante celui-ci. Le résidu est chauffé à l'ébullition, puis acidulé avec de l'acide chlorhydrique ; par addition d'eau froide, il se sépare une résine qu'on enlève et qu'on dissout dans 3 grammes de lessive de soude. On étend la solution avec 20 grammes d'eau, on porte à l'ébullition et on précipite avec une dissolution de chlorure de baryum. On recueille le précipité sur un filtre et on le dessèche au bain-marie. On l'épuise par l'alcool, on évapore la solution alcoolique, on traite le résidu par l'acide sulfurique et on agite le liquide avec du chloroforme. Celui-ci se colore en bleu ou en violet lorsque le Baume contient du Styrax ou du Benjoin. On peut ainsi déceler de minimes quantités de ces produits.

Les *huiles grasses*, autres que l'huile de Ricin, sont séparées par agitation du mélange avec de l'alcool absolu, qui dissout le Baume et laisse la presque totalité de l'huile.

Pour découvrir l'*huile de Ricin*, on verse goutte à goutte le Baume suspect dans l'eau ; les gouttes tombent au fond, et elles sont rondes si le Baume est pur, tandis qu'elles ont une forme ovoïde, avec une pointe effilée vers le haut, s'il renferme de l'huile de Ricin. Cette forme est produite par l'huile qui tend à se séparer du Baume, par suite de la propension qu'elle a à s'élever au-dessus de l'eau. Au bout de quelques heures, d'ailleurs, l'huile de Ricin surnage ; l'eau chaude facilite la séparation des liquides.

Usages. — Le Baume du Pérou agit à la façon de tous les balsamiques par sa résine et ses acides aromatiques ; mais, pour l'usage interne, on lui préfère généralement le Baume de Tolu. On l'emploie comme parfum, et à l'extérieur pour stimuler les ulcères indolents.

On l'a préconisé dans le traitement des leucoplasies buccales et des tuberculoses ganglionnaires et osseuses. Enfin, on l'emploie dans le traitement de la gale. Pour cet usage, on lui substitue l'éther benzylbenzoïque préparé synthétiquement, qui a l'avantage de n'exercer aucune action irritante. Cet éther synthétique porte le nom de *Péruscabine* et sa solution à 25 p. 100 dans l'huile de Ricin, celui de *Péruol.*

RÉSINE DE GAIAC

Origine. — La *Résine de Gaïac* est fournie par le bois de deux arbres de la famille des Zygophyllées, le *Guaiacum officinale* (fig. 207) et le *G. sanctum*, qui viennent tous deux à Cuba, à la Jamaïque, à la Martinique et dans l'Amérique tropicale.

Préparation. — Cette résine peut s'obtenir par des incisions pratiquées dans le tronc de l'arbre ; mais le plus souvent on l'obtient en exposant au feu de longues bûches, percées d'un canal suivant l'axe de la bûche ; la résine liquéfiée s'écoule par les deux extrémités du canal et on la recueille dans des calebasses. Dans les pharmacies, on fait bouillir les rognures de bois de Gaïac dans de l'eau chargée de chlorure de sodium, on recueille la résine qui vient flotter à la surface du liquide et on l'agglomère en morceaux plus ou moins volumineux.

Caractères extérieurs. — La résine de Gaïac se présente donc habituellement en masses très volumineuses, irrégulières, homogènes ou fendillées, recouvertes généralement d'une poussière verdâtre, et renfermant un grand

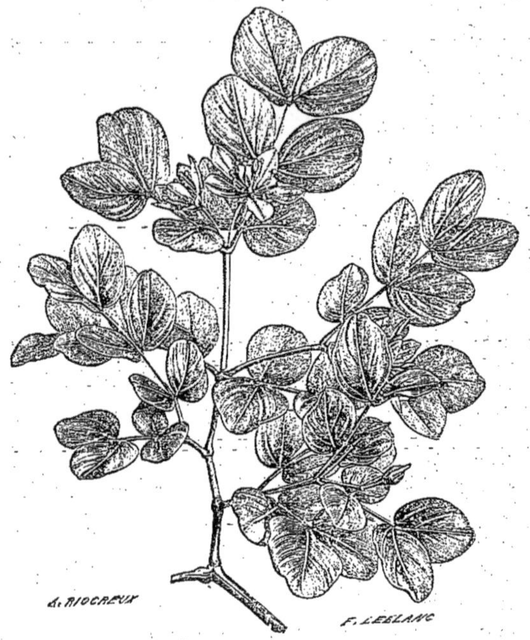

Fig. 207. — Gaïac officinal.

nombre d'impuretés, telles que fragments d'écorce, de bois, etc. La cassure est vitreuse, d'une teinte verdâtre ou brunâtre, bleuissant au contact de l'air. Cette résine ne se ramollit pas par la chaleur de la main. La saveur, d'abord peu sensible, produit ensuite une impression extrêmement âcre ; l'odeur est balsamique, agréable, rappelant celle de la Vanille et s'exalte par la chaleur ou la pulvérisation.

La résine de Gaïac est soluble dans l'alcool à 90°, l'éther, le chloroforme, l'acétone, l'essence de Girofle ; elle est insoluble dans l'essence de Térébenthine. Soumise à l'action des oxydants, tels que acide azotique, hypochlorite de chaux, etc., elle prend une belle coloration bleue.

Composition chimique. — Cette résine est surtout constituée par des résinols ; elle renferme, en effet, 70,50 p. 100 de *Gaïaconirésinol* (*acide gaïaconique* de certains auteurs) $C^{20}H^{24}O^{5}$, 11,25 p. 100 de *Gaïacorésinol* (*acide résinogaïacique*) $C^{20}H^{24}O^{4}$, 15 p. 100 de *Gaïacinorésinol* (*acide gaïacinique*) $C^{21}H^{22}O^{7}$, 1 p. 100 d'*essence* et de *résine*, 2,25 p. 100 d'*acide gaïcique*, de *jaune de Gaïac* et de *vanilline*. La matière colorante bleue (Bleu de Gaïac) qui se produit par l'action des oxydants sur la résine provient de l'oxydation de l'acide gaïaconique.

Cet acide serait lui-même un mélange d'au moins deux principes : un *acide β-gaïaconique* qui ne bleuit pas par les oxydants et un *acide α-gaïaconique* qui constitue seul le principe bleuissant.

Falsifications et essai. — La résine de Gaïac est surtout falsifiée avec de la Colophane colorée artificiellement; cette falsification est aisée à reconnaître en raison de la solubilité de la Colophane dans l'essence de Térébenthine. On agite dans un tube à essais 1 partie de résine de Gaïac pulvérisée avec 10 parties d'essence de Térébenthine rectifiée. Après filtration, le liquide évaporé ne devra pas laisser de résidu, si la résine de Gaïac est pure. Si elle renferme de la Colophane, il y aura un résidu proportionnel à la quantité de Colophane ajoutée.

Usages. — La résine de Gaïac n'est plus employée que pour la préparation de la *Teinture de Gaïac* (*Résine*), qui elle-même n'est utilisée que pour la préparation de l'*Élixir dentifrice*.

FAMILLE 2. — FÉRULIQUES

Dans cette famille, nous plaçons les gommes-résines d'Ombellifères.

ASA FŒTIDA

Origine. — L'*Asa fœtida* est une gomme-résine produite par le *Ferula Asa fœtida* (*Scorodosma fœtidum*), par le *F. Narthex* (*Narthex Asa fœtida*) (fig. 208), et sans doute aussi par le *F. alliacea*, plantes de la famille des Ombellifères, qui habitent le Turkestan, la Perse, l'Inde du Nord et les régions voisines ; c'est la première de ces trois espèces qui donne la plus grande proportion du produit commercial.

Cette gomme-résine provient des canaux sécréteurs qui

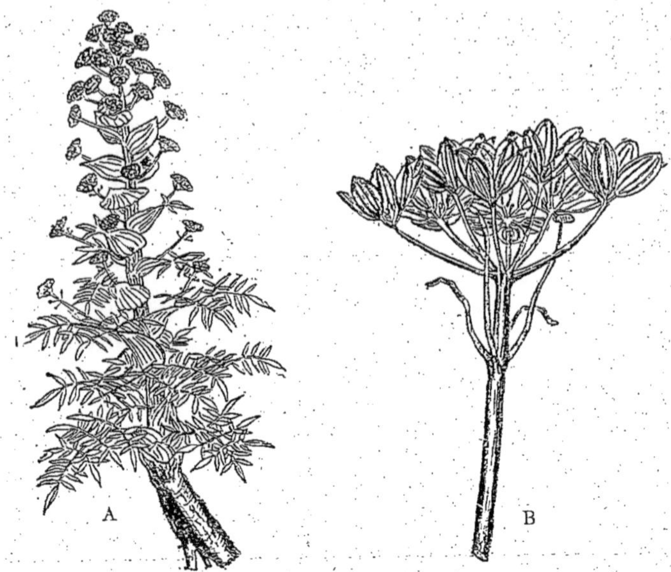

Fig. 208. — *Ferula Narthex* : A. Inflorescence en fleurs ; B. Ombelle de fruits.

sont localisés dans le parenchyme cortical et dans le liber secondaire de la racine (*c. r*, fig. 210). Cette racine présente des anomalies de structure résultant du fractionnement de l'assise génératrice libéro-ligneuse, chacun des fragments de celle-ci devenant le centre d'une formation libéro-ligneuse indépendante (fig. 209).

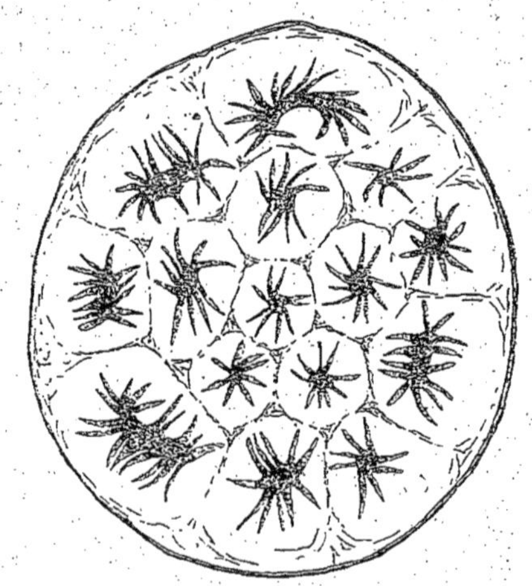

Fig. 209. — Coupe transversale d'une racine de *Scorodosma fœtidum* (vue d'ensemble).

Récolte. — La récolte de la drogue a lieu en mai et juin ; elle se pratique en coupant la racine au niveau du collet et en recueillant le suc qui exsude sur la surface de section de celle-ci ; puis une seconde tranche est découpée, et le suc apparaissant sur la nouvelle surface de section est recueilli de même, et on continue ainsi jusqu'à ce que la plante soit à peu près complètement épuisée. Le produit obtenu des deux ou trois premières sections est peu abondant, assez fluide et moins estimé que celui plus épais que l'on obtient des sections suivantes, après huit ou dix jours de repos. Le produit récolté est envoyé en Europe, soit par la mer Caspienne, soit par Bombay ; une petite quantité passe en Égypte par la mer Rouge. Il arrive dans des caisses de fer-blanc, dans des surons, dans des nattes, etc.

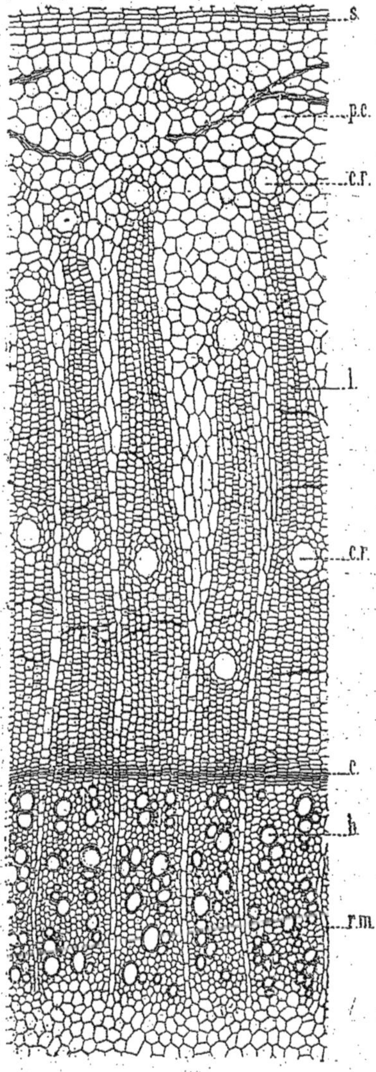

Fig. 210. — Coupe transversale de la racine de *Scorodosma fœtidum*.

Caractères extérieurs. — L'Asa fœtida se trouve dans le commerce en larmes irrégulières (*Asa fœtida en larmes*) variant de la grosseur d'un pois à celle du pouce, colorées en brun-chocolat, ternes à leur surface, poisseuses au dehors, plus ou moins agglutinées, ou en blocs irréguliers (*Asa fœtida en masses*), formés d'une pâte dure, terne, rougeâtre, renfermant un nombre variable de larmes opaques, blanc jaunâtre. Ces larmes ont une cassure blanchâtre, mais au contact de l'air et sous l'action de la lumière elles prennent rapidement une coloration violacée, passant ensuite au brun; touchées avec de l'acide azotique, elles prennent une coloration verte rappelant celle de la malachite. On y rencontre très souvent des impuretés : fruits, débris, sable et même tranches de racine. La drogue a une odeur spéciale, alliacée, extrêmement désagréable, qui lui a valu le nom de *stercus diaboli* ; la saveur est âcre, amère et alliacée.

Composition chimique. — L'Asa fœtida renferme 62 p. 100 de *résine*, 25 p. 100 de *gomme*, 6 à 7 p. 100 d'*huile essentielle*, 1,28 p. 100 d'*acide férulique* libre et 0,06 p. 100 de *vanilline*.

La *Résine d'Asa fœtida* se scinde en deux parties : l'une soluble, l'autre insoluble dans l'éther. La portion soluble dans l'éther est l'éther résineux de l'*acide férulique*, l'alcool combiné avec cet acide étant l'*Asarésitannol* $C^{24}H^{33}O^{4}OH$; c'est donc l'*éther férulique* de l'*Asarésitannol*. La portion insoluble dans l'éther (0,60 p. 100) est de l'Asarésitannol libre.

L'*Essence d'Asa fœtida* est une essence sulfurée, ayant une densité de 0,985 et un pouvoir rotatoire lévogyre $[\alpha]_D = -9^o15$. Elle renferme deux terpènes $(C^5H^8)^n$, le *férulène* et l'*isoférulène*, un sesquiterpène (20 p. 100) et plusieurs disulfures : $C^7H^{14}S^2$ (45 p. 100), $C^{11}H^{20}S^2$ (20 p. 100), $C^8H^{16}S^2$ et $C^{10}H^{18}S^2$ (en petite quantité).

Falsifications et essai. — L'Asa fœtida est souvent mélangé de *gomme*, de *résines* de mauvaise qualité, de *gypse*, de *sable*, de *farine* et d'autres substances inertes. Pour reconnaître ces additions, on procédera à l'essai suivant.

On épuise 10 grammes de produit avec de l'alcool à 96° bouillant, jusqu'à ce que quelques gouttes du liquide filtré, évaporées sur un verre de montre, ne laissent plus de résidu ; le résidu insoluble dans l'alcool, desséché à 100°, ne doit pas dépasser 5 grammes (50 p. 100).

Comme caractère d'identité, l'Asa fœtida doit présenter la réaction de l'ombelliferone, que l'on obtiendra, comme il est indiqué à l'essai du Galbanum (Voy. p. 376).

En outre, le poids des cendres fournies par l'Asa fœtida ne doit pas dépasser 10 p. 100.

Usages. — En Europe, l'Asa fœtida est uniquement employé comme médicament ; au contraire, il est fort apprécié des Hindous comme assaisonnement, en guise d'Ail. C'est un antispasmodique puissant, un emménagogue et même un vermifuge ; il est regardé comme un aphrodisiaque par les Orientaux qui en font si grand cas en raison de cette propriété d'ailleurs problématique.

A cause de sa saveur désagréable, il est prescrit le plus souvent sous forme de lavement (2 à 5 grammes). On l'associe parfois à d'autres médicaments et plus particulièrement à la Valériane.

Il sert aussi à préparer la *Teinture d'Asa fætida* et le *Bain arsénical* (méd. vétérinaire).

GALBANUM

Origine. — Le *Galbanum* paraît être surtout sécrété par deux plantes de la famille des Ombellifères, le *Ferula galbaniflua* (fig. 211) et le *F. rubricaulis*, qui croissent en Perse ; d'après certains auteurs, le *F. Schair*, que l'on trouve dans les déserts de Syr-Daria, sur les confins de la Sibérie et du Turkestan, passe pour contribuer également à la production de cette drogue.

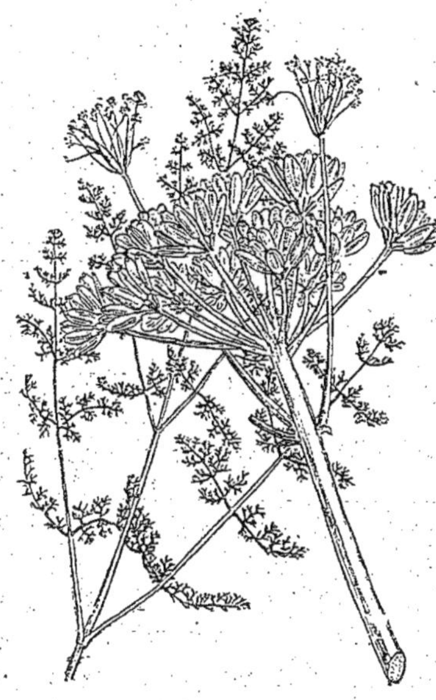

Fig. 211. — *Ferula galbaniflua.*

Cette gomme-résine est localisée dans les canaux sécréteurs (*c. s*, fig. 212) de l'écorce, du liber secondaire normal et du liber des faisceaux libéro-ligneux anormaux (*f. m*) qui sont disséminés dans la moelle.

Récolte. — D'après certains voyageurs, la gomme-résine exsude spontanément à la base de la tige ou à la naissance des feuilles, en larmes plus ou moins grosses qui s'épaississent à l'air.

Selon d'autres, on ferait des incisions sur la tige, près de la racine ; dans d'autres localités, les incisions porteraient sur les racines. Il ne semble point, du reste, que la récolte de cette drogue soit l'objet d'aucune exploitation régulière. Le Galbanum arrive par les mêmes voies que l'Asa fœtida, dans des caisses de bois entourées de toile et de nattes.

Caractères extérieurs. — Le Galbanum est une gomme résine en *larmes* irrégulières, de la grosseur d'un pois à celle d'une cerise, isolées ou agglutinées en masses.

Les larmes sont jaunâtres ou blanc-jaunâtre, à cassure cireuse et jaunâtre ; elles sont le plus souvent agglutinées par une matière blond foncé ou brune, ordinairement plus dure que les larmes ; des corps étrangers consistant en débris de tiges de pétioles et de fruits d'Ombellifères ou grains de sable se rencontrent abondamment dans la pâte. La masse est faiblement poisseuse, mais elle adhère avec la ténacité de la poix quand on la ramollit par la chaleur. L'odeur est spéciale, forte, tenace, un peu fétide ; c'est celle qui domine dans l'emplâtre diachylon ; la saveur est aromatique, amère, désagréable.

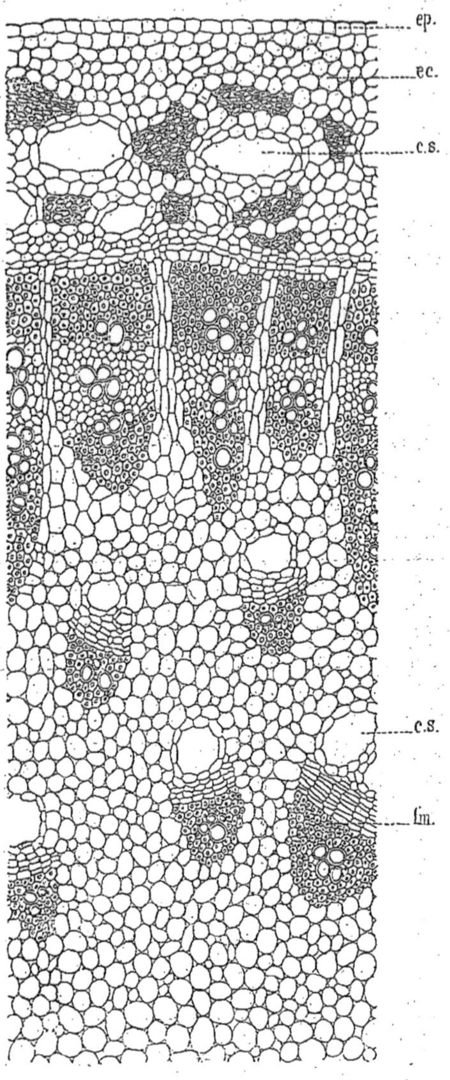

Fig. 212. — Coupe transversale de la tige du *Ferula galbaniflua*.

Composition chimique. — Le Galbanum renferme 27 p. 100 de *gomme*, 63,5 p. 100 de *résine*, 9,5 p. 100 d'*huile essentielle*.

La *Résine* est l'éther résineux de l'*Ombelliférone* $C^9H^6O^3$, anhydride de l'acide ombellique ; l'alcool combiné avec cet anhydride est le *Galbarésitannol* $C^{18}H^{30}O^3$.

L'*Essence de Galbanum* renferme un terpène identique au *pinène* droit, du *cadinène* et du *valérate de bornyle*. C'est un liquide incolore, bouillant entre 160° et

165°, dont l'odeur rappelle tout à fait celle de la drogue.

Falsifications et essai. — Cette drogue est souvent mélangée de *substances résineuses* d'un prix inférieur et de *substances terreuses.* Les essais suivants permettront d'en apprécier la qualité.

1° On fait bouillir pendant un quart d'heure 5 grammes de Galbanum pulvérisé aussi finement que possible, dans une capsule, avec 15 grammes d'acide chlorhydrique concentré ; on filtre à travers un filtre double préalablement mouillé et on sature soigneusement avec de l'ammoniaque. Le liquide doit présenter la fluorescence bleue caractéristique de l'ombelliférone (caractère d'identité).

2° Le résidu insoluble dans l'alcool à 96° bouillant, desséché à 100°, ne doit pas dépasser 50 p. 100.

3° Le Galbanum ne doit pas donner plus de 10 p. 100 de cendres.

Usages. — Le Galbanum est un stimulant et un antispasmodique ; mais on ne l'emploie plus qu'à l'extérieur. Il entre dans la composition de l'*Alcoolat de Fioravanti*, de l'*Électuaire diascordium* et de l'*Emplâtre diachylon gommé.*

GOMME AMMONIAQUE

Origine. — La Gomme ammoniaque est fournie par le *Dorema ammoniacum* (fig. 213) et beaucoup plus rarement par le *D. Aucheri*, plantes de la famille des Ombellifères qui croissent dans les régions sablonneuses dont la Perse est le centre.

Récolte. — Le suc laiteux est tellement abondant dans la tige de ces plantes qu'il exsude spontanément à la suite de la moindre piqûre d'insecte ; ce sont surtout des Scarabées qui s'abattent sur ces plantes et déterminent par leurs piqûres l'exsudation du suc qui se concrète rapidement en petites larmes. Celles-ci s'amassent au pied de l'arbuste, ou bien on les recueille directement sur la plante elle-même. Cette drogue arrive en Europe par Ispahan ou par Bombay.

Caractères extérieurs. — La Gomme ammoniaque se présente en larmes ou en masses.

Les *larmes* sont dures, formant des boules ou des dragées irrégulières, opaques, ternes, lisses, de coloration offrant tous les intermédiaires entre le blanc laiteux ou le brun-cannelle. Si on les casse, la surface de section est blanchâtre ou bleuâtre, luisante et comme nacrée. Elles se ramollissent à la chaleur et s'émulsionnent facilement quand on les triture avec de l'eau.

Les *masses* sont composées de larmes volumineuses, opalines, empâtées dans une gangue grumeleuse jaunâtre, tantôt terne, tantôt légèrement cristalline, renfermant des débris végétaux et d'autres impuretés.

L'odeur des deux sortes est forte, aromatique, non alliacée; la saveur est amère, âcre et nauséeuse.

Composition chimique. — Cette gomme-résine renferme 69 p. 100 de *résine* soluble dans l'éther, 22 p. 100

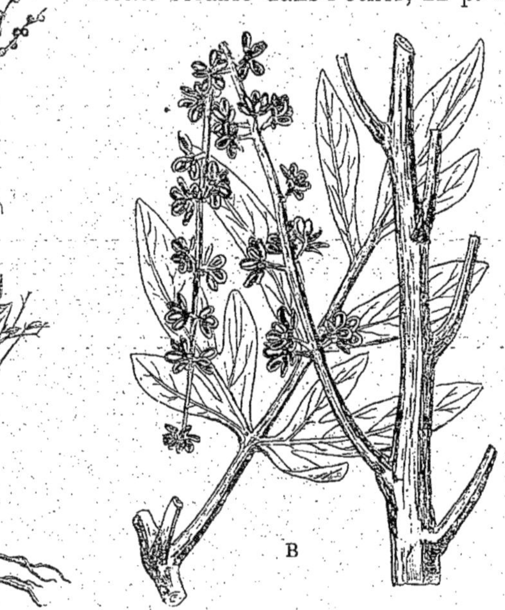

Fig. 213. — *Dorema ammoniacum*. — A. Port de la plante ; B. Feuille caulinaire et inflorescence fructifiée.

de *gomme*, 2 p. 100 d'*huile essentielle* et une petite quantité d'*acide salicylique* libre.

La *Résine* est en majeure partie formée par l'éther de l'*acide salicylique* ; elle renfermerait aussi de petites quantités d'éthers valérianique et butyrique. L'alcool combiné avec ces acides est l'*Ammorésitannol* $C^{18}H^{30}O^{3}$, isomère du *Galbarésitannol*. La résine de la Gomme ammoniaque est donc surtout constituée par l'*éther salicylique de l'Ammorésitannol.*

L'*Essence*, douée d'une odeur qui rappelle celle de la drogue, est un peu plus légère que l'eau ; elle ne contient pas de produits sulfurés.

Falsifications et essai. — La Gomme ammoniaque en larmes est très rarement falsifiée ; mais on a souvent trouvé le produit en masses additionné de matières étrangères. Quoi qu'il en soit, cette drogue devra satisfaire aux essais suivants :

1° On fait bouillir 5 grammes de Gomme ammoniaque finement pulvérisée dans une capsule avec 15 grammes d'acide chlorhydrique concentré ; on filtre à travers un filtre double préalablement mouillé, et on sature soigneusement avec de l'ammoniaque : le liquide ne doit pas présenter de fluorescence bleue ;

2° On épuise 10 grammes de Gomme ammoniaque avec de l'alcool à 96° bouillant ; le résidu, insoluble dans l'alcool, desséché à 100°, ne doit pas dépasser 5 grammes (50 p. 100) ;

3° Le poids des cendres fourni par la Gomme ammoniaque ne doit pas dépasser 15 p. 100.

Usages. — La Gomme ammoniaque agit comme stimulant et expectorant ; elle peut même être diurétique et emménagogue ; elle s'emploie contre les catarrhes chroniques et les affections pulmonaires à la dose de 0gr,50 à 2 grammes sous forme d'émulsion ou de pilules préparées avec du savon médicinal comme excipient. A l'extérieur, ce médicament est employé comme résolutif dans un certain nombre de masses emplastiques : *Emplâtre diachylon gommé*, *Emplâtre mercuriel.*

FAMILLE 3. — MYRRHIQUES

Cette famille comprend les drogues qui renferment les résines à *Résènes* ou résines des Anacardiacées. Ces résines des Anacardiacées peuvent être divisées en deux groupes : 1° le groupe des gommes-résines, comprenant la *Myrrhe*, le *Bdellium d'Afrique*, l'*Encens* ; 2° le groupe des résines sans gomme comprenant le *Mastic* et les *Élémis* caractérisés par la présence d'*Amyrine*, qui est un résinol de la formule $C^{30}H^{50}O$.

MYRRHE

Origine. — La *Myrrhe* est une gomme-résine dont l'origine a d'abord été rapportée au *Balsamodendron Ehrenber-*

gianum (fig. 214), puis au *Commiphora abyssinica* et au *C. Schimperi*, arbres de la famille des Anacardiacées qui croîs-

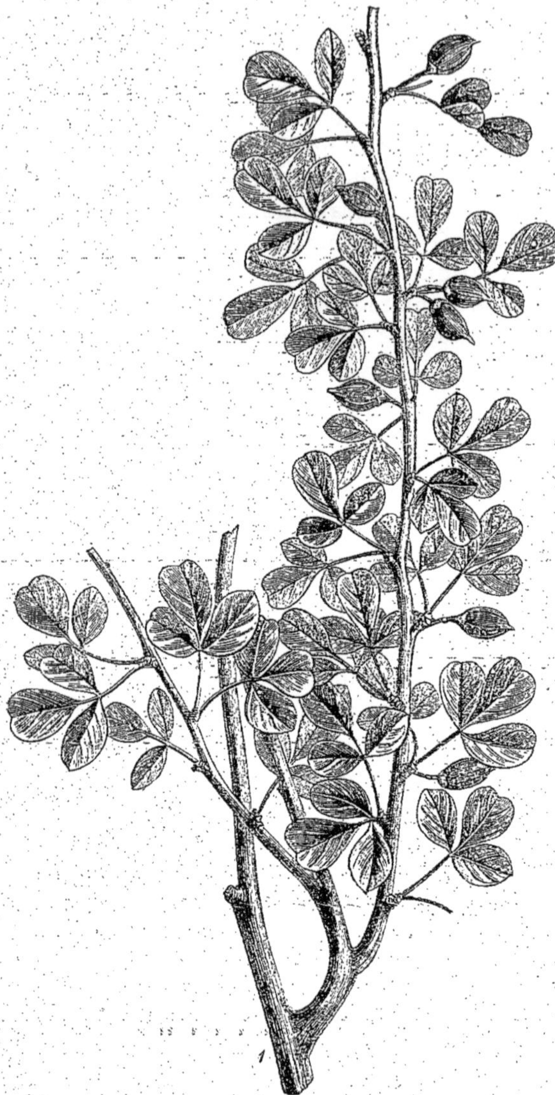

Fig. 214. — *Balsamodendron Ehrenbergianum*, d'après Planchon.

sent au sud de l'Arabie et sur les côtes africaines de la mer Rouge. Elle est surtout récoltée en Abyssinie, le long de la côte des Somalis, par les Somalis eux-mêmes.

Récolte. — Cette gomme-résine exsude spontanément par les crevasses de l'écorce à la manière de la Gomme arabique; mais les collecteurs, désireux d'augmenter la quantité du produit exsudé, pratiquent au préalable des incisions assez profondes dans l'écorce du tronc et des principales branches. Le produit s'écoule en larmes huileuses, d'un blanc jaunâtre, qui prennent par la dessiccation une couleur blanc rougeâtre, puis rouge brun.

Caractères extérieurs. — La Myrrhe se présente en morceaux irréguliers, souvent à peu près arrondis, à surface mamelonnée, le plus souvent creusée d'anfractuosités et de fissures. La grosseur des fragments varie depuis celle d'une noisette jusqu'à celle d'un œuf ; ils sont recouverts d'une poussière jaunâtre et très fine, masquant la couleur brun rougeâtre ou orangée de la surface. La cassure est irrégulière, creusée de crevasses de taille variable, piquetée de bulles d'air, demi-transparente, brillante et huileuse ; elle montre dans certains morceaux des taches blanches caractéristiques ou des stries jaunâtres, affectant la forme de croissant, qu'on a comparées à des coups d'ongle (*Myrrhe onguiculée*). La Myrrhe exhale une odeur douce, toute particulière, qui s'exalte quand on réchauffe le fragment à la chaleur de l'haleine. La saveur est un peu amère, âcre et aromatique.

La Myrrhe s'écrase sous la dent comme le Camphre et se réduit en émulsion dans la salive. Elle est pulvérisable seulement après dessiccation. Elle n'est que partiellement soluble dans l'eau. Triturée avec ce liquide, elle donne assez difficilement une émulsion blanc jaunâtre.

Composition chimique. — L'analyse de ce produit donne : 1° une partie soluble dans l'alcool (*résine* et *essence*), de 28 à 30 p. 100 ; 2° une partie insoluble dans l'alcool (*gomme*, et *oxydase*), 61 p. 100; 3° impuretés, 3 à 4 p. 100 ; 4° eau 5 p. 100 ; 5° un principe amer non étudié.

La partie soluble dans l'alcool comprend : 5 p. 100 insolubles dans l'éther et formés de : *α-Heerabo-myrrholol* $C^{15}H^{22}O^{7}$, 3 p. 100 et *β-Heerabo-myrrholol* $C^{29}H^{36}O^{10}$, 2 p. 100 ; 21 à 23 p. 100 solubles dans l'éther formés de : *α-Heerabo-myrrhol* $C^{17}H^{24}O^{5}$, 4 p. 100 ; *β-Heerabo-myrrhol* $C^{19}H^{28}O^{4}$, 2 p. 100 ; *Heerabo-résène* $C^{23}H^{40}O^{4}$, 6 p. 100 ; *essence*, 6 à 7 p. 100.

L'*Essence de Myrrhe* est un liquide jaune brun, épais, à réaction acide, plus lourd que l'eau, ayant l'odeur de la drogue. Elle a une composition très complexe ; on y a trouvé de l'*aldéhyde cuminique* 1 p. 100, de l'*eugénol* en proportion notable, plusieurs terpènes, du *pinène*, du *dipentène*, du *limonène* et deux sesquiterpènes.

Falsifications et essai. — La Myrrhe est souvent falsifiée. On y ajoute des fragments de *gomme* ou de *résines* préalablement humectés avec de la teinture de Myrrhe. La *gomme* se distinguera par son insolubilité complète dans l'alcool ; elle pourra se dissoudre entièrement dans l'eau (*gommes solubles*) ou tout ou moins se gonfler (*gommes insolubles*). Les résines des Conifères ne donnent pas d'émulsion avec l'eau, se dissolvent complètement dans l'alcool et sont complètement insolubles dans l'eau.

On mélange aussi à la Myrrhe, du *Bdellium d'Afrique* ou une autre variété de Myrrhe connue sous le nom de *Myrrhe des Indes orientales* ou *Bissa-bol*. Le *Bdellium d'Afrique* est en larmes qui rappellent beaucoup plus celles de l'Encens que celles de la Myrrhe dont elles n'ont ni l'odeur, ni la cassure. Pour reconnaître le *Bissa-bol*, on pourra employer le moyen suivant : on prépare une teinture alcoolique de Myrrhe et on en imbibe une bande de papier blanc à filtrer qu'on laisse ensuite sécher à l'air ; puis on l'enroule sur une baguette de verre préalablement trempée dans l'acide azotique à 1,42. Si la Myrrhe est pure, le papier prend immédiatement une coloration jaune brun foncé, puis noire, et les bords du papier deviennent d'un rouge pourpre foncé. Le Bdellium d'Afrique et le Bissa-bol ne présentent cette réaction qu'à un faible degré.

Usages. — La Myrrhe est un des parfums les plus anciennement connus. Elle est stimulante, antispasmodique, et surtout tonique ; on l'administre, à ce dernier point de vue, associée aux préparations ferrugineuses, à la dose de 0gr,20 à 2 grammes. Elle entre dans la composition de l'*Alcoolat de Fioravanti*, de l'*Alcoolat de Garus*, de l'*Emplâtre mercuriel*, des *Pilules de Cynoglosse opiacées*, de la *Teinture balsamique*.

BDELLIUM D'AFRIQUE

Origine. — Le *Bdellium d'Afrique* est une gomme-résine fournie par le *Balsamodendron africanum* (*Heudelotia africana*, *Commiphora africana*), Anacardiacée qui habite le centre de l'Afrique, depuis le Sénégal jusqu'en Abyssinie. Cette gomme-résine paraît exsuder naturellement ; on la récolte surtout au Sénégal, au Soudan, au pays des Somalis.

Caractères extérieurs. — Le Bdellium se présente en larmes arrondies, volumineuses, plus ou moins irrégulières, à surface lisse ou chagrinée, de couleur gris rougeâtre ou verdâtre, ordinairement recouverte d'une efflorescence farineuse. La cassure est terne, cireuse, demi-transparente sur les fragments minces. L'odeur est spéciale, faiblement résineuse ; saveur plus amère que celle de la Myrrhe. Quand on mâche le Bdellium, il s'attache aux dents. Il se ramollit facilement à la chaleur ; il se dissout en partie dans l'alcool et dans les solutions alcalines.

Composition chimique. — Le Bdellium renferme 70 p. 100 de *résine* constituée par des résènes et 29 p. 100 de *gomme.*

Usages. — N'est plus usité que dans la préparation de l'*Emplâtre mercuriel.*

ENCENS

Origine. — L'*Encens* ou *Oliban* est une gomme-résine fournie par le *Boswelia Carteri* (fig. 215) petit arbre de la famille des Anacardiacées, qui habite les rives de la mer Rouge, le pays des Somalis, près du cap Gardafui, et le sud de l'Arabie.

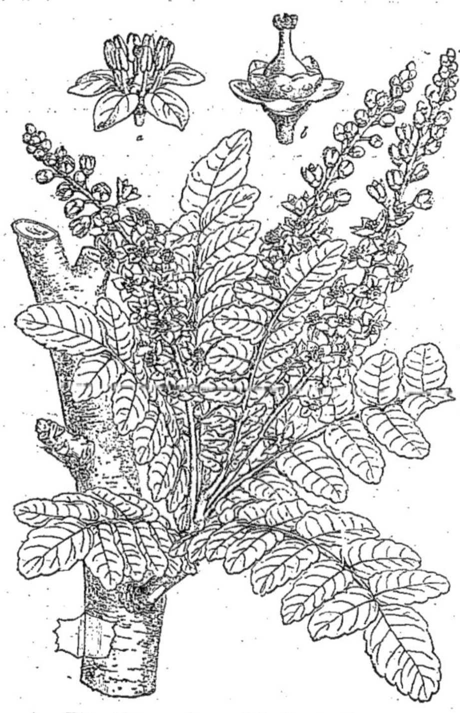

Fig. 215. — *Boswellia Carteri.*

Récolte. — La récolte de ce produit se fait surtout en Afrique ; on en recueille très peu en Arabie. Les collecteurs font des incisions profondes dans l'écorce des arbres et enlèvent, au-dessous de chaque incision, une bande d'écorce étroite et longue de 10 centimètres environ. Il s'écoule un suc blanchâtre qui se condense et se durcit sur l'arbre en belles larmes d'une grande pureté ; une partie du suc gommo-résineux tombe à terre, s'y mélange d'impuretés, et constitue des fragments plus volumineux que les larmes qui portent le nom de *marrons*.

Caractères extérieurs. — L'Encens se présente en larmes oblongues, cylindriques à leur naissance, renflées en massue ; elles mesurent de 1 à 5 centimètres de longueur. On en trouve souvent deux ou trois accolées les unes aux autres qui proviennent sans doute d'incisions très rapprochées. La couleur est d'un jaune pâle et terne, parfois jaune rougeâtre. La surface est recouverte d'une poussière grisâtre produite par les frottements réciproques ; la masse est faiblement translucide, quelquefois marbrée de taches laiteuses. La cassure est très nette, un peu rugueuse et cireuse ; la poudre est blanche et très fine. L'odeur est légèrement térébenthinée; il brûle avec une flamme fuligineuse donnant une odeur spéciale bien connue : la saveur est aromatique, résineuse, âcre et un peu amère.

Au milieu de ces larmes régulières, on trouve fréquemment des *marrons* formant des masses irrégulières, de couleur brune ou même noirâtre, se ramollissant facilement, devenant poisseuse entre les doigts et renfermant de nombreuses impuretés.

Commerce. — On distingue dans le commerce deux variétés d'Encens : l'*Encens de l'Inde* et l'*Encens d'Afrique*, que l'on sait aujourd'hui provenir de la même région, de la même plante et souvent de la même récolte ; mais l'Encens de l'Inde est une sorte choisie, composée exclusivement de larmes de grande taille et de bel aspect, et nous arrivant par la voie de Bombay, tandis que l'Encens d'Afrique ne contient que peu de larmes, et se compose en grande partie de *marrons* plus ou moins volumineux ; cette sorte nous arrive directement par l'Égypte ou par la mer Rouge.

Composition chimique. — L'Encens renferme : *gomme*, 30 p. 100 ; *résine*, 56 p. 100 ; *huile essentielle*, 4 à 7 p. 100.

La *Résine* est constituée par de l'*acide boswélique* et un résène, l'*Olibanorèsène* $C^{16}H^{22}O$, en égales proportions.

L'*Essence d'Encens* a une densité qui varie entre 0,870 et 0,900 ; elle est lévogyre, — 12° environ, et se dissout en toutes proportions dans l'éther et dans l'alcool absolu. Elle renferme du *pinène gauche* (*Olibène*), du *phellandrène*, du *dipentène* et du *cadinène*.

Falsifications. — L'Encens peut être falsifié par additions de résines de Conifères. Celles-ci, en brûlant, dégagent une odeur térébenthinée tout à fait caractéristique. De plus elles ne sont jamais en grosses larmes régulières.

Usages. — L'Encens est regardé comme stimulant, mais n'est pas usité à l'intérieur. Il entre dans la composition de l'*Emplâtre mercuriel*, des *Pilules de Cynoglosse opiacées*, de la *Teinture balsamique*. La plus grande partie de l'Encens importé en France est employée aux usages du culte catholique.

ÉLÉMI

Origine. — L'*Élémi de Manille*, qui est le produit commercial actuel, est une oléo-résine extraite du *Canarium commune*, Anacardiacée des Philippines au sud de Luçon, et peut-être aussi d'autres *Canarium*.

Caractères extérieurs. — L'Élémi se présente sous forme de masses molles, blanc jaunâtre ou blanc grisâtre, ayant quelque ressemblance avec du miel blanc de qualité inférieure, ordinairement salies par des matières charbonneuses et par divers débris végétaux bruns. Il a une odeur poivrée assez forte, non désagréable, mêlée d'une odeur de Citron et de Fenouil, une saveur parfumée, un peu amère. Traité par la benzine et examiné au microscope, il se montre composé de cristaux en aiguilles, aisément dissociables. L'Élémi se ramollit vers 100° et fond ensuite en une résine claire. Il durcit par son exposition à l'air et se transforme en une matière moins odorante, jaune clair, d'aspect gras et à cassure lisse, conchoïdale, huileuse, avec quelques points blanchâtres.

Dans l'eau bouillante, il se ramollit, puis il fond. Dans l'alcool, il se désagrège en petits cristaux microscopiques en partie solubles dans l'alcool chaud.

Composition chimique. — L'Élémi renferme : 1° une *essence* incolore, légère, odorante, 20 à 25 p. 100 ; 2° une amyrine, la *Manamyrine* $C^{30}H^{50}O$, résine cristallisée, soluble seulement dans l'alcool bouillant, 20 à 25 p. 100 ; 3° de l'*acide α-manélénique* $C^{37}H^{56}O^4$, 5 à 6 p. 100 ; 4° de l'*acide β-manélénique* $C^{44}H^{80}O^4$, 8 à 10 p. 100 ; 5° un résène, le *Manélérésène* $C^{15}H^{30}O$, 30 à 35 p. 100 ; 6° de la *Bryoïdine* $C^{21}H^{30}O$, résine cristallisable, 0,8 à 1 p. 100 ; 7° un *principe amer*, 2 p. 100.

Falsifications. — Les falsifications de l'Élémi sont assez rares. On y a quelquefois mélangé de la résine du *Pinus* *australis* et du *Galipot*. Ces résines dégagent une odeur de térébenthine à la combustion, et, de plus, elles sont complètement solubles dans l'alcool.

Usages. — L'emploi de l'Élémi est devenu assez rare ; il possède cependant l'action stimulante des Térébenthines. On l'emploie surtout à l'extérieur. Il fait partie des préparations suivantes : *Alcoolat de Fioravanti, Emplâtre d'extrait de Belladone, Emplâtre d'extrait de Ciguë, Emplâtre d'extrait d'Opium, Emplâtre vésicatoire, Pommade de Styrax, Sparadrap de cantharidate de potassium.*

FAMILLE 4. — RÉSINOLIQUES

Cette famille comprend les *Résines à acides résinoliques* ou *Résines à terpènes* ou *Terpénorésines.* Ces résines sont constituées le plus souvent par l'association de ces acides avec des résènes et de l'essence.

Les acides résinoliques, qui sont multiples dans chaque drogue, sont isolés de la façon suivante. Le produit résineux est dissous dans l'éther, et la solution éthérée est successivement agitée avec les solutions suivantes employées par fractions : 1° une solution de carbonate d'ammoniaque à 1 p. 100 ; 2° une solution de carbonate de soude à 1 p. 100 ; 3° des solutions de potasse à 1 p. 1000 et à 1 p. 100. Les acides résinoliques passent dans ces solutions ; ils sont ensuite mis en liberté en traitant celles-ci par l'acide chlorhydrique étendu. Un seul acide passe dans le carbonate d'ammoniaque ; les autres, ordinairement trois, passent dans les liqueurs sodiques. De ces trois acides, un est cristallisé ; les deux autres non cristallisés, isomères, sont séparés par l'acétate de plomb.

Dans la solution éthérée, épuisée par les liqueurs alcalines, restent le résène et l'huile essentielle ; on les sépare par distillation avec la vapeur d'eau.

Cette famille comprend les résines des Conifères et les résines des Légumineuses-Césalpiniées.

Les résines des Conifères sont fournies par un grand nombre d'espèces : 1° en Europe : *Pinus maritima, P. Laricio, P. Mughus, P. Halepensis, P. sylvestris, P. Cembro, Picea excelsa, Abies pectinata, Larix europæa* ; 2° en Asie : *Pinus orientalis, P. longifolia, Cedrus Deodora, Dammara orientalis* ; 3° en Afrique : *Callitris quadrivalvis* ; 4° dans l'Amérique du Nord : *Pinus australis*, *P. palustris*, *P. Tæda*, *P. Strobus*, *Abies balsamea*, *A. canadensis* ; 5° en Australie : *Dammara australis*.

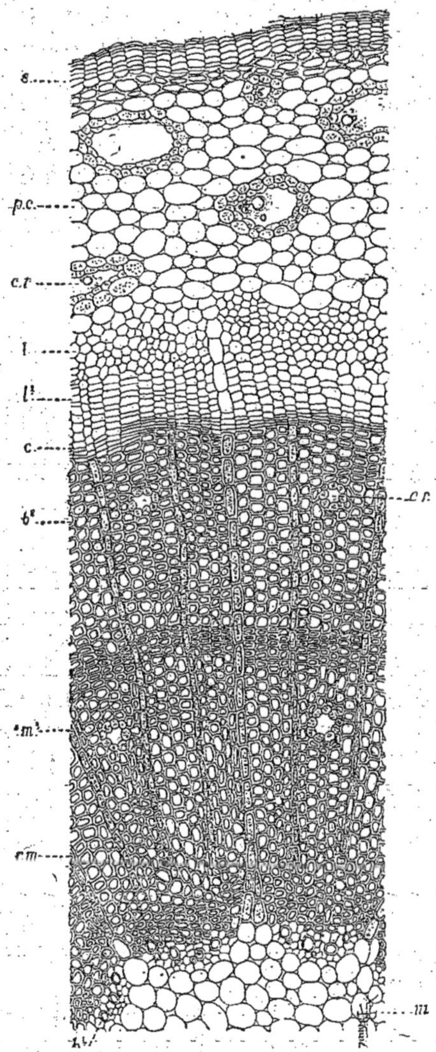

Elles sont le plus souvent associées à une grande proportion d'essence ; ce sont donc des oléo-résines auxquelles on donne le plus souvent le nom de *Térébenthines*.

Ces oléo-résines sont produites par des canaux sécréteurs dont la localisation varie suivant le genre ; ils peuvent exister seulement dans l'écorce, comme dans les sapins (*Abies*), ou bien à la fois dans l'écorce et dans le bois, comme dans le Mélèze (*Larix*) et dans les Pins (*Pinus*) (*c r*, fig. 216).

Fig. 216. — Coupe transversale d'une tige de Pin maritime.

SANDARAQUE

Origine. — La *Sandaraque* est une résine qui s'écoule naturellement ou par incisions des branches d'une Conifère, le *Callitris quadrivalvis* (*Thuya articulata*), qui abonde dans les montagnes de l'Atlas, en Algérie et au Maroc. Elle arrive de cette dernière contrée par la voie de Mogador.

Caractères extérieurs. — La Sandaraque se présente en petites larmes isolées, de forme allongée, fragiles, de couleur jaune très pâle, recouvertes d'une poussière blanche très fine ; leur cassure est vitreuse et transparente à l'intérieur. Elles se réduisent en poudre sous la dent au lieu de se ramollir. Odeur très faible, s'exaltant par la chaleur ; saveur aromatique, légèrement amère.

La Sandaraque est très peu soluble dans l'éther et l'essence de Térébenthine ; elle est très soluble dans l'alcool avec lequel elle donne un très beau vernis.

Composition chimique. — La Sandaraque renferme : 1° de l'*acide sandaracinique*, $C^{22}H^{34}O^3$; 2° de l'*acide sandaracinolique*, $C^{24}H^{36}O^3$; 3° de l'*acide sandaraco-pimarique* cristallisé, $C^{20}H^{30}O^2$, identique avec l'acide pimarique ; 4° un résène, le *Sandaracorésène*, $C^{22}H^{36}O^2$; 5° de l'*essence*, 1,30 p. 100 ; 6° un principe amer.

Usages. — En pharmacie, la Sandaraque concourt à la préparation des *Pilules d'iodure ferreux*. Elle est très employée dans l'industrie des vernis.

TÉRÉBENTHINE DU MÉLÈZE

Origine. — La *Térébenthine dite de Venise* ou *du Mélèze* est fournie par le *Mélèze d'Europe* (*Larix europæa, L. decidua*), Conifère des régions montagneuses que l'on n'exploite guère que dans le Tyrol, le Piémont et les Alpes françaises, du côté de Briançon. On n'en récolte pas à Venise, mais autrefois elle arrivait dans le commerce par cette ville.

Récolte. — Pour l'obtenir, on pratique, au printemps, à l'aide d'une tarière, un trou atteignant le centre du tronc, puis on le bouche jusqu'à l'automne ; on l'ouvre alors et on recueille la Térébenthine qui s'écoule. Ce procédé d'extraction, surtout employé dans le Tyrol, ne donne guère plus de 250 grammes de produit par arbre ; mais la production est indéfinie.

En France, le procédé mis en pratique peut donner jusqu'à 3 ou 4 kilogrammes par an ; mais, au bout de quarante à cinquante ans, l'arbre est épuisé et le bois est impropre pour la construction. Il consiste à percer un certain nombre de trous sur une hauteur de 2 à 3 mètres et à adapter à chaque trou un tuyau de bois qui déverse l'oléo-résine dans un récipient, d'où on la retire pour la tamiser. Quand un trou cesse de couler, on le rebouche et on l'ouvre à nouveau au bout de quinze jours ; il donne alors plus de Térébenthine que la première fois.

Caractères. — La *Térébenthine de Venise* est un liquide épais, filant, jaune pâle, légèrement fluorescent, toujours translucide, quoique uniformément nébuleux ; elle n'a jamais un aspect granuleux, ni cristallin. Odeur particulière, tenace, rappelant un peu celle de la Noix muscade ; saveur aromatique, résineuse, *très âcre* et *très amère*.

Cette Térébenthine a une densité de 1,185 ; elle est très peu siccative ; exposée à l'air, elle ne s'épaissit que lentement et *ne se recouvre pas d'une pellicule ; elle ne se solidifie pas* quand on la mélange à 1/16e de son poids de magnésie calcinée ; elle est *entièrement soluble dans* 5 *parties d'alcool ordinaire à* 90° ; sa solution alcoolique possède une réaction acide qui se retrouve dans l'eau chaude que l'on agite avec elle ; son pouvoir rotatoire est dextrogyre.

Composition chimique. — La Térébenthine du Mélèze renferme 74 à 79 p. 100 de *résine* et 20 à 22 p. 100 d'*essence*.

La résine est formée d'acides résinoliques, 60 à 64 p. 100, et de résène, le *Laricorésène*, 14 à 15 p. 100. Les acides résinoliques sont : 1° l'*acide laricinolique* cristallisé $C^{20}H^{30}O^{2}$ (4 à 5 p. 100) ; 2° les *acides* α et β *larinoliques* $C^{18}H^{26}O^{2}$ (55 à 60 p. 100), amorphes et séparables par l'acétate de plomb.

La plus grande partie de l'essence bout entre 155 et 170° ; sa densité est de 0,872. Elle est *lévogyre*, contrairement à la Térébenthine.

Falsifications et essai. — Cette Térébenthine est très souvent falsifiée avec de la résine commune dissoute dans de l'essence de Térébenthine. Ce mélange se dessèche facilement entre deux feuilles de papier ; la Térébenthine pure reste longtemps poisseuse.

Le meilleur essai est la détermination de l'*indice d'acidité*. Dans une capsule de porcelaine, on pèse 2 grammes de Térébenthine, et on les dissout dans 50 centimètres cubes d'alcool à 90° ; on introduit cette solution, ainsi que les liquides alcooliques provenant du lavage de la capsule, dans un vase conique de 200 centimètres cubes. On ajoute 10 centimètres cubes de solution alcoolique de potasse N et quelques gouttes de solution de phénolphtaléine. Avec une burette graduée, on verse dans le liquide la solution d'acide chlorhydrique N jusqu'à disparition de la teinte rouge. Soit *n* le nombre de centimètres cubes employés, la différence 10—*n* représente le nombre de centimètres cubes de potasse N employés pour la saturation des acides. On multiplie ce nombre par 28 et on obtient l'*indice d'acidité*. Celui-ci devra être compris entre 70 et 75 ; de sorte que 10—*n* doit varier de 2,5 à 2,7.

Usages. — C'est la plus employée en pharmacie pour l'usage externe.

Elle entre dans les préparations suivantes : *Alcoolat de Fioravanti, Emplâtre de Cantharide mitigé, Emplâtre diachylon gommé, Emplâtre mercuriel, Sparadrap de cantharidate de potassium, Sparadrap de Thapsia, Sparadrap vésicant.*

TÉRÉBENTHINE DU PIN

Origine. — La *Térébenthine du Pin* ou *Térébenthine commune* s'extrait en divers pays de plusieurs espèces de *Pins* : en Allemagne, des *Pinus austriaca* et *P. sylvestris* ; en Autriche et en Corse, du *P. Laricio*; en Hongrie, du *P. Mughus*; dans les Carpathes, du *P. Cembro* ; en Amérique, des *P. australis*, de Boston, et *P. tæda*, de Virginie; en France, du *P. Pinaster* (*P. maritima*), Conifère originaire du Sud-Ouest de l'Europe, abondamment répandue en Corse, dans l'Italie méridionale, en Suède et en Algérie. En France, le Pin maritime est cultivé dans les Landes depuis les bords de la Garonne et de la Gironde jusqu'aux rives de l'Adour. Il a été surtout planté, à partir de 1857, sur les conseils de Brémontier, pour arrêter la marche du sable des dunes de Gascogne, et les forêts de Pin ainsi constituées sont devenues la source de revenus considérables.

La Térébenthine du *Pinus maritima* porte plus particulièrement dans le commerce le nom de *Térébenthine de Bordeaux*, et celle des *P. australis* et *tæda* celui de *Térébenthine de Boston*; cette dernière est plus répandue sur le marché anglais que la Térébenthine de Bordeaux.

Récolte. — La récolte se fait sur des Pins qui sont âgés de quinze ans environ. Avec le *barrasquit*, on enlève l'écorce, on *pare* le Pin. Puis on pratique, avec une petite hache, le *hachot*, une entaille qui pénètre dans l'aubier de 1 centimètre environ ; c'est la *care*. Autrefois, la Térébenthine était reçue dans un trou au pied de l'arbre ; c'était la *Térébenthine au crot* ; on en perdait beaucoup. Aujourd'hui, on enfonce au bas de la care, avec le *pousse-crampon*, une lame métallique en zinc (*crampon, gouttière* ou *languette*), qui dirige le liquide dans un pot en terre vernissée soutenu par un clou (*Térébenthine au pot*). Tous les cinq à dix jours, de mars à octobre, on allonge la blessure de 1 centimètre en hauteur :

c'est le *piquage* ; on s'élève ainsi jusqu'à 3 ou 4 mètres, à raison de 1 mètre par an. Les ouvriers montent alors sur une échelle spéciale, le *hachot à échelons* et ils retirent les pots, quand ils sont pleins, avec l'*attrape-pot*. Puis on fait une seconde care du côté opposé, puis sur les autres faces ; il faut parfois vingt ans pour faire le tour de l'arbre. On peut gemmer alors sur les anciennes cicatrices et avec plus de résultat. Un arbre ainsi exploité (*gemmage à vie*) peut donner de la Térébenthine pendant soixante ans environ. La dernière année, quand on doit couper l'arbre, on gemme sur tous les côtés (*gemmage à mort*).

Toutes les cinq ou six semaines environ, les pots sont vidés *avec le couteau à ramasse* dans des seaux de liège (*escouartes*), que l'on vide à leur tour dans des réservoirs (*barcous*). On a ainsi la *gemme molle* ou *gemme*. Une care donne par an 1^{kg},500 à 2^{kg},500 de gemme ; un arbre gemmé à mort peut en donner de 9 à 11 kilogrammes.

La gemme est portée à l'usine pour y être traitée. On la filtre, soit au soleil dans des caisses en bois percées de trous (*Térébenthine au soleil*), soit grâce à la chaleur artificielle à travers des filtres de paille (*Térébenthine à la chaudière*). Chauffée au soleil ou à la chaudière, la gemme devient la *Térébenthine*.

Caractères. — La *Térébenthine de Bordeaux* est ordinairement trouble, colorée en blond pâle, et douée d'une consistance molle qui rappelle celle du miel épais ; elle coule assez rapidement, quand elle n'est pas trop ancienne, sur la paroi du vase qui la renferme, si on vient à incliner celui-ci. Sa pâte a une consistance grenue ; avec le repos dans un vase fermé, elle se sépare en deux couches : la supérieure, liquide, transparente, plus ou moins colorée ; l'inférieure, plus foncée, opaque, d'aspect résineux et cristallin. Elle est *très siccative* ; exposée en couche mince à l'air, elle durcit en vingt-quatre heures ; elle est *solidifiable par 1/32e de magnésie calcinée* et *complètement soluble dans l'alcool, l'éther, le chloroforme, l'acide acétique, le sulfure de carbone*. Odeur très forte, caractéristique, d'essence de Térébenthine ; saveur amère, âcre et nauséeuse. Vue au microscope, elle a un aspect granuleux.

Composition chimique. — La gemme renferme 18 p. 100 d'*essence*, 70 p. 100 de *résine*, 10 p. 100 d'*eau*, 2 p. 100 d'impuretés.

La Térébenthine donne 70 p. 100 de *résine* et 29 à 30 p. 100 d'*essence*.

La résine comprend : 1° 6 à 7 p. 100 d'*acide pimarinique* $C^{14}H^{22}O^2$, soluble dans le carbonate d'ammoniaque; 2° 56 à 60 p. 100 d'acides solubles dans le carbonate de soude, savoir : l'*acide pimarique* cristallisé $C^{20}H^{30}O^2$ et les *acides* α et β-*pimaroliques*, $C^{18}H^{26}O^2$, amorphes et séparables par l'acétate de plomb ; 3° 5 à 6 p. 100 d'un résène, le *Bordorésène* $C^{21}H^{36}O$.

L'essence est l'*essence de Térébenthine* du commerce déjà étudiée (voy. p. 243).

Falsifications et essai. — Cette Térébenthine est peu falsifiée. On déterminera l'indice d'acidité comme il est dit à l'article précédent (voy. p. 388). Cet indice d'acidité devra être compris entre 115 et 120, c'est-à-dire que la différence $10—n$ devra varier entre 4,1 et 4,3.

Usages. — La Térébenthine de Bordeaux est surtout employée en pharmacie pour l'usage interne. On en prépare les *Pilules* et le *Sirop de Térébenthine.* Cette Térébenthine, comme les autres Térébenthines des Conifères, agit comme balsamique sur les organes génito-urinaires et sur les organes respiratoires. Son usage est indiqué dans le catarrhe pulmonaire et dans la cystite ; au bout de peu de temps, les urines deviennent claires. Il faut éviter de prescrire ce médicament chez les néphrétiques, car il congestionne l'appareil rénal. Se donne aux doses de $0^{gr},50$ à 2 grammes, jusqu'à 10 et 15 grammes par jour, en capsules, pilules ou sirop.

TÉRÉBENTHINE DU SAPIN*

Origine. — La *Térébenthine du Sapin*, *Térébenthine au citron*, *Térébenthine d'Alsace ou de Strasbourg*, est extraite, dans les Alpes et surtout dans les Vosges, du *Sapin argenté* (*Abies pectinata*) qui habite les hautes montagnes d'Europe : les Alpes, les Vosges, le Jura, etc.

Récolte. — On la recueille en perçant, avec un cornet de fer-blanc qui reçoit le produit, les grosses poches oléo-résineuses qui se forment au printemps et à l'automne dans la région externe du tronc en soulevant l'écorce. La Térébenthine obtenue est vidée dans des bouteilles et filtrée avec des entonnoirs d'écorce. Cette sorte commerciale est très rare et d'un prix assez élevé, en raison du faible rendement des arbres exploités.

Caractères. — La *Térébenthine du Sapin*, après filtration au soleil, est un liquide clair, peu coloré, assez fluide, mais augmentant de consistance avec le temps et prenant une teinte plus foncée. Exposée à l'air, elle se dessèche assez rapidement et sa surface se *recouvre assez vite d'une pellicule* ; étendue en couche mince sur du papier, elle se solidifie complètement ; *elle se solidifie quand on la mélange avec* 1/16e *de magnésie calcinée* et elle est *incomplètement soluble dans l'alcool.* Examinée au microscope, elle présente un aspect cristallin. Elle est lévogyre, comme l'essence.

Composition chimique. — Cette Térébenthine renferme 70 à 72 p. 100 de *résine* et 28 à 30 p. 100 d'*essence.*

La résine comprend : 1° 8 à 10 p. 100 d'*acide abiénique* $C^{13}H^{20}O^2$, amorphe ; 2° 1,5 à 2 p. 100 d'*acide abiétolique* $C^{20}H^{28}O^2$, cristallisé ; 3° 46 à 50 p. 100 de deux acides amorphes, les *acides* α et β-*abiétinoliques* $C^{16}H^{24}O^2$, séparables par l'acétate de plomb ; 4° 12 à 16 p. 100 d'*Abiétorésène* $C^{19}H^{30}O$.

Usages. — L'ancien Codex réservait cette Térébenthine pour l'usage interne; mais, en raison de sa rareté et de son prix élevé, on lui substituait presque toujours la Térébenthine de Bordeaux. Aussi, dans le nouveau Codex, l'a-t-on remplacée par celle-ci pour les préparations destinées à l'usage interne.

La *Térébenthine* ou *Baume du Canada* est retirée, par le même procédé que la précédente, de l'*Abies balsamea*, Conifère du nord de l'Amérique, habitant surtout le Labrador et le Canada.

C'est une oléo-résine transparente ou un peu nébuleuse, ayant la consistance du miel et une coloration jaune-paille, un peu verdâtre ; elle prend en vieillissant une couleur jaune d'or et *se recouvre d'une pellicule* très sèche. Sa saveur est âcre, un peu amère, et son odeur aromatique très suave. Elle durcit rapidement à l'air et *se solidifie avec* 1/16e *de magnésie calcinée* ; elle est *incomplètement soluble dans l'alcool*, soluble dans l'alcool amylique, le chloroforme, la benzine, l'éther chauds. Elle dévie à droite la lumière polarisée. Elle ne présente pas d'aspect cristallin au microscope.

Le Baume du Canada a été préconisé contre la blennorlagie, mais il est surtout utilisé dans les laboratoires d'histologie pour monter d'une façon définitive les préparations microscopiques.

POIX DE BOURGOGNE

Origine. — La *Poix de Bourgogne* est une Térébenthine presque solide qui est produite par le *Faux Sapin* ou *Épicéa*

(*Picea excelsa*, *P. vulgaris*, *Abies excelsa*), Conifère répandue dans les forêts de l'Europe, très abondante dans les pays septentrionaux, mais se rencontrant aussi dans les Vosges, le Jura, les Alpes, les Pyrénées et les Cévennes.

Récolte. — La récolte se fait surtout en Finlande, dans le grand-duché de Bade, en Autriche et en Suisse. On l'exploite aussi, mais peu, dans le Jura. On fait à égales distances des incisions en forme de gouttières ; l'oléo-résine qui s'écoule est d'abord incolore, demi-fluide et possède une odeur de Térébenthine prononcée ; elle coule peu à peu le long du tronc, se dessèche en partie, prend une teinte de fleur de Pêcher et acquiert une odeur particulière. On la recueille avec des instruments en fer appropriés, et on la purifie en la faisant fondre dans l'eau.

Caractères. — La Poix de Bourgogne est une substance épaisse, un peu opaque, solide et cassante à froid, d'une couleur fauve assez foncée avec des taches couleur lie de vin ; malgré sa consistance, elle prend, avec le temps, la forme des vases qui la contiennent. Son odeur est assez forte, presque balsamique, et sa saveur *douce*, *parfumée*, *non amère*. Elle se dissout dans l'acide acétique cristallisable, dans l'acétone et incomplètement dans l'alcool absolu.

Composition chimique. — Cette Térébenthine est, en majeure partie, constituée par de la *résine* avec une très petite quantité d'*essence* lévogyre.

La résine renferme : 1° 2 à 3 p. 100 d'*acide picéapimarinique* $C^{13}H^{20}O^2$, soluble dans le carbonate d'ammoniaque ; 2° 1,5 à 2 p. 100 d'*acide picéapimarique* $C^{20}H^{30}O^2$, soluble dans le carbonate de soude et cristallisé ; 3° 48 à 50 p. 100 de deux acides amorphes, solubles aussi dans le carbonate de soude et séparables par l'acétate de plomb, les *acides* α et β-*picéapimaroliques* $C^{25}H^{44}O^2$; 4° un résène, le *Jurorésène*, $C^{21}H^{36}O$.

Usages. — La Poix de Bourgogne entre dans la composition de certains emplâtres et sparadraps : *Emplâtre de Cantharide mitigé*, *Emplâtre de Poix de Bourgogne*, *Emplâtre diachylon gommé*, *Sparadrap de Thapsia*.

Sous le nom de *Galipot* ou *Barras*, on désigne la gemme du Pin maritime qui s'est solidifiée en stalactites le long des cares ; le Galipot se forme au-dessous des pots, au fur et à mesure que ceux-ci sont remontés, et aux dépens des plus anciennes blessures. Il se présente en masses sèches, de volume variable, grenues, à demi opaques et d'un blanc jaunâtre, ayant une odeur forte, térébenthinée, une saveur amère et aromatique ; elles sont complètement solubles dans l'alcool.

Le Galipot renferme une minime proportion d'*essence* qui, retirée par distillation, constitue l'*Huile de rose* du commerce, dont les propriétés sont celles de l'essence de Térébenthine ; quant à sa *résine*, elle est surtout constituée par de l'*acide pimarique cristallisé.* Le Galipot est surtout utilisé dans l'industrie.

On peut résumer les caractères différentiels des Térébenthines que nous venons d'étudier dans le tableau suivant :

Produits plus ou moins fluides	complètement solubles dans l'alcool.	Pas siccatifs ; non solidifiés par 1/32e de magnésie calcinée.	*T. de Venise.*
		Très siccatifs ; solidifiés par 1/32e de magnésie calcinée..	*T. de Bordeaux.*
	incomplètement solubles dans l'alcool ; solidifiés par 1/16e de magnésie calcinée............	Aspect cristallin au microscope.......	*T. du Sapin.*
		Aspect non cristallin au microscope ...	*T. du Canada.*
Produits solides	Blanchâtres avec marbrures lie de vin. Incomplètement solubles dans l'alcool...........		*Poix de Bourgogne.*
	D'un blanc jaunâtre. Complètement solubles dans l'alcool..................................		*Galipot.*

DAMMAR KAURI

Origine. — Le *Dammar Kauri*, *D. austral* ou *D. de la Nouvelle-Zélande*, est une résine fournie par le *Dammara australis*, Conifère de la Nouvelle-Zélande. Elle découle du tronc de l'arbre, mais elle est recueillie dans le sol ; c'est une sorte de résine fossile.

Caractères extérieurs. — Le Dammar Kauri arrive ordinairement dans le commerce en gros morceaux pesant de 7 à 8 kilogrammes, de couleur jaune pâle ou jaune verdâtre et présentant des reflets d'opale. La surface des morceaux est opaque et d'apparence terreuse ; la masse intérieure est généralement transparente. Cette résine fond à la chaleur et se dissout totalement dans l'alcool bouillant et dans l'essence de Térébenthine.

Composition chimique. — Le Dammar renferme : 1° 0,50 à 1 p. 100 d'un *principe amer* ; 2° 12,5 p. 100 d'*essence* à odeur citronnée agréable ; 3° une *résine* formée par plusieurs acides résinoliques et par un résène. Elle comprend : 1,50 p. 100 d'*acide kaurinique* $C^{10}H^{16}O^2$, soluble dans le carbonate d'ammoniaque ; 48 à 50 p. 100 d'*acides* α et β-*kau-*

roliques $C^{12}H^{20}O^2$, solubles dans le carbonate de soude ; 20 à 22 p. 100 de deux autres acides, l'*acide kaurinolique* $C^{17}H^{34}O^2$ et l'*acide kauronolique* $C^{12}H^{24}O^2$, solubles dans la solution de potasse à 1 p. 100 et séparables par l'acétate de plomb ; 12 p. 100 de *Kaurorésène*.

Usages. — Le Dammar Kauri est employé à la préparation de l'*Emplâtre caoutchouté simple*. La solution alcoolique, sirupeuse, de cette résine pourrait remplacer le collodion et la traumaticine dans les affections cutanées.

COLOPHANE

Origine. — La *Colophane*, aussi appelée *Brai sec* ou d'*Arcanson*, *Résine de violon*, est le résidu de la distillation des Térébenthines des Conifères. Lorsqu'on a distillé ces oléo-résines et qu'on en a retiré toute l'essence, on élève la température au-dessus de 150° pour chasser l'eau, puis on coule les résidus sur des filtres à mailles métalliques très serrées et on laisse durcir le produit obtenu par refroidissement. La Colophane du commerce a été pendant longtemps fournie par la Térébenthine de Bordeaux ; actuellement, il en arrive de grandes quantités d'Amérique, provenant de la Térébenthine de Boston.

Caractères extérieurs et propriétés. — La Colophane se présente en masses solides, cassantes, vitreuses, transparentes, friables, donnant une poudre blanche ; sa couleur varie, suivant le procédé employé pour la distillation de l'oléo-résine, du jaune pâle au brun foncé avec reflets légèrement verdâtres.

Exposée à la chaleur, la Colophane se ramollit vers 80° et fond à 100° en donnant un liquide jaune clair ; la température peut atteindre 150° sans perte de poids, le produit devenant seulement plus foncé.

Elle est insoluble dans l'eau, entièrement soluble dans l'alcool, l'éther, les huiles et les essences ; dans l'alcool étendu, elle absorbe 3 à 4 p. 100 d'eau et il se forme dans sa masse un grand nombre de cristaux en aiguilles. Elle se mêle aux corps gras, à la cire et se combine aux carbonates alcalins.

Composition chimique. — La Colophane est la partie résineuse de la Térébenthine de Bordeaux ; elle devrait donc être constituée par les acides résinoliques et le résène. Mais, sous l'influence de la chaleur, des modifications se produisent qui font que la Colophane est surtout constituée par de l'*acide abiétinique* $C^{19}H^{28}O^2$.

Usages. — La Colophane est très employée en poudre, comme hémostatique (piqûres de Sangsue) ; elle n'a pas d'applications internes. On s'en sert en pharmacie pour préparer l'*Emplâtre mercuriel*, la *Pommade basilicum*, la *Pommade de Styrax*, le *Sparadrap vésicant*, le *Sparadrap de Thapsia*. Ses usages industriels sont variés et importants.

GOUDRON VÉGÉTAL

Origine. — Le *Goudron végétal*, *G. de Pin*, *G. de Norvège*, est un produit pyrogéné obtenu avec les troncs et les racines de plusieurs espèces de Pins, et les résidus provenant de leur exploitation. Les arbres producteurs varient naturellement avec le pays : en France, c'est le *Pinus maritima* ; en Norvège, en Russie, c'est le *P. sylvestris* ; aux États-Unis, c'est le *P. palustris* et aussi un *Abies*, l'*A. canadensis*. La majeure partie du Goudron consommée en France est fabriquée en Finlande.

Préparation. — On le prépare par deux procédés : celui de la *combustion* et celui de la *distillation*.

Dans le premier cas, on emploie le procédé traditionnel des charbonniers, qui consiste à remplir de bûches provenant des arbres épuisés de résine et inutilisables comme bois de construction, une cavité en cône renversé creusée dans le sol, et à ajouter d'autres bûches sur les premières, de façon à former un second cône reposant par sa base sur la base du premier cône ; après avoir ménagé au centre une cheminée d'appel, on recouvre le tout de terre et de gazon et on met le feu à la partie supérieure. Sous l'influence de la chaleur qui gagne de proche en proche, le bois brûle très lentement, et il se produit des corps d'abord fluides, puis plus consistants, qui sont conduits dans un réservoir latéral où ils se séparent en deux couches : une couche inférieure de consistance plastique, qui est le *Goudron* proprement dit, et une couche supérieure fluide, huileuse, de couleur brune, à odeur empyreumatique, que l'on sépare de la couche sous-jacente, et que l'on vend sous le nom d'*Huile de Cade vétérinaire*.

Ce procédé est très long et entraîne une perte considérable des produits volatils ; aussi, en Russie, opère-t-on par le second procédé : on distille le bois dans des alambics en fer forgé munis de condensateurs à réfrigérant, ce qui permet de retirer de l'acide pyroligneux et de l'essence de Térébenthine, le Goudron n'étant qu'un produit accessoire.

Caractères. — Le Goudron végétal est une matière visqueuse, semi-liquide, plus ou moins grumeleuse, de consistance très variable, opaque et noire vue en masse, transparente et brun rougeâtre sous une très faible épaisseur. Odeur forte, pyrogénée, toute spéciale, non désagréable ; saveur chaude et âcre. Au microscope, on observe souvent, dans la masse du Goudron, des amas de cristaux de pyrocatéchine.

Le Goudron a une densité qui varie de 1,06 à 1,15 à 20°. A l'air il se dessèche en une croûte qui adhère très fortement au bois ou à la pierre. Il a toujours une réaction franchement acide due à l'acide pyroligneux ; il est soluble dans l'alcool, l'éther, les huiles fixes, les essences, la benzine, les alcalis, etc.; il est à peu près insoluble dans l'eau, mais il communique à ce liquide sa saveur propre et une teinte jaunâtre. Cette eau est acide et prend une *teinte rougeâtre* lorsqu'on l'additionne de perchlorure de fer étendu ; agitée avec II ou III gouttes d'aniline, puis IV à VI gouttes d'acide chlorhydrique, elle donne une teinte d'un *rouge* intense qu'elle communique au chloroforme si on l'agite avec ce réactif.

Si on traite un volume de Goudron avec vingt volumes d'éther de pétrole, on obtient un liquide qui, agité avec un égal volume de solution aqueuse diluée d'acétate de cuivre, prend une belle coloration *verte*.

Composition chimique. — La composition du Goudron végétal est des plus complexes. Soumis à la distillation fractionnée, on obtient d'abord une petite quantité d'*eau* et d'*acide pyroligneux* (3,5 p. 100) ; puis une huile plus légère que l'eau donnant de nombreux produits : *acétone, benzène, toluène, cymène, phénol, crésol* ; puis une huile plus lourde que l'eau donnant de la *créosote*, mais moins que d'autres goudrons végétaux. Il reste un résidu qui renferme du *naphtalène*, de l'*anthracène* et de la *paraffine*.

Falsifications et essai. — On substitue très souvent, au Goudron de Conifères, le *Goudron de houille*, nommé *Coaltar*, ou bien le Goudron d'autres bois, surtout le *Goudron de Bouleau*.

Le *Goudron de houille*, vu en couche mince, a une coloration *verdâtre* et non rougeâtre ; agité avec l'eau, il fournit un liquide *neutre*, et non acide. Il est incomplètement soluble dans l'alcool à 95° et a une odeur désagréable de bitume.

Le *Goudron de Bouleau*, agité avec l'eau (1 p. 10), donne

une solution *presque incolore*, acide, qui prend avec le perchlorure de fer une coloration *verte*, et, avec l'aniline et l'acide chlorhydrique, une coloration *jaune*. Si l'on traite un volume de Goudron par vingt volumes d'éther de pétrole, on obtient une solution *jaune brunâtre* qui, agitée avec un égal volume de solution aqueuse d'acétate de cuivre, n'est pas modifiée dans sa teinte. Enfin ce Goudron est incomplètement soluble dans l'alcool à 95°.

Usages. — Le Goudron de Pin est employé en thérapeutique dans la bronchite chronique, dans la blennorragie et dans la cystite ; à l'extérieur, on l'utilise contre la vermine, la gale et dans certaines affections de la peau, notamment dans l'eczéma chronique et dans le psoriasis.

On le prescrit à l'intérieur, soit en nature, à la dose de 0gr,25 à 0gr,60 en pilules ou en capsules, soit sous forme de *Sirop de Goudron*, ou d'*Eau de Goudron*. A l'extérieur, on l'emploie sous forme de *Pommade de Goudron*.

GOUDRON DE GENÉVRIER*

Origine. — Le *Goudron de Genévrier*, plus communément désigné sous le nom d'*Huile de Cade*, est un produit pyrogéné obtenu par la combustion du bois de l'*Oxycèdre* ou *Cade* (*Juniperus Oxycedrus*), espèce de Conifère plus méridionale que le Genévrier commun et qui vient surtout dans le midi de la France, en Espagne et en Orient.

Préparation. — Le Goudron de Genévrier est surtout fabriqué dans le Gard, aux environs d'Alais, et dans le Var. A cet effet, les arbrisseaux sont coupés par les bûcherons qui, au simple aspect de la section, les classent en Cades gras et Cades maigres. Les premiers seuls sont soumis à la distillation; les seconds servent de combustible. Le bois est très largement décortiqué et réduit au cœur, qui donne seul un bon rendement. Il est ensuite coupé en petites bûchettes que l'on range dans une marmite en fonte, qui une fois pleine est renversée et lutée sur une dalle concave, le fond de la concavité de la dalle étant munie d'un tuyau d'écoulement. On allume autour de la marmite un feu ardent qui l'enveloppe entièrement. Le Goudron s'écoule par le tuyau d'écoulement et est recueilli dans des bouteilles. Le rendement est d'environ 30 p. 100.

Caractères. — L'huile de Cade est un liquide moins épais que le Goudron du Pin, oléagineux, noirâtre, *limpide* en couche mince ; l'odeur est forte, empyreumatique, presque repoussante, spéciale ; la saveur est âcre et brûlante. Le produit est *plus léger que l'eau*, presque insoluble dans ce liquide, partiellement soluble dans l'alcool, l'éther de pétrole, le sulfure de carbone, les essences, l'aniline.

Falsifications. — Les falsifications de ce produit sont fréquentes. La plus commune est l'addition du produit liquide qui surnage le Goudron de Norvège. On peut reconnaître cette falsification par le procédé indiqué par ~~M. C. Répin~~. Hirschsohn.

On prend 1 centimètre cube du produit à essayer et on le traite par 15 centimètres cubes d'éther de pétrole ; on filtre et on ajoute 10 centimètres cubes d'une solution aqueuse d'acétate neutre de cuivre à 5 p. 100. On agite et on laisse reposer. On décante 5 centimètres cubes de la couche éthérée et on les étend avec 10 centimètres cubes d'éther ordinaire ; on filtre et, si le produit est additionné de Goudron de Pin, la liqueur filtrée a une coloration vert intense. Si l'huile de Cade est pure, la liqueur aura une légère teinte brun jaunâtre.

Usages. — L'huile de Cade est un remède très ancien de la médecine vétérinaire qui l'utilise surtout comme parasiticide. En médecine humaine, elle est très employée dans certaines dermatoses, particulièrement dans le psoriasis, sous forme de glycéré cadique.

POIX NOIRE

Origine et préparation. — La *Poix noire* est une substance complexe obtenue en brûlant, dans des fourneaux sans courant d'air, les filtres de paille qui ont servi à l'épuration de la Térébenthine et les débris de bois provenant des entailles faites au tronc des Pins. On obtient une matière noire visqueuse, qui coule, au moyen d'un conduit, dans une cuve à demi-pleine d'eau. Là elle se sépare en deux parties, dont une liquide qui surnage et qu'on appelle *Huile de poix*, l'autre plus épaisse et demi-solide. Celle-ci est fondue à nouveau dans de l'eau bouillante, et l'ébullition est continuée jusqu'à ce que la masse soit cassante, après brusque refroidissement dans l'eau. C'est alors la *Poix noire*.

Caractères. — C'est une masse résineuse, amorphe, d'une belle teinte noire, lisse, cassante à froid, mais se ramollissant à la chaleur des mains et se liquéfiant complètement dans l'eau bouillante. Elle a une odeur spéciale, désagréable, et une saveur à peu près nulle; mais la saveur de sa dissolution alcoolique rappelle celle du Goudron. Elle se dissout dans les dissolvants de ce dernier corps.

Usages. — La Poix noire entre dans la préparation de l'*Onguent vésicatoire vétérinaire*, de l'*Emplâtre brun*, de la *Pommade basilicum* et du *Sparadrap vésicant.*

COPAHU

Origine. — Ce suc oléo-résineux, communément appelé *Baume de Copahu*, découle spontanément ou par incision du tronc de plusieurs arbres du genre *Copaifera* qui croissent aux Antilles et sur le continent américain, depuis le Vénézuéla jusqu'au Brésil. Les principales espèces exploitées sont : 1° le *Copaifera officinalis* (fig. 217) qui vit à la Trinité, au Vénézuéla, en Colombie et dans la partie méridionale et occidentale de l'Amérique du Nord ; 2° le *C. pubiflora*, petit arbre de la Guyane ; 3° le *C. Martii*, qui habite la Guyane anglaise et les bords de l'Amazone, dans le Brésil septen-

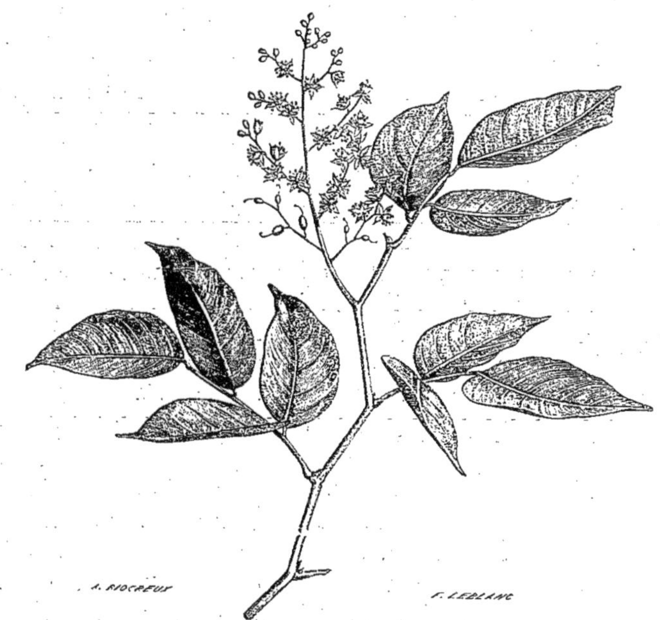

Fig. 217. — *Copaifera officinalis.*

trional; 4° le *C. rigida* du Brésil; 5° le *C. Langsdoirffi*, commun à Goyaz, à Saint-Paul et en plusieurs autres provinces du Brésil; 6° le *C. guianensis* qui habite la Guyane et le nord du Brésil; 7° le *C. oblongifolia* du Brésil.

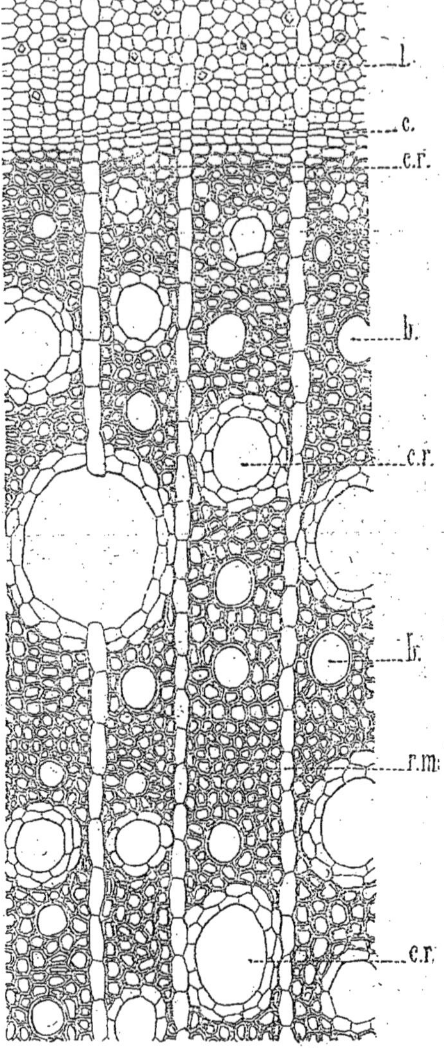

Fig. 218. — Coupe transversale d'une tige de *Copaifera*.

Structure et localisation. — Le tronc de ces arbres renferme des nodules sécréteurs dans l'écorce, et des canaux sécréteurs dans le bois et dans la moelle; les parties sécrétrices de l'écorce disparaissant de bonne heure et les canaux de la moelle étant peu abondants, il en résulte que ce sont surtout les canaux sécréteurs du bois qui donnent l'oléo-résine. Ces organes de sécrétion (*c. r*, *c.r*, fig. 218) sont disposés dans le bois en cercles concentriques, chacun de ces cercles se trouvant dans la partie interne de chaque zone d'accroissement du corps ligneux. Le caractère le plus saillant de cet appareil sécréteur est la *fusion des canaux en réseau irrégulier* dans chaque couche ligneuse. M. Guignard, à qui on doit une étude approfondie de l'appareil sécréteur des *Copaifera*, a en outre constaté que, si les canaux sécréteurs d'une même zone d'accroissement s'anastomosent entre eux, ils ne communiquent pas d'une zone à l'autre et qu'il n'y a pas non plus communication entre les canaux du bois et ceux de la moelle.

Récolte. — L'oléo-résine est obtenue, soit en pratiquant des trous à l'arbre avec une tarière, soit en y faisant une entaille profonde qui pénètre jusqu'au cœur. Par l'ouverture ainsi faite, le suc s'écoule abondamment et on en recueille plusieurs livres en quelques heures. Chaque opération donne 6 kilos et elle peut être répétée deux ou trois fois par an. D'abord incolore et limpide, le produit obtenu se colore et s'épaissit peu à peu au contact de l'air.

Caractères. — Le Baume de Copahu est liquide, un peu visqueux, offrant la consistance d'un sirop; vu par transparence, il est limpide et d'une couleur brun clair analogue à celle d'une vieille eau-de-vie. Sa surface brillante et formant miroir cède un peu sous le doigt avant qu'il ne s'enfonce. Il tache le papier en gras, mais lentement. L'odeur est térébenthineuse, spéciale, peu prononcée ; la saveur, d'abord huileuse et un peu résineuse, devient, au bout de peu d'instants, amère, nauséeuse, extrêmement désagréable et très persistante. Sa densité varie entre 0,940 et 0,990 ; il est soluble dans l'alcool, la benzine, le sulfure de carbone, l'éther, les essences, etc. Mêlé avec 1/16e de magnésie calcinée, il se solidifie entièrement, mais à la condition qu'il renferme 1/20e de son poids d'eau. Ses propriétés optiques varient suivant son origine.

Dans le commerce, on distingue deux sortes principales de Copahu :

1° Le Copahu de Colombie ou de Maracaïbo est limpide, de consistance épaisse, de couleur brune, avec une légère fluorescence verte, laissant souvent déposer en abondance une masse résineuse et cristalline ; il est dextrogyre.

2° Le Copahu du Brésil ou de Para est très clair et très fluide, limpide, de couleur ambrée, sans fluorescence ; il n'offre pas de dépôt et dévie à gauche le plan de polarisation.

Composition chimique. — L'oléo-résine de Copahu renferme une *huile essentielle* (de 35 à 60 p. 100) et une *résine.*

L'*Essence de Copahu* est un liquide incolore, transparent, dont la saveur et l'odeur rappellent celles du Copahu ; sa densité est 0,900 à 0,910 à 15° ; elle bout entre 245° et 260° ; elle est lévogyre avec un pouvoir rotatoire très variable, de — 7° à — 35° ; elle est très soluble dans l'alcool, l'éther et le sulfure de carbone. Cette essence renferme : 1° du *caryo-*

phyllène ; 2° 6 p. 100 environ d'un *alcool sesquiterpénique* 3° 3 p. 100 d'éther de cet alcool sesquiterpénique.

Quant à la *Résine de Copahu*, sa composition varie dans les deux sortes commerciales.

Dans le *Copahu de Maracaïbo*, on trouve : 1° des acides résinoliques solubles dans le carbonate d'ammoniaque, mais non étudiés ; 2° des acides solubles dans le carbonate de soude (25 à 30 p. 100 du Copahu), desquels il a été possible d'isoler un acide cristallin, l'*acide illurinique* $C^{20}H^{28}O^{3}$; 3° dans le dépôt, on trouve encore un autre acide soluble dans le carbonate de soude, c'est l'*acide β-métacopaïvique*, $C^{22}H^{32}O^{4}$; 4° des *résènes* qui restent avec l'essence après les traitements par les solutions alcalines et dont on les débarrasse par distillation.

Le *Copahu de Para* renferme : 1° 1,5 à 2 p. 100 d'*acide paracopaïvique* $C^{20}H^{32}O^{3}$, soluble dans le carbonate d'ammoniaque ; 2° un acide cristallisé, l'*acide homoparacopaïvique* $C^{18}H^{28}O^{3}$, soluble dans le carbonate de soude ; 3° deux acides amorphes, solubles dans le même solvant ; 4° deux *résènes*, l'un soluble dans l'alcool, l'autre insoluble.

Falsifications et essai. — Le Copahu est souvent falsifié dans le commerce par addition de *Térébenthine*, de *Colophane*, d'*huiles grasses*, d'*huile de paraffine*, de *Baume de Gurjun*.

L'addition de *Térébenthine* pourra se reconnaître à l'odeur d'essence de Térébenthine que dégagera le produit en le chauffant. Mais le meilleur moyen est de soumettre le Copahu suspect à la distillation ; l'essence de Térébenthine distille vers 160°, tandis que l'essence de Copahu ne bout que vers 245-250 degrés.

Le Copahu falsifié par la *Colophane*, dissous dans l'alcool absolu, laisse déposer de petits cristaux blancs d'acide abiétinique ; en outre, cette solution alcoolique précipite en vert par le sulfate de cuivre, en brun par la potasse et l'ammoniaque.

On peut encore opérer la réaction suivante. On mélange dans un tube à essai 2 grammes de Copahu avec 5,5 centimètres cubes d'alcool absolu (Témoin). Dans un autre tube à essai de même diamètre, on mélange 4 centimètres cubes d'eau ammoniacale à 1 p. 100 et 1 centimètre cube d'acétone. On verse sur ce mélange une solution de 2 grammes de Copahu à essayer dans 6 grammes d'éther et on agite énergiquement. Après un repos d'une demi-heure, on examine la couche inférieure aqueuse qui s'est déposée et qui est tout à fait limpide. Celle-ci ne doit pas être plus colorée que la solution témoin du Copahu dans l'alcool. Dans le cas d'addition de Colophane, elle sera colorée en rouge brun, plus ou moins foncé suivant la proportion.

Pour les *huiles grasses*, on verse dans une soucoupe XV à XX gouttes de Copahu et on l'expose sur un bain-marie jusqu'à disparition de l'essence (quatre heures environ). Le résidu refroidi devra être dur et se détacher en écailles facilement pulvérisables. Si l'huile employée n'est pas de l'huile de Ricin, l'alcool à 95° dissoudra le Copahu et laissera les huiles comme résidu.

Pour reconnaître l'*huile de paraffine*, on introduit 1 centimètre cube de Copahu dans une éprouvette contenant 4 centimètres cubes d'alcool à 95°, en agitant énergiquement le mélange et en suspendant le tube dans l'eau bouillante jusqu'à ébullition de son contenu ; l'huile de paraffine tombe au fond, tandis que le Copahu reste en solution dans l'alcool.

Pour rechercher le *Baume de Gurjun*, on mélange 1 volume de Copahu suspect avec 3 volumes d'alcool à 95° et on ajoute 1 gramme de chlorure de zinc cristallisé; le mélange, bouilli jusqu'à dissolution complète, se colore en rouge, virant ensuite au violet et au bleu, s'il y a du *Baume de Gurjun*. Les solutions alcooliques de toutes les variétés de Copahu bouillies avec le chlorure de zinc sont et demeurent incolores.

On peut encore dissoudre dans un tube à essai I goutte de Copahu dans XX gouttes de sulfure de carbone et ajouter I goutte d'un mélange à parties égales d'acide sulfurique et d'acide azotique. Si le Copahu est pur, le mélange restera incolore ; s'il renferme du Baume de Gurjun, il deviendra violet ou pourpre.

Usages. — Le Copahu stimule les fonctions des muqueuses et agit particulièrement sur celles des organes respiratoires et génito-urinaires. On l'a employé dans le traitement des catarrhes pulmonaires rebelles, et surtout dans la blennorragie, dont il était le remède classique ; il est aujourd'hui peu employé. On le prescrit à la dose de 4 à 6 grammes par jour en capsules de 0gr,30, ou sous forme d'*Électuaire de Copahu*, associé au Cubèbe et au Cachou (10 à 20 grammes par jour).

FAMILLE 5. — AGARICIQUES

Nous plaçons dans cette famille un certain nombre de médicaments qui doivent leurs propriétés à une matière résineuse constituée elle aussi par des acides, mais de composition différente des acides résinoliques que nous venons d'étudier.

AGARIC BLANC

Origine. — L'*Agaric blanc*, nom improprement donné dans les officines au *Polypore du Mélèze* (*Polyporus officinalis*) (fig. 219), est un Champignon de la famille des Hyménomycètes, tribu des Polyporées, qui vient sur les troncs des vieux Mélèzes en Circassie, en Carinthie et dans les Alpes.

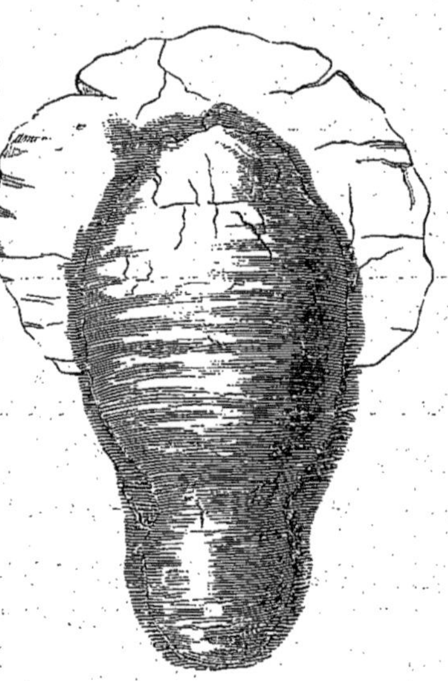

Fig. 219. — Polypore du Mélèze.

Caractères extérieurs. — Ce Champignon a la forme d'un cône arrondi, recouvert d'une écorce dure, lisse, blanchâtre, marquée de stries jaunâtres ou brunes, parallèles. La face inférieure est couverte de tubes nombreux, courts, jaunâtres, à orifice très étroit. Dans les drogueries, il est dépouillé de sa partie corticale et se présente en blocs irréguliers, spongieux, recouverts d'une poussière crayeuse, inodores, mais doués d'une saveur douceâtre, puis amère et d'une âcreté très grande.

Caractères microscopiques. — A l'examen au microscope, on aperçoit des filaments très déliés, en tubes, qui s'intriquent dans tous les sens en formant un feutrage dans l'épaisseur duquel se trouvent des cristaux prismatiques et octaédriques d'oxalate de chaux.

Composition chimique. — L'Agaric blanc contient un *principe amer* et 72 p. 100 d'une résine constituée par un *acide résinolique* qui a pour formule $C^{51}H^{82}O^{10}$ et par de l'*acide agaricinique* $C^{16}H^{30}O^{5}$ qui serait le principe actif.

Usages. — L'Agaric est employé en *Poudre* comme purgatif drastique à la dose de 2 ou 3 grammes ; il fait partie de la *Teinture d'Aloès composée.* On l'emploie plus souvent contre les sueurs nocturnes des phtisiques à la dose de $0^{gr},25$ à $0^{gr},75$; ses effets sont prompts, mais temporaires. On utilise aussi, dans le même but, l'acide agaricinique à la dose de $0^{gr},02$ à $0^{gr},04$ en pilules.

RHIZOME DE PODOPHYLLE

Origine. — Le *Rhizome de Podophylle* est fourni par le *Podophylle pelté* [*Podophyllum peltatum* (fig. 220)], plante de la famille des Berbéridées qui croît dans les lieux humides et ombragés de la côte orientale de l'Amérique du Nord, depuis la baie d'Hudson jusqu'à la Floride. Cette plante est remarquable par ses deux feuilles palmatilobées entre lesquelles naît une fleur blanche à laquelle succède une baie comestible.

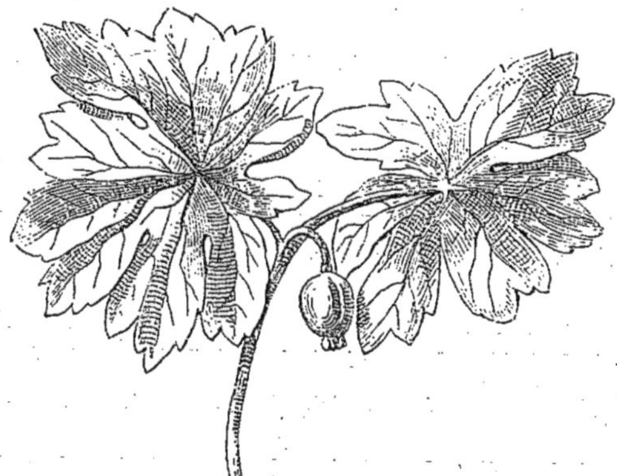

Fig. 220. — Podophylle pelté.

Caractères extérieurs. — Ce rhizome se trouve dans le commerce en fragments dont la longueur varie de 3 à 20 centimètres, et dont le diamètre est de 5 à 8 millimètres. Ces fragments (fig. 221) sont à peu près cylindriques, quelquefois légèrement aplatis, sensiblement rectilignes ou faiblement arqués. La surface est lisse ou plissée, d'un brun chocolat ou d'un jaune sale. De place en place se trouvent des encoches elliptiques, très obliques, entourant l'axe entier et correspondant à l'insertion des écailles souterraines. On trouve, en outre, à des intervalles assez réguliers (5 à 10 centimètres), des nodosités aplaties bien caractéristiques ; leur face supérieure est surélevée, cratériforme, et représente la cicatrice d'un rameau annuel précédemment tombé ; leur face inférieure est plane et porte un assez grand nombre de racines adventives ou de tronçons laissés par la chute de celles-ci.

Ces racines sont grêles, ridées, rectilignes, couchées horizontalement le long du rhizome et ont une couleur un peu plus claire que lui.

La cassure du rhizome, qui est très fragile, est nette, grumeleuse ; elle montre, sur un fond blanc ou jaunâtre, un cercle discontinu de points bruns assez rapproché de la circonférence. L'odeur est faible, nauséeuse ; la saveur est amère, âcre et nauséeuse.

Caractères microscopiques. — Au microscope, on trouve, sous un suber très peu épais, un parenchyme cortical dont les cellules arrondies contiennent pour la plupart de l'amidon, et quelques-unes des cristaux d'oxalate de chaux étoilés. La zone ligneuse est représentée par des faisceaux libéro-ligneux ovoïdes, séparés les uns des autres par des rayons médullaires très larges qui font communiquer le parenchyme cortical avec la moelle très développée.

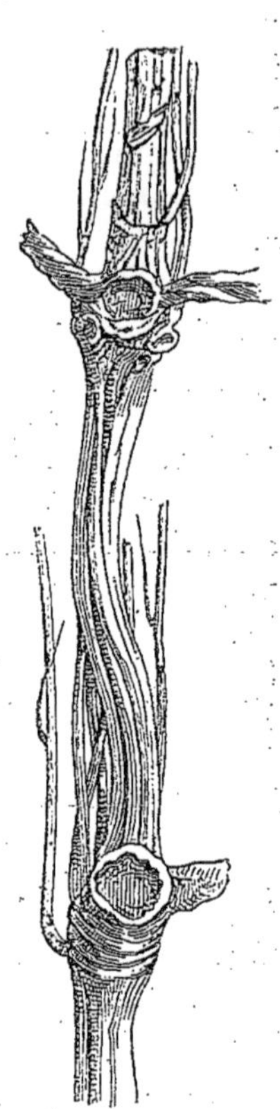

Fig. 221. — Rhizome de Podophylle.

Composition chimique. — Le rhizome de Podophylle renferme de la *berbérine*, de la *saponine* et une matière résineuse désignée sous le nom de *Podophylline*, quelquefois sous celui de *calomel végétal* ; sa proportion est de 2 à 6 p. 100. Pour l'obtenir, on verse la teinture alcoolique concentrée du rhizome dans une grande quantité d'eau additionnée de 1 p. 70 d'acide chlorhydrique ; on recueille le précipité résineux que l'on fait dessécher à la température de 30°-32°. Ce produit se présente sous forme d'une poudre brillante, brun verdâtre, non cristallisée, de saveur amère, et laissant à la gorge une sensation d'âcreté particulière.

La podophylline est un produit complexe, d'où on a pu séparer : 1° la *Podophyllotoxine* $C^{15}H^{14}O^{6}$; 2° la *Picropodophylline* ; 3° l'*acide picropodophyllique* ; 4° l'*acide podophyllique* $C^{15}H^{16}O^{7}$. On a encore trouvé dans la podophylline une matière colorante, la *Podophylloquercétine*, qui donne la coloration au produit et qui serait identique à la quercétine.

Le rhizome frais ne renferme pas de résine ; celle-ci se forme pendant la dessiccation; d'où la teneur variable suivant les échantillons.

Substitution. — Depuis quelque temps, on substitue au rhizome de Podophylle pelté, surtout pour l'obtention de la matière résineuse, le rhizome du *Podophyllum Emodi*, espèce asiatique qu'on rencontre dans l'Himalaya et le Cachemire. Cette substitution ne semble pas avoir une bien grande importance, puisque les deux espèces contiennent les mêmes principes constituants, la drogue indienne étant un peu plus riche en principes actifs que la drogue américaine.

Si la substitution porte sur le rhizome, elle sera facilement reconnaissable aux caractères extérieurs de la drogue, ceux du *Podophyllum peltatum* étant tout à fait particuliers. Si la substitution porte sur la résine, la distinction sera plus difficile, les caractères de couleur et de solubilité ne suffisant pas à caractériser les deux résines. Voici cependant les moyens de la reconnaître.

Si on projette un peu de résine sur quelques gouttes d'acide sulfurique fort, celle de l'Inde donne une coloration orange ou rouge, celle d'Amérique, une coloration jaune tendant au brun.

A $0^{gr},40$ de résine mise dans un tube à essai, on ajoute 3 centimètres cubes d'alcool dilué (D = 0,920), puis VIII à X gouttes de lessive de potasse et on agite doucement ; le mélange se gélatinise en quelques minutes à froid ou, après avoir été porté à l'ébullition, par refroidissement, avec la résine indienne ; au contraire, la résine américaine donne un mélange fluide.

Usages. — Le rhizome de Podophylle est un purgatif actif provoquant des évacuations alvines mêlées de bile ; on administre la poudre à la dose de $0^{gr},50$ à 1 gramme. On emploie de préférence la résine de Podophylle à la dose de $0^{gr},03$ à $0^{gr},05$; elle donne d'excellents résultats dans la constipation habituelle et pour maintenir la liberté du ventre chez les paralytiques ; on lui associe ordinairement $0^{gr},01$ d'extrait de Belladone (*Pilules de podophylline belladonées*), pour empêcher les coliques assez vives qu'elle détermine le plus souvent, même à faibles doses.

ÉCORCE DE FUSAIN NOIR POURPRÉ

Origine. — L'*Écorce de Fusain noir pourpré* est fournie par la racine de l'*Evonymus atropurpureus*, arbuste de la famille des Célastracées qui croît dans le nord-ouest de l'Amérique du Sud.

Caractères extérieurs. — Cette écorce est en morceaux irréguliers, plats, cintrés ou enroulés, de 1 millimètre d'épaisseur environ. La surface externe présente un liège grisâtre, lisse ou d'apparence fongueuse ; la surface interne est blanc grisâtre, finement striée. La cassure est nette ; mais, lorsqu'on la fait délicatement en travers, les deux fragments sont réunis par de fins filaments (mucilage). La section transversale montre, sous le liège très épais, un parenchyme cortical blanchâtre dans lequel le liber, brun jaunâtre, pénètre sous forme de coins bien apparents et assez larges. Odeur faible ; saveur d'abord mucilagineuse, puis amère et âcre.

Composition chimique. — On a indiqué dans cette écorce de l'*Évonymine*, glucoside cristallisé, de l'*asparagine*, et plusieurs acides organiques dont un spécial, l'*acide évonique.*

Puis on a donné le nom d'*Évonymines*, à des préparations pharmaceutiques différant suivant le mode d'obtention : 1° l'*Évonymine brune*, qui est un extrait alcoolique de l'écorce de la racine ; 2° l'*Évonymine verte* faite avec l'écorce de la tige ; 3° l'*Évonymine liquide* qui est un extrait fluide.

Usages. — L'*Extrait d'Evonymus atropurpureus* ou *évonymine brune* est un purgatif cholagogue dont les effets varient suivant la dose employée. Une ou deux pilules de $0^{gr},05$, ingérées le soir, provoquent le lendemain une selle naturelle. A dose plus élevée, elle aurait l'inconvénient de déterminer des coliques intenses qui empêchent d'en continuer l'emploi. Ce médicament a été vanté surtout dans les affections du foie et dans le traitement de la constipation habituelle ; on l'administre à la dose de $0^{gr},05$ à $0^{gr},15$ en pilules de $0^{gr},05$.

GOMME-GUTTE

Origine. — La *Gomme-gutte* est une gomme-résine fournie par le *Garcinia Hanburyi* (fig. 222), arbre de la famille des Clusiacées qui habite les vallées et les montagnes du Cambodge, la province de Chantibun (Siam), les îles de la côte et du golfe de Siam et le nord de la Cochinchine où il se sème lui-même sans culture ; il est cultivé à Singapore et à Java. Ce suc gommo-résineux est fourni par des canaux sécréteurs qui sont localisés dans l'écorce, dans le liber secondaire et dans la moelle. Ce produit est connu dans le commerce sous le nom de *Gomme-gutte de Siam.*

Récolte. — La Gomme-gutte est recueillie immédiatement après la saison des pluies, c'est-à-dire de janvier à mai. Les collecteurs font au tronc de l'arbre, avec une hache, une incision en spirale profonde d'environ 2 à 3 millimètres et qui s'étend des premières branches à la base du tronc. A la partie inférieure de cette incision, ils fixent un entre-nœud de Bambou, qu'ils renouvellent dès qu'il est plein. Ces entre-nœuds sont exposés au soleil jusqu'à ce que le suc soit assez sec et assez dur pour qu'on puisse le retirer du Bambou.

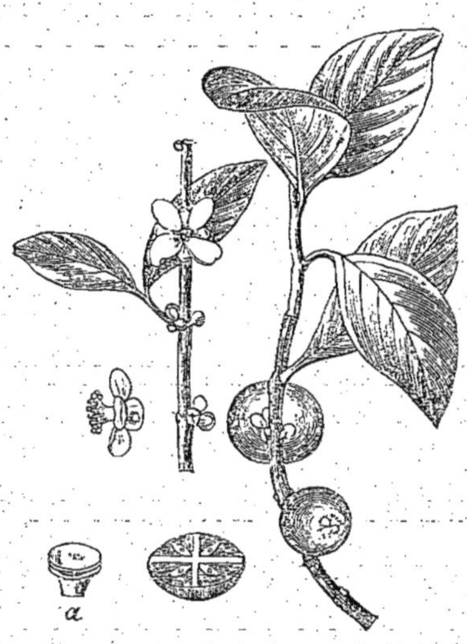

Fig. 222. — *Garcinia Hanburyi.*

Caractères extérieurs. — La Gomme-gutte se présente alors en *bâtons* ou *canons*, cylindriques ou un peu déprimés, de 15 à 20 centimètres de longueur sur 3 à 6 centimètres de diamètre, portant à la périphérie l'impression des stries intérieures des entre-nœuds de Bambou. La substance est d'une belle couleur jaune orangé, uniforme, recouverte d'une fine poussière verdâtre ou jaune doré. La cassure est nette, conchoïdale, unie, tantôt demi-terne et comme cireuse, tantôt presque brillante. Frottée avec le doigt imprégné d'eau ou de salive, la Gomme-gutte donne très facilement une émulsion d'un jaune magnifique ; triturée dans un mortier, elle fournit une poudre d'un jaune brillant. Sa dissolution dans l'alcool est rouge et transparente ; elle donne, avec l'éther, un soluté limpide, d'un beau jaune d'or. L'odeur est nulle ; la saveur est d'abord faible, puis très âcre à la gorge.

Si le suc a été sorti des entre-nœuds de Bambou avant d'avoir acquis une consistance suffisante, il ne reste pas cylindrique et se présente alors sous forme de *masses* ou de *gâteaux*. Si ces masses sont pures, elles offrent tous les caractères de la Gomme-gutte en bâtons ; mais habituellement elles renferment une plus ou moins grande proportion d'amidon qui en modifie les caractères.

Composition chimique. — La Gomme-gutte renferme :

1° 18 à 24 p. 100 d'une *gomme* analogue à la Gomme arabique; 2° une *huile essentielle* bouillant entre 160° et 210°, renfermant un terpène et un camphre ; 3° des *acides isuvitinique* et *uvitinique* $C^9H^8O^4$; 4° un *éther phénolique*; 5° 65 à 70 p. 100 d'une *résine* acide qui se dissout dans l'alcool en donnant une belle solution d'un jaune rouge et qui est la partie active de la drogue ; elle renferme : des *acides α-garcinolique* $C^{23}H^{28}O^6$, *β-garcinolique* $C^{25}H^{32}O^6$ et *γ-garcinolique* $C^{23}H^{28}O^5$.

Falsifications et essai. — Quand la Gomme-gutte a été additionnée de *résines*, elle est moins aisée à émulsionner.

En traitant le produit suspect par l'alcool et l'éther, puis reprenant le résidu par l'eau, on y reconnaîtra l'*amidon*, par l'action de l'iode, si l'eau a laissé une matière blanche, insoluble.

Si le soluté aqueux, évaporé, laisse un résidu plus considérable que la moyenne ordinaire, on pourra y soupçonner la présence de la *gomme arabique* : celle-ci sera précipitée par le perchlorure de fer ou par le borate de soude.

La *terre*, le *sable*, la *poudre de bois* resteront après traitements successifs avec l'alcool, l'éther et l'eau. Le poids des cendres de la Gomme-gutte ne doit pas dépasser 1 p. 100.

Usages. — La Gomme-gutte est un purgatif drastique hydragogue des plus énergiques. Aux doses de 0gr,10 à 0gr,20, elle est laxative ; à celles de 0gr,25 à 0gr,40, elle provoque des évacuations alvines très abondantes accompagnées de coliques. A dose excessive, c'est un poison irritant. Somme toute, c'est un purgatif dangereux qu'il convient de ne prescrire qu'à doses modérées. On emploie la Gomme-gutte rarement seule, mais le plus souvent associée à un autre purgatif (Aloès, Jalap, Rhubarbe, Scammonée, etc.) ; elle entre dans la composition des *Pilules d'Aloès et de Gomme-gutte*. Elle fournit aux aquarellistes une belle couleur jaune d'or.

Dans le commerce, on trouve d'autres Gommes-guttes fournies par des arbres appartenant aussi au genre *Garcinia*, mais moins estimées que la précédente; telles sont : la *Gomme-gutte de Ceylan* qui provient du *Garcinia Morella* var. *sessilis*, arbre des forêts humides de Ceylan; la *Gomme-gutte du Mysore* provenant du *G. pictoria*, bel arbre du sud de l'Inde, et la *Gomme-gutte de Travancore* que l'on récolte sur le *G. Travancorina* qui croît dans les forêts du sud de Travancore et de Tinevelly-Ghats.

FAMILLE 6. — CARTÉRIQUES

Cette famille comprend les *Résines grasses* ou *Aliphatorésines*, c'est-à-dire des résines associées à des cires qui sont des éthers d'alcools de la série grasse à molécule de carbone élevée. Un seul produit nous intéresse.

LAQUE*

Origine. — La *Résine laque*, appelée aussi *Gomme laque*, ou simplement *Laque*, est un produit de nature résineuse, fourni par le *Carteria lacca* [*Coccus lacca*, *Kermes lacca* (fig. 223)], Insecte de l'Inde, du groupe des Hémiptères et de la famille des Coccidés, qui vit principalement sur des *Ficus* (*F. indica*, *F. religiosa*, *F. bengalensis*, *F. laccifera*, etc.), et aussi, mais plus rarement, sur l'*Anona squamosa*, le *Butea frondosa*, le *Zizyphus Jujuba*, le *Croton lacciferum*, le *Mimosa cinerea*, etc. Les femelles, fortement colorées en rouge quand elles sont pleines d'œufs et de larves, se fixent perpendiculairement par leur bec à la branche de l'arbre et produisent ou déterminent la formation de la résine. Celle-ci envahit tout l'espace vide entre un animal et ses voisins, ne laissant autour de chacun d'eux qu'une sorte de loge s'ouvrant extérieurement par un pertuis correspondant à l'extrémité anale (fig. 224).

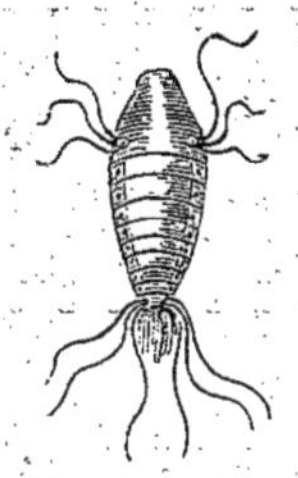

Fig. 223. — Femelle de *Carteria*, montrant les houppes thoraciques, les houppes anales et la couronne de poils entourant l'anus.

On n'est pas encore exactement fixé sur la formation de ce produit : pour les uns, la Laque serait exsudée en totalité par l'Insecte ; pour les autres, elle serait le résultat de la piqûre. Il se pourrait que la Laque eût les deux origines ; mais ce qui est démontré aujourd'hui, c'est que la matière colorante et les matières cireuses qui sont associées dans ce produit à la résine sont manifestement élaborées par l'animal. Le doute n'existe plus que pour la portion résineuse.

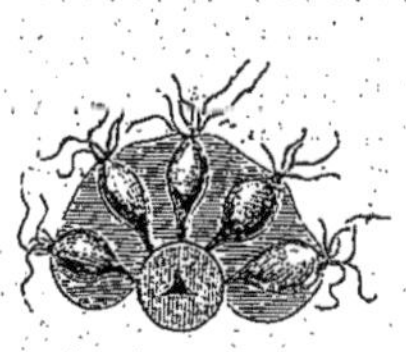

Fig. 224. — Section d'une branche chargée de Laque, montrant les *Carteria* adultes dans leurs loges.

Caractères extérieurs. — La Laque se présente sous plusieurs formes dans le commerce :

1° La *Laque en bâtons* (fig. 225) se présente en amas résineux brunâtres, d'un roux brun, formant manchon autour des branches, couverts à la surface de mamelons qui correspondent à autant de logettes renfermant un Insecte. Parmi ces logettes, quelques-unes sont plus petites, dépourvues d'orifice, et renferment un mâle; les autres, qui contiennent les femelles, sont plus volumineuses et percées de trois trous, par lesquels s'échappent autant de pinceaux de poils flexueux; par l'orifice le plus large passent les poils provenant du pourtour de l'anus, par les deux autres, ceux qui s'insèrent sur le thorax. La Laque est sans odeur, ni saveur; elle se réduit sous la dent en poudre fine, sans se ramollir, et colore la salive en rouge.

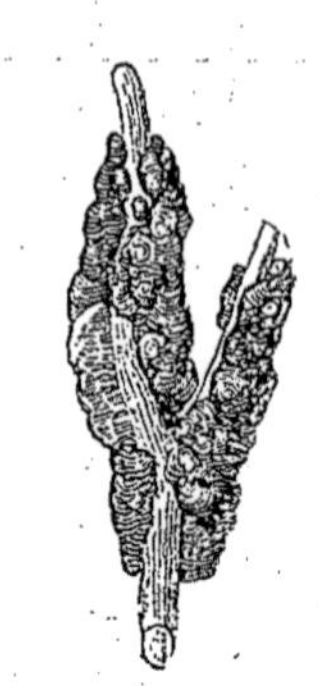

Fig. 225. — Laque en bâtons.

2° La *Laque en sortes* est obtenue en concassant la Laque en bâtons, dont on sépare le bois ; elle est en morceaux irréguliers, rougeâtres, rugueux et garnis de débris d'écorce.

3° La *Laque en grains* est la sorte précédente, brisée en petits morceaux irréguliers, anguleux et en partie décolorés.

4° La *Laque en écailles* est préparée en faisant fondre la Laque en grains dans l'eau bouillante un peu alcalinisée, filtrant à travers une toile et coulant sur une pierre plate. Elle se présente en lames minces, de dimensions variables, planes ou un peu bosselées, colorées en jaune brun (*Laque blonde*), en rouge (*Laque rouge*), ou en marron foncé (*Laque brune*) ; la surface est lisse, quelquefois piquetée de trous très fins ; la masse est transparente, très homogène. Ces lames sont très fragiles et se brisent net, le plus souvent suivant des lignes courbes.

5° La *Laque en canons* est la Laque purifiée comme précédemment, que l'on coule dans des tubes.

Composition chimique. — L'alcool à 95° permet de séparer la résine laque en trois parties :

1° Une première partie est soluble dans l'alcool à froid. Cette partie est la plus importante ; c'est elle qui donne à la Laque son caractère résineux. La Laque en bâtons en renferme 68 p. 100 ; la Laque en écailles, jusqu'à 90 p. 100.

Cette matière résineuse se divise en deux parties, par l'action de l'éther : une partie (65 p. 100) insoluble dans ce solvant, et une partie (35 p. 100) soluble.

La partie insoluble est l'éther d'un résinotannol avec un acide monobasique, l'*acide aleuritinique* $C^{13}H^{26}O^{4}$.

La partie soluble dans l'éther comprend : 1° des acides libres ; 2° un corps à allure de résène ; 3° une matière colorante, l'*érythrolaccine* (1 p. 100), qui serait une trioxyméthylanthraquinone.

2° Une deuxième partie est soluble dans l'alcool à l'ébullition et elle s'en dépose en aiguilles par le refroidissement ; sa proportion varie de 3 à 4 p. 100 : c'est la *Cire de la Gomme laque.* Elle est formée de 50 p. 100 d'*alcool mélissique* libre ; l'autre moitié est formée d'*éthers mélissiques* dans lesquels l'alcool est éthérifié par les *acides mélissique, cérotique, oléique, palmitique,* et par un acide indéterminé. On trouve aussi dans cette cire une petite quantité d'*alcool cérylique* et d'*éthers céryliques.*

M. Gascard a étudié la localisation de cette cire, dans la Laque en bâtons et il a nettement établi que la cire n'y est pas intimement mélangée à la résine, mais qu'elle est localisée en des points déterminés. On la trouve dans les houppes blanches qui sont à la partie postérieure de l'abdomen ; c'est donc bien évidemment une sécrétion de l'Insecte lui-même.

3° Une troisième partie est complètement insoluble même dans l'alcool bouillant. Elle se compose de débris d'Insectes, d'un ou plusieurs principes azotés non encore étudiés et enfin d'une matière cireuse en faible quantité, 0,50 p. 100. Cette matière cireuse peut être séparée par la benzine chaude d'où elle cristallise par refroidissement. Cette cire, que l'on obtient ainsi de la Laque en grains, est l'*éther myricimélissique* $C^{30}H^{60}(C^{30}H^{60}O^{2})$, dans lequel l'alcool myricique est éthérifié par l'acide correspondant. Dans la Laque en bâtons, l'alcool myricique est éthérifié par un acide différent.

En outre de ces principes, la Laque non décolorée renferme de 8 à 10 p. 100 d'une *matière colorante* analogue à celle de la Cochenille ; elle est soluble dans le carbonate de soude, où on peut la précipiter par l'alun. Le précipité obtenu, qui porte le nom de *Lac-laque,* est employé dans la teinture.

Usages. — Les usages de la Laque sont très nombreux, et elle fait par suite l'objet d'un commerce important ; ce produit vient surtout du Bengale, du Pégu, de Madras et de Siam. La Laque a été préconisée jadis comme tonique et astringente ; elle n'est plus guère employée actuellement que dans les préparations dentifrices, surtout comme matière colorante. Elle entre dans la préparation du *Stérésol*, vernis antiseptique qui a la propriété d'adhérer aux muqueuses. L'industrie en fait usage dans la teinture, dans la préparation des couleurs fines, de certains vernis et de la cire à cacheter.

Depuis quelques années, on a signalé d'autres Insectes à Laque. Tel est le *Carteria Larreæ* qui vit au Mexique sur l'*Arbre à créosote* (*Larrea Mexicana*), Rutacée de 1 à 2 mètres de hauteur. La sécrétion est moins abondante que dans l'espèce précédente, mais elle est cependant suffisante pour faire l'objet d'une exploitation. Ce produit porte le nom de *Laque de l'Arizona*.

FAMILLE 7. — THAPSIQUES

Cette famille comprend les médicaments à résines révulsives et vésicantes.

RACINE DE THAPSIA

Origine. — La *Racine de Thapsia* est fournie par le *Thapsia garganica* (*Bou-Néfa*, *Derias*, des Arabes), plante de la famille des Ombellifères, qui croît spontanément dans la région méditerranéenne et surtout en Algérie, en Tunisie et au Maroc.

Cette espèce se caractérise nettement par des fruits ayant deux côtes secondaires fortement développées en ailes (fig. 226). Elle présente un grand nombre de formes et de variétés dont certains botanistes ont voulu faire des espèces ; mais le fait intéressant à retenir au point de vue de la Matière médicale, c'est que toutes ces formes ou variétés sont à peu près inactives, ainsi que cela résulte des obser-

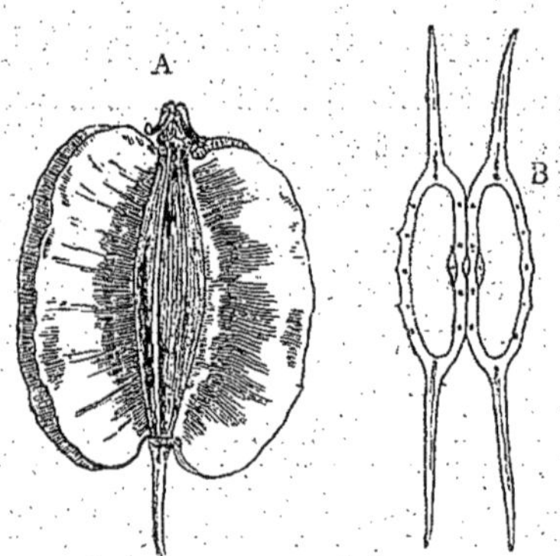

Fig. 226. — Fruit du *Thapsia garganica* : A, entier ; B, coupé transversalement.

vations de M. le professeur Battandier. On ne doit donc récolter que les racines du type à « *segments foliaires lisses, glabres et étroits* » et délaisser celles des formes à « *segments foliaires larges, bullés, d'un vert sombre et plus ou moins velus* ».

Récolte. — Les Arabes font la récolte du Bou-Néfa depuis le mois de décembre jusqu'au mois de mars ; ils ramassent les racines de cinq à sept ans. Ces racines sont lavées à l'eau courante, puis l'écorce, qui est la seule partie active de la racine, est enlevée au moyen d'une incision longitudinale.

Caractères extérieurs. — Cette écorce de racine de Thapsia se présente en fragments inégaux, friables, peu volumineux, épais de 4 à 10 millimètres, d'un jaune brunâtre très clair en dehors ; leur face externe est recouverte par un suber papyracé gris brunâtre qui se détache en minces feuillets.

La face interne est blanche, crayeuse, souvent tachée de rouge brunâtre et finement striée en long. La surface primitive de section des fragments est souvent garnie d'une résine jaune doré très clair, que l'on trouve aussi dans les anfractuosités intérieures de l'écorce. La cassure est grenue, crayeuse, compacte ; examinée à la loupe, elle se montre criblée de pores, à parois jaunâtres, très rapprochés les uns des autres. Ces pores sont disposés en séries linéaires, concentriques, entre lesquelles s'interpose le tissu blanc crayeux, qui constitue la plus grande partie de la masse. Ils sont formés par la section transversale des canaux résineux. Cette drogue n'a pas d'odeur très marquée ; elle a une saveur piquante et caustique.

Caractères histologiques. — L'examen microscopique montre à l'extérieur un suber (*s*, fig. 227), formé d'éléments bruns à peu près quadrangulaires ; au-dessous vient un parenchyme cortical peu épais (*p. c*), formé de cellules polygonales au milieu desquelles se trouvent de nombreux canaux sécréteurs (*c. s*). Le liber (*l*) est divisé en un grand nombre de faisceaux par des rayons médullaires (*r. m*), composés de deux files de cellules allongées radialement et remplies de grains d'amidon ; ce liber renferme un grand nombre de canaux sécréteurs (*c.s*), petits, et disposés en cercles concentriques à peu près réguliers. Parenchyme cortical et liber sont parcourus par des traînées tangentielles de tissu nacré (*t*) (*Kératenchyme* des Allemands).

Composition chimique. — La racine de Thapsia renferme de l'*amidon*, de la *gomme*, une *huile essentielle* soluble dans l'éther auquel elle donne une couleur bleue, et une *résine* vésicante.

La *Résine de Thapsia* est brune, de consistance pâteuse, extrêmement âcre. Elle est entièrement soluble dans l'alcool à 95°, dans le chloroforme et dans l'acide acétique cristallisable, partiellement soluble dans l'éther, soluble à chaud dans une solution de soude étendue ; cette dernière se prend en gelée par refroidissement et précipite à chaud par les acides.

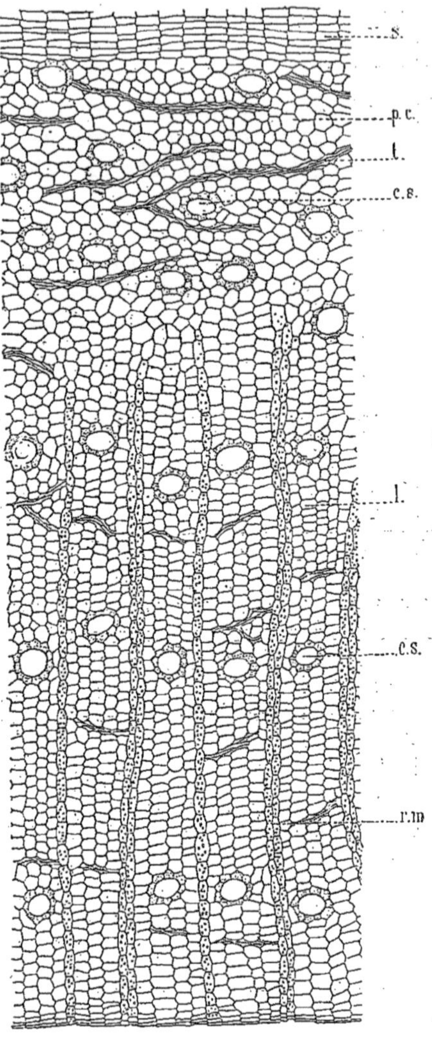

Fig. 227. — Coupe transversale de l'écorce de racine de Thapsia.

Elle contient : 1° des *acides isovalérianique*, *caproïque*, *caprylique* et *angélique* ; 2° un acide bibasique de la série oxalique, l'*acide thapsique* $C^{16}H^{30}O^4$; 3° une *substance neutre*, non azotée, vésicante, se présentant en lamelles fusibles à 87°, peu soluble dans l'alcool, l'éther, etc. ; 4° de la *cire*, de la *gomme* et une *substance grasse*.

Dans certaines résines commerciales, on a trouvé parfois de la *cholestérine* et de l'*euphorbone*, ce qui indique qu'elles ont été additionnées de résine d'Euphorbe.

Usages. — La racine de Thapsia est très employée par les Arabes, à l'intérieur contre les maladies chroniques des poumons et la stérilité (?), à l'extérieur contre les rhumatismes, la goutte et la toux. La médecine européenne emploie la résine de Thapsia pour l'usage externe seulement. Cette résine, introduite dans la thérapeutique par Reboulleau et Bertherand, constitue un excellent révulsif qui est aujourd'hui très fréquemment employé sous forme emplastique. Elle produit sur la peau une rubéfaction intense suivie d'une éruption miliaire très abondante, accompagnée d'une démangeaison très vive, mais exempte de douleur. C'est à ce titre qu'elle entre dans la préparation du *Sparadrap de Thapsia*.

ÉCORCE DE GAROU*

Origine. — L'*Écorce de Garou* est fournie par le *Garou commun* ou *Sain-Bois* (*Daphne Gnidium*), sous-arbrisseau de la famille des Thyméléacées, très abondant dans la région méditerranéenne.

Caractères extérieurs. — Cette écorce se présente dans le commerce en lanières flexibles, assez minces et de longueur variable, repliées plusieurs fois transversalement (le suber étant placé en dedans) et réunies en bottes de 10 centimètres de long environ. La surface externe présente un suber mince, de couleur brun-chocolat, luisant, piqueté de taches blanches tranversales et elliptiques. La face interne est colorée en jaune foncé, très lisse, luisante, crevassée de fissures longitudinales produites par le reploiement des lanières. Cette écorce se fend très facilement en long, mais ne peut se rompre transversalement qu'avec difficulté. L'odeur est désagréable et nauséabonde, rappelant celle du savon de Marseille ; la saveur est d'une âcreté extrême qui persiste très longtemps.

Caractères microscopiques. — Les caractères extérieurs de cette drogue sont tellement nets, que la connaissance de la structure anatomique n'est guère utile. On trouve à l'extérieur un suber peu épais, puis un collenchyme passant graduellement au parenchyme cortical formé de cellules allongées tangentiellement ; cette dernière zone renferme des paquets de fibres arrondies, d'aspect nacré, à lumen punctiforme. Le liber a des cellules à parois assez épaisses qui, dans la portion interne, sont disposées en files radiales ; il renferme des fibres isolées ou réunies en groupes peu volumineux, à lumen plus ou moins large et ondulé. Ce liber est parcouru par des rayons médullaires étroits, formés d'une seule rangée de cellules.

Composition chimique. — L'écorce de Garou renferme une *matière colorante* jaune, une *résine* âcre et un glucoside, la *Daphnine* ; ce dernier corps paraît inerte et c'est la résine qui est la partie active de la drogue.

La *Résine de Garou* est sèche, cassante, insoluble dans l'eau, soluble dans l'alcool et l'éther ; sa proportion est de 7 à 9 p. 100.

Usages. — L'écorce de Garou doit à la résine qu'elle renferme des propriétés vésicantes bien marquées ; appliquée sur la peau, soit fraîche, soit après macération dans du vinaigre, elle détermine une vésication aussi intense que celle des Cantharides, plus douloureuse peut-être, mais ayant le grand avantage de ne pas agir sur l'appareil génito-urinaire. Elle servait à préparer la *Pommade au Garou* et le *Papier épispastique au Garou* qu'on employait comme vésicants.

RÉSINE D'EUPHORBE

Origine. — La *Résine d'Euphorbe* ou *Euphorbium* est fournie par l'*Euphorbe résinifère* [*Euphorbia resinifera* (fig. 228)], Euphorbiacée cactiforme à tige quadrangulaire, originaire du Maroc, qui croît sur les pentes inférieures de l'Atlas. Le suc résineux est sécrété dans des vaisseaux laticifères ramifiés (*c. s*, fig. 229), non cloisonnés et non anastomosés qui se trouvent localisés en abondance dans le parenchyme cortical (*p. c*), au voisinage du liber (*l*), et en petit nombre dans la moelle.

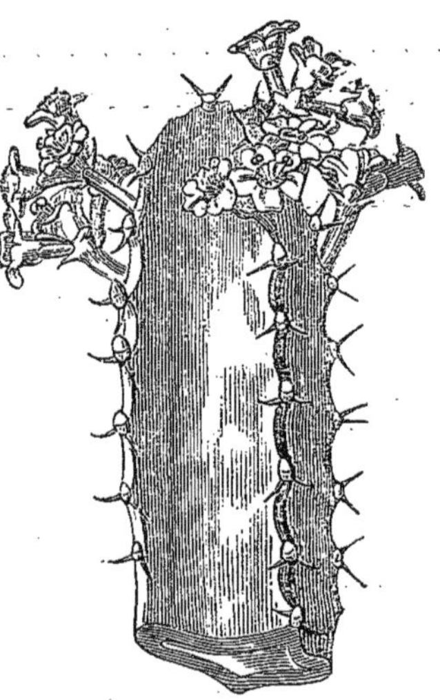

Fig. 228. — Euphorbe résinifère.

Récolte. — Ce produit s'obtient au moyen d'incisions pratiquées sur les branches de la plante. De ces incisions s'écoule en abondance un suc blanc, opaque, visqueux et doué d'une grande âcreté, tellement grande que les indigènes qui font les incisions sont obligés de garantir leur visage et surtout leurs yeux du contact de ce suc. Celui-ci s'épaissit rapidement à l'air, durcit et se dessèche sur la tige, principalement sur les coussinets des angles, dont les épines contribuent à l'arrêter ; une petite partie tombe sur le sol. Ce latex conserve son âcreté en se desséchant, à tel point que les collecteurs sont obligés de se couvrir la bouche et les narines, pour les préserver de la poussière qui se dégage pendant la récolte. Le commerce de cette drogue se fait par Mogador.

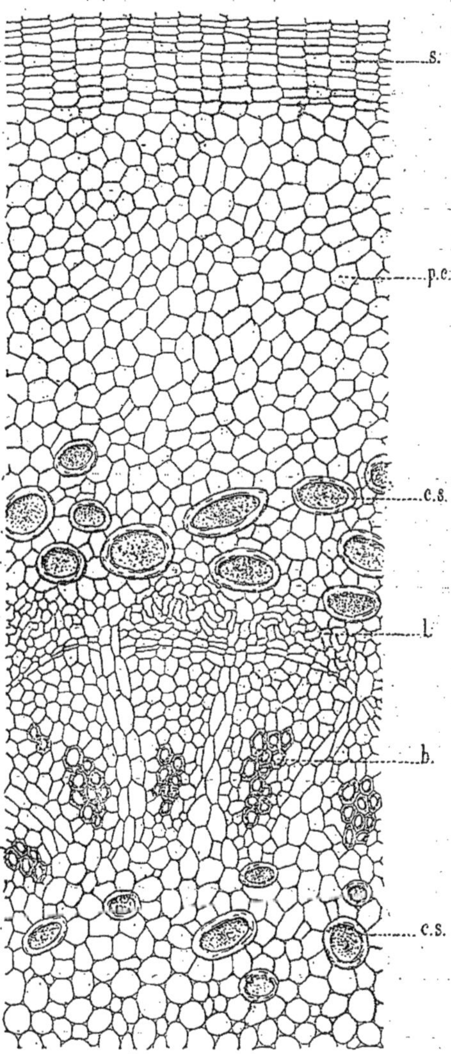

Fig. 229. — Coupe transversale d'une tige d'Euphorbe résinifère.

Caractères extérieurs. — Cette substance se présente en larmes irrégulières, arrondies ou anguleuses, de 1 à 2 centimètres de diamètre, friables, colorées en jaune foncé, d'un aspect cireux tout spécial, légèrement translucides, ordinairement traversées par un ou deux canaux divergents, indiquant la place des épines autour desquelles s'est concrété le suc. Parfois même les larmes offrent les restes de ces épines, qui sont plus ou moins saillantes, ou renferment des débris de pédoncules floraux. Le produit est inodore à froid, mais dégage, quand on le chauffe, une odeur spéciale, désagréable; il a une saveur très âcre et corrosive; sa poussière est très irritante et provoque facilement le larmoiement, l'éternuement et la toux.

Composition chimique. — La résine d'Euphorbe, renferme d'après MM. Tschirch et Paul, les éléments suivants : 1° un *acide résineux*, soluble dans le carbonate d'ammoniaque, l'*acide euphorbinique* $C^{24}H^{30}O^{6}$, 0,70 p. 100 ; 2° une *aldéhyde* en faible quantité non étudiée à fond ; 3° deux résènes : l'*Euphorbone* $C^{30}H^{48}O$, cristallisé, insoluble dans la potasse (40 p. 100) et un résène amorphe, l'*Euphorborésène* $C^{28}H^{48}O^{4}$ (21 p. 100) ; 4° un hydrate de carbone soluble dans l'eau (2 p. 100), mais qui ne présente pas les caractères de la gomme ; 5° des malates solubles dans l'eau (25 p. 100) ; 6° un principe âcre soluble dans l'alcool.

Il résulte de cette étude chimique que cette substance ne renferme ni gomme, ni essence ; ce n'est donc pas une gomme-résine, comme on l'a cru pendant si longtemps.

Essai. — 10 grammes de résine épuisés par l'éther de pétrole donnent une solution qui, filtrée, produit, au contact de l'acide sulfurique renfermant une goutte d'acide azotique par 20 centimètres cubes, une zone rouge-sang, qui par agitation se communique à la liqueur acide et persiste un jour ou deux.

Usages. — La résine d'Euphorbe est un émétique et un purgatif des plus violents ; aussi elle n'est plus guère utilisée qu'à l'extérieur et dans la médecine vétérinaire. Elle entre dans la préparation de l'*Onguent vésicatoire vétérinaire*.

RACINE DE PYRÈTHRE D'AFRIQUE

Origine. — La *Racine de Pyrèthre d'Afrique* est fournie par l'*Anacyclus Pyrethrum* (fig. 230), plante de la famille des Composées, originaire d'Algérie où elle croît sur les Hauts-Plateaux, et qui s'est répandue de là dans beaucoup de régions chaudes ou tempérées de l'hémisphère boréal : Inde, Égypte, Turquie, Bohême. Elle est surtout exportée d'Oran, de Tébessa et en plus petite quantité d'Alger.

Caractères extérieurs. — Dans le commerce, cette racine se présente en morceaux cylindro-coniques (fig. 231), longs de 8 à 15 centimètres, parfois surmontés par les restes des feuilles radicales et par une touffe de poils laineux ; ils sont garnis de place en place de quelques fines radicelles. La surface extérieure est brune et ridée, fortement sillonnée dans le sens de la longueur. La cassure est ligneuse, courte, jaune et montre une écorce mince, foncée, bien adhérente au bois qui présente un aspect radié manifeste. Au centre, on aperçoit une moelle dans le tiers supérieur qui est le rhizome, manquant dans la partie inférieure qui est la racine. Odeur assez forte ; saveur brûlante, laissant sur la langue un picotement persistant qui ne tarde pas à amener une salivation abondante.

Caractères histologiques. — Cette racine présente sous un liège peu épais (*s*, fig. 232), un parenchyme cortical (*ec*)

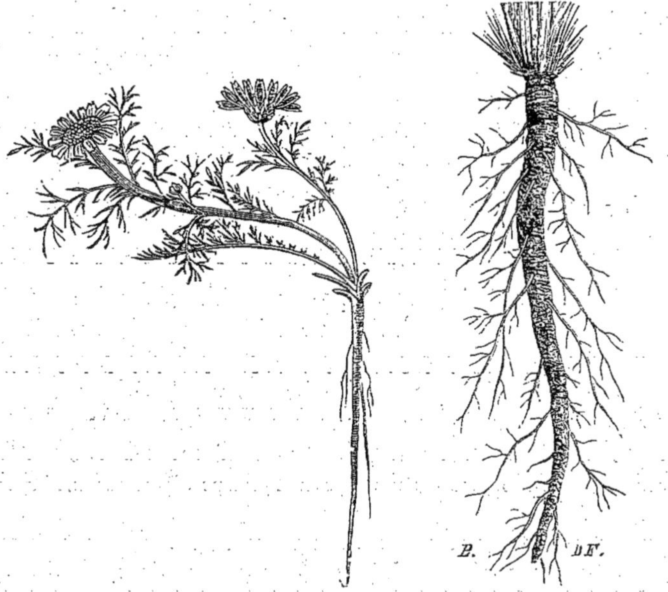

Fig. 230. — *Anacyclus Pyrethrum.* Fig. 231. — Racine de Pyrèthre.

formé de 8 à 10 rangs de cellules renfermant de nombreux organes sécréteurs (*c. r*), que l'on a pris pendant longtemps pour des canaux et qui ne seraient que des nodules sécréteurs. Au-dessous vient le liber (*l*) représenté par des faisceaux cunéiformes constitués par de petites cellules, assez régulièrement disposées, munies de parois minces et renfermant de l'inuline ; ces faisceaux sont séparés les uns des autres par de très larges rayons médullaires dans l'épaisseur desquels on observe des nodules sécréteurs. Le liber est séparé du bois secondaire par le cambium (*c*) formé de plusieurs assises de petites cellules ; le bois (b^2) se présente en faisceaux cunéiformes dans lesquels on observe de l'inuline et des nodules sécréteurs qui se rencontrent aussi dans les larges rayons médullaires (*r. m*) qui séparent les uns des autres les faisceaux ligneux. Dans la partie centrale de la racine, on trouve les éléments du bois primaire (b^1).

Le rhizome a la même structure que la racine, mais la portion centrale est occupée par une moelle assez développée.

Composition chimique. — La racine de Pyrèthre contient une *matière colorante jaune*, du *tanin*, de l'*inuline* (58 p. 100) et un principe particulier, appelé *Pyréthrine*, auquel elle doit son âcreté. Ce principe est lui-même un mélange d'une résine âcre et de deux huiles âcres, l'une jaune, l'autre brune. La pyréthrine, obtenue par Schneegans à l'état de pureté, est un corps incolore, de saveur brûlante, cristallisant en aiguilles qui fondent à 46°. Elle est soluble dans l'alcool absolu, l'acétone, l'éther, le benzène, l'acide acétique, le chloroforme et le sulfure de carbone. Elle se dis-

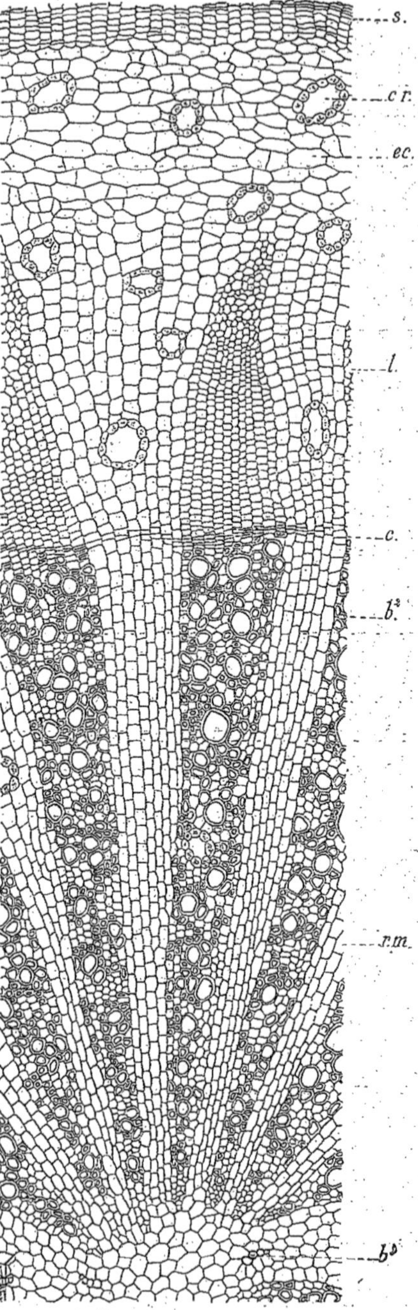

Fig. 232. — Coupe transversale de la racine de Pyrèthre.

sout dans l'acide sulfurique concentré, en donnant une coloration jaune, puis rouge. Il est probable que la drogue renferme aussi une *huile essentielle*, bien que les auteurs n'en fassent pas mention.

Substitutions. — Dans certains pays, on substitue à la racine de Pyrèthre d'Afrique la racine de l'*Anacyclus officinarum*, Composée cultivée en Prusse, en Saxe et en Bohême.

Cette racine, connue sous le nom de *Racine de Pyrèthre d'Allemagne*, diffère peu par ses caractères extérieurs de la précédente ; elle présente seulement une touffe d'aiguilles jaunes et flexibles qui entoure le sommet de la souche. Au point de vue des caractères histologiques, le parenchyme cortical renfermerait seul des nodules sécréteurs disposés en un seul rang ; les rayons médullaires du liber et du bois, ainsi que le bois lui-même, en seraient dépourvus.

Il paraîtrait que l'on substitue aussi fréquemment à la racine de Pyrèthre d'Afrique celle du *Corrigiola telephiifolia*, plante de la famille des Paronychiées, qui croît en Algérie. Si cette racine présente quelques ressemblances extérieures avec celle de Pyrèthre, elle s'en distingue par ses caractères anatomiques : absence de nodules sécréteurs et d'inuline.

Usages. — La racine de Pyrèthre est un irritant énergique qui agit sur la peau comme rubéfiant ; placée dans la bouche, elle constitue le plus actif des sialagogues. Appliquée sur une muqueuse, elle en affaiblit la sensibilité en agissant sur les branches nerveuses superficielles qu'elle déprime ; c'est à cette propriété que sont dus ses effets odontalgiques. Aussi, rentre-t-elle dans la préparation de la *Teinture de Pyrèthre* et de l'*Élixir dentifrice*.

PYRÈTHRES INSECTICIDES * (1)

Origine. — On désigne sous ce nom les capitules de certaines espèces de Composées qui, réduits en poudre, constituent la *Poudre insecticide*. Il existe dans le commerce trois variétés de *Pyrèthres insecticides* :

1° Le *Pyrèthre de Dalmatie*, qui est la principale sorte com-

(1) Les Pyrèthres insecticides constituent un des plus importants articles de droguerie. A l'état entier, les fleurs, à cause de leur prix très variable, sont l'objet de spéculations parfois assez fortes; réduites en poudre, elles constituent un insecticide énergique, auquel on substitue parfois, partiellement ou totalement, des poudres plus ou moins inertes. Malgré son importance, cette poudre est très mal connue des pharmaciens.

merciale, est constitué par les capitules du *Chrysanthemum (Pyrethrum) cinerariæfolium*, Composée qui est originaire de Dalmatie, du Monténegro et de l'Herzégovine, et qui est cultivée très soigneusement en Dalmatie, ce qui semble diminuer ses propriétés toxiques ;

2° Le *Pyrèthre du Monténégro*, fourni par la même espèce, qui croît abondamment à l'état sauvage dans cette contrée;

3° Le *Pyrèthre du Caucase*, qui est un mélange des capitules épanouis de deux Composées asiatiques très voisines, le *Chrysanthemum roseum* et le *C. carneum* qui croissent dans les régions du Caucase et dans certaines provinces en Perse.

Caractères extérieurs. — Le *Pyrèthre de Dalmatie* se présente, dans le commerce, sous trois variétés, désignées sous les noms de *fleurs non épanouies*, de *fleurs demi-épanouies* et de *fleurs épanouies*.

La variété à *fleurs non épanouies* a un très bel aspect extérieur ; elle est formée de capitules de 3 à 7 millimètres de diamètre, munis généralement d'un pédoncule jaunâtre très court. Les bractées jaune verdâtre sont étroitement serrées les unes contre les autres. Les demi-fleurons sont presque toujours entiers, formés de pétales *chiffonnés*, *blanc grisâtre*, recroquevillés au-dessus des fleurons qui sont ainsi complètement dissimulés. Très peu de capitules épanouis.

La variété à *fleurs demi-épanouies* a un aspect tout différent ; elle se distingue, à première vue, par la longueur des pédoncules, qui atteignent parfois 3 et 4 centimètres de longueur, et par la teinte gris jaunâtre des bractées. Les demi-fleurons sont assez épanouis pour qu'on puisse apercevoir les fleurons.

La variété à *fleurs épanouies* est constituée par des capitules mesurant de 9 à 11 millimètres de largeur et, comme ils portent des fleurs complètement écloses, ils sont *rarement complets*. Les uns manquent de demi-fleurons, en totalité ou en partie; d'autres n'ont que des fleurons d'ailleurs à peu près intacts; mais, dans beaucoup d'autres, les fleurons eux-mêmes sont détachés du réceptacle qui ne porte plus que les ovaires. Ceux-ci peuvent même avoir disparu dans quelques capitules dont le réceptacle ne porte plus que les bractées. Cette variété se prête mieux que les autres à la falsification ; aussi est-elle moins estimée.

Le *Pyrèthre du Monténégro* est constitué par les fleurs non épanouies récoltées à l'état sauvage de la même espèce qui donne la sorte précédente. Il a un très bel aspect et ne contient guère que des fleurs *non épanouies* et *demi-épanouies* qui sont entières ; on y observe quelques rares fleurs *épanouies*, le plus souvent intactes. Ces capitules sont plus actifs que ceux de Dalmatie récoltés sur des plantes cultivées.

Trieste est le principal centre de ces deux sortes de Pyrèthres.

Le *Pyrèthre du Caucase* a un aspect tout différent. Il a, dans son ensemble, une teinte *brune*, *brun verdâtre* ou *brun rougeâtre*, qui permet de suite de le distinguer des variétés précédentes. On y trouve des fleurs à tous les degrés d'épanouissement. Les demi-fleurons ont une teinte gris brun ou lie-de-vin. Les bractées extérieures ont une teinte *verdâtre*, parfois d'un *vert assez vif* ; leur bord scarieux a une teinte brune très prononcée, tout à fait caractéristique. Ce Pyrèthre, autrefois le seul employé, est aujourd'hui à peu près complètement délaissé pour les deux premières variétés.

Composition chimique. — Les principes actifs de ces fleurs sont constitués par une *oléo-résine* et par une *essence.*

L'*huile essentielle* est sécrétée par des *glandes pluricellulaires* offrant la disposition spéciale aux Composées, c'est-à-dire une double série de cellules sécrétrices inégales superposées sur trois ou quatre rangs et s'élargissant de la base au sommet.

L'*oléo-résine* est contenue dans de longs vaisseaux sécréteurs qui se distinguent nettement à la coloration brune du contenu. De tous les organes que porte le capitule, c'est l'ovaire qui est le plus riche en principe actif, en raison de l'abondance des glandes sécrétrices et de la largeur ainsi que du nombre des vaisseaux sécréteurs.

De ces différents principes, c'est surtout la résine, appelée *Pyréthrol*, qui est le principe le plus actif; elle a une action paralysante sur les animaux à sang froid, et n'agit presque pas sur les animaux à sang chaud.

Usages. — Les capitules de Pyrèthre servent à préparer la *Poudre insecticide* que l'on emploie journellement comme parasiticide.

FAMILLE 8. — PIPÉRIQUES

Cette famille comprend des drogues à propriétés stimulantes assez générales ; beaucoup sont des condiments ;

quelques-unes sont des médicaments courants, surtout dans les pays d'origine.

POIVRE

Origine. — Le *Poivre* est le fruit desséché du *Poivrier commun* (*Piper nigrum*) (fig. 233), liane flexible de la famille des Pipéracées, originaire de l'Inde et cultivée à Java, à Sumatra, à Bornéo, à Ceylan, à Siam, aux Antilles et dans nos colonies de Cochinchine et de Cayenne. Ce fruit est une baie verte, puis rouge, tournant enfin au jaune à complète maturité.

Suivant le moment de la récolte et le mode de préparation, ces fruits constituent le *Poivre noir* ou le *Poivre blanc* du commerce.

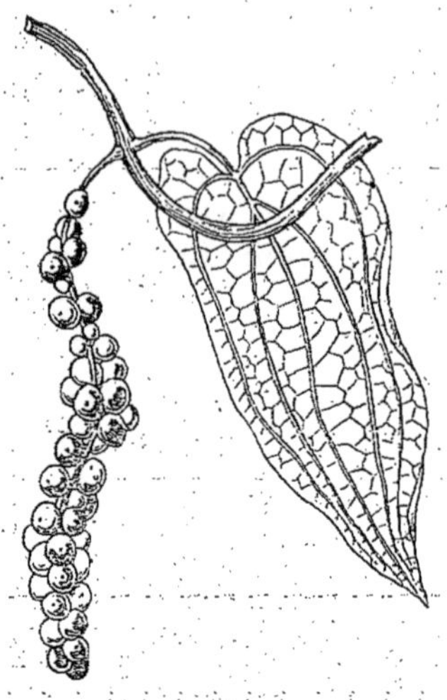

Fig. 233. — Portion d'un rameau fructifère de Poivrier.

Récolte et commerce. — La récolte du Poivre se fait de juin à juillet dans la plupart des pays de production, au moment où la baie qui est verte tourne au rouge, c'est-à-dire avant la maturité complète. Sur chaque Poivrier, on cueille les grappes arrivées au degré voulu de maturité, on les égrène et on fait sécher les baies, soit au soleil, soit sur des dalles chauffées. La récolte terminée, les fruits sont soumis à un triage, suivant leur degré de maturité. Ils sont d'autant plus lourds et moins ridés qu'ils étaient plus mûrs. On les embarque alors et on les expédie immédiatement avant la saison des pluies, car celui qui est embarqué après cette saison subit une dépréciation sur nos marchés.

Les commerçants apprécient à la main la qualité des diverses sortes et ils en font trois variétés : les *Poivres lourds*, constitués par des fruits presque mûrs, à gros grains, peu ridés, pesants ; les *Poivres demi-lourds*, plus petits, moins lourds, plus ridés et moins pleins ; les *Poivres légers*, très peu mûrs, très ridés, creux, s'écrasant entre les doigts.

Le *Poivre blanc* est préparé avec des fruits très mûrs, que l'on fait macérer dans l'eau de mer ou dans l'eau de chaux pendant quinze jours et que l'on décortique, après les avoir fait sécher au soleil, en les frottant entre les mains.

Le Poivre arrive en France par Bordeaux, Marseille, Le Hâvre. L'importation annuelle en France est de 4 millions et demi à 5 millions de kilos ; en Europe, elle est de 15 millions de kilos.

Caractères extérieurs. — Le Poivre est en grains globuleux, de 5 millimètres de diamètre environ, colorés en brun rougeâtre ou noirâtre, fortement ridés à la surface. A la partie inférieure, ils portent les restes très courts du pédoncule (*p*, fig. 234), et, au sommet, les rudiments du style formant une éminence conique (*st*). Sous le péricarpe coriace, mince et difficile à isoler, se trouve une graine blanchâtre, dure et cornée vers la périphérie, farineuse au centre. Odeur piquante et aromatique, surtout perceptible quand on broie le fruit ; saveur âcre, brûlante, toute particulière.

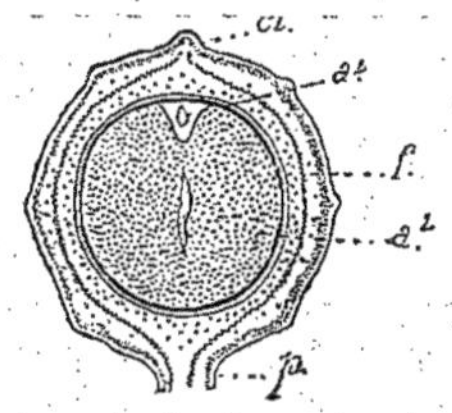

Fig. 234. — Coupe longitudinale du Poivre noir à un faible grossissement.

Examinée à un faible grossissement, une coupe longitudinale et axile montrera la constitution du fruit et de la graine. Le péricarpe est parcouru en son milieu par une ligne brune, constituée par les faisceaux libéro-ligneux (*f*, fig. 234). Au-dessous du péricarpe, on aperçoit une ligne circulaire brune, plus épaisse au sommet, vers le style, et à la partie inférieure au niveau du pédicelle : cette ligne représente les téguments de la graine. Celle-ci est constituée par un embryon blanchâtre, très petit (1/4 de millimètre environ), logé dans un albumen charnu formant un petit triangle (a^2) situé à la partie supérieure ; tout le restant de la graine, c'est-à-dire la majeure partie, est formé par un *périsperme* amylacé (a^1), très farineux et jaunâtre au centre, plus dense et plus foncé à la périphérie.

Le Poivre blanc a un aspect différent. Il est constitué par des grains plus gros, globuleux, de couleur blanc grisâtre, à surface lisse, parcourue par dix ou douze lignes méridiennes, minces et blanchâtres, issues de la base et s'arrêtant près du sommet ; la base porte une légère proéminence qui manque dans le Poivre noir. La saveur et l'odeur sont les mêmes que pour le Poivre noir.

Caractères histologiques. — Sur une coupe transversale de Poivre, on observe de dehors en dedans : 1° un *épiderme* ou *épicarpe* (*ep*, fig. 235), composé de petites cellules tabulaires à cavité remplie d'une matière résineuse brunâtre ;

2° au-dessous, deux ou trois assises de *cellules scléreuses* (*c. sc*) allongées tangentiellement ou ovoïdes, à *paroi colorée en jaune* et à *contenu brunâtre* formant une zone à peu près continue. Cette double coloration de la paroi et du contenu de ces cellules scléreuses doit être notée d'une façon toute particulière, car elle est caractéristique de ces éléments et permet ainsi de les distinguer des autres éléments scléreux que l'on peut ajouter au Poivre pulvérisé ; 3° une portion parenchymateuse (*mes*) formée de cellules polygonales, peu amylifères, et divisée en deux zones inégales par le cercle des faisceaux libéro-ligneux (*f.lb*) ; ce parenchyme renferme des cellules oléo-résineuses (*gl*), surtout nombreuses dans la zone interne; 4° un épiderme interne ou *endocarpe* (*end*) formé par une assise de cellules à parois jaunes, épaissies en fer à cheval en dedans et latéralement ; 5° le *tégument* de la graine (*teg*) comprenant deux assises de cellules très aplaties à contenu brunâtre ; 6° le *périsperme* (a^2), formé de cellules polygonales, gorgées d'amidon *à grains très petits*, au milieu desquelles on rencontre des glandes oléo-résineuses renfermant des gouttelettes huileuses colorées en jaune.

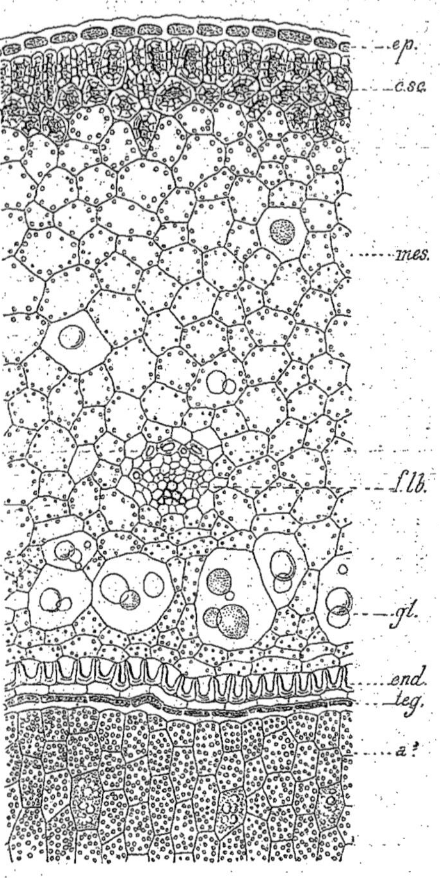

Fig. 235. — Coupe transversale du Poivre noir.

Le Poivre blanc présente une structure identique à celle du Poivre noir (fig. 236), sauf l'absence des couches enlevées par la décortication, savoir : l'épiderme, l'assise scléreuse sous-épidermique et une partie du parenchyme jusqu'aux faisceaux libéro-ligneux (*b*) qui ont eux-mêmes quelquefois disparu.

Dans le Poivre pulvérisé, on retrouvera les mêmes éléments désagrégés en plaques ou en cellules séparées, mais surtout vus sous une autre face et par conséquent ayant un aspect différent qu'il importe de bien connaître. La Poudre de Poivre noir présentera donc : 1° une grande quantité de cellules incolores, polyédriques (a^2, fig. 237), gorgées de grains d'amidon très petits qui leur donnent un aspect chagriné : ce sont les cellules du périsperme qui forment la masse générale ; 2° des massifs de cellules incolores, contenant peu d'amidon et souvent accompagnées de cellules à huile essentielle (*c. h*) : ce sont les cellules de la portion parenchymateuse du péricarpe ; 3° des grains d'amidon mis en liberté par la rupture des cellules des deux tissus précités ;

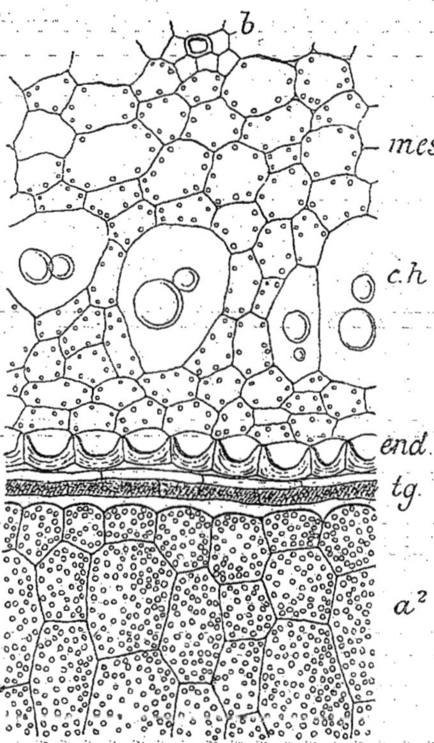

Fig. 236. — Coupe transversale du Poivre blanc.

4° des éléments des faisceaux libéro-ligneux (*b*), accompagnés parfois de fibres péricycliques (*f. p*) ; 5° de petites plaques brunes formées, les unes par l'épiderme (*ep*) et les cellules scléreuses sous-jacentes avec leur coloration déjà signalée (*c. sc*), les autres par les téguments de la graine (*tg*) et les cellules en fer à cheval de l'endocarpe (*end*) qui, vues de face, sont hexagonales ; 6° des cellules scléreuses de l'assise sous-épidermique, isolées ou réunies par deux.

Composition chimique. — Le Poivre noir renferme entre autres principes intéressants :

1° Une *huile essentielle* (1,5 à 2,2 p. 100), jaunâtre, possédant l'odeur du Poivre et une saveur piquante, d'une densité de 0,880 à 0,905 à 15°, surtout formée de *phellandrène* et de *cadinène* ;

2° Une *résine* âcre, à laquelle le Poivre doit sa saveur, soluble dans l'éther, l'alcool, les corps gras, se solidifiant à 0° ; elle se trouve surtout dans les parties extérieures, de sorte que le Poivre blanc est moins âcre que le Poivre noir ;

3° Un alcaloïde, la *Pipérine* $C^{17}H^{19}AzO^{3}$, isomère de la morphine, base faible, inodore, incolore, à saveur piquante en solution alcoolique, insoluble dans l'eau froide, peu soluble dans l'eau bouillante, très soluble dans l'alcool chaud. Sous l'action de la potasse en solution alcoolique, la pipérine se dédouble en *acide pipérique* et en *pipéridine*, alcaloïde liquide, volatil, non oxygéné.

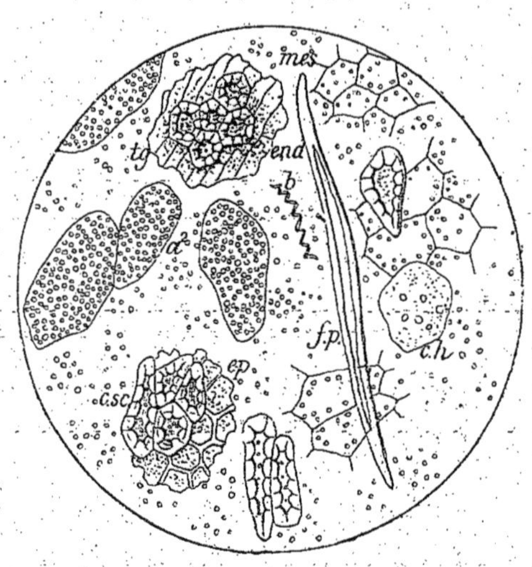

Fig. 237. — Éléments de la poudre de Poivre noir.

L'acide pipérique, traité par le permanganate de potasse, donne le *Pipéronal*, produit qui a pris une importance industrielle considérable depuis qu'on l'emploie à la préparation artificielle du parfum de l'Héliotrope

Le Poivre noir donne en moyenne 5,11 p. 100 de cendres et 14,18 p. 100 d'extrait alcoolique ; le Poivre blanc, 1,43 p. 100 de cendres et 11,38 p. 100 d'extrait.

Falsifications et essai. — Les falsifications portant sur le Poivre en grains sont assez rares. On en a fabriqué de toutes pièces avec de la pâte de farine, mais ils se désagrègent en les laissant tremper dans l'eau. On y a mêlé des *Baies de Genièvre* qui se reconnaissent facilement aux trois graines qu'elles renferment, ou encore des *Pois* auxquels on donne la teinte du Poivre en les immergeant successivement dans une solution de sel ferrique, puis dans une solution de tanin ; ceux-ci se reconnaissent à la structure spéciale de leur tégument, à la présence de deux cotylédons et à la forme si caractéristique des grains d'amidon des Légumineuses. On le falsifie aussi avec des graines de *Lathyrus* ou de *Vicia* vendues sous le nom d'*Erviop* (anagramme du mot poivre). On les distinguera aux mêmes caractères que ceux du Pois.

D'autres fois, pour en augmenter le poids, on humecte le Poivre avec une solution gommeuse et on le charge ensuite en le roulant dans une poudre lourde qui y adhère alors facilement ; il suffit de traiter ce Poivre par l'eau, pour voir la poudre se précipiter au fond du récipient.

Mais c'est surtout à falsifier le Poivre en poudre que s'est exercée la sagacité des falsificateurs, et on peut dire, de l'avis de tous les experts près les tribunaux, que c'est un des produits alimentaires les plus sujets à la fraude. La liste des substances adultérantes est déjà longue et elle augmente tous les jours, tant est féconde à ce point de vue l'imagination des commerçants.

Les falsifications de la poudre de Poivre consistent surtout dans l'addition des poudres de *grabeaux*, de *fleurages* ou *résidus des féculeries*, de *fécules*, de substances riches en cellules scléreuses, telles que *coquilles de Noix*, *d'Amande*, *de Noisette*, *de Datte* et surtout de *noyaux d'Olive* ; et, pour augmenter l'âcreté du Poivre diminuée ainsi par le mélange de ces substances insipides, on ajoute, en proportion plus ou moins considérable, de la poudre de *Piment*, de *Maniguette*, de *feuilles de Laurier*, de *Galanga*, de *Moutarde noire* ou *blanche*, etc. Enfin, certaines poudres de Poivre sont adultérées avec des *matières minérales* lourdes pour en augmenter le poids.

L'essai d'un Poivre en poudre comprend l'*examen microscopique* à l'aide duquel on peut reconnaître la plupart des matières étrangères, et l'*examen chimique* qui permet, lorsqu'on a décelé la présence d'une matière étrangère, d'en déterminer approximativement la proportion.

A. Examen microscopique. — Pour procéder à cet examen, on montera un certain nombre de préparations de poudre de Poivre, qui aura préalablement macéré, pendant douze heures environ, dans une solution aqueuse de chloral à 8 p. 100, dans l'*eau*, dans l'*eau iodée* et dans la *potasse étendue* ; cette dernière préparation pourra être chauffée légèrement pour éclaircir les plaques brunes et faciliter leur examen.

1° *Grabeaux.* — Souvent on ajoute au Poivre, avant de le pulvériser, des *grabeaux*, c'est-à-dire les débris trouvés dans les balles d'origine, comprenant les parties superficielles du fruit détachées par le frottement, les pédoncules, ainsi que des fragments de bois, de la terre, du sable. L'abondance des cellules scléreuses de la couche sous-épidermique, des fibres et des trachées provenant des pédoncules, la rareté ou l'absence des cellules du périsperme révéleront cette fraude. A l'analyse, les grabeaux donnent 57 p. 100 de cendres.

2° *Fleurage de Pomme de terre.* — Le *fleurage de Pomme de terre* (fig. 238) se compose d'épluchures comprenant la couche subéreuse et des fragments de tissu cellulaire renfermant de l'amidon. Cette fraude se reconnaîtra donc à la présence de plaques subéreuses (*s*) et de grains d'amidon de Pomme de terre, dont la forme est si caractéristique (voy. fig. 42).

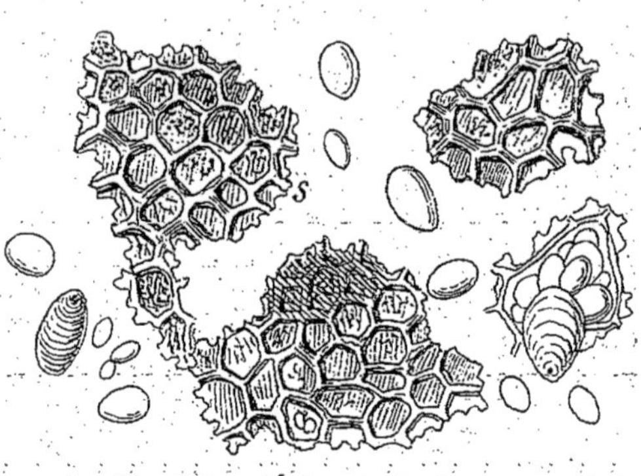

Fig. 238. — Éléments du fleurage de Pomme de terre.

3° *Fécules.* — L'addition de *fécules* sera facilement dévoilée par l'examen microscopique ; seule la *farine de Sarrasin* dont les cellules de l'albumen se rapprochent un peu de celles du périsperme du Poivre, peut passer inaperçue. Cependant, avec un peu d'attention, on reconnaîtra le Sarrasin à ses grains de fécule régulièrement polyédriques, remplissant mieux la cavité de la cellule et laissant voir un hile punctiforme (fig. 239).

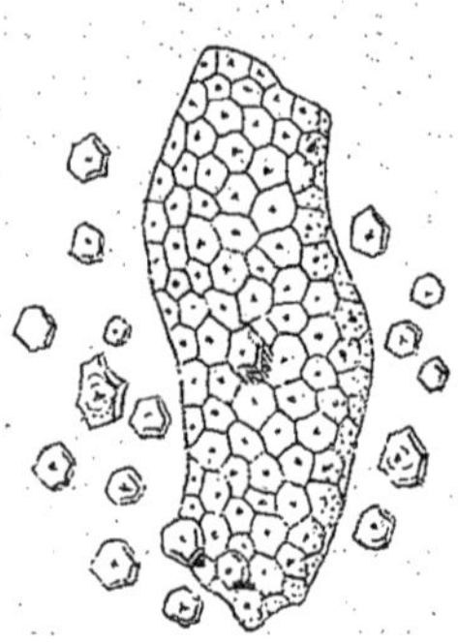

Fig. 239. — Amidon de Sarrasin.

4° *Tourteau de graines oléagineuses.* — On a introduit dans le Poivre des tourteaux de *Chènevis*, de *Navette*, de *Lin*, de *Colza*, de *Sésame*, de *Faîne*, etc., qui affaiblissent sa saveur et lui communiquent une odeur de rance. Le Poivre noir ne renfermant pas d'huile fixe, la présence d'éléments provenant de ces tourteaux sera décelée par les gouttelettes de matière grasse que l'on observera, soit à l'intérieur des cellules, soit en dehors d'elles, disséminées dans la préparation ; ces gouttelettes huileuses, traitées par la teinture d'Orcanette, se coloreront en rouge.

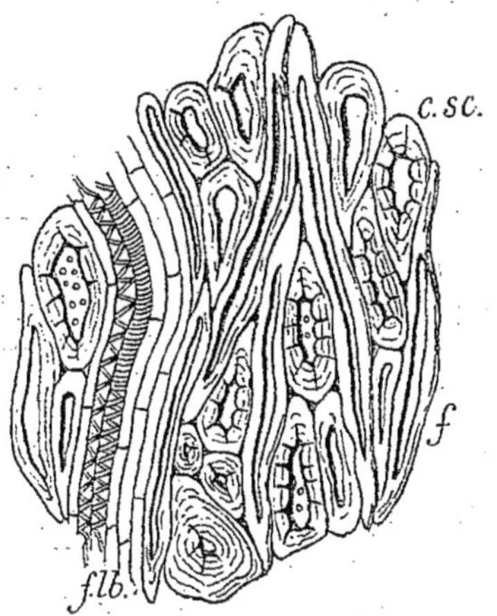

Fig. 240. — Coupe du noyau d'Olive.

5° *Noyaux d'Olive.* — On emploie énormément depuis quelques années les *noyaux d'Olive* séchés, légèrement torréfiés et réduits en poudre. Cette poudre, connue commercialement sous le nom de *poudre de grignon d'Olive* ou *poivrette*, est grise ou blanche suivant le Poivre auquel elle est destinée. Ce noyau, qui est l'endocarpe scléreux de l'Olive, présente, sur une coupe, un tissu formé de fibres allongées, sinueuses (*f*, fig. 240), et

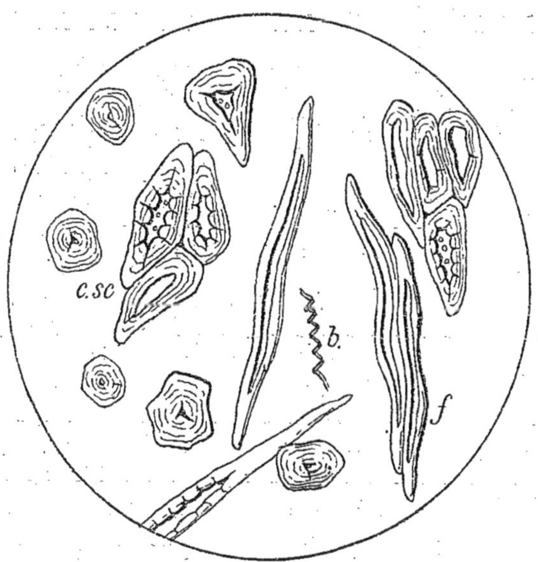

Fig. 241. — Éléments de la poudre de grignon d'Olive.

de cellules scléreuses (*c. sc*). Ces éléments ont des parois épaisses, canaliculées, *incolores* ou *légèrement verdâtres*, s'ils sont groupés en massif, jamais jaunes ; *le contenu de ces éléments est absolument incolore.* La poudre est formée de ces éléments scléreux, isolés ou groupés en massifs plus ou moins volumineux (*f, c. sc*, fig. 241) ; les caractères, tirés de la couleur de leur paroi et de leur contenu, ne permettent pas de les confondre avec les cellules scléreuses du Poivre.

Malgré cela, on peut employer quelques réactions chimiques qui permettent de mieux distinguer les grignons d'Olive, avec ou sans aide du microscope. M. Gillet a proposé un procédé de recherches basé sur la propriété que possèdent les cellules du grignon de se colorer en jaune par une solution alcoolique d'iode (iode, 5 grammes ; alcool à 90°, 100 grammes).

On place dans une capsule de porcelaine 1 gramme de poudre de Poivre à examiner, on l'imbibe avec la solution d'iode, on mêle aussi intimement que possible et on laisse sécher. Si le Poivre renferme du grignon, on voit à l'œil nu, et mieux à la loupe, des particules jaunes au milieu des particules du Poivre colorées en marron clair ou en brun marron.

On peut encore observer au microscope la poudre suspecte, après l'avoir imbibée d'une solution d'une partie d'aniline avec deux ou trois parties d'acide acétique ; sous l'influence de ce réactif, les cellules grises du grignon sont colorées en jaune pur, tandis que l'aspect des cellules scléreuses du Poivre n'est pas modifié.

Enfin, M. Pabst emploie la diméthylparaphénylènediamine qui colore en rose vif les particules scléreuses des noyaux d'Olive que l'on discerne alors facilement à la loupe et encore mieux au microscope. Les éléments du Poivre ne sont pas colorés.

Enfin l'analyse chimique montre que les grignons ont moins de cendres (1,40 p. 100), moins d'extrait (2, 40 p. 100) et beaucoup plus de cellulose (80 à 81 p. 100) que le Poivre pur.

6° *Éléments scléreux divers.* — Les éléments scléreux fournis par les *coquilles de Noix, d'Amande, de Noisette*, etc., présentent les mêmes caractères que ceux du grignon d'Olive : membrane et contenu incolores. Mais, dans la *coquille de Noix*, les cellules scléreuses sont plus régulières et on en observe dans le nombre qui sont pourvues de parois moins épaisses et ponctuées. Dans la *coquille de Noisette*, toutes les cellules sont munies de parois épaisses, mais les cellules épidermiques brunes portent des poils tecteurs coniques et unicellulaires. En outre, leur présence augmentera de beaucoup la proportion des éléments scléreux dans la poudre.

Quant à la *graine de Dattier*, la forme si caractéristique des cellules de l'albumen (fig. 242) permettra d'en déterminer facilement la présence.

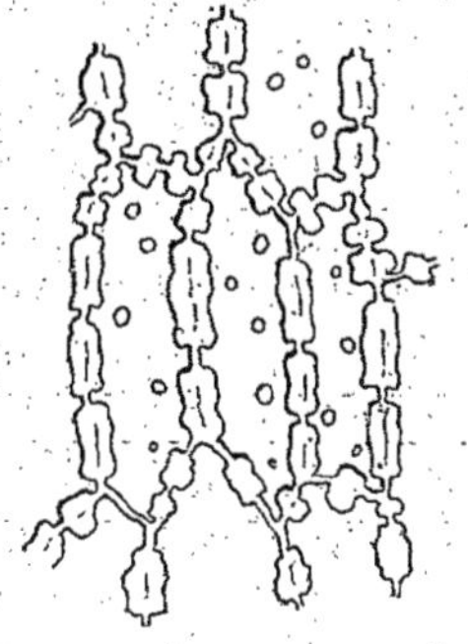

Fig. 242. — Cellules de l'albumen du Dattier.

7° *Poudre de Piment.* — Cette poudre, fournie par le fruit du *Piment des jardins* (*Capsicum annuum*), présente les éléments suivants que l'on trouvera mélangés à ceux du Poivre dans le cas d'une falsification : 1° des plaques rougeâtres de l'épicarpe (*ep*, fig. 243), dont les cellules sont assez nettement polyédriques et remplies de chromoleucites rouges ; 2° des plaques rougeâtres du mésocarpe (*mes*), formées de cellules à parois minces avec peu de chromoleucites rouges ; 3° des cellules de l'endocarpe groupées en îlots constitués par des amas de cellules à parois épaisses, incolores, ponctuées, sinueuses (*end. sc.*), séparées par des cellules à contenu rouge et à parois minces (*end. m*) ; 4° des cellules du tégument externe de la graine (*tg. sc*) qui, vues de profil ou en coupe, sont épaissies en fer à cheval et qui, vues de face et groupées en plaques, ont un aspect tout à fait caractéristique. Leurs parois sont jaunâtres, très sinueuses, fortement épaissies, de sorte que l'ensemble a l'aspect des circonvolutions du cerveau : d'où le nom de *cellules cérébroïdes* qu'on leur donne ; 5° des fragments de l'albumen à cellules polyédriques et granuleuses (*a*) ; 6° des débris de faisceaux libéroligneux (*f. lb*), du parenchyme chlorophyllien et des poils capités sécréteurs provenant du calice et du pédoncule du fruit.

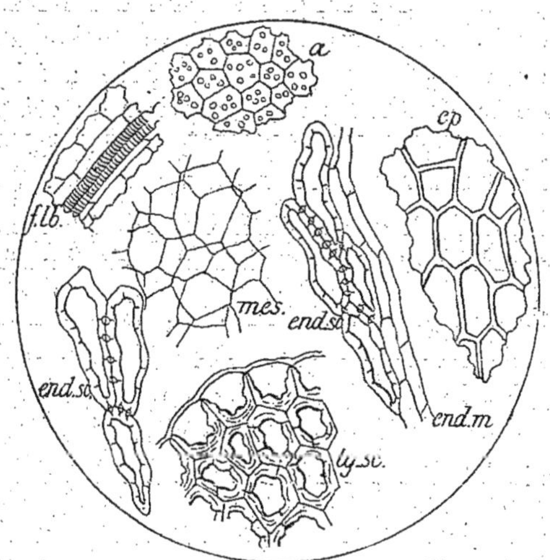

Fig. 243. — Éléments de la poudre de Piment des jardins.

Traitée par l'alcool ou l'éther, la poudre de Piment abandonne à ces dissolvants une matière colorante que l'évaporation laisse sous la forme d'un extrait rouge.

8° *Maniguette.* — La *poudre de Maniguette*, employée fréquemment à cause de sa saveur âcre et brûlante qui l'emporte même sur celle du Poivre, est facilement reconnaissable au microscope. Elle est surtout caractérisée par les *éléments du périsperme* (a^2, fig. 244), reconnaissables à leur forme *allongée en fuseau* ou *en massue*, ce qui les différencie des cellules du périsperme du Poivre, et par les *plaques du spermoderme* constituées par les cellules fibreuses superficielles du tégument (c^1) accompagnées des cellules minces sous-jacentes (c^2), formant avec les premières un angle de 90°. On y trouvera encore des plaques brunes ou noires formées par le parenchyme (*par*), où l'on voit par transparence des glandes oléo-résineuses (*h. e*), et des îlots de cellules scléreuses (*c. sc*) à lumen presque oblitéré, provenant de l'assise la plus interne du tégument.

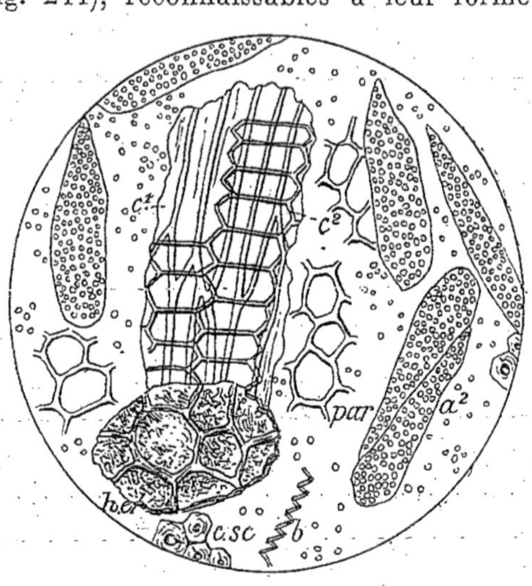

Fig. 244. — Éléments de la poudre de Maniguette.

On peut joindre à l'examen microscopique un essai chimique basé sur la présence du tanin dans la Maniguette. On fait une teinture avec : Poivre moulu 5 grammes, alcool 10 grammes, éther 5 grammes ; on filtre le liquide et on ajoute I goutte de perchlorure de fer qui lui communique une coloration brun vert foncé s'il y a de la Maniguette.

9° *Moutarde noire et blanche.* — L'addition de la poudre de ces deux espèces de Moutarde se reconnaîtra aux caractères si nets qu'offrent les débris du spermoderme de ces graines, dans lesquels on voit, en faisant varier la mise au point, des plaques formées de cellules scléreuses (*c. pr*, fig. 245), provenant de la couche interne du tégument, brunes dans la Moutarde noire, jaunes dans la Moutarde blanche, et des cellules incolores, légèrement épaissies (*ep*), provenant de l'assise la plus externe. Dans la Moutarde noire, ces plaques sont recouvertes par un réseau hexagonal très apparent. On rencontrera aussi çà et là des débris de cotylédons (*cot*) à cellules remplies de gouttelettes d'huile, et des gouttelettes d'huile (*h. e*) éparses dans la préparation.

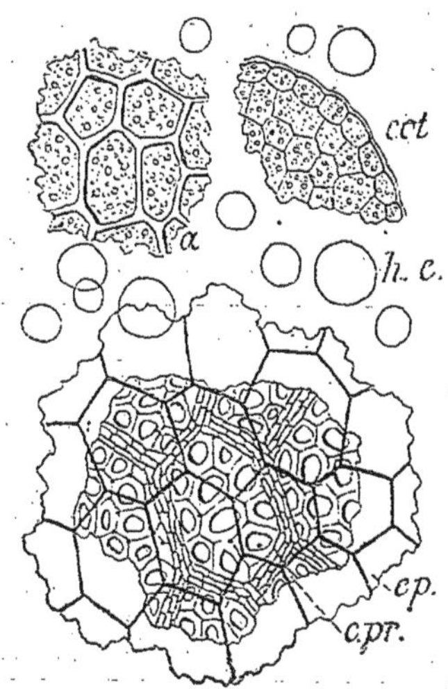

Fig. 245. — Éléments de la poudre de Moutarde noire.

10° *Feuilles de Laurier.* — Les *feuilles de Laurier* pulvérisées donnent au Poivre une légère teinte verte à cause de la chlorophylle que renferme leur parenchyme. Au microscope, on apercevra des amas plus ou moins volumineux et verdâtres provenant du parenchyme chlorophyllien (*par*, fig. 246), et renfermant des glandes à essence, ainsi que des

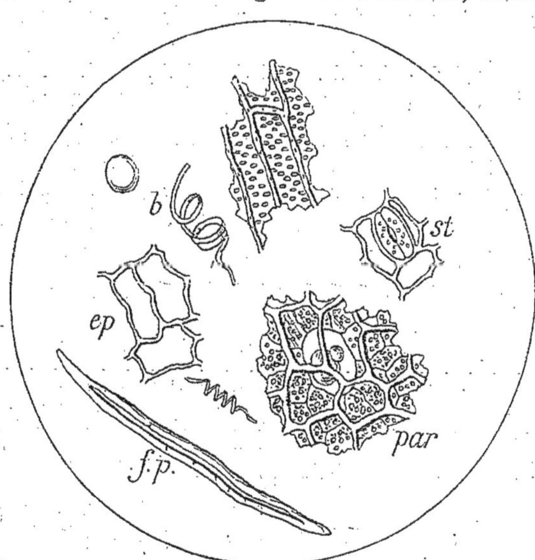

Fig. 246. — Éléments de la poudre de feuilles de Laurier.

débris de cellules épidermiques (*ep*) portant des stomates caractéristiques (*st*) et des fragments des faisceaux libéro-ligneux, notamment des vaisseaux spiralés (*b*) et des fibres péricycliques (*f. p*).

11° *Poudre de feuilles de Labiées.* — Les feuilles de Labiées les plus employées sont celles de Thym et de Serpolet. On les distinguera aux glandes octocellulaires (grosses) et unicellulaires (petites), ainsi qu'à la disposition particulière des stomates qui, chez les Labiées, sont disposés perpendiculairement à une cloison qui sépare deux cellules et à cheval sur elle.

12° *Poudre de Galanga.* — Cette poudre renferme de gros grains d'amidon, elliptiques, piriformes, avec un hile situé à l'extrémité la plus large du grain. Au milieu des cellules à amidon, on observera des glandes résineuses.

13° *Matières minérales.* — Les matières minérales pourront être aperçues au microscope, mais leur présence sera surtout reconnue par l'augmentation considérable dans le poids des cendres.

B. Examen chimique. — L'examen chimique de la poudre de Poivre, quoique moins important assurément que l'examen microscopique, ne doit pas cependant être négligé.

Il comporte surtout : le dosage de l'*eau*, des *cendres*, de l'*extrait alcoolique*, de la *cellulose* et de la *pipérine*.

1° *Dosage de l'eau.* — On dessèche 5 grammes de Poivre pulvérisé dans une capsule de platine tarée, à l'étuve à 110°, pendant deux heures, et on laisse refroidir sous un dessiccateur à acide sulfurique. La perte de poids donne la proportion d'eau qui est de 9 à 12 p. 100 ; ce dernier chiffre est celui qui est adopté comme limite supérieure par le Laboratoire municipal de Paris. Cette détermination permet de reconnaître si le Poivre a été mouillé frauduleusement et aussi de rapporter les autres essais à la matière sèche.

2° *Dosage des cendres.* — On incinère dans un fourneau à moufle le résidu de l'humidité et on pèse les cendres obtenues ; on trouve pour le Poivre noir 4,5 à 5,5 p. 100 de produit sec, et pour le Poivre blanc 1,2 à 1,5 p. 100. Lorsqu'on trouvera des chiffres supérieurs à ceux indiqués, on pourra conclure à l'addition de matières minérales ; mais, lorsqu'on trouvera un chiffre normal, il ne faudra pas conclure à la pureté du produit, avant d'avoir fait les autres dosages, car il pourrait se faire que le Poivre examiné fût additionné à la fois de matières minérales et d'amidon.

3° *Dosage de l'extrait alcoolique.* — On mélange 5 grammes de Poivre pulvérisé avec une égale quantité de sable lavé et calciné, et on épuise la masse par l'alcool dans un appareil de Soxhlet. L'opération est terminée quand l'alcool passe incolore. On évapore celui-ci au bain-marie, puis on dessèche le résidu pendant deux heures dans l'étuve à 100° et on pèse après refroidissement dans un exsiccateur. D'après le Laboratoire municipal de Paris, le poids de l'extrait devra être de 12 p. 100 ; il peut cependant s'élever jusqu'à 15 p. 100 ; tandis que les grignons d'Olive n'en donnent que 2,40 p. 100, et le Piment des jardins, 22 p. 100.

4° *Dosage de la cellulose.* — On dose comme cellulose le résidu inattaquable par l'acide sulfurique étendu. On fait bouillir dans une capsule ou dans un petit ballon 1 gramme de Poivre avec 100 centimètres cubes d'acide sulfurique au centième ; on filtre sur un filtre taré, on lave jusqu'à disparition de toute acidité, on dessèche à 110° et on pèse rapidement.

Le poids de ce résidu est de 22,5 à 25 p. 100 pour le Poivre blanc et de 38 p. 100 en moyenne pour le Poivre noir. Si les résultats trouvés sont inférieurs à ces limites, on peut soupçonner l'addition d'amidon; s'ils sont supérieurs, celle des grignons d'Olive.

5° *Dosage de la pipérine.* — Ce dosage aurait une grande importance si la proportion de pipérine était constante et s'il pouvait être fait de façon précise. Il n'en est malheureusement pas ainsi; les proportions de pipérine sont très variables.

On mélange 10 grammes de Poivre pulvérisé avec deux fois leur poids de chaux éteinte ; on ajoute assez d'eau pour former un mélange clair que l'on fait bouillir pendant un quart d'heure. On dessèche ensuite la masse au bain-marie, et on l'épuise par l'éther qui, par évaporation, donne la pipérine cristallisée ; on la dessèche et on la pèse. On trouve de 6 à 8 p. 100 ; mais ces chiffres varient dans de larges limites.

Usages. — Le Poivre n'est plus guère employé aujourd'hui que comme condiment ; à doses modérées, il stimule énergiquement l'estomac et facilite la digestion, mais, à doses élevées, il est très irritant. Il n'est plus guère employé en médecine ; il entrait autrefois dans la préparation des *Pilules asiatiques.*

POIVRE LONG

Origine. — Le *Poivre long* est le fruit composé du *Chavica officinarum* (*Piper officinarum*), Pipéracée originaire de l'Archipel indien : Java, Sumatra, Célèbes.

Caractères extérieurs. — Le Poivre long présente l'aspect d'un châton de Bouleau formé par de nombreuses baies sessiles, très serrées et encastrées dans le tissu de l'axe de l'inflorescence ; sa longueur est en moyenne de 5 centimètres et son épaisseur de 6 à 7 millimètres. Il est recouvert d'une poussière grisâtre ; mais, après lavage, il présente une teinte brun rougeâtre. Sur une section transversale, on rencontre huit à dix baies et on aperçoit, surtout vers la périphérie, de nombreuses glandes à essence. Odeur faible : la saveur est celle du Poivre, mais moins brûlante et moins aromatique.

Composition chimique. — La composition chimique de cette drogue est la même que celle du Poivre noir.

Usages. — Ses propriétés sont les mêmes aussi. Il est consommé comme épice aux Indes anglaises. En pharmacie, il entre dans la préparation de l'*Électuaire diascordium.*

CUBÈBE

Origine. — Le *Cubèbe* ou *Poivre Cubèbe* est le fruit, récolté un peu avant la maturité, du *Cubébier* (*Piper Cubeba* ; *Cubeba officinalis*) (fig. 247), arbrisseau à tiges grimpantes, de la famille des Pipéracées, qui est originaire de Java, de Sumatra et du sud de Bornéo, où il est cultivé pour l'exploitation, soit dans des plantations spéciales, soit dans des plantations de Caféiers, au pied des arbres destinés à leur donner de l'ombre. Aujourd'hui, on récolte en grande quantité le fruit des plantes qui vivent à l'état sauvage.

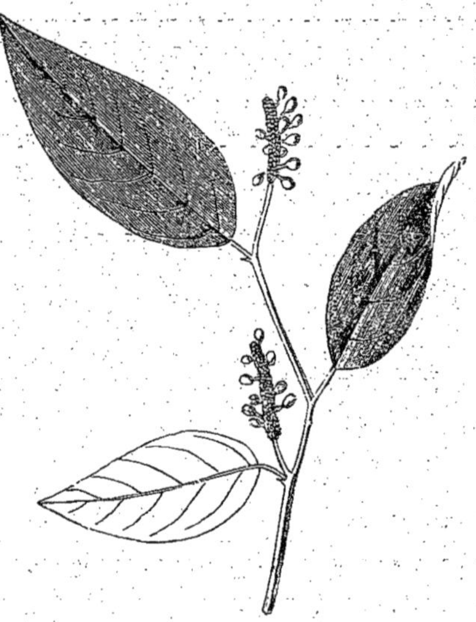

Fig. 247. — Rameau de *Piper Cubeba* portant des fruits.

Caractères extérieurs. — Le Cubèbe se trouve dans le commerce en grains globuleux, ridés, plus gros que ceux du Poivre noir, supportés par une sorte de pédoncule de 5 à 7 millimètres de longueur, qui n'est en réalité que la partie rétrécie du fruit ; d'où le nom de *Poivre à queue* sous lequel on désigne parfois le Cubèbe. La couleur de la surface du fruit est grise, brune ou brun noirâtre. À l'intérieur, on trouve une seule graine, plus petite que la cavité qui la renferme et par conséquent n'adhérant pas au péricarpe, sauf au point d'insertion. Odeur aromatique, forte, spéciale ; saveur forte, camphrée, piquante, à la fois amère et aromatique.

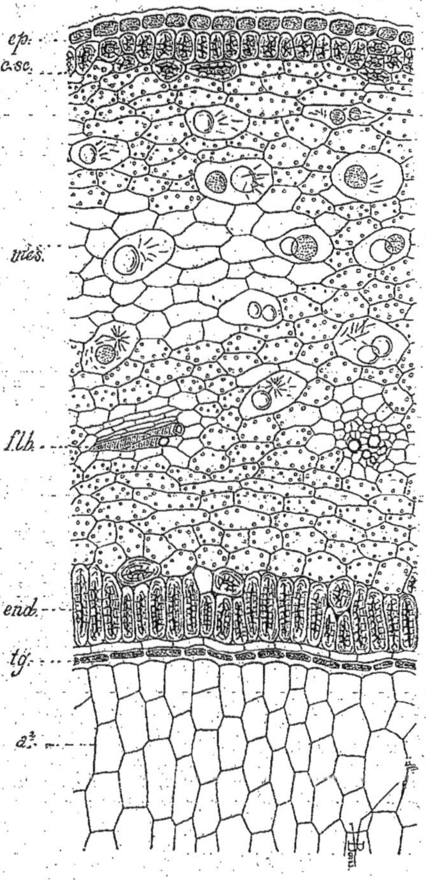

Fig. 248. — Coupe transversale du Cubèbe.

Caractères histologiques. — La coupe transversale du Cubèbe présente successivement de dehors en dedans les éléments suivants : 1° un épiderme (*ep*, fig. 248), à cellules petites, aplaties, renfermant un contenu brunâtre ; 2° une zone scléreuse sous-épidermique (*c. sc*), généralement formée d'une seule assise de cellules scléreuses ; 3° un tissu parenchymateux (*més*), divisé en deux zones par les faisceaux libéro-ligneux (*f. lb*) : la zone externe, très amylifère, contenant un grand nombre de grosses glandes à oléo-résine avec des cristaux de cubébine ; la zone interne, à cellules pauvres en amidon, ne renfermant pas de glandes oléo-résineuses ; 4° une zone scléreuse interne (*end*), comprenant deux ou trois rangs de cellules scléreuses allongées radialement, à parois très épaissies et incolores; 5° les téguments de la graine (*tg*), formés de deux assises de cellules très fortement aplaties et colorées en brun ; 6° le périsperme (a^2), constitué par des cellules polyédriques, à parois minces, remplies d'amidon, au milieu desquelles se trouvent disséminées des glandes à oléo-résine avec cristaux de cubébine.

Les Cubèbes sauvages (*Spurious Cubebes* des Anglais) se distinguent anatomiquement des Cubèbes cultivés par la présence de cellules scléreuses, isolées ou groupées, dans toute l'épaisseur du mésocarpe.

Composition chimique. — Le Cubèbe renferme une *huile essentielle* (4 à 13 p. 100), une *résine* (1 p. 100), de la *Cubébine*, et 8 p. 100 environ de *gomme*.

L'*Essence de Cubèbe* est un liquide verdâtre, à odeur aromatique, à saveur camphrée et épicée, d'une densité variant de 0,910 à 0,930 ; son pouvoir rotatoire est lévogyre $[\alpha]_D$ = —26. L'essence obtenue avec les jeunes fruits renferme du *dipentène* et du *cadinène*; celle qui provient des vieux fruits contient, en outre, un alcool sesquiterpénique, le *Camphre de Cubèbe* $C^{15}H^{26}O$.

La *Résine de Cubèbe* a une saveur très âcre et serait en majeure partie constituée par l'*acide cubébique*.

La *Cubébine* $C^{10}H^{10}O^3$ est un corps neutre, sans odeur ni saveur, qui cristallise en aiguilles ou en écailles, insolubles dans l'eau froide, peu solubles dans l'alcool et l'éther, solubles dans l'alcool bouillant.

Substitutions et falsifications. — Aux Cubèbes *vrais*, c'est-à-dire provenant de Cubébiers cultivés ou sauvages, on substitue fréquemment de *Faux Cubèbes*, qui sont des fruits provenant de plusieurs espèces du genre *Cubeba* (*C. canina*, *C. crassipes*, *C. Clusii*, etc.) sur la valeur thérapeutique desquels on n'est pas encore fixé et que l'on doit par conséquent rejeter de la consommation jusqu'à nouvel ordre. Ces fruits se distinguent anatomiquement des vrais Cubèbes par l'absence de cellules scléreuses dans la couche interne du péricarpe.

On a aussi falsifié les Cubèbes entiers avec les *drupes de Nerprun*, qui teignent la salive en vert et renferment de 3 à 4 graines dans l'intérieur, et avec les *Piments de la Jamaïque* qui se reconnaissent facilement à leur surface non ridée, à leur saveur et à leur odeur de Girofle et aux deux loges que l'on trouve à l'intérieur du fruit.

Usages. — Le Cubèbe est surtout prescrit dans le traitement de la blennorragie, à la dose de 8 à 16 grammes par jour, soit en poudre, soit en opiat, et alors généralement mélangé au Copahu, au Cachou ou au Ratanhia. On l'a, en outre, conseillé, mais peu employé, dans les catarrhes de la vessie et des bronches. Il entre dans la composition de l'*Électuaire de Copahu composé* et de l'*Extrait de Cubèbe*.

FEUILLES DE MATICO*

Origine. — Les *Feuilles de Matico* sont fournies par le *Piper angustifolium* (*Artanthe elongata*), arbuste de la famille des Pipéracées qui croît dans les terres humides du Pérou, du Brésil, de la Bolivie, de la Nouvelle-Grenade et du Vénézuéla.

On trouve dans le commerce deux variétés bien distinctes de feuilles de Matico, données par deux variétés botaniques du *Piper angustifolium* : la variété α, *cordulatum*, la variété β, *Ossanum*. Pendant longtemps, ce sont celles-ci que l'on trouvait exclusivement dans les drogueries ; mais les premières ont pris bientôt une place si importante sur les marchés qu'actuellement ce sont les seules employées.

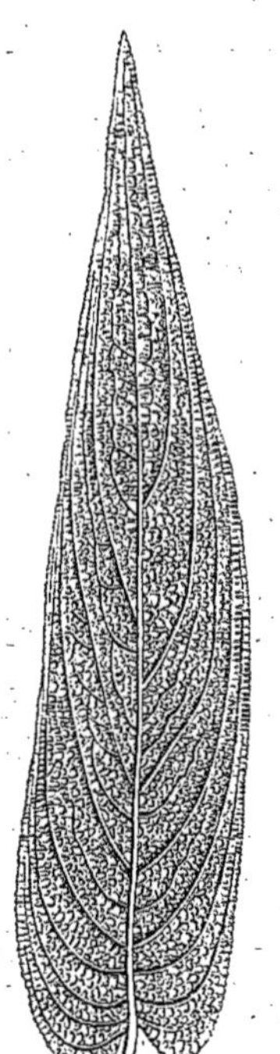

Fig. 249. — Feuille de Matico.

Caractères extérieurs. — Les feuilles de Matico arrivent dans le commerce en paquets fortement comprimés et mélangées de débris de tiges et même d'inflorescences.

Étalées après avoir été légèrement humectées, elles présentent les caractères suivants qui diffèrent fort peu dans les deux variétés. Elles sont courtement pétiolées (fig. 249), longues de 10 à 15 centimètres sur 3 à 4 centimètres de large dans la variété *Ossanum*, beaucoup plus larges et moins allongées dans la variété *cordulatum*, oblongues ou longuement ovales, acuminées au sommet, cordées et inégales à la base, finement crénelées sur les bords. La face supérieure est rugueuse, colorée en vert sombre, couverte de poils isolés et parcourue par un système de nervures déprimées qui lui donnent une apparence marquetée. Ces nervures sont, au contraire, saillantes à la face inférieure, et elles délimitent ainsi une foule d'aréoles qui donnent à cette face un aspect *gaufré* des plus caractéristiques ; en outre, toute cette face a une teinte vert clair, rendue un peu grisâtre par la présence d'un grand nombre de poils formant une sorte de feutre assez court. Ces feuilles sont coriaces, très cassantes ; elles ont une odeur aromatique rappelant à la fois celle de la Menthe et du Cubèbe ; leur saveur est assez agréable, un peu amère, comme camphrée.

Caractères histologiques. — Les deux épidermes, mais surtout l'épiderme inférieur (*ep*, fig. 250), portent des poils assez courts, cloisonnés, terminés en pointe rigide. Sous l'épiderme supérieur, un hypoderme formé d'une seule assise de cellules incolores. Le parenchyme en palissade (*p. p*) comprend deux assises de cellules au milieu desquelles se trouvent disséminées des glandes oléo-résineuses ; le parenchyme lacuneux (*p. l*), peu épais, ne renferme pas de glandes. La nervure médiane, très convexe à la face inférieure

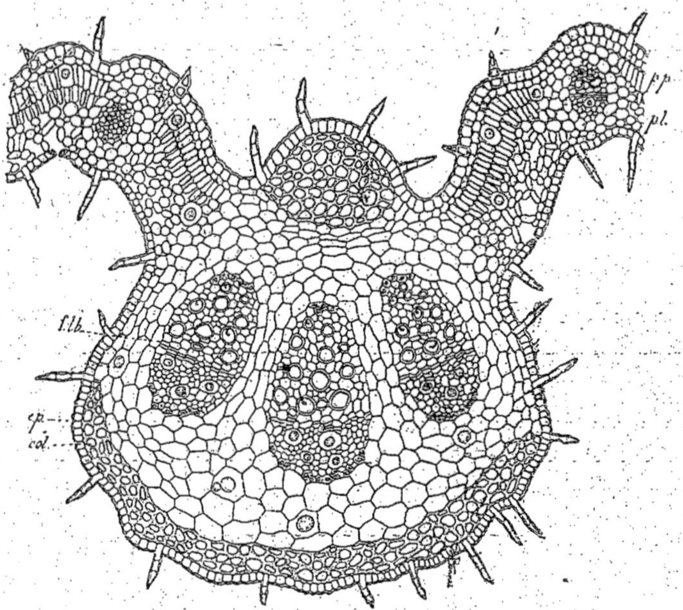

Fig. 250. — Coupe de la feuille de Matico.

dans la variété *Ossanum*, bien moins convexe dans la variété *cordulatum*, est bordée en bas par un croissant de collenchyme (*col*) plus ou moins épais ; le parenchyme de cette nervure renferme des glandes à oléo-résine. Les faisceaux libéro-ligneux sont nombreux (10 à 12) dans la variété *Ossanum* et forment un cercle complet ; ils sont bien moins nombreux dans la variété *cordulatum* (3 à 6 au plus) et sont disposés en un arc de cercle très ouvert (fig. 250). Ces faisceaux (*f. lb*) ont une forme ovoïde et présentent à chacun des deux pôles une calotte de fibres péricycliques ; le parenchyme libérien contient un grand nombre de glandes oléo-résineuses. En outre des caractères anatomiques distinctifs des deux variétés de Matico, il faut noter que certains spécimens de la variété *cordulatum* présentent dans le limbe foliaire des cryptes spéciales, revêtues d'un épiderme muni de poils et de stomates ; ces cryptes ne s'observent jamais dans la variété *Ossanum*.

Composition chimique. — Le Matico contient une *huile essentielle verte*, qui, par le froid, laisse déposer des cristaux d'une sorte de camphre, une *résine* et un principe amer, nommé *Maticine*.

Usages. — Le Matico possède des propriétés hémostatiques et antiblennorragiques. Comme hémostatique, on emploie les feuilles ramollies, avec lesquelles on fabrique des sortes de tampon pour étancher le sang. Comme antiblennorragique, il agit à la façon du Copahu et du Cubèbe ; on l'administre en poudre, à la dose de 8 grammes, dans de l'eau sucrée, ou sous forme d'extrait à la dose de 0gr,20 à 0gr,30 ; l'huile essentielle (0gr,25 à 1 gramme) peut être associée au Copahu et au Cubèbe.

PIMENTS*

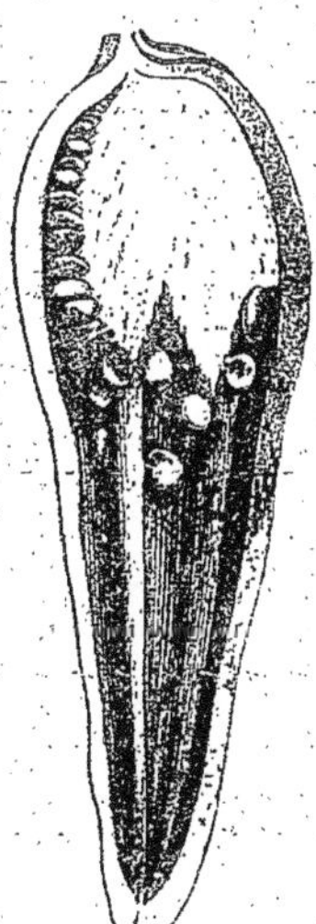

Fig. 251. — Fruit du *Capsicum annuum* coupé longitudinalement.

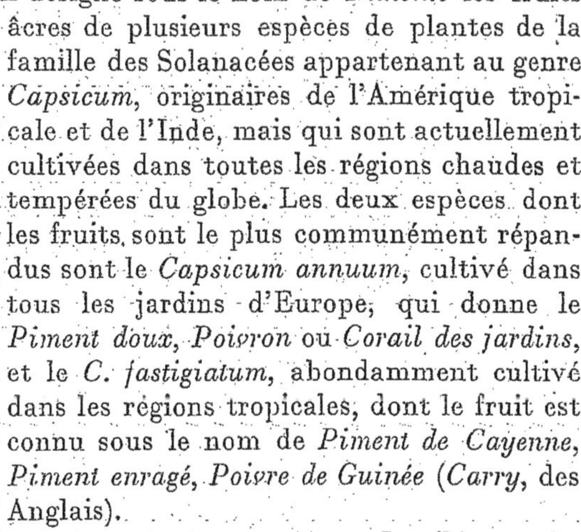

Origine. — On désigne sous le nom de *Piments* les fruits âcres de plusieurs espèces de plantes de la famille des Solanacées appartenant au genre *Capsicum*, originaires de l'Amérique tropicale et de l'Inde, mais qui sont actuellement cultivées dans toutes les régions chaudes et tempérées du globe. Les deux espèces dont les fruits sont le plus communément répandus sont le *Capsicum annuum*, cultivé dans tous les jardins d'Europe, qui donne le *Piment doux*, *Poivron* ou *Corail des jardins*, et le *C. fastigiatum*, abondamment cultivé dans les régions tropicales, dont le fruit est connu sous le nom de *Piment de Cayenne*, *Piment enragé*, *Poivre de Guinée* (*Carry*, des Anglais).

Caractères extérieurs. — Le *Piment des jardins* est une baie sèche de forme variable ; assez communément, elle affecte la forme et la dimension du pouce ; d'autres fois, elle est atténuée en pointe au sommet, renflée à la base, légèrement aplatie ; sa longueur, qui varie de 5 à 7 centimètres, peut atteindre 10 centimètres et sa largeur, 4 centimètres. Elle est généralement accompagnée du calice persistant formant cupule et d'un pédoncule, plus ou moins long, arqué au sommet. Ce fruit est léger, coloré en rouge vif ou en rouge violacé, ou en jaune, luisant, coriace, affaissé et ridé à la surface; à l'intérieur (fig. 251), il paraît creux en grande partie et est divisé en deux loges par une cloison mince, flexible, qui le plus souvent n'atteint pas le sommet; celle-ci porte sur chacune de ses faces un grand nombre de graines jaunâtres, aplaties, réniformes ou ovoïdes, de 5 millimètres de longueur, chagrinées à la surface; elles renferment un embryon fortement recourbé et un albumen peu abondant. L'odeur est nulle; la saveur des graines est âcre, piquante et caustique.

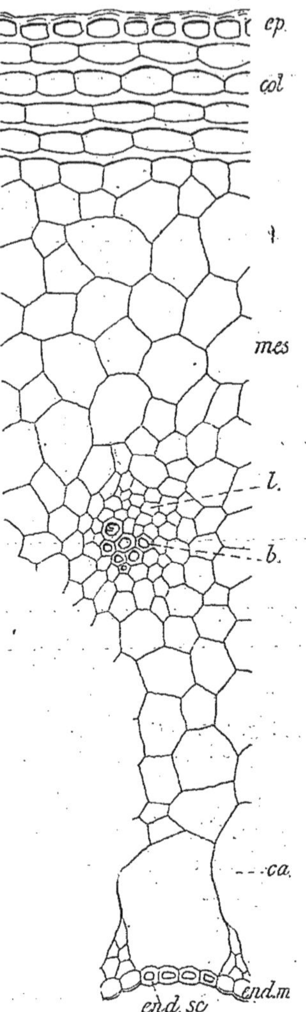

Fig. 252. — Coupe transversale du péricarpe du *Capsicum annuum*.

Le *Piment de Cayenne* est plus petit que le précédent; il mesure de 1 à 3 centimètres de longueur et de 4 à 6 millimètres d'épaisseur à la base. Il est fortement allongé, terminé au sommet en pointe mousse, un peu renflé à sa base, assez fréquemment séparé du calice. Le péricarpe est brillant, coriace, coloré en rouge vif, fortement affaissé par places et plus ou moins ridé par la dessiccation. Les graines sont un peu moins larges que celles du *Capsicum annuum*. L'odeur est nulle; la saveur du péricarpe et des graines est d'une âcreté considérable.

Caractères histologiques. — La structure anatomique est identique dans ces deux espèces de Piment, sauf l'épaisseur des assises qui est moins considérable pour le Piment de Cayenne.

Dans le Piment des jardins, la coupe transversale du péricarpe présente, de dehors en dedans : 1° un épiderme (*ep*, fig. 252), au-dessous duquel se trouve un tissu serré collenchymateux (*col*), renfermant des grains très serrés de matière rouge et quelques gouttelettes d'huile ; 2° un mésocarpe (*mes*), formé de grandes cellules irrégulières, à parois minces, renfermant de l'amidon et des gouttelettes d'huile teinte en rouge. Les faisceaux libéro-ligneux (*l. b*) cheminent dans la portion moyenne de ce tissu; 3° un endocarpe, constitué par des cellules épaissies et incolores (*end. sc*) dans les parties bombées vers la cavité du fruit et par des cellules à parois minces contenant des granules rouges (*end. m*) dans les autres parties ; cette assise interne est séparée du mésocarpe par une rangée de cavités assez larges (*ca*).

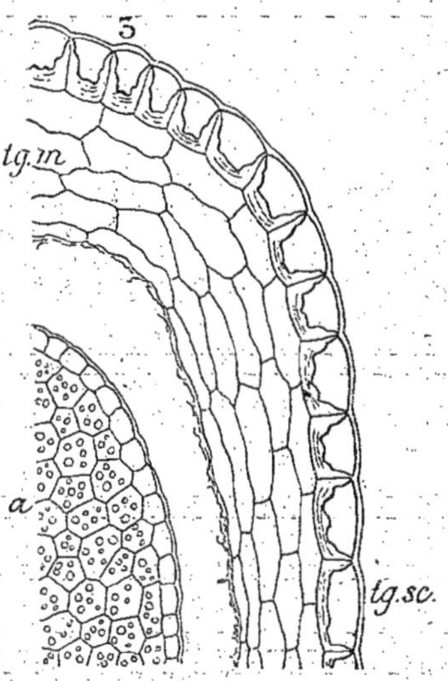

Fig. 253. — Coupe transversale de la graine de Piment.

La graine est recouverte par un spermoderme comprenant une assise externe formée de cellules scléreuses épaissies en fer à cheval (*tg. sc*, fig. 253) et plusieurs assises de cellules tangentielles irrégulières, à parois minces (*tg. m*) ; l'amande est constituée par un embryon et un albumen (*a*) formés de cellules polygonales, remplies de matière grasse et de grains d'aleurone.

Nous avons vu comment s'isolent les éléments du péricarpe et de la graine par la pulvérisation et comment ils se présentent dans la poudre de Piment si souvent employée à la falsification du Poivre en poudre (voy. p. 436 et fig. 243).

Composition chimique. — Les fruits de Piment devraient eur activité à une oléo-résine et à une substance cristalline, appelée *Capsicine*. Celle-ci est localisée d'abord dans l'épi derme des cloisons placentaires; à la maturité, dans les cellules épidermiques de la graine surtout. Le péricarpe n'en contient pas ; son âcreté serait due à l'oléo-résine, et à un corps cristallin, la *Capsacutine* ou *Capsaïcine*, de Nelson, qu'on regarde comme le principe actif du Piment ; ce corps n'est ni un acide, ni un glucoside, ni un alcaloïde

Falsifications. — Le Piment pulvérisé est sujet à un certain nombre de falsifications ; on le mélange avec de la *farine de Riz*, de la *poudre de Curcuma*, de la *farine de Moutarde*, des *matières minérales*.

La *farine de Riz* et les autres fécules seront reconnues au microscope ; on pourra utilement traiter la poudre par l'eau iodée.

La *farine de Moutarde* se reconnaîtra à l'odeur particulière qu'elle donne au contact de l'eau, et à la forme caractéristique de ses éléments (voy. p. 437 et fig. 245).

Le *Curcuma* se reconnaîtra à la forme toute spéciale de l'amidon contenu dans un tissu parenchymateux accompagné de glandes à oléo-résine (voy. p. 460).

La présence des *matières minérales* sera révélée par l'examen microcospique et par l'incinération, le Piment ne donnant que 5 à 6 p. 100 de cendres.

Dans ces derniers temps, on a falsifié la poudre de Piment doux avec du son de blé fin (*repasse* ou *recoupette*), mélangé avec de l'huile colorée en rouge par un rouge d'aniline, le rouge A sans doute. Ce produit était vendu sous le nom de *Pimientina*, *Piment neuf*. On reconnaîtra cette falsification par l'examen microscopique, par les réactions de la matière colorante et par le dosage de l'extrait alcoolique.

Au microscope, on constatera des cellules de l'albumen amylacé du blé, des grains d'amidon libres, des fragments caractéristiques de l'assise protéique et du tégument de la graine (*ap* et *g*, fig. 13, page 43.)

Pour caractériser la matière colorante artificielle, on traite 2 ou 3 grammes de poudre par de la benzine qui, dans tous les cas, se colore en rouge ; on décante la liqueur benzénique et on ajoute quelques gouttes d'acide sulfurique concentré. La coloration rouge est détruite. On ajoute alors une certaine quantité d'eau ; dans le cas de Piment pur, la coloration rouge ne reparaît pas ; si le Piment a été falsifié par du son coloré artificiellement, la coloration rouge primitive reparaît.

Le Piment pur donne 41 p. 100 d'extrait alcoolique ; le son additionné d'huile et de matière colorante en donne 19 p. 100 environ ; le mélange des deux en fournit de 28 à 30 p. 100 (observations personnelles).

Usages. — Les fruits de Piment sont très fréquemment employés dans les pays chauds comme condiment, destiné surtout à régulariser les fonctions digestives. Cette substance et son extrait possèdent sur les hémorroïdes une action remarquable qui ne s'obtient à coup sûr que si l'on fait usage du fruit frais. A l'extérieur, on emploie le Piment comme rubéfiant, soit en mélangeant la poudre à un cataplasme, soit sous forme d'emplâtres ou de papiers révulsifs.

MUSCADE DES MOLUQUES

Origine. — La *Muscade des Moluques* ou *Noix muscade* est l'amande du *Muscadier aromatique* (*Myristica moschata*, *M. fragrans*, *M. aromatica*), arbre de la famille des Myristicées haut de 8 à 15 mètres, vivant à l'état sauvage dans plusieurs îles de l'archipel Indien, aux Moluques, dans la Nouvelle-Guinée. Cet arbre a été introduit à Sumatra, à Malacca, dans l'Inde, les Mascareignes, les Antilles, la Guyane, le Brésil, etc.

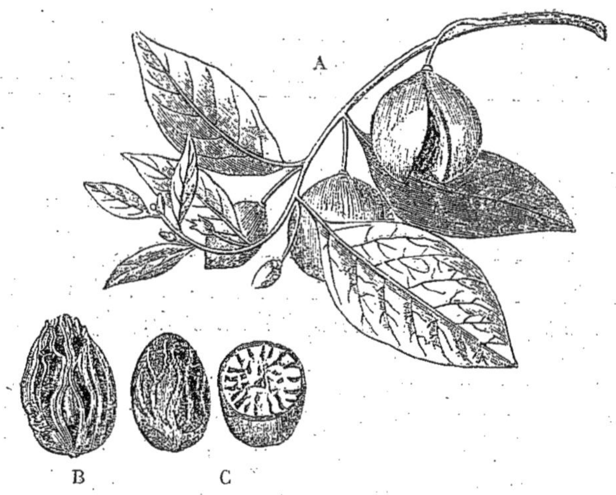

Fig. 254. — A, Branche de Muscadier avec fruits ; B, Muscade pourvue de son arille ; C, Muscade nue, entière et coupée transversalement.

Récolte. — Le Muscadier produit vers la neuvième année et continue à donner des fruits, jusqu'à soixante ans. On le cultive principalement aux îles Banda (Parcs à Muscades), dont il occupe presque toute la surface. La récolte des fruits s'y fait surtout dans les derniers mois de l'année ; mais une seconde récolte a lieu d'avril à juin.

Le fruit est une sorte de drupe piriforme, grosse comme une pêche. Lorsqu'il est arrivé à maturité, il se fend en deux valves (A, fig. 254) et met à nu une semence ovoïde, revêtue d'une arille découpée en lanières charnues, étroites, irrégulières, de couleur jaune orangé (B, fig. 254). On le cueille alors, on rejette le péricarpe, on sépare l'arille, et les graines sont mises à tremper dans de l'eau salée, puis desséchées soigneusement. A cet effet, elles sont placées sur des châssis, et soumises à l'action d'un feu doux. Pendant la dessiccation qui dure deux mois, on les remue tous les deux à trois jours. Lorsque les semences sont sèches et que, secouées, elles font entendre un bruit de grelot, on casse la coque, on assortit les amandes et on les roule dans la chaux en poudre. Le produit est la *Noix muscade* ; si la graine est entière, recouverte de son tégument, c'est la *Noix muscade en coque.*

Les Hollandais laissaient les amandes sèches, dans un lait de chaux, pendant près de trois mois, pour tuer l'embryon ; mais Teissmann montra que, pour obtenir ce résultat, il suffisait d'exposer les graines au soleil, durant une semaine.

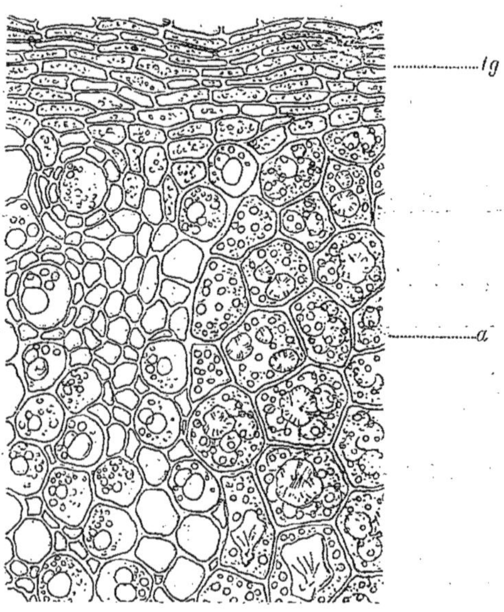

Fig. 255. — Coupe transversale de la Noix Muscade.

Il est évident que la séparation de l'enveloppe évite le transport d'une matière inutile et que, d'ailleurs, on ne peut juger de la valeur des amandes, quand elles sont incluses dans leur coque. Néanmoins, il est tout aussi certain que les négociants sauraient bien déterminer la qualité des Muscades, si l'usage prévalait de les expédier en coque.

Caractères extérieurs. — Comme nous l'avons vu, l'amande arrive rarement pourvue de son enveloppe. Celle-ci est brune, mince, fragile, inodore et marquée de dépressions longitudinales irrégulières, correspondant aux lobes de l'arille ; l'une de ses faces, qui est plus pâle et un peu déprimée, offre un sillon plus accentué correspondant au raphé.

L'amande (Noix muscade proprement dite) est grosse

comme une petite noix, ovoïde ou plus rarement subarrondie, longue de 25 à 30 millimètres, large de 15 à 20 millimètres, ridée et couverte de sillons anastomosés. Elle a une coloration gris rougeâtre sur les parties saillantes, tandis que les sillons ont une couleur blanc grisâtre.

La Muscade est dure, mais facile à entamer au couteau. Coupée transversalement (C, fig. 254), elle offre une section d'aspect cireux et gris brunâtre, traversée par de nombreuses marbrures d'un brun rouge, dues à la pénétration du tégument interne de la graine dans l'albumen (*albumen ruminé*). Saveur âcre, huileuse, épicée ; odeur forte et aromatique, agréable.

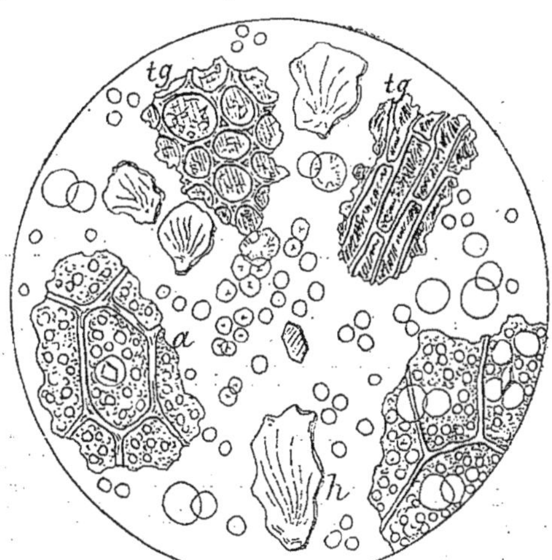

Fig. 256. — Éléments de la poudre de Muscade.

La Muscade des Moluques est facilement piquée par les vers, ce qui amène sa dépréciation. Les marchands en bouchent alors les trous, avec une pâte formée de poudre et de beurre de Muscade.

Caractères histologiques. — La coupe transversale de la Muscade présente extérieurement un tissu de cellules aplaties, colorées en brun (*tg*, fig. 255); ces cellules s'étalent librement en un parenchyme lâche dans les parties qui pénètrent dans l'albumen, qui sont très riches en glandes à essence. L'albumen (*a*) est formé de cellules polygonales remplies par de l'amidon empâté dans de la matière grasse souvent cristallisée et par de petits grains d'aleurone.

La poudre de Muscade présente ces divers éléments. On y trouve: 1° des cellules polyédriques de l'albumen avec les divers éléments qui y sont contenus (*a*, fig. 256); 2° des grains d'amidon et d'aleurone épars; 3° de la matière grasse et des masses concrétionnées de cristaux gras (*h*); 4° des plaques brun rougeâtre (*tg*) provenant du tégument.

Composition chimique. — La Muscade renferme de l'*ami-*

don, des *matières albuminoïdes*, 31 à 37 p. 100 de *matière grasse*, 8 à 15 p. 100 d'*essence* et 3 à 4 p. 100 de *résine*.

L'*Essence de Muscade* contient : 80 p. 100 de *pinène* et de *camphène* droits ; 8 p. 100 de *dipentène* ; 6 p. 100 d'alcools terpéniques (*linalol, bornéol, terpinéol* et *géraniol*) ; 0,20 p. 100 d'*eugénol* ; 0,60 p. 100 de *safrol* ; 4 p. 100 de *myristine* ; 0,30 p. 100 d'acides (*myristique, formique, acétique, butyrique*) à l'état d'éthers.

Matière grasse, essence et résine constituent le *Beurre de Muscade* déjà étudié (voy. p. 201).

Usages. — La Muscade est utilisée surtout comme condiment. En pharmacie, on l'emploie à la préparation de l'*Alcoolat de Fioravanti*, de l'*Alcoolat de Garus* et de l'*Alcoolat de Mélisse composé*.

MACIS

Origine. — Le *Macis* est le produit constitué par l'arille qui revêt la graîne du Muscadier (fig. 257). C'est un corps d'une belle couleur rouge sur la graîne fraîche ; on le détache et on le fait sécher après immersion dans l'eau salée.

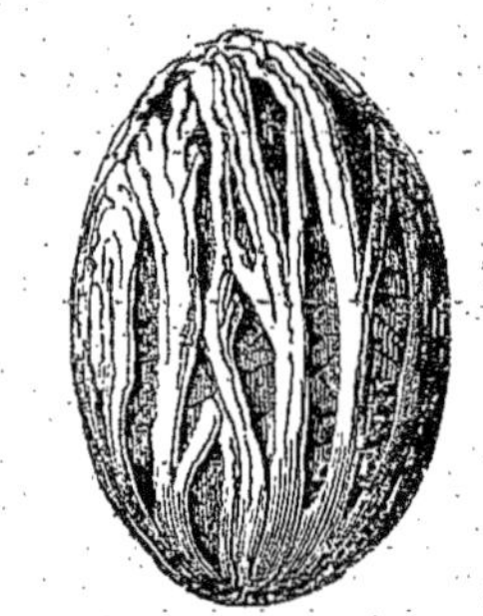

Fig. 257. — Noix Muscade revêtue du Macis.

Caractères extérieurs. — A cet état, le Macis présente l'apparence d'un corps membraneux irrégulier, formé de lanières plus ou moins découpées, mesurant 3 à 4 centimètres de longueur et quelques millimètres d'épaisseur. A l'état sec, il est jaune orangé, souple, un peu onctueux ; sa cassure est nette et translucide ; quand on l'écrase sous l'ongle, il laisse exsuder des gouttelettes huileuses. Odeur aromatique spéciale, rappelant un peu celle de la Muscade ; saveur aromatique de Cerfeuil.

Caractères microscopiques. — Au microscope, on voit que le Macis est composé d'un parenchyme à cellules irrégulières renfermant de l'amylo-dextrine (*p*, fig. 258), au milieu desquelles sont disséminées des glandes à essence plus grandes (*gl*).

Composition chimique. — Il renferme 8 p. 100 d'*essence* et 24 p. 100 de *résine*.

Usages. — Le Macis est un condiment et un aromate plu-

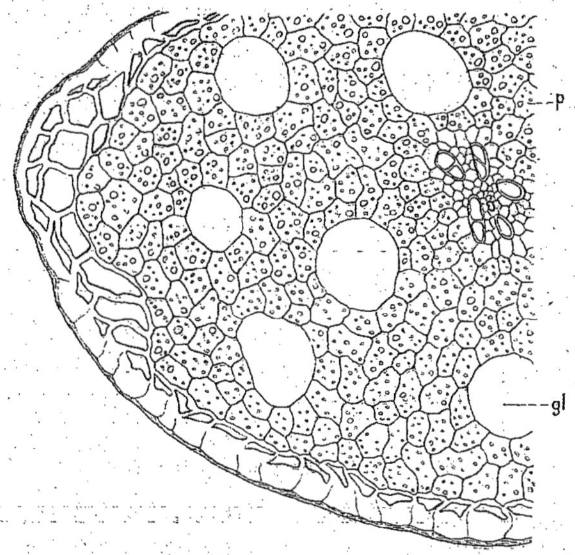

Fig. 258. — Coupe transversale de Macis.

tôt qu'un médicament. Il entre toutefois dans la préparation du *Vin de Scille composé.*

FAMILLE 9. — ZINGIBÉRIQUES

Cette famille comprend surtout les drogues, rhizomes et graînes, fournies par les plantes de la famille des Scitaminées et quelques autres qui doivent leurs propriétés à la présence, dans leurs organes, d'une oléo-résine.

GINGEMBRE

Origine. — Le *Gingembre* est le rhizome aplati et desséché du *Gingembre officinal* (*Zingiber officinale*), plante de la familles des Scitaminées, originaire des contrées chaudes de l'Asie et actuellement cultivée dans toutes les régions tropicales du globe.

Caractères extérieurs. — Le Gingembre se trouve dans le commerce sous deux formes : tantôt séché, tel qu'il a été recueilli (Gingembre gris), tantôt dépourvu de sa partie externe (Gingembre blanc).

Le *Gingembre gris* (fig. 259) se présente en morceaux longs de 4 à 8 centimètres, fortement aplatis, articulés, et portant sur les côtés des expansions digitiformes, qui leur donnent un aspect palmé (*Mains de Gingembre*). Ces fragments sont recouverts d'une enveloppe subéreuse, gris jaunâtre, manquant sur les parties proéminentes qui sont noirâtres. La section transversale montre une ligne brunâtre externe entourant un tissu blanchâtre parsemé de petits points jaunes et bruns ; ce tissu est séparé en deux parties très inégales par une ligne placée à 1 millimètre de la ligne noire extérieure. L'odeur est aromatique, camphrée, bien spéciale ; la saveur est poivrée et brûlante, particulièrement dans la partie externe qui contient beaucoup d'essence et de résine.

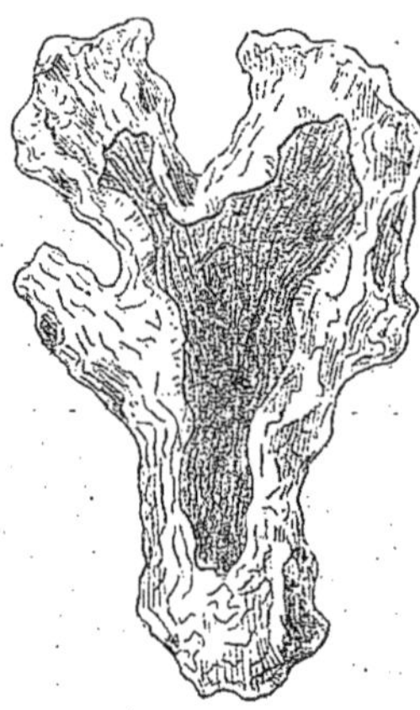

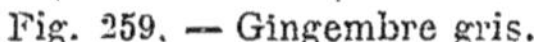

Fig. 259. — Gingembre gris.

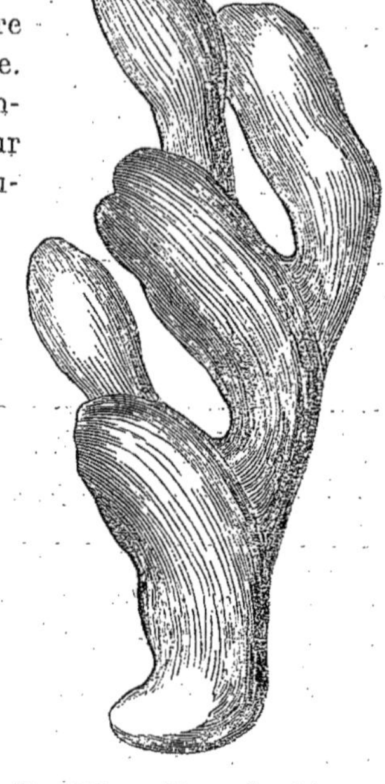

Fig. 260. — Gingembre blanc.

Le *Gingembre blanc* (fig. 260) présente la disposition générale du précédent, mais il est plus long, plus grêle et plus ramifié. Sa surface est d'un blanc mat farineux, souvent recouverte d'une couche de chaux provenant de l'hypochlorite de chaux qui a servi à le blanchir. Sa saveur est moins brûlante que celle du Gingembre gris, parce qu'il est dépouillé de la partie externe, riche en oléo-résine, et par suite la plus active ; son odeur est aussi moins aromatique. Pour ces raisons, on doit lui préférer le Gingembre gris.

Caractères microscopiques. — Sur une coupe transversale

de Gingembre gris, on trouve, à l'extérieur, un liège assez épais (*s*, fig. 261), puis un parenchyme cortical (*p*), d'une faible épaisseur, formé de cellules polygonales à parois minces et renfermant un très grand nombre de grosses glandes à oléo-résine (*gl*). La portion centrale du rhizome est séparée de l'écorce par un endoderme à parois minces et par le péricycle formé d'une seule assise de cellules. Le cylindre central renferme un grand nombre de faisceaux libéro-ligneux, épars (*f. lb*), renfermant de petits canaux sécréteurs, et des glandes oléo-résineuses en nombre bien moins considérable que dans l'écorce; toutes les cellules parenchymateuses de cette région sont bourrées de grains d'amidon (*a*, fig. 262), piriformes, avec un hile arrondi situé dans la portion effilée du grain et des stries excentriques à ce hile.

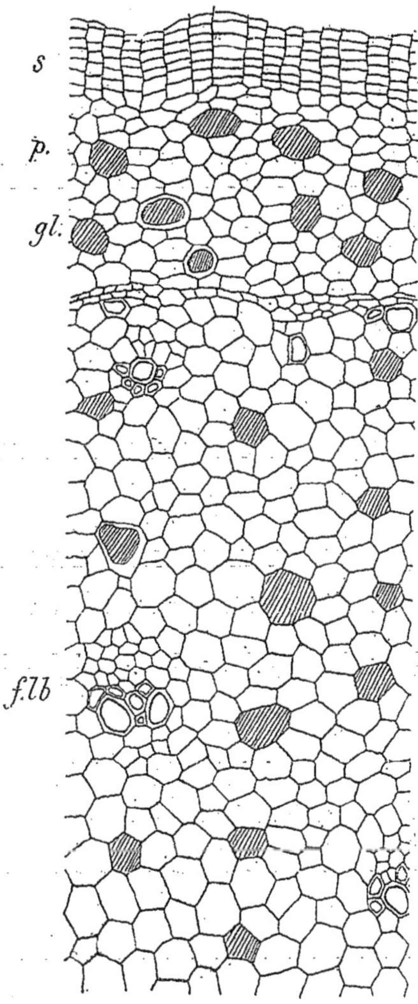

Fig. 261. — Coupe transversale de Gingembre gris.

Dans le Gingembre blanc, la structure est la même, mais le liège et l'écorce font défaut.

Dans la poudre de Gingembre, on trouvera : des grains d'amidon épars (*a*, fig. 262), ou encore renfermés dans les cellules du parenchyme ; des débris de celui-ci (*pa*) ; des glandes à oléo-résine (*gl*) ; des débris de faisceaux libéro-ligneux (*b*).

Composition chimique. — Le Gingembre renferme : une

huile essentielle (2 à 3 p. 100), constituée par un mélange de *cymène*, de *camphène* et de *phellandrène* ; plusieurs *résines* (5 p. 100), une neutre et deux acides, qui contribueraient beaucoup à l'activité de la drogue ; une substance liquide, visqueuse, possédant la saveur piquante et amère de la drogue, appelée *Gingérol* ; en outre, des *matières grasses* et de l'*amidon*.

Usages. — Le Gingembre est un stimulant aromatique assez puissant ; il est employé comme carminatif dans les

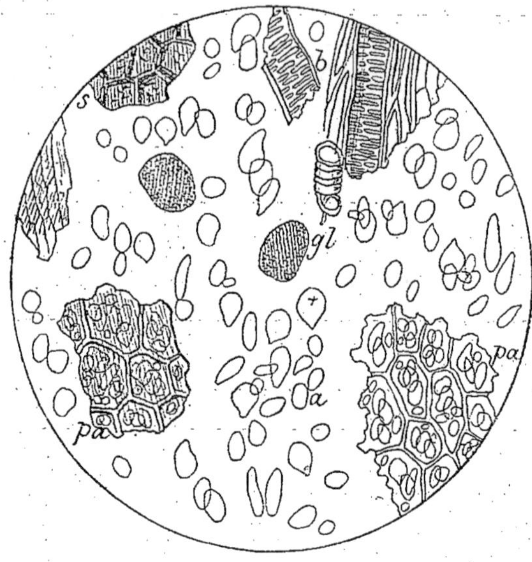

Fig. 262. — Éléments de la poudre de Gingembre gris.

coliques et passe pour aphrodisiaque. Sa poudre est fréquemment utilisée comme condiment. En pharmacie, on l'emploie à la préparation de l'*Alcoolat de Fioravanti* et de l'*Électuaire diascordium*. En Angleterre, le Gingembre est utilisé pour la préparation de deux sortes de bières, le *ginger beer* et le *gingerale*, dont la fabrication forme une branche importante du commerce. On en fait encore des pastilles, des pains d'épices, un sirop pour aromatiser les boissons gazeuses, et on mange couramment les jeunes morceaux confits dans du sucre qui arrivent tout préparés de Chine.

GALANGA

Origine. — Le *Galanga*, appelé aussi *Petit Galanga*, *Galanga officinal*, *Galanga de Chine*, est le rhizome de l'*Alpinia officinarum*, plante de la famille des Scitaminées cultivée dans les provinces méridionales de la Chine et dans l'île de Haïnan. Il est exporté en grand par Canton.

Caractères extérieurs. — Il se présente en fragments à peu près cylindriques (fig. 263), ramifiés, de 5 à 10 centimètres de long sur 2 centimètres de diamètre, durs, ridés, de couleur brun rougeâtre et marqués de distance en distance de collerettes circulaires, blanchâtres, restes des écailles foliacées. Sur la section transversale, on aperçoit une écorce épaisse avec de nombreux faisceaux et un cylindre central très réduit avec faisceaux très rapprochés. Leur odeur est aromatique, leur saveur âcre et brûlante.

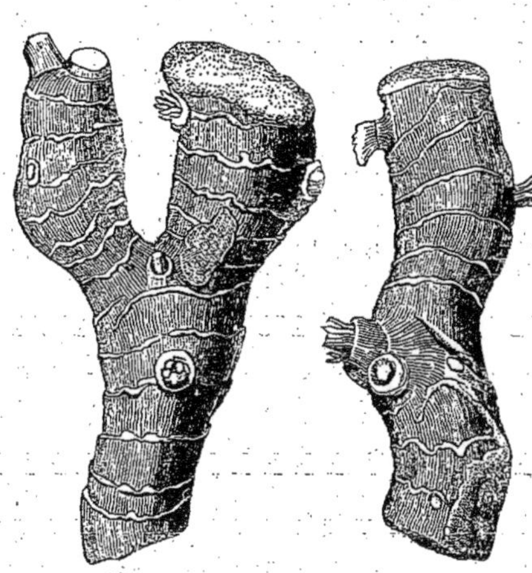

Fig. 263. — Galanga officinal.

Caractères microscopiques. — Au-dessous du suber, on trouve un parenchyme cortical renfermant de l'amidon en abondance, en grains volumineux, aplatis, en forme de bouteille, de nombreuses glandes oléo-résineuses, des cellules à tanin isolées et des faisceaux libéro-ligneux. Le cylindre central renferme de nombreux faisceaux libéro-ligneux, entourés d'un péricycle lignifié.

Composition chimique. — Ce rhizome contient une *résine* âcre (*Galangol*), et de 0,50 à 1 p. 100 d'essence, renfermant une grande proportion de *cinéol*.

Usages. — Le Galanga est très usité en Russie comme condiment. Il possède des propriétés stimulantes et aromatiques analogues à celles du Gingembre. Il entre dans la préparation de l'*Alcoolat de Fioravanti* et est quelquefois usité chez nous dans la médecine vétérinaire.

CURCUMA

Origine. — Le *Curcuma* est le rhizome du *Curcuma longa* (*C. tinctoria*, *Amomum Curcuma*), plante de la famille des Scitaminées, qui croît dans l'Inde, en Chine, au Japon et à Java. On le soumet à l'ébullition pendant deux heures avant de le livrer au commerce.

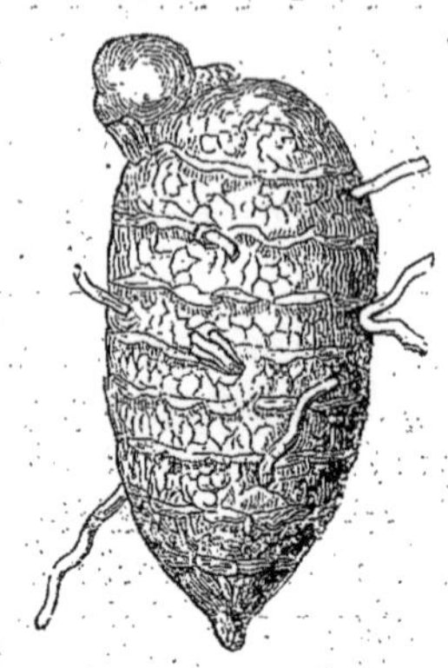
Fig. 264. — Curcuma rond.

Caractères extérieurs. — On connaît deux variétés commerciales de cette substance : le CURCUMA ROND, qui est constitué par le rhizome central, arrondi ou ovoïde, et le CURCUMA LONG, qui est formé par les ramifications latérales, allongées, cylindriques ou fusiformes, de la grosseur du doigt.

Le *Curcuma rond* (fig. 264) se présente en fragments plutôt ovoïdes dans leur forme générale, terminés en pointe aux deux extrémités, de la grosseur d'un œuf de pigeon, recouverts d'une écorce gris brunâtre sur laquelle on observe des anneaux transversaux et, dans les intervalles, des stries obliques dirigées successivement de droite à gauche, puis de gauche à droite, d'un intervalle à l'autre ; on observe aussi des cicatrices arrondies, brunâtres, laissées par les racines et quelquefois même des fragments de ces racines.

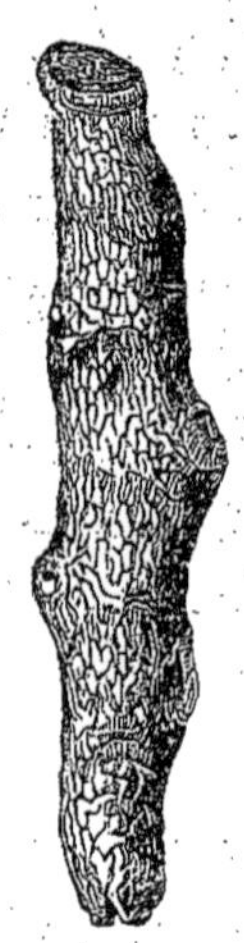
Fig. 265. — Curcuma long.

Le *Curcuma long* (fig. 265) est en baguettes cylindriques, un peu arquées, arrondies à un bout, portant à l'autre une cicatrice ou une surface de section, de 1 centimètre de diamètre environ, recouvertes d'une écorce grise, parfois un peu verdâtre, chagrinée, et portant des anneaux transversaux plus ou moins nets.

Les deux sortes donnent une cassure nette, non fibreuse, d'une couleur brun orangé très foncé, presque rougeâtre, d'un aspect résineux ayant tout à fait l'apparence de la Gomme-gutte, avec un nombre considérable de ponctuations, très apparentes dans l'écorce et dans le bois. Cette section est divisée en deux parties par une ligne moins foncée, très éloignée de la circonférence. L'odeur est agréable, rappelant un peu celle de la Muscade ; la saveur est amère et piquante.

Caractères histologiques. — On trouve à l'extérieur une zone subéreuse assez épaisse, puis un parenchyme cortical à cellules polygonales ou arrondies, laissant entre elles de petits méats. La plupart de ces cellules sont remplies de grains d'amidon présentant, dans les rhizomes frais, la même forme que ceux de Gingembre ; dans la drogue, l'amidon se présente sous l'aspect d'un empois remplissant toute la cavité de la cellule en raison de l'ébullition à laquelle on l'a soumise. On y observe aussi de nombreuses glandes à oléorésine et des faisceaux libéro-ligneux très petits, sans fibres. L'endoderme est peu net. Le cylindre central a la même sructure que le parenchyme cortical.

Composition chimique.— Le Curcuma renferme de l'*amidon*, une résine colorée en jaune, la *Curcumine*, et une *huile essentielle.*

L'*Essence de Curcuma* est un liquide huileux, jaunâtre, doué d'une odeur forte, aromatique, et d'une saveur brûlante ; sa densité est 0,942 à 15° : elle est constituée par du *phellandrène* et par un isomère du thymol, appelé *Curcumol* par les auteurs.

La *Curcumine* est une matière colorante résineuse, qui devient brune par les alcalis, puis violette par dessiccation ; cette réaction est couramment employée dans les laboratoires de chimie pour caractériser les alcalis.

Usages. — Le Curcuma est un médicament aromatique, doué de propriétés stimulantes dues à l'huile essentielle ; néanmoins il est aujourd'hui inusité dans la thérapeutique européenne ; il sert en pharmacie à colorer en jaune quelques poudres et quelques pommades (*Pommade épispastique jaune*). Ses propriétés colorantes le font employer dans l'industrie pour teindre la soie et le maroquin.

ZÉDOAIRE

Origine. — La *Zédoaire* est le rhizome du *Curcuma Zedoaria*, ou plutôt du *C. Zerumbet*, plante de la famille des Scitaminées qui vient dans les Indes orientales, en Cochinchine et dans les îles de la Malaisie. Comme le Curcuma, cette plante produit des tubercules de deux sortes, d'où une variété *ronde* et une variété *longue*, celle-ci étant assez rare.

Caractères extérieurs. — La Zédoaire se présente dans

le commerce rarement entière ; le plus souvent, elle est fragmentée, soit en rouelles aplaties d'environ 5 millimètres d'épaisseur, soit en quartiers irréguliers, anguleux, longs de 3 à 4 centimètres, qui proviennent de sections transversales ou longitudinales. La surface externe et la surface des sections ont une teinte grisâtre, avec, sur la face externe, des stries circulaires et, ordinairement, quelques petites pointes représentant les bases des racines adventives. La cassure est cornée ; on aperçoit une ligne circulaire assez rapprochée du bord. Odeur aromatique camphrée ; saveur amère et fortement camphrée.

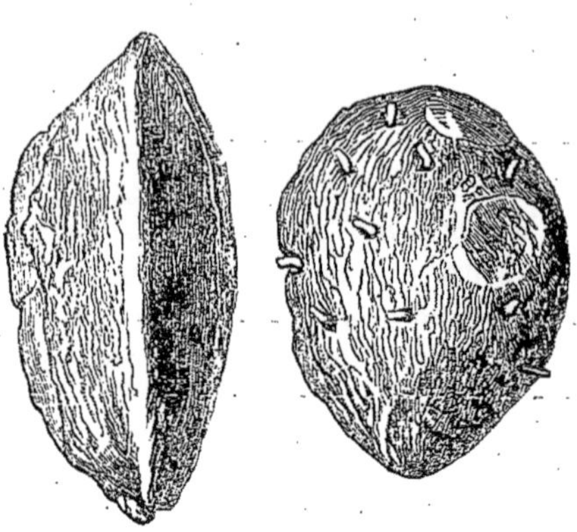

Fig. 266. — Zédoaire officinale.

Caractères histologiques. — La structure de ce rhizome diffère peu de celle des rhizomes de la même famille que nous venons d'étudier. Le parenchyme cortical et le cylindre central renferment de nombreuses glandes oléo-résineuses, de nombreux faisceaux sans éléments scléreux et beaucoup d'amidon.

Composition chimique. — Ce rhizome contient une *résine* et environ 1,5 p. 100 d'*huile essentielle* jaunâtre, épaisse, à odeur camphrée, renfermant une notable proportion de *cinéol.*

Usages. — La Zédoaire est stimulante et aromatique ; elle n'est plus usitée seule, mais fait partie de plusieurs drogues complexes : *Alcoolat de Fioravanti, Teinture d'Aloès composée.*

On peut résumer les caractères différentiels de ces rhizomes dans le tableau suivant :

Rhizomes.	Comprimés	Faisceaux avec quelques éléments scléreux		GINGEMBRE.
	Non comprimés.	A franges circulaires. Faisceaux avec cercle scléreux épais		GALANGA.
		Sans franges. Faisceaux sans éléments scléreux	Couleur jaune gomme-gutte	CURCUMA.
			Couleur gris jaunâtre	ZÉDOAIRE.

FAMILLE 10. — CANNABIQUES

Médicaments à résine et à essence, mais à propriétés en somme peu marquées.

CHANVRE INDIEN *

Origine. — La drogue désignée sous le nom de *Chanvre indien* est constituée par les inflorescences femelles d'une variété du *Chanvre commun* (*Cannabis sativa*) (fig. 267), qui croît dans l'Inde et y acquiert sous l'influence du climat un plus grand développement et surtout une activité physiologique plus considérable; plusieurs botanistes ont voulu faire de cette variété une espèce distincte sous le nom de *C. indica*; mais rien, dans les caractères morphologiques de la plante, ne justifie cette manière de voir. Cette variété médicinale est surtout cultivée dans certains districts du nord de Calcutta, sous la surveillance et le contrôle du gouvernement du Bengale, auquel elle donne des revenus annuels considérables.

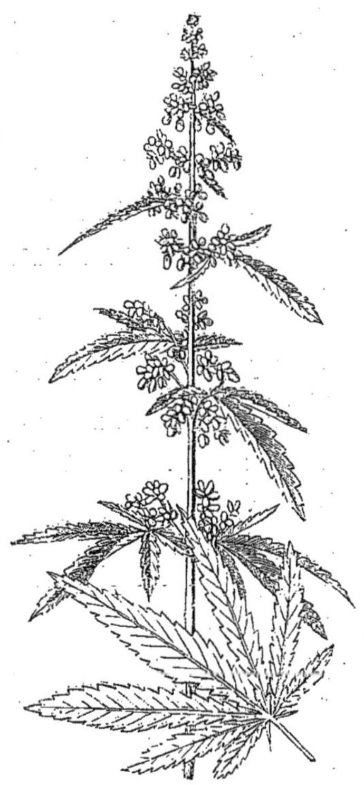

Fig. 267. — Inflorescence femelle de Chanvre cultivé.

Ces sommités femelles se récoltent un peu après la floraison, quand les feuilles commencent à jaunir et que les graines sont déjà formées. C'est, en effet, à ce moment qu'elles contiennent le maximum de matière oléo-résineuse qui constitue le véritable principe actif de la plante.

Caractères extérieurs. — Les sommités de Chanvre indien se présentent dans le commerce sous deux formes, suivant le mode de récolte.

Le *Bhang*, *Siddhi* ou *Sabzi* des Hindous (*Haschich*, *Kif* ou *Quinnab* des Arabes) se compose principalement des inflorescences femelles détachées de la tige que l'on brise et que l'on comprime de façon à former une masse aplatie, glutineuse, au milieu de laquelle on distingue des feuilles, des bractées et çà et là quelques fruits plus ou moins mûrs. Le Bhang est peu sapide et possède une odeur vireuse particulière, non désagréable. C'est la forme ordinaire en Europe.

La *Ganja* ou *Gunjah* des Hindous, que les Arabes désignent par les mêmes noms que la sorte précédente, et que les droguistes de Londres nomment *Ganza*, est formée de tiges de $0^{m},80$ à 1 mètre de long, dont on a enlevé presque toutes les feuilles, disposées en paquets de 24, portant à leur extrémité les inflorescences femelles dont toutes les parties sont comme engluées et attachées les unes aux autres par une exsudation résineuse très abondante. Cette substance est plus riche en résine et possède une odeur narcotique plus prononcée que la précédente, ce qui dans l'Inde la fait préférer au Bhang.

Caractères histologiques. — Les bractées de ces inflorescences femelles portent quelques poils tecteurs (*p. t*, fig. 268),

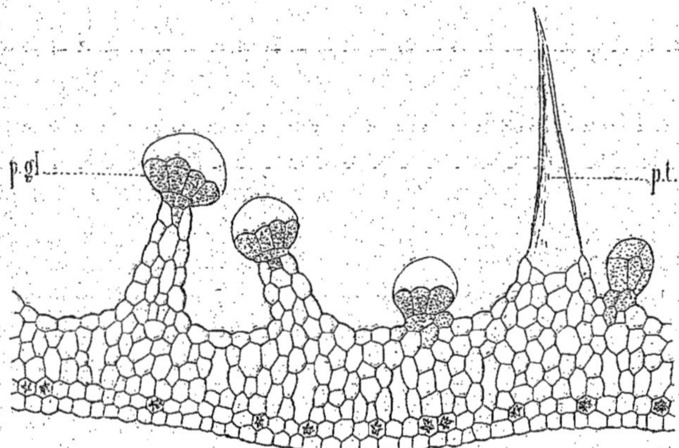

Fig. 268. — Coupe transversale d'une bractée de fleur femelle de Chanvre indien.

mais elles sont surtout caractérisées par l'abondance des poils glanduleux qui les recouvrent (*p. gl.*). Ces glandes affectent plusieurs dispositions différentes : tantôt la glande est assez petite, arrondie, formée de 4 cellules et insérée sur un pédicelle très court, ce qui la fait paraître sessile; plus souvent, elle est très volumineuse et divisée en 12 ou 16 cellules par des cloisons verticales. Quelques-unes de ces grosses glandes sont presque sessiles ; mais le plus souvent elles sont supportées par un large pédicelle, formé de plusieurs rangées de cellules allongées.

Composition chimique. — Le Chanvre indien renferme de l'*essence* et de la *résine*, toutes deux actives.

L'*essence* renferme un *terpène*, un *sesquiterpène* (*Cannabène*), un carbure saturé solide, cristallisé (*hydrate de cannabène*).

La *résine* doit son activité à une huile rouge toxique, le *Cannabinol*, très altérable à l'air, perdant rapidement ses propriétés.

Usages. — Au point de vue thérapeutique, il faut séparer les propriétés physiologiques et thérapeutiques du Chanvre indien de celles que possède le produit particulier qui porte le nom de *Haschich*, et qui est préparé avec de la résine mélangée à du beurre, à du miel ou à des confitures, auxquels on associe souvent de l'Opium ou de l'extrait de *Datura stramonium.*

Le Chanvre indien est un médicament sédatif que l'on a employé dans le tétanos, le *delirium tremens*, les convulsions des enfants, l'asthme, la coqueluche ; il agirait admirablement comme sédatif gastro-intestinal, dans les cas de cancer et d'ulcère de l'estomac. On peut l'administrer sous forme de *Teinture* (V à XV gouttes), ou d'*Extrait* (0gr,05 à 0gr,10) en potion. La teinture aurait donné de bons résultats comme anesthésique local, surtout pour l'extraction des dents.

Les Musulmans font une grande consommation de Chanvre indien qu'ils fument dans de petites pipes, ou qu'ils absorbent sous forme d'électuaire préparé avec du Chanvre en poudre et du miel. L'usage immodéré de ce produit occasionne des désordres terribles, qui se traduisent d'abord par de l'hébêtement, puis par de la folie, accompagnée souvent de crises furieuses comme chez les alcooliques.

CÔNES DE HOUBLON

Origine. — Les *Cônes de Houblon* sont les inflorescences femelles mûres du *Houblon commun* [*Humulus Lupulus* (fig. 269)], plante dioïque, sarmenteuse et grimpante, de la famille des Urticacées, que l'on trouve à l'état sauvage dans les haies et buissons de toute l'Europe, jusqu'en Scandinavie, et dans la majeure partie de l'Asie tempérée ; elle est l'objet d'une culture spéciale en Angleterre, en Bavière, en Bohême, en Belgique, en Alsace-Lorraine et en France, dans le Nord, les Vosges, la Meurthe-et-Moselle et la Bourgogne.

Caractères extérieurs. — Ces cônes (fig. 270) sont ovoïdes, longs de 2 à 3 centimètres, ordinairement aplatis par la compression dans les échantillons du commerce. Ils sont formés par un axe en zigzag, à saillies alternes et distiques, portant chacune une grande bractée florale, membraneuse, jaune verdâtre, puis brune à la longue, ovale, veinée de lignes longitudinales parallèles et ramifiées, mesurant 1 centimètre de longueur. A la base de ces grandes bractées se trouvent deux petits akènes recouverts par le calice plus ou moins accrû ; ces fruits sont globuleux, un peu aplatis, colorés en brun pâle, atteignant environ 2 millimètres. Toutes ces parties, mais surtout la base des bractées et la surface des fruits, sont recouvertes d'un grand nombre de glandes d'une couleur jaune orange, renfermant un principe oléo-résineux et donnant aux cônes de Houblon leur odeur caractéristique. Ces glandes séparées des cônes, après dessiccation, constituent le *Lupulin*. Odeur spéciale, assez agréable, puis devenant désagréable avec le temps par suite de formation d'acide valérianique ; saveur amère et aromatique.

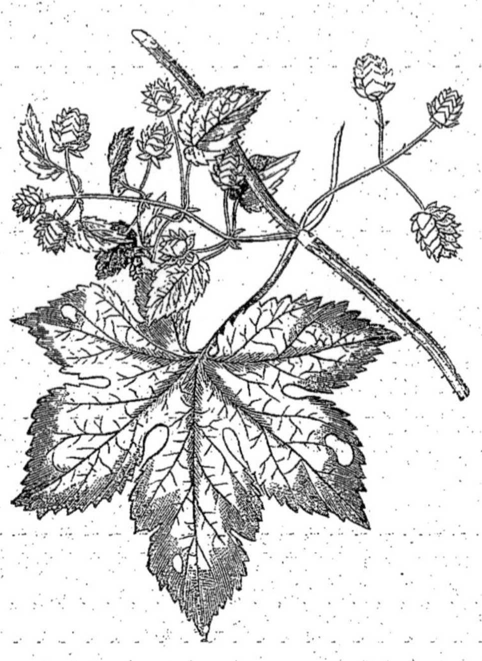

Fig. 269. — Houblon commun.

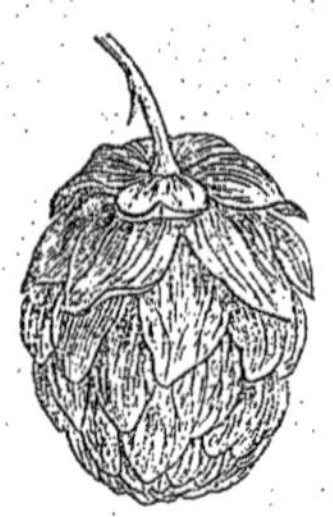

Fig. 270. — Cône de Houblon.

Caractères histologiques. — Les glandes des bractées et des fruits sont les seuls éléments intéressants à observer. Au microscope, on voit que chaque glande est constituée par une cupule plus ou moins concave (*d*, fig. 271) formée de cellules polyédriques. Sur les bords de la cupule s'attache une membrane très mince, formée par la cuticule des cellules soulevée par la sécrétion de l'oléo-résine, qui donne finalement à la glande la forme d'un sac ovoïde ou arrondi (*e*), rempli d'huile essentielle; dans les glandes sèches, le couvercle est affaissé et la glande ressemble alors assez bien à un Champignon à chapeau. La figure 271 montre en *a*, *b*, *c*, le mode de formation de ces glandes.

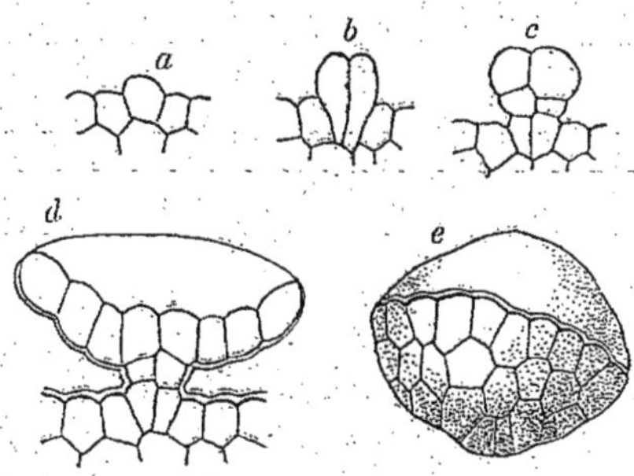

Fig. 271. — Glandes des cônes de Houblon (*Lupulin*) à divers états.

Composition chimique. — Le principe actif des cônes de Houblon est le *Lupulin*, mais on y trouve en outre de la *triméthylamine* et un tanin particulier, l'*acide humulotannique*.

Le *Lupulin*, séparé des cônes par tamisage, puis lavé et desséché, constitue en masse une poudre granuleuse, d'un brun jaunâtre, possédant l'odeur agréable du Houblon et une saveur amère, aromatique; il est poisseux au toucher; trituré dans un mortier, il se réduit en une masse plastique. Il renferme de 1 à 2 p. 100 d'*huile essentielle*, un *principe amer*, encore imparfaitement connu, malgré les nombreux travaux dont il a été l'objet, une *cire* (*palmitate de myricyle*) et des *résines* (au moins trois).

L'*Essence de Houblon* est un liquide de couleur verdâtre quand il est retiré des cônes récents, de couleur rougeâtre quand on l'a obtenu des cônes âgés, d'une densité variant entre 0,880 et 0,885, ne se solidifiant pas à — 20°, neutre au tournesol. Elle renferme un sesquiterpène, l'*Humulène* $C^{15}H^{24}$, un terpène, le *Myrcène* (80 à 90 p. 100), et un peu de *linalol*.

Le principe amer du Houblon ayant une réaction acide, on a proposé le dosage acidimétrique d'un macéré fait avec un poids connu de substance, pour apprécier la valeur commerciale et industrielle de ce produit.

Usages. — Les cônes de Houblon sont un tonique amer au même titre que la Gentiane; leur infusion (10 grammes pour 1000) est journellement employée comme antiscorbutique et stomachique; il faut avoir soin de ne pas employer une eau trop chaude, car, par la chaleur, l'huile essentielle s'évapore. Dans l'industrie, le Houblon est employé à la préparation de la bière à laquelle il communique une amertume et des propriétés organoleptiques qu'on a vainement cherché à obtenir avec d'autres substances similaires.

Le Lupulin calme l'éréthisme génital ; il fait cesser les érections douloureuses qui se produisent dans la blennorragie ou à la suite d'opérations sur la verge ; on l'emploie aussi contre les pollutions nocturnes. On l'administre en pilules à la dose de 0gr,30 à 2 grammes.

ÉCORCE DE WINTER

Origine. — La véritable *Écorce de Winter* est produite par le *Drimys Winteri,* arbre de l'Amérique du Sud et particulièrement de la Patagonie. Elle est très rare dans le commerce et on emploie celle qui provient d'une variété de l'espèce type, le *Drimys Winteri* var. *granatensis* (*D. granatensis* Mutis) qui habite la Nouvelle-Grenade ; elle a sensiblement les mêmes propriétés.

Caractères extérieurs. — Cette dernière est en fragments cintrés ou enroulés, mesurant de 2 à 3 centimètres de largeur et de 3 à 4 millimètres d'épaisseur. La face externe est tantôt pourvue d'un suber cendré, tantôt et le plus souvent dépourvue de liège et présentant alors extérieurement une teinte brun rouille. La face interne est brune, rude, raboteuse, fortement striée ou crevassée. La cassure est grenue, légèrement fibreuse. La section transversale montre dans l'écorce brun rouge des îlots blanchâtres de cellules scléreuses et, dans le liber, des stries radiales blanches constituées par des rayons médullaires sclérifiés. Odeur aromatique, térébenthinée ; saveur âcre et très piquante.

Caractères histologiques. — A l'extérieur, un suber (*s*, fig. 272) de moyenne épaisseur. Le parenchyme cortical (*ec*) renferme des îlots assez volumineux de sclérites (*c. sc*) et quelques glandes à essence. Le liber (*l*) se présente en faisceaux cunéiformes renfermant de nombreuses glandes à essence (*gl*) et quelques fibres libériennes. Ces faisceaux sont séparés par des rayons médullaires larges, formés de 4 à 5 rangées de cellules qui sont en grande partie sclérifiées (*rm. sc*).

Substitution. — L'écorce du *Cinnamodendron corticosum,* plante de la famille des Canellacées, est souvent vendue comme écorce de Winter. Elle s'en distingue par sa couleur plus claire, jaunâtre même en dedans, à stries internes très peu

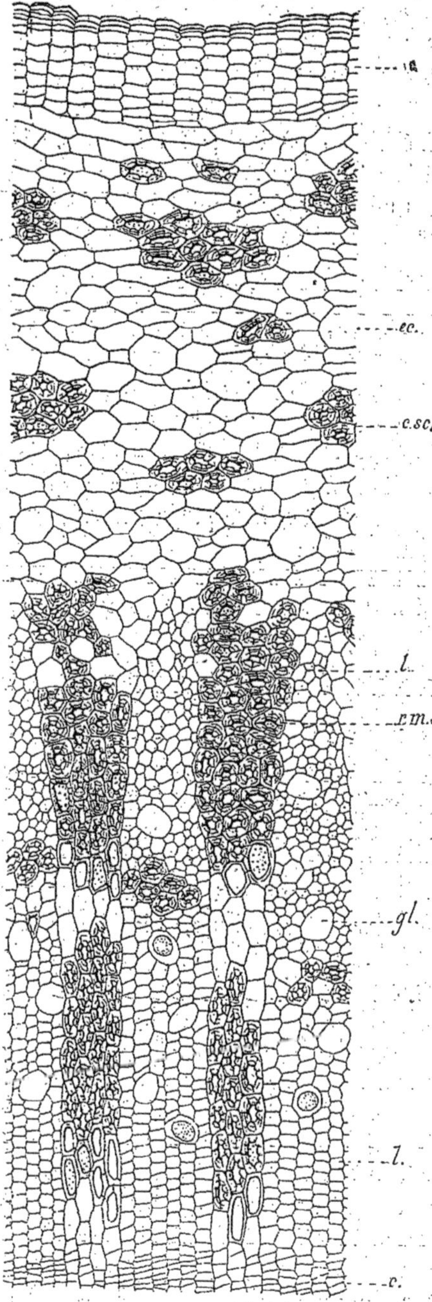

Fig. 272. — Coupe transversale de l'écorce de *Drimys granatensis*.

marquées. Au point de vue histologique, il n'y a pas d'amas scléreux dans l'écorce ; le liber est parcouru par des rayons médullaires formés d'un seul rang de cellules *non sclérifiées*, et il y a des cristaux d'oxalate de chaux en oursin. D'après le Codex, l'écorce du *Drimys granatensis* doit lui être préférée.

Usages. — L'écorce de Winter est tonique et stimulante ; on en fait un usage fréquent au Brésil et dans toute l'Amérique du Sud. Elle est peu employée en Europe ; son seul usage est d'entrer dans la préparation du *Vin de Scille composé.*

FLEURS D'ARNICA

Origine. — Les *Fleurs d'Arnica* sont fournies par l'*Arnica des montagnes* (*Arnica montana*) (fig. 273), appelé aussi *Tabac des montagnes*, *Plantain des Vosges*, plante de la famille des Composées que l'on trouve dans les prairies humides des hautes montagnes de l'Europe centrale, de la Russie et de la Sibérie. Elles sont récoltées en juillet-août.

Caractères extérieurs. — Les fleurs d'Arnica sont réunies en capitules de couleur jaune orangé, terminaux, solitaires au sommet de la tige. Ces capitules, larges de 5 à 6 centimètres, ont un involucre campanulé, à bractées égales, imbriquées sur deux rangs; le réceptacle presque plan porte à la circonférence une vingtaine de fleurs ligulées, tridentées et sur le disque un grand nombre de fleurs tubuleuses. Celles-ci possèdent un ovaire long et grêle, surmonté d'une couronne de poils longs, brillants et très fins, qui donnent aux fleurs d'Arnica leur physionomie spéciale. Ces fleurs ont une odeur faiblement aromatique, agréable et une saveur âcre et amère. L'humidité les altère et les noircit; elles exhalent alors l'odeur du Tabac.

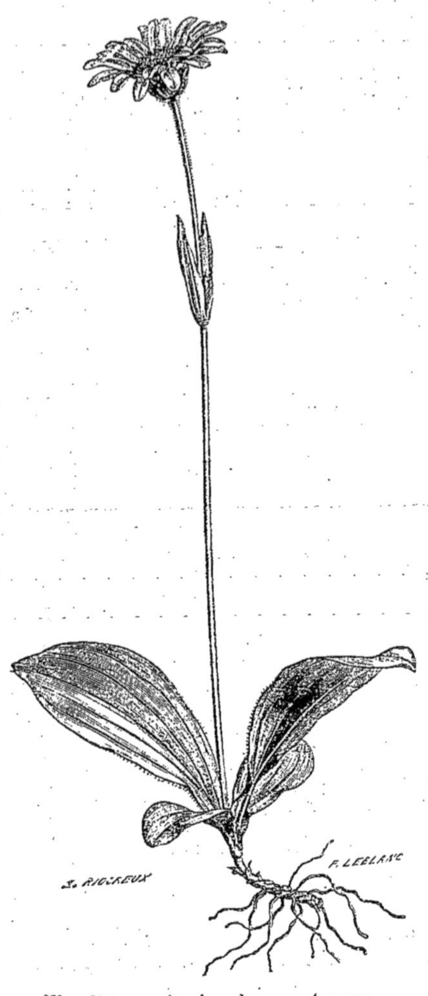

Fig. 273. — Arnica des montagnes.

Composition chimique. — Elle est assez mal connue. On y a trouvé une *essence* odorante de couleur jaune, une ou plusieurs *résines*, du *tanin*, une *matière colorante*, de *l'inuline*, une phytostérine, appelée *Arnistérine*, et un principe particulier, l'*Arnicine*, qui est cristallisé, d'un beau jaune d'or, de saveur âcre et amère, peu soluble dans l'eau, qui passe pour être le principe actif.

Usages. — Les fleurs d'Arnica constituent un stimulant énergique du système nerveux, et c'est à ce titre qu'on les emploie à l'intérieur, comme vulnéraires, contre la défaillance qui suit souvent les coups et les blessures. Ce médicament agit aussi localement sur les contusions. On ne l'emploie guère plus que sous forme de *Teinture*, soit en compresses, soit à l'intérieur (quelques gouttes dans un peu d'eau). Les fleurs d'Arnica font aussi partie des *Espèces vulnéraires*.

SOMMITÉS DE MILLEPERTUIS

Origine. — Les *Sommités de Millepertuis* sont fournies par l'*Hypericum perforatum* (fig. 274), plante de la famille des Hypéricacées qui croît dans toute l'Europe, sur les talus et dans les clairières.

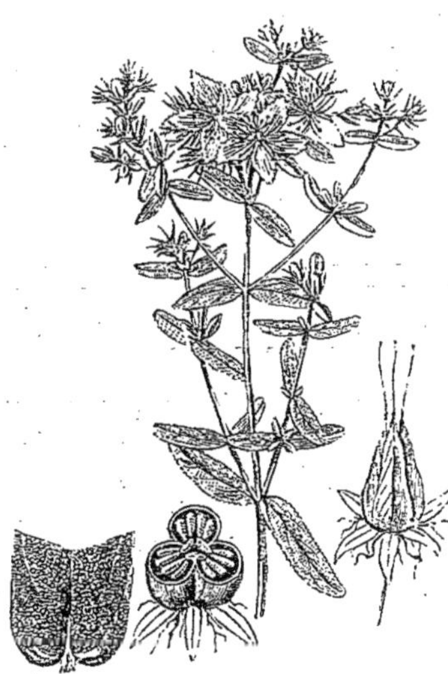
Fig. 274. — Millepertuis vulgaire.

Caractères extérieurs. — Le Millepertuis a une tige anguleuse, de 30 à 50 centimètres, portant des feuilles opposées, sessiles, oblongues, bordées de petits points noirs et parsemées sur toute leur surface de ponctuations transparentes (d'où le nom de *Millepertuis*) correspondant aux nodules sécréteurs. Les fleurs jaunes sont disposées en grappe corymbiforme ; le calice possède cinq sépales aigus, la corolle cinq pétales ponctués de noir sur les bords ; les étamines sont nombreuses, disposées en trois faisceaux, à anthères orbiculaires, noirâtres ; l'ovaire supère est triloculaire, surmonté de trois styles divergents rouge foncé ; le fruit est une capsule à trois loges présentant sur chaque valve des glandes disposées en séries longitudinales. Le Millepertuis exhale une odeur aromatique, balsamique ; sa saveur est aromatique, très amère et astringente.

Composition chimique. — Les sommités de Millepertuis renferment une *matière colorante jaune*, soluble dans l'eau, une *matière colorante rouge*, soluble dans l'alcool, une *huile essentielle*, une *résine* molle et du *tanin*.

Usages. — Le Millepertuis a été très employé autrefois; il l'est peu aujourd'hui, peut-être à tort. La plante fraîche entre dans la préparation de l'*Alcoolat* et de l'*Alcoolature vulnéraires*, et la plante sèche dans celle de la *Teinture balsamique*.

SOMMITÉS DE GRINDÉLIA

Origine. — Les *Sommités de Grindélia* sont fournies par le *Grindelia robusta*, plante de la famille des Composées, abondante dans les marais salés de Californie.

Caractères extérieurs. — La tige de Grindélia est sous-frutescente et peut atteindre 90 centimètres de hauteur; à l'état sec, elle est jaune pâle. Les feuilles sont isolées, oblongues, lancéolées, sessiles ou même un peu amplexicaules et pourvues de dents assez espacées; elles sont assez rares dans la drogue. Les capitules, d'un centimètre et demi en moyenne, qui constituent surtout la drogue, présentent un involucre hémisphérique à la base, formé de plusieurs séries de bractées récurvées; les fleurs de la périphérie sont ligulées, jaunes, celles du centre tubuleuses. Toute la plante et surtout les capitules sont rendus fortement glutineux par une exsudation résineuse. L'odeur est aromatique. La saveur est spéciale, chaude et persistante.

Caractères histologiques. — Les feuilles portent sur leurs deux faces des poils glanduleux massifs et renferment dans leur parenchyme des nodules sécréteurs.

Composition chimique. — Le Grindélia contient : une *huile essentielle* à odeur de Menthe et de saveur âcre, de l'*huile fixe*, de la *cire*, un glucoside, la *Grindéline*, et une *résine* qui serait la partie active.

Usages. — Cette drogue est employée en Amérique depuis de longues années; elle est d'introduction assez récente dans la médecine européenne. Elle agit comme balsamique et est employée dans l'asthme, dans la bronchite emphysémateuse, et surtout dans la coqueluche. On l'administre sous forme de *Teinture* (XXX à XL gouttes) ou d'*Extrait fluide* (X à XX gouttes, toutes les deux heures).

BOURGEONS DE PEUPLIER

Origine. — Les *Bourgeons de Peuplier* proviennent du *Peuplier noir* (*Populus nigra*), grand arbre de la famille des Salicacées que l'on trouve dans une grande partie de l'Europe.

Caractères extérieurs. — Ce sont des bourgeons floraux, coniques, légèrement arqués, pointus, luisants, de couleur brun clair, longs de 2 à 3 centimètres, larges de 5 à 8 millimètres. Ils sont constitués par un chaton rudimentaire protégé par cinq à huit écailles brunes, imbriquées, dont trois seulement sont visibles au dehors, et engluées dans une substance résineuse jaune verdâtre sur le frais. Leur odeur est balsamique et leur saveur amère et aromatique.

Composition chimique. — Ils renferment une *huile essentielle*, une *résine*, de la *cire*, et un glucoside, la *Populine*, dérivé benzoylé de la salicine.

Usages. — Les bourgeons de Peuplier entrent dans la *Pommade de bourgeons de Peuplier* (*Onguent populeum*) très utilisée en onction calmante dans les hémorroïdes.

FAMILLE 11. — PLASTIQUES

Ce groupe comprend les *Lactorésines* de Tschirch; c'est-à-dire des substances résineuses contenues dans des laticifères.

CAOUTCHOUC

Origine. — Le *Caoutchouc*, appelé aussi *Gomme élastique*, est fourni par le latex d'un grand nombre de plantes qui rentrent toutes dans les quatre familles suivantes : Euphorbiacées, Urticacées, Apocynées et Asclépiadées.

Dans la famille des Euphorbiacées, on trouve une dizaine d'espèces de la Guyane et du Brésil appartenant au genre *Hevea* (*H. Guyanensis* [*Siphonia elastica*], *Spruceana*, *discolor*, *pauciflora*, *rigidifolia*, *Benthamiana*, *lutea*, *nitida*, *Brasiliensis*), le *Manihot Glazovii*, originaire de la province de Céara et acclimaté aujourd'hui sur la côte occidentale de Madagascar, et l'*Excæcaria gigantea* de la Colombie. Ces espèces donnent les *Caoutchoucs de l'Amérique du Sud*.

Dans la famille des Urticacées, il faut signaler le *Castilloa elastica*, qui croît dans la Colombie, le Nicaragua, au Mexique, et qui donne les *Caoutchoucs de l'Amérique centrale* et plusieurs espèces de *Ficus* (*F. elastica*, *religiosa*, *indica*, *glomerata*, *oppositifolia*, *annulata*, *laccifera*, *obtusifolia*, etc.) qui croissent aux Indes, dans l'Assam et à Java, et fournissent les *Caoutchoucs d'Asie*.

La famille des Apocynées comprend l'*Urceola elastica* de l'Archipel Indien, le *Kicksia africana* qui croît au Congo, au Gabon, dans le Cameroun, les *Carpodinus Foretiana* et *Jumellei* du Congo français, et enfin un certain nombre d'espèces de *Landolphia* (*L. Comoriensis*, *Petersiana*, *Madagascariensis* [*Vahea gummifera*], *lucida*, *Senegalensis*, *owariensis*, *tomentosa*, *Kirkii*, etc.), vivant exclusivement dans l'Afrique tropicale et méridionale d'où on retire les divers *Caoutchoucs d'Afrique*.

Enfin, dans la famille des Asclépiadées, il n'y a guère à signaler que le *Calotropis gigantea*, que l'on trouve dans l'Inde, à Java, à Bornéo et dans l'Afrique tropicale, et le *Cynanchum ovalifolium* qui est exploité à Penang.

Récolte. — Les procédés de récolte sont extrêmement variables suivant les pays et suivant qu'on exploite des lianes de faible diamètre ou de gros arbres. Pendant longtemps, le procédé mis en pratique par les indigènes fut l'abatage des arbres; ce procédé, nécessaire pour les lianes à tige grêle, est abandonné pour les grands arbres, dans tous les pays où une réglementation a pu être imposée par le gouvernement.

Dans l'Amazonie, d'où nous vient la meilleure sorte de Caoutchouc, les collecteurs font, avec une hachette spéciale, sur les gros troncs d'*Hevea*, une vingtaine d'incisions obliques, peu profondes, de 10 en 10 centimètres ; les *Castilloa* sont incisés en spirales simples ou doubles. Ces saignées sont répétées tous les deux ou trois jours et faites de grand matin. Au-dessous de chaque incision, on fixe une valve de coquille ou un petit gobelet de fer-blanc. Avant de faire une nouvelle saignée, les gobelets remplis de latex sont vidés dans un seau ou dans une calebasse, et toute la récolte est réunie dans un seul récipient. Un arbre adulte peut supporter une vingtaine de saignées par an.

M. Deiss a indiqué un procédé qui permet de retirer en une seule opération tout le Caoutchouc que renferme l'arbre ou la liane, et de plus de traiter les immenses quantités de plantes mortes ou épuisées qui jusqu'à présent étaient inutilisées. Après avoir brisé plus ou moins, par un moyen mécanique approprié, les écorces des plantes à Caoutchouc, on les traite par l'acide sulfurique à 50° B., qui décompose la partie ligneuse sans altérer le Caoutchouc. Au bout de cinq à six jours, la matière égouttée et lavée à l'eau est passée entre les cylindres d'un laminoir sur lesquels tombe un jet continu d'eau chaude qui dilue la partie ligneuse et en forme une boue qui est entraînée par l'eau. Le Caoutchouc, au contraire, se réunit et s'agglomère en plaques sous la pression des cylindres.

Quoi qu'il en soit, il est évident que l'avenir est aux procédés d'extraction de ce produit à l'aide de dissolvants appropriés.

Coagulation. — Les globules du latex doivent se coaguler pour former le Caoutchouc; cette coagulation peut être spontanée ou obtenue à l'aide d'agents physiques ou chimiques.

1º *Coagulation spontanée à l'air.* — Certains latex, notamment celui du *Castilloa*, se coagulent tout seuls une fois recueillis. En Indo-Chine, on fend l'écorce de l'arbre et on laisse le latex se coaguler, soit sur l'arbre, soit à la surface du sol.

Dans d'autres pays, on étale le latex par couches sur des planches polies ; dès que la couche est sèche, on en étend une autre, et ainsi de suite, jusqu'à ce qu'on ait obtenu des feuilles de 6 à 7 millimètres d'épaisseur.

2º *Coagulation par enfumage.* — C'est le procédé employé depuis très longtemps pour préparer le Caoutchouc de Para.

Quand toute la récolte de la journée est réunie, on procède à la coagulation. On creuse un trou dans la terre et on y allume un feu très fumeux de fruits de Palmiers. Le collecteur plonge alors une palette de bois dans le latex et la présente à la fumée et à la chaleur du foyer ; quand le latex est coagulé, il recommence l'opération et ainsi un grand nombre de fois, jusqu'à ce qu'il ait obtenu un pain de 5 kilogrammes environ. La palette est ensuite dégagée à l'aide d'une incision pratiquée le long d'un de ses bords, et le collecteur recommence la fabrication d'un autre pain. Les pains sont ensuite mis à sécher pendant quinze jours.

Ce procédé de préparation du Caoutchouc tend à se généraliser, car c'est le procédé préférable entre tous ; les Caoutchoucs enfumés contiennent peu d'eau et se conservent facilement, parce que les produits antiseptiques (créosote) et empyreumatiques de la fumée empêchent toute fermentation ultérieure ; ils n'ont jamais l'odeur putride particulière à certains Caoutchoucs d'Afrique.

3º *Coagulation par la chaleur.* — Le procédé de coagulation par la chaleur humide est employé au Mexique, dans l'Amérique centrale et dans l'Assam. On fait bouillir le latex ; le Caoutchouc se sépare et vient surnager ; on le recueille et on le comprime pour chasser l'eau. Cette manière de faire est très défectueuse, car l'ébullition n'est pas suffisante pour stériliser le produit qui exhale bientôt une odeur fétide.

4º *Coagulation par les agents chimiques.* — On peut coaguler le latex par des agents chimiques, tels que sel marin, alun, acide sulfurique, acide azotique, mélange d'acide sulfurique et d'acide azotique, etc. Le meilleur de tous ces agents de coagulation serait le sel marin. On emploie aussi pour le même usage le jus de citron et le suc de certaines tiges ou de certains fruits qui agissent par le suc acide qu'ils renferment. Au Guatémala, au contraire, on emploie le suc alcalin de la racine de l'*Ipomœa bona nox.*

Sortes commerciales. — Les sortes commerciales sont extrêmement nombreuses; nous nous contenterons de signaler les plus répandues et les mieux connues.

1° Le *Caoutchouc de Para* est le plus anciennement connu et est encore le plus estimé. Il provient des forêts avoisinant l'Amazone et ses nombreux affluents; il est exporté de Para ou de Manaos. Il est fourni par les nombreuses espèces d'*Hevea* déjà signalées. Ce Caoutchouc arrivait autrefois sous forme de figurines travaillées, de bouteilles, etc.; aujourd'hui, il arrive en caisses de 120 à 130 kilogrammes, sous forme de pains dont le poids varie de 5 à 15 kilogrammes. A la coupe, ces pains montrent qu'ils sont formés d'un grand nombre de feuilles appliquées les unes sur les autres; la couleur varie du jaune verdâtre au blanc-crème.

2° Le *Caoutchouc de Céara* (*Ceara scraps*) vient de la province de Céara (Brésil), d'où on le retire du *Manihot Glazovii* et peut-être aussi du *Castilloa elastica.* Il est en masses agglutinées, pouvant atteindre le poids de 150 kilogrammes, formées de larmes et de lanières entremêlées et coagulées à l'air libre.

3° Les *Caoutchoucs de Pernambouc, de Rio, de Maranham, de Bahia*, sont fournis par l'*Hancornia speciosa*, et par un certain nombre de ses variétés. Il arrive généralement en plaques de dimensions variables.

4° Le *Caoutchouc du Pérou* ressemble à celui de Para; il est le plus souvent en blocs volumineux, très noirs à l'extérieur, à surface raboteuse. Il est fourni par des *Hevea* et par l'*Hancornia speciosa.* C'est la sorte dont on fait la plus grande consommation après le Para.

5° Parmi les *Caoutchoucs de l'Amérique centrale*, un des plus estimés est le *Caoutchouc de Nicaragua* ou *de Savanille*, provenant du *Castilloa elastica*; il arrive sous deux formes: 1° en feuilles (*sheets*) de 5 millimètres à 5 centimètres d'épaisseur, superposées pour former des masses qui peuvent atteindre 100 kilogrammes; 2° en chiffons (*scraps*), c'est-à-dire en boules ou en blocs de 80 kilogrammes, formés par la réunion des rognures, des plaques et des larmes coagulées sur les blessures.

6° Les *Caoutchoucs d'Asie* (*Assam, Siam et Malacca*) proviennent surtout des différentes espèces de *Ficus* que nous avons déjà énumérées. Ils sont en blocs irréguliers, formés de petites masses cubiques, agglomérées ; ils arrivent sous le nom de *Caoutchouc de l'Indo-Chine*.

7° Les *Caoutchoucs d'Océanie* comprennent le *Caoutchouc de Java* fourni par les *Ficus elastica*, *F. religiosa*, *F. altissima*, et le *Caoutchouc de Bornéo* qui provient du *Calotropis gigantea*.

8° Les *Caoutchoucs d'Afrique* présentent un très grand nombre de sortes commerciales dont quelques-unes sont encore peu connues. Il nous suffira de citer : le *Caoutchouc du Sénégal*, fourni par les *Landolphia Senegalensis* et *L. tomentosa* ; le *Caoutchouc de Sierra-Leone*, provenant du *Landolphia owariensis* ; le *Caoutchouc du Gabon*, dont l'origine botanique est encore mal connue ; et le *Caoutchouc* de *Madagascar*, que l'on récolte sur les *Landolphia Madagascariensis* et *L. Comoriensis*.

Caractères extérieurs. — Ainsi qu'on vient de le voir, les formes sous lesquelles se présente ce produit sont très variables suivant la provenance.

A l'état frais, le Caoutchouc a généralement à la coupe une couleur blanchâtre ou jaune-crème qui ne tarde pas à foncer pour devenir brune et même noire. Ce changement de couleur est dû d'abord à la déshydratation, car l'aspect blanc opaque n'est dû qu'à l'eau d'interposition, puis à l'action de la lumière et de l'oxygène de l'air.

Les Caoutchoucs préparés par enfumage ont une odeur empyreumatique spéciale ; les autres dégagent souvent une odeur de méthylène ou même une odeur fétide, qui provient de la fermentation des corps albuminoïdes qu'ils contiennent.

Caractères microscopiques. — L'aspect du Caoutchouc, examiné en coupes très minces, est différent suivant que l'on observe la partie centrale du pain, blanche et opaque, ou la partie périphérique, brune et transparente.

Dans le premier cas, on aperçoit un nombre incalculable de petits alvéoles, dont le diamètre atteint une moyenne de 2μ, remplis d'un liquide trouble. Dans le second cas, les alvéoles ont disparu pour la plupart ; çà et là, on en rencontre quelques-uns, mais beaucoup plus gros. On remarque aussi quelques granules jaunâtres, de nature albuminoïde, qui se colorent fortement en jaune par l'iode.

Propriétés physiques et chimiques. — Le Caoutchouc est mauvais conducteur de la chaleur et de l'électricité ; sa propriété la plus caractéristique à la température ordinaire, est son extensibilité et son élasticité. Il a la propriété d'absorber certains liquides dans lesquels il est insoluble ; ainsi des tranches minces plongées dans l'eau pendant longtemps ont pu absorber de 18 à 26 p. 100 de ce liquide. Sa densité varie de 0,914 à 0,917.

L'action de la température sur ce produit est intéressante à noter. Au-dessous de + 10°, il perd son élasticité et se durcit peu à peu ; à 0°, il devient dur comme du cuir. Chauffé à 145°, il devient visqueux et très adhérent, en même temps qu'il perd son élasticité ; de 170° à 180°, il fond en un liquide épais et *tourne au gras* ; à une température plus élevée, il subit la distillation pyrogénée et donne un mélange d'hydrocarbures liquides parmi lesquels l'*isoprène* C^5H^8.

Le Caoutchouc est insoluble dans l'eau et l'alcool ; en partie soluble dans le benzène, le sulfure de carbone, le pétrole, l'essence de Térébenthine, le toluène, le chloroforme, la naphtaline fondue, les huiles grasses et essentielles. Le meilleur dissolvant est un mélange de 100 parties de sulfure de carbone et 6 parties d'alcool absolu.

Une de ses propriétés remarquables est la facilité avec laquelle il s'unit au soufre au-dessus de 100° ; il est dit *vulcanisé* et l'opération porte le nom de *vulcanisation*. Le Caoutchouc est alors moins soluble, moins fusible que le produit naturel, mais son élasticité se conserve à des températures plus basses. En augmentant la proportion de soufre (50 p. 100 environ), on obtient, vers 150°, une substance spéciale appelée *Caoutchouc durci* ou *Ébonite* ; c'est un corps dur, cassant, susceptible d'être travaillé au tour et de prendre un beau poli.

Composition chimique. — Le Caoutchouc est constitué par des polyterpènes dont on ignore le poids moléculaire ; il renferme, en outre, de 1 à 10 p. 100 de résines oxygénées, qui ont la propriété d'absorber facilement le soufre ; c'est pour cette raison que certaines sortes commerciales, riches en résines, ne se vulcanisent pas avec les doses habituelles de soufre, les résines en absorbant la plus grande partie. Certaines variétés de Caoutchouc renferment d'autres principes parfaitement définis : le Caoutchouc de Bornéo contient de la

Bornésite; le Caoutchouc du Gabon renferme de la *Dambonite*; enfin la *Pinite* a été trouvée dans le Caoutchouc de Madagascar.

Usages. — Le Caoutchouc est employé en pharmacie à la préparation de l'*Emplâtre caoutchouté simple* et des *Sinapismes en feuille*.

On en fait des tubes et une quantité d'appareils de chirurgie ou d'orthopédie : urinaux, bas compresseurs pour varices, pessaires, poires, etc. ; on en fabrique aussi des étoffes imperméables.

GUTTA-PERCHA

Origine. — La *Gutta-Percha* est une substance analogue au Caoutchouc, provenant de la concrétion du latex d'un certain nombre de plantes de la famille des Sapotacées appartenant presque toutes aux genres *Payena* (*P. Leerii*, *polyandra*, *acuminata*, etc.) et *Palaquium* (*P. gutta* [*Isonandra gutta*], *oblongifolium*, *Borneense*, *Treubii*, *Malaccense*, *formosum*, etc.); ces espèces à Gutta-Percha habitent la presqu'île Indo-Malaise, les côtes du détroit de Malacca, Singapore, Sumatra, Bornéo, Java. Cette substance, utilisée depuis très longtemps par les Malais pour fabriquer leurs chaussures ou les manches de leurs outils, ne fut importée en Europe qu'en 1842, par Montgoméry.

Récolte. — Le procédé ordinaire consiste à abattre des arbres de 35 à 50 ans, à découper des bandelettes circulaires dans l'écorce du tronc de ses arbres et à recevoir dans des vases le latex qui s'écoule ; on n'obtient guère plus de 300 grammes de latex par arbre abattu. Ce procédé primitif et imprévoyant n'avait guère d'inconvénients, vu le nombre des arbres, tant que la substance n'était employée que par les indigènes ; mais il n'en fut pas de même quand la Gutta-Percha fut connue en Europe, car les usages se multiplièrent et les demandes augmentèrent dans une proportion fabuleuse. On fut obligé d'abattre une quantité énorme d'arbres (12 millions annuellement) pour subvenir aux besoins de la consommation (3 millions de kilogrammes en 1884) ; de sorte qu'au bout de quelques années l'espèce primitivement exploitée, le *Palaquium gutta*, eut complètement disparu sur tout le littoral. Force fut donc de s'adresser aux autres espèces que nous avons énumérées.

On a essayé, dans plusieurs localités, d'abandonner l'abatage et d'obtenir le suc en pratiquant, vers le bas de l'arbre, des incisions qui ne doivent pas dépasser l'écorce ; mais on retire fort peu de produit, car le latex se concrète très rapidement, de sorte que les vaisseaux sécréteurs ne tardent pas à être oblitérés.

Dans les deux cas, on obtient un suc blanc ou jaune pâle qui brunit à l'air. On l'étend en couches minces pour favoriser sa dessiccation ; puis, on superpose un certain nombre de ces couches, de manière à en former des pains arrondis ou des blocs pesant de 10 à 20 kilogrammes.

M. Jungfleisch a fait des essais, d'ailleurs couronnés de succès, pour isoler la Gutta-Percha sans détruire l'arbre, en faisant usage d'un dissolvant approprié et en traitant par ce dissolvant les feuilles que l'on peut fort bien se procurer sans porter préjudice à l'arbre. Les feuilles, préalablement desséchées et finement pulvérisées, étaient épuisées avec du toluène tiède, et celui-ci entraîné par la vapeur d'eau ; il restait dans l'appareil la Gutta-Percha avec une certaine quantité d'eau condensée. Le rendement obtenu a été de 10 p. 100, ce qui laisse supposer qu'un arbre peut fournir, par le seul traitement de ses feuilles, environ 1200 grammes de produit.

Les premiers essais de M. Jungfleisch ont ouvert la voie aux chercheurs, et aujourd'hui plusieurs usines, installées tant en France qu'à l'étranger, traitent par des dissolvants appropriés les feuilles de Guttiers qui leur arrivent des pays d'origine, où la récolte se pratique en grand, en ballots de 150 à 200 kilogrammes. Outre le toluène, on emploie encore dans ces usines, comme dissolvants, le sulfure de carbone, le tétrachlorure de carbone, l'éther de pétrole bouillant dont la Gutta-Percha se précipite par refroidissement, la benzoline bouillante, etc.

Caractères extérieurs. — La Gutta-Percha est une substance variant du blanc sale au brun rougeâtre, qui se présente en blocs plus ou moins volumineux, de structure tantôt homogène, tantôt poreuse, le plus souvent feuilletée. En lames minces, elle offre une ténacité égale à celle des gros cuirs, mais elle est un peu moins flexible. Chimiquement pure, la Gutta-Percha est incolore ou légèrement rosée, translucide sous une faible épaisseur. Elle est insipide et à peu près inodore, tant qu'elle n'est pas décomposée

Propriétés physiques et chimiques. — La Gutta-Percha a une densité qui varie suivant le degré de pureté ; préparée avec soin, elle est à peine supérieure à celle de l'eau, de 1,010 à 1,020. Elle peut subir d'assez basses températures, sans rien perdre de sa souplesse, comme le fait le Caoutchouc. L'élévation de température lui fait subir de profondes modifications ; elle se ramollit vers 37° et devient ductile vers 45° ; vers 60°, elle est suffisamment malléable pour prendre et garder ensuite, par le refroidissement, les empreintes les plus fines. Elle fond à 130°, bout à une température plus élevée et donne, par la distillation pyrogénée, des huiles incolores, surtout formées d'isoprène ; enfin elle brûle avec une flamme éclairante en laissant couler une substance noire et molle comme la poix.

Frottée avec un chiffon de laine, la Gutta-Percha se charge d'électricité négative ; elle ne conduit pas l'électricité et constitue ainsi un isolant électrique de premier ordre.

La Gutta-Percha s'oxyde facilement à l'air, surtout à la lumière solaire, ou bien lorsqu'il y a élévation de température; à 100°, elle absorbe un quart de son poids d'oxygène et ses propriétés sont alors modifiées; elle devient friable et cassante. L'oxydation est entravée par l'immersion dans l'eau et surtout dans l'eau de mer, l'eau absorbée par la Gutta empêchant l'oxydation.

La Gutta-Percha est insoluble dans l'eau, peu soluble dans l'alcool qui en dissout d'autant plus que le degré alcoolique est plus élevé; l'alcool absolu en dissout 4 à 6 p. 100 à froid et 15 à 20 p. 100 à chaud ; elle est partiellement soluble à chaud dans la benzine, l'essence de Térébenthine, l'huile de schiste et les huiles volatiles ; le chloroforme, le *tétrachlorure de carbone* et le sulfure de carbone la dissolvent aisément. Les acides sulfurique, chlorhydrique et azotique concentrés l'attaquent vivement ; les acides dilués et les alcalis caustiques n'ont pas d'action sensible sur elle.

Composition chimique. — La composition chimique de ce produit varie beaucoup suivant la provenance et suivant les remaniements qu'on lui fait subir dans les ports ; mais la Gutta-Percha, purifiée par dissolution dans le sulfure de carbone, filtration et évaporation du filtratum, abandonne à l'alcool absolu bouillant 18 à 22 p. 100 de résines. Il reste 78 à 82 p. 100 d'un hydrocarbure, appelé *Gutta pure*, auquel on attribue la formule $C^{20}H^{32}$; les caractères de cette substance sont les mêmes que ceux de la Gutta-Percha.

Par refroidissement, l'alcool bouillant laisse déposer une résine, l'*Albane* $C^{20}H^{32}O^{2}$, que l'on purifie par plusieurs lavages à l'alcool absolu froid. L'albane est une résine cristallisée, plus dense que l'eau, fusible à 160°, soluble dans l'essence de Térébenthine, le chloroforme, le sulfure de carbone, le benzène, l'éther et l'alcool absolu bouillant.

En évaporant l'alcool absolu froid, on obtient une deuxième résine, la *Fluavile* $C^{20}H^{32}O$. C'est une substance jaunâtre, amorphe, se ramollissant vers 50° et devenant fluide à 100° et 110° ; elle est soluble dans l'alcool absolu froid et dans tous les dissolvants de la Gutta et de l'albane.

On a encore trouvé dans la Gutta-Percha, en proportions variables, un composé auquel on a donné le nom de *Guttane.*

Usages. — Les usages de la Gutta-Percha sont nombreux et augmentent chaque jour. On en fabrique des courroies de transmission, des cordes, des lanières à ligatures, des instruments de chirurgie : sondes, bougies, pessaires, stéthoscopes, canules, etc. Elle est employée industriellement pour noyer les fils conducteurs des câbles sous-marins. Son imperméabilité la rend précieuse pour les pansements humides ; laminée en feuilles très minces, elle remplace avantageusement le taffetas gommé.

On emploie en pharmacie la *Traumaticine* ou *Soluté de Gutta-Percha* (Codex) qui est une solution de Gutta-Percha dans le chloroforme ; on l'a préconisée comme topique pour les coupures et les blessures ; elle a été essayée dans certaines maladies rebelles de la peau (psoriasis, eczéma, etc.), soit seule, soit après addition de diverses substances médicamenteuses solubles elles-mêmes dans le chloroforme.

Des divers produits retirés du latex des Sapotacées, celui qui paraît se rapprocher le plus de la Gutta-Percha est le *Balata*, fourni par le *Mimusops Balata*, qui croît au Vénézuéla, au Para, dans la Guyane et dans les Antilles.

Ce produit est employé aux mêmes usages industriels que le précédent ; sa grande ténacité et son élasticité font qu'il convient bien pour la fabrication des courroies de transmission.

CHAPITRE VII

SUBSTANCES TANNIQUES

Les substances de ce groupe doivent leurs propriétés (astringentes) à des tanins ou à des corps voisins des tanins. Au point de vue chimique, ce groupe est assurément hétérogène. Il renferme, en effet, un certain nombre de composés différents et même éloignés par leur constitution chimique, mais rapprochés par un certain nombre de caractères communs. Ils sont tous amorphes, solubles dans l'eau, ont une saveur astringente, précipitent la gélatine, l'émétique et la plupart des alcaloïdes de leurs solutions, donnent avec les sels ferriques des précipités ou des colorations variant du noir bleuâtre au vert, et se décomposent par la chaleur en pyrogallol ou en pyrocatéchine. Les uns sont de véritables glucosides ; d'autres sont des anhydrides qui se dédoublent en plusieurs acides à fonction phénolique : acide protocatéchique (acide diphénol), acide gallique (acide triphénol).

On peut distinguer trois groupes principaux dans les tanins :

1° Les *oxacydes aromatiques* ou acides phénols de la série du benzol et du styrol et correspondant aux *congénères des tanins* ou tannogènes de Bræmer (acide protocatéchique, acide caféique, acide gallique, catéchine),

2° Les *tanins non glucosidiques*, produits d'oxydation et de condensation des oxacydes précédents. On peut les subdiviser eux-mêmes en : *a*) *Tanins galliques* qui sont des anhydrides, des éthers ou des cétones et qui donnent du pyrogallol à la distillation sèche ; *b*) *Tanins catéchiques* qui sont des éthers ou des cétones de l'acide protocatéchique et qui donnent de la pyrocatéchine à la distillation sèche ;

3° Les *tanins glucosidiques* qui se dédoublent en glucose et en un acide-phénol ou un aldéhyde-phénol : ce sont les *Gluco-tannoïdes*. D'autres fois ils se dédoublent en phloroglucine, au lieu de glucose et en acide protocatéchique : ce sont les *Phloro-gluco-tannoïdes*.

Réactions microchimiques. — On peut employer les réactifs suivants pour localiser les tanins :

1° Les persels de fer donnent un précipité bleu ou vert : celui que l'on emploie le plus communément en raison de ses nombreux avantages est le chlorure ferrique en solution aqueuse. Il ne faut pas perdre de vue que les persels de fer précipitent aussi d'autres principes immédiats des végétaux (arbutine, rutine, fraxine, fustine, etc.) ;

2° Le bichromate de potassium en solution aqueuse, à 5 p. 100, donne un précipité brun clair ou foncé dans les cellules qui renferment des tanins ;

3° L'acéto-tungstate de sodium ou *Réactif de Bræmer* (tungstate de sodium, 1 partie ; acétate de sodium, 2 parties ; eau distillée, quantité suffisante pour 10 centimètres cubes) précipite les tanins en jaune-fauve ; ce précipité est insoluble dans les acides, sauf dans les acides citrique et tartrique en solution *concentrée*. Ce réactif ne donne pas de précipité avec l'acide gallique, l'acide protocatéchique, la catéchine, la pyrocatéchine et le quercitrin ;

4° Le cyanure de potassium en solution aqueuse donne, avec l'acide gallique, une belle coloration rouge qui disparaît au bout d'un certain temps ; dans les mêmes conditions, le tanin précipite en jaune ;

5° L'hypochlorite de sodium (liqueur de Labarraque) donne avec l'acide ellagique une coloration orangée persistante ;

6° L'acétate de cuivre en solution aqueuse à 1 p. 100 précipite l'acide protocatéchique en rouge ;

7° Le chlorure de platine produit un précipité bleu foncé avec la pyrocatéchine ; celle-ci donne aussi une coloration verte avec l'acéto-tunsgstate de sodium ;

8° Le sulfate de cuivre ammoniacal donne un précipité brun avec le tanin. Il convient de faire macérer les échantillons dans le réactif pendant trois ou quatre heures avant de faire des coupes ; ils peuvent rester indéfiniment dans le réactif.

Dosage du tanin. — Les substances qui renferment du tanin étant fréquemment employées dans l'industrie pour le tannage des peaux et ayant une valeur en rapport avec la proportion de tanin qu'elles renferment, il est important de pouvoir doser cet élément dans les parties de plantes ou dans les extraits qui le contiennent. Quel que soit le procédé auquel on s'adresse, les écorces, feuilles, fruits ou matières diverses solides dans lesquelles on se propose de doser le tanin doivent être réduites en poudre fine. Pour cela, après les avoir grossièrement divisées, on les pulvérise dans un moulin à café et la poudre obtenue est tamisée ; les parties grossières sont broyées à nouveau jusqu'à ce que la totalité du produit ait passé à travers le tamis.

Les procédés de dosage du tanin sont extrêmement nombreux ; nous en retiendrons seulement quelques-uns, qui, malgré leur simplicité et leur rapidité, donnent des résultats suffisants.

Le *procédé Harry Synder* est basé sur la précipitation du tanin par l'acétate de zinc ammoniacal. On fait une décoction de la substance à examiner et on l'amène à un volume tel qu'elle renferme enivron 3 grammes de tanin par litre ; on prélève 50 centimètres cubes de cette solution et on ajoute 5 centimètres cubes d'une solution d'acétate de zinc ammoniacal. Celle-ci est préparée en faisant bouillir jusqu'à dissolution 40 grammes d'oxyde de zinc avec 50 centimètres cubes d'eau et 65 centimètres cubes d'acide acétique, laissant refroidir et complétant le volume de 500 centimètres cubes avec de l'ammoniaque. On recueille sur un filtre le précipité de tannate de zinc formé, qu'on lave avec de l'eau ammoniacale à 3 p. 100, jusqu'à ce que l'eau de lavage passe incolore, ce qui a lieu lorsque tout l'acide gallique et les produits non tanniques sont éliminés. Le lavage terminé, on étend le filtre sur une plaque de verre, et avec une fiole à jet on fait tomber le précipité dans un matras jaugé de 1 litre. On acidule la liqueur avec 50 centimètres cubes d'acide sulfurique au cinquième ayant servi à rincer le vase où on a opéré la précipitation, puis on complète avec de l'eau le volume de 1000 centimètres cubes. On transvase le tout dans une capsule, on ajoute 50 centimètres cubes d'une solution de sulfate d'indigo à 20 grammes de carmin d'indigo en pâte par litre, et on titre la liqueur par la méthode de Löwenthal avec une solution de permanganate de potassium à 3gr,162 par litre, jusqu'à apparition de la teinte sensible jaune sale. On retranche du nombre de centimètres cubes employés celui qui est nécessaire pour décolorer les 50 centimètres cubes de la solution d'indigo (soit 20 à 25 centimètres cubes), et la différence en centimètres cubes, multipliée par 0,004157, donne le tanin contenu dans les 50 centimètres cubes de la solution tannique soumise à l'analyse.

Le *dosage par l'antipyrine* repose sur l'insolubilité du

tannate d'analgésine. On dissout le tanin dans l'eau et on ajoute de l'analgésine jusqu'à cessation du précipité. Celui-ci est recueilli, lavé, séché et pesé ; du poids trouvé, on déduit la quantité de tanin.

On peut encore doser le tanin à l'état de *tannoforme* ; le tanin se combine à l'aldéhyde formique en donnant un précipité. On dissout dans le moins d'eau possible 2 grammes de tanin ou un poids d'extrait correspondant à 2 grammes ; la solution est mêlée à 30 centimètres cubes d'acide chlorhydrique concentré et 15 centimètres cubes de formol. Après agitation, on porte au bain-marie. Le tannoforme obtenu est pesé et, du poids du tannoforme obtenu dont la formule est $2C^{14}H^{10}O^{9}-HCOH$, on déduit le poids du tanin rapporté au gallo-tanin.

Au lieu de doser le tanin par précipitation à l'aide de certains réactifs, on peut utiliser la propriété qu'ont les substances animales de fixer le tanin. Cette méthode donne les meilleurs résultats au point de vue industriel, puisqu'elle permet de déterminer précisément les substances absorbables par la peau. On prépare une décoction de la substance tannante à analyser, puis on en prend un volume déterminé, soit 100 à 200 centimètres cubes, que l'on met à digérer dans un matras avec de la poudre de peau préalablement humectée d'eau, ou avec des cordes de violon, ou encore, avec de la soie décreusée. Si on se sert de la poudre de peau, on doit en employer une quantité égale à environ quatre fois la quantité de tanin contenu dans la solution, en ayant soin de l'ajouter peu à peu dans l'espace de deux ou trois heures. Après vingt-quatre heures de macération, on filtre et on détermine le poids d'extrait sec d'un certain volume de la liqueur obtenue ; on détermine de même le poids d'extrait sec d'un égal volume de la liqueur primitive. La différence entre les deux poids donne la proportion de matières astringentes fixées par la peau.

Avec les cordes de violon, on note l'augmentation du poids des cordes.

Pour la soie décreusée, on maintient celle-ci pendant quatre ou cinq heures à la température de 50°, en employant la soie en grand excès : soie, 5 grammes ; tannin, 0gr,10 ; eau, 100 grammes. On dose ensuite le tanin absorbé par la soie par plusieurs procédés : 1° par pesée directe de la soie ; 2° par différence du poids de l'extrait à 110° avant et après l'absorption par la soie.

Le *titrage par l'iode*, indiqué par M. F. Jean, peut être avantageusement utilisé ; ce procédé est basé sur ce fait qu'en présence d'un carbonate alcalin, les matières astringentes absorbent l'iode avec une grande facilité et proportionnellement au tanin qu'elles renferment. On dissout 4 grammes d'iode pur à l'aide de 8 grammes d'iodure de potassium, dans quantité suffisante d'eau pour faire à 15° un litre de liqueur. On prend ensuite 10 centimètres cubes d'une solution de tanin pur au 1000e (soit 0gr,01 de tanin), qu'on additionne de 2 centimètres cubes de solution de carbonate de soude à 25 p. 100 ; puis on fait tomber goutte à goutte dans ce mélange la liqueur titrée d'iode, jusqu'à ce qu'une goutte excédante de celle-ci bleuisse légèrement un papier amidonné, ce qui annonce la fin de l'opération. On répète l'expérience sur 10 centimètres cubes d'eau distillée contenant 2 centimètres cubes de la solution alcaline, afin d'apprécier la dépense d'iode faite en pure perte avant d'obtenir la coloration du papier amidonné, dépense qu'on retranche de la première ; on a ainsi exactement la quantité d'iode absorbée par le tanin lui-même. Cette correction faite, on titre la matière astringente à essayer, en employant le même procédé et en opérant sur 10 centimètres cubes de la solution qui devra contenir environ 0,01 de principe astringent. Comme l'acide gallique absorbe de l'iode pour son propre compte, on peut en déterminer la proportion par un deuxième titrage, après avoir absorbé le tanin de la liqueur par de la peau fraîche.

On peut encore opérer le dosage du tanin à l'aide du *tannomètre de Terreil*, appareil destiné à mesurer le volume d'oxygène de l'air absorbé par le tanin en présence d'une solution concentrée de potasse, sachant que 0gr,10 de tanin absorbent 20 centimètres cubes d'oxygène. L'appareil est constitué par un tube de verre gradué, de large diamètre, portant un robinet à la partie inférieure et terminé à sa partie supérieure par un renflement fermé à l'aide d'un bouchon en verre. Le volume de l'appareil, d'environ 200 centimètres cubes, est gravé sur la portion renflée. On prépare une solution concentrée de potasse (potasse, 1 partie ; eau, 2 parties) et on en aspire un volume de 20 centimètres cubes jusqu'au 0 de la graduation que porte l'appareil. Par la partie supérieure, on introduit de 0gr,20 à 1 gramme de la substance à doser finement pulvérisée, et on ferme à l'aide du bouchon de verre. Cela fait, on note la pression barométrique et la température, ce qui permet de calculer le volume de l'air primitif V. On mélange alors la poudre avec la solution potassique qui ne tarde pas à prendre une teinte brune ; de temps en temps, on ouvre sous l'eau le robinet inférieur, et une certaine quantité d'eau monte dans l'appareil. Quand l'absorption ne se fait plus, ce qui demande parfois un temps assez long, on note le volume, la pression et la température, ce qui permet de calculer le volume de l'air restant v. La différence $V—v$ indique le volume d'oxygène absorbé ; sachant que 20 centimètres cubes d'oxygène sont absorbés par 0gr,10 de tanin, on connaît immédiatement la quantité de tanin contenue dans le produit essayé.

Cette classe des substances tanniques peut, au point de vue de la pharmacographie, être divisée en quatre familles : 1° les *Galliques* ; 2° les *Catéchiques* ; 3° les *Tannoïdiques* ; 4° les *Hématoxyliques*.

FAMILLE 1. — GALLIQUES

Cette famille comprend les substances qui renferment des tanins galliques.

GALLES D'ALEP

Origine. — Les *Galles d'Alep*, *Noix de Galle*, *Galles de Chêne* sont des productions pathologiques ou *Galles* qui se

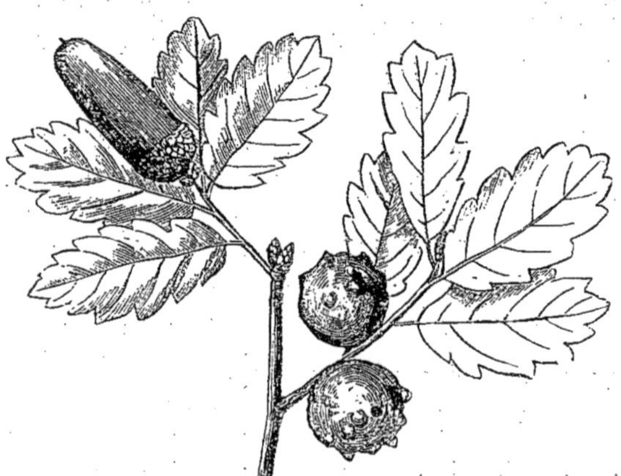

Fig. 275. — Rameau de *Quercus infectoria* portant deux Galles.

développent sur les jeunes bourgeons du Chêne des teinturiers (*Quercus infectoria*, *Q. infectoria* var. *Lusitanica*) (fig. 275), petit arbre de l'Asie Mineure, de la Syrie, de la

Grèce, de l'île de Chypre, à la suite de la piqûre d'un Insecte Hyménoptère du groupe des Cynipidés ou Gallicoles, le *Diplolepis* (*Cynips*) *Gallæ tinctoriæ*.

Caractères extérieurs. — On peut diviser les Galles d'Alep en deux groupes : les *Galles vertes* ou *noires*, qui sont

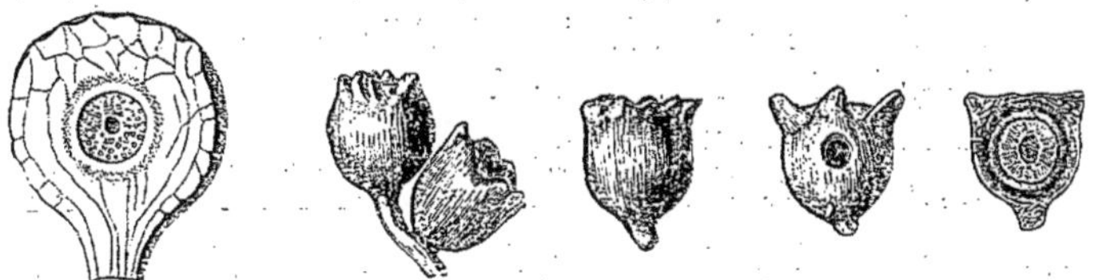

Fig. 276. — Coupe d'une Galle, de grandeur naturelle.

Fig. 277. — Petite Galle couronnée d'Alep.

noirâtres, non perforées, lourdes, très astringentes ; les *Galles blanches*, qui sont légères, blanchâtres, peu astringentes, et présentent un trou correspondant à un canal intérieur ; elles ont été récoltées après la sortie de l'Insecte et sont moins estimées que les premières.

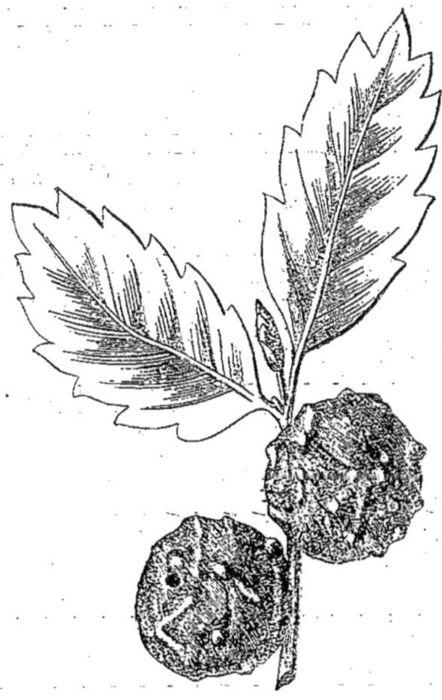

Fig. 278. — Galle de Smyrne.

La *Galle noire* se présente sous forme de masses arrondies ou piriformes, de la grosseur d'une noisette (fig. 275); la portion inférieure, lisse, se prolonge en un court pédoncule; la portion supérieure est couverte de petits tubercules plus ou moins saillants. La surface extérieure est terne, lisse, vert foncé. Les Galles d'Alep sont dures, très résistantes, ne se brisant que sous le marteau; on trouve la portion centrale occupée par une logette, limitée par une portion dure ressemblant à un noyau (fig. 276). Saveur acide très astringente, accompagnée d'une certaine douceur ; odeur à peu près nulle.

La *Petite Galle couronnée d'Alep* (fig. 277) est produite par la piqûre du *Cynips polycera* ; elle est grosse comme un Pois, pédiculée, et porte à sa partie supérieure une couronne de petits tubercules. Elle ne se trouve pas dans le commerce comme sorte distincte ; elle arrive simplement mêlée aux Galles d'Alep.

Les *Galles de Smyrne* (fig. 278) sont plus grosses, moins lourdes que les précédentes, et mêlées de beaucoup de Galles blanches ; aussi sont-elles moins estimées que les Galles d'Alep.

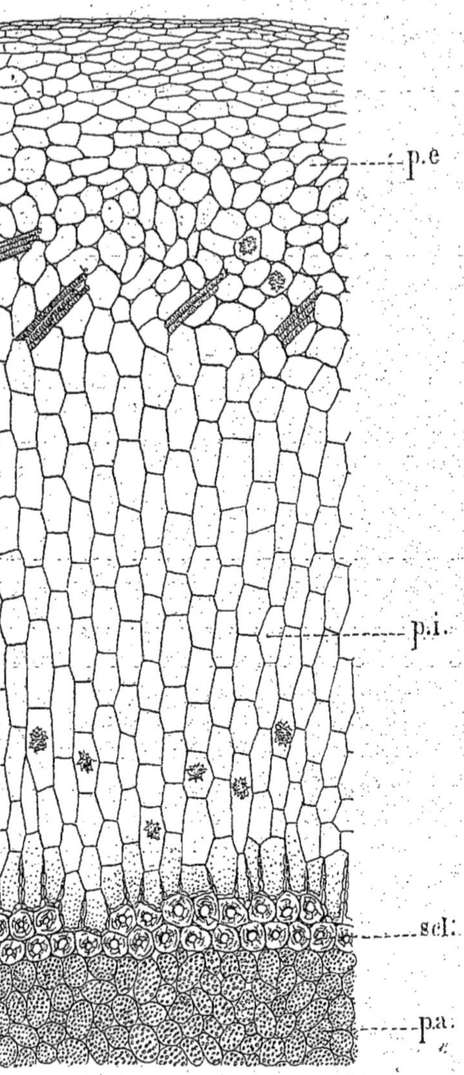

Fig. 279. — Coupe longitudinale de la Noix de Galle.

Caractères histologiques. — La Noix de Galle présente sous l'épiderme un tissu parenchymateux dans sa portion externe (*p. e*, fig. 279), devenant progressivement scléreux dans sa portion interne (*p.i*) jusqu'à atteindre, dans les couches les plus profondes, la consistance d'un sclérenchyme et former une sorte de noyau qui limite la cavité centrale (*scl*). Celle-ci présente à sa périphérie une couche plus ou moins épaisse de cellules à parois minces, remplies d'amidon (*p. a*).

Composition chimique. — La Noix de Galle renferme de

la gomme, de l'amidon, du sucre, de l'acide gallique, et de 65 à 70 p. 100 d'un tanin, qui est le type des tanins galliques, l'*acide gallo-tannique* $C^{14}H^{10}O^{9}$. Par hydratation, au moyen des acides étendus et de certains Champignons (*Aspergillus niger*, *Sterigmatocystis nigra*), l'acide gallo-tannique se transforme en acide gallique :

$$\underset{\text{Ac. gallo-tannique.}}{C^{14}H^{10}O^{9}} + H^{2}O = \underset{\text{Ac. gallique.}}{2C^{7}H^{6}O^{5}}$$

C'est, du reste, un des modes de préparation de l'acide gallique. Inversement, en déshydratant l'acide gallique par l'oxychlorure de phosphore, on obtient l'acide gallo-tannique. Le tanin de la Noix de Galle doit donc être considéré comme un anhydride digallique.

On a encore trouvé dans la solution éthérée, résidu de la préparation du tanin, à côté de l'acide gallique, un acide oxycarbonique monobasique, auquel on a donné le nom d'*acide cyclogallipharique* $C^{21}H^{36}O^{3}$; ce serait le premier terme d'une nouvelle série de corps, les *acides gras cycliques*.

Falsifications. — Les Galles d'Alep sont falsifiées de plusieurs manières :

1° On les mélange avec des sortes inférieures ;

2° On bouche, avec de la cire, les trous des Galles piquées ;

3° On colore des Galles légères, en les arrosant avec une solution de sulfate de fer ;

4° On fabrique des Galles avec de la terre glaise que l'on colore ensuite avec du sulfate de fer.

Les *sortes inférieures* et les *Galles piquées* sont reconnues par un triage attentif.

Les *Galles piquées, réparées à la cire*, sont plongées dans l'eau chaude, la cire fond et les trous réapparaissent.

Les *Galles colorées au sulfate de fer* sont généralement plus légères, et souvent piquées. Le sulfate de fer y est décelé en faisant macérer ces Galles dans de l'eau distillée et traitant la liqueur par les réactifs des protosels de fer.

Les *Galles artificielles* se délitent quand on les met dans l'eau.

Usages. — La Noix de Galle est un astringent puissant, peu employé comme médicament, parce qu'on lui préfère le tanin qui est d'un usage plus commode. On l'utilise dans l'industrie pour la préparation du *Tanin officinal*, de l'acide gallique, des encres noires et pour la teinture des tissus en noir.

On trouve encore sur les Chênes un certain nombre de Galles employées dans l'industrie :

1° La *Galle de Hongrie* (fig. 280), produite par la piqûre du *Cynips calicis* sur la cupule du gland du Chêne Rouvre (*Quercus Robur*) ; elle est très usitée pour le tannage des peaux ;

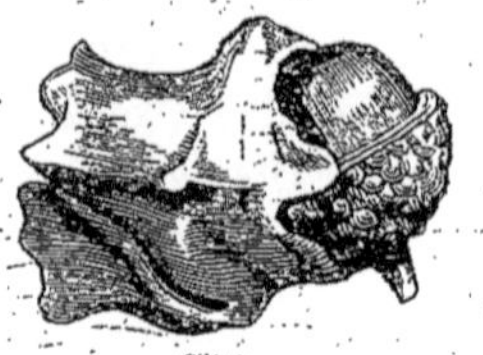

Fig. 280. — Galle de Hongrie.

2° La *Galle en Artichaut* (fig. 281), ressemblant à un cône de Houblon, et déterminée par l'*Andricus pilosus* sur le même Chêne ;

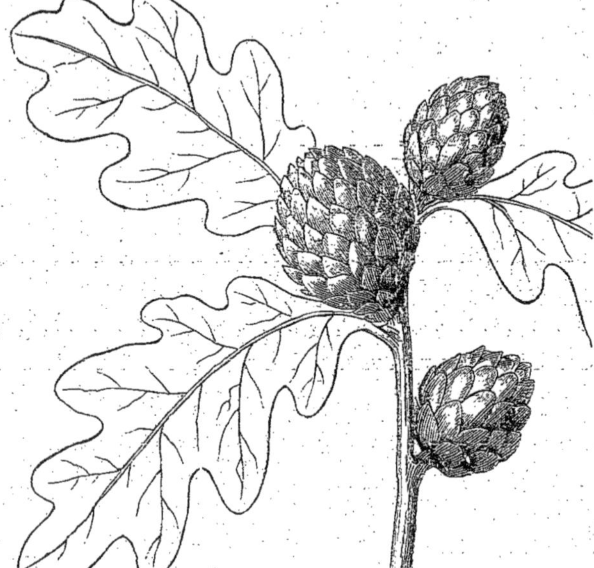

Fig. 281. — Galle en Artichaut.

3° La *Galle ronde de l'Yeuse* (fig. 282), produite sur le

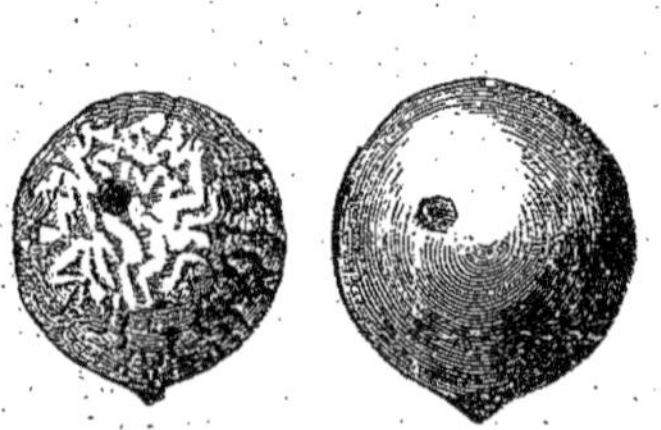

Fig. 282. — Galle ronde de l'Yeuse.

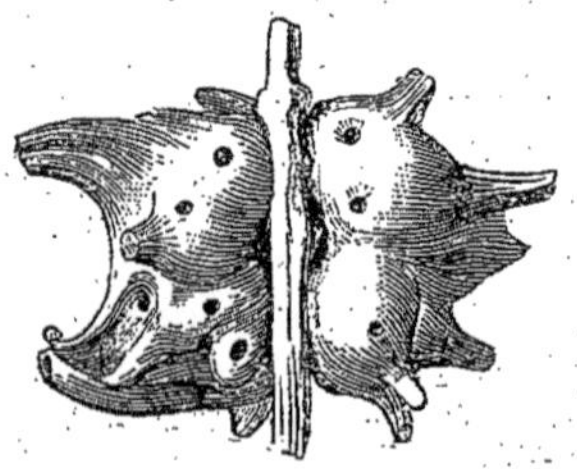

Fig. 283. — Galle corniculée.

Chêne Yeuse (*Quercus Ilex*) par le *Cynips Hungarica* ;

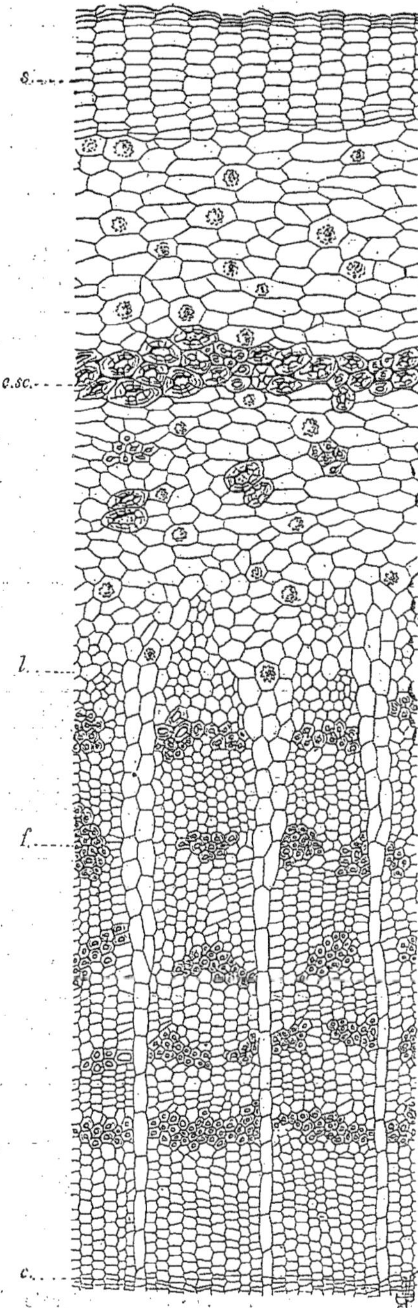

Fig. 284. — Coupe transversale de l'écorce de Chêne.

4° La *Galle corniculée* (fig. 283), galle à plusieurs loges, produite par le *Cynips coronata* sur le *Quercus pubescens*.

ÉCORCE DE CHÊNE

Origine. — L'*Écorce de Chêne* est fournie par le Chêne Rouvre (*Quercus Robur*), arbre de la famille des Cupulifères, très commun dans les forêts de l'Europe moyenne, dont il existe deux formes considérées par quelques botanistes comme deux espèces distinctes : le *Quercus pedunculata* Ehr. à fruits portés par un long pédoncule, et le *Q. sessiliflora* Sm. à fruits sessiles.

Caractères extérieurs. — L'écorce de Chêne destinée à l'usage pharmaceutique est récoltée au printemps sur de jeunes rameaux ; elle se présente en morceaux de longueur variable, plus ou moins cintrés, épais de 2 à 4 millimètres, à cassure courte et fibreuse. La surface externe est lisse, *luisante*, d'un gris argenté, tachée de brun par places avec des reflets bleuâtres ; la face interne est brun-cannelle, nettement fibreuse et parcourue par de grosses côtes longitudinales, très saillantes et très dures, tout à fait caractéristiques. Odeur de tan prononcée, quand on la mouille; saveur astringente et légèrement amère.

Caractères histologiques. — Le suber (*s*, fig. 284) est assez épais ; le parenchyme cortical qui lui fait suite renferme un grand nombre d'éléments scléreux, réunis en amas plus ou moins épais, mais formant, dans la partie moyenne une couche à peu près continue (*c. sc*). Le liber (*l*) présente des couches fibreuses (*f*), alternant avec des bandes de parenchyme un peu plus larges ; les rayons médullaires sont formés d'un rang de cellules dans la portion interne, mais ils vont en s'élargissant vers l'écorce et deviennent ainsi cunéiformes. On trouve dans les différentes parties de cette écorce de nombreux cristaux d'oxalate de chaux étoilés et prismatiques autour des amas scléreux.

Composition chimique. — L'écorce de Chêne renferme de la *gomme*, un principe amer voisin de la salicine, la *Quercine*, une matière sucrée, la *Quercite* $C^6H^{12}O^5$, et un tanin particulier appelé *acide quercitannique* $C^{19}H^{16}O^{10}$, qui diffère par certains caractères du tanin de la Noix de Galle. Par hydratation, il n'est pas transformé en acide gallique ; de plus, au lieu d'avoir une fonction anhydride, il a une fonction cétonique.

Usages. — L'écorce de Chêne est un de ces médicaments qui a été trop vanté autrefois et qui est trop délaissé aujourd'hui ; elle est, en effet, astringente, tonique et antiseptique. On ne l'emploie plus guère qu'à l'extérieur en décoction (30 à 60 grammes p. 1000) pour injections vaginales. Elle peut être avantageusement utilisée comme antidote dans les cas d'empoisonnement par les alcaloïdes, ainsi que par les sels de plomb, de cuivre ou d'antimoine. Elle est surtout employée sous le nom de *tan*, dans l'industrie de la tannerie, pour rendre les peaux imputrescibles.

FEUILLES DE NOYER*

Origine. — Les *Feuilles de Noyer* proviennent du *Noyer commun* ou *Noyer royal* (*Juglans regia*) (fig. 285), arbre de grande taille de la famille des Juglandées, originaire de la Perse, mais cultivé depuis longtemps dans presque toute l'Europe pour son amande comestible (Noix) et pour son bois d'ébénisterie ; pour l'usage pharmaceutique, on les récolte généralement au mois de juin, alors qu'elles sont encore incomplètement développées.

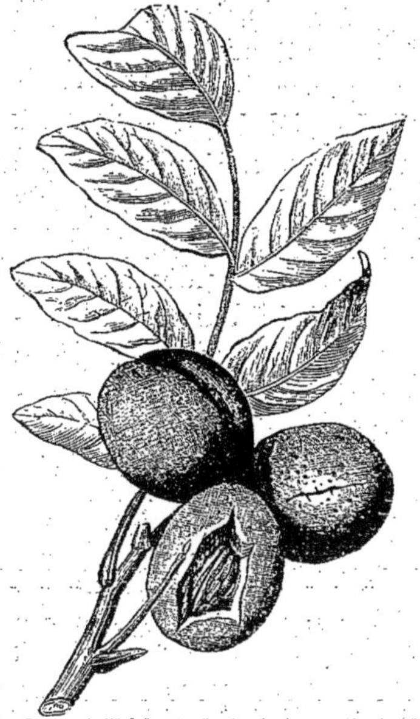

Fig. 285. — Noyer commun ; rameau avec fruits.

Caractères extérieurs. — Ces feuilles sont composées-pennées, formées de 7 ou 9 folioles, que l'on trouve dans les pharmacies souvent détachées du pétiole commun. Ces folioles sont sessiles, de 6 à 10 centimètres de long, ovales ou oblongues, acuminées, le plus souvent entières sur les bords ; elles sont colorées en vert sombre ou noirâtre à la face supérieure, en vert plus clair à la face inférieure, et sont très fragiles. Chacune d'elles porte une forte nervure médiane, d'où se détachent des nervures secondaires bien parallèles, recourbées en arc vers le bord de la feuille; elles donnent naissance à des nervures de troisième ordre qui forment entre elles un réseau très marqué surtout à la face inférieure. Odeur aromatique très forte et assez caractéristique ; saveur amère et légèrement astringente.

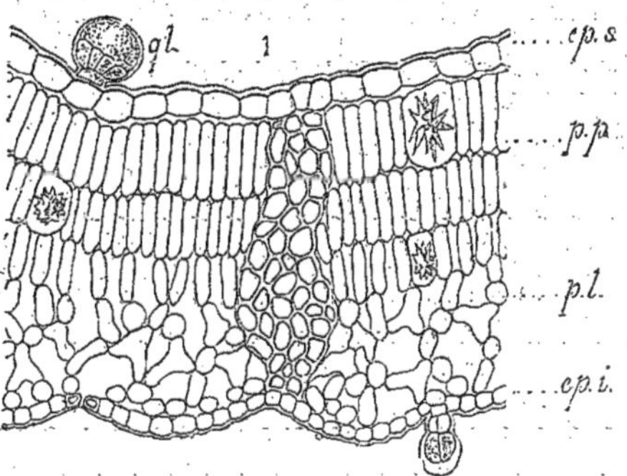

Fig. 286. — Coupe transversale de la feuille de Noyer.

Caractères histologiques. — Les deux épidermes (*ep.s*, *ep.i*, fig. 286) portent quelques poils tecteurs et des glandes (*gl.*), la plupart du temps sessiles ou brièvement pédicellées, rarement portées par un long pédicelle, pluricellulaire, unisérié, formées de quatre ou huit cellules ; l'épiderme inférieur seul porte des stomates. Le parenchyme est hétérogène asymétrique ; le parenchyme en palissade (*p.p*), formé de deux rangées de cellules, présente de grandes cellules remplies par un énorme cristal en oursin d'oxalate de chaux ; le parenchyme lacuneux (*p. l*), d'égale épaisseur, ne contient pas de cellules cristalligènes.

Composition chimique. — La feuille de Noyer renferme une forte proportion d'un *tanin* à noyau ellagique, une *huile essentielle*, de couleur jaunâtre, solide à la température ordinaire, une matière amère et âcre, la *Juglandine*, et 3 p. 100 environ d'*inosite* $C^6H^{12}O^6$.

Usages. — Les feuilles de Noyer ont été préconisées pour combattre les affections scrofuleuses et même la tuberculose pulmonaire au début, sous forme d'extrait alcoolique (2 à 5 grammes) ou d'infusion (10 à 20 grammes p. 1000). A l'extérieur, le décocté (30 à 50 grammes p. 1000) est journellement prescrit comme astringent en gargarismes, en lotions, et surtout en injections vaginales contre la leucorrhée et la vaginite.

On utilise souvent l'enveloppe verte des fruits connue sous le nom de *Brou de Noix*, qui possède les mêmes propriétés que les feuilles de Noyer et peut s'employer aux mêmes usages et aux mêmes doses. Le Brou de Noix sert aussi à préparer une liqueur à laquelle le vulgaire attribue des propriétés stomachiques.

FEUILLES D'HAMAMÉLIS

Origine. — Les *Feuilles d'Hamamélis* sont fournies par l'*Hamamelis virginica* (fig. 287), arbuste de la famille des Saxifragacées qui croît dans les forêts humides de presque tous les États-Unis, principalement dans la Pensylvanie et la Virginie, où il est connu sous le nom de *Noisetier de Sorcière* (*Witch Hazel*).

Caractères extérieurs. — Ces feuilles ressemblent assez bien à des feuilles de Noisetier ; elles sont alternes, très courtement pétiolées, minces, très fragiles sur le sec. Leur base est asymétrique ; leur forme est ovale, arrondie, et les bords sont grossièrement dentés. Elles ont en moyenne 10 à 12 centimètres de longueur et 7 à 8 centimètres de largeur ; elles sont de couleur vert mat, mais très souvent rougeâtres et même rouges ; la nervation est pennée ; les nervures principales et secondaires portent des poils ; très souvent, ces feuilles portent à leur surface des galles en forme de cornicule.

Caractères microscopiques. — Dans la feuille, les deux épidermes sont dépourvus de poils; ceux-ci sont localisés sur le pétiole et sur la nervure médiane où ils sont disposés en bouquets; ils sont unicellulaires. Le parenchyme est asymétrique et comprend une seule assise de cellules en palissade; il renferme des macles et des prismes rhombiques d'oxalate de chaux, ainsi que des sclérites plus ou moins ramifiés, allant d'un épiderme à l'autre, et rappelant singulièrement par leurs caractères ceux que l'on rencontre dans le Thé.

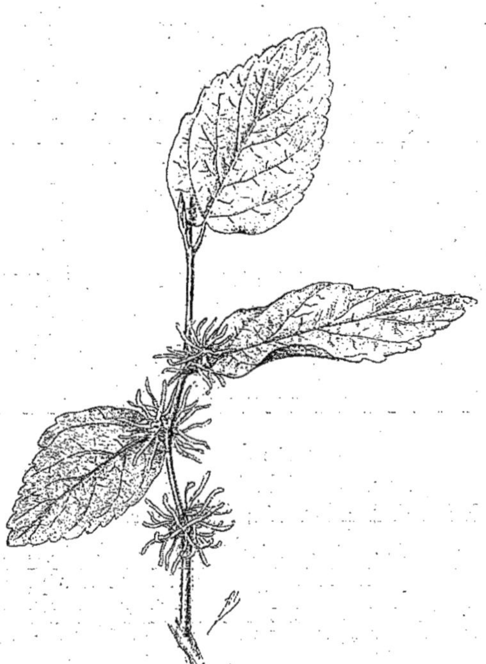

Fig. 287. — *Hamamelis virginica.*

Composition chimique. — Les feuilles d'Hamamélis contiennent une *huile essentielle*, une *résine* et de l'*Hamaméline*, qui serait un produit résineux mélangé à un alcaloïde.

Usages. — Ce médicament possède une action décongestive, sédative, régularisant la circulation en agissant sur le système vaso-moteur, dilatateur et constricteur; ce qui explique son action dans les hémorragies et dans les dilatations variqueuses, profondes ou superficielles. Il a un effet utile dans le traitement des hémorroïdes dont il diminue le volume, en même temps qu'il fait disparaître la sensation de pesanteur douloureuse qui les accompagne. Ses effets sont moins certains en ce qui concerne le traitement des varices et, comme hémostatique, son action a paru démontrée dans quelques cas.

On emploie l'*Extrait mou*, l'*Extrait fluide* (IV à X gouttes, toutes les deux heures), la *Teinture* (V à XX gouttes par jour), plus rarement la décoction (80 grammes pour 500 grammes, un verre par jour).

FAMILLE 2. — CATÉCHIQUES

Nous groupons ici les substances qui doivent leurs propriétés à des tanins catéchiques.

CACHOU DE PÉGU

Origine. — Le *Cachou de Pégu* est un extrait astringent obtenu par décoction du bois de l'*Acacia Catechu* (fig. 288) et de l'*A. Suma*, Légumineuses de l'Inde.

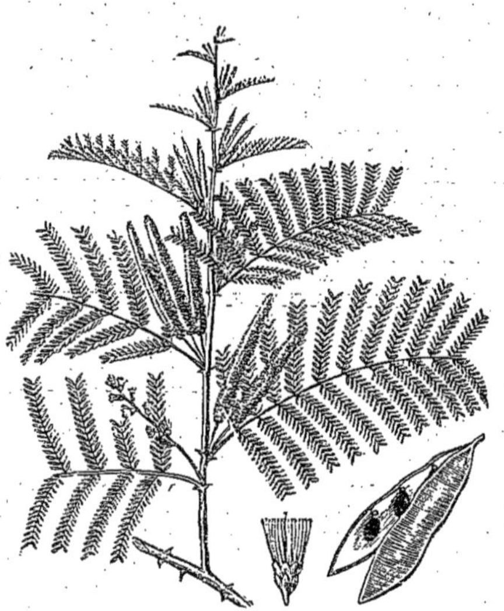

Fig. 288. — *Acacia Catechu.*

Préparation. — Le Cachou de Pégu est préparé avec le cœur du bois de l'arbre, qui est la partie la plus riche en principes astringents ; on le réduit en copeaux que l'on fait bouillir dans des vases en terre jusqu'à réduction de moitié de l'eau employée. Le décocté est ensuite mis dans un vase plat et on l'évapore jusqu'à consistance suffisante. La masse est versée dans des moules ou sur une natte et on achève la dessiccation au soleil. Ce Cachou est surtout préparé dans les régions de Malabar, de Surate, du Pégu et de Bahar.

Caractères extérieurs. — Le Cachou se présente en masses aplaties, volumineuses, recouvertes de grandes feuilles attribuées au *Dipterocarpus tuberculatus*. Ce Cachou a l'aspect d'un extrait brun rougeâtre, compact quand il est récent, creusé de petites cavités quand il est ancien. Il est fragile; sa cassure est brillante, conchoïdale. Il n'adhère pas à la langue et ne colore pas la salive en rouge. Sa saveur est amère, très franchement astringente, avec un arrière-goût sucré faible, mais persistant ; son odeur est nulle.

Caractères microscopiques. — L'examen microscopique permet d'établir sûrement une distinction entre le Cachou de Pégu et le *Gambir*, autre sorte de Cachou préparée avec les feuilles d'une Rubiacée, le *Nauclea Gambir* (*Uncaria Gambir*), de la presqu'île de Malacca ; ce que les caractères extérieurs ne permettent pas toujours de faire d'une façon positive. A cet effet, on dissout l'extrait, soit par un alcali, soit par l'acide acétique à 30 p. 100, et on examine au microscope le résidu insoluble.

Les Cachous, étant préparés avec la partie centrale du tronc d'un arbre, sont caractérisés par la présence de débris de fibres ligneuses, de grands vaisseaux à ponctuations aréolées ; on n'y observe jamais de cellules parenchymateuses dissociées. Les Gambirs, qui sont préparés avec de jeunes tiges portant des feuilles et des fleurs, sont caractérisés par la présence de cellules parenchymateuses dissociées et de poils à base plus ou moins recourbée et munis de nombreuses ponctuations bien distinctes; ces poils proviennent du calice et de la corolle.

Composition chimique. — Le Cachou renferme de la *Catéchine* $C^{19}H^{18}O^{8}$, aldéhyde-phénol de la série catéchique, et un tanin, l'*acide cachoutannique* $C^{38}H^{34}O^{15}$, qui est l'anhydride de la catéchine. Soumis à la distillation sèche, il donne de la pyrocatéchine ; la solution aqueuse donne, avec le perchlorure de fer, un précipité vert foncé, qui prend une couleur pourpre au contact d'une faible trace d'alcali. La matière colorante jaune serait due à la *Quercétine*.

Falsifications et essai. — Le Cachou est souvent adultéré par addition de matières minérales, d'amidon, de matières astringentes, de sang, etc.

Le Cachou se dissout incomplètement dans l'eau et dans l'alcool ; dans les deux cas, le poids du résidu insoluble, épuisé à chaud et desséché, ne devra pas dépasser 15 p. 100.

Les *matières minérales* étrangères se reconnaissent par l'incinération ; si le Cachou est pur, il donne 6 p. 100 de cendres au maximum ; un chiffre supérieur indiquera la fraude que l'on déterminera ensuite par l'analyse du résidu de la calcination.

Pour rechercher l'*amidon*, on épuise le Cachou par l'alcool et on reprend le résidu insoluble par l'eau bouillante ; après repos et refroidissement, on décante la liqueur surnageante et on ajoute un peu d'eau iodée qui, dans le cas de la présence de l'amidon, donnera une coloration bleue. On peut aussi procéder à l'examen microscopique du résidu qu'a laissé le traitement par l'alcool. De plus, le résidu insoluble ne devra pas dépasser 15 p. 100.

Dans le cas d'addition de *matières astringentes*, on traite une certaine quantité de Cachou pulvérisé par l'eau froide ; on filtre et on ajoute quelques gouttes de chlorure ferrique qui donneront une teinte noire au lieu de la teinte verte que donne le Cachou pur.

Pour reconnaître le *sang*, on traite le Cachou par de l'alcool à chaud ; on filtre et on chauffe le résidu dans un tube ; si le produit renferme du sang, il se dégage des vapeurs ammoniacales. Augmentation du résidu insoluble.

Usages. — Le Cachou est un astringent puissant que l'on utilise dans les diarrhées, dans les urétrites, etc.

On emploie la poudre (1 à 2 grammes), la *Teinture* (30 grammes), le sirop (20 à 100 grammes), l'extrait sec (1 à 4 grammes), etc. Il sert à préparer l'*Électuaire de Copahu composé* et les *Tablettes de Cachou.*

Dans l'industrie, on l'emploie au tannage des peaux et pour donner aux vins destinés à imiter les vins de Bordeaux l'astringence de ces derniers.

RACINE DE RATANHIA

On trouve actuellement, sous ce nom, dans le commerce, plusieurs sortes de racines de provenance différente : 1° le *Ratanhia du Pérou* ou *Ratanhia officinal*, fourni par le *Krameria triandra* (fig. 289), petit arbuste de la famille des Légumineuses-Césalpiniées, qui croît à une altitude de 900 à 2.500 mètres, sur les pentes sablonneuses des Cordillères du Pérou et de la Bolivie. On récolte sa racine au nord et à l'est de Lima, à Caxatambo, Huanuco, etc. ; on l'exporte assez souvent de Callao et de Payta ; 2° le *Ratanhia de la Nouvelle-Grenade* ou de *Savanille*, produit par le *Krameria Ixina* var. *Granatensis*, arbuste de $1^{m},20$ à $1^{m},80$ de haut, qui croît dans les parties arides de la vallée de Jiron (Nouvelle-Grenade), dans la Guyane anglaise, ainsi que dans les provinces de Pernambuco et de Goyaz (Brésil) ; 3° le *Ratanhia du Brésil* ou *du Para*, qui paraît provenir du *Krameria argentea*, et qui est très commun dans le commerce. Ces deux sortes de Ratanhia peuvent être employées aussi bien que la sorte officinale.

Caractères extérieurs. — Quand elle est intacte, la racine de Ratanhia officinal est constituée par un corps court, épais, plus ou moins noueux, d'où partent de nombreuses ramifications assez grêles ; ce sont ces ramifications qui sont le plus fréquemment employées. Ces tronçons, de 15 à 20 centimètres de long sur 1 centimètre de diamètre, sont rarement droits, le plus souvent tortueux et ondulés. L'écorce, assez épaisse, de couleur brun rouge foncé, est rugueuse, avec des fentes transversales très superficielles ; elle se détache très facilement et manque par places, en laissant voir le bois dense, dur, de couleur blanc rougeâtre, à structure radiée. La saveur de l'écorce est astringente, un peu amère ; celle du bois est à peu près nulle.

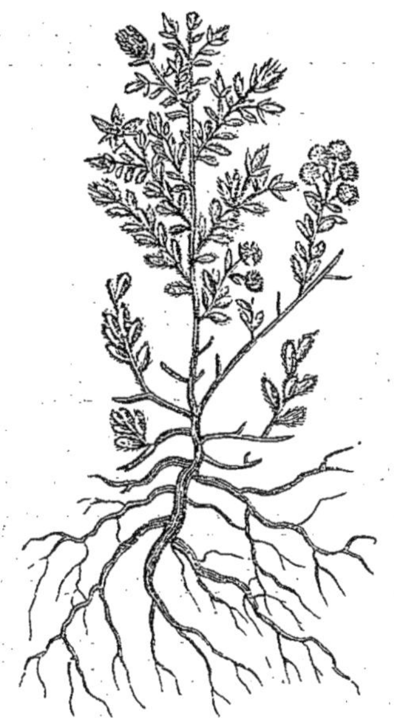

Fig. 289. — *Krameria triandra.*

Le Ratanhia de la Nouvelle-Grenade ou de Savanille se distingue du précédent par ses morceaux plus courts et plus réguliers, par sa coloration extérieure d'un gris violacé mat, par ses fissures transversales très profondes et par une plus grande épaisseur de l'écorce, qui est en outre très adhérente au bois.

Le Ratanhia du Para ou du Brésil se distingue des deux sortes précédentes par sa couleur noirâtre, ses fentes transversales profondes, coupées de rides longitudinales très nettes, et par l'épaisseur plus considérable encore de sa portion corticale par rapport au bois.

Caractères histologiques. — Sous un suber plus ou moins épais, on trouve un parenchyme cortical secondaire dont les cellules renferment de la matière colorante et des grains d'amidon *assez petits* (assez gros dans le Ratanhia du Brésil); le liber secondaire renferme un très grand nombre de fibres à parois très épaisses et réunies en faisceaux étroits allongés dans la direction radiale ; la zone ligneuse, formée de fibres au milieu desquelles sont dispersés de nombreux vaisseaux, est divisée en un certain nombre de faisceaux par des rayons médullaires formés d'un seul rang de cellules.

Composition chimique. — La racine de Ratanhia renferme du *mucilage*, du *glucose*, un corps odorant volatil, la *Rantanhine*, et 20 p. 100 d'un tanin particulier, l'*acide ratanhiatannique* $C^{20}H^{20}O^{9}$. A la distillation sèche, il donne de la pyrocatéchine ; il se colore en vert par les sels de fer et *ne précipite pas l'émétique.*

Usages. — La racine de Ratanhia est un astringent des plus énergiques qui possède une action hémostatique réelle ; on l'emploie à l'intérieur contre les hémorragies et les diarrhées chroniques ; à l'extérieur, en injections contre la vaginite et la blennorragie, en suppositoires contre les fissures de l'anus. On emploie la décoction (50 p. 1000), l'*Extrait* (2 à 5 grammes), le sirop (20 à 100 grammes), la *Teinture*, etc.

FAMILLE 3. — TANNOÏDIQUES

Cette famille comprend les substances renfermant les congénères du tanin ou *tannoïdes* ; elles sont très nombreuses, mais de peu d'importance. Nous nous contenterons d'étudier celles qui figurent au nouveau Codex.

RHIZOME DE BISTORTE

Origine botanique. — Ce rhizome (fig. 290), improprement appelé *Racine de Bistorte*, est fourni par le *Polygonum Bistorta*, plante de la famille des Polygonacées, commune dans les pâturages humides des régions tempérées de l'hémisphère boréal.

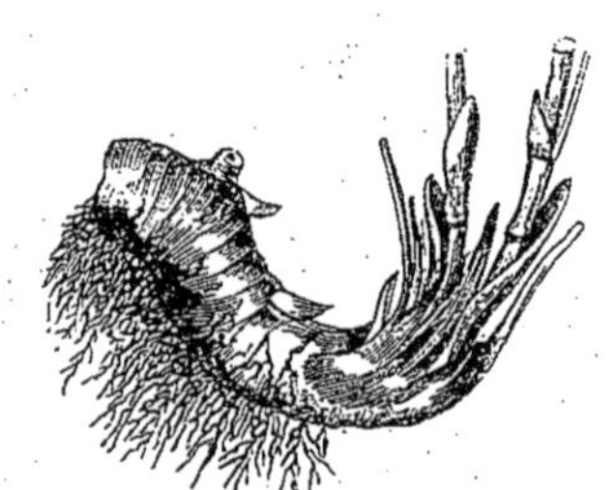

Fig. 290. — Rhizome de Bistorte.

Caractères extérieurs. — Le rhizome sec se présente en fragments aplatis de 3 à 8 centimètres de long, repliés sur eux-mêmes en forme d'S, ce qui a valu à la plante le nom qu'elle porte; ils sont fortement ridés en travers et présentent de fines stries longitudinales. La surface est brun rougeâtre ; la section est rouge et offre, parallèlement à la face externe, une zone pointillée, formée de très petits faisceaux libéro ligneux, ovoïdes; cette zone est à 1 millimètre environ d la circonférence exté rieure. Odeur à pe près nulle ; saveur as tringente.

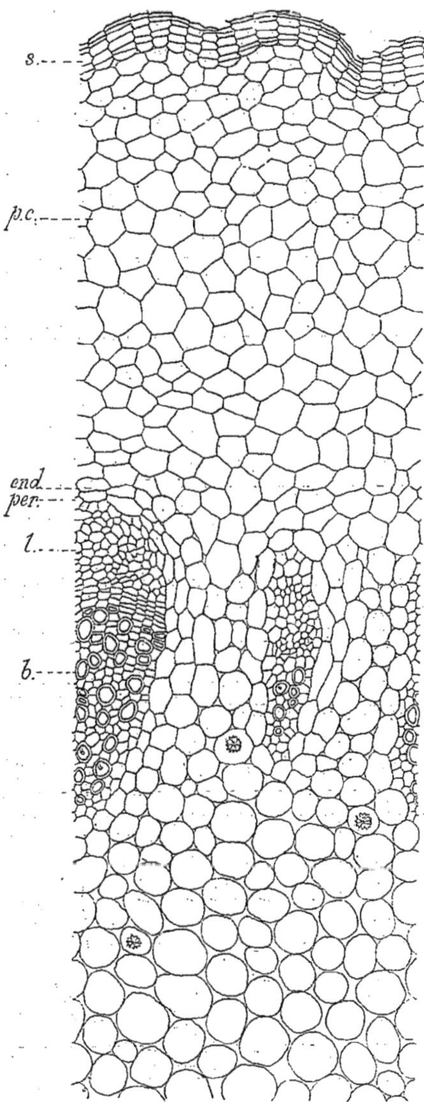

Fig. 291. — Coupe transversale du rhizome de Bistorte.

Caractères microsco piques. — Suber (*s* fig. 291) formé de cel lules aplaties remplie de matière colorant brune; parenchym cortical (*p. c*) formé d cellules polyédrique contenant de l'amidor et des cristaux étoilé d'oxalate de chaux ou une matière brune. Faisceaux libéro-ligneux (*l,b*) séparés le uns des autres par de rayons médullaires très larges; moelle de même structure que le parenchyme cortical.

Composition chimique. — Ce rhizome renferme de l'*amidon*, et *deux tanins* : l'un, voisin de l'acide tormentillo-tannique; l'autre, qui paraît identique au tanin du Ratanhia.

Usages. — Le rhizome de Bistorte est un astringent énergique dont la place est marquée à côté du Ratanhia et du Cachou. A l'intérieur, on l'emploie contre les diarrhées; à l'extérieur, en injections contre la leucorrhée. Il entre dans la préparation de l'*Élec-*

tuaire diascordium. L'industrie l'emploie au tannage des peaux.

RHIZOME DE TORMENTILLE

Origine. — Le *Rhizome de Tormentille* provient du *Potentilla Tormentilla*, petite plante de la famille des Rosacées, commune dans les bois et les pâturages secs de toute l'Europe et en Sibérie. La drogue est surtout récoltée dans les Alpes et dans les Pyrénées.

Caractères extérieurs. — Le rhizome de Tormentille est en fragments courts (4 à 6 centimètres de long), de la grosseur du petit doigt, coniques, souvent contournés, simples ou ramifiés, portant de larges tubérosités latérales. La surface externe, d'un brun terreux, est très rugueuse, mais non écailleuse, marquée de petites cicatrices disposées en spirale, provenant de la section des racines adventives. La cassure est courte, granuleuse, à contours sinueux. La section transversale montre une écorce peu épaisse; le corps central montre, sur un fond rouge brun, un cercle de faisceaux vasculaires blanc jaunâtre, isolés par de larges rayons médullaires. Pas d'odeur ; saveur très astringente.

Composition chimique. — Le principe intéressant de cette drogue est le tanin qu'elle renferme, l'*acide tormentillo-tannique*, dans la proportion de 17 à 20 p. 100.

Usages. — La Tormentille est un astringent antidiarrhéique de réelle valeur qu'on peut utiliser en décoction (5 à 20 p. 1000). Elle fait partie de l'*Électuaire diascordium*. Elle est employée dans l'industrie au tannage des peaux et pour la teinture.

ROSES ROUGES

Origine. — Les *Roses rouges* ou *Roses de Provins* sont les pétales des fleurs cueillies avant le complet épanouissement du bouton et mondées de leur calice et de leurs étamines du *Rosa gallica*, arbuste de la famille des Rosacées, cultivé en France dans certaines régions (environs de Provins, de Paris, de Lyon, sur la Côte d'Azur), en Allemagne, en Hollande, en Angleterre, en Perse. Le commerce français la reçoit des agriculteurs lyonnais ou des environs de Paris.

Caractères extérieurs. — Les pétales se présentent souvent encore réunis entre eux, comme dans le bouton floral. Quand ils sont entièrement développés, ils ont une forme ovale ou subcordée ; ils présentent un onglet jaunâtre. Leur couleur est rouge pourpre foncé et ils ont un aspect velouté. Les Roses rouges ont une odeur forte et agréable, se développant par la dessiccation ; leur saveur est un peu amère, astringente.

Composition chimique. — Elles renferment de l'*essence*, de l'*acide gallique*, du *tanin*, du *quercitrin*, des *matières grasses*, etc.

Usages. — Les Roses rouges constituent un astringent léger, rarement employé à l'intérieur ; à l'extérieur, on emploie fréquemment son infusion (20 à 60 p. 1000) en collyres, lotions, injections et surtout en gargarismes. Elles entrent dans la préparation de l'*Électuaire diascordium*, du *Gargarisme astringent*, du *Gargarisme au borate de soude*, du *Mellite de Rose rouge* (*Miel rosat*), des *Pilules mercurielles simples*.

ROSES PALES

Origine. — Les *Roses pâles* sont les pétales du *Rosier à cent feuilles* (*Rosa centifolia*), originaire d'Orient et cultivé sous mille formes ou variétés dans les jardins.

Caractères extérieurs. — Les pétales de Rose pâle sont séparés dans les pharmacies. Ils ont une forme obovale ou subcordée ; ils sont plus larges que longs et pourvus d'un onglet court. Ils offrent une couleur rose pur, incarnat. Les Roses pâles ont une odeur très agréable et une saveur très légèrement astringente.

Composition chimique. — Elle est la même que celle des Roses rouges avec une plus forte proportion d'essence.

Usages. — Les pétales frais servent à préparer l'*Eau distillée de rose* ; secs, ils font partie du *Sirop de Salsepareille composée*.

Les *Feuilles de Ronces* sont fournies par la Ronce sauvage (*Rubus fruticosus*) et autres espèces ou variétés de *Rubus*, de la famille des Rosacées. Elles sont facilement reconnaissables aux aiguillons recourbés en arrière que l'on observe sur le pétiole et au-dessous des nervures principales.

Elles sont astringentes et sont communément employées, surtout dans la médecine populaire, en décoction (20 p. 1 000), additionnée de miel rosat, sous forme de gargarisme, dans les cas d'angine, de stomatite, etc.

FEUILLES DE PERVENCHE OFFICINALE

Origine. — Les *Feuilles de Pervenche officinale* sont fournies par la *Petite Pervenche* (*Vinca minor*) (fig. 292), plante de la famille des Apocynées, qui croît en abondance dans les lieux couverts et ombragés de toute l'Europe tempérée.

Caractères extérieurs. — Ces feuilles sont elliptiques lancéolées, coriaces, à bords entiers, pourvues d'un pétiole très court portant deux petites glandes; leur limbe est luisant, d'un vert un peu grisâtre après la dessiccation. Elles sont inodores et possèdent une saveur amère et acide qui n'a rien de désagréable.

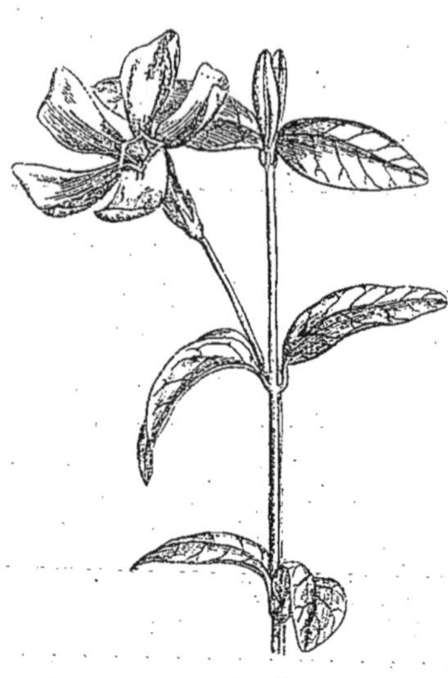

Fig. 292. — Petite Pervenche.

Caractères histologiques. — Poils tecteurs, très courts, unicellulaires, sur les deux épidermes ; stomates seulement sur l'épiderme inférieur. Parenchyme palissadique formé de 2 à 3 rangs de cellules à la face supérieure ; parenchyme lacuneux, plus épais, à la face inférieure. Vaisseaux laticifères localisés dans chaque faisceau libéro-ligneux à la limite du péricycle.

Usages. — Remède antilaiteux populaire. Elles font partie des *Espèces vulnéraires.*

FAMILLE 4. — HÉMATOXYLIQUES

Les substances de cette famille renferment des matières colorantes de composition voisine de celle des tanins. Ainsi la matière colorante du bois de Campêche, fondue avec la potasse, donne du pyrogallol et de la résorcine.

BOIS DE CAMPÊCHE*

Origine. — Le *Bois de Campêche* provient de l'*Hæmatoxylon Campechianum*, arbre de la famille des Légumineuses, originaire de la baie de Campêche, au Honduras, répandu aujourd'hui dans d'autres parties de l'Amérique centrale, à la Jamaïque et aux Antilles.

Caractères extérieurs. — Le bois de Campêche arrive dans le commerce dépourvu de son aubier et réduit au cœur ligneux ; il se présente en bûches ou en copeaux. Les bûches sont à peu près prismatiques, lourdes, compactes, homogènes. Exposées à l'air depuis quelque temps, elles ont une couleur noirâtre à l'extérieur, mais à l'intérieur elles ont une teinte rougeâtre. La surface de la section transversale présente une multitude de bandes transversales, plus ou moins larges, alternativement claires et foncées, non parallèles, mais s'intriquant entre elles, de façon à former un réseau à mailles étendues dans la direction tangentielle ; de ces bandes, les unes sont assez larges, foncées, denses, susceptibles d'un beau poli ; les autres sont plus étroites, plus pâles et criblées de pores très apparents. Ce bois est très lourd et, bien que d'une structure très dure et très serrée, il se fend facilement. Odeur fort agréable et analogue à celle de la Rose ou de la Violette; saveur douceâtre, légèrement astringente.

Les copeaux forment des aiguilles fibreuses, pointues aux deux extrémités, se désagrégeant facilement en fibres plus ténues ; elles sont d'un rouge brun ou violacé et offrent tous les autres caractères des bûches.

Caractères histologiques. — Examiné au microscope, le bois de Campêche présente une série de bandes fibreuses alternant avec des bandes de parenchyme ligneux. Les premières sont formées par un tissu de fibres quadrangulaires ou polygonales sur la coupe, munies de parois très épaisses, finement ponctuées et colorées en brun rouge foncé; les autres sont formées de cellules polygonales, larges, à parois minces, renfermant des cristaux, entourant de larges vaisseaux, tantôt isolés, tantôt réunis par deux. Toute la masse ligneuse est entrecoupée par des rayons médullaires formés de deux ou trois files de cellules très allongées dans le sens du rayon.

Composition chimique. — Le bois de Campêche renferme une certaine quantité de tanin et doit ses propriétés colorantes à un principe isolé par Chevreul, l'*Hématoxyline* ou *Hématine* $C^{16}H^{14}O^{6}$.

L'hématoxyline est soluble dans l'alcool, l'éther, l'eau bouillante, très peu soluble dans l'eau froide ; elle se dissout dans les alcalis avec une couleur bleu violet. Sous l'action combinée de l'oxygène et de l'ammoniaque, elle donne de l'*Hématéine-ammoniaque* $C^{16}H^{11}(AzH^4)O^6$ qui, traitée par l'acide acétique, donne l'*Hématéine* $C^{16}H^{12}O^6$ qui se présente en écailles d'un violet foncé avec reflets verts. Fondue avec de la potasse, l'hématoxyline donne du pyrogallol et de la résorcine.

Usages. — Le bois de Campêche est peu employé en thérapeutique, bien qu'il ait été préconisé comme tonique et astringent dans les diarrhées. Il est surtout employé, dans l'industrie, pour la teinture en noir et en bleu ; on l'utilise aussi comme réactif colorant dans la technique histologique.

Le *Bois du Brésil* ou *de Fernambouc* est fourni par le *Cæsalpinia echinata*, grand arbre de la famille des Légumineuses qui croît au Brésil. Il est dur, compact, inodore, brun rouge au dehors, rouge pâle et jaunâtre à l'intérieur. Chevreul en a isolé le principe colorant qu'il a nommé *Brésiline* $C^{16}H^{14}O^5$. Le bois de Fernambouc est surtout utilisé pour la teinture. On s'en sert parfois en pharmacie dans la préparation des liqueurs alcooliques ou élixirs dentifrices.

Le *Bois de Sappan* ou *Brésillet des Indes* est dû au *Cæsalpinia Sappan*, Légumineuse des Indes orientales ; il est surtout usité dans la teinture, mais a été aussi préconisé comme emménagogue et abortif.

Le *Bois de Santal rouge* est fourni par le *Pterocarpus santalinus*, Légumineuse arborescente des Indes orientales, qui croît abondamment à Ceylan, Malacca, Malabar, sur la côte de Coromandel et dans les îles Philippines. Ce bois renferme une matière colorante, la *Santaline* ou *acide santalique* $C^{15}H^{14}O^5$, et un certain nombre de principes moins importants. Son emploi industriel est très répandu.

FEUILLES DE HENNÉ*

Origine. — Les *Feuilles de Henné* sont fournies par le *Lawsonia inermis* (*Al Hanneh* ou *Henna* des Arabes), gracieux arbuste de la famille des Lythracées, originaire de l'Arabie, qui est aujourd'hui cultivé dans l'est et le nord-est de l'Afrique, en Égypte, aux environs du Caire, en Arabie, en Perse, aux Indes, à Malabar, à Ceylan, etc.

Caractères extérieurs. — Ces feuilles sont opposées sur la tige, simples et entières, de 2 centimètres de longueur sur 1 centimètre de largeur, portées par un court pétiole, ovales, aiguës, mucronées, à bords révolutés à la face inférieure, sans stipules. De la nervure médiane partent des nervures secondaires qui se dirigent vers les bords de la feuille, où elles s'anastomosent en courbes douces. L'odeur est nulle ; la saveur est légèrement âcre et astringente.

Ces caractères importent peu, puisque le Henné est vendu toujours pulvérisé. La poudre a une couleur brun verdâtre, prenant à l'air une teinte rougeâtre.

Caractères histologiques. — L'épiderme supérieur (*ep. s*, fig. 293) est formé de cellules polygonales très irré-

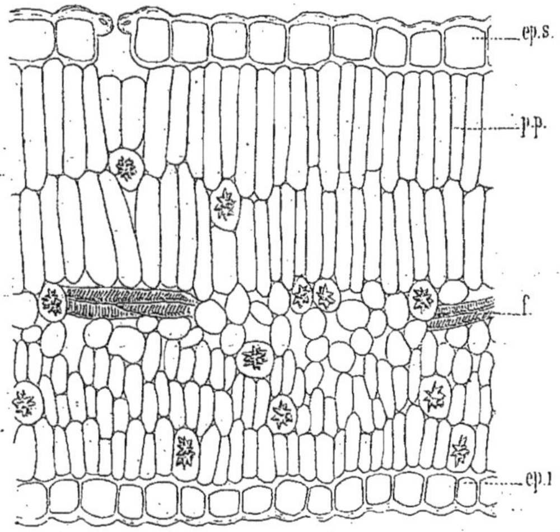

Fig. 293. — Coupe de la feuille de Henné.

gulières, à cuticule extérieure très épaisse ; il présente de nombreuses cellules à mucilage, plus volumineuses que les cellules épidermiques ordinaires (*p. p*) et des stomates ; il est dépourvu de poils. Le parenchyme comprend, sur chacune des faces, deux à trois rangées de cellules en palissade, plus hautes à la face supérieure qu'à la face inférieure ; elles contiennent une matière colorante jaune et des grains d'amidon arrondis. Le parenchyme intermédiaire, dans lequel courent les vaisseaux (*f*), est formé de cellules irrégulières, sensiblement radiales. Un grand nombre de cellules avoisinant les cellules en palissade contiennent une grosse macle d'oxalate de chaux, de sorte que les cellules cristalligènes sont disposées suivant deux lignes à peu près régulières. L'épiderme inférieur (*ep. i*) est en tous points semblable à l'épiderme supérieur ; comme lui, il est dépourvu de poils et présente de nombreux stomates.

Composition chimique. — Les feuilles de Henné contiennent des *matières grasses* (2,70 p. 100), du *tanin* (0,70 p. 100), une *matière colorante* peu connue jusqu'ici (3 p. 100), une *résine* soluble dans l'éther (1,20 p. 100), un *sucre réducteur* (1,20 p. 100), etc. On y aurait trouvé des traces d'alcaloïde.

Usages. — Le Henné, sous forme de poudre (1), est employé en Orient depuis des temps immémoriaux, et il sert surtout, chez l'Arabe, dans le double but d'augmenter la beauté et d'assurer la santé. Pour lui, le Henné est le cosmétique par excellence. Presque toutes les femmes et les enfants de bonne famille se teignent les mains et les pieds avec le Henné.

Le Henné, par le tanin qu'il renferme, resserre la peau, la tonifie, diminue beaucoup la transpiration, ce qui permet de mieux supporter les brusques variations de température. Les Arabes emploient couramment le Henné comme topique ; ils en enduisent toutes leurs blessures et même les plaies des animaux.

Les propriétés astringentes du Henné pourraient être utilisées dans les cas de bromidrose des pieds ou des mains, et dans certaines affections de la peau.

Dans l'industrie, le Henné est employé pour la teinture de la laine et pour donner au bois blanc la teinte de l'acajou ; seul ou mélangé à l'indigo, il sert à teindre la barbe et les cheveux.

(1) En cet état, il est rarement pur. Toutes les poudres de Henné que j'ai eu l'occasion d'examiner renfermaient du sable très fin, dont la proportion atteignait dans certains échantillons 50 p. 100. Cette falsification, d'un usage très courant, est faite sous le couvert de la nécessité où seraient les marchands d'ajouter du sable pour faciliter la pulvérisation de la drogue.

CHAPITRE VIII

SUBSTANCES A GLUCOSIDES

Le nom générique de *Glucosides*, bien que pouvant s'appliquer à tous les éthers du glucose, est plus particulièrement employé pour désigner les nombreux composés définis, presque tous d'origine végétale, qui possèdent la propriété de se dédoubler, sous l'influence des agents d'hydratation, en une ou plusieurs molécules de sucre et en substances définies très variées. Ainsi la salicine donne du glucose et de la saligénine :

$$\underset{\text{Salicine.}}{C^{13}H^{18}O^{7}} + H^{2}O = \underset{\text{Saligénine.}}{C^{7}H^{8}O^{2}} + \underset{\text{Glucose.}}{C^{6}H^{12}O^{6}}$$

La coniférine se dédouble en glucose et alcool coniférylique :

$$\underset{\text{Coniférine.}}{C^{16}H^{22}O^{8}} + H^{2}O = \underset{\text{Alc. coniférylique.}}{C^{10}H^{12}O^{3}} + \underset{\text{Glucose.}}{C^{6}H^{12}O^{6}}$$

L'arbutine donne du glucose et de l'hydroquinone :

$$\underset{\text{Arbutine.}}{C^{12}H^{16}O^{7}} + H^{2}O = \underset{\text{Hydroquinone.}}{C^{6}H^{6}O^{2}} + \underset{\text{Glucose.}}{C^{6}H^{12}O^{6}}$$

Ces hydratations des glucosides ont lieu, soit par ébullition avec les acides dilués, les alcalis, l'eau de baryte, soit sous l'influence de certaines diastases (*hydratases*), telles que l'*émulsine* des Amandes, la *myrosine* des graines de Moutarde noire, l'*érythrosine* de la Garance, etc.

La plupart des glucosides sont des corps ternaires, constitués par du carbone, de l'hydrogène et de l'oxygène ; cependant quelques-uns, outre ces trois éléments fondamentaux, contiennent de l'azote (solanine, amygdaline, etc.); d'autres renferment, en plus, du soufre (glucosides de la plupart des Crucifères). Le plus souvent ils sont neutres, rarement faiblement basiques (solanine), solides, cristallisables, solubles dans l'eau et dans l'alcool ; ils charbonnent sous l'action de la chaleur quand on cherche à les volatiliser. Les glucosides sont divisés en trois groupes : 1° les *Glucosides* proprement dits, ou *Glucosides ternaires*, dont le dédoublement fournit un glucose et une substance ternaire ; 2° les *Anthraglucosides*, composés fournissant par dédoublement un hexose et une substance anthracénique ; 3° les *Glucosides azotés* qui donnent par dédoublement un glucose et une substance azotée.

On peut diviser cette classe des Glucosides en un certain nombre de familles :

I. Glucosides ternaires. — 1° Les *Digitaliques* ; 2° les *Convolvuliques* ; 3° les *Gentianiques* ; 4° les *Saponiques* ; 5° les *Arbutiques* ; 6° les *Chromatiques*.

II. Anthraglucosides. — 7° Les *Aloïques* ; 8° les *Rhéiques*.

III. Glucosides azotés. — 9° Les *Amygdaliques* ; 10° les *Solaniques* ; 11° les *Sinapiques*.

ARTICLE PREMIER. — GLUCOSIDES TERNAIRES

FAMILLE 1. — DIGITALIQUES

Cette famille comprend toutes les drogues à glucosides cardiaques.

FEUILLES DE DIGITALE

Origine. — Ce sont les feuilles de la *Digitale pourprée*, *Gant de Notre-Dame*, etc., (*Digitalis purpurea*) (fig. 294), plante bisannuelle ou vivace de la famille des Scrofulariacées qui croît dans les terrains siliceux de l'Europe centrale et méridionale, sauf dans le Jura et les Alpes ; on la trouve aussi en Angleterre et en Norvège jusqu'au 62ᵉ degré de latitude nord.

Caractères extérieurs. — Les feuilles inférieures, disposées en rosette, sont ovales, et leur limbe s'atténue à la base de manière à simuler avec la nervure médiane un *pétiole ailé* sur les bords (fig. 295) ; cette nervure médiane, le plus souvent rougeâtre à la base, est creusée à la face supérieure d'un sillon étroit et marquée d'un angle aigu à la face inférieure. Les feuilles caulinaires manquent de ce rétrécissement et sont nettement sessiles. Les premières mesurent jusqu'à 30 et 40 centimètres de longueur sur 6 à 12 de large ; les secondes sont plus petites et n'ont guère plus de 12 centimètres de longueur.

Les bords de la feuille sont crénelés ; les deux faces sont couvertes de poils très courts, brillants, doux au toucher ; la pubescence reste visible après la dessiccation, surtout à la face inférieure. La nervation est pennée ; les nervures, marquées en creux à la face supérieure, sont très saillantes à la face inférieure ; les nervures secondaires se détachent sous un angle de 45°, et elles donnent sur leur trajet un grand nombre de fines nervures qui s'anastomosent en formant un réseau à mailles polyédriques très saillantes en dessous. Odeur peu caractéristique rappelant un peu celle du Thé ; saveur extrêmement amère, ne se développant qu'au bout de quelques instants.

Pour les usages pharmaceutiques, les feuilles doivent être récoltées pendant la deuxième année, quelque temps avant la floraison en juin ou en juillet ; on les débarrasse de la nervure médiane, et, après dessiccation rapide à l'ombre, puis à l'étuve, on les met à l'abri de la lumière dans des vases secs et bien clos. Depuis quelque temps, on trouve dans le commerce des feuilles de Digitale stérilisées ou mieux *stabilisées* par les vapeurs d'alcool sous pression (procédé Perrot et Goris). Ce traitement a pour but d'empêcher l'action des enzymes sur les glucosides.

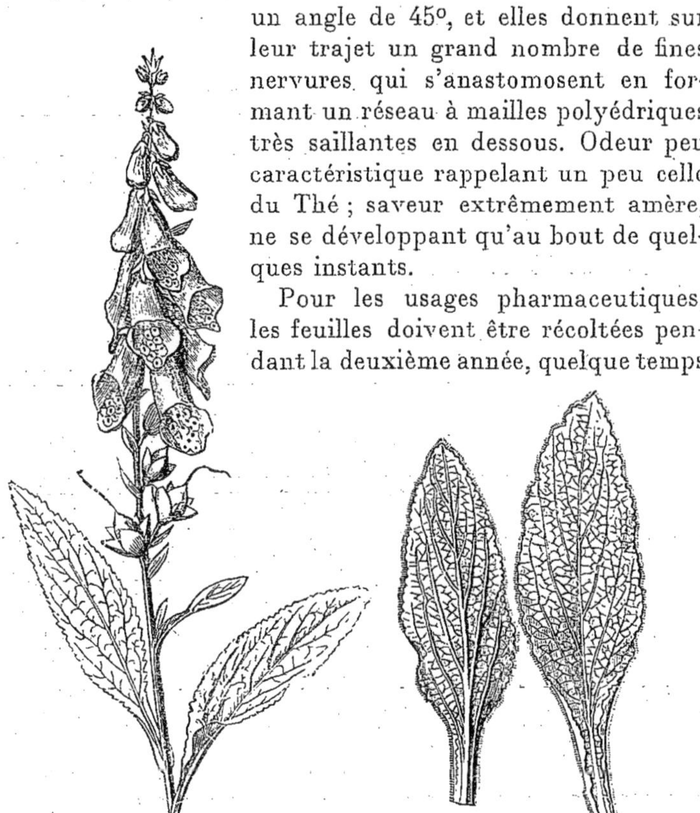

Fig. 294. — Digitale pourprée. Fig. 295. — Feuilles de Digitale.

On recommande d'employer *exclusivement* les feuilles de la Digitale non cultivée, bien qu'elle ne soit guère plus riche en principes actifs que la Digitale des jardins.

Caractères histologiques. — Les deux épidermes portent des poils tecteurs caractéristiques qui peuvent servir à distinguer la feuille de Digitale des autres feuilles qu'on peut lui mélanger (*p*, fig. 296) ; ils sont formés d'une seule file

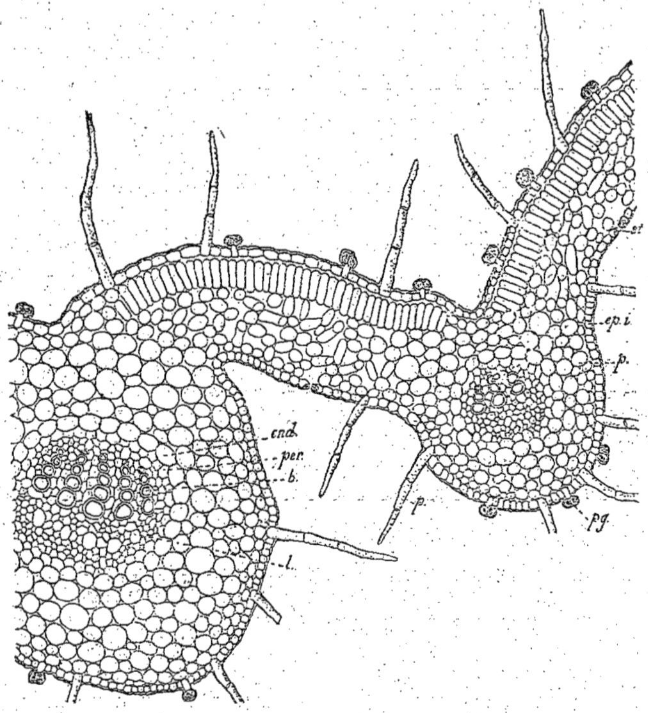

Fig. 296. — Coupe de la feuille de Digitale.

de cellules et sont terminés par une extrémité mousse ; on y trouve aussi des glandes (*p. g*), généralement divisées en deux par une cloison verticale et portées par un pédicelle très court. Le parenchyme, sans cristaux, comprend, dans sa partie supérieure, une seule rangée de cellules en palissade, et, dans sa partie inférieure, 3 à 4 rangées de cellules arrondies ou cylindriques, séparées par des méats plus ou moins larges.

Composition chimique. — De l'ensemble des nombreux travaux qu'a suscités l'étude chimique de la Digitale, et parmi lesquels il faut citer, au nombre des plus récents, ceux de Schmiedeberg, de Houdas, d'Adrian et de Kiliani, il résulte que cette drogue renferme trois glucosides ayant sur le cœur une action analogue à celle des feuilles.

1° La *Digitonine* ou *Digitaléine*, glucoside cristallisé, soluble dans l'eau, qui, en solution alcoolique contenant 2 p. 100 d'acide chlorhydrique, se dédouble en *Digitogénine* et en deux molécules d'hexose (*dextrose* et *galactose*) :

$$\underset{\text{Digitonine.}}{C^{27}H^{46}O^{14}} + H^2O = \underset{\text{Digitogénine.}}{C^{15}H^{24}O^3} + \underset{\text{Dextrose.}}{C^6H^{12}O^6} + \underset{\text{Galactose.}}{C^6H^{12}O^6}$$

Ce glucoside constitue la majeure partie de la digitaline allemande.

2° La *Digitaline* (*Digitalinum verum*), glucoside amorphe dans les conditions ordinaires, soluble dans l'alcool, presque insoluble dans le chloroforme. Elle se dédouble en *Digitaligénine*, en *dextrose* et en un heptose particulier, le *Digitalose* :

$$\underset{\text{Digitaline.}}{C^{35}H^{56}O^{14}} = \underset{\text{Digitaligénine.}}{C^{22}H^{30}O^3} + \underset{\text{Dextrose.}}{C^6H^{12}O^6} + \underset{\text{Digitalose.}}{C^7H^{14}O^5}$$

Elle constitue la partie principale de la digitaline d'Homolle et Quévenne.

3° La *Digitoxine* de Schmiedeberg, composé cristallisé, insoluble dans l'eau, très soluble dans le chloroforme. Elle se dédouble en *Digitoxigénine* et en un sucre réducteur, le *Digitoxose* :

$$\underset{\text{Digitoxine.}}{C^{34}H^{54}O^{11}} + H^2O = \underset{\text{Digitoxigénine.}}{C^{22}H^{32}O^4} + \underset{\text{Digitoxose.}}{2C^6H^{12}O^4}$$

Elle forme la presque totalité de la digitaline cristallisée de Nativelle et de la pharmacopée française (1908). La Digitale en renferme de 0,25 à 0,35 p. 100.

La Digitale renferme encore une matière colorante, la *Digitoflavone*, phénol triatomique à rapprocher de la quercétine.

Essai. — Il consiste dans le dosage de la digitoxine, que l'on peut faire en employant le *procédé Stœder*.

Vingt grammes de poudre sèche de feuilles de Digitale sont mélangés avec 200 centimètres cubes d'eau ; on chauffe le mélange au bain-marie, en agitant fréquemment. Après refroidissement, on complète les 200 centimètres cubes, on laisse reposer et on prélève 150 centimètres cubes correspondant à 15 grammes de poudre. La liqueur est traitée dans une boule à décantation par 75 centimètres cubes de chloroforme et 5 centimètres cubes d'acide azotique ; on agite de temps en temps et, après douze heures de repos, on prélève 60 centimètres cubes de chloroforme correspondant à 12 grammes de poudre ; on filtre, on évapore jusqu'à ce que le résidu soit de 2 centimètres cubes environ ; après refroidissement, on ajoute 10 centimètres cubes d'éther ; on filtre, si c'est nécessaire, et on ajoute 50 centimètres cubes d'éther

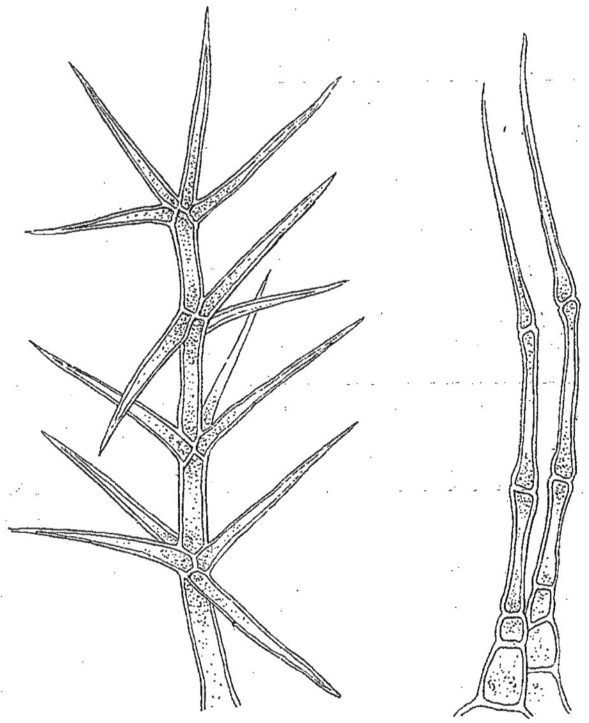

Fig. 297. — Poil de Bouillon blanc. Fig. 298. — Poils de Conyze.

de pétrole. Au bout de vingt-quatre heures, la digitoxine est séparée ; on enlève le liquide surnageant et on lave le résidu avec 5 centimètres cubes d'éther de pétrole. Le résidu est desséché pendant une demi-heure à 100° et pesé. La Digitale doit renfermer de 0gr,25 à 0gr,35 p. 100 de digitoxine.

La meilleure façon d'apprécier la valeur de ce précieux médicament cardiaque serait de procéder à l'essai physiologique.

Falsifications. — Parfois on substitue ou on mélange

aux feuilles de Digitale les feuilles de *Bouillon blanc*, de *Grande Consoude*, de *Bourrache*, de *Sauge Sclarée* (*Salvia Sclarea*) ; on peut aussi les confondre avec les feuilles de la Conyze squarreuse (*Inula Conyza*). Les feuilles de Bourrache et de Consoude donnent au toucher une sensation de rugosité qu'on n'éprouve jamais avec la Digitale. Les feuilles de Bouillon blanc se reconnaissent à leurs poils très serrés, longs et rameux (fig. 297) qui recouvrent leurs deux faces d'un duvet cotonneux. Les feuilles de Sauge Sclarée ont des poils tecteurs unicellulaires et des glandes octocellulaires. Quant aux feuilles de Conyze, elles sont entières ou courtement dentées en scie sur les bords (fig. 299) ; leur nervure médiane est plane et non canaliculée ; elles portent des poils très longs, formés de longues cellules ajoutées bout à bout et terminés par une extrémité effilée (fig. 298).

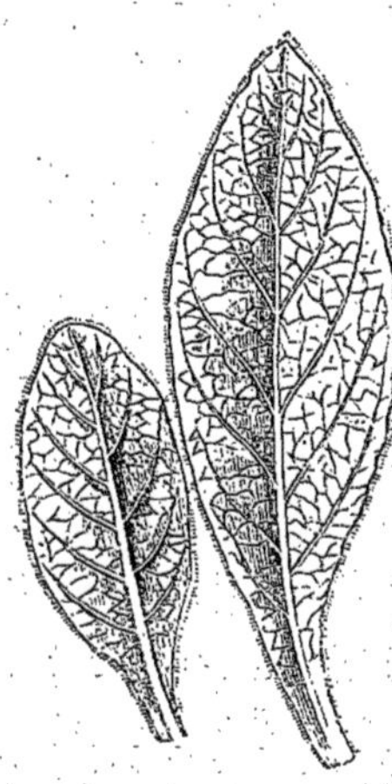

Fig. 299. — Feuilles de Conyze squarreuse.

Usages. — La Digitale est un tonique du cœur par excellence ; elle agit sur la fibre musculaire, augmente l'énergie du ventricule et ralentit par suite les battements ; elle a aussi une action diurétique marquée. On en fait un usage fréquent dans les maladies du cœur et des vaisseaux, à la période *hyposystolique*, quand la compensation est insuffisante et la tension artérielle menacée. On l'a aussi préconisée dans la pneumonie.

Elle est contre-indiquée dans les maladies du cœur quand la lésion est compensée ; quand le cœur a subi une dégénérescence graisseuse ; quand les voies digestives ne sont pas en état de tolérer ce médicament, etc.

Le meilleur mode d'administration est l'*infusion* ou la *macération* de *poudre de feuilles* ($0^{gr},30$ à $0^{gr},60$). On peut encore employer la *Teinture*, l'*Extrait*, le *Sirop* ou le *Vin de Digitale composé*.

Quant à la digitaline, on la donne aux doses de 1 milligramme (dose *massive* ou *anti-asystolique* et *diurétique*), de 1/4 de milligramme (dose *faible* ou *sédative*), de $1/10^e$ de milligramme (dose *très faible* ou d'*entretien cardiotonique*). On pourra employer les granules à $1/10^e$ de milligramme ou mieux le *Soluté de digitaline cristallisée* du Codex dont L gouttes renferment *un milligramme* de digitaline cristallisée.

Les principes de la Digitale, s'éliminant très lentement, s'accumulent dans l'organisme ; aussi doit-on diminuer graduellement chaque jour la dose primitive et ne pas prolonger l'usage du médicament au delà de quatre ou cinq jours. On peut le reprendre après quelques jours de repos. Lorsqu'on administre une dose unique de 1 milligramme de digitaline, on ne doit donner une nouvelle dose qu'après dix ou quinze jours, ou même trois semaines de repos.

GRAINES DE STROPHANTUS

Origine. — Les *Graines de Strophantus* officinales sont fournies par le *Strophanthus hispidus* (fig. 300), liane de la famille des Apocynées, qui habite la Côte occidentale d'Afrique.

Caractères extérieurs. — Les graines de cette espèce frappent dès l'abord par leur couleur brune, jaune doré

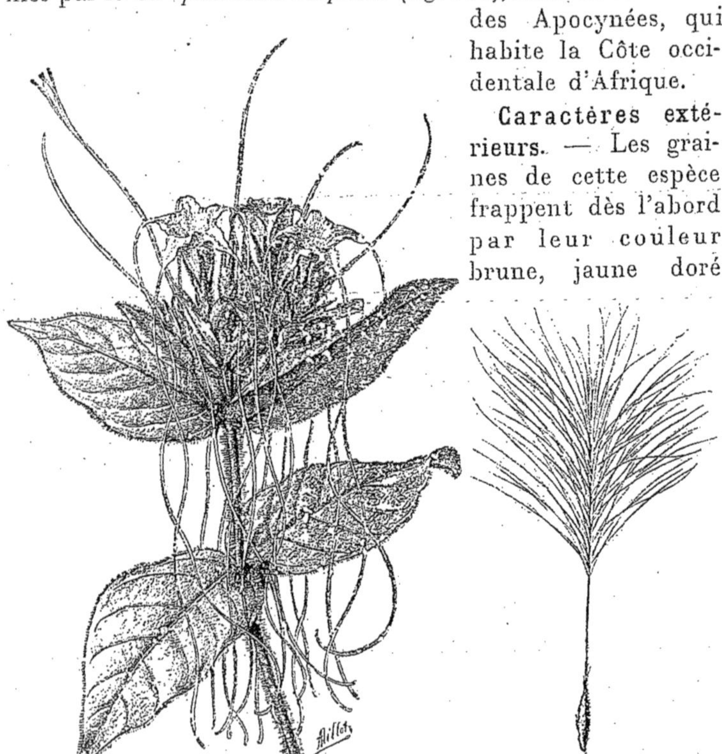

Fig. 300. — *Strophanthus hispidus*. Fig. 301. — Graine de tus avec e.

par place, leur surface tomenteuse, leur éclat chatoyant. Munies de leur aigrette (fig. 301), elles atteignent une longueur de 9 à 10 centimètres. La graine isolée, ainsi qu'on la rencontre le plus souvent dans le commerce, a une forme lancéolée assez variée et mesure de 10 à 15 millimètres de longueur. Les bords sont souvent sinueux et une des faces est plane, quelquefois même excavée. La surface est recouverte de poils très courts, très fins, peu rapprochés et dirigés vers le haut. Le frottement amène souvent la chute des poils et alors la couleur de la graine devient plus foncée. Le raphé est d'ordinaire bien marqué, très saillant d'un côté et fort long. Au raclage, elles exhalent une odeur spéciale bien accentuée ; leur saveur, d'abord douce, devient bientôt affreusement amère.

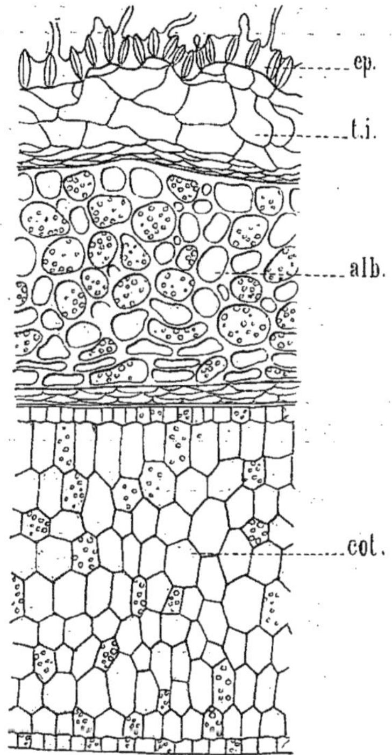

Fig. 302. — Coupe transversale de la graine de Strophantus.

L'aigrette qui surmonte ces graines est très belle, de couleur un peu grisâtre dans l'ensemble, et portée sur une hampe grêle dont la partie nue est plus courte que la partie velue. Les poils eux-mêmes sont blanchâtres, soyeux, brillants, et ont souvent 3 à 5 centimètres de long.

Caractères histologiques. — La première assise du tégument (*ep*, fig. 302) est formée de cellules dont les membranes latérales sont épaissies de telle sorte que, sur la coupe, les épaississements accolés de deux cellules voisines figurent une lentille biconvexe, bien nette, jaunâtre, avec une ligne verticale de séparation. Entre les parois latérales, la paroi externe de la cellule est déprimée, en sorte que la couche externe est ondulée et comme soulevée par des piliers. C'est de ces dépressions que partent les poils de la graine qui sont très petits, courts, unicellulaires et très ténus ; leur contenu est incolore, tandis que leur membrane est colorée en jaune brun. Au-dessous, on trouve une zone (*t.i*) formée de cellules aplaties parallèlement à la surface, à parois cellulaires minces, colorées et à contenu brunâtre. L'albumen (*alb*) qui fait suite à cette couche est formé de cellules polyédriques assez irrégulières, à parois épaisses, cellulosiques, remplies de gouttelettes d'huile. L'embryon est constitué, au-dessous de l'épiderme du cotylédon, par des cellules à parois minces et à contenu huileux et albuminoïde (*cot*).

Composition chimique. — Les graines de Strophantus renferment de 0,4 à 0,9 p. 100 de *Strophantine* $C^{31}H^{48}O^{12}$, qui se dédouble en glucose et *Strophantidine*, substance elle-même fort toxique, mais dont les effets sont tout différents de ceux de la strophantine. Celle-ci est accompagnée de deux alcaloïdes, la *Trigonelline* et la *Choline*, et d'une forte proportion d'huile grasse vert foncé (32 p. 100) que l'on peut extraire par l'éther.

Substitutions. — Les graines de *Strophanthus hispidus* sont fréquemment remplacées par des graines fournies par d'autres espèces de *Strophantus*. On ne doit accepter que celles qui satisfont à l'essai suivant. Si l'on mouille une coupe transversale de graine de Strophantus avec une goutte d'acide sulfurique concentré, l'embryon surtout prend une teinte d'un vert bleuâtre foncé qui passe ensuite au rouge.

Usages. — C'est un bon médicament cardiaque renforçant la systole et relevant le pouls ; il est aussi diurétique, agit rapidement, est bien toléré et ne s'accumule pas comme le fait la Digitale. Ce sont là tout autant de qualités qui feront employer ce médicament, lorsqu'on pourra le manier avec la certitude d'avoir une action constante.

On peut employer la *Teinture au dixième*, à la dose de XXX gouttes par jour ou l'extrait à la dose de 1 à 4 milligrammes, sous forme de granules. Quant à la strophantine, on peut la prescrire à la dose de 1 milligramme par jour, fractionnée par doses de 3 dixièmes de milligramme. On l'administrera en granules de 1 dixième de milligramme ou on donnera la *Poudre de strophantine au centième*.

MUGUET

Origine. — Le *Muguet de Mai* (*Convallaria maialis*) (fig. 303) est une plante Monocotylédone vivace, de la famille des Liliacées, qui est commune dans les bois et les lieux ombragés de presque toute l'Europe. La pharmacie utilise toutes les parties de la plante, mais surtout les fleurs et les feuilles.

Caractères extérieurs. — Rhizome grêle rampant, portant deux feuilles de 5 à 6 centimètres de longueur, atténuées à la base en pétiole, entre lesquelles s'élève une hampe florale de 15 à 20 centimètres portant une grappe simple, unilatérale, de fleurs blanches très odorantes (fig. 303), urcéolées, à six lobes recourbés en dehors. Elles perdent leur odeur suave par la dessiccation ; leur saveur est nauséeuse et amère.

Composition chimique. — Le Muguet renferme deux glu-

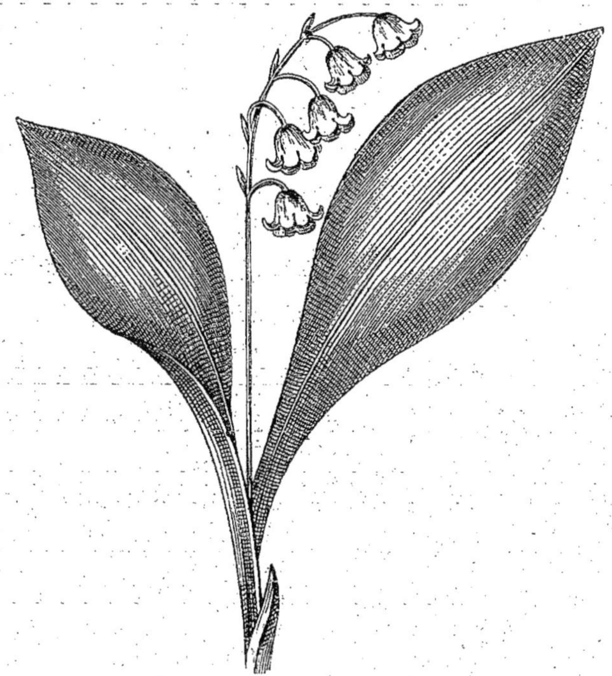

Fig. 303. — Muguet de mai.

cosides : la *Convallarine* $C^{34}H^{62}O^{11}$, qui réside surtout dans les feuilles et le rhizome et qui se dédouble en glucose et en *Convallarétine* ; la *Convallamarine* $C^{23}H^{44}O^{12}$ qui se trouve surtout dans les fleurs et qui se dédouble en glucose et en *Convallamarétine.*

Usages. — Les deux glucosides ont une action très différente. La convallarine, qui est soluble dans l'alcool et que l'on retire de l'extrait alcoolique, agit comme purgatif drastique. La convallamarine, qui est soluble dans l'eau et qui se trouve surtout dans l'extrait aqueux, possède une action cardiaque énergique qui place le Muguet à côté de la Digitale.

D'après G. Sée, c'est un diurétique puissant qui s'adresserait aux lésions mitrales accompagnées d'hydropisie. Bien qu'au dire de quelques praticiens, le Muguet ne soit pas toujours fidèle, ce n'en est pas moins un médicament à garder, car il ne produit pas de phénomènes toxiques et il trouve son indication dans les périodes pendant lesquelles on ne peut administrer la Digitale. On le prescrit sous forme d'*Extrait* qui est préparé avec *la plante entière en floraison*, à la dose de 1gr,50 à 3 grammes par jour, soit en pilules, soit sous forme de sirop.

On a proposé l'usage de la convallamarine à la dose de 4 à 10 centigrammes, mais ce médicament n'est pas entré dans la pratique.

Sous forme de poudre, le rhizome du Muguet est utilisé comme sternutatoire.

SQUAMES DE SCILLE

Origine. — Les *Squames de Scille* proviennent des bulbes de la *Scille maritime* (*Urginea Scilla, Scilla maritima*), plante de la famille des Liliacées (fig. 304) qui habite les régions sablonneuses des bords de la Méditerranée et les côtes de l'océan Atlantique, depuis la Bretagne jusqu'au Cap. Elle pénètre dans les terres à une assez grande distance de la mer. On récolte en automne le bulbe assez volumineux qui atteint parfois le poids de 7 à 8 kilogrammes. On enlève les écailles extérieures, brun rougeâtre, sèches, scarieuses, ainsi que les écailles intérieures qui sont charnues et inactives. Les écailles moyennes sont coupées en tranches transversales, étroites, que l'on fait sécher au soleil ou à l'étuve.

Caractères extérieurs. — Ainsi préparées, les squames de Scille se présentent, dans le commerce, sous forme de lanières de couleur rosée, translucides, flexibles, mesurant de 3 à 5 centimètres de longueur et de 5 à 10 millimètres de large. Odeur à peu près nulle ; saveur âcre et amère.

Caractères histologiques. — Sur les deux faces, se trouve un épiderme avec stomates. Le parenchyme est formé de cellules polygonales, renfermant pour la plupart du mucilage qui se contracte en gelée par l'alcool ou se précipite par l'acétate de plomb ; d'autres renferment une matière résineuse brunâtre. On observe, en outre, des cellules plus grandes que les précédentes qui renferment des raphides; c'est à la présence de ces cristaux qu'est due la rubéfaction qui se produit sur la peau, quand on la frotte avec de minces tranches de Scille. Des faisceaux libéro-ligneux assez nombreux sont disséminés au sein du parenchyme.

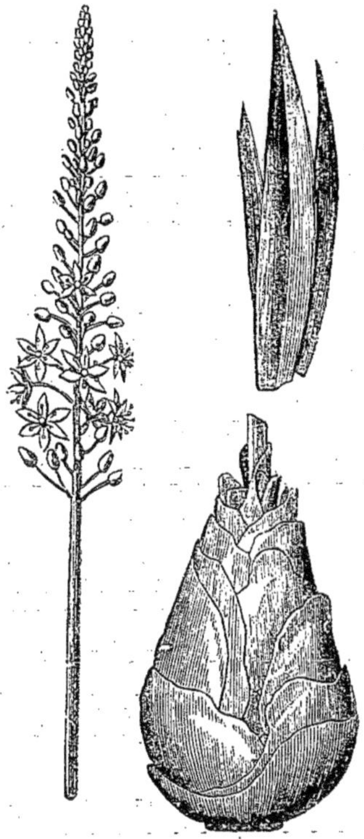

Fig. 304. — Scille maritime.

Composition chimique. — La Scille renferme une grande quantité de *mucilage*, du *glucose*, des *polysaccharides* et plusieurs principes sur la nature desquels il règne encore une certaine obscurité, en raison des résultats différents auxquels sont arrivés les chimistes qui se sont occupés de la question. Le principe actif serait le glucoside auquel on a donné le nom de *Scillotoxine*.

Usages. — La Scille est un poison cardiaque, comme la Digitale. A faibles doses, elle a une action diurétique incontestable, qui rend ce médicament précieux dans les hydropisies cardiaques et toutes les fois qu'il y a nécessité d'augmenter la sécrétion urinaire, à condition d'être sûr de l'intégrité du rein. La Scille favorise aussi les sécrétions bronchiques et en modifie la nature ; aussi l'emploie-t-on dans l'adénopathie bronchique et dans les bronchorrhées.

On l'administre sous forme de poudre (0gr,10 à 0gr,30), de *Teinture* (1 à 4 grammes), d'*Extrait* (0gr,02 à 0gr,20), de *Vinaigre de Scille* (15 à 45 grammes), de *Vin de Digitale composé*, de *Vin de Scille composé*.

ANÉMONE PULSATILLE

Origine. — L'*Anémone Pulsatille* (*Anemone Pulsatilla*) (fig. 306) est une plante herbacée de la famille des Renonculacées, commune dans les coteaux sablonneux d'Europe et de Sibérie. On utilise les feuilles et les fleurs. On la récolte au printemps en bouton et on l'emploie à l'état frais.

Caractères extérieurs. — La tige est herbacée et ne porte que des feuilles radicales, pétiolées, pinnatifides, à divisions linéaires, aiguës. Le pédoncule floral est court et porte, à quelque distance de la fleur, un involucre très découpé. La fleur, d'abord dressée, puis penchée, présente un périanthe formé de six pièces (sépales) rapprochées en cloche et recourbées en dehors au sommet, d'un bleu lilas ou violet. Les feuilles, le pédoncule floral et les pièces du périanthe, sur leur face externe, sont couverts de poils soyeux. Odeur à peu près nulle ; saveur âcre et brûlante.

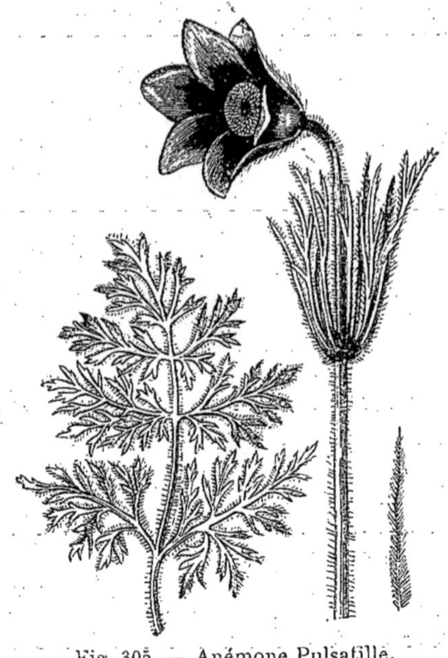

Fig. 305. — Anémone Pulsatille.

Composition chimique. — L'Anémone Pulsatille renferme un principe cristallisé, l'*Anémonine*, et une huile volatile, l'*Anémonol* ou *Camphre d'Anémone*. Par la dessiccation, elle perd toute son activité.

Usages. — On emploie l'*Alcoolature* à la dose de XX gouttes par jour dans l'asthme, la coqueluche, les affections des bronches.

RHIZOME D'ASCLÉPIADE

Origine. — Ce rhizome, habituellement désigné sous le nom de *Racine d'Asclépiade*, est fourni par le *Dompte-venin* (*Vincetoxicum officinale*), plante de la famille des Asclépiadées, qui croît en Europe dans les régions montagneuses.

Caractères extérieurs. — Ce rhizome est irrégulier, tortueux, long de 3 à 6 centimètres, épais de 5 à 8 millimètres ; sa couleur est jaune rougeâtre et il porte de nombreuses racines adventives, non ramifiées, de 1 millimètre de diamètre environ. Sur la section transversale, on voit une écorce rosée, un bois jaune citron et une moelle centrale amylacée.

Odeur forte sur le frais, très atténuée par la dessiccation; saveur âcre et mélangée d'un goût douceâtre sur le sec.

Composition chimique. — Le rhizome d'Asclépiade renferme un glucoside isolé par Tanret, la *Vincetoxine*, qui par ses propriétés se rapprocherait de la digitaline et de la convallamarine.

Usages. — Employé autrefois dans les hydropisies et les dermatoses. Il entre encore aujourd'hui dans la préparation du *Vin de Scille composé.*

FAMILLE 2. — CONVOLVULIQUES

Cette famille comprend les drogues à glucosides drastiques ou à *Glucorésines.*

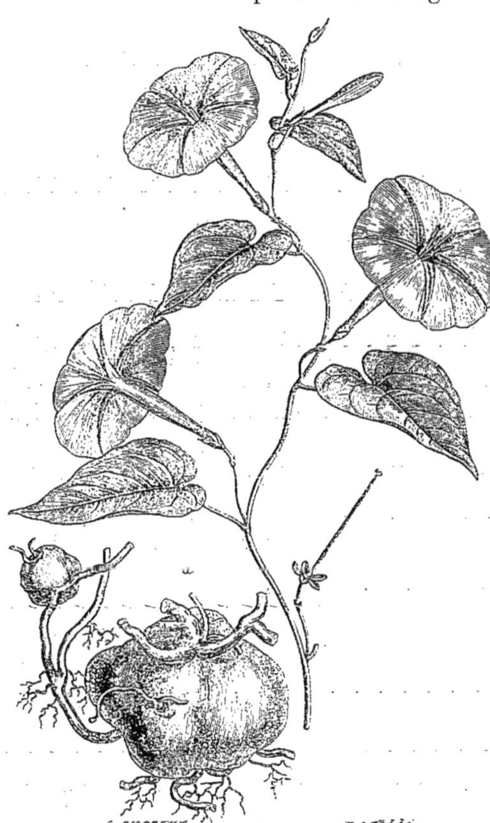

Fig. 306. — *Exogonium Purga.*

JALAP

Origine. — Le *Jalap officinal* ou *Jalap tubéreux* est la racine hypertrophiée de l'*Exogonium Purga* (*Ipomæa Purga, Ipomæa Jalapa, Convolvulus Jalapa*) (fig. 306), plante vivace de la famille des Convolvulacées, qui croît au Mexique dans les bois à sol humide des Andes mexicaines, aux environs de Xalapa ou Jalapa et de San-Salvador. Le marché principal de cette drogue se tient à Jalapa, d'où le nom qui a été donné à la racine qui la constitue.

Les racines de Jalap sont récoltées pendant toute l'année, mais principalement au printemps. Les racines une fois arrachées sont simplement incisées longitudinalement, ou bien, lorsqu'elles sont trop grosses, coupées en tranches ou en quartiers pour favoriser la dessiccation. Celle-ci s'opère soit au soleil, soit le plus souvent par l'action directe du feu ; on dispose les racines sur des claies sous lesquelles on allume un feu de bois vert, peu intense. Elles arrivent en Europe, par la Vera-Cruz, en balles de 15 à 75 kilogrammes.

Caractères extérieurs. — Le Jalap des pharmacies est constitué par un mélange de tubercules (fig. 307) dont la grosseur varie depuis le volume d'une noix jusqu'à celui d'un œuf ou du poing. Les racines entières sont arrondies ou ovoïdes, un peu piriformes, souvent marquées d'incisions

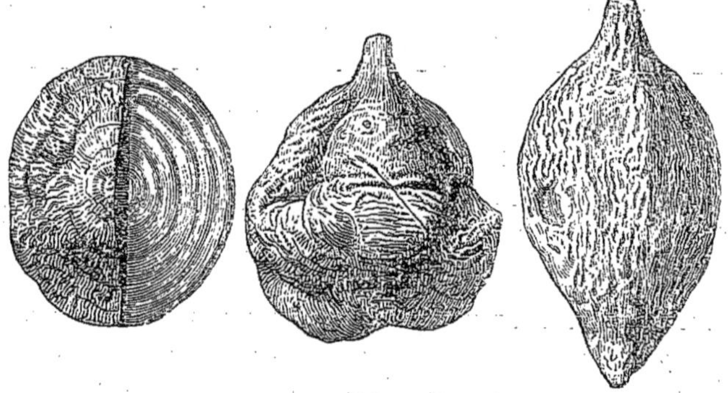

Fig. 307. — Jalap officinal.

profondes, ordinairement longitudinales. La surface externe est brune, noirâtre, rugueuse, ridée dans tous les sens ; elle présente çà et là des sortes de verrues qui sont les traces des radicelles. La cassure au marteau est cornée et amylacée, offrant d'ordinaire de nombreux cercles concentriques, de couleur foncée, formés par le contenu des vaisseaux sécréteurs. Odeur faible, nauséeuse, s'exaltant par la chaleur et la pulvérisation ; saveur d'abord fade, puis âcre et strangulante.

Ces tubercules sont parfois envahis par des Insectes (*Cryphalus Jalapæ*, *Trogosita Mauritanica*, etc.), qui en dévorent surtout l'amidon ; ils doivent alors être réservés pour la préparation de la résine, parce qu'ils seraient trop actifs si on les employait en nature.

Caractères histologiques. — Au-dessous d'un manchon de liège de moyenne épaisseur (*s*, fig. 308), on trouve le

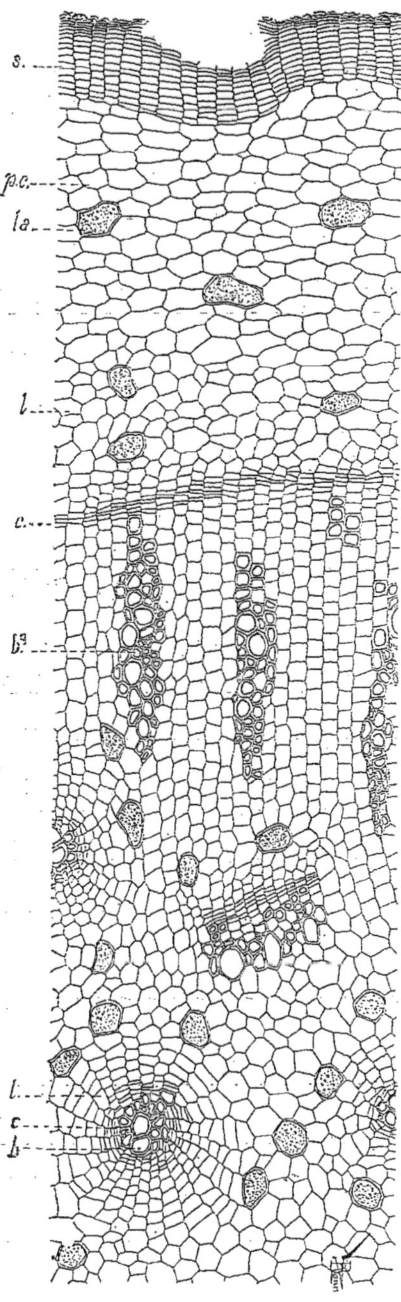

Fig. 308. — Coupe transversale de la racine de Jalap.

parenchyme cortical (*p. c*) et le liber (*l*) parsemés de nombreux vaisseaux sécréteurs à latex (*la*). Après le cambium (*c*), vient le cylindre central dans lequel le bois secondaire (b^2) est dissocié. Autour de chaque massif ligneux ainsi formé par cette dissociation se développe une zone cambiale secondaire qui donnera naissance à du bois en dedans et à du liber en dehors. Il se constituera ainsi un certain nombre de faisceaux libéro-ligneux tertiaires (*l*, *c*, *b*) dont la portion libérienne renferme un grand nombre de vaisseaux sécréteurs. C'est à ces nombreuses formations anormales qu'est due la tubérisation de la racine. Toutes les cellules parenchymateuses contiennent une grande quantité d'amidon.

Composition chimique. — Le Jalap renferme de l'*amidon*, de l'*oxalate de chaux*, de la *gomme*, une matière oléagineuse odorante et surtout une *résine* dans la proportion de 8 à 9 p. 100; sa proportion ne devra pas être inférieure à 7 p. 100.

Cette résine, qui est le principe actif de la drogue, est presque entièrement constituée par un glucoside, la *Convolvuline* $C^{61}H^{108}O^{27}$. Ce principe, obtenu à l'état de pureté par un traitement approprié de la résine, est soluble dans l'alcool et l'acide acétique cristallisable, insoluble dans l'éther et l'éther de pétrole. L'acide sulfurique prend, avec la convolvuline, une coloration allant du rouge au rouge brun. Traitée par l'hydrate de baryte, la convolvuline se dédouble en *acide convolvulinique* fixe et en *acide méthyléthylacétique* volatil :

$$\underset{\text{Convolvuline.}}{C^{61}H^{108}O^{27}} + 3H^2O = \underset{\text{Acide convolvulinique.}}{2C^{28}H^{52}O^{14}} + \underset{\text{Acide méthyléthylacétique.}}{C^5H^{10}O^2}$$

L'acide convolvulinique, traité par les acides minéraux

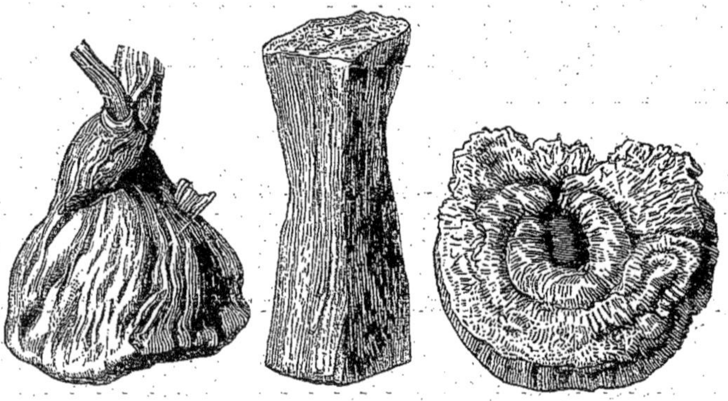

Fig. 309. — Jalap fusiforme.

étendus bouillants, se dédouble en glucose et en un nouvel acide, l'*acide convolvulinolique* ou *Convolvulinol* $C^{16}H^{30}O^3$.

$$\underset{\text{Acide convolvulinique.}}{C^{28}H^{52}O^{14}} + H^2O = \underset{\text{Glucose.}}{2C^6H^{12}O^6} + \underset{\text{Ac. convolvulinolique.}}{C^{16}H^{30}O^3}$$

Substitutions et falsifications du Jalap. — On peut substituer au Jalap officinal, en totalité ou en partie, le *Jalap fusiforme* (*Ipomœa orizabensis*) et le *Jalap de Tampico* (*Ipomœa simulans*). Le premier (fig. 309) est reconnaissable à sa forme plus allongée, à sa légèreté, à sa cassure fibreuse et à la disposition des cercles concentriques des vaisseaux à latex. Le second se distingue par son aspect digitiforme, par ses dimensions plus petites et par la présence fréquente de lacunes dans sa masse.

Outre ces espèces, on trouve souvent dans le Jalap des racines de *Mirabilis Jalapa*, de Bryone, et même, quoique plus rarement, des racines d'Aconit. Ces racines se reconnaîtront facilement, non seulement par leurs caractères extérieurs, mais encore et surtout par leurs caractères histologiques.

Mais la principale falsification que l'on fait subir à cette drogue, c'est d'y mélanger des tubercules épuisés de la résine. On dosera cet élément en employant le procédé du Codex.

Falsifications et essai de la résine. — La résine de Jalap du commerce est rarement pure. Aussi les pharmaciens devraient-ils toujours la préparer eux-mêmes. On ajoute assez habituellement de la *poix*, de la *Colophane*, de l'*amidon*, parfois de l'*Aloès* et surtout de la *résine de Gaïac*.

La *poix* est soluble dans l'essence de Térébenthine, tandis que la résine de Jalap est insoluble. Celle-ci, traitée par ce dissolvant, lui cédera la poix ajoutée.

Pour rechercher la *Colophane*, on dissout $0^{gr},25$ de résine dans 5 centimètres cubes d'anhydrique acétique ; la solution ne doit pas se colorer en rouge pourpre par addition de II gouttes d'acide sulfurique.

L'*Aloès* se reconnaîtra par la coloration et l'amertume qu'il communiquera à l'eau, dans laquelle on aura fait bouillir une petite quantité de résine suspecte.

La même eau se colorera en bleu par l'eau iodée, si la résine renferme de l'*amidon*.

La *résine de Gaïac*, ayant la propriété de prendre une coloration verte ou bleue sous l'action des oxydants, son addition sera décelée facilement, si la résine suspecte est soumise à ces réactifs. Il suffit, par exemple, de dissoudre la résine dans du chloroforme ou dans de l'alcool, puis de mouiller, avec cette liqueur, du papier à filtrer blanc et faire sécher. Le *papier* ainsi préparé *se colore en bleu* quand on le touche avec un agitateur imprégné d'acide azotique ou de perchlorure de fer.

Usages. — La racine de Jalap est un purgatif drastique puissant, provoquant des évacuations alvines qui ne sont pas suivies de constipation. A doses massives, elle peut être toxique en provoquant des accidents intestinaux graves. Elle s'emploie contre la constipation habituelle, les hydropisies d'origine cardiaque et, d'une façon générale, dans tous les cas où il est nécessaire d'opérer une dérivation du côté de l'intestin. On peut prescrire la *poudre* ($0^{gr},50$ à 2 grammes en pilules), mais surtout la *Teinture de Jalap composée* (Eau-de-vie allemande) qu'on peut administrer à la dose de 8 à 30 grammes.

Elle sert aussi à préparer la *Résine de Jalap*. Celle-ci est quatre fois plus active que la racine ; on la donne à la dose de $0^{gr},20$ à $0^{gr},50$, en nature, en émulsion ou en pilules savonneuses.

SCAMMONÉE D'ALEP

Origine. — La *Scammonée d'Alep* est le suc gommo-résineux fourni par la racine du *Convolvulus Scammonia* (fig. 310), plante vivace de la famille des Convolvulacées, qui croît en Grèce, en Crimée, en Syrie et dans l'Asie Mineure; elle paraît ne pas exister dans la partie occidentale du bassin de la Méditerranée.

La Scammonée est recueillie en Syrie et surtout dans l'Asie Mineure. Pour l'obtenir, on découvre le pourtour de la racine et on fait à cette dernière une incision oblique à 3 ou 5 centimètres au-dessous de la couronne. Une coquille de Moule, fixée au bas de l'incision, reçoit le suc laiteux qui s'en écoule aussitôt ; vers le soir, on enlève la coquille et on en laisse sécher le contenu. C'est la *Scammonée en coquilles* qui arrive rarement dans le commerce, car elle est généralement consommée sur place. Le plus souvent, les paysans ramassent les gouttes du suc qui se sont concrétées à la surface de la racine, jusqu'à ce qu'ils en aient recueilli un poids suffisant. La masse est alors exposée au soleil pour la ramollir, puis pétrie avec une petite quantité d'eau et mise en pains que l'on laisse sécher. Pendant la dessiccation, la matière gommo-résineuse fermente, prend une odeur caséeuse, acquiert une coloration foncée et présente une structure plus ou moins bulleuse ou poreuse.

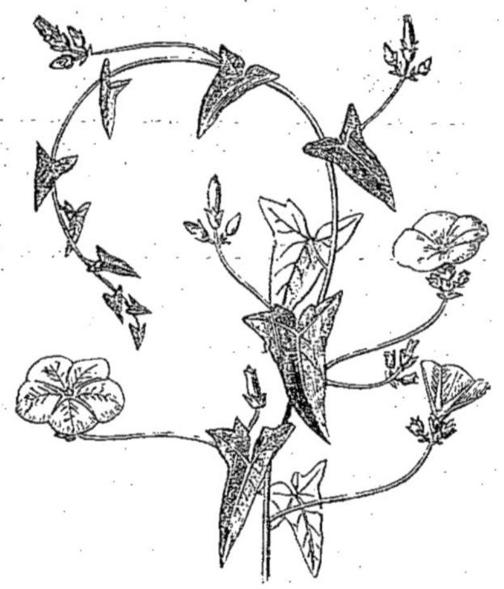

Fig. 310. — *Convolvulus Scammonia.*

Une grande partie de la Scammonée du commerce est préparée en Asie Mineure en exprimant les racines incisées et broyées et en évaporant convenablement le suc obtenu.

Caractères extérieurs. — Les divers modes de préparation que nous venons de mentionner expliquent les différences observées dans l'aspect extérieur des nombreuses sortes commerciales de cette substance. Dans le commerce français, on range les Scammonées sous deux chefs : la *Scammonée d'Alep*, qui comprend les sortes les plus estimées et les plus pures ; la *Scammonée de Smyrne* qui comprend les qualités les plus inférieures. Ces deux noms n'impliquent rien d'absolu quant à leur origine.

Une Scammonée pure se présente en morceaux de couleur gris cendré, légers, friables, à cassure très brillante et caverneuse ; mise au contact de l'eau ou de la salive, elle forme facilement une émulsion blanchâtre ; elle brûle dans la flamme d'une bougie, mais s'éteint aussitôt qu'on l'en éloigne. Elle offre une odeur de brioche et de beurre cuit et une saveur de même nature, mêlée d'un peu d'âcreté. Elle doit se dissoudre en majeure partie dans l'éther.

Composition chimique. — La Scammonée contient de la *gomme*, de l'*amidon* et une *résine* qui constitue son principe actif et dont la proportion est très variable. D'après le Codex, elle doit en renfermer 70 p. 100 au moins.

Cette résine est presque entièrement constituée par un glucoside, la *Scammonine* ou *Jalapine* $C^{88}H^{156}O^{42}$. Elle est soluble dans l'alcool, l'éther (ce qui la distingue de la résine de Jalap), le chloroforme, l'acide acétique, l'éther acétique, l'alcool méthylique et la benzine ; elle est soluble aussi dans l'ammoniaque et dans les alcalis, et n'est pas précipitée de ces solutions par addition d'un acide ; elle est insoluble dans l'eau et l'éther de pétrole. L'acide sulfurique la colore en rouge ; elle fond à 124°. Elle est lévogyre ; son pouvoir rotatoire en solution alcoolique est $[\alpha_D] = -23°,06$.

Sous l'influence des alcalis et des alcalino-terreux, la scammonine s'hydrate et se transforme en *acide scammonique* :

$$\underset{\text{Scammonine.}}{C^{88}H^{156}O^{42}} + 10H^2O = \underset{\text{Ac. scammonique.}}{4C^{22}H^{44}O^{13}}$$

Sous l'influence des acides étendus, la scammonine donne du *Scammonol*, de l'acide valérianique et un sucre réducteur :

$$\underset{\text{Scammonine.}}{C^{88}H^{156}O^{42}} + 8H^2O = \underset{\text{Scammonol.}}{2C^{16}H^{30}O^3} + \underset{\text{Ac. valérianique.}}{4C^5H^{10}O^2} + \underset{\text{Hexose.}}{6C^6H^{12}O^6}$$

Falsifications et essai. — La Scammonée est très fréquemment falsifiée, pendant qu'elle est encore molle, soit par les paysans, soit par les marchands qui y incorporent diverses substances dont les principales sont les suivantes :

1° Les *sels terreux*, décelés par l'acide chlorhydrique (effervescence, s'il y a des carbonates) ou par l'incinération ; on en a trouvé jusqu'à 90 p. 100 ;

2° L'*amidon*, qui est décelé par l'iode. Toutefois, il ne faudrait rejeter une Scammonée que si l'amidon y existait en grande quantité et au delà de 8 p. 100, l'amidon pouvant provenir de la plante mère ;

3° La *résine de Jalap*, décelée par son insolubilité dans l'éther : une bonne Scammonée, traitée par l'éther, ne laisse guère plus de 20 p. 100 de résidu ; la liqueur éthérée donne, par évaporation, une résine très sèche ;

4° La *résine de Gaïac* est décelée par les réactions indiquées pour le Jalap (p. 528) ;

5° La *Colophane* sera reconnue par le procédé déjà indiqué pour le Jalap (p. 528) ;

6° L'addition de *galène* sera reconnue par la recherche du plomb dans les cendres traitées par l'acide azotique. On pourra aussi examiner les morceaux de Scammonée aux rayons de Röntgen.

Usages. — La Scammonée est un purgatif drastique énergique dont les indications sont les mêmes que celles du Jalap. On peut employer la poudre à la dose de 0gr,10 à 1 gramme ; ou la résine à la dose de 0gr,30 à 0gr,60 en potion, dans du lait sucré ou sous forme de biscuits. Son insipidité et son activité sous un petit volume en font un médicament précieux dans la médecine infantile. La Scammonée entre dans la préparation de la *Teinture de Jalap composée* (Eau-de-vie allemande).

TURBITH

Origine. — La drogue connue dans les pharmacies sous le nom de *Turbith*, *Turbith végétal*, *Racine de Turbith*, est constituée par les rhizomes (63 p. 100), les racines (22 p. 100) et les tiges aériennes (15 p. 100) de l'*Ipomæa Turpethum*, plante de la famille des Convolvulacées, originaire de Ceylan et qui croît dans l'Inde et en Australie.

Caractères extérieurs. — Le Turbith se présente en tronçons de 10 à 15 centimètres de long sur 2 à 3 centimètres de diamètre (fig. 311), droits ou souvent tordus sur eux-mêmes ; souvent le centre du fragment manque et la portion corticale existe seule. La portion centrale présente une disposition différente dans les racines et dans les rhizomes. Dans ceux-ci, le bois, percé de gros pores, est divisé en deux faisceaux par deux larges rayons médullaires, et il présente dans sa partie centrale une moelle bien visible ; dans les racines, la masse ligneuse est divisée en cinq faisceaux par de larges rayons médullaires et ne présente pas de moelle centrale. L'écorce est caractérisée par l'existence de faisceaux libéro-ligneux séparés, et disposés en un ou plusieurs cercles concentriques ; leur portion ligneuse se distingue

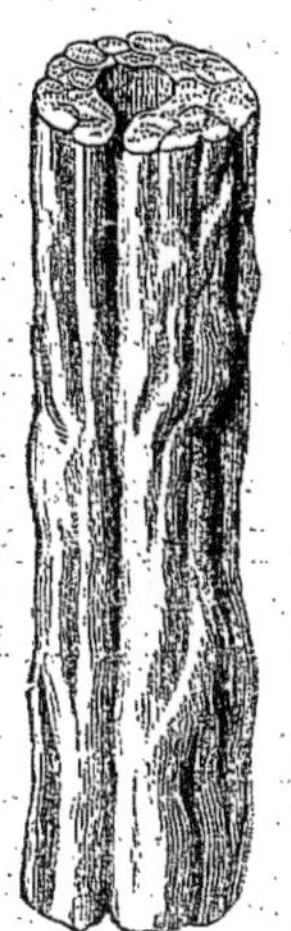
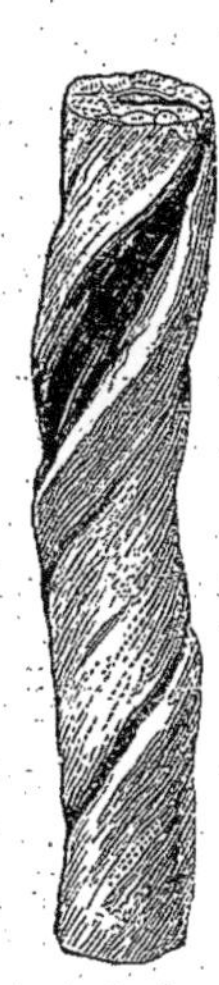
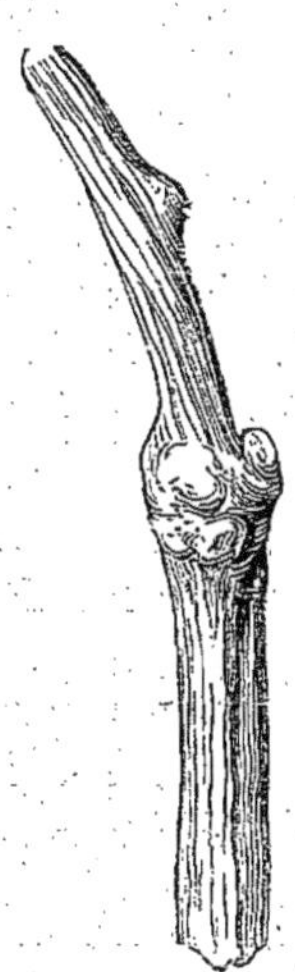

Fig. 311. — Turbith.

aisément par le nombre considérable de pores dont elle est criblée.

Quant aux tiges aériennes, elles se reconnaissent facilement, soit aux bourgeons qu'elles portent, soit aux cicatrices laissées par les rameaux.

Caractères histologiques. — La coupe transversale du rhizome montre : 1° une couche de liège (*s*, fig. 312) formée de plusieurs rangs de cellules ; 2° un parenchyme cortical secondaire (*p. c*) avec des cellules à oxalate de chaux et des vaisseaux sécréteurs (*la*) renfermant un suc gommo-résineux ; on y rencontre des faisceaux libéro-ligneux anormaux d'origine péricyclique. Le liber externe des faisceaux normaux (*l*) renferme aussi de nombreux vaisseaux sécréteurs (*la*) ; le bois secondaire (b^2) est traversé par les rayons médullaires, tandis que le bois primaire (b^1) n'est pas sectionné par eux. Le bois primaire est bordé en dedans par un liber médullaire (*l. i*) contenant des vaisseaux sécréteurs.

La racine a une structure à peu près identique : les rayons médullaires y sont seulement plus nombreux et la moelle fait défaut, le centre étant occupé par le bois primaire.

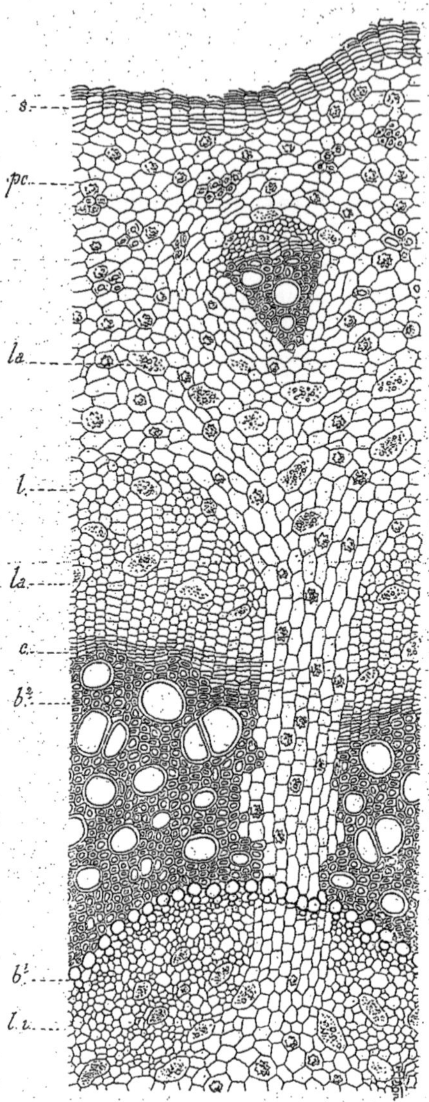

Fig. 312. — Coupe transversale du rhizome de Turbith.

Composition chimique. — Le Turbith renferme une matière résineuse, soluble dans l'éther, mal étudiée, et un glucoside, la *Turpéthine* $C^{76}H^{128}O^{36}$, qui en est le principe actif.

La turpéthine est un corps amorphe, pulvérulent, légèrement jaunâtre ; elle est insoluble dans l'éther, l'éther de pétrole et la benzine ; peu soluble dans le chloroforme ; facilement soluble dans l'alcool et l'acide acétique. Elle fond à 154° ; elle est lévogyre $[\alpha]_D = -30°,14$ en solution alcoolique. Les alcalis donnent naissance à de l'*acide turpéthique*. Oxydée par l'acide azotique, la turpéthine donne de l'acide isobutyrique, de l'acide oxalique, de l'acide carbonique et de l'acide sébacique. Sous l'influence des acides étendus, elle se dédouble en acide isobutyrique, en *Turpéthol* et en glucose.

$$\underset{\text{Turpéthine.}}{C^{76}H^{128}O^{36}} + 12H^2O = \underset{\text{Turpéthol.}}{2C^{16}H^{32}O^4} + \underset{\text{Ac. isobutyrique.}}{2C^4H^8O^2} + \underset{\text{Glucose.}}{6C^6H^{12}O^6}$$

Usages. — Le Turbith est un purgatif à la façon du Jalap, mais moins actif ; il fait partie de la *Teinture de Jalap composée* (Eau-de-vie allemande). On peut l'administrer en poudre à la dose de 0gr,25 à 1 gramme.

COLOQUINTE

Origine. — La *Coloquinte* est le fruit, desséché et dépouillé de son écorce, du *Citrullus Colocynthis* (fig. 313), plante herbacée de la famille des Cucurbitacées, originaire de l'Orient et des îles de l'Archipel grec, qui est aussi très abondante dans toute la région désertique du Sahara et de l'Égypte. Elle arrive ordinairement d'Espagne et des îles de la Grèce à l'état sec.

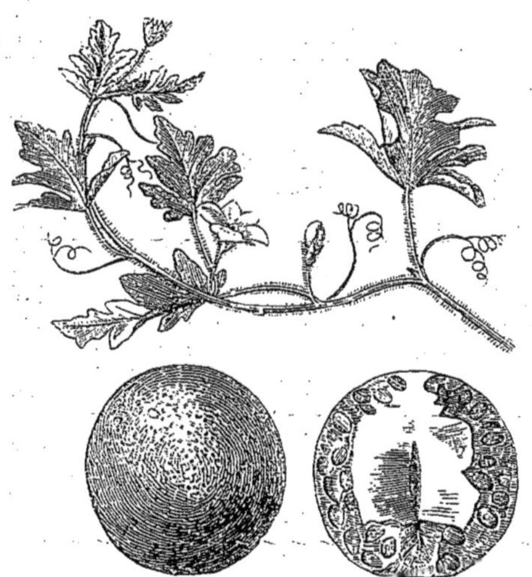

Fig. 313. — Coloquinte ; rameau et fruits.

Caractères extérieurs. — Ce fruit (fig. 313) a la dimension d'une petite orange, de consistance spongieuse et légère, de couleur blanche ; il est formé par la pulpe desséchée renfermant les graines. La pulpe est homogène, brillante, semblable à de la moelle de Sureau ; les graines sont un peu plus volumineuses que celles du Lin dont elles ont l'aspect et la couleur. La pulpe a une saveur extrêmement amère, tandis que les graines sont insipides.

Dans le commerce, on en distingue trois sortes : la *Coloquinte d'Égypte*, assez grosse, bien conservée et renfermant peu de graines ; la *Coloquinte de Chypre*, petite, avec beaucoup de graines ; la *Coloquinte de Syrie*, qui n'est pas décortiquée.

Caractères histologiques. — Ce qu'il faut retenir dans les caractères histologiques du fruit de Coloquinte, c'est la structure particulière de la masse spongieuse ; celle-ci est constituée par un parenchyme de cellules énormes (*par*, fig. 314), dont le lumen est visible à l'œil nu sur des coupes minces. Elles sont séparées les unes des autres par des

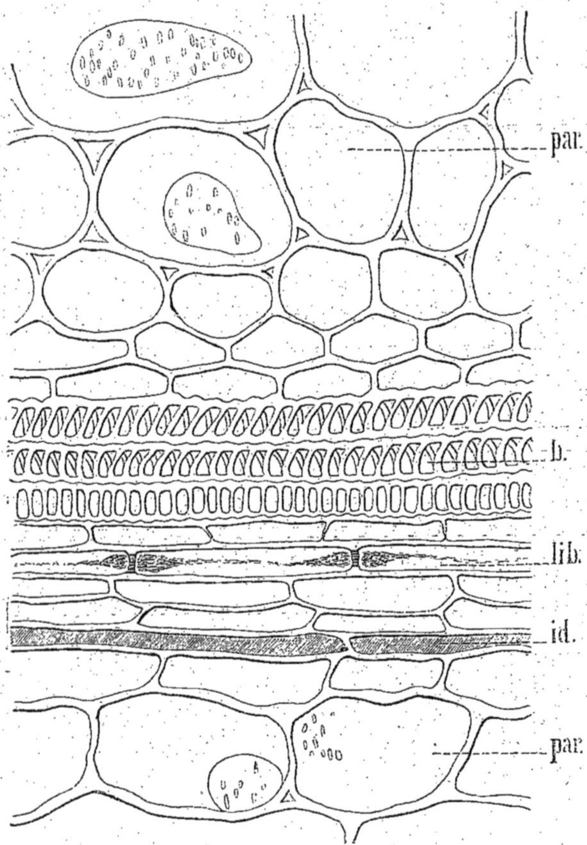

Fig. 314. — Coupe du fruit de Coloquinte (portion spongieuse).

lacunes triangulaires et portent des *ponctuations groupées* et *entourées d'une aréole commune.*

Ce parenchyme est parcouru en tous sens par des faisceaux libéro-ligneux bicollatéraux dont le liber (*lib*) renferme des éléments sécréteurs (*idioblastes* de Bræmer) (*id*), dans lesquels est localisé le principe actif. Ces éléments se présentent sous l'aspect d'articles disposés en files longitudinales, rectilignes ou sinueuses, souvent ramifiées. Ils se colorent en rouge sang par l'acide sulfurique concentré ; en rouge-cerise intense, par le réactif de Frœhde et par le réactif de Mandelin. La colocynthine étant soluble dans l'alcool, il faut employer des matériaux qui auront préalablement macéré dans l'éther.

Composition chimique. — La Coloquinte renferme un glucoside, la *Colocynthine*, qui par les acides étendus se dédouble en glucose et *Colocynthéine* ; on y a encore trouvé de la *Colocynthinine* et de la *Citrulline* (résines).

Les graines donnent 17 p. 100 d'huile fixe insipide.

Usages. — La Coloquinte est un purgatif drastique très énergique qu'il faut employer avec précaution. Ce médicament porte son action sur le gros intestin ; on l'emploie contre la constipation, l'occlusion intestinale, le rhumatisme, la goutte. On prescrit l'extrait alcoolique (0gr,10 à 0gr,30) ou la poudre (0gr,20 à 0gr,80). Elle est actuellement peu employée en médecine humaine. En médecine vétérinaire, on l'emploie à la préparation du *Bol purgatif* et des *Pilules purgatives*.

RACINE DE BRYONE

Origine. — C'est la racine de la *Bryone dioïque, Couleuvrée, Navet du Diable, Vigne blanche* (*Bryonia dioica*), plante vivace de la famille des Cucurbitacées, très commune dans les haies, en Europe, dans l'Afrique du Nord et en Orient (fig. 315).

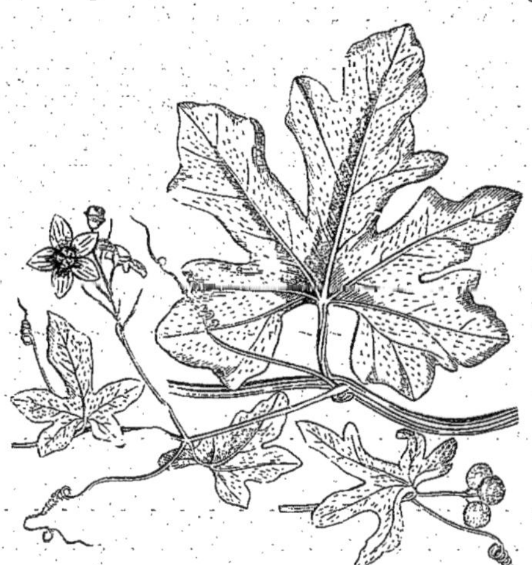

Fig. 315. — Bryone dioïque.

Caractères extérieurs. — Fraîche et entière, la racine de Bryone est cylindrique, fusiforme, très grosse, grisâtre en dehors, blanche en dedans. A l'état sec, dans le commerce, elle se présente en rouelles blanchâtres, de 3 à 5 millimètres d'épaisseur, marquées sur les surfaces de section de stries concentriques et de lignes radiales saillantes. Cette racine n'a pas d'odeur ; sa saveur est très amère et très âcre.

Caractères histologiques. — Sur une coupe transversale, on voit que la portion corticale est très peu développée par rapport au cylindre central ; son épaisseur n'atteint pas le dixième du diamètre total. Le cylindre central est formé par plusieurs cercles de faisceaux disposés en files sensiblement radiales ; les faisceaux périphériques, c'est-à-dire contigus à l'écorce, sont beaucoup plus grands que les autres. Ces faisceaux présentent généralement un liber interne. Dans le liber de tous ces faisceaux, ainsi que dans l'écorce, immédiatement au-dessous du suber, on trouve en abondance les éléments sécréteurs (*idioblastes*) que nous avons signalés dans la Coloquinte et dans lesquels est localisé le principe actif, la *Bryonine.*

Composition chimique. — La racine de Bryone renferme une grande quantité d'*amidon*, du *mucilage*, de l'*huile*, une résine appelée *Bryorésine* et un glucoside, la *Bryonine* $C^{34}H^{48}O^{9}$. Traitée par les acides étendus, la bryonine se dédouble en glucose et en *Bryogénine* :

$$\underset{\text{Bryonine.}}{C^{34}H^{48}O^{9}} + H^{2}O = \underset{\text{Glucose.}}{C^{6}H^{12}O^{6}} + \underset{\text{Bryogénine.}}{2(C^{14}H^{19}O^{2})}$$

Usages. — La racine de Bryone présente des propriétés très actives ; le suc extrait à l'état frais irrite la peau et surtout le tube digestif en produisant une purgation violente. A dose toxique, la racine de Bryone donne lieu à tous les symptômes du choléra ; à dose thérapeutique, c'est un purgatif drastique très violent, que l'on peut employer sous forme de poudre à la dose de 1 à 2 grammes ; on peut la remplacer par la bryonine à la dose de $0^{gr},01$ à $0^{gr},02$. La pulpe sert à préparer des cataplasmes résolutifs et rubéfiants.

Peu employé d'ordinaire, ce médicament est au contraire très usité chez les homéopathes qui le prescrivent dans la pneumonie, la bronchite, la pleurésie, etc.

FAMILLE 3. — GENTIANIQUES

Cette famille comprend les drogues à glucosides amers et quelques-unes à principes amers mal connus au point de vue de leur constitution chimique.

RACINE DE GENTIANE

Origine. — La *Racine de Gentiane* est fournie par la *Gentiane jaune* (*Gentiana lutea*), plante de la famille des Gentianées, qui croît dans les montagnes de l'Europe centrale et méridionale ; en France, on la trouve dans les Vosges, le Jura, les Cévennes, les Alpes et les Pyrénées. C'est une belle plante vivace de 1 mètre environ de haut, portant des fleurs d'un beau jaune, à pédoncule court, fasciculées à l'aisselle des feuilles supérieures (fig. 316).

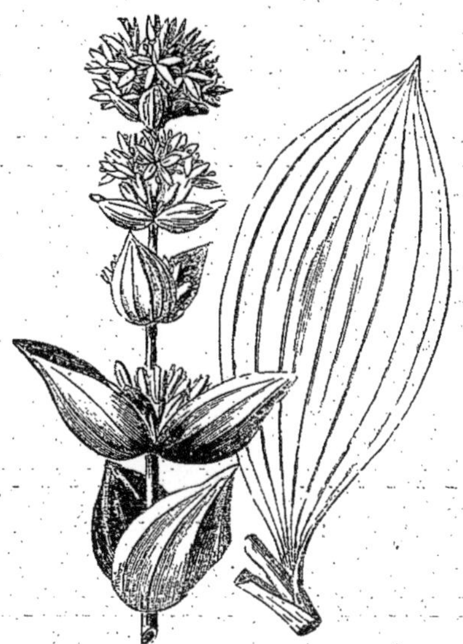

Fig. 316. — Gentiane jaune.

Caractères extérieurs. — A l'état naturel, la racine de Gentiane est très longue et ramifiée (fig. 317). Dans le commerce, on la trouve en morceaux irréguliers, contournés, de 15 à 20 centimètres, ridés longitudinalement et marqués en outre de sillons transversaux. La partie externe est brun rougeâtre ; la partie interne est jaune rougeâtre, à texture spongieuse. Hygroscopique, elle devient molle sous l'influence de l'humidité. La cassure est courte, non fibreuse. L'odeur est particulière, un peu nauséeuse, mielleuse ; la saveur est d'abord douceâtre, puis très amère et toute spéciale.

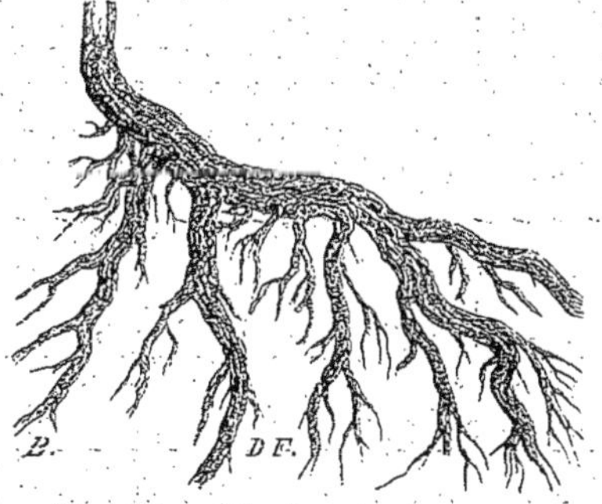

Fig. 317. — Racine de Gentiane.

Composition chimique. — La racine de Gentiane contient : 1° la *Gentiopicrine* $C^{20}H^{30}O^{12}$, glucoside de saveur extrêmement amère qui cristallise en aiguilles incolores, solubles dans l'eau et dans l'alcool, insolubles dans l'éther ; les acides étendus la dédoublent en glucose et en *Gentiogénine* ; 2° la *Gentisine* ou *acide gentianique* $C^{14}H^{10}O^5$, qui est la substance colorante de la racine ; 3° un trisaccharide, le *Gentianose* $C^{18}H^{32}O^{16}$, qui s'y rencontre dans la proportion de 12 à 15 p. 100, ce qui permet d'en faire, dans certains pays, une eau-de-vie potable ; 4° la *Gentiine*, nouveau glucoside découvert par M. G. Tanret, qui, par hydrolyse avec l'acide sulfurique à 1 p. 100, se dédouble en glucose, en xylose et en un nouveau corps, la *Gentiénine*. La gentiine est le premier glucoside connu donnant du xylose parmi ses produits d'hydrolyse ; 5° une *essence*, un *tanin*, une *huile grasse*, de la *pectine* en abondance, donnant de l'arabinose par hydrolyse, de la cire, etc.

Usages. — La racine de Gentiane est un médicament qui stimule les fonctions digestives et qui a même passé pour fébrifuge. A doses élevées et fraîches, elle produit une sorte d'ivresse narcotique et provoque des vomissements. On l'emploie dans les diarrhées atoniques, les dyspepsies, la chlorose, etc., en décoction (12 à 20 p. 1 000 d'eau), en teinture (5 à 40 grammes), en poudre (1 à 5 grammes), sous forme de *Sirop*, d'*Extrait*, et surtout de *Vin*. Elle fait en outre partie de l'*Électuaire diascordium*, de la *Teinture d'Aloès composée*, etc.

Quelques espèces voisines (*Gentiana purpurea*, *G. punctata*, *G. pannonica*, *G. cruciata*, etc.) ont des propriétés absolument analogues, mais plus faibles, de sorte que la substitution des racines de ces espèces à celle de la Gentiane jaune serait de peu d'importance.

PETITE CENTAURÉE

Origine. — La *Petite Centaurée* des pharmacies est constituée par les sommités fleuries de l'*Erythræa Centaurium*, plante de la famille des Gentianées (fig. 318), qui est abondante dans les parties sèches de la région méditerranéenne et du centre de l'Europe ; on la trouve aussi en Perse et aux États-Unis. Elle fleurit en automne.

Caractères extérieurs. — C'est une petite plante de 15 à 25 centimètres de haut, à tige quadrangulaire, rameuse, à feuilles opposées en croix ; à l'aisselle des feuilles supérieures, se trouvent des rameaux dichotomes portant des fleurs à pédicelle très court, disposées en cymes. Les fleurs sont roses et elles conservent leur couleur pendant longtemps, quand la dessiccation est faite avec certaines précautions, notamment lorsqu'elle est effectuée dans des cornets de papier. Saveur amère; odeur faible sur le sec.

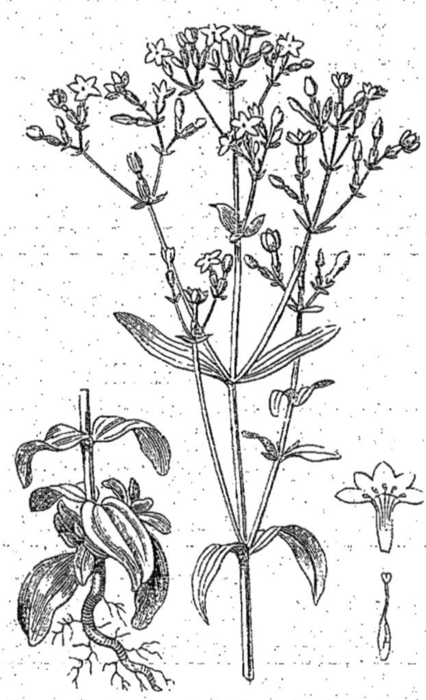

Fig. 318 — Petite Centaurée.

Composition chimique. — La petite Centaurée renferme: 1° une résine, *Centaurirésine*, mal déterminée ; 2° un glucoside, l'*Érytaurine* ; 3° un principe cristallisable, insipide, l'*Érythro-centaurine* $C^{27}H^{24}O^{8}$; 4° de l'*acide lactique* à l'état de lactate de magnésie ; 5° du *sucre* et de la *gomme*.

Usages. — C'est un médicament tonique, amer et apéritif ; il aurait même une action fébrifuge incontestable et agirait efficacement dans les fièvres légères. On l'emploie en infusion (15 à 30 p. 1 000 d'eau), en extrait (1 à 5 grammes), sous forme de vin.

FEUILLES DE MÉNYANTHE

Origine. — Ce sont les feuilles du *Ményanthe*, *Trèfle d'eau* (*Menyanthes trifoliata*), plante vivace, aquatique, à feuilles alternes, à rhizome très long, à fleurs blanches, recouvertes de poils très serrés, appartenant à la famille des Gentianées (fig. 319). Elle se rencontre dans les endroits marécageux de l'Europe, de l'Asie, de l'Amérique du Nord.

Caractères extérieurs. — La feuille, seule partie officinale, comprend un pétiole fortement engainant à la base et portant à son sommet un limbe divisé en trois folioles égales. Les feuilles sèches des droguiers sont le plus souvent privées de pétiole et les folioles sont isolées ou réunies par deux ou par trois ; elles sont colorées en vert-glauque sur les deux faces. Leur odeur est faible et leur saveur est très amère.

Composition chimique. — Les feuilles de Ményanthe renferment un principe actif, la *Ményanthine* $C^{30}H^{46}O^{14}$, glucoside amorphe, jaunâtre, amer, soluble dans l'eau chaude, l'alcool et les dissolutions alcalines. Chauffé avec de l'acide sulfurique étendu, ce glucoside se dédouble en glucose et en *Ményanthol*, liquide huileux qui possède une odeur d'amandes amères et qui se transforme à l'air en un acide cristallisé :

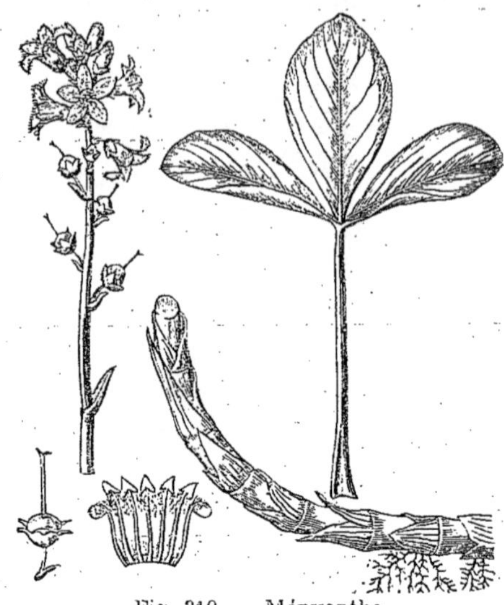

Fig. 319. — Ményanthe.

$$\underset{\text{Ményanthine.}}{C^{30}H^{46}O^{14}} = \underset{\text{Ményanthol.}}{3C^{8}H^{8}O} + \underset{\text{Glucose.}}{C^{6}H^{12}O^{6}} + 5H^{2}O$$

Récemment, M. Bridel a pu isoler du Trèfle d'eau frais un glucoside à l'état pur et cristallisé auquel il a donné le nom de *Méliatine*. Il n'existe pas dans la drogue sèche.

Usages. — Le Ményanthe est amer, tonique et fébrifuge ; à doses élevées, il est purgatif et émétique. On le prescrit le plus souvent en décoction (15 à 30 p. 1000 d'eau) ; il fait partie du *Sirop de Raifort composé*. On le substitue souvent au Houblon dans la fabrication de la bière.

ÉCORCE D'ORANGE AMÈRE

Origine. — L'*Écorce d'Orange amère* est l'écorce desséchée du fruit encore vert du *Bigaradier* (*Citrus vulgaris*), arbre de la famille des Rutacées, originaire de l'Inde et répandu aujourd'hui dans toute la région méditerranéenne. La plus estimée vient de la Barbade, de Curaçao et porte le nom de *Curaçao des îles* ou *de Hollande*.

Caractères extérieurs. — Dans les pharmacies, on la rencontre généralement sous deux formes : en *quartiers* losangiques, très épais, provenant de sections faites d'un pôle à l'autre du fruit ; en *rubans* minces obtenus en pelant le fruit en spirale. Leur face externe est d'un vert foncé et sale, terne, fortement rugueuse, très dure ; la face interne est d'un blanc jaunâtre et plus ou moins spongieuse. L'odeur est aromatique, spéciale, différente de celle de l'Orange mûre et s'exalte beaucoup quand on entame la couche verte ; la saveur est fortement amère et produit sur la langue une sensation de fourmillement intense, persistant.

Caractères histologiques. — Sous un épiderme incolore et légèrement cutinisé, on trouve une ou deux couches de cellules aplaties renfermant la matière colorante. Le reste est constitué par un parenchyme de cellules petites, serrées et polygonales dans les couches extérieures, plus larges, irrégulières, laissant entre elles de grands méats dans la portion interne. Dans la partie périphérique, ce parenchyme renferme de gros nodules sécréteurs, remplis d'huile essentielle, très rapprochés les uns des autres et disposés sur deux ou trois rangées.

Composition chimique. — L'écorce d'Orange amère renferme : 1° une grande quantité de *mucilage* ; 2° une *essence* qui lui communique ses propriétés aromatiques, et qui est presque exclusivement composée d'un terpène analogue au limonène et de petites quantités de *linalol* (*Aurantiol*) $C^{10}H^{16}O$; 3° trois glucosides : l'*Aurantiamarine* (15 à 25 p. 1000) qui communique à cette drogue son amertume spéciale ; l'*Hespéridine* $C^{22}H^{26}O^{12}$ qui se dédouble, sous l'action des acides dilués, en glucose et *hespérétine* ; l'*Isohespéridine.* Ces trois glucosides se colorent en rouge par l'acide sulfurique ; 4° deux acides : l'*acide hespérique* et l'*acide aurantiamarique.*

Falsifications. — Il peut arriver que l'écorce d'Orange amère soit mélangée d'écorce d'Orange douce. Le mélange est malaisé à distinguer, si on se base sur les caractères extérieurs des fragments ou sur leur structure anatomique. La distinction se fera facilement, si on traite les rubans soupçonnés par l'acide azotique fort ; l'écorce d'Orange douce prend une couleur vert foncé en moins de deux minutes, tandis que l'écorce d'Orange amère brunit simplement.

Usages. — L'écorce d'Orange amère est un tonique amer et un stomachique qui n'est pas sans valeur ; on l'administre surtout sous forme de sirop. Elle entre dans la préparation du *Sirop d'écorce d'Orange amère*, du *Sirop de Raifort composé* et de la *Teinture d'Orange amère.*

ÉCORCE DE CONDURANGO

Origine. — L'*Écorce de Condurango* provient de la tige du *Gonolobus Condurango*, liane de la famille des Asclépiadées, originaire de l'Équateur, de la Colombie et de la Nouvelle-Grenade.

Caractères extérieurs. — Cette écorce est en fragments très irréguliers, de grandeur variable, parfois aplatis, le plus souvent cintrés ou enroulés, privés pour la plupart de parties ligneuses. La face externe est d'un gris foncé, parfois assez rugueuse ; la face interne est d'un gris plus pâle, sans stries longitudinales. Odeur faible de Cannelle et de Poivre ; saveur légèrement aromatique, un peu âcre et amère.

Composition chimique. — L'écorce de Condurango contient du *tanin*, une *résine* et trois glucosides, *Condurangines* α, β, γ.

Usages. — Le Condurango est un médicament amer, tonique, aromatique, employé avec succès dans le traitement des maladies de l'estomac. On l'avait vanté dans le traitement du cancer, mais il n'a pas donné à ce point de vue les résultats qu'on attendait de la réputation qu'il apportait de son pays d'origine. On peut prescrire la décoction (15 grammes pour 1000 d'eau), la teinture, le vin ou mieux l'*Extrait fluide.*

FEUILLES ET RACINES DE CHICORÉE

Origine. — Les *Feuilles* et la *Racine de Chicorée* sont fournies par la *Chicorée sauvage* (*Cichorium Intybus*) (fig. 320), plante de la famille des Composées, qui croît partout en Europe, aux bords des chemins et dans les endroits incultes.

Caractères extérieurs. — Les *feuilles* de Chicorée (ce sont les feuilles radicales que l'on emploie) sont pétiolées, oblongues ou lancéolées, à bords déchiquetés, divisés chacun en 6 ou 10 lobes inégaux et dentés eux-mêmes sur les bords, de 15 à 20 centimètres de longueur, velues à la face inférieure, particulièrement sur la nervure médiane.

L'odeur est nulle ; la saveur est très amère, non désagréable.

La *racine* de Chicorée est longue et de la grosseur du doigt; elle se trouve dans le commerce, débitée en cubes blanchâtres de 15 millimètres de coté, obtenus par des sections transversales et longitudinales; les faces des sections longitudinales de ces cubes sont excavées, tandis que celles des sections transversales présentent des côtes saillantes, radiales et sont marquées, çà et là, de petites ponctuations. Pas d'odeur; saveur mucilagineuse et amère.

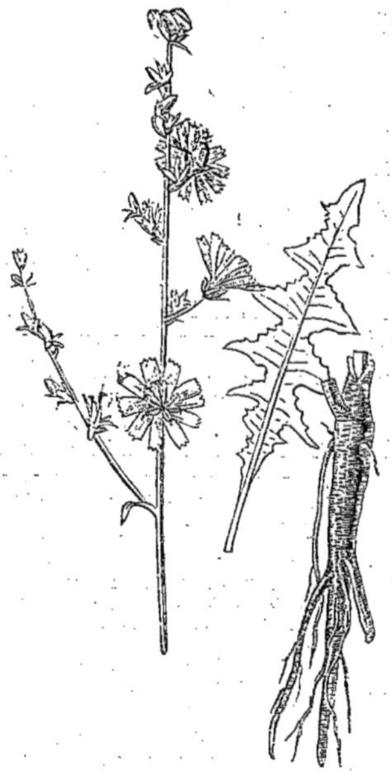

Fig. 320. — Feuille, racine et inflorescence de Chicorée sauvage.

Caractères histologiques. — La structure de la feuille ne présente rien de bien particulier. L'épiderme porte de longs poils tecteurs plurisériés ; le mésophylle est hétérogène asymétrique ; le liber des faisceaux des nervures présente des laticifères.

La racine, en coupe transversale, présente un suber, un parenchyme cortical à cellules allongées tangentiellement, un liber divisé en faisceaux cunéiformes étroits par de nombreux rayons médullaires assez larges et présentant des vaisseaux laticifères disposés en petits groupes qui sont distribués en cercles concentriques assez réguliers. Vus en coupe longitudinale, ces éléments sécréteurs sont disposés en un réseau irrégulier, à mailles plus ou moins larges (*l*, fig. 321). Le bois ne présente rien de particulier. Les cellules parenchymateuses ne renferment ni cristaux, ni amidon ; elles contiennent de l'inuline, en dissolution dans le suc cellulaire; mais, si on examine des coupes faites sur des fragments desséchés ou mieux sur des fragments conservés dans l'alcool, celle-ci se présente en sphéro-cristaux tout à fait caractéristiques.

Composition chimique. — Les feuilles renferment un glucoside amer, la *Chicorine*, du *sucre* et des *sels*, surtout du nitrate de potasse.

La racine renferme aussi de la *chicorine*, de l'*inuline*, du *mucilage*, du *sucre*, du *tanin*, une *matière résineuse* et une petite quantité d'*huile essentielle*.

Usages. — Les feuilles et la racine de Chicorée sont toniques, dépuratives et laxatives. Elles entrent dans la préparation du *Sirop de Rhubarbe composé*.

Soumise à la torréfaction, la racine est journellement consommée comme succédané du Café. Elle sert aussi fréquemment à falsifier celui-ci (voy. p. 634).

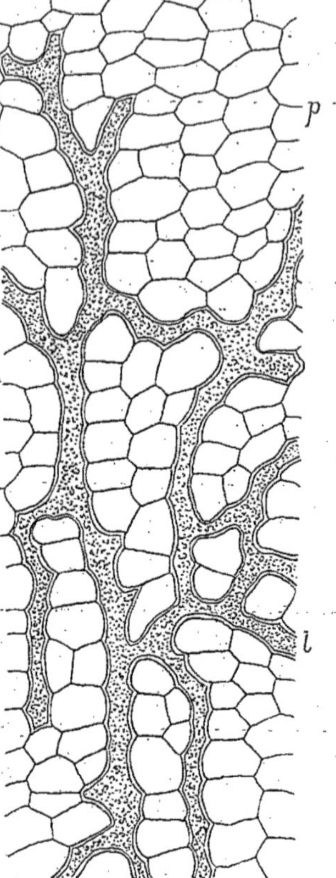

Fig. 321. — Coupe longitudinale du liber de la racine de Chicorée.

FEUILLES DE PISSENLIT

Origine. — Les *Feuilles de Pissenlit* sont fournies par le *Taraxacum dens leonis*, plante de la famille des Composées, que l'on trouve partout, dans les champs.

Caractères extérieurs. — Ces feuilles, qui sont toutes radicales, sont glabres, oblongues, atténuées en pétiole à la base, roncinées, à lobes triangulaires, inégaux, aigus, plus grands vers le sommet de la feuille, le plus souvent recourbés en crochet vers le bas. Odeur nulle ; saveur amère assez prononcée.

Composition chimique. — Elles renferment de l'*inosite*, du *mucilage*, du *sucre* et une *matière résineuse*.

Usages. — Les feuilles de Pissenlit sont employées à la préparation de l'*Extrait de Pissenlit*.

BOIS DE QUASSIA

Origine. — Le *Bois de Quassia* des pharmacies est fourni par deux espèces de la famille des Simarubacées : le *Quassia amara*, arbuste de 1 à 2 mètres de haut de la Guyane, de la Colombie et de Panama (fig. 322), et le *Picræna excelsa* grand arbre de 15 à 30 mètres qu'on trouve aux Antilles et notamment à la Jamaïque. Le bois de la première espèce porte le nom de *Quassia amara*, *Bois amer de Surinam*; celui de la seconde espèce est connu sous le nom de *Quassia de la Jamaïque*, et c'est celui qui constitue aujourd'hui la sorte officinale.

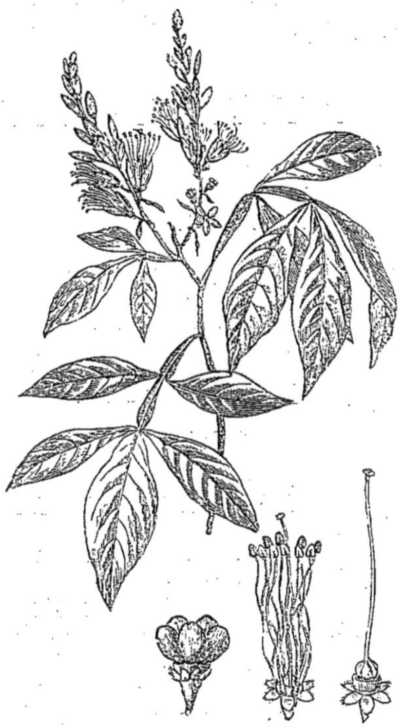

Caractères extérieurs. — Ces caractères sont à peu près les mêmes pour les deux espèces.

Fig. 322. — *Quassia amara.*

Le *Quassia de la Jamaïque* se rencontre en bûches volumineuses atteignant jusqu'à 30 centimètres de diamètre. L'écorce est très adhérente, de 1 centimètre environ d'épaisseur; le bois est léger, blanc et marbré de taches jaune serin très caractéristiques. La section transversale montre des rayons médullaires larges et des lignes concentriques espacées. Les copeaux préparés avec ce bois ont une coloration blanche mêlée de jaune et un aspect satiné. Dépourvu d'odeur, ce bois possède une saveur très amère.

Le *Quassia amara* ressemble beaucoup au précédent. Toutefois les bûches sont en tronçons beaucoup plus petits, atteignant rarement 10 centimètres; l'écorce est plus mince, de 1 à 2 millimètres d'épaisseur, et très peu adhérente au bois, de sorte qu'elle se détache très facilement. La section transversale montre un grand nombre de petites lignes radiales représentant les rayons médullaires très étroits et très rapprochés. Les copeaux du *Quassia amara* sont assez difficiles à distinguer de ceux du Quassia de la Jamaïque; il faut avoir recours à l'examen microscopique. Au surplus, cette distinction a fort peu d'importance, puisque les bois de ces deux espèces ont les mêmes propriétés.

Caractères histologiques. — Les caractères microscopiques ne méritent d'être signalés qu'au point de vue différentiel des deux sortes de bois. Dans le *Quassia de la Jamaïque*, les rayons médullaires sont formés généralement de trois rangées de cellules très-inégales de dimension et à parois radiales régulières. Dans le *Quassia amara*, les rayons médullaires sont formés d'un seul rang de cellules; les cellules qui composent ces rayons sont à peu près de même grandeur et ont des parois radiales ondulées.

Composition chimique. — Le bois de Quassia doit son amertume à la *Quassine* $C^{32}H^{42}O^{10}$, principe qui est probablement un glucoside, soluble dans le chloroforme, l'alcool, l'acide acétique, peu soluble dans l'eau, insoluble dans l'éther. A côté de la quassine proprement dite, on trouve d'autres corps qui seraient des homologues supérieurs de la quassine, et le *Quassol*, $C^{40}H^{70}O+H^2O$, corps insipide que l'on obtient en traitant par l'éther la quassine brute.

Usages. — Le bois de Quassia est un amer comparable à la Gentiane ; il ne détermine jamais, même à haute dose, ni diarrhée, ni constipation. Il augmente l'appétit, stimule les forces et facilite la digestion. On l'emploie dans la chloro-anémie et les dyspepsies atoniques ; il serait encore utile dans la parésie de la vessie. Le meilleur mode d'administration est le macéré (5 grammes p. 1000 d'eau) ; on peut aussi faire usage de gobelets tournés dans lesquels on fait séjourner l'eau qui acquiert bientôt à leur contact une grande amertume. Il sert aussi à préparer l'*Extrait de Quassia* (0gr,20 à 0gr,50) et la *Teinture de Quassia* (2 à 10 grammes). On peut aussi employer la *quassine cristallisée* (de 0gr,004 à 0gr,010, dose maxima pour vingt-quatre heures).

GERMANDRÉE PETIT CHÊNE.

Origine. — La *Germandrée Petit Chêne* ou *Chamædrys* (*Teucrium Chamædrys*) (fig. 323) est une plante de la famille des Labiées que l'on trouve sur le bord des bois et les coteaux calcaires de l'Europe centrale et méridionale. On emploie les sommités fleuries.

Caractères extérieurs. — La tige de Petit Chêne est radicante et se divise, dès la base, en rameaux pubescents, étalés, puis redressés, de 10 à 25 centimètres de hauteur, pourvus de feuilles opposées, courtement pétiolées, petites, ovales, crénelées sur les bords, luisantes en dessus et glabres, vert pâle et un peu velues en dessous. Les fleurs sont disposées en grappes terminales feuillées, roses ou purpurines le plus souvent, géminées ou ternées à l'aisselle des feuilles. Ces sommités ont une odeur aromatique faible ; leur saveur est franchement amère et astringente.

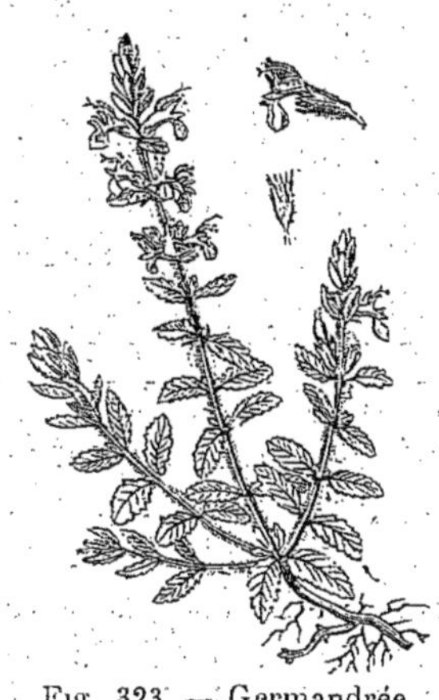
Fig. 323. — Germandrée Petit Chêne.

Composition chimique. — Cette plante renferme une petite quantité d'huile essentielle et un *principe amer*, de couleur jaune, d'aspect résineux, cristallin, assez peu connu.

Usages. — Les sommités fleuries de la Germandrée Petit Chêne entrent dans la composition des *Espèces vulnéraires*. Elles sont aussi employées, en infusion, comme amer stomachique, au même titre que la Camomille.

SCORDIUM

Origine. — Le *Scordium*, *Germandrée d'eau* (*Teucrium Scordium*) est une plante de la famille des Labiées qui croît dans les lieux humides, les fossés, au bord des ruisseaux et des étangs de toute l'Europe. On emploie la tige fleurie.

Caractères extérieurs. — La tige de Scordium est herbacée, haute de 15 à 20 centimètres, rameuse, carrée, velue ou laineuse. Elle porte des feuilles opposées, sessiles, oblongues, fortement dentées, molles, velues, d'un vert cendré sur les deux faces. Les fleurs sont rouges ou violettes, solitaires ou disposées au nombre de 2 à 3 à l'aisselle des feuilles supérieures, à calice petit, campaniforme, bordé de cinq dents acuminées. Odeur alliacée, quand on la froisse entre les mains ; saveur amère.

Composition chimique. — Mal connue : une huile essentielle et un principe amer.

Usages. — Le Scordium est employé en pharmacie à la préparation de l'*Électuaire diascordium* et des *Espèces vulnéraires*.

LIERRE TERRESTRE

Origine. — Le *Lierre terrestre*, *Herbe de Saint-Jean* (*Glechoma hederacea*) (fig. 324) est une plante vivace de la famille des Labiées, qui croît communément en Europe, dans les prairies, dans les fossés humides, au bord des haies, le long des murs. On emploie les tiges fleuries.

Caractères extérieurs. — La tige du Lierre terrestre est herbacée, quadrangulaire, radicante à la base, puis dressée à sa partie supérieure. Les feuilles sont opposées, longuement pétiolées, cordiformes, gaufrées, grossièrement crénelées sur les bords, molles, plus ou moins velues, vert sombre ou parfois violacées. Les fleurs, bleues ou purpurines, sont réunies, au nombre de trois ou quatre, à l'aisselle des feuilles supérieures. Odeur aromatique, forte, disparaissant à peu près complètement par la dessiccation ; saveur amère et légèrement balsamique.

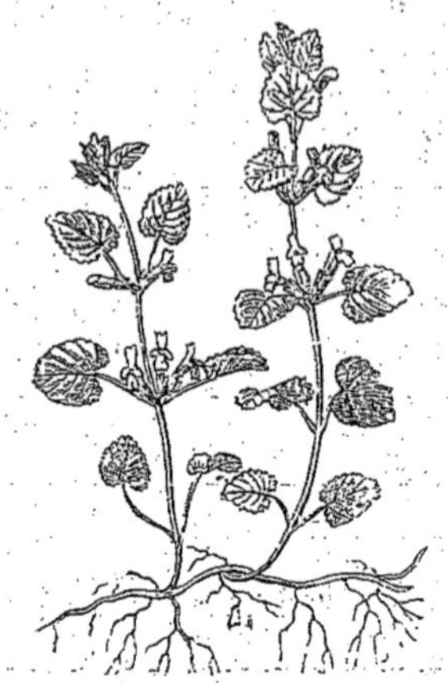

Fig. 324. — Lierre terrestre.

Composition chimique. — Huile essentielle et matière résineuse amère.

Usages. — Le Lierre terrestre est fréquemment employé en médecine populaire, sous forme d'infusion, dans les affections catarrhales des voies respiratoires. Il fait partie des *Espèces vulnéraires*.

FEUILLES DE BÉTOINE

Origine. — Les *Feuilles de Bétoine* sont fournies par la *Bétoine officinale* (*Betonica officinalis*) (fig. 325), plante de la famille des Labiées, très répandue en Europe, dans les prés et les lieux ombragés.

Caractères extérieurs. — Ces feuilles sont plus ou moins longuement pétiolées, pubescentes, à limbe ovale ou oblong, cordé à la base, obtus au sommet, profondément crénelé sur les bords, long de 5 à 7 centimètres, large de 3 à 4 centimètres. Elles ont une odeur faible, une saveur âcre et amère.

Caractères histologiques. — Les deux épidermes portent

des stomates offrant la disposition commune aux feuilles des Labiées, des poils tecteurs, longs, coniques, formés de 3 à 5 cellules superposées et des poils glanduleux formés par une glande à 2 ou à 4 cellules, ces dernières sessiles. Le parenchyme est hétérogène asymétrique.

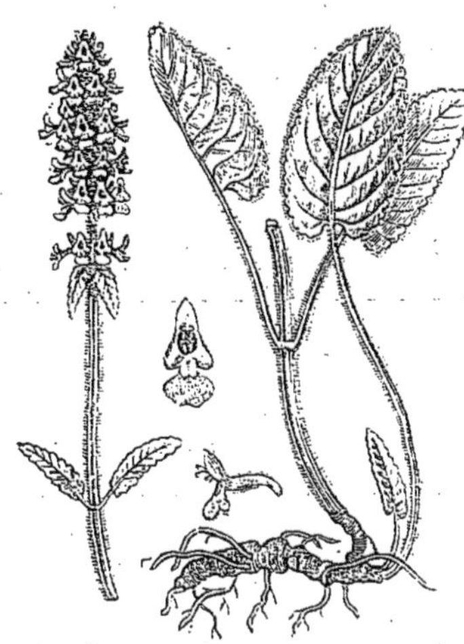

Fig. 325. — Bétoine officinale.

Usages. — Les feuilles de Bétoine font partie des *Espèces vulnéraires.*

VÉRONIQUE OFFICINALE

Origine. — La *Véronique officinale, Thé d'Europe* (*Veronica officinalis*) (fig. 326) est une plante vivace de la famille des Scrofulariacées très commune sur les coteaux ombragés et dans les pâturages de l'Europe centrale et méridionale. On emploie la tige fleurie.

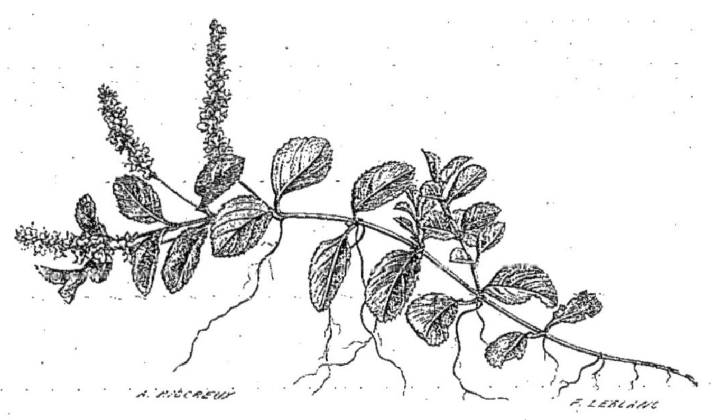

Fig. 326. — Véronique officinale.

Caractères extérieurs. — La tige de cette plante est radicante, peu ramifiée, pubescente, portant des feuilles opposées, courtement pétiolées, ovales, elliptiques, velues, dentées en scie. Les fleurs d'un bleu pâle, presque sessiles, sont réunies en grappes axillaires allongées. Calice et corolle à quatre divisions ; deux étamines. Odeur faible ; saveur amère, légèrement astringente.

Composition chimique. — Elle renfermerait un alcaloïde et une saponine.

Usages. — La Véronique est employée par le populaire en infusion comme stomachique et digestive. Elle entre dans la composition des *Espèces vulnéraires.*

FAMILLE 4. — SAPONIQUES

Dans cette famille, prennent place toutes les drogues devant leur activité à une saponine. On connaît plus de 150 espèces végétales renfermant des saponines. On peut diviser ces corps en deux classes : 1° les *saponines acides* qui sont acides au tournesol ; 2° les *saponines neutres* ou *sapotoxines*, qui sont neutres au tournesol et fortement toxiques.

Leur formule générale est la suivante : $C^nH^{2n-8}O^{10}$, dans laquelle *n* varie de 17 à 30.

Pour les caractériser microchimiquement, on place les coupes pendant vingt-quatre heures dans l'eau de baryte. On les lave ensuite à l'eau de baryte d'abord, puis à l'eau de chaux qui élimine l'excès de baryte. Les coupes sont ensuite traitées par une solution de bichromate de potasse au dixième qui produit un précipité de chromate de baryte dans toutes les cellules qui renferment de la saponine.

POLYGALA DE VIRGINIE

Origine. — Le *Polygala de Virginie* est la partie souterraine, constituée en majeure partie par la racine du *Polygala Senega* (fig. 327), herbe vivace, à souche souterraine, de la famille des Polygalées, qui croît dans les lieux sablonneux de plusieurs parties de l'Amérique du Nord, notamment au Canada et dans la Caroline septentrionale.

Caractères extérieurs. — Cette drogue se présente en morceaux irréguliers, tortueux ou repliés en différents sens, portant à sa partie supérieure une tête épaissie, rugueuse (portion rhizomateuse), avec des nodosités qui sont les restes des précédentes végétations aériennes. De cette tête noueuse part la racine proprement dite, de la grosseur d'une plume d'Oie ; elle donne naissance sur toute son étendue à de nombreuses racines secondaires dont quelques-unes sont presque aussi grosses qu'elle, ce qui lui donne souvent l'aspect bifurqué. La surface extérieure est gris jaunâtre ou gris rougeâtre, et on y remarque des stries annulaires, formant parfois de véritables étranglements, ainsi que des plis longitudinaux très marqués, dont un, plus saillant que les autres, forme une véritable crête anguleuse qui parcourt la racine d'un bout à l'autre. La cassure est nette et montre une écorce jaune très développée et une masse ligneuse présentant de larges solutions de continuité, pénétrant jusqu'à son centre. Odeur faible, nauséeuse, parfois un peu rance; saveur amère et âcre, provoquant la salivation.

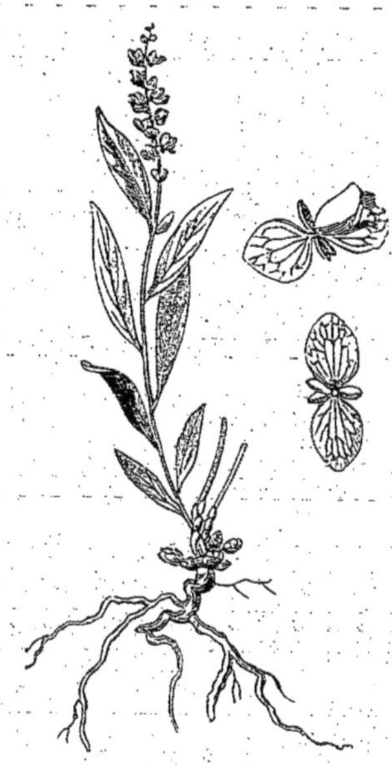

Fig. 327. — *Polygala Senega.*

Caractères histologiques. — Les particularités anatomiques que présente la racine de *Polygala* sont les suivantes : le parenchyme cortical est très mince dans la portion qui correspond à la crête ; celle-ci est constituée par un développement exagéré du liber secondaire dans cette portion de la racine. Quant au bois, il présente les solutions de continuité déjà signalées, provenant de ce qu'en ces points-là l'assise génératrice a simplement donné naissance à un parenchyme formé de cellules assez régulièrement disposées. Pas d'amidon dans le parenchyme.

Composition chimique. — Le Polygala de Virginie renferme une *huile grasse* (3,70 à 4,30 p. 100), une *résine*, une *essence* dans laquelle se trouve de l'éther méthylsalicylique (0,01 p. 100), de l'*éther valérianique*, de l'*acide salicylique* libre (0,06 p. 100), du *sucre* (5,50 à 7,30), une saponine, la *Sénégine* $C^{32}H^{52}O^{17}$, et un second glucoside non étudié. La sénégine se dédouble sous l'action des acides étendus en glucose et en *Sénégénine.*

$$\underset{\text{Sénégine.}}{C^{32}H^{52}O^{17}} + 2H^2O = \underset{\text{Sénégénine.}}{C^{20}H^{32}O^7} + \underset{\text{Glucose.}}{2C^6H^{12}O^6}$$

Substitutions. — On a signalé dans le Polygala de Virginie la présence d'un certain nombre de racines ou rhizomes introduits frauduleusement. Les caractères extérieurs et surtout l'examen au microscope permettront de les distinguer facilement.

La racine de Ginseng américain (*Panax quinquefolium*) montre de l'amidon très abondant dans toutes ses parties et des canaux sécréteurs dans l'écorce et le liber; le rhizome d'*Asclepias Vincetoxicum*, se distingue par la présence de l'amidon, un liber médullaire et des laticifères dans l'écorce ; les racines de *Gillenia trifoliata*, de *Triosteum perfoliatum* et de *Richardsonia scabra* ont leur écorce fortement amylacée. Enfin, les rhizomes du *Cypripedium parviflorum* et du *Ruscus aculeatus* présentent la structure d'une tige de Monocotylédone.

Usages. — Les propriétés thérapeutiques de cette racine sont dues à la sénégine. A doses modérées, elle augmente la sécrétion cutanée et la sécrétion pulmonaire ; à doses élevées, elle est vomitive et purgative. Elle est surtout employée comme expectorant dans les bronchites chroniques et les affections catarrhales. On prescrit l'infusion (5 à 10 grammes p. 1000) ou le *Sirop de Polygala* : la poudre ne doit pas être employée, car elle irrite l'estomac.

SALSEPAREILLE DU MEXIQUE

Origine. — Les *Salsepareilles* du commerce sont fournies par un certain nombre d'espèces américaines du genre *Smilax* : *S. medica* (fig. 328), *S. officinalis*, *S. syphilitica*, *S. papyracea*, etc., appartenant à la famille des Liliacées. Ces plantes se trouvent dans les régions chaudes des deux Amériques, depuis le Mexique inclus jusqu'à la partie du Brésil arrosée par le fleuve de l'Amazone et ses affluents ; les principaux centres d'exploitation sont : Vera-Cruz, Tampico, le Vénézuéla, la Nouvelle-Grenade et le Brésil.

On connaît un certain nombre de sortes commerciales de cette drogue ; très nombreuses autrefois, elles se trouvent à l'heure actuelle réduites à trois : *Salsepareille du Mexique*, *S. de la Jamaïque*, *S. de Honduras*. Ces deux dernières se trouvent exclusivement sur le marché de Londres ; la seule sorte qui arrive actuellement dans le commerce français, et qui est la sorte officinale, est la *S. du Mexique* variété *Tampico*, qui a remplacé, du moins pour le commerce français, la variété *Vera-Cruz* qui n'arrive plus sur le marché du Havre ou qui du moins y est très rare.

Caractères extérieurs. — Elle se présente en paquets non liés, dans lesquels les racines très longues sont retournées sur le rhizome épais auquel elles sont généralement attachées ; elles sont à peu près toutes pourvues de radicelles grêles. Leur surface est profondément sillonnée, salie de terre dans le fond des sillons, d'une teinte grise ou rougeâtre. Sur la section transversale, sinueuse et irrégulière (fig. 329), on distingue une zone ligneuse moins épaisse que l'écorce.

Caractères histologiques. — La coupe transversale d'une racine de Salsepareille du Mexique variété Vera-Cruz, montre, de dehors en dedans, les éléments suivants : 1° une zone extérieure (*ep*, fig. 330) constituée par deux ou trois rangées de cellules

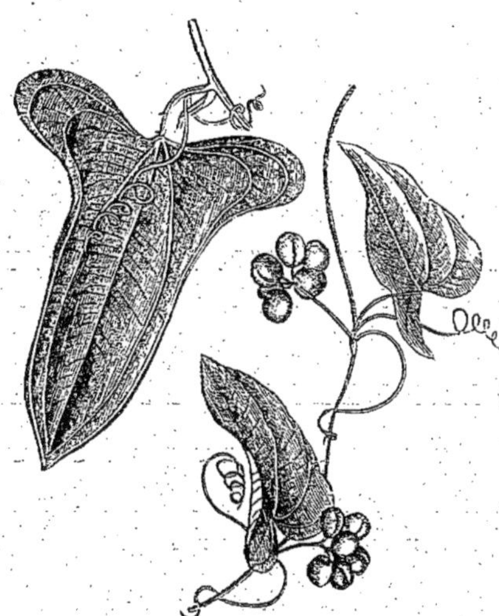

Fig. 328. — *Smilax medica.*

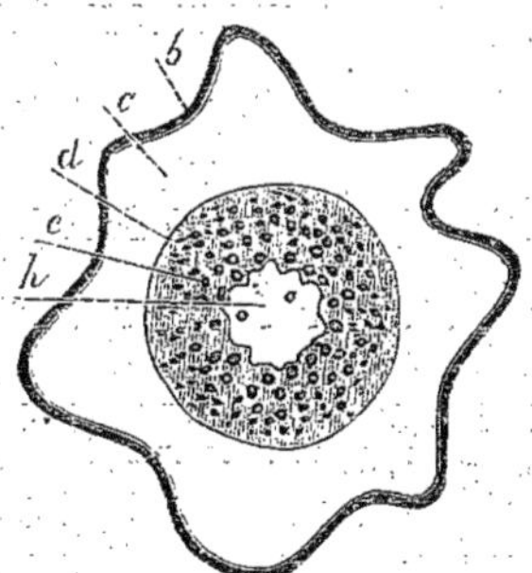

Fig. 329. — Section transversale de la racine de Salsepareille du Mexique.

épaissies et subérifiées ; 2° un parenchyme cortical (*p. c*) constitué par des cellules à parois minces renfermant une faible proportion d'amidon ; 3° un endoderme (*end*) formé de cellules rectangulaires allongées radialement, à parois épaissies, colorées en jaune plus ou moins foncé ; l'épaississement est plus considérable sur la paroi interne et sur les parois latérales que sur la paroi externe, de sorte que la cavité de la cellule est conique tournant son sommet vers le centre de la racine ; 4° un péricycle (*per*) représenté par trois ou quatre rangées de cellules, à parois épaisses et ponctuées ; 5° les éléments conducteurs représentés par des vaisseaux ligneux (*b*) disposés en files radiales, et par des îlots libériens (*l*) intercalés aux premiers. Liber et bois sont inclus dans un tissu conjonctif scléreux; 6° au centre, une moelle très réduite, constituée par du parenchyme faiblement amylacé.

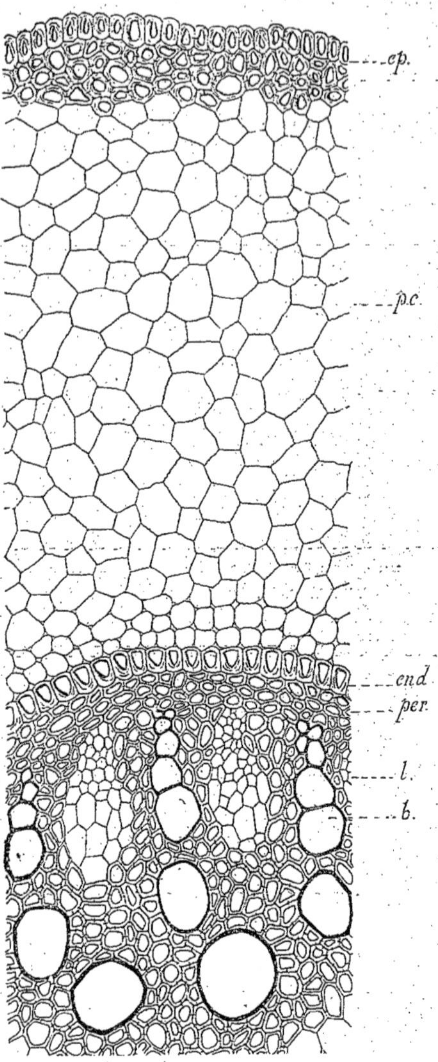

Fig. 330. — Coupe d'une racine de Salsepareille du Mexique variété Vera-Cruz.

Dans la variété *Tampico* ou *Tuspan*, il faut noter la forme différente des cellules de l'endoderme. Celles-ci (*end*, fig. 331) sont plus ou moins régulièrement rectangulaires, un peu allongées dans le sens radial, mais sans épaississement marqué de la paroi interne.

Composition chimique. — La racine de Salsepareille renferme une *résine*, une *essence* et trois saponines : *Parilline*, *Smilasaponine* et *Sarsaponine*. La pariline $C^{26}H^{44}O^{10} + 2,5\ H^2O$ est cristallisée en prismes insolubles dans l'eau froide, solubles dans l'alcool fort. — La smilasaponine $5C^{20}H^{32}O^{10} + 12\ H^2O$ est une substance amorphe qui, par addition d'une petite quantité d'eau, se gonfle en une masse gommeuse, soluble dans une grande quantité d'eau; la solution obtenue est lévogyre $[\alpha]_D = -26°,5$. — La sarsaponine $12\ C^{22}H^{36}O^{10} + H^2O$ cristallise en aiguilles très solubles dans l'eau. Ces trois glucosides, traités à chaud par les acides minéraux étendus, se dédoublent en sapogénine

(*Salsesapogénine*) et en une ou plusieurs molécules de glucose. On ne sait encore d'une façon positive auquel de ces trois corps sont dues les propriétés de la Salsepareille, mais il est probable que tous les trois sont actifs.

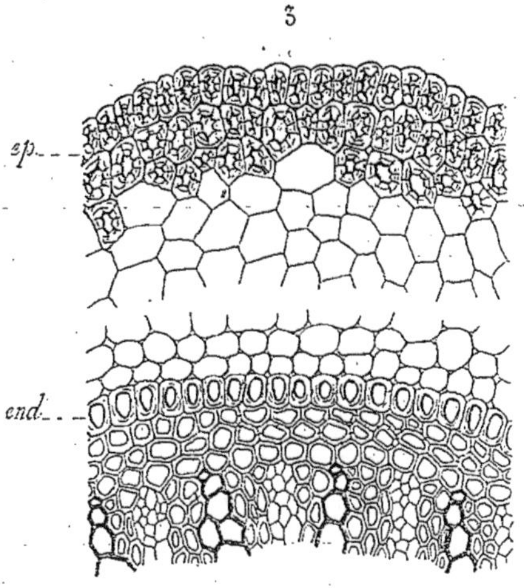

Usages. — La racine de Salsepareille a eu une grande réputation comme dépurative, sudorifique, diurétique et antisyphilitique ; après avoir été trop enthousiaste, on est injuste en la délaissant à peu près complètement. A hautes doses, elle produit des nausées, des vomissements, et en même temps de la diurèse et de la diaphorèse. C'est ainsi qu'elle peut agir dans les affections arthritiques, cutanées et syphilitiques, et non par une action spéciale spécifique. Celle-ci est due aux médicaments énergiques qu'on lui associe, tels que : mercuriaux, arsenicaux, iodure de potassium, etc. A petites doses, elle provoque les sécrétions gastro-intestinales très favorables aux affections cutanées.

Fig. 331. — Coupe de la Salsepareille du Mexique variété Tampico.

Elle est le plus souvent administrée en tisane (50 p. 1000) ; on doit préférer le macéré ou l'infusé à la décoction. Elle sert à préparer l'*Extrait de Salsepareille*, l'*Extrait fluide de Salsepareille* et le *Sirop de Salsepareille composé*.

ÉCORCE DITE DE PANAMA

Origine. — L'*Écorce de Panama* ou de *Quillaya*, qu'on appelle aussi *Bois de Panama*, provient du *Quillaja Smegmadermos*, grand arbre de la famille des Rosacées, originaire du Chili et répandu dans toute l'Amérique tropicale.

Caractères extérieurs. — L'écorce de Quillaya est en plaques longues d'environ 1 mètre, larges, aplaties ou un peu cintrées, fibreuses, généralement constituées par le liber seul, le périderme faisant presque toujours défaut. La surface extérieure est d'un blanc jaunâtre sale, avec des taches brunes, vestiges du périderme ; la face interne est gris jaunâtre foncé, marquée de stries longitudinales très fines. La cassure est très fibreuse et produit une poussière cristalline très irritante qui excite l'éternuement et provoque la toux et la salivation ; elle laisse apercevoir, surtout examinée au soleil, des points brillants qui ne sont autre chose que les fibres libériennes. Odeur nulle ; saveur d'abord peu marquée, puis extrêmement âcre.

Composition chimique. — L'écorce de Quillaya renferme trois glucosides : un glucoside acide, l'*acide quillayique* ; un glucoside neutre, la *Sapotoxine*, et de la *Saponine*. Tous se dédoublent en glucose et *Sapogénine*. On y trouve aussi un hydrate de carbone particulier, la *Lactosine* $C^{32}H^{62}O^{31}+H^2O$.

Usages. — Cette écorce a été proposée comme succédané de la racine de Polygala ; c'est, en effet, un médicament incisif et expectorant qui serait même mieux supporté que cette dernière dont il n'a pas la saveur désagréable. La *Teinture de Quillaya* sert à émulsionner les substances résineuses : coaltar, baume de tolu, copahu, etc. L'écorce sert encore, dans l'industrie, à la préparation de la saponine, ainsi qu'au blanchissage des mérinos et des lainages fins.

RACINE DE SAPONAIRE

Origine. — La *Racine de Saponaire* est fournie par la *Saponaire officinale* (*Saponaria officinalis*) (fig. 332), herbe vivace de la famille des Caryophyllées, commune dans les lieux humides de l'Europe tempérée.

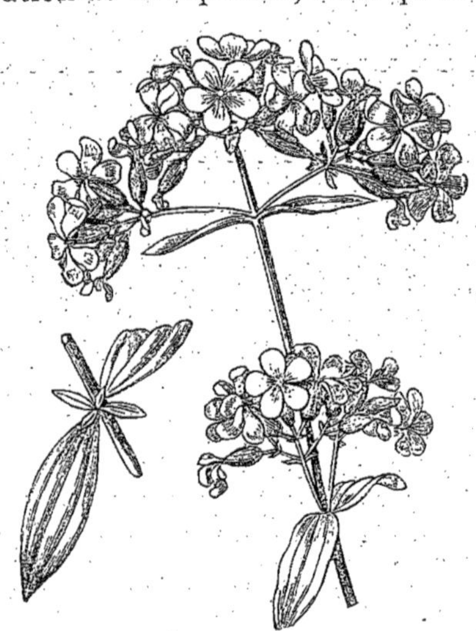

Fig. 332. — Saponaire officinale.

Caractères extérieurs. — Les racines que l'on trouve dans le commerce sont mélangées de rhizomes que l'on reconnaît facilement à la présence de bourgeons situés à l'aisselle de cicatrices foliaires opposées et à l'existence d'une moelle assez abondante. Les fragments des uns et des autres ont de 5 à

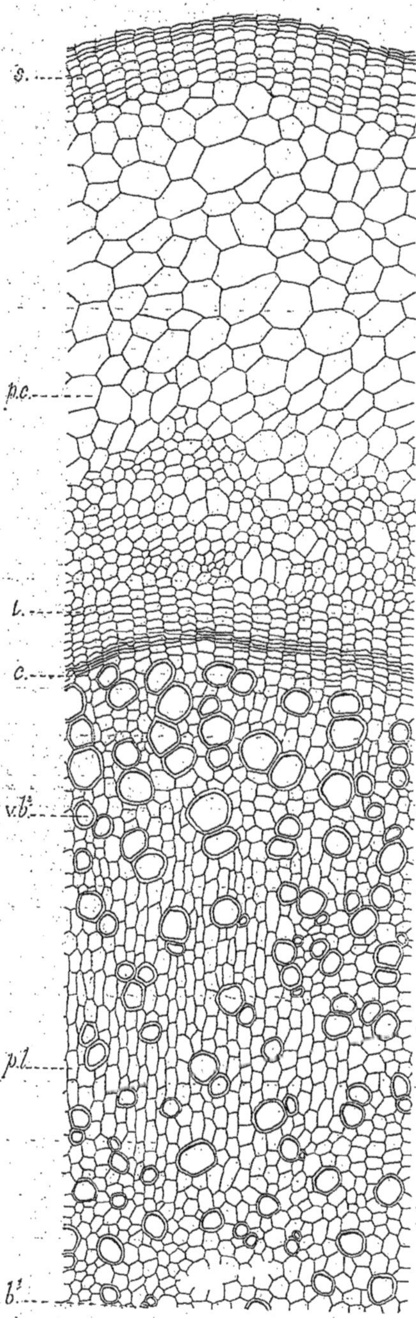

Fig. 333. — Coupe de la racine de Saponaire.

10 centimètres de long et leur volume est en général celui d'une plume d'Oie; ils sont noueux, ridés longitudinalement, gris rougeâtre en dehors, jaunâtres en dedans. L'odeur est nulle; la saveur est d'abord mucilagineuse et douceâtre, puis devient très âcre.

Caractères histologiques. — Sous le suber à cellules aplaties (*s*, fig. 333), on trouve le parenchyme cortical (*p. c*) formé de cellules polyédriques, dépourvues d'amidon, mais renfermant des macles d'oxalate de chaux. Le liber (*l*) est formé de cellules disposées en files radiales; le bois renferme un grand nombre de vaisseaux (*v.* b^2), généralement isolés et plongés dans un parenchyme ligneux (*p. l*), dont les cellules ont des parois minces. Au centre se trouve le bois primaire (b^1), et, dans le cas d'un rhizome, une moelle avec des cellules arrondies, renfermant des macles d'oxalate de chaux.

Les réactions microchimiques ont montré que la saponine était surtout localisée dans les assises sous-épidermiques; on en trouve aussi dans les cellules du parenchyme ligneux; les cellules à oxalate de chaux en sont dépourvues.

Composition chimique. — La racine de Saponaire renferme de la *gomme* (33 p. 100), une *résine* (8,25 p. 100), et 4 à 5 p. 100 de *Saponine* $C^{32}H^{54}O^{18}$ que les acides étendus dédoublent en glucose et *Sapogénine*.

$$\underset{\text{Saponine.}}{C^{32}H^{54}O^{19}} + 2H^2O = \underset{\text{Sapogénine.}}{C^{14}H^{22}O^{3}} + \underset{\text{Glucose.}}{3C^6H^{12}O^6}$$

Usages. — La racine de Saponaire sert en pharmacie à préparer le *Sirop de Saponaire*. Il est employé de même que l'infusion (15 grammes p. 1000), comme stimulant, sudorifique, dépuratif, etc. La teinture alcoolique peut servir, comme celle de Quillaya, à émulsionner les substances huileuses ou résineuses. Les sommités de la plante ont les mêmes propriétés que la racine.

FAMILLE 5. — ARBUTIQUES

FEUILLES DE BUSSEROLE

Origine. — Les *Feuilles de Busserole* ou d'*Uva Ursi* sont fournies par l'*Arctostaphylos Uva Ursi* (fig. 334), petit arbrisseau vivace de la famille des Éricacées, qui croît dans les régions montagneuses des deux mondes, en Italie, en Espagne, dans le midi de la France, en Russie, aux États-Unis, etc.

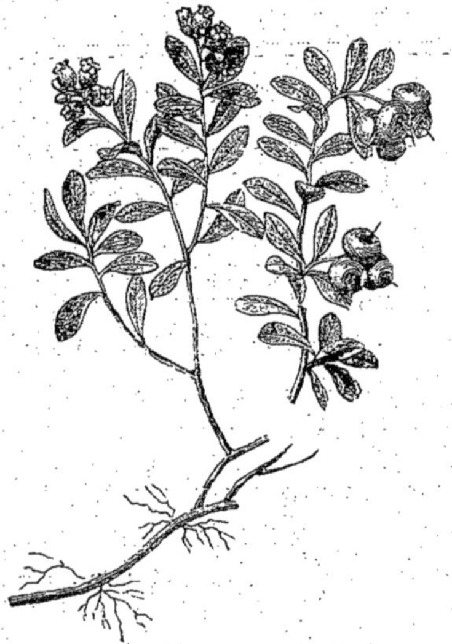

Fig. 334. — Busserole.

Caractères extérieurs. — Ces feuilles sont obovées-oblongues, arrondies au sommet, atténuées à la base jusqu'au pétiole. Leur limbe est entier, coriace, glabre, à bords très légèrement réfléchis en dessous; il mesure de 1 à 2 centimètres de long sur 5 à 15 millimètres de large. Elles sont luisantes, d'un brun verdâtre ou rougeâtre en dessus, un peu plus pâles en dessous. La nervation est pennée; les deux faces et surtout l'inférieure sont couvertes d'un réseau très délicat de petites nervures qui donnent à la surface de la feuille un aspect chagriné tout à fait caractéristique. L'odeur est faible ; la saveur est astringente et légèrement amère.

Caractères histologiques. — Le parenchyme de la feuille (fig. 335) est hétérogène asymétrique, formé à la face supérieure de 3 à 4 rangées de cellules disposées en palissade (*pa.p*) et à la face inférieure d'un parenchyme peu lacuneux (*pa. l*).

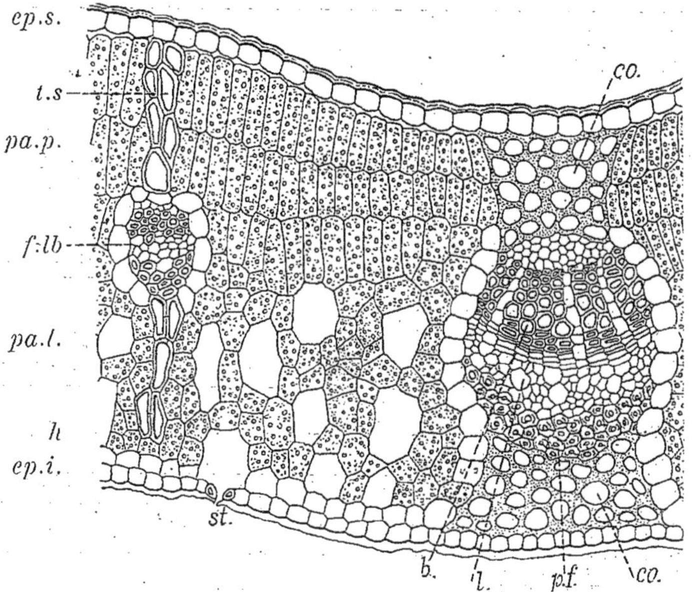

Fig. 335. — Coupe de la feuille de Busserole.

La nervure médiane, formée de bois (*b*) et de liber (*l*), est recouverte, à sa partie inférieure, par un péricycle scléreux (*p. f*) et est séparée des deux épidermes par un hypoderme collenchymateux (*co, co*). Les feuilles jeunes portent des poils tecteurs et des poils glanduleux qui manquent sur les feuilles âgées, qui sont celles que l'on trouve en pharmacie.

Composition chimique. — Les feuilles de Busserole renferment de la *gomme*, du *tanin*, de l'*acide gallique*, de l'*Ursone* $C^{20}H^{32}O^{2}$ et trois glucosides : 1° l'*Éricoline* $C^{34}H^{56}O^{21}$, qui se dédouble, sous l'action de l'acide sulfurique étendu, en glucose et en *Éricinol* $C^{10}H^{16}O$, isomère du Camphre ordinaire ; 2° l'*Arbutine* $C^{12}H^{16}O^{7}$, soluble dans l'alcool, l'éther et l'eau, et se dédoublant sous l'influence de l'émulsine, des acides étendus ou d'un ferment particulier qui existe dans la feuille, en glucose et en *Hydroquinone* :

$$\underset{\text{Arbutine.}}{C^{12}H^{16}O^{7}} + H^{2}O = \underset{\text{Hydroquinone.}}{C^{6}H^{6}O^{2}} + \underset{\text{Glucose.}}{C^{6}H^{12}O^{6}}$$

3° la *Méthylarbutine* $C^{13}H^{18}O^{7}$.

Falsifications. — Les feuilles de Busserole sont souvent falsifiées avec les feuilles de Buis et avec celles de l'Airelle ponctuée (*Vaccinium Vitis-Idæa*).

Les feuilles de Buis ont des caractères extérieurs peu différents de ceux de la feuille de Busserole. Au microscope, on observera des poils tecteurs unicellulaires sur la nervure principale et des cristaux étoilés dans le parenchyme.

Les feuilles de l'Airelle ponctuée se distinguent à leur consistance moins coriace, à leurs bords réfléchis en dessous et un peu crénelés ; elles ne présentent pas l'aspect chagriné des feuilles de Busserole, et la face inférieure est parsemée de points bruns assez rapprochés. Au point de vue anatomique, absence de cristaux.

Usages. — Les feuilles de Busserole possèdent des propriétés toniques et astringentes qu'elles doivent au tanin et à l'acide gallique qu'elles renferment ; d'autre part, l'arbutine leur donne une action remarquable sur les organes urinaires, d'où leur emploi efficace dans le catarrhe chronique de la vessie, la cystite et l'incontinence d'urine. On emploie surtout l'infusion (15 à 40 gr. pour 1000), plus rarement l'extrait aqueux (1 à 4 gr.).

L'arbutine se donne à la dose de 2 à 5 grammes par vingt-quatre heures.

FAMILLE 6. — CHROMATIQUES

Cette famille comprend un certain nombre de matières colorantes végétales qui sont des glucosides.

SAFRAN

Origine. — Le *Safran* est constitué par l'extrémité du style et les stigmates du *Crocus sativus* (fig. 336), petite plante bulbeuse de la famille des Iridées, que l'on croit originaire d'Orient, où elle est cultivée depuis un temps immémorial. On la cultive depuis longtemps en France, dans tout le Loiret, dans une partie des départements de Seine-et-Marne et d'Eure-et-Loir (*Safran du Gâtinais*) et aux environs d'Angoulême (*Safran d'Angoulême*); en Espagne (*Safran d'Espagne, d'Alicante*, etc.); en Bavière, en Autriche (*Safran d'Autriche*); en Turquie (*Safran turc*) et en Perse (*Safran de Perse*). Elle a été introduite aux États-Unis, dans la Pensylvanie, et en Chine;

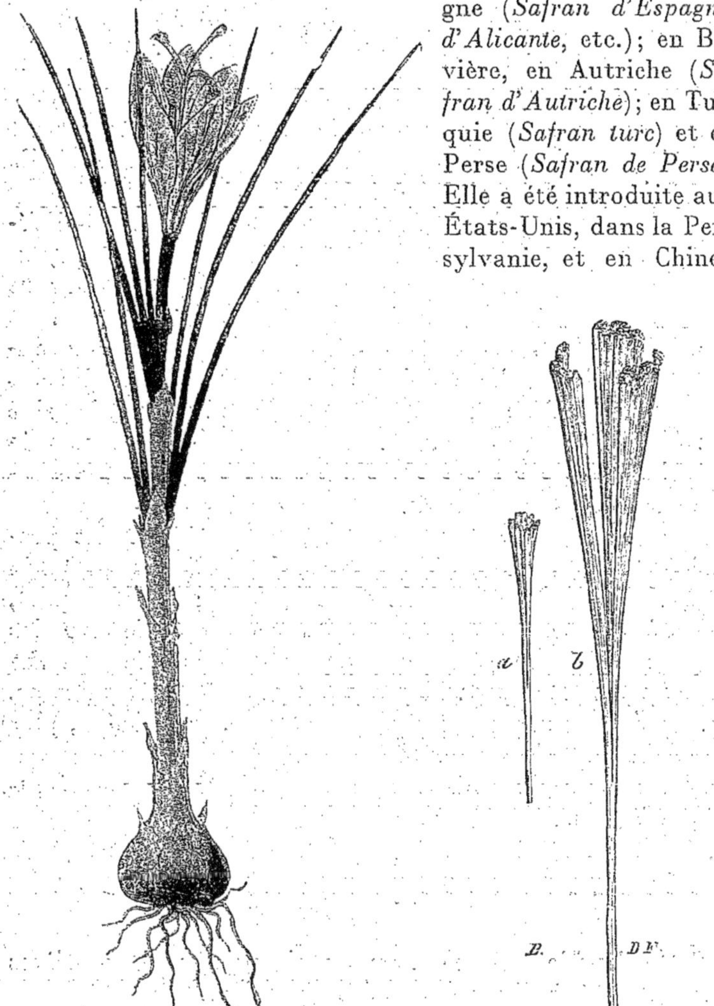

Fig. 336. — Safran : plante entière. Fig. 337. — Stigmates de Safran.

mais sa culture tend à se localiser en France et en Espagne.

La récolte a lieu en septembre et en octobre; les branches stigmatiques sont séparées avec soin de la portion inférieure du style et séchées sur des tamis de crin que l'on expose à la chaleur d'un réchaud. Il faut de 14 à 16 000 fleurs pour obtenir 1 kilogramme de Safran frais que la dessiccation réduit à 200 grammes ; de là, le prix élevé de ce produit.

Caractères extérieurs. — Dans son ensemble, le Safran forme une masse de filaments d'un rouge brun, mêlés de fils plus minces de couleur jaune (*styles*). Chacun de ces filaments se divise en trois branches roulées en cornets (fig. 337) fendus sur un des côtés et crénelés à la partie supérieure. Il est onctueux au toucher, élastique, flexible, d'une couleur rouge orangé foncé. L'odeur est très agréable, très forte et toute spéciale ; la saveur est amère et un peu piquante. Il colore la salive ou l'eau dans laquelle on le plonge en jaune doré et produit une poudre rutilante. Son pouvoir colorant est considérable ; il suffit de 1 milligramme pour teindre en jaune 700 grammes d'eau.

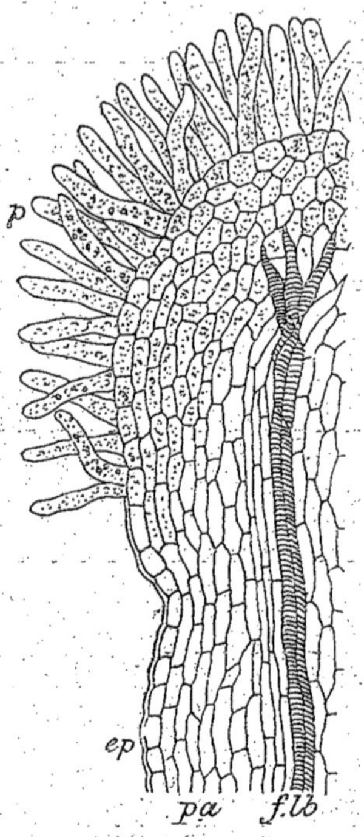

Fig. 338. — Coupe longitudinale du stigmate de Safran.

Caractères histologiques. — La coupe longitudinale (fig. 338) montre au sommet un grand nombre de papilles tubulaires (*p*) qui sont arrondies à leur extrémité ; sur ces papilles, on trouve souvent des grains de pollen arrondis, sans protubérances. Le parenchyme (*pa*), parcouru par des faisceaux libéro-ligneux (*f. lb*), est rempli de matière colorante ou *crocine* que l'on peut caractériser par un certain nombre de réactions microchimiques.

L'acide sulfurique concentré produit une coloration bleu foncé, devenant successivement violette, rouge-cerise et brune ; l'acide azotique concentré donne une coloration bleue devenant rapidement brune. On peut constater par ces réactions que la crocine a son siège dans toutes les cellules du stigmate, et par diffusion, après la mort de l'organe, dans la membrane elle-même de ces cellules.

Composition chimique. — Le Safran renferme : 1° une *huile essentielle* incolore à base de terpène, qui exhale une forte odeur de Safran ; 2° une matière colorante, la *Cro-*

cine $C^{44}H^{70}O^{28}$, glucoside jaune brun, soluble dans l'eau et l'alcool dilué, peu soluble dans l'alcool absolu, insoluble dans l'éther, se dédoublant par les acides étendus en *Crocétine* et en glucose (*Crocose*) ; 3° du *glucose* à l'état libre; 4° de la *gomme*, de la *cire*, de la *matière grasse* et des *matières minérales* (4,5 à 7 p. 100). Le Safran du commerce contient de 9 à 14 p. 100 d'eau.

Falsifications. — Elles sont très nombreuses en raison du prix élevé de la drogue. Pour faire l'examen d'un Safran, on étale une certaine quantité de celui-ci sur une feuille de papier et on l'examine à la loupe. On peut aussi en projeter une pincée dans de l'eau tiède, qui restitue leur forme aux diverses substances étrangères, aussi bien qn'au Safran lui-même. Le Safran pur doit rester à la surface du liquide sans se déformer ; il doit colorer le liquide en jaune d'or ; il ne doit y laisser déposer aucune substance pulvérulente insoluble.

Le Safran est souvent mélangé de *débris végétaux*, tels que des étamines des *Crocus vernus* et *sativus*, des stigmates de *Crocus vernus*, des fleurs de Carthame, de Pavot, d'Arnica, de Souci, de Grenadier, de Saponaire, etc. Pour masquer ces additions frauduleuses, les substances adultérantes sont souvent préalablement teintes avec des matières colorantes artificielles ou des décoctions de bois de Campêche ou de bois de Brésil.

Ces diverses fraudes peuvent être assez facilement reconnues par un simple examen à la loupe, après macération dans l'eau chaude ; les stigmates de Safran montreront leur forme caractéristique facile à distinguer des débris de fleurs ajoutées.

En outre, les matières colorantes artificielles se dissolvant facilement coloreront très rapidement le liquide aqueux, tandis que la matière colorante du Safran ne se dissout que très lentement. En agitant $0^{gr},50$ de Safran desséché avec 10 centimètres cubes de benzine, celle-ci ne devra pas se colorer en jaune, ce qu'elle ferait si le Safran était coloré par l'acide picrique ou par les colorants de la houille.

Les stigmates du *Crocus vernus*, assez semblables par leur forme à ceux du Safran, s'en distingueront parce qu'ils sont inodores, orangés, plus courts et denticulés au sommet. Le *Safran épuisé* ne se colorera pas en bleu par l'acide sulfurique.

Il arrive que le Safran a été *mouillé* ou *imbibé d'huile*.

Un excès d'humidité se reconnaît en faisant sécher le Safran à l'étuve à 100° et constatant la perte de poids ; la proportion d'eau trouvée ne doit pas dépasser 13 p. 100. Le Safran huilé, pressé dans une feuille de papier, donnera une tache huileuse, ce que ne fait pas le Safran pur.

On enrobe quelquefois le Safran de *miel* ou de *glucose* et on le roule dans du *sable*, du *plâtre* ou de la *craie* pour en augmenter le poids. Pour déceler et doser le *glucose*, on épuise par l'eau un poids connu de Safran, on précipite la liqueur par du sous-acétate de plomb, on filtre, on élimine l'excès de plomb par l'hydrogène sulfuré et on dose le sucre par les moyens ordinaires, ou bien on titre l'extrait sec qui se trouve alors augmenté ; un Safran pur ne doit pas donner plus de 55 à 60 p. 100 d'extrait sec.

Pour les *matières minérales*, on incinère une certaine quantité de Safran et on procède à l'analyse des cendres ; un Safran de bonne qualité ne doit pas donner à l'incinération plus de 7 p. 100 de cendres.

En somme, la falsification du Safran entier est relativement rare, à cause de la facilité avec laquelle on peut la constater. Il n'en est pas de même du Safran en poudre, surtout vendu pour les usages culinaires.

Un moyen assez rapide de constater les falsifications du Safran en poudre consiste à en délayer sur une lame porte-objet une petite quantité avec de l'acide sulfurique concentré. Les fragments de Safran se colorent en bleu et colorent aussi en bleu l'acide qui les entoure. Tous les fragments qui ne présentent pas cette teinte sont des fragments de substances étrangères.

On pourra encore procéder à un examen microscopique minutieux après décoloration de la poudre au moyen de la liqueur de Labarraque. Une poudre de Safran pure présentera les éléments suivants : 1° des débris épidermiques du stigmate, formés de cellules allongées suivant l'axe de l'organe et garnies, pour la plupart, de petites protubérances ; 2° des débris parenchymateux (*pa*, fig. 338) ; 3° des papilles allongées (*p*), provenant de l'extrémité supérieure et élargie du stigmate ; 4° quelques rares grains de pollen très gros, arrondis, dépourvus de tubercules ; 5° quelquefois des débris d'anthères caractérisés par des épaississements réticulés transversaux et parallèles. Toute poudre de Safran qui présentera d'autres éléments que ceux que nous venons d'énumérer (amidon, cristaux, fibres ligneuses, vaisseaux ponctués, cellules scléreuses, poils tecteurs ou glanduleux, canaux sécréteurs ou glandes sécrétrices) peut être considérée comme falsifiée.

Usages. — Le Safran possède des propriétés stimulantes assez marquées qu'il doit surtout à son huile essentielle; c'est un emménagogue vulgaire dont les propriétés ne sont pas bien marquées. Il entre dans la préparation de l'*Alcoolat* et de l'*Élixir de Garus*, du *Laudanum de Sydenham*, de l'*Emplâtre mercuriel*, de la *Teinture d'Aloès composée*. Dans les pays méridionaux, il est usité comme condiment.

INDIGO*

Origine. — L'*Indigo* est une matière bleue que l'on extrait des feuilles de plusieurs espèces d'*Indigofera*, plantes de la famille des Légumineuses, originaires des Indes et du Mexique, mais aujourd'hui répandues par la culture dans toutes les régions chaudes du globe; les Indigotiers sont surtout cultivés dans l'Inde et en Amérique. On en compte plus de 80 espèces, parmi lesquelles les plus ordinairement exploitées pour la préparation de l'Indigo sont : l'*Indigofera tinctoria* (fig. 339), Inde, Java et Amérique; l'*I. anil*, Inde et Java; l'*I. argentea*, Inde et Amérique; l'*I. disperma*, Guatémala; l'*I. Caroliniana*, Amérique du Nord.

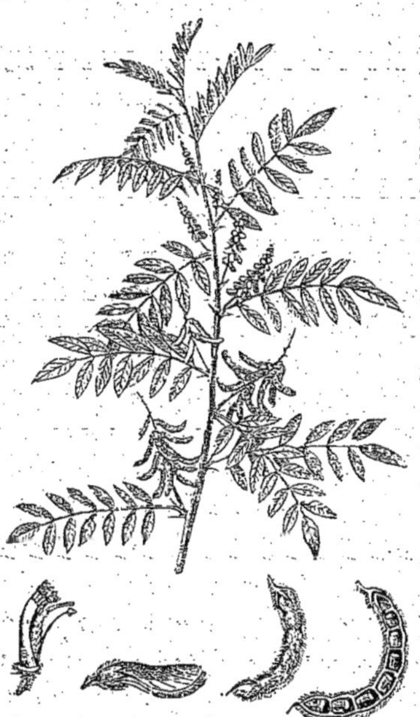

Fig. 339. — *Indigofera tinctoria*.

Les Indigotiers ne sont pas les seules plantes susceptibles de donner de l'Indigo; on peut en extraire de plusieurs plantes de la même famille ou de familles différentes; telles sont : le Pastel (*Isatis tinctoria*), de la famille des Crucifères; le *Polygonum tinctorium*, de la famille des Polygonacées; le *Nerium tinctorium*, de la famille des Apocynées; le *Galega tinctoria* et le *Baptisia tinctoria*, de la famille des Légumineuses. Mais, aujourd'hui, on n'exploite plus guère que les Indigotiers.

Préparation. — L'Indigo n'existe pas tout formé dans les feuilles de ces plantes ; leur suc est incolore et la matière colorante prend naissance au cours de la préparation, à la suite de phénomènes chimiques dont nous donnons plus loin l'explication.

La préparation de l'Indigo varie suivant les localités.

Au Bengale, les feuilles sont récoltées le matin et mises par paquets dans des cuves en maçonnerie appelées *trempoires* ; on les recouvre d'eau et on laisse fermenter environ douze heures à $+30^o$. Au bout de ce temps, le liquide, qui s'est recouvert d'une pellicule cuivrée, est décanté dans des cuves inférieures (*batterie*), où des hommes munis de bambous l'agitent pendant une demi-heure ; la liqueur bleuit et laisse déposer des flocons d'Indigo dont on facilite la précipitation en ajoutant un peu d'alumine ou d'eau de chaux. On laisse écouler l'eau lentement, et l'Indigo se tasse sous forme de bouillie. Celle-ci est transportée dans une chaudière en cuivre où elle subit l'action de la chaleur, afin d'empêcher une deuxième fermentation qui altérerait le produit. Après qu'il s'est déposé, le produit est mis à égoutter sur des filtres spéciaux, puis soumis à la presse et divisé en pains que l'on fait sécher à l'ombre.

Dans tout l'Archipel indien, on emploie le même procédé que dans les factoreries anglaises, mais en y apportant beaucoup moins de soin, de sorte qu'on obtient des qualités inférieures.

Les variétés commerciales sont nombreuses. On peut les diviser en trois groupes : *Indigos d'Asie*, *Indigos d'Afrique*, et *Indigos d'Amérique*. Le plus estimé est l'Indigo du Bengale.

Caractères extérieurs. — L'Indigo se présente en pains cubiques de 8 à 10 centimètres de côté ou en masses irrégulières. Ces pains ou masses sont formés par une pâte fine, d'un bleu violacé foncé. Il est insipide et inodore ; il est très poreux, happe fortement à la langue et est plus léger que l'eau. Sa surface acquiert par frottement avec l'ongle un beau poli cuivré. Projeté sur des charbons, l'Indigo répand des vapeurs pourpres qui se condensent en aiguilles brillantes de couleur pourpre foncé. Il est insoluble dans tous les dissolvants, excepté dans l'acide sulfurique concentré.

Composition chimique. — Le principe le plus important de l'Indigo est l'*indigotine* dont la proportion peut varier considérablement avec les sortes commerciales. Les meilleures sortes en contiennent jusqu'à 90 ou 95 p. 100, tandis que les qualités inférieures n'en renferment guère plus de 20 p. 100.

L'*Indigotine* $C^{16}H^{10}Az^{2}O^{2}$ est d'un bleu foncé avec reflet pourpre ; elle se volatilise sans fondre, vers 290°, en donnant des aiguilles bleues à reflets cuivrés ; sa vapeur est violette. Elle est insoluble dans la plupart des dissolvants, sauf l'aniline, la stéarine, la paraffine, l'essence de Térébenthine et le pétrole où elle est d'ailleurs très peu soluble.

Les agents oxydants décolorent l'indigotine. Mise au contact d'un alcali et d'un corps avide d'oxygène, elle se transforme en une substance incolore, très soluble dans les alcalis, appelée *Indigotine blanche*, *Indigo réduit*, *Indigo blanc*. Au contact de l'air et en solution alcaline, ce corps absorbe de l'oxygène et donne l'indigotine ; c'est sur cette propriété que repose la teinture au moyen de l'Indigo.

L'indigotine ne préexiste pas dans les plantes à Indigo. Elle se produit pendant la fermentation des feuilles, et elle résulte de l'action d'une oxydase sur un phénol pyrrolique appelé *Indoxyle* qui peut exister tout formé dans la plante (Pastel), mais qui, le plus souvent, provient du dédoublement d'un glucoside appelé *Indican*. Ce glucoside, sous l'influence d'une hydratase, se dédouble en *Indiglucine* et en *Indoxyle*. Dans les deux cas, c'est par l'action oxydante de l'oxydase que l'indoxyle fixe deux molécules d'oxygène et donne de l'indigotine, plus deux molécules d'eau :

$$\underset{\text{Indoxyle.}}{2C^{8}H^{7}OAz} + 2O = 2H^{2}O + \underset{\text{Indigotine.}}{C^{16}H^{10}Az^{2}O^{2}}$$

Les propriétés oxydantes de la diastase se manifestent surtout en présence de la chaux, de la soude ou de la potasse. Ces bases peuvent être remplacées par l'ammoniaque, la baryte, la magnésie, les carbonates alcalins ou alcalino-terreux dissous ou en suspension dans l'eau distillée ; mais la présence d'un alcali est toujours nécessaire. Au contraire, l'action de la diastase hydrolysante s'effectue fort bien en l'absence d'alcali.

Usages. — L'Indigo est une des matières tinctoriales les plus employées. En médecine, on l'a préconisé dans certaines affections nerveuses : chorée, hystérie, épilepsie, etc. ; mais il ne paraît pas avoir donné de résultats satisfaisants.

COCHENILLE

Origine. — La *Cochenille*, prise d'abord pour une graine (*Graine d'écarlate*), n'est autre chose que le corps desséché de la femelle du *Coccus Cacti*, Insecte de l'ordre des Hémiptères et de la famille des Coccidés qui vit au Mexique sur les raquettes de plusieurs espèces de Nopals : *Opuntia coccinellifera*, *O. vulgaris*, *O. Tuna*. On l'y trouve à l'état de larve ou de femelle adulte.

Le mâle (*a*, fig. 340) est très petit et ne mesure guère que 1 millimètre de largeur ; les pattes sont longues et grêles ; l'abdomen porte deux filaments plus longs que le corps ; le thorax porte deux ailes qui dépassent l'abdomen et se croisent horizontalement. Il meurt sitôt après l'accouplement.

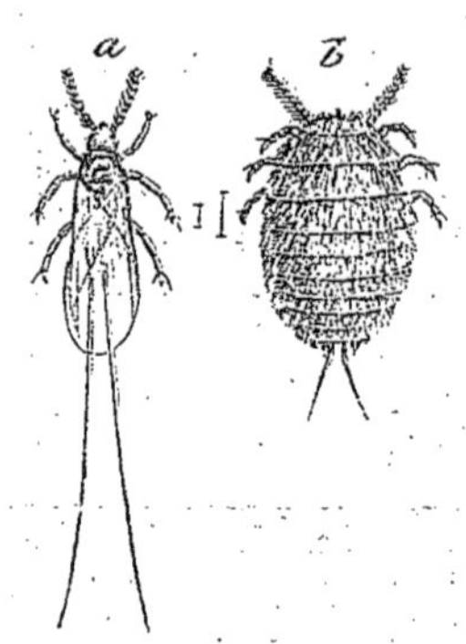

Fig. 340. — *Coccus Cacti*. — *a*, mâle ; *b*, femelle.

La femelle (*b*, fig. 340) est ovoïde, aptère, obtuse en avant, atténuée en arrière, plane en dessous, convexe en dessus, longue de 6 à 7 millimètres ; son corps est divisé en onze anneaux dont les deuxième, troisième et quatrième portent chacun une paire de pattes très courtes ; l'extrémité antérieure est terminée par un bec ténu, un peu conique, et l'abdomen porte deux soies très courtes, divergentes ; les deux antennes sont petites, filiformes, poilues et formées de sept articles. Elle dépose ses œufs dans un amas cotonneux, puis meurt à son tour.

Élevage et récolte. — L'élevage de la Cochenille se fait dans des *Nopaleries* ou champs plantés de Nopals, sur lesquels on sème l'Insecte au printemps. Pour cela, on a préalablement recueilli des femelles que l'on a placées sur de petites claies maintenues à la température de 20°. Au bout de peu de temps, les jeunes naissent et viennent se fixer sur des lambeaux de toile placés à proximité ; quand ces lambeaux sont chargés d'une quantité suffisante de jeunes, on les remplace, puis on les porte dans les plantations pendant la nuit. On accroche ces sortes de nids aux épines des raquettes et, quand les larves se sont définitivement fixées sur la plante à l'aide de leur rostre, on enlève l'étoffe. Trois mois après, l'Insecte a terminé son complet développement.

Quand la Cochenille est *mûre*, on procède à la moisson. On brise les branches de Nopals et on les brosse avec de petits balais. Les Insectes ainsi recueillis sont disposés sur des claies en couches minces, puis torréfiés doucement sur une plaque de fer chauffée à 40° environ. Dans quelques localités, on les enferme dans un nouet de linge et on les passe au four ; dans d'autres, on les passe dans l'eau bouillante qui leur enlève la majeure partie du revêtement cireux. Dans tous les cas, on a toujours soin de mettre de côté quelques femelles (*madres*) destinées aux ensemencements ultérieurs.

La majeure partie de la Cochenille du commerce vient actuellement du Honduras et des Canaries.

Caractères extérieurs. — La Cochenille est un petit corps grisâtre, très léger, de forme assez irrégulière, de la grosseur d'un grain d'Orge, ressemblant, dans son meilleur état de conservation, à une petite carapace de Tortue à bords ondulés. La face dorsale est convexe ; elle est parcourue en son milieu par une sorte de crête longitudinale et porte des plis transversaux noirs, bien parallèles, au nombre de onze, correspondant aux anneaux du corps. La face inférieure, irrégulièrement excavée, offre des segments transversaux semblables. Tantôt on trouve, entre les plis transversaux des deux faces, une matière blanche et pulvérulente (*Cochenille du Mexique* ou *Cochenille grise*) ; tantôt cette matière fait complètement défaut (*Cochenille du Honduras* ou *Cochenille noire*).

La Cochenille coupée par le milieu présente une coque noire entourant une partie centrale pulvérulente de couleur rouge brun. La masse s'écrase facilement dans les doigts. L'odeur est nulle ; mâchée, elle développe un goût de moisi assez désagréable et colore la salive en rose violacé.

Composition chimique. — La Cochenille renferme un corps gras formé d'*oléine*, de *linoléine* et de *myristine*, de petites quantités d'une cire, la *Coccérine*, et une matière colorante, l'*acide carminique* (35 à 48 p. 100).

L'*acide carminique* $C^{14}H^{14}O^{8}$ est cristallisable, rouge pourpre, fusible à 50°, soluble dans l'eau et dans l'alcool, insoluble dans l'éther. Ce serait un glucoside qui se dédoublerait, par hydratation, en glucose et en *Rouge de carmin*.

Falsifications et essai. — La Cochenille est falsifiée à l'aide de différentes substances, surtout avec les sortes de qualité inférieure que l'on agite avec du *talc* ou de la *plom-*

bagine, pour leur donner l'aspect de la Cochenille jaspée. On en a même *fabriqué de toutes pièces*. Le peu d'usage que l'on fait de ces animaux, en médecine, permet d'indiquer rapidement les moyens de reconnaître ces falsifications.

Les *matières minérales* ajoutées à la Cochenille s'en sépareront, si on les plonge dans l'eau. Si ce procédé ne donne pas de résultat satisfaisant, il suffit d'incinérer un poids déterminé de la Cochenille suspecte et de peser le résidu. On ne doit pas obtenir plus de 6 p. 100 de cendres. Une quantité de cendres supérieure à ce chiffre devra donc faire rejeter ou tout au moins faire suspecter la Cochenille examinée.

Quant à la Cochenille fabriquée artificiellement, comme elle est fabriquée avec des matières diverses reliées par un mucilage, il suffit de la plonger dans l'eau pour la voir se déliter au bout d'un certain temps.

Usages. — La Cochenille a été employée en médecine contre la toux spasmodique de la coqueluche et de l'asthme, à la dose de $0^{gr},50$ à 1 gramme par jour. Dans l'industrie, elle est employée à préparer le carmin du commerce qui est une combinaison mal définie d'acide carminique, et qui sert non seulement à la teinture des étoffes, mais aussi à colorer les poudres et eaux dentifrices, les onguents, etc. Le carmin est d'un usage courant dans la technique histologique en raison de l'affinité très grande dont il jouit pour les noyaux des éléments anatomiques.

En pharmacie, la Cochenille sert à préparer la *Teinture de Cochenille*.

ARTICLE II. — ANTHRAGLUCOSIDES

M. Tschirch, à la suite de ses travaux et des travaux de ses collaborateurs sur le Séné, l'écorce de Bourdaine, la Rhubarbe, l'Aloès, etc., admet que, dans toutes ces drogues purgatives, l'action purgative est due soit à des *Oxyméthylanthraquinones* à l'état libre, soit à des glucosides de ces principes anthracéniques qu'il désigne par la dénomination générale d'*Anthraglucosides* et qui sont susceptibles de donner, par hydrolyse, du glucose et une oxyméthylanthraquinone.

Les principales oxyméthylanthraquinones que l'on a trouvées jusqu'ici dans les drogues végétales sont :

L'*acide chrysophanique* $C^{14}H^{5}O^{2}(CH^{3})(OH)^{2}$, *dioxyméthylanthraquinone*, jaune, homologue du groupe de l'alizarine;

L'*Émodine* $C^{14}H^4O^2(CH^3)(OH)^3$, *trioxyméthylanthraquinone*, orangée, homologue du groupe de la purpurine ;

Le *Morindon*, isomère du corps précédent ;

L'*Aloéxanthine* $C^{14}H^3O^2(CH^3)(OH)^4$, *tétraoxyméthylanthraquinone*, jaune orangé, homologue du groupe de la quinalizarine.

On peut les caractériser facilement par la réaction de Bornträger (1).

Cette réaction a permis de constater la présence des oxyméthylanthraquinones dans les drogues suivantes : Aloès (Socotrin, des Barbades, de Curaçao, du Cap, de Zanzibar), Rhubarbe, racine de Patience, écorce de Bourdaine, écorce de Cascara Sagrada, fruits de Nerprun, feuilles de Séné, bois et écorce du *Morinda citrifolia* et du *Morinda tinctoria*, *Parmelia parietina*, toutes drogues ayant une action purgative manifeste. Certaines d'entre elles, Rhubarbe, Séné, Bourdaine, contiennent en outre des anthraglucosides susceptibles de donner des oxyméthylanthraquinones par hydrolyse ; quelques-uns de ces anthraglucosides ont pu être isolés à l'état de pureté : la *franguline* de l'écorce de Bourdaine, la *purshianine* du Cascara, la *glucosénine* des feuilles de Séné, la *rhéumémodine-glucoside* de la Rhubarbe, etc. En outre, l'*aloïne* serait aussi un glucoside, isomère de la franguline, mais non dédoublable par les alcalis.

On peut diviser ces drogues purgatives à dérivés anthraquinoniques en deux familles : 1° les *Aloïques* comprenant les drogues donnant dans certaines conditions de l'émodine, mais jamais en grande quantité : ce sont les Aloès ; 2° les *Rhéiques* renfermant les végétaux dont l'activité est due à des oxyméthylanthraquinones en même temps qu'à des anthraglucosides : Rhubarbe, Séné, Bourdaine, Cascara.

FAMILLE 7. — ALOÏQUES

ALOÈS

Origine. — L'*Aloès* est le suc épaissi qu'on retire des feuilles de plusieurs Liliacées du genre *Aloe*, originaires pour la plupart des parties chaudes et arides de l'Afrique méri-

(1) Pour effectuer cette réaction, on traite la drogue par le benzol ; ce dissolvant devient jaune, et, si on l'agite avec une solution ammoniacale, cette dernière devient rouge-cerise.

dionale et orientale ; un certain nombre de ces espèces ont été introduites dans d'autres pays : c'est ainsi qu'on les rencontre en Espagne, dans les Indes Anglaises et Hollandaises, en Amérique et aux Antilles où elles fournissent des produits assez estimés.

Les espèces qui concourent à la production de l'Aloès sont assez nombreuses. On peut signaler :

1° L'*Aloe vulgaris* qui croît en Afrique (au nord et à l'est), dans l'Inde, aux Antilles, et dans l'Europe méridionale. Il fournit l'*Aloès des Barbades* et celui de *Curaçao* ;

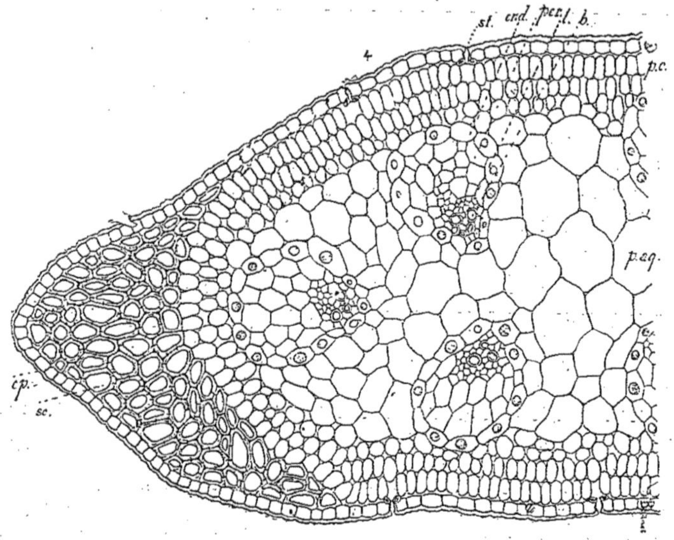

Fig. 341. — Coupe transversale de la feuille d'*Aloe Socotrina*.

2° L' *A. Socotrina* qui croît sur les rivages méridionaux de la mer Rouge et dans quelques îles de l'océan Indien (Socotora) : il contribue à la production de l'*Aloès Socotrin* ;

3° L'*A. ferox*, très commun au Cap et qui, avec des hybrides formés avec des espèces voisines (*A. spicata, africana, perfoliata*, etc.), fournit le meilleur *Aloès du Cap* ;

4° L'*A. Perryi*, de l'île de Socotora, qui fournit aussi une partie de l'Aloès Socotrin.

Localisation. — C'est de la feuille des espèces que nous venons d'énumérer qu'on retire le suc avec lequel on prépare la drogue commerciale ; il y est contenu dans une zone assez limitée que l'étude de la structure anatomique de cet organe permettra de préciser.

L'épiderme (*ep*, fig. 341) est formé de cellules à paroi

externe fortement cutinisée et muni de nombreux stomates (*st*). Au-dessous, on trouve une zone formée par quatre ou cinq rangs de cellules irrégulièrement polygonales (*p.c*), toutes riches en chlorophylle et en grains d'amidon ; plusieurs d'entre elles, de taille plus grande, renferment des raphides ou des cristaux prismatiques d'oxalate de chaux. Cette couche chlorophyllienne est continue tout autour de la feuille et enveloppe un parenchyme incolore (*p. aq*) qui occupe toute la partie centrale. Ce parenchyme représentant, à lui seul, plus des trois cinquièmes de l'épaisseur de la feuille, se compose de grandes cellules, à parois très minces, qui contiennent un mucilage incolore et insipide. Les angles de la feuille sont occupés par du tissu scléreux (*sc*) qui forme une sorte de croissant disposé entre l'épiderme et la zone à chlorophylle.

La ligne de démarcation entre les deux parenchymes est très nette, et c'est le long de cette ligne que sont disposés les faisceaux libéro-ligneux, qui s'enfoncent un peu dans le parenchyme chlorophyllien, mais surtout dans le parenchyme central incolore. Ils sont disposés de distance en distance en une série simple et continue, sur tout le pourtour de la feuille. Chacun de ces faisceaux comprend, tout d'abord, à la périphérie, une gaine endodermique (*end*), formée par un seul rang de cellules, allongées tangentiellement, de forme hexagonale, pourvues chacune, en dehors de leur noyau, d'un gros globule jaune, réfringent, surtout composé de tanin. En dedans de cette gaine, on trouve quelques éléments libériens (*l*) et quelques éléments ligneux (*b*) qui n'occupent qu'une faible portion de l'espace qu'elle limite ; le restant est rempli par un groupe de grandes cellules (*per*) irrégulières, et quatre ou cinq fois plus longues que larges, pourvues de membranes minces. C'est dans ce tissu, d'origine péricyclique, auquel M. Macqret a donné le nom de *tissu aloïfère*, que se trouve localisé le suc qui donne l'Aloès.

Préparation. — Les procédés que l'on emploie pour préparer l'Aloès sont très variables suivant les pays ; mais ils consistent toujours en deux opérations successives ayant pour but : 1° d'obtenir une liqueur ; 2° de l'amener à consistance voulue.

La *préparation de la liqueur* s'opère de quatre façons différentes avec des variantes nombreuses, mais peu importantes.

1° On coupe les feuilles près de leur point d'insertion sur la tige et on les place debout les unes à côté des autres, la section en bas. Le récipient, dans lequel on dispose les feuilles et destiné à recevoir le suc, peut être un tonneau, une auge, ou une simple cavité creusée dans le sol et recouverte d'une peau de Chèvre ; le suc est, dans ce mode de préparation, obtenu par *écoulement libre*.

2° Les feuilles sont hachées, pilées et exprimées ; on laisse reposer pendant vingt-quatre heures le jus qui s'écoule et on recueille la liqueur par simple décantation ; c'est le suc obtenu par *expression*. Il est mélangé à d'autres éléments de la feuille qui en diminuent l'activité.

3° On hache les feuilles et on les pile, puis on ajoute de l'eau froide et on fait macérer. On recueille le produit de la macération et on fait bouillir le résidu dans une nouvelle quantité d'eau ; on passe et on réunit ce liquide au précédent. La liqueur est obtenue par *macération* et *décoction*.

4° Les feuilles sont coupées en morceaux et placées dans un panier de fil de fer que l'on plonge dans une chaudière remplie d'eau bouillante. Au bout de dix minutes, on retire le panier, on enlève les feuilles épuisées et on les remplace par d'autres, et ainsi de suite jusqu'à ce que l'eau soit noire et épaisse ; on laisse déposer et on décante. Cette liqueur est obtenue par *décoction*.

La *concentration de la liqueur* s'opère de deux façons différentes : par *évaporation spontanée* et par la *chaleur artificielle*. Quand la liqueur est obtenue par écoulement libre ou par expression, c'est-à-dire sans intervention de l'eau, il suffit de la faire évaporer dans des vases plats exposés au soleil. Mais, avec les produits aqueux provenant de la macération ou de la décoction, il faut employer l'évaporation par le feu. La liqueur est versée dans une marmite en fer ou dans un récipient en cuivre ; on chauffe en remuant de temps en temps avec une cuiller en fer qui sert aussi à rejeter les impuretés. Quand la liqueur est suffisamment concentrée, on la verse dans des calebasses ou dans des caisses.

Caractères extérieurs. — Les caractères de l'Aloès varient suivant les sortes commerciales ; il en existe dans le commerce un certain nombre que l'on peut grouper autour des plus répandues, qui sont : l'*Aloès Socotrin*, l'*A. des Barbades* et l'*A. du Cap*.

1° L'Aloès Socotrin est fourni par l'*Aloe Socotrina* (fig. 342), par l'*A. officinalis* et par l'*A. Perryi*. Cette sorte d'Aloès est préparée dans l'île de Socotora, en Arabie et sur les côtes d'Adel, d'Ajan et de Zanguebar ; elle est apportée à Bombay et de là expédiée en Europe dans des peaux de Gazelle, renfermées elles-mêmes dans des tonneaux ou dans des caisses.

L'Aloès Socotrin est tantôt translucide, tantôt opaque (*hépatique*). Dans le premier cas, il possède une couleur rouge-hyacinthe ; sa cassure est conchoïdale et brillante ; sa poudre est jaune d'or, sans mélange de vert ou de brun ; son odeur est douce et agréable, rappelant celle de la Myrrhe et du Safran. Dans le second cas, la masse a une couleur de foie, pourprée, rougeâtre ou jaunâtre ; sa cassure est lustrée, mate ou cireuse ; la poudre est jaune doré ; l'odeur est la même que celle de l'Aloès translucide.

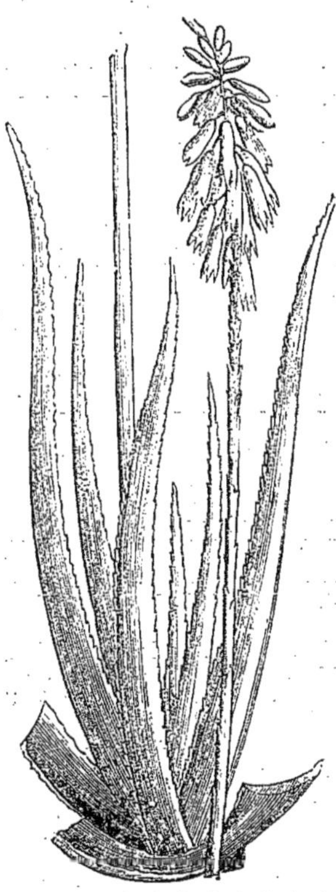

Fig. 342. — *Aloe Socotrina.*

2° L'Aloès de Jafferabad, fourni par l'*Aloe abyssinica*, se présente en masses volumineuses de couleur brun chocolat, à aspect terne ; il a une odeur de Myrrhe et d'iode.

3° L'Aloès du Cap, que l'on prépare au Cap de Bonne-Espérance, est obtenu exclusivement avec les feuilles de l'*Aloe ferox* et d'un certain nombre d'hybrides ayant, comme l'espèce type, des feuilles armées d'épines sur les bords et aussi sur les deux faces ; il arrive dans de grandes caisses par la voie de l'Angleterre. Il se présente en masses *brun noirâtre*, avec *reflets verdâtres* caractéristiques ; sa transparence est parfaite en lames minces qui ont une couleur rougeâtre ; la cassure brillante est vitreuse ; la poudre a une couleur jaune verdâtre très caractéristique ; l'odeur est forte, tenace, peu agréable, rappelant un peu celle de la Souris. Cette sorte est de beaucoup la plus répandue dans le commerce : c'est la sorte officinale de notre pharmacopée.

4° L'Aloès de l'Ouganda est une variété de l'Aloès du Cap, préparée par un procédé perfectionné. Il est de plus bel aspect que l'Aloès du Cap ordinaire.

5° L'Aloès des Barbades est préparé à la Jamaïque et à l'île de la Barbade avec les feuilles de l'*Aloe vulgaris* ; il arrive par l'Angleterre dans des gourdes ou calebasses qui en contiennent de 10 à 40 livres. La substance qui constitue cette sorte est sèche et dure, colorée en brun-chocolat, à cassure terne et comme un peu grenue ; en petits fragments, elle est faiblement translucide et colorée en brun-orange ; elle donne une poudre jaune rougeâtre, brunissant à la lumière ; elle exhale une odeur rappelant à la fois la Myrrhe et l'iode. Cette sorte est très estimée ; c'est la meilleure après l'Aloès Socotrin, mais elle est très rare actuellement.

6° L'Aloès de Curaçao est préparé dans les îles de Curaçao, Bonaire et Aruba, avec l'*Aloe chinensis*, variété de l'*A. vulgaris*, qui est aujourd'hui abondamment cultivée dans ces îles. Il est introduit en Europe par la Hollande dans des caisses de 15 à 30 kilogrammes. Il ressemble beaucoup à l'Aloès des Barbades, dont il n'est, en somme, qu'une simple variété ; il ne s'en distingue que par son odeur, qui est désagréable.

7° L'Aloès de Natal provient des districts supérieurs de Natal, à une altitude de 600 à 1 200 mètres ; il est préparé avec une espèce d'*Aloe* encore indéterminée. Il arrive dans des caisses de bois, par l'Angleterre. L'Aloès de Natal affecte surtout la forme hépatique ; il est brun grisâtre, très opaque, peu odorant. Il contient un principe différent de celui des autres Aloès ; il n'a aucune action et doit être définitivement rejeté.

Caractères chimiques. — L'Aloès desséché a une densité d'environ 1,300. Il se dissout à peu près complètement dans l'alcool à 80° et est moins soluble dans l'alcool à 90° ; il est partiellement soluble dans le chloroforme, insoluble dans l'éther et le sulfure de carbone. Il se dissout complètement dans l'eau chaude ou dans l'eau froide additionnée de carbonate de soude ; avec l'eau froide pure, il laisse un résidu ; la solution aqueuse présente une réaction acide. En oxydant l'Aloès par le bichromate de potasse et l'acide sulfurique, on obtient une tétraoxyméthylanthraquinone, l'*Aloéxanthine* $C^{14}H^{3}O^{2}(CH^{3})(OH)^{4}$.

Composition chimique. — L'Aloès renferme une *essence* qui donne l'odeur au produit et qui varie suivant la sorte, une *résine* (12 à 13 p. 100), un principe particulier désigné sous le nom d'*Aloïne* (5 à 6 p. 100), une *émodine* (0,15 à 0,25 p. 100) et 60 à 65 p. 100 d'une substance amorphe, soluble dans l'eau froide.

D'autre part, on peut considérer que les différents Aloès sont formés essentiellement de deux parties dont l'une est insoluble dans le chloroforme (résines inactives) et dont l'autre, soluble dans ce solvant, renferme l'ensemble des principes actifs, l'aloïne en particulier. Le poids de l'extrait chloroformique est variable ; il est de 80 à 85 p. 100 pour l'Aloès du Cap, de 65 à 72 p. 100 pour l'Aloès des Barbades. Étant donné que l'aloïne ne dépasse guère 16 p. 100, on peut se demander qu'elle est la nature de la partie de cet extrait qui n'est pas l'aloïne. Les recherches de M. Tschirch ont montré que cette fraction est constituée par des dérivés anthraquinoniques.

La *Résine* que renferme l'Aloès est l'éther d'un résitannol, l'*Alorésitannol*, combiné avec un acide aromatique. C'est là partie non purgative de l'Aloès. La résine de l'Aloès des Barbades est formée par la combinaison de l'*acide cinnamique* avec le *Barbalorésitannol*. La résine de l'Aloès du Cap et de l'Ouganda est l'éther de l'*acide paracoumarique* et de l'*Ougandalorésitannol*.

L'émodine de l'Aloès est l'*Aloé-émodine* $C^{15}H^{10}O^{5}$, isomère de la frangula-émodine. M. Léger la considère comme un dérivé méthylé d'une oxychrysasine et lui donne le nom de *méthylisoxychrysasine*.

L'*Aloïne* a été isolée pour la première fois, en 1851, de l'Aloès des Barbades, par Th. et H. Smith (d'Édimbourg) ; plus tard, en 1856, Groves retira de l'Aloès Socotrin une aloïne qu'il considéra comme différente de celle qui avait été déjà trouvée dans l'Aloès des Barbades ; il la nomma *Socaloïne* pour la distinguer de la première, qui avait reçu le nom de *Barbaloïne*. Des divers Aloès du commerce, on retira des aloïnes auxquelles on donna des noms rappelant leur origine : *Curaçaloïne* (Aloès de Curaçao), *Zanaloïne* (Aloès de Zanzibar), *Nataloïne* (Aloès de Natal).

Aujourd'hui on sait que tous les Aloès connus, à part l'Aloès de Natal, renferment une seule et même aloïne, c'est la *Barbaloïne* $C^{21}H^{20}O^{9}$.

La barbaloïne est soluble dans l'eau, dans l'alcool ordinaire, dans l'alcool méthylique, moins facilement soluble dans l'éther. Elle fond à 147°. Elle est neutre au papier de tournesol. Dans l'eau, elle cristallise avec *trois molécules d'eau* en petites aiguilles prismatiques, de couleur jaune-soufre, ordinairement réunies en étoiles, à saveur douceâtre, devenant ensuite très amère ; dans l'alcool méthylique, elle cristallise avec *une seule molécule d'eau.*

La barbaloïne est souvent accompagnée d'un isomère, l'*Isobarbaloïne*; les deux corps sont isomères de la frangu-line. On caractérise ce second principe par la réaction de Klunge (Voy. plus loin *Essai*). Les Aloès qui renferment de l'isobarbaloïne sont les Aloès de Curaçao et de Jafferabad ; ceux qui n'en renferment pas ou en renferment très peu sont les Aloès du Cap, Socotrin, de l'Ouganda et des Barbades.

En outre, les Aloès renfermeraient une autre barbaloïne amorphe à laquelle M. Léger a donné le nom de β-*Barbaloïne.*

Il résulte encore des travaux de M. Léger que la barbaloïne est bien un glucoside, présentant cette particularité qu'il ne peut être dédoublé par les acides étendus, des réactions secondaires venant empêcher la réaction principale de se produire. Mais elle se dédouble parfaitement sous la seule influence du temps, quand on la met en contact avec de l'alcool. La barbaloïne disparaît en totalité, et, dans le liquide amené à l'état de sirop, on obtient une osazone cristallisée en le traitant par de l'acétate de phénylhydrazine. M. Léger a donné à ce sucre le nom d'*Aloïnose* ou *sucre d'aloïne* et il a pu l'identifier avec l'arabinose droit.

Ce qui prouve les affinités de la barbaloïne avec l'émodine et par suite avec les oxyméthylanthraquinones, c'est que, par oxydation, on obtient divers produits parmi lesquels se trouve l'aloé-émodine, qui donne une belle coloration rouge cerise en solution alcaline (Voy. plus loin, *Essai*). Cette réaction peut être utilisée, d'après M. Léger, pour la recherche de l'Aloès dans les préparations pharmaceutiques où entre cette drogue.

La *Nataloïne* $C^{23}H^{26}O^{10}$ diffère de la barbaloïne par son insolubilité dans l'eau, même à chaud, et sa solubilité très faible dans l'alcool. En outre, au contact de l'air en milieu alcalin, elle ne donne pas de l'émodine, non plus qu'avec le bioxyde de sodium, et, lorsqu'on l'oxyde par l'acide azotique, on obtient seulement des acides picrique et oxalique. A côté de la nataloïne, M. Léger a trouvé dans l'Aloès de Natal une autre aloïne, l'*Homonataloïne* $C^{22}H^{24}O^{10}$, qui diffère de la première par un groupement CH^2 en moins.

Essai. — On dissout $0^{gr},50$ d'Aloès pulvérisé dans 100 centimètres cubes d'eau tiède, on refroidit sous un courant d'eau, on filtre le liquide, après l'avoir additionné de 3 à 4 grammes de talc et avec la solution obtenue on fait les essais suivants :

1° On mélange 10 centimètres cubes de la solution avec 10 centimètres cubes de solution saturée de borate de sodium ; le mélange doit prendre une fluorescence verte (réaction de l'aloïne) ;

2° On chauffe 20 centimètres cubes de solution à + 80° et on ajoute peu à peu quelques décigrammes de bioxyde de sodium ; la coloration, d'abord brune, passe au rouge cerise au fur et à mesure que l'on ajoute le bioxyde de sodium (réaction de l'aloé-émodine).

3° On place 20 centimètres cubes de solution dans un petit ballon, on ajoute une goutte de solution saturée de sulfate de cuivre (à 25 p. 100), puis 1 gramme de chlorure de sodium pur et 10 centimètres cubes d'alcool à 90°. Avec les Aloès du Cap et Socotrin, le liquide prendra une couleur rouge vineux qui disparaîtra peu à peu pour faire place, au bout d'une heure, à une coloration jaune définitive. Avec l'Aloès de Curaçao, le liquide prend une belle coloration rouge groseille qui persiste pendant douze heures (réaction de Klunge caractérisant l'isobarboloïne).

L'Aloès ne doit pas donner plus de 1 à 1,50 p. 100 de cendres, ni moins de 40 p. 100 d'extrait aqueux.

Dosage des principes actifs. — D'après ce qui a été dit, il y a lieu de connaître la proportion de résine qui est inactive et la proportion de l'extrait chloroformique qui renferme les substances actives.

Cinq grammes d'Aloès sont mis à macérer dans 5 centimètres cubes d'alcool méthylique pendant douze heures ; puis on porte le flacon à + 50-60° et on ajoute 30 centimètres cubes de chloroforme. On agite énergiquement, on laisse déposer, puis le chloroforme est décanté ; on traite à trois ou quatre reprises le résidu insoluble par du chloroforme ; on réunit toutes les liqueurs chloroformiques, on filtre et on distille dans un ballon taré ; le résidu est séché à 100° et pesé. Le poids obtenu varie avec la sorte d'Aloès.

Dans cet extrait, riche en aloïne, on pourra doser ce corps en employant la réaction de Schouteten. L'aloïne, traitée par une solution concentrée de borax, donne un liquide jaune doué d'une forte fluorescence verte ; le degré de cette fluorescence permet de déterminer assez exactement la quantité d'aloïne en solution. On fait une liqueur type d'aloïne (1 partie d'aloïne dissoute dans 250 000 de solution saturée de borax) ; d'autre part, l'extrait chloroformique provenant d'un poids donné d'Aloès est traité par la solution aqueuse saturée de borax, puis la liqueur est diluée jusqu'à ce que la fluorescence soit identique à celle de la liqueur type. Un calcul très simple donnera la quantité d'aloïne.

Pour déterminer la quantité d'oxyméthylanthraquinone à l'état libre, on dissout 5 grammes d'Aloès dans 50 centimètres cubes d'alcool à 30 p. 100 et on agite la solution avec du benzol tant que celui-ci est coloré. On rassemble les solutions de benzol et on les agite avec une solution très diluée d'ammoniaque, tant qu'on obtient une coloration rouge. On rassemble les solutions ammoniacales, on les porte à 1 litre et on fait le dosage, comme il sera indiqué plus loin pour la Rhubarbe. On a trouvé pour les divers Aloès, les chiffres suivants : Aloès du Cap, 0,80 p. 100 ; Aloès de l'Ouganda, 0,50 p. 100 ; Aloès des Barbades, 0,33 p. 100 ; Aloès de Curaçao, 0,80 p. 100.

Falsifications. — L'Aloès est surtout falsifié avec l'extrait de Réglisse, la Gomme arabique, les os calcinés, l'ocre, la Poix-résine et la Colophane.

L'extrait de Réglisse et la Gomme arabique ne se rencontreront que dans les Aloès de première qualité, en raison de leur prix de revient élevé ; ces deux substances se reconnaîtront par leur insolubilité dans l'alcool. L'ocre, les os calcinés, la Poix-résine et la Colophane sont insolubles dans l'eau additionnée de carbonate de soude.

Usages. — A petites doses (de 0gr,05 à 0gr,25), l'Aloès agit comme stomachique, et à ce titre fait partie de nombreuses préparations utiles dans les dyspepsies atoniques, les digestions lentes, la constipation. A doses plus élevées (0gr,50 à 2 grammes), il agit comme purgatif et est fréquemment employé comme tel ; c'est un dérivatif très utile dans les affections cérébrales, dans les céphalées rebelles, dans la congestion pulmonaire, etc. ; c'est le purgatif de choix pour rappeler le flux hémorroïdal, et il est aussi souvent employé dans le but de favoriser le flux menstruel. Comme l'action irritante qu'exerce l'Aloès sur le gros intestin se transmet à tous les organes voisins : reins, vessie, et utérus chez la femme, son emploi est contre-indiqué dans la grossesse et dans les maladies inflammatoires des organes génito-urinaires.

On administre ce médicament en poudre, en *Teinture*, en pilules, mais rarement seul ; il entre dans une foule de médicaments composés dont les plus importants sont : l'*Alcoolat de Garus*, les *Pilules d'Aloès et d'extrait de Quinquina* (*ante cibum*), d'*Aloès et de Gomme-gutte* (Anderson), d'*Aloès et de savon* (Bontius), la *Teinture d'Aloès composée* (Élixir de longue vie), la *Teinture balsamique* (Baume du Commandeur), l'*Alcoolat de Fioravanti*, les *Suppositoires d'Aloès*.

FAMILLE 8. — RHÉIQUES

RHUBARBE DE CHINE

Origine. — La *Rhubarbe de Chine*, la seule officinale dans la pharmacopée française, est constituée par la souche souterraine de plusieurs espèces de *Rheum*, de la famille des Polygonacées, dont les plus certaines sont : 1° le *Rheum officinale* (fig. 343) qui croît dans le sud-est du Thibet et dans diverses régions à l'ouest et au nord-ouest de la Chine, et qui est aujourd'hui couramment cultivé dans les jardins de l'Europe comme plante ornementale ; 2° le *Rheum palmatum*, var. *Tanguticum* qui croît en Chine, dans le pays de Tangut.

Récolte. — La récolte se fait quand la plante a atteint la sixième année ; les rhizomes sont arrachés à l'automne et dans l'hiver, nettoyés, pelés au couteau et coupés en fragments ; ceux-ci sont séchés au soleil ou à la chaleur, puis souvent enfilés à une corde pour achever la dessiccation. On emballe dans des caisses de bois doublées de zinc. Actuellement la Rhubarbe destinée au marché européen arrive directement de Canton et de Shang-Haï en Europe ; autrefois elle passait en grande partie par la Russie qui avait monopolisé le commerce de la Rhubarbe et avait installé sur divers points des commissaires chargés de vérifier tous les échantillons apportés par les marchands Buchares. Cette Rhubarbe était désignée sous le nom de *Rhubarbe de Moscovie* et elle constituait alors la meilleure des sortes commerciales ; le monopole du gouvernement russe ayant cessé depuis 1863, toute la Rhubarbe arrive sous le nom unique de Rhubarbe de Chine.

Caractères extérieurs. — La Rhubarbe de Chine se présente en fragments de forme variable dépendant de la façon dont ils ont été divisés ; les uns sont cylindriques ou coniques (*Rhubarbes rondes*); les autres, et c'est le cas le plus fréquent, sont allongés et plan-convexes (*Rhubarbes plates*). Avant leur division, les rhizomes ont été pelés plus

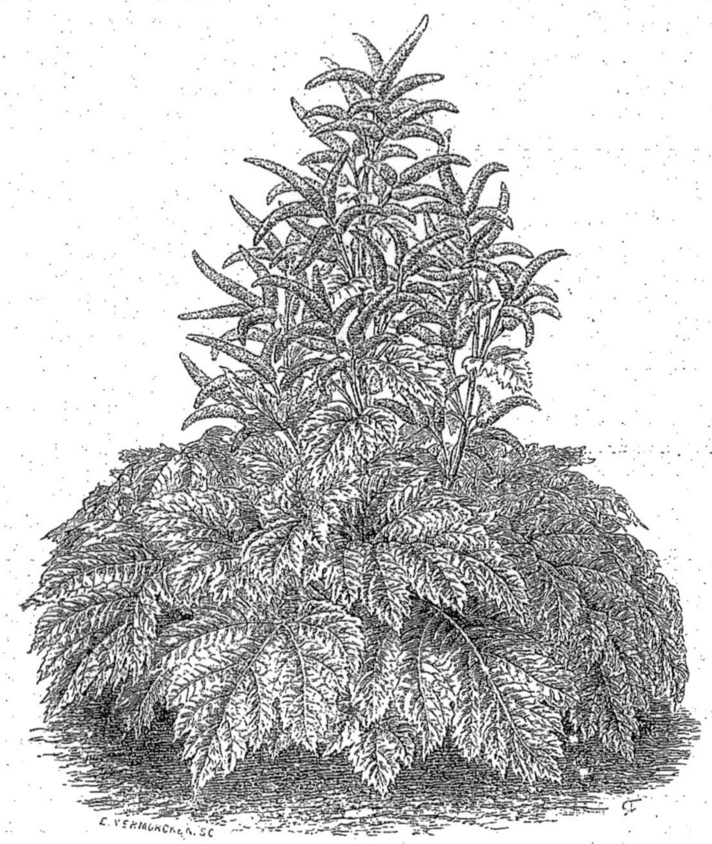

Fig. 343. — *Rheum officinale.*

ou moins profondément au couteau et débarrassés de la couche subéreuse. La plupart des fragments sont percés d'un trou qui renferme des débris de corde ; ils sont le plus souvent saupoudrés de poudre de Rhubarbe. La surface extérieure, débarrassée de la poudre qui la recouvre, montre un tissu brun-orange, rayé de lignes blanches très fines disposées obliquement, les unes de droite à gauche, les autres de gauche à droite, circonscrivant ainsi des losanges disposés en réseau régulier (fig. 344).

La coupe transversale (fig. 345), très caractéristique, montre, à une faible distance de la périphérie, une ligne cambiale plus ou moins sinueuse qui sépare le liber de la portion ligneuse. Le cylindre ligneux, très développé, offre une structure spongieuse et renferme au centre une moelle plus ou moins volumineuse. La région ligneuse est blanchâtre et parcourue par des rayons médullaires colorés en jaune,

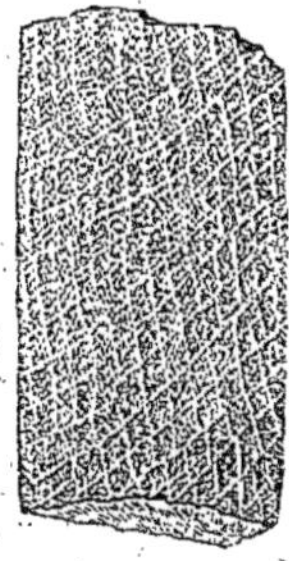

Fig. 344. — Fragment cylindrique de Rhubarbe de Chine vu par sa face externe.

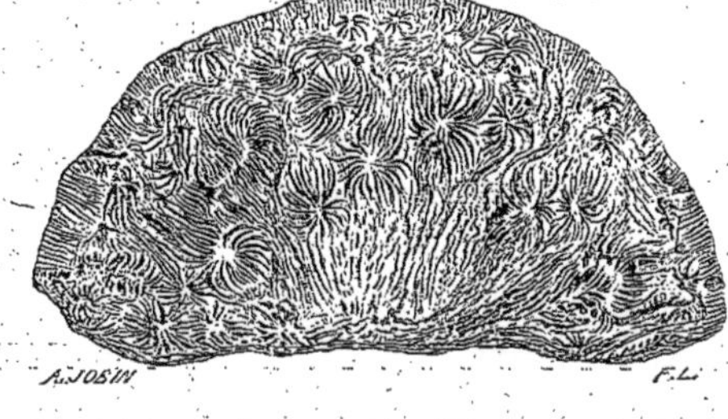

Fig. 345. — Fragment de Rhubarbe de Chine vu par sa section transversale.

qui décrivent des lignes très flexueuses, extrêmement intriquées et dont la direction est très difficile à suivre. Au milieu de ces rayons médullaires ainsi entre-croisés en tous sens, on observe un grand nombre de taches étoilées très irrégulières, qui paraissent disposées sans ordre aucun; ces étoiles se montrent aussi en très grand nombre sur la face plane, et même sur la face convexe, lorsque le fragment a été profondément mondé.

La Rhubarbe de Chine a une odeur spéciale, et une saveur amère accompagnée d'une âcreté particulière; mâchée, elle croque sous la dent et colore rapidement la salive en jaune.

Caractères histologiques. — Extérieurement au cambium, on trouve un parenchyme cortical très réduit constitué par des cellules à amidon et à oxalate de chaux en grosses macles (tous les parenchymes présentent les mêmes caractères) et un liber très peu développé et dépourvu de fibres. En dedans du cambium, le bois est constitué par des vaisseaux peu nombreux plongés dans un parenchyme de cellules polygonales, irrégulières. Il est traversé, ainsi que le liber, par des rayons médullaires composés de deux ou trois rangées de cellules remplies par une matière jaune.

La structure des systèmes étoilés est toute particulière et mérite d'être spécialement mentionnée. Chacun d'eux (fig. 346) est constitué par un certain nombre de faisceaux libéro-ligneux blanchâtres, entourant une sorte de moelle centrale et séparés les uns des autres par des rayons médullaires colorés (*r. m*) qui partent de la région centrale et vont en s'élargissant se confondre avec le tissu ambiant ou avec les rayons médullaires des étoiles voisines. Mais il faut surtout noter cette particularité, c'est que, dans chaque faisceau, le liber et le bois ont une orientation inverse, le liber (*l*) se trouvant au centre, autour de la moelle, et le bois (*b*) étant disposé à la périphérie du système; entre les deux éléments existe une zone génératrice libéro-ligneuse colorée (*c*) qui permet à ces formations anormales d'accroître leurs éléments constitutifs.

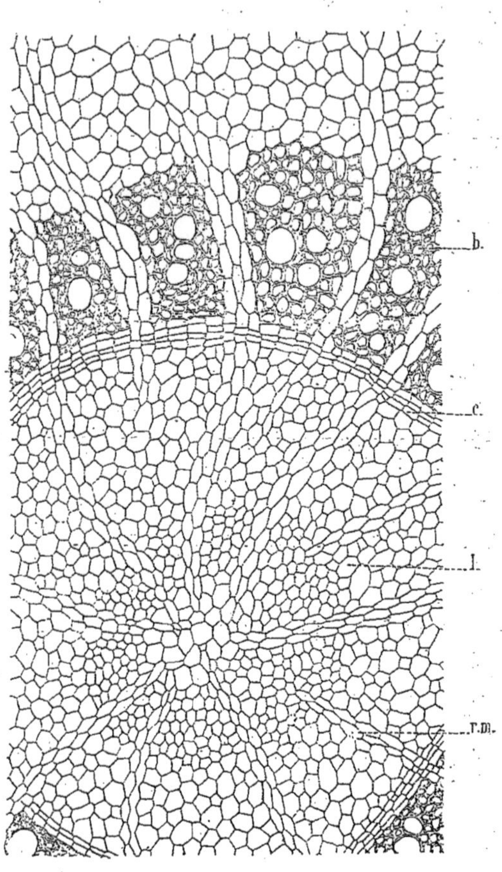

Fig. 346. — Coupe transversale d'un système étoilé de Rhubarbe de Chine.

Lacunes à gomme exclusivement libériennes.

La coupe tangentielle de la Rhubarbe de Chine présente aussi des caractères anatomiques intéressants qui permettent de distinguer nettement ce produit des autres Rhubarbes commerciales. Cette section montre, en effet, des groupes de cellules arrondies à *contenu jaune*, disposées au nombre de 6 à 8 dans le sens de la hauteur et de 2 à 3 dans le sens de la largeur. Ces petits groupes sont entourés de cellules polygonales contenant amidon et oxalate de chaux.

Au microscope, la poudre de Rhubarbe montrera des fragments de rayons médullaires à contenu cellulaire jaune, devenant rouge par les alcalis ; des cellules du parenchyme cortical, polyédriques et renfermant des petits grains d'amidon ; des débris de vaisseaux rayés ou ponctués ; des grains d'amidon isolés, jamais très gros, à hile étoilé très net ; de grosses macles d'oxalate de chaux souvent brisées ; et enfin des plaques d'un tissu très dense formées de cellules très allongées et aplaties.

Composition chimique. — La Rhubarbe renferme d'abord des corps peu actifs ou inactifs (sels, corps gras, substances protéiques, sucre, etc.), et ensuite des principes actifs. Ceux-ci forment deux groupes :

1° Des composés tannoïdes (*Rhéo-tanno-glucosides*) au nombre de trois ; la *Glucogalline*, donnant par dédoublement du *glucose* et de l'*acide gallique* ; la *Catéchine*, analogue à celle des Cachous ; la *Tétrarine*, fournissant du *glucose*, de la *rhéosmine*, des acides *cinnamique* et *gallique*.

2° Des principes purgatifs (*Rhéo-anthraglucosides*), donnant par hydrolyse du glucose et des oxyméthylanthraquinones : *acide chrysophanique*, *Émodine*, *Rhéine* et *Rhéochrysine*. Gilson appelle *Rhéopurgarine*, un corps qui serait une combinaison des quatre glucosides susceptibles de donner par hydrolyse les quatre composés ci-dessus.

Localisation des principes actifs. — Les principes actifs (composés anthraquinoniques et composés tannoïdes) se rencontrent toujours dans les mêmes cellules. On les trouve localisés dans les rayons médullaires qui traversent les faisceaux libéro-ligneux normaux et les étoiles. On en trouve aussi dans quelques cellules isolées du liber, du parenchyme ligneux et de l'écorce secondaire.

Essai. — 1° La Rhubarbe traitée par la benzine doit donner une liqueur jaune, qui devient rouge par addition d'ammoniaque étendue ;

2° On chauffe lentement sur un bain de sable une petite quantité de la drogue pulvérisée placée dans un verre de montre recouvert d'un large porte-objet sur lequel viennent se condenser les vapeurs. Le sublimé, formé par la Rhubarbe, se présente en aiguilles cristallines jaunes ou en cristaux aciculaires. La potasse alcoolique les dissout immédiatement en donnant une coloration rouge intense.

Dosage des principes actifs. — On peut employer, pour doser les principes actifs de la Rhubarbe et de toutes les drogues de ce groupe, la méthode colorimétrique de MM. Tschirch et Cristofoletti.

On prépare une solution type obtenue en dissolvant dans un litre d'eau distillée additionnée d'un peu de potasse 0gr,001 d'émodine de l'Aloès absolument pure. On a ainsi une solution au millionième. Cette liqueur possède une teinte rose extrêmement faible qui n'est visible que sous une certaine épaisseur.

D'autre part, 0gr,50 de Rhubarbe pulvérisée à essayer sont mis à bouillir au réfrigérant à reflux pendant un quart d'heure avec 50 centimètres cubes d'acide sulfurique à 5 p. 100. Tous les anthraglucosides sont hydrolysés et les dérivés anthraquinoniques mis en liberté. Après refroidissement, le liquide, sans être filtré, est agité avec 50 centimètres cubes d'éther, puis l'éther est séparé ; on continue l'épuisement par l'éther, jusqu'à ce que le dissolvant ne se colore plus en rose par addition de potasse. On fait alors bouillir la solution aqueuse, après avoir décanté le dernier éther, pendant un quart d'heure, puis on la traite encore en deux ou trois fois par 50 centimètres cubes d'éther. On réunit les liqueurs éthérées et on les agite avec 200 centimètres cubes de lessive de potasse à 5 p. 100, et on répète les traitements par la solution alcaline jusqu'à ce que celle-ci ne se colore plus en rose. Les liqueurs alcalines sont amenées au volume de 500 centimètres cubes et 100 centimètres cubes de cette solution sont dilués dans un litre d'eau. On compare alors la teinte du liquide ainsi obtenu à la coloration de la solution type d'émodine.

On pourra faire usage du colorimètre, ou bien on opérera ainsi qu'il suit : dans deux ballons placés sur du papier blanc, on verse d'abord la solution d'émodine dans un, puis dans l'autre un volume déterminé de la liqueur obtenue avec le produit à essayer, dont la teinte est généralement plus foncée que celle de la solution type ; on dilue alors avec de l'eau distillée la liqueur à essayer jusqu'à ce que les teintes soient identiques. En tenant compte du degré de dilution, on pourra calculer, *en émodine*, la proportion des principes actifs.

Une bonne Rhubarbe contient de 2,8 à 4 p. 100 de principes actifs calculés en émodine.

Falsifications. — Pour la Rhubarbe entière, la falsification la plus commune qu'on lui fait subir consiste à lui substituer les Rhubarbes européennes. On les reconnaîtra à leurs caractères extérieurs et anatomiques que nous allons indiquer.

Ces Rhubarbes d'Europe sont produites par trois ou quatre espèces de *Rheum* : *R. Rhaponticum*, *R. undulatum*, *R. Emodi*, *R. compactum*, qui sont des espèces asiatiques importées en Europe et cultivées en Angleterre, en Autriche, en Russie et en France, dans le Morbihan.

Les échantillons sont de forme assez variable; mais tous se distinguent, à première vue, des Rhubarbes asiatiques par l'absence de réseau losangique à la face externe, qui présente surtout des stries longitudinales, et par une section transversale presque toujours nettement radiée ; ils sont constitués par les tiges souterraines ou par les racines. Il y a lieu de distinguer surtout, parmi ces Rhubarbes européennes, la *Rhubarbe de France* et la *Rhubarbe anglaise*.

La *Rhubarbe de France* ou *Rhapontic* se présente en fragments cylindriques, plus ou moins réguliers et plus ou moins gros, de couleur jaunâtre ou gris rougeâtre. La face externe est marquée de stries fines, qui se montrent comme des points jaunes disséminés sans ordre sur un fond blanc (fig. 347). La section transversale offre un aspect radié caractéristique (fig. 348) ; les rayons, alternativement blancs et rouges, s'enfoncent plus ou moins profondément, suivant que l'on observe un rhizome (avec moelle) ou une racine (sans moelle). On n'observe jamais de systèmes étoilés, ni sur la section transversale, ni sur la face externe.

Au point de vue anatomique, il y a surtout à signaler les caractères que peut fournir la coupe tangentielle. On y remarque des groupes de cellules arrondies à contenu jaune, rayons médullaires, constitués chacun par 8 à 10 cellules disposées en *une seule rangée*, et se distinguant nettement des cellules amylifères et cristalligènes environnantes.

La *Rhubarbe anglaise* se présente en fragments plan-convexes le plus souvent, assez volumineux, rappelant beaucoup, par leur forme, les fragments de la Rhubarbe de Chine ; ils sont presque toujours recouverts d'une poussière jaune. Après frottement, on voit que la face externe est marquée de longues lignes brun rougeâtre, assez larges, et nettement parallèles. La face plane a une couleur *rose-œillet* tout à fait caractéristique, et elle présente çà et là quelques petites étoiles semblables à celles de la Rhubarbe de Chine. Sur la section transversale (fig. 349), on observe, non loin de la périphérie, l'assise génératrice, représentée par une ligne brunâtre ondulée, en dedans de laquelle est situé l'anneau ligneux traversé de stries assez larges et parallèles. Cette zone ligneuse entoure une moelle volumineuse de consistance très molle, dans laquelle se trouvent quelques étoiles assez espacées. Odeur moins vive que celle de la

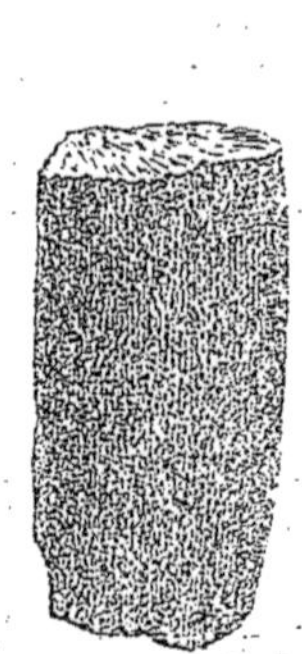

Fig. 347. — Fragment de Rhubarbe de France vu de face.

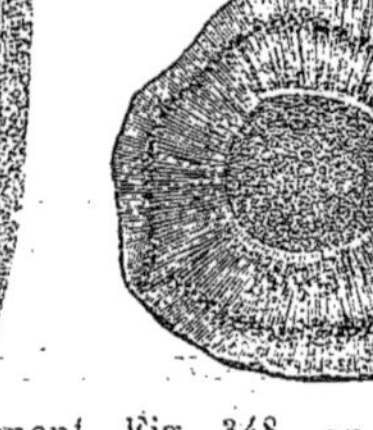

Fig. 348. — Section transversale d'une Rhubarbe de France.

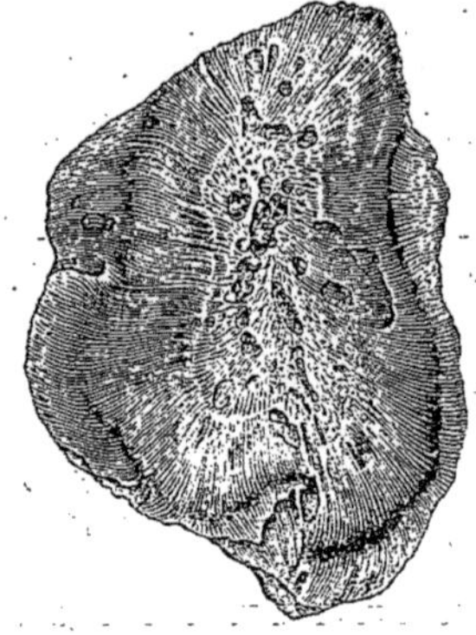

Fig. 349. — Section transversale d'une Rhubarbe anglaise.

Rhubarbe de Chine ; saveur plus astringente et acidulée ; cette Rhubarbe ne croque pas sous la dent.

Sur la coupe tangentielle, on trouvera des rayons médullaires très larges et très hauts, se présentant en groupes volumineux de cellules arrondies à contenu jaune, constitués chacun par 50 à 60 rangées de cellules dans la hauteur et 5 *à* 6 *rangées* dans la largeur.

La poudre de Rhubarbe de Chine est plus souvent falsifiée. Elle peut l'être : 1° par la poudre de Rhubarbe d'Europe ; 2° par addition de poudres étrangères.

Dans le premier cas, l'examen microscopique ne donnera rien, à moins qu'il y ait eu substitution complète, ce qui est très rare. L'analyse chimique donnera de meilleurs résultats. S'il y a eu addition de Rhubarbe d'Europe, on constatera la diminution des composés anthraquinoniques, de l'extrait alcoolique et des cendres (25 p. 100 dans la Rhubarbe chinoise, pas plus de 6 à 8 p. 100 dans les Rhubarbes d'Europe). Enfin un dernier essai est basé sur l'insolubilité de la rhaponticine dans l'éther. On fait bouillir 10 grammes de poudre dans 50 centimètres cubes d'alcool faible pendant un quart d'heure. On filtre ; on concentre à 10 centimètres cubes et après refroidissement on agite avec 10 à 15 centimètres cubes d'éther. Au bout de vingt-quatre heures, si la Rhubarbe est pure, le liquide éthéré est encore clair ; si elle est mélangée de Rhapontic, on constate un dépôt cristallin de rhaponticine. Celle-ci, traitée par l'acide sulfurique, se colore en rouge pourpre passant vite à l'orangé.

Dans le cas de *poudres étrangères*, on recherchera l'*amidon* par l'examen microscopique ; l'*ocre jaune* par l'incinération (cendres ferrugineuses) ; la *poudre de racine de Canaigre* présentera au microscope des grains d'amidon allongés. Enfin le *Curcuma* sera décelé par l'acide borique : on pose la poudre sur un papier et on l'humecte avec du chloroforme ; il se forme sur le papier une tache jaune qui, touchée avec quelques gouttes de solution boriquée, brunit s'il y a du Curcuma.

Usages. — A petite dose ($0^{gr},05$ à $0^{gr},50$), la Rhubarbe est souvent prescrite comme stomachique et tonique ; elle répond aux indications générales des amers astringents et se donne surtout dans les états d'atonie gastrique. A dose élevée ($0^{gr},50$ à 4 grammes), on l'emploie comme purgatif doux dans les cas où l'on veut obtenir une simple évacuation alvine chez les malades dont on doit ménager les voies digestives ou chez les convalescents de maladies aiguës, les anémiques, les cachectiques, etc. Son emploi est le plus souvent suivi de constipation ; aussi doit-on éviter de la prescrire chez les sujets habituellement constipés.

On administre ce médicament sous forme de *Poudre* aux doses déjà indiquées, d'*Extrait* ($0^{gr},10$ à $0^{gr},50$), de *Teinture* (5 à 10 grammes). Il fait la base du *Sirop de Rhubarbe composé*, très employé comme purgatif chez les enfants à la dose de 2 à 3 cuillerées à café par jour, de l'*Apozème purgatif*, de la *Teinture d'Aloès composée*.

SÉNÉ

Origine. — Sous le nom de *Séné*, on désigne les folioles et les fruits de plusieurs espèces du genre *Cassia*, plantes de la famille des Légumineuses. Ces espèces sont au nombre de trois : 1° le *Cassia acutifolia* Del. (fig. 350), qui croît dans la Haute-Égypte, la Nubie et le Kordofan ; 2° le *Cassia angustifolia* Vahl. qui se rencontre dans l'Arabie Heureuse, surtout dans le territoire d'Abu-Arisch et dans le Mozambique ; on le cultive dans l'Inde ; 3° le *Cassia obovata* Coll. qui croît dans l'Arabie, la Haute-Égypte, la Nubie, l'Abyssinie, le Kordofan ; on le trouve aussi dans l'Inde, au Sénégal et aux Antilles, où il est cultivé.

Caractères extérieurs. — Les sortes commerciales fournies par ces espèces étaient autrefois assez nombreuses ; à l'heure actuelle, on n'en trouve guère plus que deux dans le com-

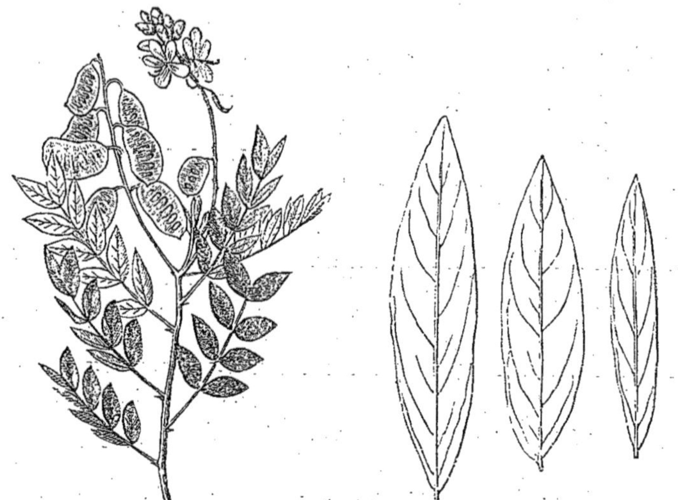

Fig. 350. — *Cassia acutifolia* Del. Fig. 351. — Séné de l'Inde.

merce : le *Séné d'Alexandrie*, déjà très rare, et le *Séné de l'Inde* ou *de Tinnevelly*, auquel le Codex recommande de donner la préférence, car ce produit est toujours très pur et les folioles en sont récoltées et desséchées avec beaucoup de soin.

Le *Séné de l'Inde* ou *de Tinnevelly* est constitué par les folioles du *Cassia angustifolia*. Ces folioles (fig. 351), généralement entières, sont lancéolées, de 3 à 6 centimètres de longueur sur 7 à 8 millimètres de largeur, membraneuses, souples, d'une belle couleur vert jaunâtre, glabres ou munies de poils fins, courts et déprimés à la face inférieure. Odeur rappelant celle du Thé ; saveur faible, légèrement âcre.

Les fruits des espèces de *Cassia* que nous avons signalées sont des gousses *aplaties*, membraneuses, indéhiscentes et divisées en logettes transversales par des fausses cloisons : elles portent improprement le nom de *follicules*. Les *follicules de Séné* dont on se sert ordinairement sont fournis par le *Cassia acutifolia* (*Follicules d'Alexandrie*) (fig. 352) ; ils sont grands, larges, à peine recourbés, ayant la forme d'un D majuscule, de 4 à 5 centimètres de longueur, d'un vert sombre tirant sur le noir au-dessus des semences qui sont au nombre de 6 à 10. On rencontre aussi, soit seuls, soit mélangés aux précédents, les fruits du *C. angustifolia* (*Follicules de l'Inde*) (fig. 353) qui sont plus longs et moins arqués, et les fruits du *C. obovata* (*Follicules d'Alep*) (fig. 354) qui sont noirâtres,

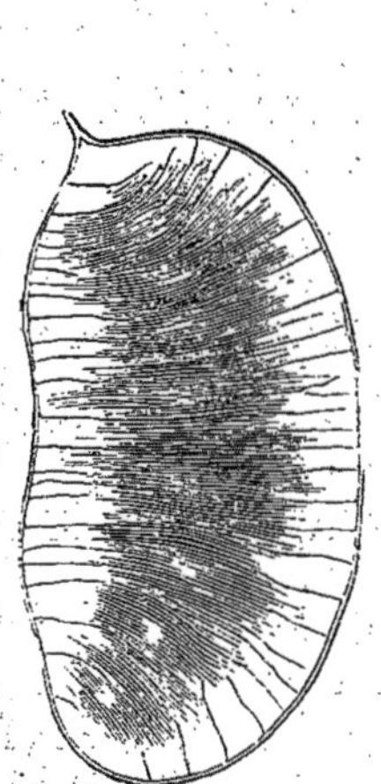

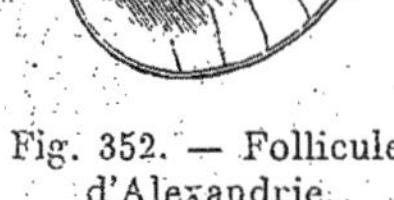

Fig. 352. — Follicule d'Alexandrie.

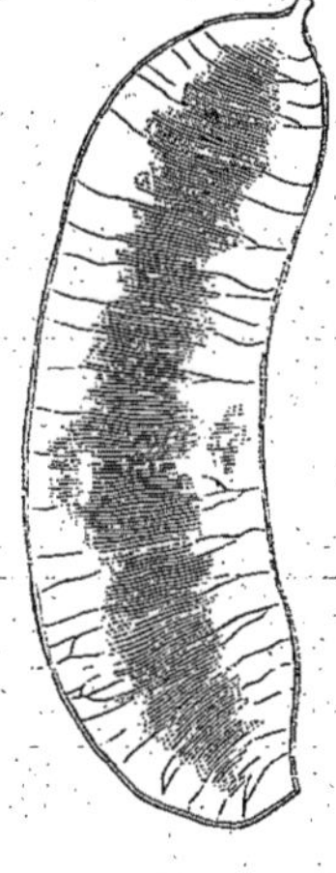

Fig. 353. — Follicule de l'Inde.

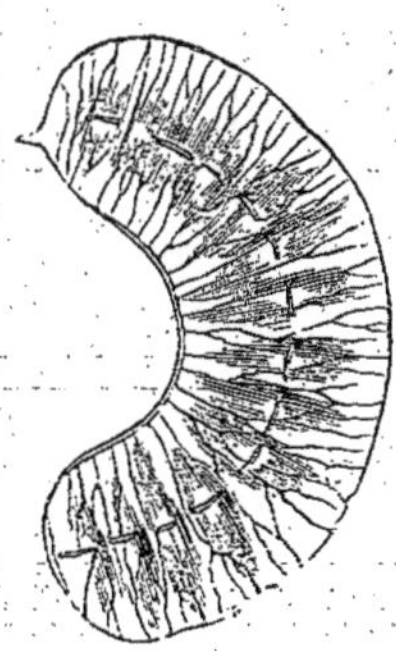

Fig. 354. — Follicule d'Alep.

étroits, très incurvés, et pourvus, sur leurs deux faces, d'un certain nombre de crêtes membraneuses, situées au-dessus de chaque graine.

Caractères histologiques. — Les folioles de Séné présentent deux épidermes (*ep. s.*, *ep. i*, fig. 355) absolument semblables, portant tous deux des stomates et des poils unicellulaires, coniques, à parois assez épaisses recouvertes de petits tubercules ; çà et là, quelques cellules épidermiques renferment du mucilage. Le parenchyme est hétérogène symétrique, avec une seule assise de cellules en palissade (*p. p*) sur les deux faces, et un tissu intermédiaire peu épais (*p. l*) formé de cellules arrondies renfermant de la chlorophylle et des macles d'oxalate de chaux. Toutes les nervures sont entourées d'un endoderme renfermant des cristaux prismatiques d'oxalate de chaux.

Cette structure est identique pour les folioles des principales sortes de Séné, mais cependant quelques variations de détail permettent de les distinguer les unes des autres. Dans le *Cassia acutifolia*, les poils et les stomates sont très nombreux ; ces derniers, vus de face, sont arrondis et ont un double contour. Dans le *C. angustifolia*, les poils sont bien moins nombreux et plus longs ; les stomates ont aussi un double contour, mais ils sont allongés.

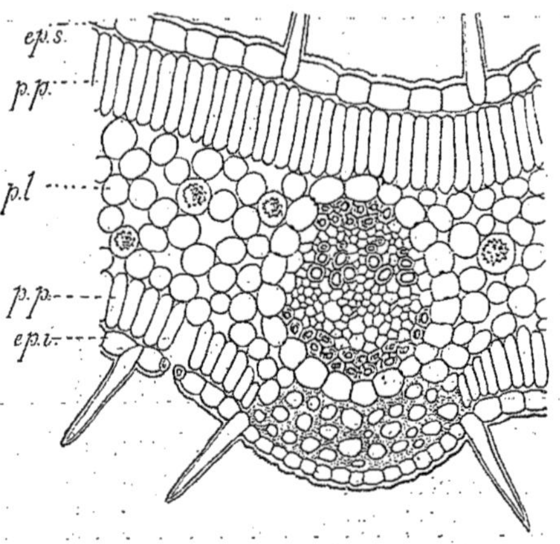

Fig. 355. — Coupe d'une foliole de *Cassia acutifolia*.

Composition chimique. — Le Séné renferme plusieurs composés anthraquinoniques : la *Senna-anthraglucoside* ou *Glucosénine* qui, par hydrolyse, donne de l'*émodine*, de l'*acide chrysophanique*, de l'*isoémodine* et une rhamnétine, la *Senna-rhamnétine*. On trouve encore une nigrine, la *Senna-nigrine*. Les fruits contiennent une plus grande proportion d'oxyméthylanthraquinones (1,15 p. 100) que les folioles (de 0,80 à 1 p. 100).

Falsifications. — Les auteurs signalent un certain nombre de falsifications des folioles de Séné par addition ou substitution de feuilles appartenant à diverses espèces ; mais, à l'heure actuelle, depuis qu'on n'emploie plus que le Séné de Tinnevelly en folioles entières, il n'y a pas de drogue moins falsifiée que le Séné. C'est simplement pour me conformer à la tradition que j'indiquerai quelques-unes de ces falsifications.

Les *Feuilles de Redoul* (*Coriaria myrtifolia*) (fig. 356) sont ovales-lancéolées, glabres, pourvues d'une nervure médiane et de deux nervures latérales saillantes, qui décrivent une courbure presque parallèle aux bords. Anatomiquement, on constate l'absence de poils épidermiques et celle de cristaux dans l'endoderme des nervures ; la poudre de ces feuilles noircit par le perchlorure de fer.

Les *Feuilles de Globulaire Turbith* (*Globularia Alypum*) (fig. 357) sont petites, spatulées, coriaces, entières ou munies d'une ou deux dents au sommet. L'examen microscopique montre des cristaux en macles dans les cellules épidermiques et, parmi elles, des glandes bicipitées et sessiles.

Les *Feuilles de Tephrosia Apollinea* (fig. 358) ont été signalées dans le Séné de la Palthe. Elles sont longuement ova-

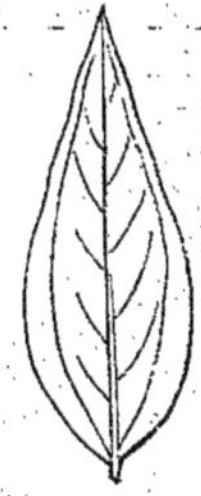

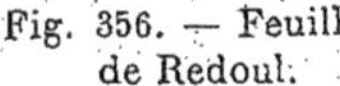

Fig. 356. — Feuille de Redoul.

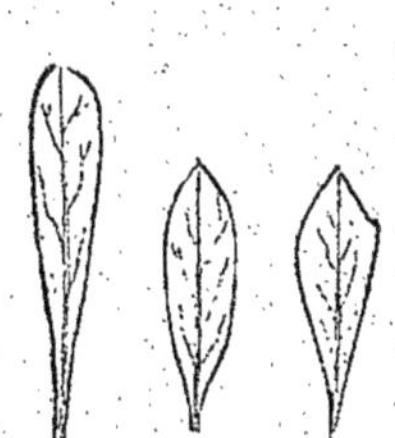

Fig. 357. — Feuilles de Globulaire Turbith.

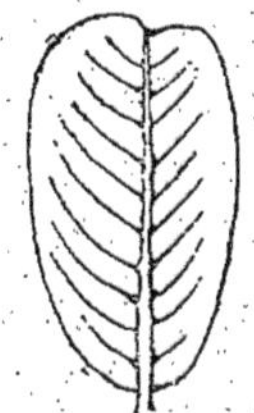

Fig. 358. — Feuille de *Tephrosia Apollinea*.

laires, équilatérales, épaisses, assez dures, entourées d'un bord cartilagineux, couvertes de poils moins nombreux à la face supérieure qu'à la face inférieure. Ces poils sont pluricellulaires, coniques et couverts de petits tubercules.

Usages. — Le Séné est employé en médecine depuis trois ou quatre siècles, en raison de ses propriétés purgatives énergiques. Son meilleur mode d'administration pour l'usage interne est l'infusion de folioles à la dose de 5 à 15 grammes. Cette infusion a une saveur amère, désagréable, et procure souvent des nausées et des coliques dues à une résine inactive. On peut éliminer cette résine en lavant les folioles à l'alcool, ce qui ne diminue en rien leurs propriétés purgatives.

On l'associe souvent à d'autres médicaments purgatifs (Rhubarbe, sulfate de soude ou de magnésie, Manne, fleurs de Sureau, décoction de pruneaux, Jalap, etc.).

Le Séné fait partie de l'*Apozème purgatif*, des *Espèces purgatives*, du *Lavement purgatif*, de la *Poudre de Réglisse composée*, du *Sirop d'Ipécacuanha composé*, du *Sirop de Salsepareille composé.*

BAIES DE NERPRUN

Origine. — Les fruits ainsi improprement appelés sont les drupes du *Nerprun cathartique*, *Noirprun* ou *Bourguépine* (*Rhamnus cathartica*) (fig. 359), arbrisseau de la famille des Rhamnées qui habite la majeure partie de l'Europe, la Sibérie et le nord de l'Afrique.

Caractères extérieurs. — Ces drupes sont petites, d'abord vertes et quadrilobées, ensuite noires, sphériques, grosses comme un Pois, luisantes, contenant 4 noyaux monospermes, plus rarement 3. Ces drupes sont surmontées par les restes du style et portées par un pédicelle dilaté au sommet en un réceptacle discoïde, cupuliforme, qui enchâsse leur base. La pulpe contient un suc amer, âcre, nauséeux, d'abord verdâtre, puis pourpre à la maturité complète du fruit; les acides le font passer au rouge et les alcalis au jaune.

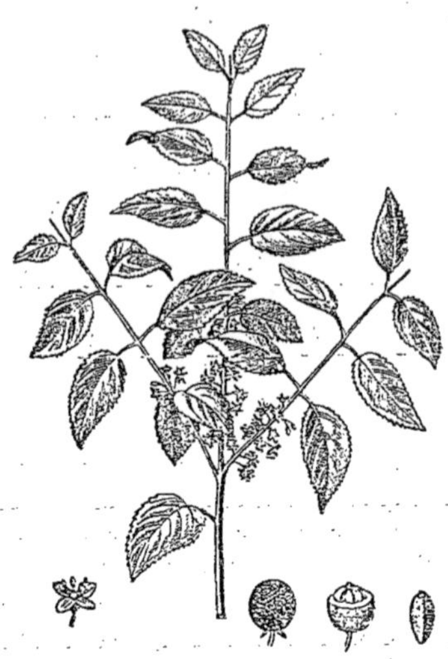

Fig. 359. — Nerprun cathartique.

Composition chimique. — Les baies de Nerprun renferment plusieurs principes qui paraissent encore assez mal connus. Les travaux faits sur ces fruits ont eu surtout pour but d'isoler les matières colorantes. Dosées au point de vue de leurs principes anthracéniques, on a trouvé 2 p. 100 de ceux-ci surtout constitués par de l'émodine.

Usages. — Les baies de Nerprun sont écrasées tant qu'elles sont fraîches et on en extrait le suc qu'elles renferment. Celui-ci est soumis à une fermentation de trois à quatre heures, puis filtré. Ce suc sert à préparer le *Sirop de Nerprun* qui est un excellent médicament cathartique. La dose purgative est de 20 à 40 grammes ; mais on ne l'emploie guère qu'associé à l'eau-de-vie allemande, généralement à parties égales ; il est surtout usité en médecine vétérinaire pour purger les chiens.

ÉCORCE DE BOURDAINE

Origine. — L'*Écorce de Bourdaine* provient du *Nerprun Bourdaine*, *Bourdaine noir*, *Bourgène* (*Rhamnus Frangula*), arbrisseau de la famille des Rhamnées qui croît dans la plupart des bois de la France. Elle doit être récoltée au printemps sur les jeunes troncs ou sur les branches et être desséchée avec soin.

Caractères extérieurs. — Cette écorce se présente en fragments cintrés ou en tuyaux d'une longueur et d'une largeur variables, et d'une épaisseur de 1/2 à 1 millimètre. La face externe possède une teinte d'un gris noirâtre assez prononcé : elle est marquée de stries longitudinales peu profondes et de quelques raies transversales, et elle est parsemée d'un très grand nombre de lenticelles grises assez saillantes ; la face interne, de coloration brun cannelle, est finement striée dans le sens de la longueur. La cassure est courte, grenue à l'extérieur, peu fibreuse en dedans, de couleur rosée ou rougeâtre. Odeur à peu près nulle ; saveur d'abord mucilagineuse, puis faiblement amère, avec une légère astringence.

Caractères histologiques. — La structure anatomique de l'écorce de Bourdaine varie beaucoup avec l'âge. On trouve d'abord une couche de liège assez épaisse, à cellules tabulaires, brunâtres ; au-dessous, le parenchyme cortical, très développé dans les jeunes écorces, très réduit dans les écorces âgées, est constitué par des cellules polyédriques renfermant des cristaux étoilés d'oxalate de chaux ; les écorces jeunes renferment, en outre, des glandes à mucilage qui font défaut dans les écorces âgées. Le liber, d'autant plus épais que l'écorce est plus ancienne, est composé de cellules disposées radialement, au milieu desquelles on trouve des amas de fibres à parois très épaissies réunies en faisceaux de volume variable ; chacun de ces faisceaux est bordé de cellules cristalligènes renfermant un cristal prismatique ; il y a, en outre, des cristaux étoilés d'oxalate de chaux. La masse libérienne est parcourue par de nombreux rayons médullaires, composés de une à deux rangées de cellules.

Composition chimique. — L'écorce de Bourdaine renferme environ 3,5 p. 100 d'oxyméthylanthraquinones, exprimées en émodine : c'est la plus riche du groupe. Les unes sont solubles dans l'eau (*Franguline*), les autres y sont insolubles. Par hydrolyse, ces deux groupes de glucosides donnent les mêmes produits de dédoublement, à savoir : de l'*acide chrysophanique*, de l'*émodine* (*Frangula-émodine*), un corps semblable à la rhamnétine, la *Frangula-rhamnétine*, et un composé contenant du fer, l'*émodine ferrique*.

Cette écorce renferme en outre un ferment qui a l'inconvénient de provoquer des phénomènes douloureux et émétiques. Ce ferment est détruit à 100° ; il se détruit aussi par une dessiccation prolongée. D'où l'indication de n'employer que des écorces récoltées depuis un an environ.

Usages. — L'écorce de Bourdaine est employée comme purgatif, en décoction, à la dose de 15 à 30 grammes pour 500 grammes d'eau.

On l'emploie aussi sous forme d'*Extrait fluide*.

ÉCORCE DITE CASCARA SAGRADA

Origine. — L'*Écorce*, dite *Cascara Sagrada*, est fournie par

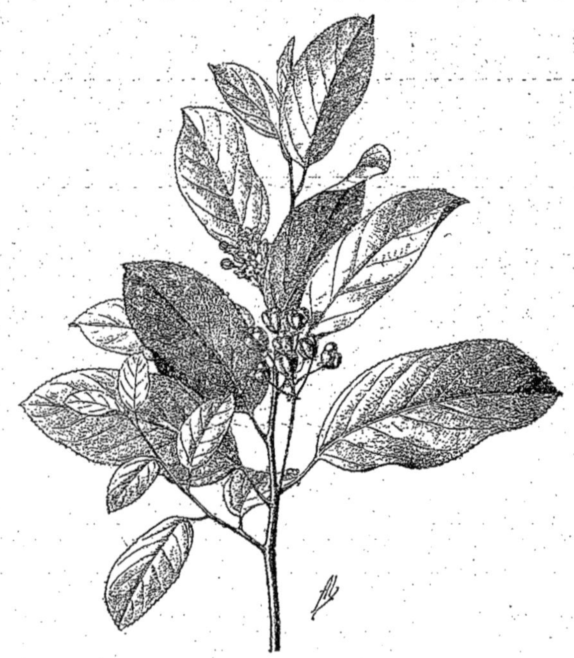

Fig. 360. — *Rhamnus Purshiana*.

le *Rhamnus Purshiana* (fig. 360), arbuste de la famille des Rhamnées qui habite l'Amérique du Nord, la région occi-

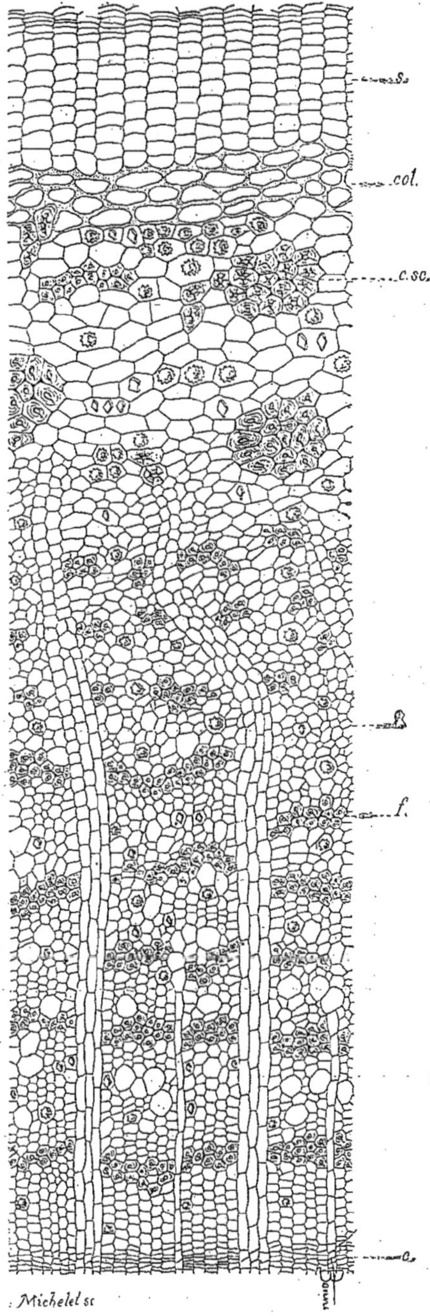

Fig. 361. — Coupe transversale de l'écorce de Cascara Sagrada.

dentale des États-Unis, et tout spécialement l'Orégon et la Californie, sur les côtes de l'océan Pacifique. Il est d'ailleurs à peu près certain aujourd'hui que, sous le nom de *Cascara Sagrada*, il arrive en Europe, provenant de la même région, des écorces fournies par des variétés du *Rh. Purshiana* ou même par des espèces voisines.

Caractères extérieurs. — L'écorce de Cascara Sagrada se présente en fragments plus ou moins cintrés d'environ 2 millimètres d'épaisseur. La face externe, presque lisse, a une couleur grisâtre; elle porte des lenticelles allongées transversalement, et elle est fréquemment recouverte de Lichens foliacés. Certains de ces Lichens seraient tout à fait caractéristiques de l'écorce de Cascara Sagrada et en permettraient la détermination exacte. Senft en a décrit trois espèces : le

Thelotrema Rhamni Purshiani, l'*Ochrolechra Rhamni Purshiani* et l'*Arthronia complanata*. La face interne est lisse, comme satinée, finement striée en long, de couleur brun jaunâtre, ou violacée, dans tous les cas toujours plus foncée que la face externe. La cassure est courte dans les couches externes, fibreuse dans les couches internes. Odeur nulle ; saveur amère et nauséeuse, persistante.

Caractères histologiques. — L'écorce de Cascara présente à l'extérieur un suber assez épais (*s*, fig. 361), formé de plusieurs rangs de cellules aplaties disposées en files radiales; dans certaines écorces assez jeunes, on trouve, au-dessous du liège, un tissu collenchymateux (*col*), constitué par 4 ou 5 assises de cellules. Le parenchyme cortical renferme des amas de cellules scléreuses (*c. sc*), à parois fort épaisses, et des cristaux d'oxalate de chaux, les uns en macles, les autres en prismes rhomboédriques dans les cellules de bordure des amas fibreux. Pas de glandes à mucilage. Le liber (*l*) renferme une grande quantité de fibres libériennes (*f*), réunies en bandes tangentielles, ainsi que des cristaux en macles et des cristaux prismatiques, ces derniers se trouvant surtout disposés autour des amas fibreux ; il est traversé par des rayons médullaires comprenant deux à trois files de cellules.

Composition chimique. — L'écorce de Cascara Sagrada renferme des oxyméthylanthraquinones, telles que l'*émodine* et l'*acide chrysophanique*, et des glucosides susceptibles d'en fournir par dédoublement (*Purshianine*). Leur proportion calculée en émodine est de 0gr,605 p. 100.

Usages. — L'écorce de Cascara Sagrada constitue un médicament laxatif que l'on emploie surtout pour combattre la constipation chronique ; son usage prolongé ne présenterait aucun inconvénient. On prescrit la poudre (0gr,25 à 0gr,75 en cachets, ou en pilules), l'*Extrait mou*, l'*Extrait fluide* (XXX à XL gouttes par jour pour l'adulte) ou la *Teinture* qui se donne à la dose de XXV à XL gouttes.

ARAROBA PURIFIÉ

La *Poudre* d'*Araroba* ou *de Goa* se rencontre dans les fentes plus ou moins volumineuses qui existent dans le bois de l'*Andira Araroba*, grand arbre de la famille des Légumineuses, qui croît au Brésil, dans les lieux humides des forêts de Bahia. Ce produit, purifié par dissolution dans la benzine, donne une poudre cristalline, de couleur jaune clair, prenant à l'air une teinte jaune rougeâtre plus ou moins foncée. Cette poudre est la chrysarobine dont l'Araroba renferme environ 80 p. 100.

La *Chrysarobine* $C^{30}H^{26}O^{7}$ est dépourvue d'odeur et de saveur ; elle se dissout presque entièrement à froid dans la benzine ; elle est à peine soluble dans l'éther.

La chrysarobine est employée avec succès pour combattre certaines dermatoses : herpès circiné, herpès tonsurant, pytiriasis versicolor, psoriasis, etc, en pommade, à la dose de 2 à 4 grammes pour 30 grammes de vaseline.

L'*acide chrysophanique*, dont nous avons signalé la présence dans la plupart des drogues purgatives que nous venons d'étudier, et que l'on obtient surtout par oxydation de la chrysarobine, possède les mêmes propriétés que ce dernier produit.

MERCURIALE ANNUELLE

Origine. — La *Mercuriale annuelle* (*Mercurialis annua*)

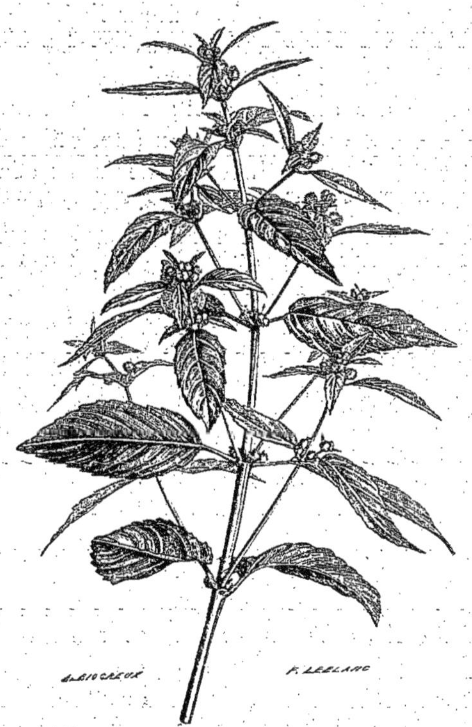

Fig. 362. — Mercuriale annuelle : pied femelle.

(fig. 362 et 363) est une plante herbacée dioïque, de la

famille des Euphorbiacées, très commune dans les jardins, les champs cultivés, autour des habitations.

Caractères extérieurs. — Cette plante, de 20 à 30 centimètres de haut, porte des rameaux opposés et des feuilles stipulées entières, dentées sur les bords. Les fleurs sont petites, verdâtres, dioïques : les mâles (fig. 363) forment des glomérules échelonnés sur un axe grêle et allongé, nu à la base ; les femelles (fig. 362) sont solitaires ou géminées à l'aisselle des feuilles et presque sessiles, avec un ovaire bicarpellé produisant une coque didyme hérissée de petites pointes vertes.

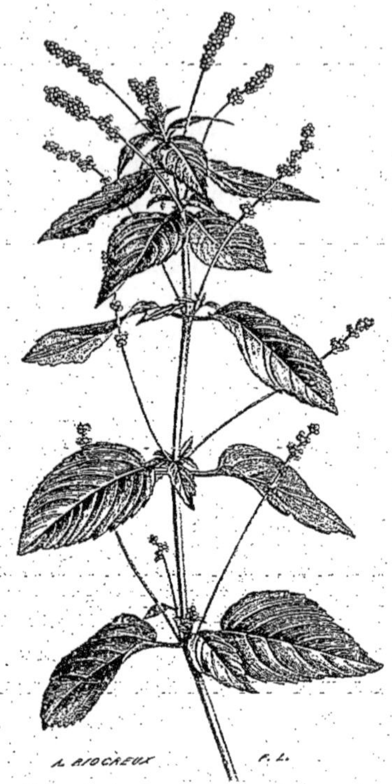

Fig. 363. — Mercuriale annuelle : pied mâle.

La Mercuriale présente une odeur spéciale, nauséeuse; sa saveur est âpre, amère et salée.

Composition chimique. — Aucune étude récente. Elle renferme de la *matière grasse*, de l'*amidon*, un principe à saveur très amère, qui serait purgatif, de la *méthylamine* qui ne serait autre chose que l'alcaloïde désigné sous le nom de *mercurialine* et qui est associée à une petite quantité de *triméthylamine*.

Usages. — Purgatif populaire employé pour tarir la sécrétion lactée. Sert en pharmacie à préparer le *Mellite de Mercuriale*.

ARTICLE III. — GLUCOSIDES AZOTÉS

Les glucosides azotés peuvent être divisés en deux groupes, suivant qu'ils renferment seulement du carbone, de l'hydrogène, de l'oxygène et de l'azote, ou bien qu'à ces quatre éléments fondamentaux vient s'ajouter du soufre. On a donc les *Glucosides azotés* proprement dits comprenant deux familles : les *Amygdaliques* et les *Solaniques*, et les

Glucosides sulfo-azotés qui comprennent la seule famille des *Sinapiques.*

FAMILLE 9. — AMYGDALIQUES

Cette famille comprend les drogues renfermant un glucoside cyanogénétique, c'est-à-dire susceptible de donner, sous l'action d'une enzyme, de l'acide cyanhydrique. Le plus important de ces glucosides et en même temps le plus anciennement connu (1830) est l'*Amygdaline*; quelques années après (1841), on découvrait la *Lauro-cerasine.* Depuis cette époque, mais surtout depuis une vingtaine d'années, plusieurs glucosides de cette nature ont été découverts ; ce sont : la *Manihotoxine* du *Manihot utilissima* (1886), la *Linamarine* du Lin commun (1891), la *Lotusine* du *Lotus arabicus* (1900), la *Dhurrine* du Sorgho commun (1902), la *Phaséolunatine* du *Phaseolus lunatus* (1903), la *Gynocardine* du *Gynocardia odorata* (1904), la *Corynocarpine* du *Corynocarpus lævigatus* (1905), la *Sambunigrine* du Sureau noir (1905), la *Vicianine* du *Vicia angustifolia* (1906), la *Prulaurasine* du Laurier-Cerise (1906).

Bien que les glucosides isolés soient encore peu nombreux à l'heure actuelle, le nombre des plantes donnant de l'acide cyanhydrique est assez élevé et augmente tous les jours. De telle sorte que l'acide cyanhydrique, qui a paru longtemps limité aux Amandes amères et au Laurier-Cerise, se trouve au contraire très répandu dans le règne végétal et se rencontre dans des familles très éloignées les unes des autres.

Jusqu'à présent, 88 genres de plantes, dont 4 seulement dans les Champignons, renferment des glucosides cyanogénétiques. Ces genres appartiennent à 34 familles dont l'énumération des principales permettra d'avoir une idée de la distribution de l'acide cyanhydrique dans le règne végétal : Renonculacées, Berbéridées, Crucifères, Bixacées, Sterculiacées, Tiliacées, Linacées, Rutacées, Sapindacées, Anacardiacées, Légumineuses (Papilionacées), Rosacées (très nombreuses espèces [78] dans les Pomées, les Prunées, les Spirées), Saxifragacées (Groseilliers), Myrtacées, Passiflorées, Caprifoliacées (Sureau), Composées, Convolvulacées, Euphorbiacées, Aroïdées, Juncaginées, Graminées.

La méthode chimique et la méthode microchimique jouent

actuellement un rôle tout particulier dans l'étude de l'acide cyanhydrique chez les plantes. La première permet de déceler la présence de ce corps dans un végétal, la deuxième de le localiser dans les tissus.

Pour déceler la présence de l'acide cyanhydrique, on emploiera le papier picro-sodé dont l'emploi a été préconisé par le professeur Guignard. On trempe du papier buvard blanc dans une solution aqueuse d'acide picrique au 1/100e et on laisse sécher. Puis on l'imprègne d'une solution de carbonate de soude au 1/10e et on met à sécher de nouveau, puis on découpe en bandelettes. Pour l'usage, on introduit, dans un petit ballon, une certaine quantité de la plante à examiner préalablement broyée dans un mortier avec un peu d'eau, de façon à obtenir une bouillie peu épaisse; puis, on place dans le col du ballon une bande de papier picro-sodé, après l'avoir mouillée, puis essorée. Si la plante renferme de l'acide cyanhydrique, le papier picro-sodé prend peu à peu une coloration rouge, qui sera plus ou moins rapide et plus ou moins intense suivant la quantité d'acide et la température. Avec 0gr,00005 d'acide cyanhydrique, elle est rouge orangé après douze heures; avec 0gr,00002, la teinte rouge est sensible après vingt-quatre heures.

Pour localiser l'acide cyanhydrique dans les tissus, on emploie le procédé suivant qui a pour but de former du bleu de Prusse dans les cellules qui renferment cet acide. On doit se conformer exactement au mode opératoire. On fait une coupe assez mince, mais comprenant au moins une assise de cellules intactes; on la plonge immédiatement pendant un quart ou une demi-minute dans la potasse alcoolique à 5 p. 100 ; on la transporte ensuite dans une solution ferroso-ferrique (2,5 p. 100 de sulfate ferreux et 1 p. 100 de chlorure ferrique) maintenue à 60° et, après l'y avoir laissée pendant dix minutes, on la plonge dans l'acide chlorhydrique dilué (1 volume d'acide concentré pour 6 volumes d'eau), où la coupe séjourne environ cinq à quinze minutes. On monte dans un liquide approprié et on observe au microscope.

AMANDES

Origine. — Les *Amandes* sont les graines de l'*Amandier commun* (*Amygdalus communis*) (fig. 364). On en connaît deux sortes nettement différenciées par leur composition chimique et surtout par leur saveur : les *Amandes douces*, produites par l'*A. communis* var. *dulcis*, et les *Amandes amères*, fournies par l'*A. communis* var. *amara*.

Caractères. — Les Amandes sont ovales, aplaties, pointues à une des extrémités et arrondies à l'autre. Elles sont recouvertes d'une enveloppe rugueuse, d'une teinte brun-cannelle. Cette enveloppe comprend le tégument accompagné d'un très mince albumen. Les Amandes amères sont plus petites que les Amandes douces ; elles possèdent une saveur amère et laissent dégager, quand on les triture avec l'eau, une forte odeur d'acide cyanhydrique.

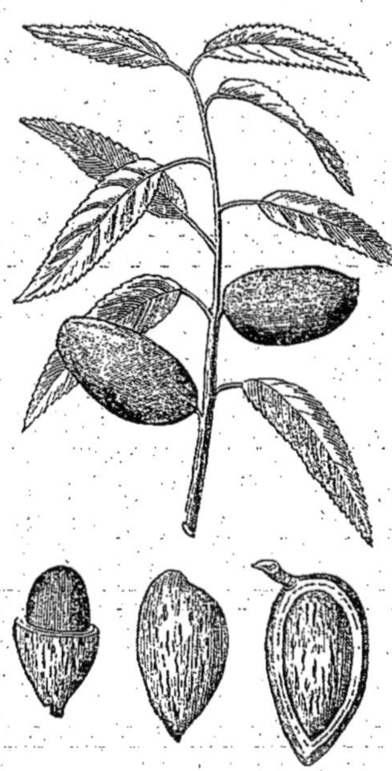

Fig. 364. — Amandier commun.

Composition chimique. — Les Amandes renferment 45 à 55 p. 100 d'huile fixe qui est connue sous le nom d'*huile d'Amande douce*, bien qu'elle soit retirée le plus souvent des Amandes amères (voy. p. 168), du *sucre de canne*, du *mucilage*, et environ 25 p. 100 d'un ferment soluble, l'*Émulsine* ou *Synaptase*. Les Amandes amères renferment, en outre, 23 p. 100 d'un glucoside, l'*Amygdaline* $C^{20}H^{27}AzO^{11}$, qui cristallise en belles aiguilles lévogyres, amères, neutres, non vénéneuses ; sous l'influence des acides étendus ou de l'émulsine et en présence de l'eau, elle se dédouble en *glucose*, en *essence d'Amande amère* ou *aldéhyde benzoïque* et en *acide cyanhydrique* :

$$\underset{\text{Amygdaline.}}{C^{20}H^{27}NO^{11}} + 2H^2O = \underset{\text{Glucose}}{2C^6H^{12}O^6} + \underset{\text{Acide cyanhydrique.}}{CNH} + \underset{\text{Aldéhyde benzoïque.}}{C^6H^5.COH}$$

M. Guignard a montré que l'émulsine était localisée dans le péricycle des faisceaux des cotylédons et qu'elle se trouvait aussi, mais en petite quantité, dans l'endoderme qui entoure chaque faisceau ; quant à l'amygdaline, elle se trouve répartie dans le tissu des cotylédons des *Amandes amères seules* ; on n'en trouve point dans les cotylédons des Amandes douces.

L'*Essence d'Amande amère* est obtenue, dans le commerce, par distillation avec l'eau, et après macération, du tourteau d'Amande amère ; elle est toujours accompagnée d'une faible proportion d'acide cyanhydrique, 4 à 5 p. 100, dont on la débarrasse en la distillant sur de l'oxyde de mercure.

C'est un liquide limpide, incolore au moment de la préparation, mais devenant jaunâtre avec le temps, très réfringent, à odeur aromatique ; sa densité varie de 1,045 à 1,060 à + 15° ; elle bout à + 180°. Elle est soluble dans trois parties d'eau à + 15° et en toutes proportions dans l'alcool à 95° et dans l'éther. Elle n'a pas d'action sur la lumière polarisée.

Falsifications et essai de l'essence d'Amande amère. — Elle peut renfermer de l'acide cyanhydrique si elle n'a pas été suffisamment purifiée ; elle peut être falsifiée par addition de nitrobenzine (*essence de mirbane*) ou surtout d'essence d'Amande amère artificielle (*aldéhyde benzoïque*).

Pour rechercher l'*acide cyanhydrique*, on agite X gouttes d'essence avec 2 centimètres cubes de lessive de soude à 1 p. 100 ; on ajoute une parcelle de sulfate ferreux et II gouttes de perchlorure de fer ; on agite vivement et on acidule avec de l'acide chlorhydrique ; il se produira un précipité bleu (Bleu de Prusse), si l'essence renferme de l'acide cyanhydrique.

Pour rechercher l'*essence de mirbane*, on dissout 1 centimètre cube d'essence dans 20 centimètres cubes d'alcool ; on ajoute de l'eau jusqu'à commencement de trouble, puis de la limaille de zinc et de l'acide sulfurique dilué, de façon à faire dégager de l'hydrogène pendant une ou deux heures. On évapore au tiers pour chasser l'alcool, on étend à 50 centimètres cubes environ et on filtre. A 10 centimètres cubes du liquide obtenu, on ajoute une goutte de solution de chromate acide de potassium au dixième et on chauffe quelques instants à l'ébullition. Il se produira une coloration rouge violacée, si l'essence renferme de la nitrobenzine.

La présence de l'*aldéhyde benzoïque artificiel* se reconnaît facilement, grâce aux traces de produits chlorés qu'il renferme toujours. On imbibe d'essence un morceau de papier à filtrer, on l'enflamme dans une soucoupe et on le recouvre aussitôt d'un verre de Bohême dont les parois sont largement humectées d'eau distillée. La combustion terminée, on ajoute une petite quantité d'eau au moyen d'une pissette en lavant les parois du verre et on filtre le liquide obtenu. Si l'essence examinée contient de l'aldéhyde benzoïque artificiel, l'addition de quelques gouttes d'une solution d'azotate d'argent donnera un précipité blanc de chlorure d'argent.

Usages. — Les Amandes douces sont employées pour la préparation du *Sirop d'Amande* (Sirop d'orgeat), de l'*Émulsion d'amande* et de la *Potion émulsive gommée* (Looch blanc). Fraîches ou sèches, elles sont alimentaires; la confiserie en fait une grande consommation pour la préparation des dragées.

Les Amandes amères sont peu employées en thérapeutique ; on les associe aux précédentes pour la préparation du *Sirop d'Amande* et de la *Potion émulsive gommée.* Le tourteau que l'on obtient comme résidu de la préparation de l'huile sert à préparer la pâte d'Amande et l'eau distillée d'Amande amère.

L'essence d'Amande amère est employée en pharmacie pour aromatiser l'*Émulsion d'huile de foie de Morue.*

FEUILLES DE LAURIER-CERISE

Origine. — Les *Feuilles de Laurier-Cerise* proviennent du *Prunus Lauro-Cerasus* (fig. 365), arbuste à feuilles persistantes de la famille des Rosacées, originaire des provinces caucasiennes de la Russie et du nord de la Perse, et fréquemment cultivé aujourd'hui, comme plante d'ornement, dans toute l'Europe tempérée ou chaude. La récolte doit se faire en juillet-août.

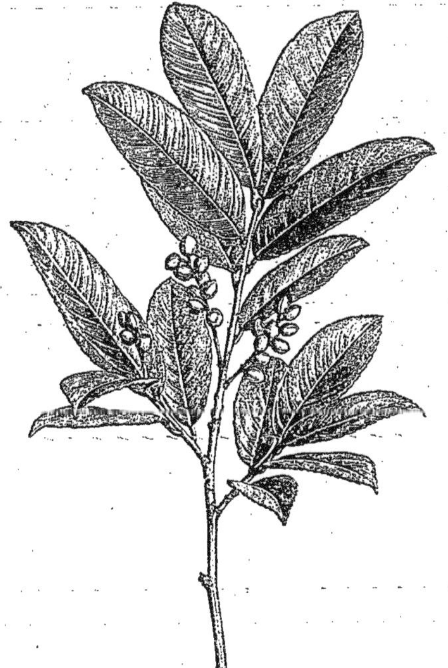

Fig. 365. — Laurier-cerise.

Caractères extérieurs. — Ces feuilles sont simples, courtement pétiolées, coriaces, épaisses, d'un vert brillant, cassantes et d'une grande rigidité à l'état sec; elles sont ovales, acuminées au sommet, légèrement denticulées sur les bords ; elles mesurent de 8 à 12 centimètres de longueur, sur 4 à 6 dans leur plus grande largeur. Le pétiole est brun, de 1 centimètre au plus de longueur, irrégulièrement prismatique et tordu sur lui-même. Il se continue par la nervure médiane, d'où se détachent huit à douze nervures secondaires, sous un angle ouvert de plus de 45° ; elles se recourbent en arc vers le bord de la feuille pour s'anastomoser entre elles. Vers la base et contre la nervure médiane, se voient, à la face inférieure, deux à quatre nectaires, aplatis, de couleur brune sur les feuilles sèches. Saveur astringente et amère ; odeur nulle, mais quand elles sont fraîches, ces feuilles laissent dégager, quand on les froisse entre les doigts, une odeur bien marquée d'essence d'Amande amère.

Caractères histologiques. — Les deux épidermes (*ep. s*, *ep. i*, fig. 366) sont complètement dépourvus de poils ; pa-

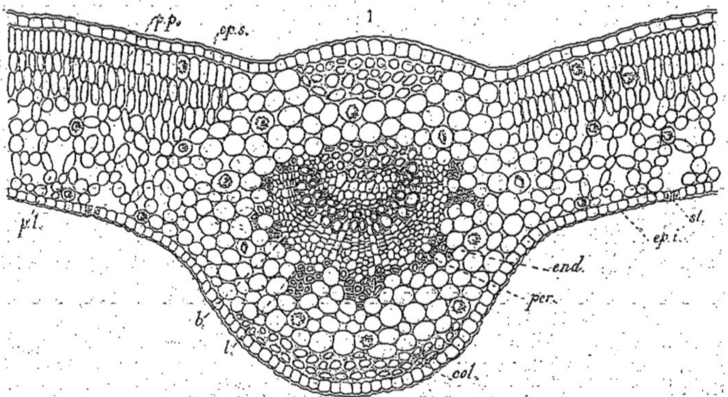

Fig. 366. — Coupe de la feuille de Laurier-Cerise.

renchyme hétérogène asymétrique, formé à la partie supérieure de deux à trois rangées de cellules disposées en palissade (*p.p*) et à la partie inférieure d'un plus grand nombre de rangées de cellules irrégulièrement disposées (*p. l*). La nervure médiane présente : un bois (*b*) assez développé, séparé par la zone cambiale d'un liber (*l*) réduit à quelques assises cellulaires. En dehors de ce dernier, se trouve un arc brillant de fibres scléreuses appartenant au péricycle (*per*) ; on remarque, en outre, un certain nombre de cellules isolées ou groupées qui sont restées parenchymateuses au milieu des fibres. Autour de ce faisceau libéro-ligneux, se voit une gaine très distincte (*end*) composée de cellules relativement grandes et formant une assise simple sur les côtés, mais plus ou moins régulièrement dédoublée sur les faces postérieure et inférieure du faisceau ; cette gaine représente l'endoderme.

A l'aide de réactions microchimiques fort délicates, M. L. Guignard a montré que le ferment, qui produit l'hydratation et le dédoublement du glucoside que renferment les feuilles de Laurier-Cerise, avait exclusivement son siège dans la gaine endodermique qui entoure le faisceau libéro-ligneux, ainsi que dans les quelques cellules non sclérifiées du péricycle, qu'on trouve isolées ou plus souvent reliées à la gaine endodermique. Le glucoside se trouve dans les cellules du parenchyme de la feuille.

Composition chimique. — Les feuilles de Laurier-Cerise renferment un peu de *tanin*, du *sucre*, de la *matière grasse*, une enzyme, l'*Émulsine* ou *Synaptase*, et un glucoside auquel Lehman, qui avait obtenu un produit amorphe, avait donné le nom de *Laurocérasine*. M. Hérissey a pu obtenir ce glucoside à l'état cristallisé (1906), et lui a donné le nom de *Prulaurasine*. Comme l'amygdaline, ce glucoside donne, par les acides étendus ou sous l'action de l'émulsine en présence de l'eau, du glucose, de l'acide cyanhydrique et de l'aldéhyde benzoïque ou essence d'Amande amère.

$$\underset{\text{Prulaurasine.}}{C^{14}H^{17}NO^{6}} + H^{2}O = \underset{\text{Glucose.}}{C^{6}H^{12}O^{6}} + \underset{\text{Acide cyanhydrique.}}{HCN} + \underset{\text{Aldéhyde benzoïque.}}{C^{7}H^{6}O}$$

Usages. — Les feuilles fraîches sont souvent employées, non sans danger, comme condiment. En pharmacie, elles ne sont guère employées qu'à la préparation de l'*Eau distillée de Laurier-Cerise* qui est prescrite, comme sédative, dans tous les états nerveux (gastralgie, vomissements, coqueluche, asthme, etc.); elle calme la toux. La dose est de 2 à 10 grammes.

FAMILLE 10. — SOLANIQUES

Cette famille comprend les drogues à *Solanine*.

TIGES DE DOUCE-AMÈRE

Origine. — Elles proviennent de la *Morelle Douce-Amère* (*Solanum Dulcamara*) (fig. 367), plante vivace, sarmenteuse, de la famille des Solanacées, que l'on trouve dans toute l'Europe, sauf dans l'extrême nord, en Asie, dans le nord de l'Afrique ; elle se naturalise dans l'Amérique du Nord. Elles doivent être recueillies à la fin de l'année ou au printemps et être âgées d'une année au moins.

Caractères extérieurs. — Les tiges de cette plante se trouvent en pharmacie, coupées en tronçons cylindriques de la grosseur d'une plume d'Oie et de 2 à 4 centimètres de longueur. Les plus jeunes sont d'une couleur verdâtre, encore recouverts d'épiderme ; les plus âgés sont colorés en jaune brun. La couche externe, de nature subéreuse, est mince et s'exfolie facilement, en mettant à découvert une couche verdâtre ; la portion centrale est souvent résorbée. Odeur légèrement vireuse ; saveur amère d'abord, puis légèrement douceâtre.

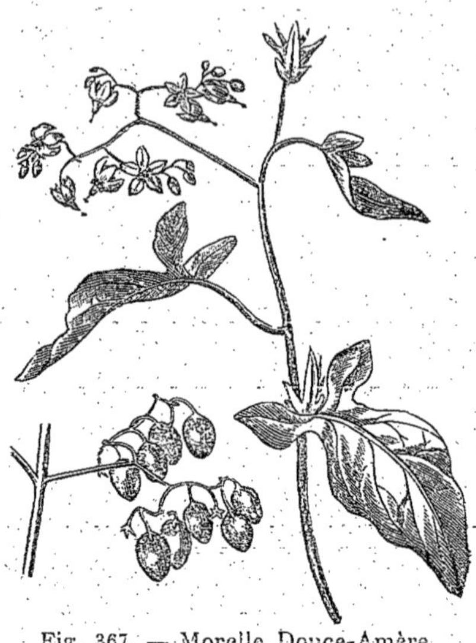

Fig. 367. — Morelle Douce-Amère.

Caractères histologiques. — L'épiderme ayant le plus souvent disparu, on trouve tout d'abord un suber plus ou moins épais (*s*, fig. 368), puis une ou deux assises de collenchyme (*col*) et un parenchyme cortical (*p.c*) dont les cellules les plus externes renferment de l'amidon et de la chlorophylle et dont l'assise la plus interne, l'endoderme (*end*), est formée d'une seule assise de cellules plissées sur les parois latérales. Le péricycle (*per*) comprend aussi une seule assise de cellules sclérifiées de loin en loin ; le liber externe (l^1, l^2) renferme un grand nombre de cellules cristalligènes contenant des cristaux d'oxalate de chaux pulvérulents. Un cambium très apparent (*c*) précède la zone ligneuse (b^2,b^1), très développée et sillonnée par un grand nombre de rayons médullaires (*r.m*) formés d'une seule rangée de cellules. A la périphérie de la moelle, tout contre le bois, on voit un liber périmédullaire très développé (*l.i*), renfermant des cellules cristalligènes et des fibres (*f*) semblables à celles du péricycle.

Composition chimique. — La Douce-Amère renferme : 1° un principe qui a pendant longtemps été considéré comme un

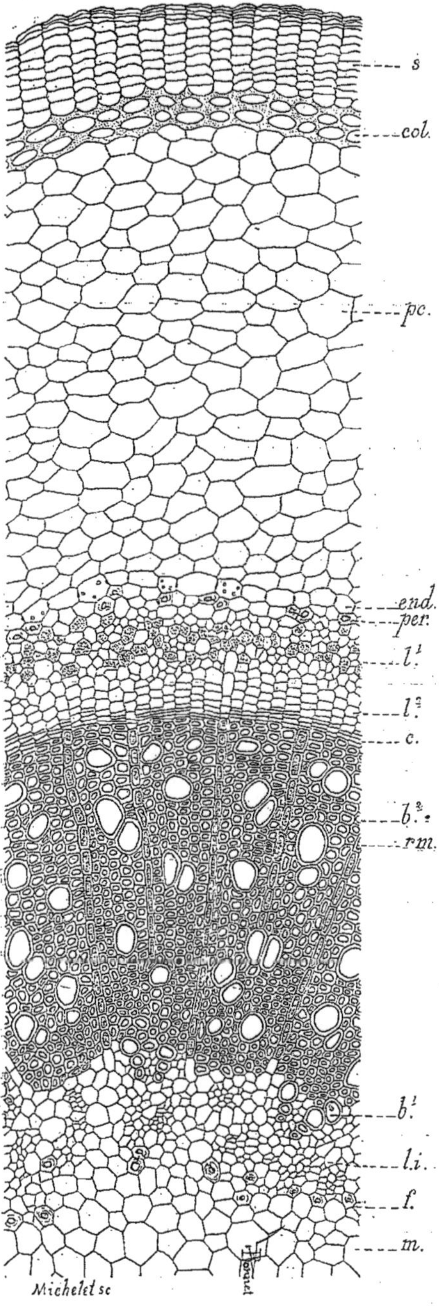

Fig. 368. — Coupe de la tige de Douce-Amère.

alcaloïde: c'est la *Solanine* $C^{41}H^{75}AzO^{15}$, qui joue en effet le rôle d'une base faible et que les acides étendus dédoublent à chaud en glucose et en *Solanidine* $C^{40}H^{61}AzO^{2}$; 2° un principe amer, la *Dulcamarine* $C^{22}H^{34}O^{10}$ de saveur douce et amère, qui donne à la tige sa saveur spéciale; 3° un autre glucoside, la *Solanéine.*

Substitutions. — La Douce-amère est souvent accompagnée de tiges de Houblon et de *Lonicera periclymenum* qui croissent dans les mêmes parages. Le Houblon se reconnaît à sa tige quadrangulaire, et toutes deux aux cicatrices des feuilles qui sont opposées et non alternes.

Usages. — La Douce-Amère participe d'une partie des propriétés des Solanacées vireuses; elle provoque, à hautes doses, des nausées, des vomissements, des vertiges, de l'hypersécrétion rénale et cutanée. Elle a surtout été utilisée comme dépurative et antirhumatismale, en infusion (8 à 40 grammes par litre), en *Extrait*, en *Sirop*, etc.

La solanine est un sédatif sensitivo-moteur, modérateur de l'excitation motrice. Grasset et Sarda l'ont utilisée dans la sclérose en plaque, contre les douleurs fulgurantes, les trépidations épileptoïdes ; c'est le médicament des faisceaux latéraux. La dose est de $0^{gr},10$ par jour ; on a pu aller jusqu'à $0^{gr},30$ par jour.

MORELLE NOIRE

Origine. — La *Morelle noire* (*Solanum nigrum*) (fig. 369), dont on récolte, pour l'usage pharmaceutique, la tige feuillée au moment de la floraison, est une plante annuelle de la famille des Solanacées, très commune en Europe, dans les terrains incultes, sur le bord des chemins.

Caractères extérieurs. — Les feuilles sont alternes en bas, géminées à la partie supérieure, pourvues d'un pétiole et dentées sur les bords. Les fleurs, disposées en ombelles, sont rotacées et blanches ; les fruits sont noirs à complète maturité. Odeur vireuse s'atténuant par la dessiccation ; saveur amère et désagréable.

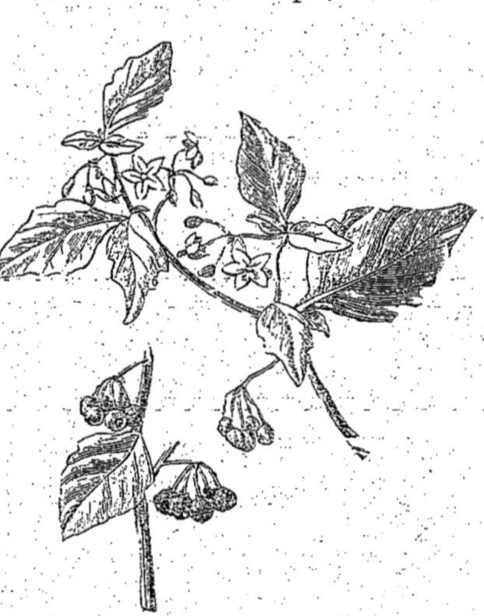

Fig. 369. — Morelle noire.

Composition chimique. — Les feuilles renferment une petite quantité de *solanine* ; les fruits en contiennent une bien plus grande proportion.

Usages. — La Morelle noire est narcotique, antispasmodique et mydriatique. Elle est peu employée à l'intérieur ; les feuilles fraîches entrent dans la composition de l'*Huile de Jusquiame composée* (Baume tranquille) et de la *Pommade de bourgeons de Peuplier* (Onguent populéum) ; à l'état sec, elles sont fréquemment employées, sous forme de décoction, en injections vaginales et en fomentations narcotiques.

FAMILLE 11. — SINAPIQUES

Cette famille comprend les drogues à glucosides sulfo-azotés. Ces glucosides ont été rencontrés jusqu'ici dans un petit nombre de groupes végétaux : les Crucifères, les Capparidées, les Tropéolées, les Limnanthées et les Papayacées. A part l'*acide myronique* et la *sinalbine*, leur constitution chimique est assez mal connue; on sait seulement que, sous l'action d'une enzyme, la *myrosine*, ils donnent tous du glucose et une essence sulfurée (sénévol) dont la composition chimique varie suivant les espèces.

GRAINE DE MOUTARDE NOIRE

Origine. — La *Graine de Moutarde noire* est fournie par le *Brassica nigra* (*Sinapis nigra*) (fig. 370), plante annuelle de $0^{m},50$ à $1^{m},30$, de la famille des Crucifères, cultivée dans une grande partie de l'Europe, surtout en Alsace, en Bohême, en Hollande, en Angleterre et en Italie. Elle se trouve à l'état sauvage dans toute l'Europe, sauf l'extrême nord, dans la région méditerranéenne, ainsi que dans le Caucase, l'Inde orientale et la Sibérie méridionale.

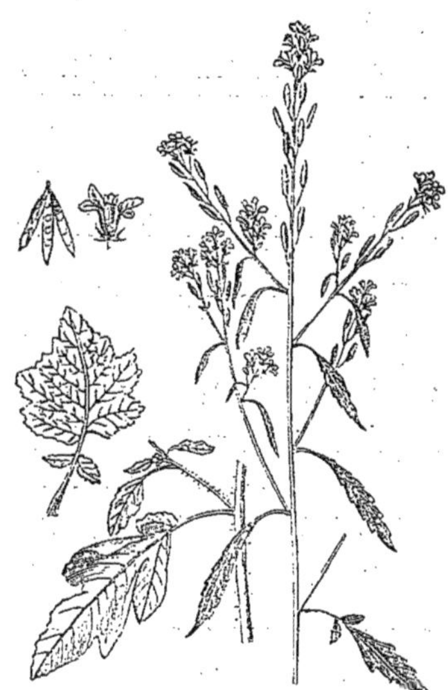

Fig. 370. — Moutarde noire.

Caractères extérieurs. — Ces graines sont sphériques ou ovoïdes, ombiliquées, de couleur brune plus ou moins foncée, recouvertes parfois d'un enduit blanc grisâtre ; l'enveloppe extérieure est creusée de petites fossettes visibles à la loupe qui leur donnent un aspect chagriné; leur dimension est environ de 1 millimètre de diamètre. Sous le tégument, on trouve une amande exclusivement constituée par un embryon jaunâtre, charnu. Leur odeur est nulle tant que les graines sont sèches, mais devient très piquante lorsqu'elles sont broyées avec de l'eau ; la saveur de la graine broyée est piquante et amère.

Caractères histologiques. — On trouve, à l'extérieur, une assise mucilagineuse (*a.m*, fig. 371) ; puis une deuxième assise de grandes cellules (*b*) semi-ellipsoïdales se touchant sous l'épiderme et s'écartant dans la profondeur ; au-dessous, se trouve une assise de cellules scléreuses (*s.c*) épaissies en fer à cheval, qui de loin en loin s'insinuent entre les cellules de l'assise *b*. Ces trois rangées de cellules représentent le tégument externe de l'ovule. Le tégument interne est représenté par une couche de cellules tangentielles fortement aplaties (*c.t*). Vient ensuite la couche protéique (*c.p*) doublée en dedans par une lame nacrée assez épaisse (*alb*) constituée par des cellules fortement aplaties ; cette enveloppe, ainsi que l'assise protéique, proviennent exclusivement de l'albumen. Au-dessous, on trouve le tissu des cotylédons (*co*).

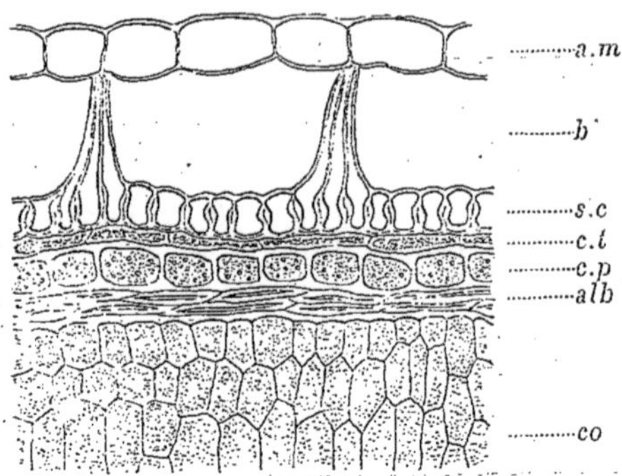

Fig. 371. — Coupe de la graine de Moutarde noire.

Ceux-ci (fig. 372) sont formés de cellules polygonales, disposées en palissade sous l'épiderme de la face supérieure (*ep.s*) et renfermant de l'aleurone et de l'huile. On observe, en outre, disséminées dans tout le parenchyme cotylédonaire, un certain nombre de cellules (*c.m*) qui ne contiennent ni huile, ni aleurone, qui se colorent en rouge intense par le réactif de Millon et qui prennent, avec l'acide chlorhydrique pur et à chaud, une teinte rose, puis violette, à l'exclusion du reste de la coupe : ce sont des *cellules à myrosine*.

Composition chimique. — La graine de Moutarde renferme : 1° environ 20 p. 100 de *mucilage* provenant du tégument ; 2° 23 à 33 p. 100 d'*huile grasse* dont on a retiré par saponification les acides *érucique*, *stéarique* et *oléique* ; 3° un alcaloïde, la *Sinapine*, existant à l'état de sulfate acide ; 4° un ferment albuminoïde soluble, la *Myrosine* ; 5° un glucoside, l'*acide myronique* $C^{10}H^{19}AzS^2O^{10}$, qui se présente dans la plante sous la forme d'un composé potassique qui est du *myronate de potassium*, composé auquel on donne fréquemment le nom de *Sinigrine*. Sous l'influence de la myrosine, le myronate de potassium donne du glucose, de l'essence de Moutarde ou isosulfocyanate d'allyle et du sulfate acide de potassium.

$C^{10}H^{18}AzKS^2O^{10}$	=	$C^6H^{12}O^6$	+	$C^3H^5.AzCS$	+	SO^4KH
Myronate de potassium.		Glucose.		Isosulfocyanate d'allyle.		Sulfate acide de potassium.

Au-dessus de 60°, la réaction n'a pas lieu, car alors la myrosine est coagulée et est devenue inactive ; l'action de ce ferment est également annihilée par toutes les substances qui coagulent l'albumine : alcool, acides minéraux, tanin, etc.

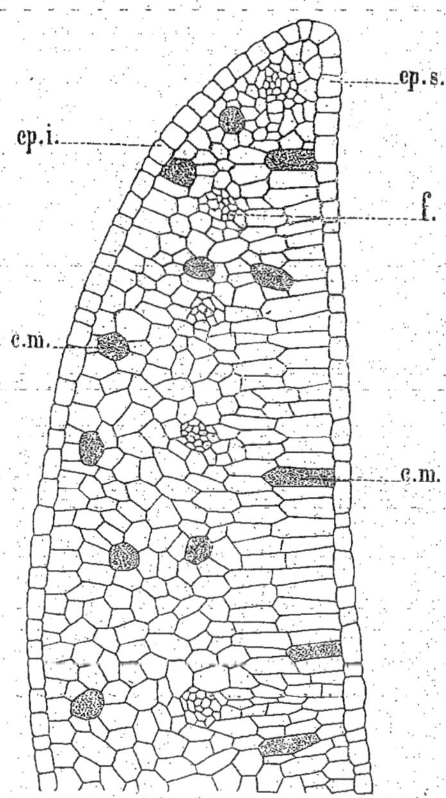

Fig. 372. — Portion de coupe transversale d'un cotylédon de Moutarde noire.

La graine de Moutarde renferme aussi de l'amidon.

Usages. — Réduites en poudre, ces graines constituent la *Farine de Moutarde*, que l'on emploie comme révulsif énergique sous forme de cataplasmes rubéfiants ou *sinapismes*; la peau devient rouge ; puis, si on laisse l'action se continuer, il se produit une véritable vésication. Comme l'huile a l'inconvénient de faire rancir la farine, on doit la déshuiler en la traitant par le sulfure de carbone ou l'essence de pétrole ; c'est avec une farine ainsi traitée que sont préparés les *Sinapismes en feuilles*.

La graine de Moutarde sert aussi à préparer la Moutarde comestible, qu'on emploie si fréquemment comme condiment.

L'essence de Moutarde constitue un antiseptique des plus énergiques que l'on n'a pas su encore utiliser.

GRAINE DE MOUTARDE BLANCHE

Origine. — La *Graine de Moutarde blanche* est fournie par le *Sinapis alba* (fig. 373), plante annuelle de la famille des Crucifères, assez commune dans les terrains cultivés de l'Europe centrale et méridionale et qui s'étend du nord de l'Afrique jusqu'en Chine. Elle diffère du *Brassica nigra* par sa silique large, hérissée de poils et surmontée d'un bec asperme.

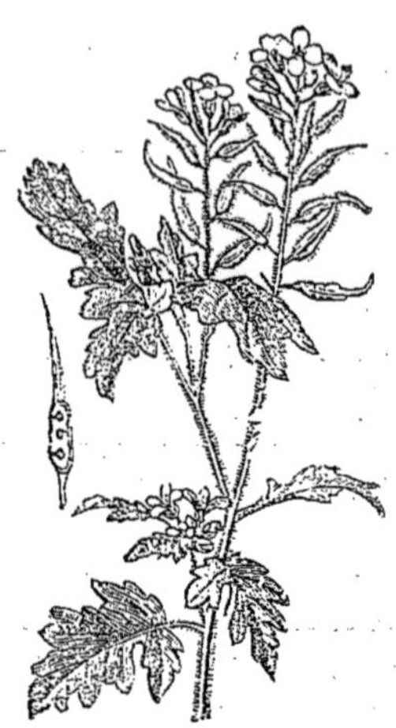

Fig. 373. — Moutarde blanche.

Caractères extérieurs. — Cette graine est jaunâtre, globuleuse, presque lisse, de 1,5 à 2 millimètres de diamètre environ. Le tégument, si finement chagriné qu'il paraît lisse, recouvre une amande jaune constituée exclusivement par l'embryon. Mise dans l'eau froide, elle se gonfle et se recouvre d'un mucilage abondant. Triturée avec ce liquide, elle donne une émulsion jaunâtre, à saveur brûlante, mais dépourvue de l'odeur piquante de la Moutarde noire.

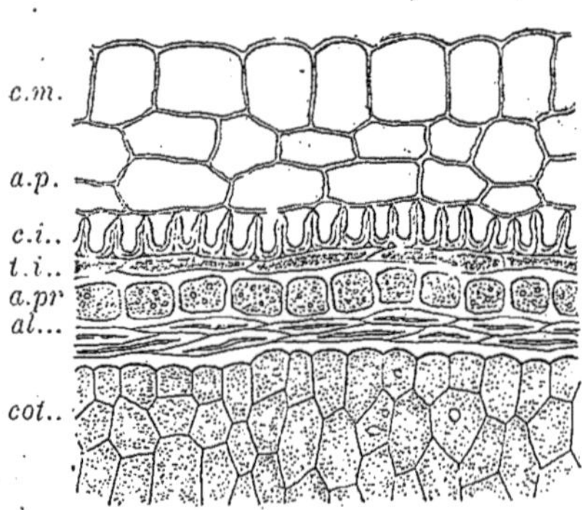

Fig. 374. — Coupe de la graine de Moutarde blanche.

Caractères histologiques. — A l'extérieur, une assise de cellules à mucilage (*c.m*, fig. 374); au-dessous, deux assises de cellules polyédriques (*a.p*), irrégulières, puis une assise de cellules épaissies en fer à cheval, la paroi externe seule n'étant pas épaissie (*c.i.*). Ces quatre assises de cellules représentent le tégument externe de l'ovule. Le tégument interne est représenté par une assise de cellules aplaties (*t.i*); puis vient l'*assise protéique* (*a.pr*), avec des cellules renfermant une matière albuminoïde granuleuse, et enfin des cellules aplaties (*al*), disposées en rangées de nombre variable, qui dérivent, comme l'assise protéique, de l'albumen ; enfin les cotylédons (*cot*) formés de cellules polygonales renfermant de l'huile et de l'aleurone.

Composition chimique. — Les graines de Moutarde blanche renferment : 25 p. 100 de *mucilage* ; 22 p. 100 d'une *huile fixe*, douce, non siccative, congelable à —17°,5 et constituée par un mélange de glycérides provenant des acides *stéarique*, *érucique* et *oléique*. Elles renferment, en outre, de la *myrosine* et un glucoside, la *Sinalbine*. Celui-ci donne, par dédoublement, du glucose, du sulfate de sinapine et du *sulfocyanate d'orthoxybenzyle*.

Usages. — L'action rubéfiante de la Moutarde blanche est très peu marquée. Elle est employée entière comme stimulant du tube digestif et pour combattre la constipation opiniâtre ; ses effets sont dus à son action irritante et surtout à la grande quantité de mucilage qu'elle fournit en présence de l'eau. Elle sert surtout à préparer la moutarde de table.

RACINE DE RAIFORT

Origine. — La *Racine de Raifort* est la racine du *Raifort sauvage* ou *Cranson* (*Cochlearia Armoracia*) (fig. 375), plante vivace de la famille des Crucifères, qui végète dans les montagnes humides de l'Europe, et que l'on cultive communément en Angleterre et en Bretagne ; elle s'emploie surtout à l'état frais.

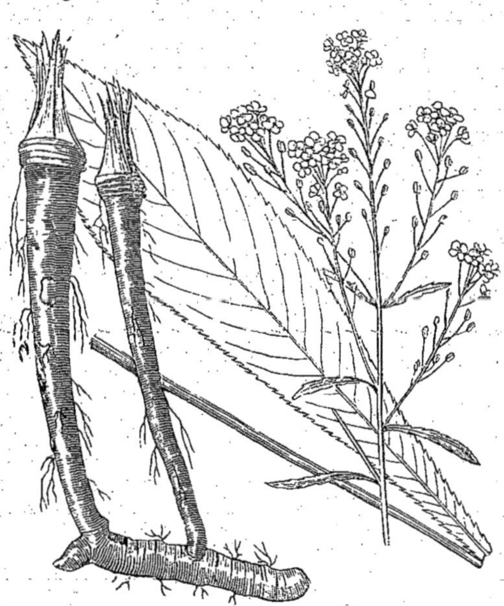

Fig. 375. — Raifort sauvage.

Caractères extérieurs. — Cette racine peut atteindre 75 à 80 centimètres de longueur et 2 à 3 centimètres de diamètre ;

elle est gris jaunâtre ou brun jaunâtre, charnue, verticale, brièvement ramifiée au sommet, chacune des ramifications étant couronnée par un bouquet de feuilles dentelées représentant les traces des feuilles tombées (fig. 375). Au-dessous de cette tête élargie, la racine est cylindrique sur une assez grande longueur et porte de longues radicelles très grêles. Cette racine est naturellement inodore, mais, si on la brise ou si on la pile, elle exhale une odeur très forte et caractéristique qui provoque le larmoiement.

Caractères histologiques. — La structure anatomique ne présente rien de particulier ; elle est celle d'une racine de

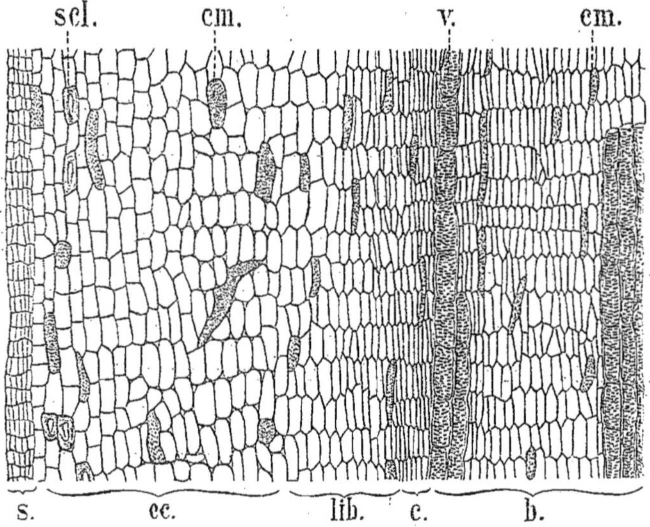

Fig. 376. — Coupe longitudinale de la racine de Raifort.

Dicotylédone à la période secondaire. Mais, dans l'écorce, dans les parenchymes libérien et ligneux et dans les rayons médullaires, on trouve un assez grand nombre de *cellules à myrosine* (*c.m*, fig. 376), qui, en dehors des réactifs déjà indiqués (réactif de Millon, acide chlorhydrique) pour les caractériser, se reconnaissent à leur contenu finement granuleux, réfringent et d'aspect homogène ; d'autre part, elles sont totalement dépourvues d'amidon, tandis que le parenchyme de l'écorce et celui du bois en contiennent de nombreux grains.

Composition chimique. — La racine de Raifort renferme du *sucre*, une certaine quantité de *matière grasse*, de la *myrosine* et du *myronate de potassium*, qui, par leur réaction réciproque en présence de l'eau, donnent de l'isosulfocyanate d'allyle comme avec la Moutarde noire.

Usages. — La racine de Raifort râpée est usitée comme condiment, surtout en Allemagne et en Angleterre ; appliquée sur la peau, elle produit une rubéfaction intense et analogue à celle qu'on obtient avec la farine de graine de Moutarde noire. C'est un antiscorbutique puissant et, à ce titre, elle est employée, *à l'état frais*, pour préparer l'*Alcoolat de Cochléaria composé* et le *Sirop de Raifort composé.*

COCHLÉARIA

Origine. — Le *Cochléaria officinal* (*Cochlearia officinalis*) (fig. 377) est une plante bisannuelle de la famille des Crucifères qui croît sur le bord de la mer et le long des ruisseaux dans l'Europe tempérée et que l'on cultive en raison de ses propriétés médicinales. On utilise la tige feuillée *fraîche.*

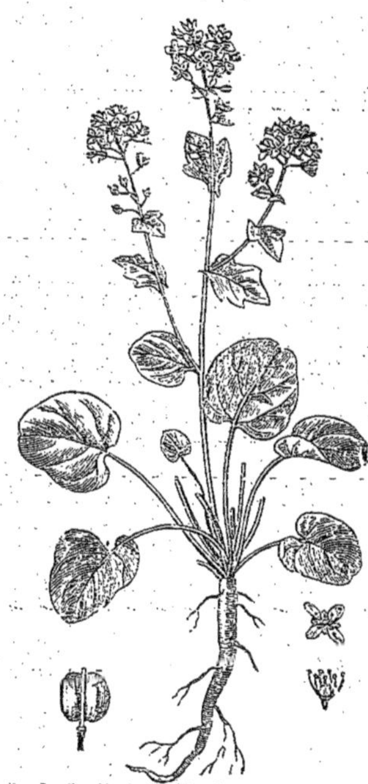

Fig. 377. — Cochléaria officinal.

Caractères extérieurs. — La tige du Cochléaria est herbacée, de 10 à 20 centimètres de hauteur, ramifiée et pourvue de feuilles alternes, un peu charnues, lisses, luisantes, d'un vert foncé ; les radicales, longuement pétiolées, arrondies au sommet, échancrées en cœur à la base, creusées en forme de cuiller, entières sur les bords ; les caulinaires, plus petites, sessiles, oblongues, dentées et embrassant la tige par deux oreilles. Les fleurs sont blanches, disposées en grappes à l'extrémité des rameaux. Odeur très prononcée, rappelant celle de la Moutarde, lorsqu'on froisse la plante entre les doigts ou qu'on la contuse; saveur âcre et piquante.

Composition chimique. — Le Cochléaria renferme, surtout dans les feuilles et au moment de la floraison, un glucoside qui donne, par dédoublement, une essence sulfurée qui est l'*isosulfocyanate de l'alcool butylique secondaire*, C^4H^9. AzCS.

Usages. — Plante antiscorbutique à l'égal du Raifort ; elle entre dans la préparation de l'*Alcoolat de Cochléaria composé*, et du *Sirop de Raifort composé*.

CRESSON DE FONTAINE

Origine. — Le *Cresson de fontaine* (*Nasturtium officinale*) (fig. 378), dont on utilise aussi la tige feuillée *fraîche*, est une plante annuelle de la famille des Crucifères qui croît dans les eaux de fontaine, au bord et au fond des ruisseaux de toute l'Europe. On la cultive en grand un peu partout, comme légume.

Caractères extérieurs. — Le Cresson a une tige herbacée de 10 à 40 centimètres de longueur, radicante, anguleuse, fistu-

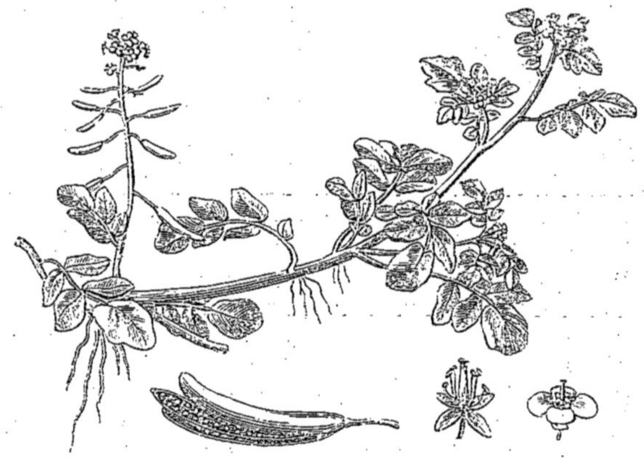

Fig. 378. — Cresson de fontaine.

leuse, d'un vert luisant. Les feuilles sont alternes, pétiolées, un peu épaisses, pennatiséquées, à folioles ovales, inégales, entières ou légèrement crénelées. Les fleurs sont petites, blanches, disposées en grappes terminales. La plante a une odeur caractéristique se développant seulement par la contusion ; sa saveur est légèrement amère et piquante.

Composition chimique. — Cette plante renferme un glucoside sulfuré qui donne à la distillation une essence qui est le *nitrile de l'acide phénylpropionique* AzC^9H^9.

Usages. — Le Cresson est très utilisé à l'état frais comme aliment et condiment. Il possède les propriétés antiscorbutiques des Crucifères et est employé, *à l'état frais*, à la préparation du *Suc de Cresson* et du *Sirop de Raifort composé*.

CHAPITRE IX

SUBSTANCES A ALCALOIDES

Caractères généraux. — Les *Alcaloïdes* sont des corps azotés à fonction basique, analogues à l'ammoniaque et aux amines, pouvant neutraliser les acides et donner naissance à des sels, à des chloroaurates et à des chloroplatinates bien définis.

La plupart des alcaloïdes renferment du carbone, de l'hydrogène, de l'oxygène et de l'azote ; l'oxygène cependant manque dans quelques-uns, qui sont alors liquides et volatils : telles sont la nicotine, la conicine, la spartéine, etc. Tous les autres sont fixes, à l'exception des pelletiérines qui sont volatiles, et presque tous solides, à l'exception de la pilocarpine qui est liquide.

Caractères chimiques. — Les alcaloïdes fixes sont insolubles ou peu solubles dans l'eau ; leur meilleur dissolvant est l'alcool ; ils se dissolvent aussi plus ou moins bien dans l'éther, le chloroforme, le benzène, l'alcool amylique et l'éther de pétrole. Leurs sels à acides minéraux sont solubles dans l'eau, mais non dans les dissolvants indiqués, si ce n'est dans l'alcool. Ils ont ordinairement une saveur fortement amère et sont le plus souvent actifs sur la lumière polarisée qu'ils dévient à gauche ; seules, la quinine et la morphine la dévient à droite.

Caractères microchimiques. — Certains réactifs donnent avec les alcaloïdes des sels doubles insolubles, des précipités ou des colorations caractéristiques qui permettent de les reconnaître ou de les séparer. On les emploie dans les recherches microchimiques pour déterminer la localisation des alcaloïdes dans les divers organes de la plante.

L'*iodure de potassium ioduré* (*Réactif de Bouchardat*) en solution aqueuse précipite la plupart des alcaloïdes en rouge brun ; le précipité est soluble dans l'hyposulfite de soude.

L'*acide phosphomolybdique* en solution aqueuse donne un précipité jaune pâle.

L'*iodure double de mercure et de potassium* (*Réactif de*

Mayer, de *Valzer*) en solution aqueuse donne un précipité jaunâtre.

L'*iodure double de bismuth et de potassium* (*Réactif de Dragendorff*) donne un précipité rougeâtre.

Le *chlorure de platine* et le *chlorure d'or* donnent un précipité jaune cristallin (sels doubles) avec la plupart des alcaloïdes naturels.

Le *bichlorure de mercure* en solution aqueuse donne un précipité blanc.

L'*acide picrique* en solution aqueuse saturée : précipité jaune.

Les *tanins* donnent un précipité blanchâtre.

Le *phosphomolybdate de sodium* en solution nitrique (*Réactif de Samenschein*) : précipité jaune.

A côté de ces réactifs produisant des précipités, on en emploie un certain nombre qui révèlent la présence des alcaloïdes par des colorations variables suivant les alcaloïdes. On se sert généralement de plusieurs sels dissous dans l'acide sulfurique. C'est ainsi qu'on fait usage du *réactif de Frœhde* (molybdate de sodium et acide sulfurique), du *réactif de Mandelin* (vanadate d'ammonium et acide sulfurique), etc.

La plupart des réactifs que nous venons d'énumérer agissant, non seulement sur les alcaloïdes, mais encore sur les protéides que renferment les cellules végétales, il est important d'indiquer la marche à suivre pour localiser les alcaloïdes, ainsi que les moyens qui permettent de tourner cette difficulté.

Les recherches devront être faites de préférence sur les plantes fraîches; dans les plantes sèches, en effet, la localisation est assez incertaine, car les substances dissoutes dans le suc cellulaire diffusent après la mort des cellules et se répandent dans les régions voisines. Les coupes devront être assez épaisses, afin d'avoir une ou deux couches de cellules intactes, dans lesquelles le précipité se localisera plus nettement ; on devra agir sur des coupes transversales et sur des coupes longitudinales.

Lorsque les diverses réactions essayées ont toujours eu lieu dans les mêmes cellules, il y a lieu de penser qu'elles sont dues à la présence d'un alcaloïde dans ces cellules ; mais il faut, avant de conclure, s'assurer que toutes les réactions sont dues à des alcaloïdes et non à des protéides.

Pour s'assurer de ce fait, de nouvelles coupes sont portées

soit dans l'alcool absolu, soit dans un mélange d'alcool et d'acide chlorhydrique, soit dans une dissolution alcoolique d'acide tartrique à 5 p. 100. On laisse les coupes séjourner dans l'un de ces liquides alcooliques, pendant un temps qui varie depuis une heure jusqu'à vingt-quatre heures, en ayant le soin de renouveler de temps à autre le liquide alcoolique. Cette macération a pour but de dissoudre les alcaloïdes, en laissant, au contraire, dans les cellules, presque toutes les matières protéiques insolubles dans l'alcool. Si, après cette macération, les réactions précédemment observées ne se produisent plus, on peut conclure à la présence de l'alcaloïde dans les cellules ; si elles ont encore lieu, on devra les rapporter à la présence de matières protéiques.

Dosage dans les drogues. — Le dosage de l'alcaloïde ou de l'ensemble des alcaloïdes qui se trouvent dans les drogues est un excellent moyen d'apprécier leur valeur thérapeutique. Ce dosage peut s'effectuer volumétriquement ou par pesée.

Le procédé volumétrique pourra être utilisé pour les drogues à un seul alcaloïde dont le poids moléculaire est connu, ou à plusieurs alcaloïdes dont le poids moléculaire moyen est bien établi (Quinquina) ou dont les poids moléculaires sont identiques (Solanacées) ou très voisins (Ipéca). On opérera par pesée pour les drogues dont le poids moléculaire de l'alcaloïde est inconnu, ou pour celles qui renferment plusieurs alcaloïdes à poids moléculaires très différents et pour lesquels on ne peut établir une moyenne précise.

Voici le schéma d'un procédé à peu près général. On pèse 15 grammes de la drogue très finement pulvérisée et sèche ou un poids correspondant à 15 grammes de drogue sèche, et on les met en contact dans une fiole avec environ 150 centimètres cubes de dissolvant. Celui-ci sera variable ; ce pourra être : 1° le mélange de Prollius modifié (ammoniaque, 4 centimètres cubes ; alcool absolu, 16 centimètres cubes ; éther de $D = 0,721$, 130 centimètres cubes) ; 2° du chloroforme ; 3° un mélange d'éther, 100 centimètres cubes, et de chloroforme, 20 centimètres cubes ; 4° de l'éther saturé d'eau. On agite fréquemment. Au bout d'un temps déterminé, on ajoute une quantité d'alcali nécessaire pour mettre les alcaloïdes en liberté. On emploiera la soude, l'ammoniaque ou la magnésie. Cette dernière base sera surtout utilisée pour les dosages volumétriques, parce qu'elle ne passe pas dans les liquides extracteurs, dans l'éther notamment. Après repos, on décante dans un matras d'Erlenmeyer autant de solution claire qu'il est possible. On en prélève 100 centimètres cubes correspondant à 10 grammes de drogue. On distille le dissolvant, puis on ajoute de l'alcool absolu, un peu de solution alcoolique d'iodéosine, et on titre avec de l'acide chlorhydrique $\frac{N}{10}$ jusqu'à virage du réactif indicateur.

Nous diviserons cette classe des drogues à alcaloïdes en 17 familles caractérisées plutôt par la similitude de leurs propriétés thérapeutiques que par la constitution chimique des alcaloïdes qu'elles renferment, constitution encore assez mal connue ou même inconnue pour beaucoup d'entre eux: 1° les *Caféiques* ; 2° les *Papavériques* ; 3° les *Atropiques* ; 4° les *Strychniques* ; 5° les *Nicotiques* ; 6° les *Aconitiques* ; 7° les *Cicutiques* ; 8° les *Ésériques* ; 9° les *Colchiciques* ; 10° les *Cinchoniques* ; 11° les *Céphéliques* ; 12° les *Ergotiques* ; 13° les *Cocaïques* ; 14° les *Pilocarpiques* ; 15° les *Granatiques* ; 16° les *Berbériques* ; 17° les *Spartéiques*.

FAMILLE 1. — CAFÉIQUES

Les Caféiques comprennent toutes les drogues à caféine ; celle-ci est une base xanthique, et non pas un alcaloïde à proprement parler; mais néanmoins nous n'avons pas cru devoir séparer les produits qui la renferment de ceux qui renferment de véritables alcaloïdes.

CAFÉ

Origine. — Le *Café* est la graine du *Caféier d'Arabie* (*Coffea arabica*) (fig. 379), arbrisseau toujours vert, originaire du sud de l'Abyssinie, d'où il n'a été transporté en Arabie que vers le milieu du XVe siècle ; il n'a été connu en Europe que vers 1645 et ne fut importé aux Antilles que vers 1720. Il est actuellement cultivé dans la plupart des régions tropicales de toutes les parties du monde, surtout au Brésil.

Cette espèce n'est pas la seule aujourd'hui qui fournisse le Café que l'on trouve dans le commerce ; celui-ci est encore produit par le Caféier de Maurice (*Coffea mauritiana*), arbrisseau des forêts supérieures de la Réunion, qui fournit le *Café marron*, et surtout par le Caféier de Libéria (*Coffea liberica*), qui croît à l'état sauvage sur les côtes de Guinée, principalement à Sierra-Leone, Monrovia, Libéria, Golungo, etc., et que l'on cultive avec succès dans les Indes anglaises, à Java et au Brésil. Sa qualité, sa croissance vigou-

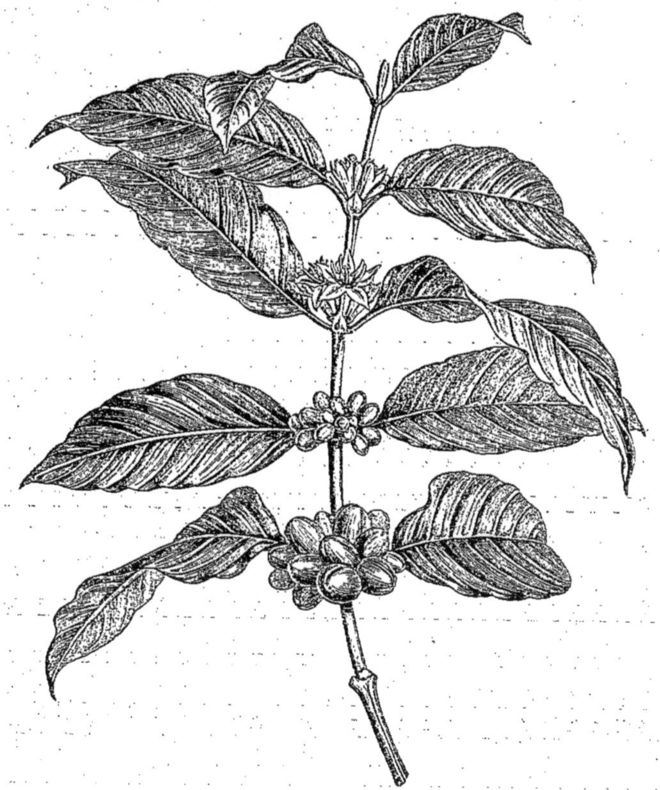

Fig. 379. — Caféier d'Arabie.

reuse, la facilité avec laquelle il résiste aux attaques d'une Urédinée, l'*Hemileia vastatrix*, qui décime les plantations du *Coffea arabica*, rendent cette plante très précieuse pour l'avenir de nos colonies ; aussi, c'est à peu près la seule espèce que l'on propage aujourd'hui.

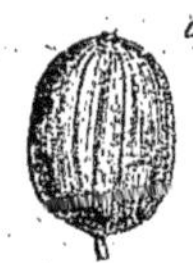

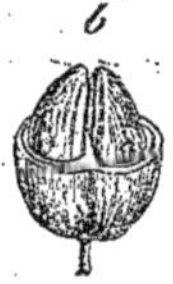

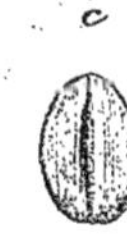

Fig. 380. — Café.
a, fruit entier ; b, fruit dont a partie supérieure du péricarpe est enlevée ; c, graine isolée.

La production mondiale du Café a été, en 1906-07, de 1 427 160 tonnes, sur lesquelles le Brésil a fourni, à lui seul, 1 210 231 tonnes, soit 84,8 p. 100 de la production totale.

Les graines de Café sont contenues dans une baie rouge,

du volume d'une cerise (*a*, fig. 380), dont la pulpe enveloppe deux noyaux parcheminés accolés par leur face interne qui est plane (*b*). Chaque noyau renferme une graine de même forme, enveloppée d'un mince tégument et présentant un sillon longitudinal sur la face plane (*c*).

Récolte. — La récolte du Café se fait de plusieurs façons. Aux Antilles, en Arabie, en Égypte, on laisse sécher le fruit sur l'arbre, puis on le fait tomber en imprimant de légères secousses aux branches. Après dessiccation complète du fruit, on sépare les graines de leurs enveloppes au moyen de cylindres en bois, on les vanne et on les sèche à nouveau.

Dans d'autres contrées, on récolte les fruits mûrs, mais non desséchés ; ils sont étendus sur le sol, au soleil, en couches de 15 à 20 centimètres et souvent pelletés; on soumet ensuite les fruits à une trituration pour en retirer les graines.

Dans quelques régions, on écrase les fruits mûrs, non desséchés entre deux cylindres, nommés *grageurs*, et on laisse fermenter pendant deux jours ; on les fait macérer dans l'eau pendant vingt-quatre heures et alors on sépare facilement la pulpe des grains qui sont mis à sécher. Ceux-ci sont encore enveloppés de l'endocarpe parcheminé ou *parche*; on les décortique pour enlever la parche, on les polit pour enlever le tégument, et on les soumet à un triage.

Caractères extérieurs. — Le Café arrive en Europe sous trois états bien différents. Tantôt il est constitué par le fruit entier et sec du Caféier : c'est le *Café en Cerises* ; tantôt il a été débarrassé de la partie charnue du péricarpe et il n'est plus recouvert que par l'endocarpe parcheminé : c'est le *Café en parche* ; plus généralement, il arrive complètement débarrassé du péricarpe : c'est le *Café décortiqué* ou *pelliculé*. Enfin les graines débarrassées de leur tégument, et réduites à l'albumen, constituent le *Café nu*. C'est le Café ordinaire.

Le tégument est une pellicule mince, friable, transparente, qui manque dans le Café nu, mais qui persiste toujours à l'intérieur du sillon qui se trouve sur une des faces de l'amande.

L'amande est constituée par un embryon très petit et par un albumen volumineux. Cet albumen, qui donne au grain de Café sa forme caractéristique, mesure 8 à 12 millimètres de long et 6 à 8 millimètres de large ; son épaisseur est au milieu de 3 à 4 millimètres. Il est ovale ou un peu ovoïde, convexe sur la face dorsale, aplati sur la face ventrale. Celle-ci porte en son milieu un sillon longitudinal, ouvert vers le haut, fermé vers le bas ; ce sillon s'enfonce perpendiculairement, ou en décrivant une sorte de sinus dans l'intérieur de l'albumen (fig. 381). A la partie inférieure de la face convexe, on distingue souvent un léger renflement placé excentriquement et indiquant la place de l'embryon au sein de l'albumen. A la surface, la graine est colorée en jaune ou en vert jaunâtre.

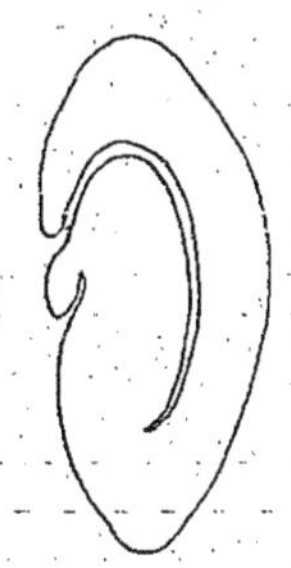

Fig. 381. — Coupe transversale d'un grain de Café.

Parfois le fruit renferme une seule graine qui alors, au lieu d'être plan-convexe, est à peu près ronde et plus petite (*Café perlé*).

Le Café vert a une odeur particulière qui rappelle un peu celle du foin et une saveur à la fois douce et un peu âpre ; il acquiert par la torréfaction l'arome agréable et tout particulier qui le fait tant rechercher.

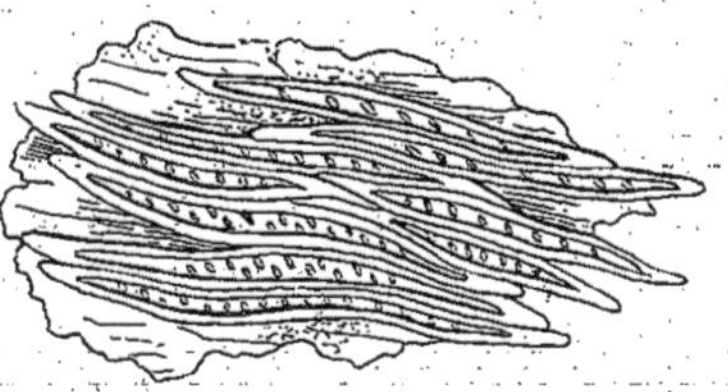

Fig. 382. — Fragment de tégument de Café.

Caractères histologiques. — Le tégument du grain de Café comprend deux couches : l'une, formée de petites cellules aplaties, simulant une membrane cornée ; l'autre, constituée par des fibres à parois épaisses, creusées de canalicules obliques. En arrachant un lambeau de ce tégument et en l'examinant à plat, il montrera une membrane sur laquelle reposent les fibres ponctuées réunies en plaques (fig. 382).

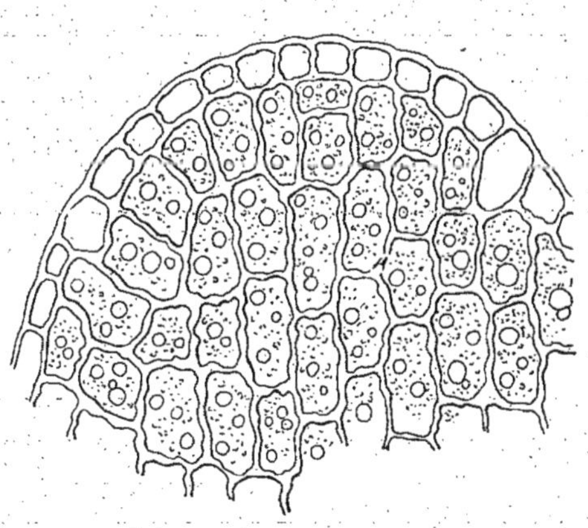

Fig. 383. — Coupe de l'albumen du Café.

L'albumen (fig. 383) est formé d'un tissu corné constitué

par des cellules polyédriques, à membranes épaissies et bosselées, limitant une grande cavité qui contient des gouttelettes huileuses et des matières protéiques granuleuses.

Ces divers éléments, n'étant altérés ni par la torréfaction, ni par la mouture, se retrouvent avec leurs caractères si particuliers dans le Café torréfié et dans la poudre. Celle-ci, examinée au microscope, montrera (fig. 384) : 1° des fragments de tégument avec sa membrane cornée jaune et ses fibres à canalicules obliques (*f.s*) ; 2° des fibres isolées ; 3° des fragments de l'albumen (*a*) reconnaissables à l'épais-

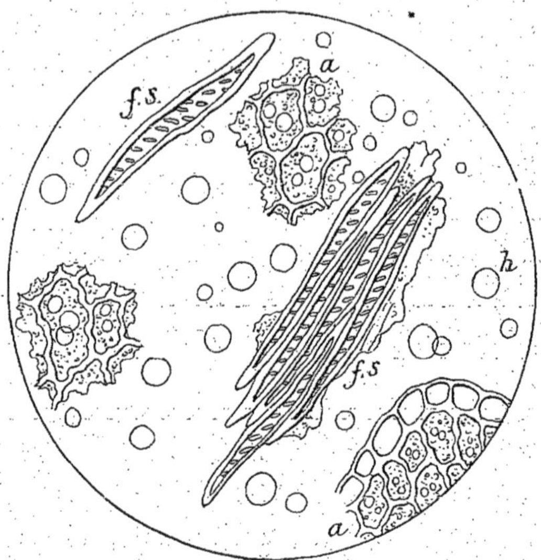

Fig. 384. — Éléments de la poudre de Café.

seur des membranes cellulaires colorées en brun et aux gouttelettes huileuses qui se trouvent à l'intérieur des cellules et que l'on rencontre également éparses dans la preparation (*h*).

Composition chimique. — Le Café vert, c'est-à-dire non torréfié, renferme : 12 à 15 p. 100 de *matières grasses*; 1,5 à 2 p. 100 de *sucre réducteur* ; 12 à 13 p. 100 de *matières azotées*; de la *pectine*; une *oxydase* ; de la *Caféine* (1 à 1,25 p. 100) combinée à l'*acide chlorogénique* sous forme de *chlorogénate de caféine et de potasse*; des produits de dédoublement de l'acide chlorogénique : *acide quinique* et *acide caféique*; de l'*acide coffallique*; de l'*acide citrique*; de la *trigonelline*.

La *Caféine*, isolée du Café pour la première fois par Runge en 1820, a été longtemps considérée comme un alcaloïde. On sait aujourd'hui, grâce à la synthèse qui en a été faite, que c'est un dérivé xantho-urique, une triméthylxanthine, dont la formule de constitution est la suivante :

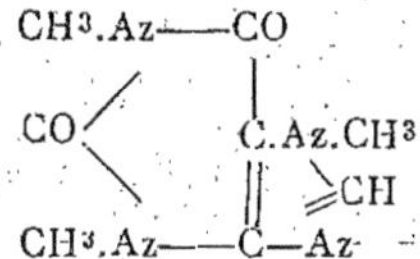

La caféine est incolore, inodore, un peu amère ; elle fond à 225° et se sublime dans le vide ; elle est assez soluble dans l'eau et l'alcool, peu soluble dans l'éther, très soluble dans le chloroforme, l'alcool amylique, le benzène. Elle se dissout dans les acides en donnant des sels peu stables, dont quelques-uns sont décomposés par l'eau. La caféine donne avec l'acide azotique et l'ammoniaque la réaction de la murexide comme l'acide urique lui-même. Ce principe communique au Café ses propriétés physiologiques, mais non la saveur que l'on recherche dans son infusion.

Quant à l'acide cafétannique de Rocheleder, on sait aujourd'hui que ce n'est pas un corps défini, mais un mélange d'acide chlorogénique $C^{32}H^{38}O^{19}$ et d'acide coffallique.

Le Café torréfié renferme les mêmes principes, mais il contient en plus une huile essentielle très aromatique, produite pendant la torréfaction : c'est la *Caféone*, qui communique à l'infusion de Café son arome et sa saveur si recherchés. C'est une huile pesante, brune, très odorante, dont il ne faut que des traces pour aromatiser quelques litres d'eau.

Sortes commerciales. — Autrefois les principales sortes commerciales étaient le *Moka*, le *Bourbon*, le *Martinique* ; le mélange de ces trois sortes avait une très grande réputation ; mais ces sortes sont devenues de plus en plus rares dans le commerce, et aujourd'hui l'immense majorité des mélanges se fait avec des Cafés brésiliens, d'âge, de grandeur et de forme différents. On mélange généralement un Café vert du Brésil, c'est-à-dire un Café âgé de moins d'un an, avec un Café de plusieurs années.

Les Cafés du marché français peuvent être répartis en plusieurs groupes géographiques principaux :

1° Cafés des Antilles comprenant les Cafés d'Haïti, de la Martinique, de la Guadeloupe, de la Jamaïque, de

Cuba, de Porto-Rico et de la République dominicaine ;

2° Cafés de l'Amérique centrale, qui sont les Cafés du Mexique, du Guatémala, du Honduras, du Nicaragua, de Costa-Rica, de la Colombie, du Vénézuéla, de la Guyane ;

3° Cafés du Brésil : Cafés de Céara, de Bahia, de Rio, de Santos ;

4° Cafés d'Afrique, comprenant les Cafés de Libéria, de la Réunion, de l'île Mayotte, d'Abyssinie, de la Haute-Égypte, d'Arabie ;

5° Café des Indes anglaises : Cafés de Malabar, de Mysore, de Ceylan ;

6° Cafés de l'Archipel Indien avec les Cafés de Java, des Célèbes, de Singapoore, des Philippines.

Falsifications et essai. — Les falsifications du Café en grains sont assez rares ; elles sont, au contraire, très fréquentes pour les Cafés moulus.

L'essai d'un Café comporte l'analyse chimique et l'examen microscopique. Pour le Café moulu, on peut faire un essai préalable qui donne rapidement des indications assez précises sur la pureté de la poudre soumise à l'expertise.

On prélève 10 grammes de substance que l'on fait bouillir pendant dix à quinze minutes avec 50 ou 60 centimètres cubes d'eau dans une capsule de porcelaine ; on décante cette première eau, et on répète cette opération jusqu'à ce que l'eau ne soit plus colorée. On décante une dernière fois le liquide, on étale le dépôt sur les parois de la capsule et on l'examine attentivement. Si la poudre de Café est pure, le marc sera uniquement composé de grains de grosseur variable, mais tous de même teinte et tous assez durs pour qu'ils ne se laissent pas entamer par la lame d'un canif ni écraser entre deux lamelles de verre. Au milieu de ces débris colorés, on observera des fragments transparents et minces qui proviennent du tégument argentin. Si le Café a été additionné de matières étrangères, on observera, à côté des fragments colorés et durs, des débris plus pâles, parfois totalement décolorés, qui se laisseront facilement entamer par la lame d'un couteau et écraser entre deux lamelles de verre. L'examen microscopique de ces fragments montrera une structure toute différente de celle de l'albumen du Café.

L'analyse d'un Café comporte les opérations suivantes :

1° *Dosage de l'eau.* — On détermine la perte d'eau de 5 grammes de café moulu maintenus à l'étuve chauffée à 100-102° jusqu'à poids constant.

2° *Dosage des cendres.* — On incinère le produit desséché de l'opération précédente en opérant en deux temps. On chauffe doucement, puis on élève la température jusqu'au rouge sombre. On laisse refroidir, on épuise le charbon par de l'eau bouillante qui enlève les sels solubles. On filtre et le résidu charbonneux est soumis à l'incinération complète jusqu'à obtention de cendres blanches. On laisse refroidir la capsule, puis on ajoute la liqueur qui contient les sels solubles, on évapore à siccité au bain-marie, on calcine légèrement et on pèse. On a le poids des cendres totales. On reprend par l'eau et on dose le chlore par pesée ou volumétriquement. Le dosage du chlore permet de reconnaître le mouillage par l'eau de mer ; il permet aussi de déceler certaines falsifications, notamment l'addition de Chicorée ; le Café n'en contient guère plus de 0,04 p. 100, tandis que la Chicorée en contient en moyenne 2,80 p. 100.

3° *Dosage des matières grasses.* — On prend 10 grammes de Café en poudre que l'on dessèche avec soin à 100° et on les épuise au Soxhlet par l'éther de pétrole qui ne dissout pas la caféine. La solution est évaporée dans une capsule tarée ; on dessèche pendant une heure à l'étuve à 100° et on pèse. Le poids multiplié par 10 donne la quantité de matières grasses pour 100. Elle est de 15 p. 100 environ.

4° *Dosage du sucre réducteur.* — Le résidu de l'opération précédente est épuisé par l'eau bouillante. On traite la liqueur par l'alcool à 90° pour précipiter les dextrines ; on défèque à l'acétate de plomb, on précipite le plomb par le carbonate ou le phosphate de sodium ; on porte à 200 centimètres cubes et, sur une partie aliquote, on dose le sucre par les moyens connus. Le Café en renferme en moyenne 1,50 p. 100.

5° *Dosage de la cellulose.* — Le résidu de l'opération précédente est épuisé par de la lessive de soude étendue à 1 ou 2 p. 100 de soude, puis par l'acide chlorhydrique dilué à 1 p. 100. On lave à l'eau et on pèse le résidu sec. Le poids de cellulose sera obtenu en défalquant du poids obtenu le poids des cendres déjà connu. Il est en moyenne de 20 p. 100.

6° *Dosage de l'azote total.* — Il se fait sur 1 gramme de Café par la méthode de Kjeldahl.

7° *Dosage de la caféine.* — Les procédés de dosage de la caféine sont extrêmement nombreux ; nous signalerons seulement ceux qui paraissent le plus pratiques.

Dans le *procédé Grandval et Lajoux*, on prend 5 grammes

de la drogue pulvérisée sans résidu et assez finement, et on les arrose dans une capsule de porcelaine avec le mélange suivant : éther à 66°, 5 grammes ; ammoniaque officinale, 1 gramme. On agite vivement ce mélange dans un tube à essai et on le verse immédiatement sur la poudre que l'on triture rapidement avec un pilon de verre ou l'extrémité fermée d'un tube à essai. On introduit cette poudre, en la tassant fortement, dans un digesteur à épuisement continu placé sur un ballon, et dont la partie supérieure communique avec un réfrigérant à reflux ; on pratique l'épuisement avec 50 centimètres cubes de chloroforme. Quand l'opération est terminée, ce que l'on reconnaît à ce qu'une goutte puisée à l'orifice du digesteur ne laisse plus de résidu par évaporation, on distille la solution de manière à enlever tout le chloroforme ; le résidu ne doit plus dégager l'odeur du chloroforme et doit, du reste, être parfaitement sec. A ce résidu, on ajoute 1 centimètre cube d'acide sulfurique au 1/10e que l'on promène sur les parois du ballon et on laisse en contact quelques minutes. On épuise le résidu ainsi acidulé par de l'eau bouillante, employée par petites quantités à la fois. Chaque portion de liquide est versée sur un petit filtre non plissé, préalablement humecté d'eau ; l'entonnoir devra être fermé avec une plaque de verre, pour empêcher la caféine de cristalliser sur les bords du filtre. Le liquide filtré est sursaturé d'ammoniaque et évaporé à siccité au bain-marie. Le résidu est repris par le chloroforme et la solution est filtrée. On lave la capsule et le filtre jusqu'à ce qu'une goutte du liquide filtré ne laisse plus de résidu par évaporation. La solution chloroformique, évaporée lentement et sans ébullition au bain-marie, dans une capsule tarée, donne la caféine incolore ou fort peu colorée, dont on prend le poids.

Lorsqu'on opère sur le Café torréfié, il faut apporter une légère modification au procédé que je viens d'indiquer, car le chloroforme dissout des huiles essentielles et des matières colorantes brunes dont une grande partie est soluble dans l'eau. Dès lors, au lieu de sursaturer par l'ammoniaque la liqueur provenant du traitement par l'eau bouillante du résidu acidulé par l'acide sulfurique, on l'alcalinise avec un peu de soude dans une boule à décantation et on l'agite vivement avec du chloroforme. On reprend le liquide par une nouvelle quantité de chloroforme, puis par une troisième, s'il est nécessaire. Quand l'épuisement est complet, on évapore les solutions chloroformiques dans une capsule tarée ;

on obtient une caféine suffisamment pure pour être pesée.

Dans le *procédé Georges*, on utilise l'action dissolvante des solutions aqueuses de benzoate ou de salicylate de sodium. On pèse 5 grammes de poudre de Café et on les lixivie dans une allonge avec une solution de salicylate de soude au 1/100e jusqu'à complet épuisement, c'est-à-dire jusqu'à ce que le liquide passe incolore. On réduit le liquide écoulé à 50 centimètres cubes environ, par évaporation au bain-marie, et on filtre dans une boule à décantation. On lave le filtre avec la solution salicylée et on extrait la caféine par le chloroforme employé à trois ou quatre reprises; puis on distille le chloroforme ou on le laisse évaporer spontanément. On pèse le résidu qui est de la caféine sensiblement pure. Ce procédé n'a que le défaut d'être assez long.

Le *procédé Léger* est des plus précis. On pulvérise le Café et on le passe au tamis de crin ; on détermine la teneur en eau, si on ne l'a déjà fait, et on pèse une quantité de poudre correspondant à 15 grammes de produit séché à 100° ; on la mélange au mortier avec 5 grammes de magnésie calcinée et 15 centimètres cubes d'eau. On introduit la masse humide et homogène dans un ballon de 500 centimètres cubes ; on bouche et on laisse en contact deux heures ; on ajoute 150 centimètres cubes de chloroforme, puis on pèse ballon et contenu. On relie le ballon à un réfrigérant à reflux et on chauffe au bain-marie pendant une heure. On laisse refroidir et on rétablit le poids primitif par addition de chloroforme. On mêle par agitation et on jette le tout sur un filtre contenu dans un entonnoir placé au-dessus d'un ballon de 100 centimètres cubes. Pendant la filtration, on recouvre l'entonnoir avec un disque de verre. On recueille 100 centimètres cubes de filtrat correspondant à 10 grammes de poudre. On évapore à siccité dans un ballon de 125 centimètres cubes la solution chloroformique, on ajoute 24 centimètres cubes d'eau, on bouche le ballon avec un bouchon de caoutchouc et on porte dans un bain d'eau à 60-65° ; on agite fortement, on laisse refroidir, on jette sur un filtre mouillé qui retient les matières grasses et l'on recueille 20 centimètres cubes de solution aqueuse. Cette solution est épuisée par 60 centimètres cubes de chloroforme employés en trois fois, et les solutions chloroformiques sont distillées dans une fiole conique de 90 centimètres cubes tarée. On sèche à 100°. Le poids P obtenu sera multiplié par 12 pour avoir la quantité de caféine pour 100.

Le *procédé Wolf* a le mérite de la rapidité, mais ne s'applique qu'aux Cafés verts. On épuise le Café réduit en poudre pendant neuf heures dans un appareil de Soxhlet. On évapore le chloroforme et, avec le résidu, on fait un dosage d'azote, d'où on déduit la quantité de caféine. En effet, dans ces conditions, le chloroforme ne dissout que la caféine, à l'exclusion de toute autre substance azotée.

Pour procéder à l'*examen microscopique*, on opère comme il a été dit pour l'essai préliminaire. On examinera surtout les fragments décolorés, soit directement, soit après avoir fait des coupes s'ils sont trop volumineux ; dans bien des cas, il suffira de les écraser entre deux lames pour constater les éléments caractéristiques du produit ajouté.

Les *falsifications* du Café en grains sont assez rares. Elles consistent parfois en manipulations ayant pour but de donner aux Cafés verts avariés l'aspect d'une bonne marchandise (coloration par une matière colorante azoïque), ou en un mouillage ou en un enrobage exagérés pour augmenter le poids du Café torréfié. Parfois, elles consistent en la substitution de grains de Café fabriqués de toute pièce avec un mélange de diverses matières (feuilles et débris végétaux) agglutinées avec de la gomme et moulées dans des appareils spéciaux.

Pour les *Cafés manipulés et colorés* par des azoïques, il suffit de les mouiller et de les déposer sur un linge ou sur une feuille de papier qui, dans ce cas, seront colorés. Les Cafés verts naturels ne cèdent pas de matière colorante à l'eau.

Pour les *Cafés mouillés*, le dosage de l'humidité décèlera la falsification. Les Cafés récemment torréfiés ne renferment pas plus de 1 à 2 p. 100 d'eau ; plus tard, ils peuvent en renfermer jusqu'à 7 p. 100. On arrive, en mettant de l'eau dans le brûloir, à en faire absorber jusqu'à 20 p. 100.

Les *Cafés avariés* par l'eau de mer donneront une forte proportion de chlorure de sodium dans les cendres.

On reconnaîtra les *Cafés enrobés* par le dosage des matières sucrées.

Enfin les *Cafés factices* se déliteront par l'eau bouillante.

Les Cafés moulus sont additionnés d'un grand nombre de substances la plupart du temps soumises, elles aussi, à la torréfaction : 1° des matières minérales ; 2° des racines (Chicorée, Betterave, Radis, Carotte, etc.) ; 3° des fruits (Figue, Gland doux, Caroube, Orge, Maïs, etc.) ; 4° des graines (Pois-Chiche, Lupin, Arachide, Datte, pépins de Raisin, etc.). On recherchera toutes ces substances étrangères surtout par l'examen microscopique.

1° Les *matières minérales* sont facilement décelées par le dosage des cendres; le Café pur donnant de 3,5 à 5 p. 100 au plus de cendres, une proportion plus forte démontrerait la présence de matières minérales ajoutées frauduleusement.

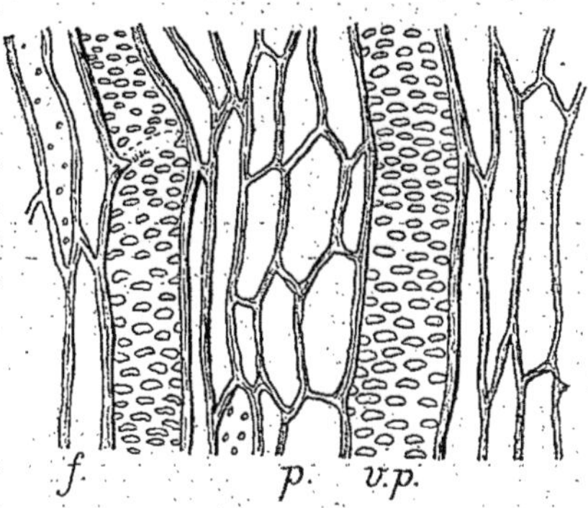

Fig. 385. — Coupe longitudinale d'un grain de Chicorée.

2° De toutes les *racines*, la plus employée à falsifier le Café est la *racine de Chicorée*. Elle se reconnaîtra à la présence des gros vaisseaux rayés et ponctués du bois (*v.p*, fig. 385), aux cellules allongées à parois relativement minces des fibres ligneuses (*f*) et aux grandes cellules parenchymateuses de la région corticale. Les autres racines présentent à peu près les mêmes caractères, dont le plus important est la présence des gros vaisseaux du bois.

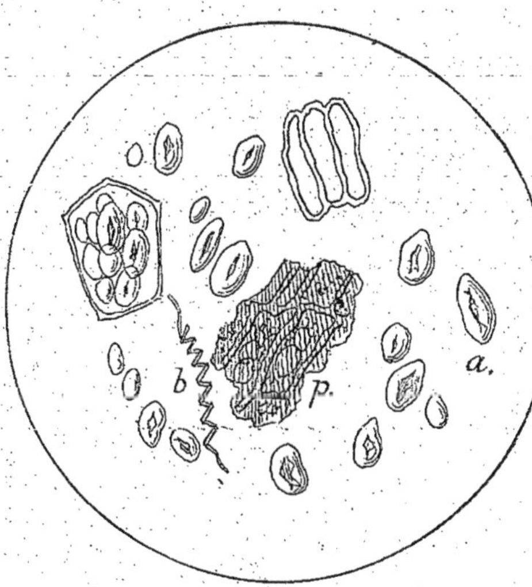

Fig. 386. — Café de Glands.

3° *Fruits*. — Les *Glands grillés* (Café de Glands) seront décelés par leurs cellules remplies de grains d'amidon (*a*, fig. 386) arrondis ou réniformes, munis d'un hile allongé. Ces grains ressemblent un peu à ceux des Légumineuses, mais ils sont moins longs. On apercevra aussi des massifs parenchymateux (*p*) et parfois des vaisseaux spiralés (*b*). Le perchlorure de fer étendu colore la poudre de Glands en bleu foncé.

Les *Figues grillées*, réduites en poudre grossière (Café de Figues), présentent des massifs parenchymateux renfermant des macles d'oxalate de chaux et des laticifères rameux (*l*, fig. 387). On y trouve également des poils coniques unicellulaires du péricarpe (*p*) et des cellules scléreuses (*c.sc*) à parois canaliculées de couleur jaune, appartenant aux éléments de la graine.

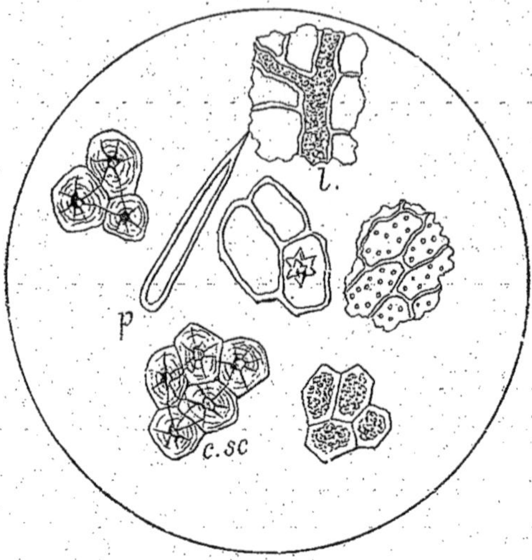

Fig. 387. — Café de Figues.

On reconnaîtra la présence des *fruits de céréales* (*Blé, Seigle, Orge*) à la forme des grains d'amidon, aux débris du péricarde et aux cellules de l'assise protéique. Dans l'Orge, qui sert souvent à cette falsification (*Café d'Orge*), on retrouvera : des fibres provenant des débris du péricarpe (*c.f*, fig. 388), de grandes cellules gorgées d'amidon appartenant au parenchyme de l'albumen (*c.a*), des grains d'amidon isolés (*a*), des cellules de l'assise protéique (*c.g*), des poils (*p*) et de grandes cellules ondulées (*e*) provenant de l'épiderme.

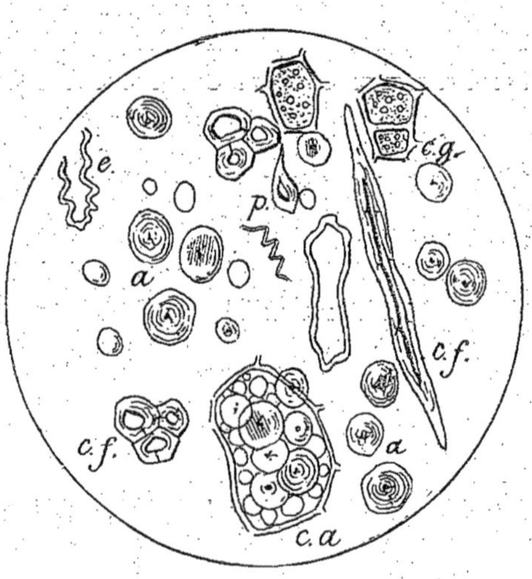

Fig. 388. — Café d'Orge.

4° *Graines*. — Les graines de *Légumineuses torréfiées* (Haricot, Pois, Pois-Chiche, etc.) se rencontrent très souvent dans le Café moulu. On reconnaîtra leur présence aux grains d'amidon, dont la forme si caractéristique n'est pas sensiblement altérée par l'action de la chaleur.

Un certain nombre de graines à *albumen corné*, grillées et convenablement moulues, sont parfois mélangées au Café, en raison des produits empyreumatiques qu'elles développent pendant la torréfaction. De toutes ces graines, la plus employée est celle du Dattier. La forme caractéristique des cellules de l'albumen permettra de déterminer sa présence. Ces cellules (fig. 389) ont une paroi très épaisse et réfringente, à laquelle les canalicules des ponctuations donnent un aspect particulier.

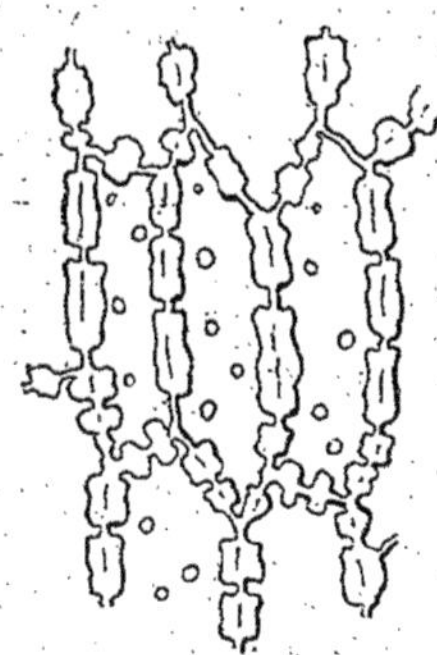

Fig. 389. — Cellules de l'albumen du Dattier.

Usages. — Au point de vue thérapeutique, les propriétés du Café varient suivant qu'il est torréfié ou non. Le Café vert doit ses propriétés à la caféine; son infusion a été vantée contre la goutte et aussi pour combattre l'hypertrophie cardiaque.

L'infusion du Café torréfié doit ses effets à la température à laquelle on le prend, à la caféone et à la caféine. A doses modérées, elle stimule la digestion, la circulation et les *fonctions cérébrales*: elle mérite bien le nom de *boisson intellectuelle* qu'on lui a donné. Elle détermine de l'insomnie chez les personnes qui n'en font pas un usage ordinaire, mais l'accoutumance se fait rapidement.

A doses élevées, le Café produit des phénomènes d'intoxication qui se traduisent par de la céphalalgie, un tremblement nerveux généralisé, des fourmillements des extrémités, des troubles de la vue, de l'ouïe, etc. Tous ces phénomènes n'ont d'ailleurs qu'une action fugitive en raison de la facilité avec laquelle le principe toxique s'élimine.

L'infusion de Café étendue d'eau est une excellente boisson pendant les chaleurs de l'été; c'est une boisson hygiénique extrêmement précieuse par ses effets stimulants et ses propriétés antiseptiques. Par contre, elle doit être interdite aux enfants, aux sujets névropathes, chez les personnes atteintes de certaines affections cardiaques, etc.

On prescrit le Café dans la céphalalgie et la migraine, dans l'empoisonnement par l'Opium et la Belladone, dans la dyspepsie, dans les états d'adynamie, notamment ceux qui accompagnent la fièvre typhoïde et la pneumonie ; il sert souvent de véhicule à certains médicaments : huile de Ricin, iodure de potassium, etc., et surtout sels de quinine.

En poudre, le Café grillé présente des propriétés désodorisantes et désinfectantes assez marquées ; on l'a proposé pour masquer la saveur et l'odeur de l'iodoforme.

La caféine est journellement employée comme diurétique dans les affections cardiaques et comme tonique du cœur dans l'adynamie cardiaque, le collapsus, l'embryocardie, qui surviennent au cours des diverses maladies aiguës ou chroniques. Elle s'administre à la dose de 1 à 2 grammes par jour, associée au benzoate ou au salicylate de soude, le plus souvent en injections hypodermiques.

THÉ

Origine. — Le *Thé* est constitué, soit par les feuilles encore jeunes et couvertes d'un duvet soyeux, soit par les feuilles plus âgées et plus ou moins dépourvues de poils, du Thé de Chine (*Thea sinensis*, *Camellia Thea*), arbrisseau de la famille des Ternstrémiacées (fig. 390) originaire de l'Assam supérieur et du sud-ouest de la Chine et cultivé aujourd'hui en Chine, au Japon, dans l'Inde, surtout à Ceylan, à Java, et même aux États-Unis et au Brésil. Il supporte fort bien le climat du midi de la France et du bassin méditerranéen.

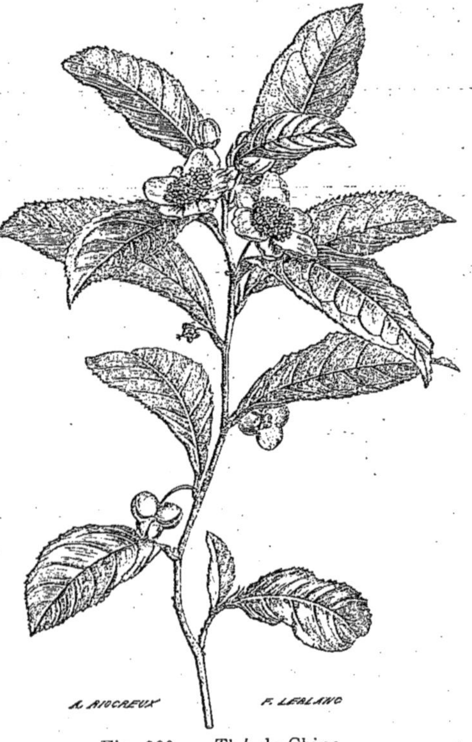

Fig. 390. — Thé de Chine.

Cet arbre très robuste, dont on cultive trois variétés (*Thea Bohea, T. viridis, T. stricta*), croît aussi bien au bord de la mer que dans les lieux élevés, pourvu qu'il trouve la chaleur nécessaire ; on le propage à l'aide de graines que l'on place au nombre de six à huit dans des trous creusés à une certaine distance les uns des autres. En Chine, on le plante dans des champs entiers ; au Japon, au bord des rizières et des champs de Blé.

Récolte et préparation. — La récolte des feuilles de Thé se fait plusieurs fois par an : la première récolte se fait en février, quand les feuilles sont encore enroulées, petites, tendres et couvertes d'un duvet soyeux ; les cueillettes suivantes ont lieu en juin et en août, quand les feuilles sont complètement développées ; ce sont des femmes qui se livrent à ce travail.

Sitôt récoltées, les feuilles sont séchées rapidement sur des plaques de fer modérément chauffées, et elles sont remuées jusqu'à ce qu'elles se recroquevillent, puis on les roule encore chaudes en petites pelotes entre les doigts. On les grille de nouveau et, au bout d'une heure environ, elles sont tout à fait sèches ; on les crible ensuite à des tamis de différents calibres pour enlever les impuretés et pour les séparer d'après leur grosseur, et on les enferme dans des caisses ou dans des boîtes pour les mettre à l'abri de l'air et de la lumière. Les Thés ainsi préparés sont les *Thés verts.*

Les *Thés noirs* sont obtenus en grillant les feuilles, après qu'elles ont subi une certaine fermentation qui leur donne une couleur noirâtre. A cet effet, on les étend sur des nattes pendant plusieurs heures et on les remue jusqu'à ce qu'elles soient fanées; après quoi, on les met en tas pour les faire fermenter ; puis on grille.

A Ceylan, où la culture du Thé est aujourd'hui très étendue, la main d'homme est remplacée par des machines qui roulent, chauffent et mélangent les Thés.

L'arome du Thé ne préexiste pas dans la feuille ; il prend naissance sous l'influence de la torréfaction. Les qualités supérieures sont vendues telles qu'elles ont été récoltées, tandis que les qualités inférieures sont souvent aromatisées artificiellement avec des fleurs d'*Olea fragrans*, de *Jasminum Sambac*, de *Chloranthus inconspicuus*, etc. Il faut noter que la qualité d'un Thé est d'autant plus grande que les feuilles qui ont servi à le préparer sont plus jeunes, en raison de ce fait physiologique que la proportion des constituants azotés, y compris la caféine, diminue régulièrement en même temps que celle des substances solubles, tandis que les matières grasses s'accumulent rapidement.

Sortes commerciales. — Les feuilles de Thé se présentent dans le commerce sous des formes assez variables, provenant de la façon dont elles ont été préparées et enroulées ; ces formes constituent autant de variétés. Les Chinois en distinguent un grand nombre, mais le commerce européen n'en reçoit guère qu'une quinzaine.

Les *Thés verts* sont caractérisés par leur couleur vert foncé, quelquefois presque noire ; leur infusé est de couleur jaune verdâtre. Odeur légèrement aromatique ; saveur astringente, un peu âcre et d'une amertume agréable. La couleur verte de ces Thés est rarement naturelle : le plus souvent, les feuilles sont colorées par un mélange de Curcuma et d'Indigo, fixé à l'aide de sulfate de calcium. Cette pratique n'est pas considérée comme une falsification, à moins que l'Indigo soit remplacé par du bleu de Prusse.

Les principales sortes commerciales de Thés verts sont : le *Thé Hyson* ou *Thé Hayswen*, le *Thé Schoulang*, le *Thé impérial* ou *grande perle*, le *Thé perlé*, le *Thé poudre à canon*, etc. La plus estimée est le Thé perlé.

Les *Thés noirs* se distinguent par leur coloration noire ou brun foncé ; ils sont moins bien roulés et plus légers que les Thés verts ; leur infusé est de couleur brune. Odeur aromatique, mais différente de celle des Thés verts ; saveur astringente.

Les principales sortes commerciales sont : le *Thé Pékoé à pointes blanches*, le *Thé Souchong*, le *Thé Congo*, le *Thé Bohea*, etc. On donne la préférence à la première variété qui est préparée avec des feuilles jeunes, dont les extrémités sont couvertes de poils blancs et soyeux.

Caractères extérieurs. — Les feuilles de Thé, déroulées par une macération préalable dans l'eau, présentent les caractères suivants ; elles sont ovales-oblongues, atténuées à la base, un peu acuminées au sommet, mesurant de 2 à 5 centimètres de longueur sur 1 à 1 centimètre et demi de large au milieu, entières sur les bords à la partie inférieure, dentées plus ou moins finement à la partie supérieure (fig. 390). Ces dents font une légère saillie en dehors du limbe, s'arrondissent, s'épaississent et, du milieu du petit coussinet ainsi formé, laissent sortir une petite pointe noirâtre recourbée en dedans, et comparable à une *griffe de chat* minuscule.

De la nervure médiane très forte et très saillante se détachent très obliquement des nervures secondaires, plus fines, mais très nettes, qui, arrivées auprès du bord, se recourbent pour s'anastomoser en arc.

Caractères histologiques. — L'épiderme supérieur est glabre, sans stomates ; l'épiderme inférieur porte des sto-

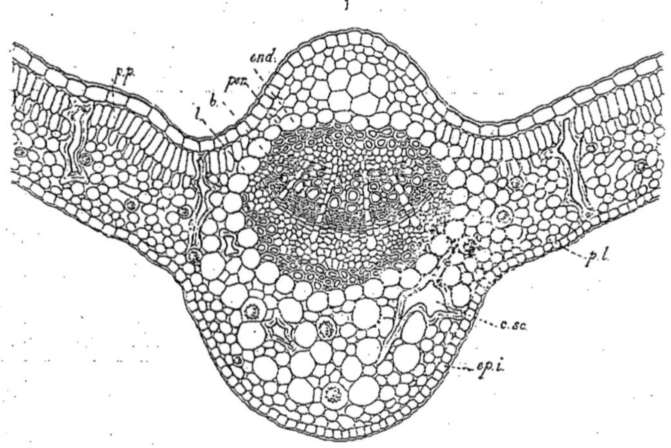

Fig. 391. — Coupe transversale de la feuille de Thé.

mates entourés de trois cellules de bordure plus petites que les cellules voisines, et dans certaines sortes de nombreux poils tecteurs unicellulaires. Entre les deux épidermes, on trouve un parenchyme hétérogène asymétrique; il est formé, dans sa partie supérieure, d'un premier rang de cellules en palissade (*p. p*, fig. 391) et d'un deuxième rang de cellules presque carrées et, dans sa partie inférieure, plus épaisse, de cellules irrégulières, ovales ou elliptiques (*p. l*); ces cellules renferment de la chlorophylle et des gouttelettes huileuses, et certaines des macles d'oxalate de chaux. Dans ce parenchyme se trouvent des sclérites, s'étendant généralement d'un épiderme à l'autre et présentant des diverticules latéraux terminés en pointe (fig. 392) ; on les rencontre aussi assez nombreux dans le parenchyme qui se trouve à la partie inférieure de la nervure

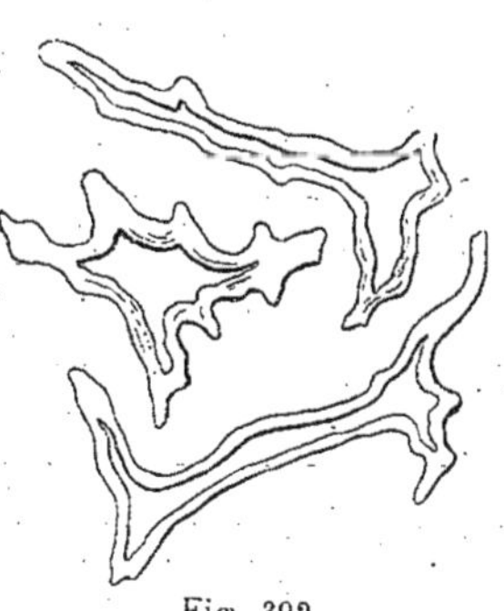

Fig. 392.
Cellules scléreuses isolées.

médiane (*c. sc*, fig. 391). Celle-ci est bi-convexe ; le système libéro-ligneux est plan-convexe ; le péricycle forme une gaine fibreuse continue ; liber avec cristaux.

Composition chimique. — Le Thé renferme 0,50 à 1 p. 100 d'une *huile essentielle* très parfumée, 16 à 36 p. 100 de *matières azotées* totales, 0,50 à 2 p. 100 de *caféine*, de la *théophylline* $C^7H^7Az^4O^2$, alcaloïde isomère de la théobromine, et 18 à 22 p. 200 de *substances tanniques*. On y a encore trouvé de l'*acide bohéique* $C^7H^6O^4$, très voisin de l'acide gallique, de l'*acide oxalique*, de la *quercétine*, de l'*acide cinnamique*, une petite quantité de *choline* et une *oxydase* qui agit sur le tanin des feuilles en les noircissant. L'extrait aqueux varie de 26 à 50 p. 100, et le poids des cendres de 5 à 8 p. 100.

Falsifications et essai. — Le Thé est l'objet de nombreuses falsifications. Les plus fréquentes consistent dans l'emploi de feuilles ayant déjà servi et en partie épuisées, ou encore de feuilles étrangères ayant l'astringence et quelques caractères extérieurs de la feuille de Thé ; il est aussi quelquefois additionné de matières minérales ou, comme nous l'avons déjà dit, de matières colorantes destinées à lui donner une plus belle apparence.

Ici il est absolument nécessaire d'allier l'examen chimique à l'examen microscopique. En effet, lorsque le Thé est simplement mélangé de feuilles ayant déjà servi, ce qui constitue la falsification la plus ordinaire, on ne peut avoir recours à l'examen microscopique pour déceler la fraude, puisque les éléments anatomiques ne sont en aucune façon modifiés. Il faudra doser la caféine et l'extrait. D'un autre côté, des feuilles étrangères arrosées de caféine passeraient inaperçues à l'analyse chimique, si l'examen microscopique ne permettait de découvrir la fraude.

L'analyse chimique d'un Thé comporte les opérations suivantes :

1° *Dosage de l'eau.* — On opère comme pour le Café. La proportion d'humidité est en moyenne de 10 p. 100.

2° *Dosage des cendres.* — Ce dosage se fera comme pour le Café. Le poids des cendres est en moyenne de 7 p. 100. Si on soupçonne le mouillage par l'eau de mer, on dosera le chlore ; dans les Thés non avariés, la proportion de chlore ne dépasse guère 0,108 p. 100. Elle peut atteindre 3 p. 100 dans les Thés mouillés par l'eau de mer.

3° *Dosage de l'extrait aqueux.* — On fait bouillir 2 grammes de Thé avec de l'eau, on jette le tout sur un filtre taré, on épuise le résidu avec de l'eau bouillante, on sèche le filtre et on le pèse. La différence avec le poids primitif donne le poids de l'extrait dont la proportion varie de 40 à 50 p. 100 (minimum 30 p. 100). Les Thés épuisés donneront une quantité d'extrait beaucoup plus faible, ce qui permettra de les reconnaître.

4° *Dosage de la cellulose.* — Il se fera comme pour le Café.

5° *Dosage de l'azote total.* — On emploiera le procédé Kjeldahl sur 1 gramme de matière.

6° *Dosage des matières albuminoïdes.* — On multipliera par 6,25 la différence entre l'azote total et l'azote correspondant au poids de caféine trouvé.

7° *Dosage du tanin.* — Parmi les nombreux procédés qui existent pour le dosage du tanin, on pourra choisir le suivant. On épuise 2 grammes de Thé à trois reprises par 100 centimètres cubes d'eau chaque fois. On réunit les liqueurs, on porte à l'ébullition, et on ajoute 30 centimètres cubes d'une solution d'acétate de cuivre à 1 p. 30. Il se forme un précipité d'acéto-tannate de cuivre ; on filtre après vingt-quatre heures ; on lave le précipité à l'eau chaude et on le calcine dans une capsule de platine tarée. Après refroidissement, le résidu est humecté avec quelques gouttes d'acide azotique ; on évapore doucement l'excès d'acide azotique et on calcine. Il reste de l'oxyde de cuivre bien pur. On pèse et l'augmentation de poids donne le poids d'oxyde de cuivre qui, multiplié par 1,3061, donne le poids de tanin contenu dans les 2 grammes de Thé de la prise d'essai.

8° *Dosage de la caféine.* — On emploiera le *procédé Grandval et Lajoux*, déjà décrit à l'analyse des Cafés (p. 630), ou le *procédé Petit et Legrip* ou le *procédé Léger* (p. 632), avec une légère modification qui a pour but d'éliminer la chlorophylle.

Le *procédé de Petit et Legrip*, très simple, est basé sur ce fait que l'eau est suffisante pour dissocier la caféine de ses combinaisons et permettre au chloroforme de s'en emparer. On prend 25 grammes de Thé pulvérisé; on les traite par trois fois leur poids d'eau bouillante, on laisse le tout en contact pendant un quart d'heure et on évapore le mélange ainsi obtenu au bain-marie jusqu'à ce que le Thé, pressé entre les doigts, laisse encore suinter un peu d'eau. On introduit ce Thé très humide dans une allonge, on tasse assez fortement et on épuise par le chloroforme, jusqu'à ce que le résidu laissé par le chloroforme, repris par l'eau bouillante et filtré, ne donne plus de précipité ni de louche par l'addition d'une solution de tanin. On distille le chloroforme, on reprend le résidu par l'eau, on filtre sur un papier mouillé, on lave avec soin et on évapore la solution au bain-marie. La caféine ainsi obtenue est, en général, assez pure pour pouvoir être pesée directement. Si on veut la purifier, on la dissout à froid dans 15 centimètres cubes d'acide sulfurique à 1/10e ; on filtre à nouveau, on neutralise l'acide sulfurique par l'ammoniaque et on évapore jusqu'à dessiccation complète. On reprend le résidu par le chloroforme, on évapore la solution chloroformique à une très basse température et on pèse la caféine obtenue.

Pour le *procédé Léger* qui est devenu le *procédé du Codex*, la première partie de l'opération s'effectue comme pour l'essai du Café. Les 100 centimètres cubes de solution chloroformique sont distillés en deux fois dans un ballon de 125 centimètres cubes, jusqu'à obtention d'un résidu sirupeux. Sur ce résidu coloré en vert, on verse 20 centimètres cubes d'éther de pétrole et 20 centimètres cubes du mélange suivant : acide chlorhydrique pur officinal, 10 centimètres cubes; eau distillée, 40 centimètres cubes. On bouche, on agite et on verse le produit dans une boule à robinet, on laisse déposer, et on soutire la liqueur acide dans une deuxième boule. On agite la solution verte, restée dans la première boule, successivement avec 15 centimètres cubes, puis avec 10 centimètres cubes du mélange acide, en se servant d'abord de ces solutions acides pour rincer le ballon. Chaque fois les liqueurs acides sont versées dans la deuxième boule où elles sont réunies ; on verse dans cette boule 5 centimètres cubes d'éther de pétrole, on agite, on laisse déposer et on soutire la solution acide et incolore dans la première boule vidée et rincée. On sursature par l'ammoniaque et on agite avec 60 centimètres cubes de chloroforme employés en trois fois. Les solutions chloroformiques réunies sont agitées dans une autre boule avec 2 centimètres cubes d'eau distillée, puis décantées et distillées dans une fiole conique de 90 centimètres cubes tarée. On sèche à 100° et on pèse. Le poids de caféine recueillie ne devra pas être inférieure à 0gr,20, correspondant à une teneur de 2 p. 100.

Voyons maintenant les principales falsifications dont le Thé est l'objet.

Les *Thés épuisés* donneront des résultats inférieurs à la

moyenne, pour l'extrait aqueux, le tanin, la caféine, les cendres solubles.

L'*addition de matières minérales* sera décelée par l'augmentation du poids des cendres et souvent aussi par leur composition. On y trouvera des proportions anormales de fer, de silice, de gypse, de calcaire.

Pour rechercher les *matières colorantes*, on fait macérer le Thé dans l'eau et on recueille le précipité dense qui se forme. Le Curcuma communiquera une coloration orangée à l'alcool; l'Indigo se décolore sous l'influence de l'acide azotique. Pour rechercher le bleu de Prusse, on traite le précipité par la lessive de soude, on filtre, on acidule la liqueur avec l'acide chlorhydrique et on caractérise la présence du ferrocyanure avec une solution de perchlorure de fer qui détermine un précipité bleu.

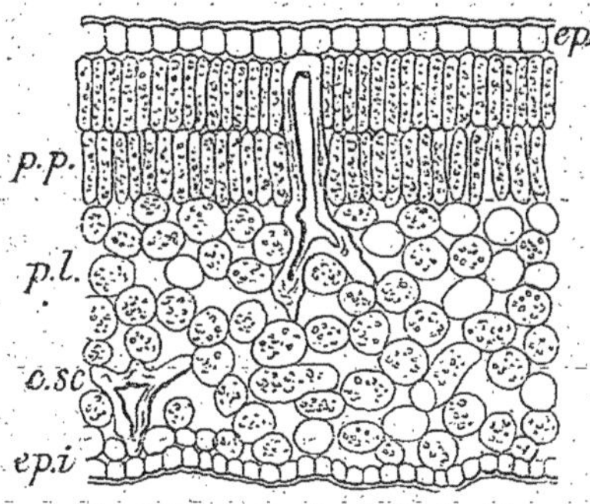

Fig. 393. — Coupe de la feuille de *Camellia japonica*.

L'*addition de feuilles étrangères* est la falsification la plus fréquente. On en a trouvé un très grand nombre : Aubépine, Caféier, Camélia, Chêne, Églantier, Fraisier, Frêne, Hêtre, Marronnier d'Inde, Olivier, Orme, Peuplier, Phylliréa, Prunelier, Saule, Sureau, Troène, Véronique.

Pour déceler cette falsification, on aura surtout recours à l'examen microscopique, bien que la substitution de ces feuilles puisse influer sur certains résultats de l'analyse, notamment sur l'azote total dont la proportion sera diminuée, et parfois sur le poids des cendres.

Nous ne passerons pas en revue les caractéristiques anatomiques de toutes ces feuilles étrangères. A part deux ou trois, aucune d'elles ne renferme les éléments scléreux si caractéristiques de la feuille de Thé. L'absence de ces éléments sera donc suffisante pour affirmer la fraude. Les feuilles qui renferment des sclérites sont celles de *Camélia*, d'*Olivier* et de *Phylliréa*; mais, en y regardant d'un peu près, on verra que ces éléments scléreux n'ont pas les caractères de ceux de la feuille de Thé. Nous indiquerons les caractères distinctifs de ces trois espèces.

Les *feuilles de Camélia* (*Camellia japonica*) sont assurément, de toutes celles que nous venons de citer, celles qui se rapprochent le plus de la feuille de Thé ; même disposition des stomates, même forme des poils tecteurs. Mais la feuille de Camélia est plus épaisse, plus coriace ; elle présente deux à trois rangs de cellules en palissade (*p.p*, fig. 393), et les sclérites (*c.sc.*) sont ici constamment ramifiés et plus courts, n'allant jamais d'un épiderme à l'autre.

La *feuille d'Olivier* (*Olea europæa*) a des poils tecteurs scarieux, en écusson, trois rangées de cellules en palissade, des cellules scléreuses en forme de T, plus ou moins recourbées, à parois très épaisses ; pas de cristaux.

Les *feuilles de Phylliréa* (*Phyllirea angustifolia*) ont des stomates entourés par quatre ou cinq cellules annexes semblables aux autres, un parenchyme hétérogène symétrique avec deux rangs de cellules en palissade sous chaque épiderme, et des poils glanduleux à huit cellules en forme d'écusson ; pas de poils tecteurs ; pas de cristaux.

Usages. — Le Thé est connu et employé depuis un temps immémorial en Chine où il constitue la boisson ordinaire. Il a été importé en Europe vers le milieu du XVIIe siècle par les Hollandais et son usage s'est rapidement répandu. L'importance économique de cette plante est aujourd'hui considérable, ainsi qu'on peut s'en rendre compte par les chiffres de production et de consommation ci-après. Dans le monde entier, en 1895, la production du Thé a pu être évaluée à 1 050 millions de livres, dont 750 millions pour la Chine, 130 millions pour les Indes anglaises, 10 millions pour Java, 1 million pour l'Amérique et 159 millions pour le Japon. Quant à la consommation, elle a été de 134 millions de livres pour l'Angleterre, 78 millions pour la Russie, 1 million et quart pour la France, 160 millions pour l'Amérique, le restant, c'est-à-dire deux fois autant que les autres pays réunis, pour la Chine.

Grâce au tanin qu'il contient, le Thé est un médicament tonique et astringent; par la caféine, il est stimulant et diurétique comme le Café vert. On emploie l'infusion à l'extérieur comme collyre astringent. A l'intérieur, cette infusion (4 à 10 grammes p. 1 000) est fréquemment employée comme tonique et digestive dans les embarras gastriques ou intestinaux, comme diurétique léger chez les goutteux, très souvent comme stimulante. L'infusion doit être préparée en versant de l'eau bouillante sur les feuilles pour précipiter les matières albuminoïdes.

Depuis quelque temps, on consomme la *Fleur de Thé*, dont l'infusion est très aromatique et a une saveur agréable.

L'abus du Thé amène divers accidents (*théisme*) que l'on a fréquemment observés en Russie, en Angleterre et surtout en Chine : constipation opiniâtre, dyspepsie, amaigrissement, insomnie, prédisposition aux crises nerveuses, etc.

MATÉ*

Origine. — Le *Maté*, *Thé du Paraguay*, *Thé des missions*, *Yerba mate* (esp.) est une poudre assez grossière, préparée avec les feuilles et les jeunes sommités grillées de l'*Ilex paraguayensis*, arbuste de la famille des Ilicacées, qui croît spontanément dans les forêts d'une partie du Paraguay, des provinces brésiliennes de Matto-Grosso, Parana, Santa-Catharina, et du territoire argentin des Missiones. On l'a acclimaté avec succès en Espagne, en Portugal et au Cap.

Récolte. — Le meilleur moment pour la récolte du Maté est celui où le fruit est presque mûr ; on abat les branches, on les dépouille de leurs rameaux, et ceux-ci sont passés légèrement à travers un feu flambant. On les réunit ensuite en paquets et on les suspend pendant deux jours environ au-dessus d'un torréfacteur des plus primitifs, consistant en un tronc d'arbre dans lequel on entretient un petit feu de bois sec. Quand la dessiccation est complète, on bat les paquets au-dessus d'une peau de Bœuf, pour en faire tomber les feuilles ; celles-ci sont réduites en poudre grossière et emballées dans des peaux de Bœuf encore fraîches.

Dans certaines régions, on emploie des torréfacteurs en métal, semblables à ceux dont on se sert à Ceylan pour la préparation du Thé ; en outre, les feuilles sont concassées avec des moulins.

Le Maté brésilien est fourni par d'autres espèces d'*Ilex* : *I. theezans*, *I. amara*, *I. crepitans*, *I. Humboldtiana*, *I. ovalifolia*.

Caractères extérieurs. — Le Maté, tel qu'on le trouve dans le commerce, est constitué par une poudre grossière, vert brunâtre, dans laquelle on trouve des fragments plus gros, provenant des nervures des feuilles ou des rameaux. Il possède une odeur de tan.

La feuille de Maté (fig. 394) est oblongue-lancéolée, cunéiforme à la base, légèrement obtuse au sommet ; elle mesure de 7 à 10 centimètres de long sur 5 à 6 centimètres de large. Elle est glabre, lisse, coriace, de couleur vert brunâtre quand elle est sèche, dentelée peu profondément sur les bords. La nervure médiane est très proéminente à la face inférieure ; il en part, sous un angle de 45°, des nervures secondaires qui se rejoignent vers les bords de la feuille et donnent naissance à des nervures tertiaires qui s'anastomosent en un réseau à larges mailles.

Caractères histologiques. — Entre les deux épidermes dépourvus de poils, se trouve un parenchyme hétérogène asymétrique comprenant deux rangées de cellules en palissade à la face supérieure et un tissu lacuneux très lâche à la face inférieure ; plusieurs de ces cellules renferment des macles d'oxalate de chaux. La nervure médiane comprend un seul cordon ligneux arqué dont les deux extrémités sont très rapprochées ; il est entouré d'un liber parenchymateux et d'un péricycle constitué par un grand nombre d'îlots fibreux.

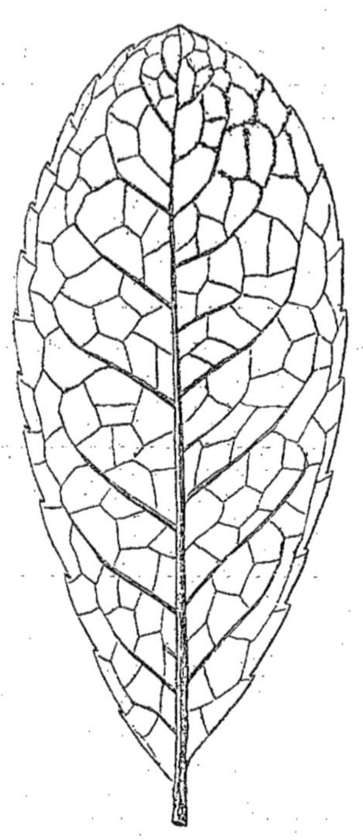

Fig. 394. — Feuille de Maté, grandeur naturelle (face inférieure).

Composition chimique. — Des drogues à caféine, c'est certainement le Maté qui a été le moins étudié. Il contiendrait environ 2 p. 100 de *caféine*, trouvée par Stenhouse, une faible quantité d'*essence*, 11 à 12 p. 100, d'un tanin auquel on a donné le nom d'*acide matétannique*, que Rocheleder et Kunz Krause ont considéré comme analogue à l'acide cafétannique du Café, 4 à 5 p. 100 de *matières albuminoïdes*, une petite quantité de *choline*, et une *résine* qui est purgative, mais qui ne se dissout pas dans l'infusion. Il donne 6 p. 100 de cendres.

Usages. — L'infusion de Maté constitue une boisson stimulante d'un usage journalier et devenu indispensable au Paraguay, dans la République Argentine, au Chili, au Pérou, en Bolivie et dans les provinces brésiliennes du Sud ; on évalue à 100 millions de kilogrammes la quantité de Maté qui est consommée annuellement dans ces contrées de l'Amérique du Sud. L'infusion (30 à 40 grammes p. 1000) se fait dans des calebasses, et le liquide est aspiré à l'aide d'un tube percé de trous qui empêchent les feuilles de passer ; elle possède une légère amertume qui n'a rien de désagréable, et un arome persistant, rappelant à la fois ceux du Thé, de la feuille d'Oranger et de la fleur de Tilleul.

Le Maté peut être utilisé comme dynamophore, stimulant l'activité cérébrale au même titre que le Café et le Thé, qu'il peut remplacer avec une grande économie et en présentant en outre cet avantage, qu'il provoque l'insomnie moins facilement qu'eux.

GRAINES DE COLA

Origine. — Les *Graines de Cola,* improprement appelées *Noix de Cola,* sont fournies par le *Cola acuminata* (fig. 395), bel arbre de la famille des Malvacées, ayant le port et l'aspect du Châtaignier, dont il dépasse de beaucoup la taille ; il existe à l'état spontané ou cultivé sur toute la côte occidentale d'Afrique comprise entre le 10e degré de latitude nord et le 5e degré de latitude sud, autrement dit sur toute la côte comprise entre le Rio-Nunez et le Congo. Cet arbre recherche les terrains humides et ne s'élève pas à plus de 300 mètres au-dessus du niveau de la mer.

Deux espèces de Noix de Cola sont l'objet d'un commerce actif sur les côtes africaines, entre le Sénégal et Angola : la *grande Noix de Cola,* appelée *Gnuru,* et la *petite Noix de Cola,* appelée *Kotofo,* moins estimée. Ces graines sont réduites à l'embryon ; celui-ci possède deux, rarement trois cotylédons dans la grande Noix, quatre, cinq ou six dans la petite. La grande Noix de Cola, rapportée jusqu'ici au *Cola acuminata* serait fournie par le *C. vera* et le *C. nitida* ; la petite Noix proviendrait du *C. Ballayi* et du *C. acuminata.*

Récolte et commerce. — Le *Cola acuminata* commence à donner une récolte vers l'âge de quatre ou cinq ans, mais c'est seulement vers dix ans qu'il est en plein rapport ; un seul pied peut alors donner une moyenne de 90 kilogrammes de graines par an. La récolte de la Noix de Cola se fait en deux fois chaque année ; elle est faite par des femmes qui enlèvent les graines de leurs follicules et les débarrassent de leur tégument. Pour les conserver fraîches, ce qui a une très grande importance auprès des nègres africains, on les place dans de grands paniers spéciaux au pays, faits d'écorces d'arbres et tapissés à l'intérieur avec des feuilles de *Bal* (*Sterculia cordifolia*) ; on fait déborder les Colas en un dôme au-dessus du panier, et on recouvre le tout de la même feuille de Bal qui, par son épaisseur, préserve les graines d'une

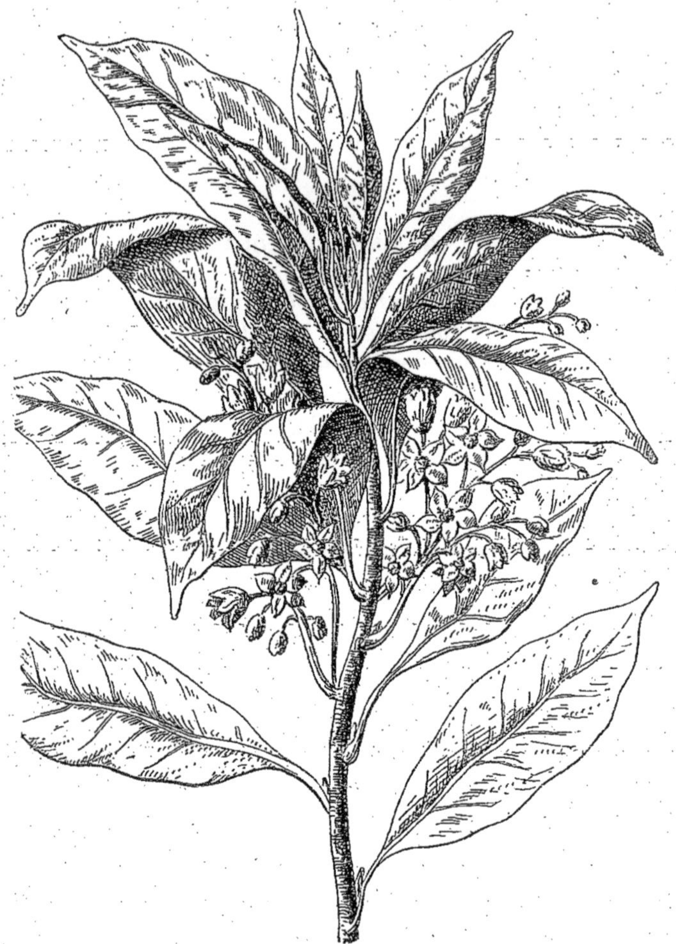

Fig. 395. — Rameau florifère de *Cola acuminata*.

évaporation rapide. Dans cet état, elles peuvent se conserver pendant un mois. Quand la Cola doit être conservée plus longtemps, il faut, tous les trente jours au moins, laver les graines dans l'eau fraîche et remplacer les premières feuilles de Bal par des nouvelles.

Ainsi emballées, les Noix de Cola sont expédiées dans les principaux centres de commerce. Autant que possible, elles se vendent à l'état frais ; mais, dès qu'elles commencent à se rider et à se dessécher, les marchands en achèvent la dessiccation au soleil et les réduisent par mouture en une poudre fine qui est encore très recherchée par les peuplades de l'intérieur. C'est en cet état que la Noix de Cola continue généralement son voyage au cœur de l'Afrique.

La valeur de cette graine augmente au fur et à mesure qu'on s'éloigne de Sierra-Leone, un de ses marchés principaux ; ainsi une seule graine, qui vaut à Gorée de 0 fr. 30 à 0 fr. 50 selon la saison, se vend sur les bords du Niger jusqu'à 5 francs pièce, et, dès qu'elle y devient un peu rare, par manque d'arrivage des caravanes, la même graine y est estimée la valeur d'un esclave. Dans ces pays, la Cola joue le rôle important de monnaie courante (échanges, cadeaux, ventes, etc.).

En dehors de la consommation sur place, qui est considérable, il se fait, depuis quelques années, un important commerce d'exportation pour l'Europe, le Brésil et les Indes hollandaises.

Le commerce est fait surtout par Gorée, Gambie, Porto-Novo, Cameroun, etc. Le marché le plus important est la ville de Lagos, dans le Soudan anglais, sur la Côte des Esclaves. Après elle, vient Freetown, capitale de la colonie de Sierra-Leone. La France possède des marchés importants à Dakar (Sénégal), Konakry (Guinée) et Porto-Novo (Dahomey).

Caractères extérieurs. — Les graines de Cola sont renfermées, au nombre de cinq à seize environ, sur deux rangs, dans un follicule oblong (A, B, fig. 396), coriace, bosselé à l'extérieur ; elles ont une forme très variable (C, E, F, G), suivant la situation qu'elles occupent dans le follicule. Elles sont recouvertes d'un tégument dont la couleur varie, dans le même follicule, depuis le jaune clair jusqu'au rouge rosé ; leurs dimensions sont en moyenne de 3 à 3,5 centimètres de longueur sur 2 centimètres de largeur. Chacune d'elles est uniquement constituée par deux cotylédons charnus (D) divisés en cinq à huit lobes irréguliers. Ce sont ces lobes qui, séparés, constituent la drogue commerciale. Quand les graines de Cola se dessèchent, elles prennent uniformément la même couleur rouge-rouille, quelle que soit leur couleur primitive. Si on a le soin de les stériliser à l'autoclave dans la vapeur d'alcool avant de les dessécher, elles restent blanches après la dessiccation, parce que l'oxydase est détruite. A l'état frais, elles ont une saveur astringente et légèrement amère, qui s'atténue beaucoup par la dessiccation.

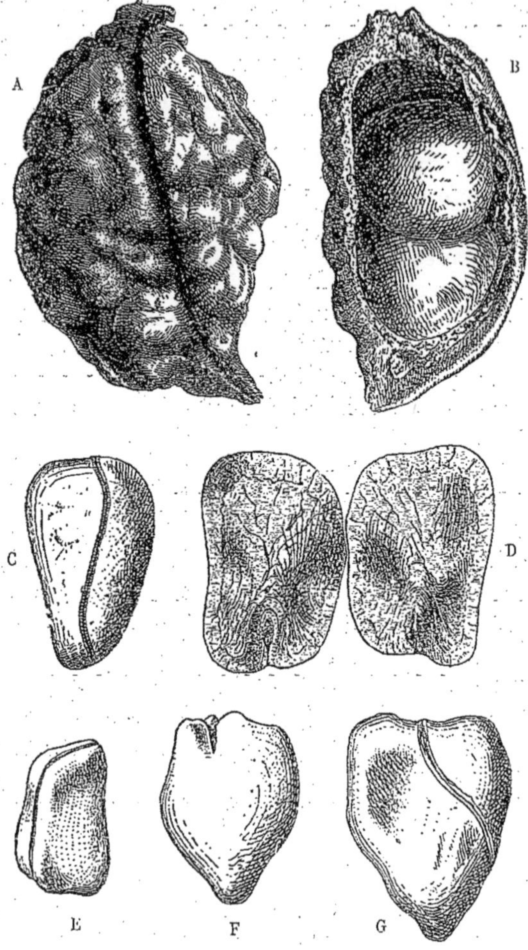

Fig. 396. — Fruit (A et B) et graines de *Cola acuminata*.

Caractères histologiques. — Le tégument de la graine est caractérisé par la présence de grosses glandes à mucilage et de macles d'oxalate de chaux; il renferme dans sa partie interne des faisceaux libéro-ligneux. Les cotylédons sont constitués par des cellules polygonales, à parois assez épaisses, renfermant un peu de matière grasse et gorgés de grains d'amidon volumineux rappelant, sauf la position et la forme du hile, les grains d'amidon de la Pomme de terre.

Composition chimique. — La Noix de Cola desséchée renferme de la *caféine*, 1,5 à 2,5 p. 100 ; de la *théobromine*, 0,023 p. 100; de la *Kolatine-caféine*, principe cristallisé découvert par M. Goris et existant seulement dans les Noix fraîches ou stérilisées; de la *Kolatine*, provenant de son dédoublement; du *tanin*, 1,618 p. 100; de la *matière grasse*, 0,585 p. 100 ; du *glucose*, 2,875 p. 100 ; de l'*amidon*, 33,754 p. 100 ; de la *gomme*, 3,040 p. 100; des *matières protéiques*, 6,761 p. 100, etc. On y a encore trouvé de la *phloroglucine* et de la *bétaïne*.

Quant au *rouge de kola* de MM. Heckel et Schlagdenhauffen et à la *kolanine* de Knebel, ils ont eu le même sort que l'acide cafétannique de Rocheleder. Ajoutons que la Noix de Cola fraîche renferme une *oxydase* qui, pendant la dessiccation, agit sur la kolatine qu'elle transforme en un « rouge » amorphe, insoluble, inactif. D'où la nécessité d'employer le produit frais ou stérilisé à l'autoclave avant la dessiccation.

Falsifications et essai. — On substitue à la vraie Noix de Cola, et on importe comme telle, un certain nombre de graines fournies par d'autres *Cola* (*C. lepidota*, *C. anomala*, etc.), ou par des plantes de la même famille (*Heritiera littoralis*) ou encore des graines appartenant à d'autres familles. Parmi celles-ci nous citerons : le *Cola male* ou *Cola amer*, graine du *Garcinia Cola*, plante de la famille des Guttifères qui croît aussi sur la Côte occidentale d'Afrique ; les graines du *Pentadesma butyracea*, arbre de la famille des Guttifères ; celles du *Dimorphandra excelsa*, Césalpiniée de la Guyane, et du *Lucuma mammosa*, plante de la famille des Sapotées, etc.

Quand ces graines sont entières, la substitution peut être révélée facilement ; aussi le pharmacien devra-t-il toujours acheter la Cola entière. Mais, si elles sont pulvérisées, le dosage de la caféine et l'examen microscopique seront absolument nécessaires.

Le dosage de la caféine pourra se faire, soit par le *procédé Grandval* et *Lajoux* (voy. p. 630), soit par le *procédé Léger*, avec une légère modification. La première partie de l'opération se fait comme pour le Café (voy. p. 632). Sur le résidu sec provenant de l'évaporation des 100 centimètres cubes de chloroforme, on verse 12 centimètres cubes d'un mélange d'acide chlorhydrique, 5 centimètres cubes, et d'eau, 10 centimètres cubes, et on agite. On filtre et on recueille 10 centimètres cubes de liquide filtré dans une boule à décantation portant un trait de jauge à 10 centimètres cubes. On ajoute un excès d'ammoniaque et 20 centimètres cubes de chloroforme ; on agite et on laisse déposer. La solution chloroformique est recueillie dans une seconde boule, puis la solution ammoniacale est épuisée par deux autres traitements avec, pour chacun, 20 centimètres cubes de chloroforme. On réunit toutes les liqueurs chloroformiques et on agite avec 2 centimètres cubes d'eau distillée ; on laisse déposer, on décante la solution chloroformique et on la distille en deux fois dans une fiole conique de 90 centimètres cubes, tarée. On sèche à l'étuve à 100° et on pèse. Le poids obtenu, multiplié par 12, donnera la quantité de caféine pour 100. Cette proportion ne devra pas être inférieure à 1,25.

Dans certains cas, l'*examen microscopique* peut fournir d'utiles renseignements. Ainsi l'embryon de la graine du *Garcinia Cola* présentera de grosses glandes sécrétrices gorgées de résine. Dans la graine du *Pentadesma butyracea*, les cellules renferment exclusivement de la matière grasse sous forme de corpuscules plus ou moins volumineux ; elles sont complètement dépourvues d'amidon. La graine de l'*Heritiera littoralis* renferme, comme la Noix de Cola, des grains d'amidon dans les cellules des cotylédons ; mais, tandis que les grains d'amidon de la Noix de Cola sont franchement ovoïdes avec un hile cruciforme et sont assez volumineux (16 à 24 μ), ceux de la graine de l'*Heritiera littoralis* sont polygonaux, pourvus d'un hile rayonné et sont de très petite dimension (8 μ).

Dans le cas de poudre faite avec des graines d'autres Colatiers, cet examen ne donnera pas de grands résultats.

Usages. — La Noix de Cola est l'excitant par excellence chez les peuplades africaines, et, à ce titre, comme le Café chez les Orientaux, elle est servie à tout propos et hors de propos ; elle apaiserait la faim et permettrait de supporter de grandes fatigues. On l'emploie surtout comme masticatoire, à l'état frais.

Par la caféine et la théobromine, la Noix de Cola agit sur le cœur comme un tonique puissant et régularise le pouls ; elle agit surtout par la kolatine-caféine qui est dissociée lentement par les sucs gastriques acides, un peu plus rapidement par les sucs intestinaux alcalins, d'où il résulte que son action n'est jamais aussi massive que celle de la caféine pure.

C'est en même temps un aliment d'épargne ; elle exerce son action modératrice sur la fatigue et l'essoufflement déterminés par de longues marches et des travaux pénibles ; aussi est-elle utilisée par les alpinistes et les bicyclistes.

Elle favorise la digestion en tonifiant les fibres lisses de l'estomac ; enfin, eu égard à sa richesse en tanin, elle donne de bons résultats dans le traitement de la diarrhée.

On administre la Noix de Cola, soit torréfiée, soit sous forme d'infusion préparée comme celle du Café ; on l'administre encore sous forme de teinture, d'*Extrait mou*, d'*Extrait fluide*, d'élixir et de *Vin*.

CACAO*

Origine. — Sous le nom de *Cacao*, on désigne la graine fournie principalement par le *Cacaoyer commun* (*Theobroma Cacao*), grand arbre de la famille des Malvacées, originaire du Mexique, du Brésil et des Antilles, et qui s'est répandu par la culture dans la Colombie et dans la plupart des pays tropicaux d'Afrique et d'Asie. Les centres de production les plus connus sont : Soconusco, au Mexique, et Esméralda, dans la République de l'Équateur. Après eux, il faut citer : Porto-Cabello, Guayaquil, Popayan, Surinam, Para et les Antilles.

D'autres espèces de Cacaoyers, exclusivement sauvages, telles que les *Theobroma guyanense*, *T. bicolor*, *T. sylvestre*, *T. ovalifolium*, et un certain nombre de variétés de ces espèces fournissent aussi des Cacaos, mais moins estimés que ceux du Cacaoyer commun.

Récolte et commerce. — Le fruit du Cacaoyer est une sorte de baie (fig. 397), de 15 à 25 centimètres de long sur 8 à 12 de large, vulgairement appelée *Cabosse*, à péricarpe épais, dur, coriace, recouvrant une pulpe jaunâtre, dans laquelle sont nichées de quinze à quarante graines empilées les unes sur les autres. On fait la récolte de ce fruit à toute époque de l'année, au fur et à mesure qu'il mûrit, et on en sépare les graines par deux procédés différents.

Dans certaines régions, et plus particulièrement aux Antilles et au Brésil, on ouvre les fruits, on en retire la pulpe et les graines, on entasse le tout dans un vase en terre et on laisse fermenter pour détruire la pulpe. Lorsque les graines se sont séparées de la pulpe devenue liquide, on les recueille et on les expose au soleil jusqu'à dessiccation. Les

Cacaos ainsi obtenus portent le nom de *Cacaos non terrés*.

Au Mexique, dans l'Amérique centrale et dans la Colombie, on procède autrement. Les graines sont mises en terre dans des tonneaux de bois ; elles subissent une fermentation qui enlève à l'amande la saveur âpre qu'elle possède. Quand la

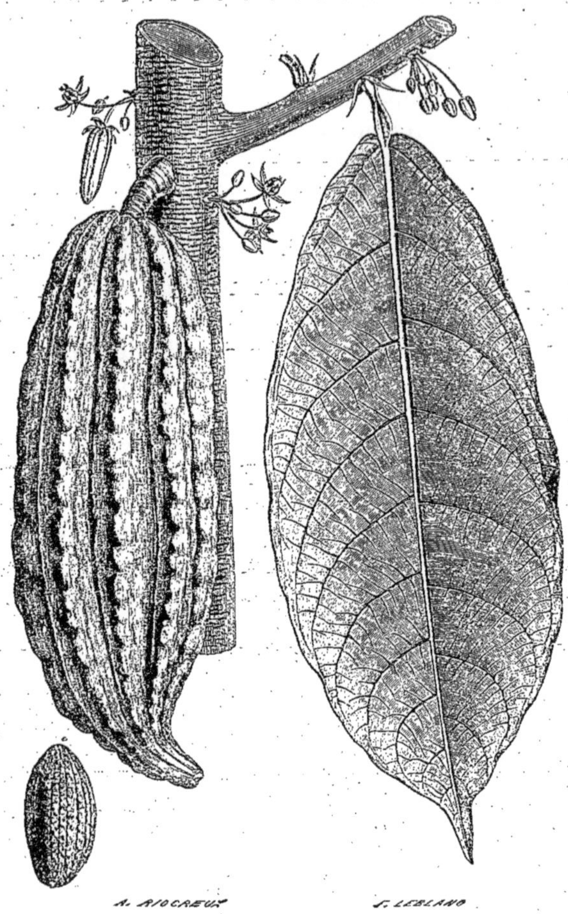

Fig. 397. — Cacaoyer commun ; a, une graine isolée.

fermentation est terminée, on retire les graines et on les fait sécher : ce sont les *Cacaos terrés*, plus estimés que les précédents pour la préparation du *Chocolat*.

On connaît un grand nombre de sortes commerciales dénommées d'après leur provenance. Aux Cacaos terrés se rapportent les *Cacaos Caraque*, *Soconusco*, *Trinitad*, *Mara-*

caïbo, *Guayaquil*, *Esméralda*, *Colombie*, *Martinique*, *Guatémala*, etc. ; parmi les Cacaos non terrés, il faut citer les *Cacaos Maragnan*, *Para*, *Bahia*, *Brésil*, *Cuba*, *Haïti*, *Jamaïque*, etc.

Caractères extérieurs. — Les graines de Cacao ont une forme ovoïde, aplatie, tronquée à l'extrémité inférieure et mesurant de 2 à 2,5 centimètres de longueur sur 1 à 1,5 centimètre de largeur. La surface est tantôt lisse, luisante et colorée en brun rougeâtre (Cacaos non terrés) ; tantôt, au contraire, elle est rugueuse, terne et colorée en gris terreux (Cacaos terrés). L'extrémité tronquée porte une cicatrice ovale et rugueuse qui correspond au hile. Il en part un raphé qui remonte le long d'un des bords de la graine, aboutit à l'extrémité opposée et s'y épanouit en faisceaux qui se répandent sur les deux faces. Le tégument est cassant et adhère plus ou moins intimement à l'amande ; celle-ci est constituée par un embryon entouré d'une mince couche d'albumen formant une membrane incolore, friable, pénétrant dans la substance des cotylédons et les divisant en plusieurs lobes. Elle se compose de deux cotylédons de couleur brune, noirâtre ou violacée ; la face plane de chaque cotylédon est couverte de crêtes saillantes, séparées par des sillons irréguliers, s'engrenant avec les sillons et les anfractuosités correspondantes de la face interne de l'autre cotylédon. Odeur peu prononcée ; saveur légèrement amère et faiblement aromatique.

Caractères histologiques. — Le tégument de la graine comprend de dehors en dedans : 1° une enveloppe externe (*ep*, fig. 398) composée d'un rang de cellules recouvertes par une cuticule assez épaisse ; 2° une couche moyenne (*t.m*), comprenant plusieurs assises de cellules polyédriques, à membrane brunâtre, et renfermant vers l'extérieur de grosses glandes à mucilage (*c.m*), formées généralement par la fusion de plusieurs cellules, souvent encore séparées par une paroi très mince ; on trouve aussi dans cette enveloppe les faisceaux libéro-ligneux du tégument (*f. l. b*) ; 3° une couche scléreuse (*scl*) formée d'un seul rang de cellules épaissies en fer à cheval ; 4° une couche interne (tégument interne) (*t. i*) formée de plusieurs rangées de cellules, à parois minces, très aplaties et allongées tangentiellement. Au-dessous, on trouve l'albumen (*alb*) constitué par deux ou trois rangées de cellules, sauf dans les points où il pénètre dans les anfractuosités des cotylédons sous forme d'une masse triangulaire qui va diminuant d'épaisseur et finit par constituer une membrane très mince, composée de cellules très irrégulières. La première assise de l'albumen (*c.gr*) renferme des cristaux de matière grasse dans presque toutes ses cellules ; on en rencontre aussi dans les masses triangulaires, en

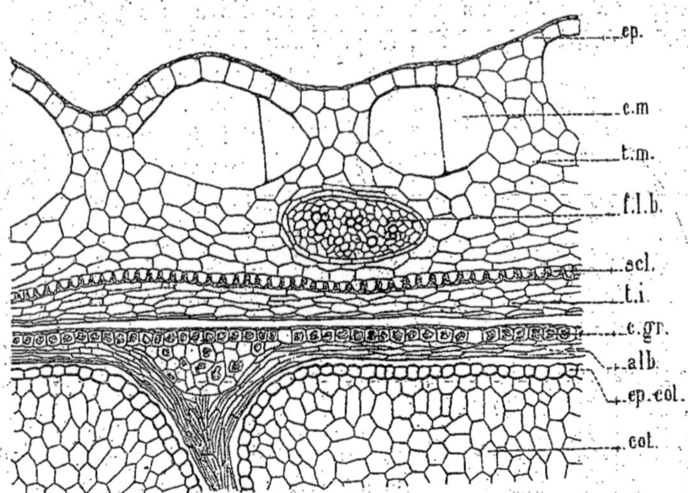

Fig. 398. — Coupe de la graine de Cacao.

même temps d'ailleurs que des cristaux de théobromine.

Les cotylédons (*cot*) sont recouverts par un épiderme très mince (*ep. cot*), formé d'un seul rang de cellules polygonales

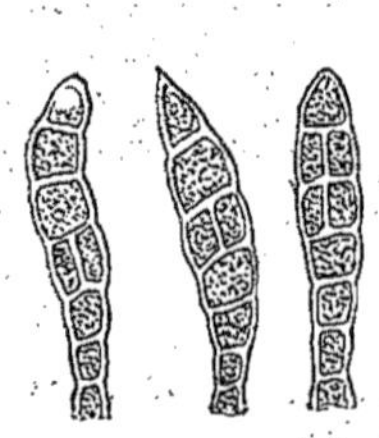

Fig. 399. — Poils de l'épiderme cotylédonaire du Cacao.

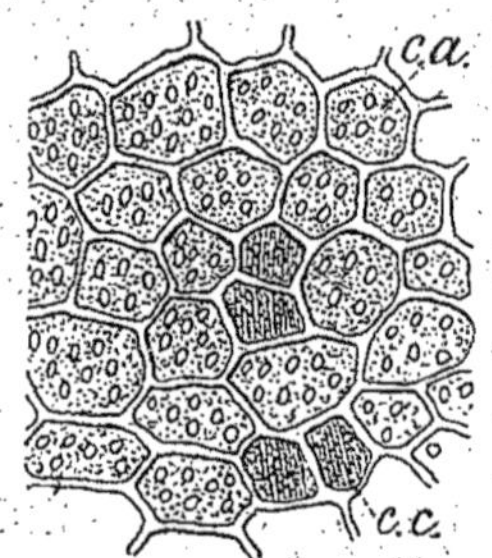

Fig. 400. — Fragment de la coupe d'un cotylédon de Cacao.

et portant de loin en loin des poils glanduleux massifs, pluricellulaires (fig. 399), renfermant une matière brunâtre, que l'on a souvent désignés sous le nom de *Corpuscules* ou *Cellules de Mitscherlich*. Ces cotylédons offrent des cellules polygonales à parois minces, dont un certain nombre (*c. c*, fig. 400) se distinguent par leur coloration brune due à un pigment particulier connu sous le nom de *Rouge de Cacao*, tandis que les autres (*c.a*) renferment du *Beurre de Cacao* à l'état d'émulsion, et d'autres enfin des granules de substance protéique et des grains d'amidon. Celui-ci se présente en grains très petits (4 à 8 μ), arrondis ou irrégulièrement ovoïdes, rarement isolés, le plus souvent groupés par deux ou par trois.

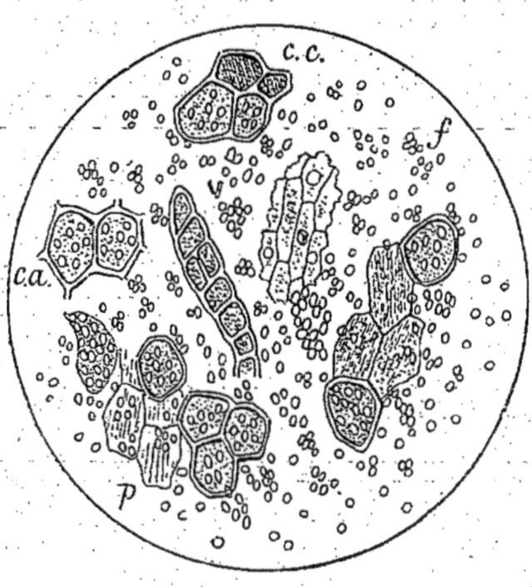

Fig. 401. — Éléments de la poudre de Cacao.

Les poudres commerciales de Cacao ne doivent renfermer que les éléments de l'amande et quelques fragments du tégument (fig. 401).

Composition chimique. — Le Cacao renferme de la *matière grasse* (44 à 48 p. 100), de l'*amidon* (19 à 26 p. 100), des *matières albuminoïdes* (12 à 14 p. 100), du *Rouge de Cacao* ou *Cacaonine* de Schweitzer, de la *Théobromine* (1,20 à 1,80 ou 2 p. 100), et une faible proportion de *caféine* (0,16 p. 100). Görte, puis Polstorff y ont aussi trouvé de la *choline*.

La *Théobromine* $C^7H^8Az^4O^2$ est une substance blanche cristalline, neutre, légèrement amère, très peu soluble dans l'eau, l'alcool et l'éther, soluble dans l'ammoniaque. Elle se sublime sans fondre vers 290° ; vers 240°, l'acide chlorhydrique étendu la transforme en acide carbonique, ammoniaque, méthylamine, acide formique et sarcosine. E. Fischer en a fait la synthèse en traitant la xanthine plombique par l'iodure de méthyle :

$$\underset{\text{Xanthine plombique.}}{C^5H^2PbAz^4O^2} + 2CH^3I = \underset{\text{Théobromine.}}{C^5H^2(CH^3)^2Az^4O^2} + PbI^2$$

La théobromine est une diméthylxanthine, et par conséquent l'homologue inférieur de la caféine. Sa formule de constitution est la suivante :

```
     HAz——CO
    /      |
CO<        C.Az.CH3
    \      ||    >CH
CH3.Az——C - Az
```

La *Cacaonine* $C^{66}H^{76}Az^4O^{15}$ serait un corps de nature glucosidique qui se dédoublerait en 6 molécules de glucose, 1 molécule de théobromine et 1 molécule de « rouge ».

Falsifications et essai. — Le Cacao constitue la base de deux produits commerciaux qui jouent un rôle important comme aliment stimulant : la *Poudre de Cacao* et le *Chocolat* qui est un mélange de Cacao broyé et de sucre, à parties égales, additionné le plus souvent d'aromates (Vanille ou Cannelle).

Comme tous les produits alimentaires, ceux-ci sont souvent falsifiés. Les falsifications consistent dans l'addition de *matière amylacée*, dans la *suppression totale du beurre* et l'*addition de matière grasse étrangère*, dans l'addition de *coques de Cacao*, de *tourteau d'Amande*, de *sciure de bois*, etc. L'examen microscopique et l'analyse chimique permettront de déceler ces diverses falsifications.

1. Analyse chimique. — L'analyse chimique comporte les opérations suivantes : 1° dosage des matières grasses ; 2° dosage et composition des cendres ; 3° dosage du sucre ; 4° dosage de l'amidon ; 5° dosage de la cellulose ; 6° dosage des matières albuminoïdes ; 7° dosage de la théobromine.

Le *dosage de la matière grasse* est un des éléments les plus importants dans l'analyse des Chocolats qui doivent renfermer en moyenne 25 p. 100 de beurre de Cacao. Mais il ne suffit pas d'en noter le poids; il faut aussi rechercher si le beurre de Cacao n'a pas été remplacé par une matière grasse étrangère.

On épuise 5 grammes de l'échantillon au Soxhlet par l'éther pendant quatre heures, on évapore celui-ci, on sèche à l'étuve à 100° et on pèse. Pour révéler la présence des huiles ou des graisses étrangères, on prend le point de fusion de la matière grasse obtenue, mais seulement trois jours après l'extraction, car ce n'est qu'au bout de ce temps que le point de fusion est constant. Le beurre de Cacao pur fond à 32° ; additionné de graisses animales ou d'huiles végétales, il aura un point de fusion notablement plus bas ; celui-ci sera plus élevé dans le cas d'addition de suif.

On peut aussi examiner la matière grasse obtenue à l'oléoréfractomètre. La déviation du beurre de Cacao étant de — 19°, on obtiendra un écart plus ou moins considérable dans le cas de la présence d'une matière grasse étrangère.

Pour faire le *dosage des cendres*, on incinère 5 grammes de produit et on pèse le résidu. Il est de 2 p. 100 en moyenne pour le Chocolat et de 3,5 à 4 p. 100 au plus pour le Cacao. Une augmentation de poids indiquera l'addition de matières minérales. Si la poudre de Cacao a été additionnée de carbonates alcalins, pour éviter que le Cacao, lorsqu'on le délaie dans l'eau chaude, ne laisse remonter des gouttelettes huileuses (*Cacaos solubles*), la proportion de cendres sera plus élevée. On les reprend alors par l'eau et on titre l'alcalinité. Dans les Cacaos purs, celle-ci est de 0,5 à 0,6 p. 100 ; elle peut, dans le cas contraire, atteindre 3 et 4 p. 100.

Pour le *dosage du sucre*, on épuise par l'eau bouillante les 5 grammes de Chocolat débarrassés de la matière grasse dans le dosage du beurre de Cacao. On continue cet épuisement pendant deux ou trois heures. Au bout de ce temps, l'eau a entraîné tout le sucre avec une partie du rouge de Cacao qui colore la liqueur. On ajoute goutte à goutte une solution étendue de sous-acétate de plomb jusqu'à cessation de précipité. On filtre ; on lave le précipité à plusieurs reprises ; on précipite l'excès de plomb par une solution saturée de carbonate de sodium et on complète le volume à 250 centimètres cubes. Cette liqueur contient le sucre et le glucose.

Pour doser le glucose, on prend 100 centimètres cubes de liqueur sucrée et 1 centimètre cube de liqueur cupro-alcaline. Si, après affusion des 100 centimètres cubes, la liqueur cupro-alcaline est encore bleue, on pourra considérer la quantité de glucose comme négligeable.

Pour doser le sucre de Canne, on prélève sur le reste de la liqueur 50 centimètres cubes correspondant à 1 gramme de Chocolat. On sature exactement à chaud par de l'acide chlorhydrique à 5 p. 100 ; puis on ajoute 1 centimètre cube de ce même acide et on fait bouillir pendant quelques instants pour intervertir. On neutralise la liqueur par un excès de carbonate de sodium, on complète avec de l'eau distillée à 100 centimètres cubes. On dose le sucre interverti ; s'il y a lieu, on retranche du chiffre trouvé le poids du glucose, et la différence, multipliée par 0,95, donne la proportion de sucre de Canne pour 100.

Le *dosage de l'amidon* devra se faire lorsque l'examen microscopique aura révélé la présence d'amidon étranger dont on se propose de déterminer la proportion.

On épuise 5 ou 10 grammes de matière par l'éther, puis à froid par de l'eau et enfin par de l'alcool faible pour enlever les matières grasses, le sucre et les matières réductrices ; puis on transforme l'amidon en glucose par ébullition du résidu dans 50 centimètres cubes d'eau additionnés de 1 centimètre cube d'acide chlorhydrique. Après neutralisation, on filtre, on défèque, et on dose le glucose; de la quantité trouvée, on déduit la quantité d'amidon, en multipliant le résultat obtenu par 0,9.

La poudre de Cacao ne doit pas donner un chiffre supérieur à 4 p. 100 et le Chocolat, 2 p. 100. Toutefois on tolère l'addition de 3 à 4 p. 100 d'amidon destiné à donner aux décoctions une consistance plus grande exigée par certains consommateurs.

Le *dosage de la cellulose* est un bon moyen pour reconnaître la présence de coques de Cacao ajoutées. Il pourra se faire assez simplement en tarant le filtre sur lequel on jette la liqueur de l'opération précédente, après qu'on l'a neutralisée. On lave le résidu à l'eau, à l'alcool, à l'éther, on sèche et on pèse. Le filtre et son contenu sont incinérés et le poids des cendres obtenues est déduit du résultat de la pesée. Le Cacao pur renferme en moyenne 2,50 p. 100 de cellulose; les coques de Cacao en contiennent de 16 à 18 p. 100.

Le *dosage des matières albuminoïdes* a de l'importance pour rechercher l'addition du tourteau d'Arachide.

On dose l'azote total; on en retranche l'azote de la théobromine; la différence, multipliée par 6,25, donne la proportion de matières albuminoïdes. Elle est de 8 p. 100 pour le Chocolat, de 16 p. 100 pour le Cacao et de 45 à 47 p. 100 pour le tourteau d'Arachide.

Le *dosage de la théobromine* pourra se faire par le procédé *Maupy*, qui est d'une exécution très simple, tout en étant très exact.

On introduit dans un flacon 5 grammes de Cacao finement broyé avec 50 grammes d'éther de pétrole ou de ligroïne; on bouche et on laisse en contact pendant vingt-quatre heures en agitant de temps en temps. On jette le tout sur un filtre et on sèche la poudre. Ainsi débarrassé de la matière grasse, le Cacao est trituré avec 2 grammes d'eau distillée, puis introduit encore humide dans un petit matras avec 20 grammes du mélange suivant : phénol pur cristallisé, 15 grammes; chloroforme, 85 grammes. On adapte à un réfrigérant à reflux, et le chloroforme est maintenu à l'ébullition pendant une heure. Après refroidissement, on filtre. Le résidu extrait du filtre est soumis à deux décoctions successives d'une demi-heure avec 15 grammes de chloroforme pur chaque fois. On réunit les liqueurs chloroformiques et on les distille ; la distillation achevée, on maintient le récipient dans l'eau bouillante, pendant au moins une demi-heure, pour se débarrasser des dernières traces de chloroforme énergiquement retenues par le phénol. Après refroidissement, on ajoute 40 grammes d'éther à 65°B. ; on agite et on laisse au repos pendant six heures. La théobromine se précipite, tandis que la caféine, les matières colorantes et les dernières traces de matière grasse restent en solution. On décante l'éther, on recueille le précipité de théobromine sur un filtre, et on le lave avec quelques centimètres cubes d'éther pour le débarrasser complètement du phénol ; on sèche le filtre et on pèse.

Pour doser la théobromine dans le Chocolat, on râpe ou l'on broie 10 grammes de ce produit, et on les traite par 60 grammes d'éther de pétrole pour enlever la matière grasse. La poudre, ainsi dégraissée, est délayée avec 4 grammes d'alcool à 70° et le dosage est continué, comme s'il s'agissait de 5 grammes de Cacao.

2. Examen microscopique. — Pour faire l'examen microscopique du Cacao en poudre, on montera avec cette poudre, préalablement lavée à l'éther, des préparations dans l'eau, dans l'eau iodée et dans la glycérine acétique. Pour le Chocolat, on en réduira une certaine quantité en poudre que l'on lavera à l'éther, puis à l'eau qui enlèvera le sucre ; le résidu sera examiné dans l'eau.

Les *fécules* ajoutées à la poudre de Cacao ou au Chocolat seront facilement reconnues, car toutes sont plus volumineuses que la fécule de Cacao, sauf l'amidon de Riz qui se distinguera facilement à la forme polyédrique de ses grains. De plus, elles se coloreront nettement en bleu par l'iode, tandis que l'amidon du Cacao se colore en violet.

L'addition des *coques de Cacao* sera dévoilée par la présence des cellules brunes polyédriques de la portion moyenne du tégument (*p*, fig. 402), par les cellules à parois minces de la portion interne (*tg*), par les trachées (*b*) et par les cellules scléreuses allongées (*c.sc*).

L'addition de *tourteau d'Amande* montrera les cellules des cotylédons de l'Amande (*co*, fig. 403) qui ressemblent à celle des cotylédons du Cacao, mais qui renferment des grains d'aleurone, et non des grains d'amidon ; elles ne se coloreront donc pas en violet par l'eau iodée. De plus, les cellules scléreuses ponctuées du tégument de l'Amande (*c.sc*) sont caractéristiques de cette fraude.

Dans le cas du *tourteau d'Arachide*, on remarquera des débris du tégument extérieur qui est formé de cellules à sculptures internes très prononcées, formant un carrelage des plus typiques. En outre, les cellules des cotylédons ne renferment pas d'amidon.

Dans le Chocolat, on rencontrera, en plus des éléments de la poudre de Cacao, quelques fragments colorés en brun, provenant de la Vanille qui a servi à l'aromatiser.

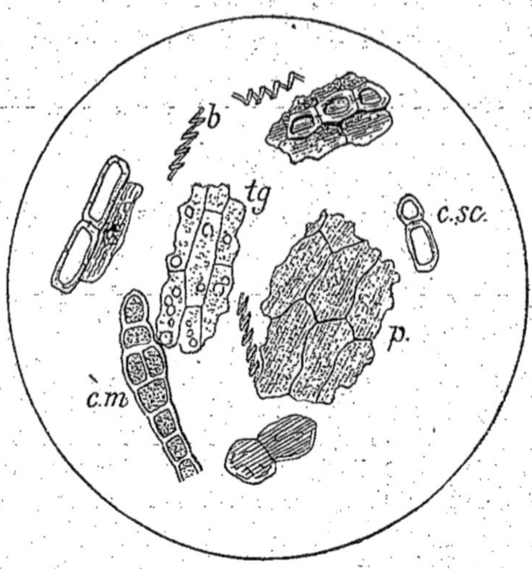

Fig. 402. — Éléments de la poudre de coques de Cacao.

Usages. — Le Cacao est un analeptique puissant; il entre dans la composition de certains vins toniques et fait la base de certaines liqueurs.

Le Cacao est surtout consommé sous forme de *Chocolat*; celui-ci constitue un excellent aliment réparateur par la matière grasse et le sucre qu'il renferme. Il sert en médecine à masquer la saveur de certains médicaments et est employé comme excipient dans la préparation de certaines pastilles médicinales.

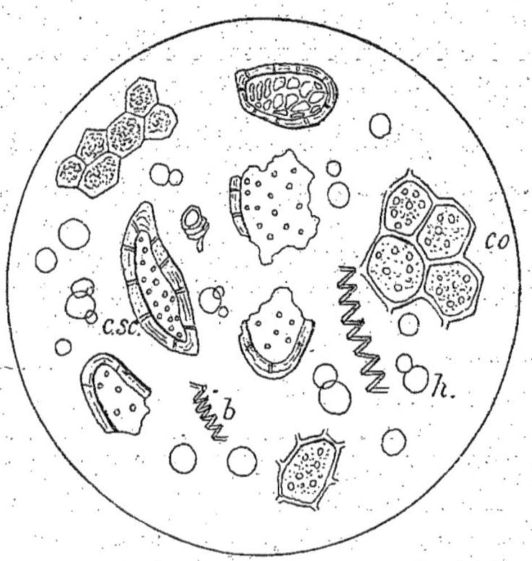

Fig. 403. — Élements de la poudre de tourteau d'Amande.

La théobromine, très peu toxique pour l'homme comme

pour les animaux, est indiquée comme diurétique dans les hydropisies cardiaques et dans les scléroses cardiaques avec sclérose rénale. En raison de son insolubilité, on l'administre sous forme de cachets de 0gr,50, à la dose de 2 à 4 grammes par jour. Quand le médicament est mal toléré par l'estomac, on ajoute 0gr,25 de phosphate de soude dans chaque cachet.

FAMILLE 2. — PAPAVÉRIQUES

Cette famille comprend les drogues fournies surtout par la famille des Papavéracées ayant des propriétés narcotiques dues à la morphine ou à des alcaloïdes voisins.

FEUILLES DE PAVOT

Origine. — Les *Feuilles de Pavot* proviennent du *Pavot somnifère* (*Papaver somniferum* var. *album.*) (fig. 404), plante de la famille des Papavéracées, originaire d'Orient, mais qu'on cultive en grand en Perse, en Égypte, dans l'Asie Mineure comme Pavot à Opium, et en Europe pour les capsules.

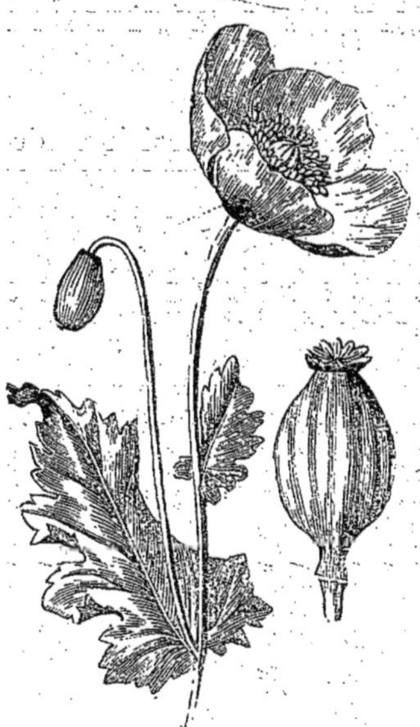

Fig. 404. — Pavot somnifère.

Caractères extérieurs. — Les feuilles de Pavot sont de forme variable : les inférieures oblongues, profondément pinnatiséquées, avec segments aigus plus ou moins dentés; les supérieures, plus larges, cordées, auriculées à la base, subamplexicaules, non pinnatiséquées, mais irrégulièrement dentées. Toutes ces feuilles sont lisses, luisantes, ondulées, d'un vert grisâtre, ou glauques; ou les inférieures, pourvues de poils. Odeur narcotique sur le frais, à peu près nulle après dessiccation; saveur amère.

Composition chimique. — La composition chimique des feuilles de Pavot n'a pas été sérieusement étudiée jusqu'ici ; il est infiniment probable qu'elles doivent renfermer une certaine quantité de morphine ou d'alcaloïdes voisins à propriétés calmantes.

Usages. — Les feuilles de Pavot entrent dans la composition de l'*Huile de Jusquiame composée* et de la *Pommade de bourgeons de Peuplier*.

CAPSULES DE PAVOT

Origine. — Les *Capsules* ou *Têtes de Pavot* sont fournies par la même espèce qui donne les feuilles, le *Papaver somniferum* var. *album*.

Caractères extérieurs. — Ces capsules (fig. 405) ont une forme générale ovoïde ou globuleuse, mesurent 7 à 12 centimètres de hauteur sur 6 à 8 centimètres de diamètre, et sont surmontées par un stigmate pelté, en forme de disque radié, à lobes courts et nombreux (de 10 à 20) et obtus ou un peu aigus. Elles sont portées par un pédoncule court qui se continue avec l'axe dont elles sont séparées par un bourrelet annulaire. La surface est de couleur gris jaunâtre, souvent piquetée de brun; elle est coriace, cassante, d'aspect parcheminé.

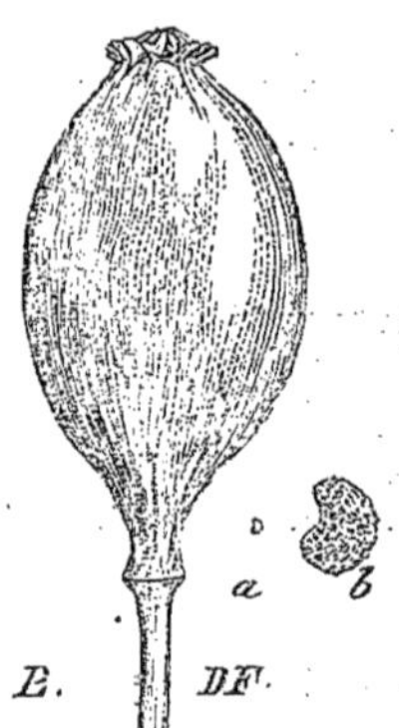

Fig. 405. — Capsule de Pavot. — a, graine; b, la même grossie.

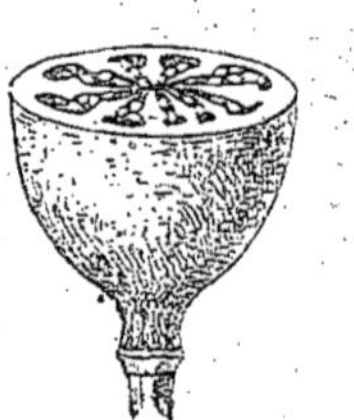

Fig. 406. — Capsule de Pavot coupée transversalement.

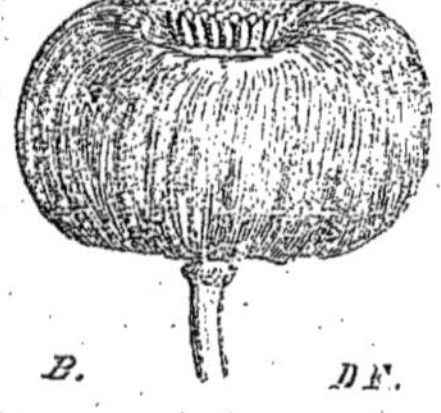

Fig. 407. — Capsule de Pavot, forme déprimée.

Une seule loge existe dans le fruit du Pavot (fig. 406), mais il se détache de sa paroi autant de lames placentaires, verticales, saillantes, qu'il y a de rayons au disque stigmatique; ces lames sont minces, légèrement grisâtres, faciles à rompre et couvertes d'un grand nombre de petites graines réniformes, réticulées à la surface (*a*, *b*, fig. 405). L'odeur narcotique qu'exhalent ces capsules à l'état frais disparaît par la dessiccation; leur saveur est mucilagineuse.

Ontre la forme de capsule que nous venons de décrire, et qui est la plus répandue, on trouve assez souvent dans le commerce des capsules fortement aplaties sur leur partie supérieure et inférieure (fig. 407); elles proviennent d'une forme particulière (var. *depressa*) cultivée en France, surtout dans les environs de Paris.

Caractères histologiques. — Le tissu compris entre l'épiderme externe (*ep*, fig. 408) et l'épiderme interne est constitué par un parenchyme (*pa*) qui renferme de la chlorophylle avant la maturité de la capsule. Dans ce parenchyme, on trouve des petits faisceaux, rameux. De plus, en face de chaque lame placentaire, on trouve toujours un faisceau libéro-ligneux volumineux (*f.lb*) accompagné de deux ou trois faisceaux plus petits, renfermant les uns et les autres de gros vaisseaux à latex libériens. Ces faisceaux vont directement de la base au sommet sans présenter d'anastomose directe avec les faisceaux des lames placentaires voisines ; mais, de distance en distance, il en part, en direction perpendiculaire, des faisceaux secondaires qui se ramifient à l'infini, et s'anastomosent entre eux et avec les branches des faisceaux secondaires partant des faisceaux primaires voisins (*v*); ces ramifications renferment aussi dans leur liber des vaisseaux laticifères (*la*).

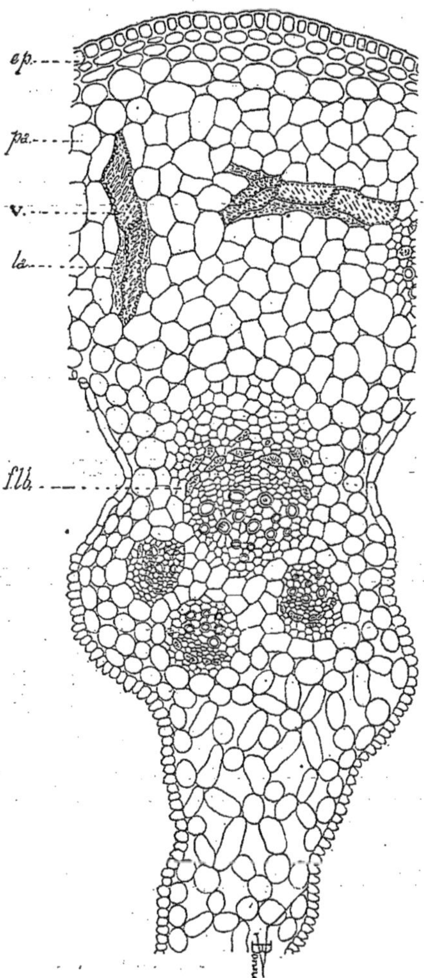

Fig. 408. — Coupe transversale de capsule de Pavot passant par une cloison placentaire.

Les réactions microchimiques ont permis de démontrer que les alcaloïdes que l'on trouvait dans la capsule de Pavot étaient localisés dans les laticifères, dans l'épiderme externe de la capsule et du pédoncule et dans les cellules externes des stigmates.

Composition chimique. — Les Capsules de Pavot renferment un certain nombre d'alcaloïdes, dont la proportion, pour quelques-uns tout au moins, diminue au fur et à mesure que la maturité progresse. On a signalé la présence de la *morphine*, de la *narcotine*, de la *narcéine*, de la *papavérine*, de la *papavéramine*, de la *rhœadine* et peut-être de la *codéine*.

Usages. — Les capsules de Pavot sont journellement usitées, dans la médecine populaire des enfants, comme sédatives ; on les emploie surtout en décoction. Leur usage n'est pas sans danger, en raison de ce fait que leur teneur en alcaloïdes est des plus variables ; aussi a-t-on signalé de nombreux cas d'intoxication.

PÉTALES DE COQUELICOT

Origine. — Les *Pétales de Coquelicot* proviennent de la fleur du *Coquelicot* (*Papaver Rhœas*) (fig. 409), Papavéracée très commune dans les moissons de presque toute l'Europe qu'elle émaille en été de ses tons rouge vif. On le retrouve en Asie Mineure.

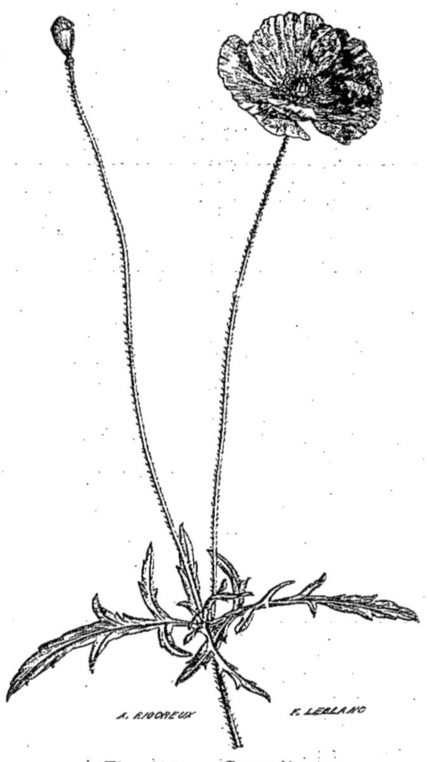

Fig. 409. — Coquelicot.

La récolte de ces fleurs se fait en juillet et en août ; on les sèche très rapidement au soleil ou à l'étuve ; si la dessiccation est trop lente, ils noircissent ou se décolorent.

Caractères extérieurs. —Ces pétales sont cunéiformes, elliptiques transversalement, d'un beau rouge violet, tachetés de noir à la base, à onglet très court, minces et lisses; par dessiccation, ils deviennent couleur lie de vin. Ils sont rarement isolés, ordinairement réunis en petits paquets plissés. Odeur faible; saveur mucilagineuse, légèrement amère.

Composition chimique. — Les pétales de Coquelicot renferment une faible proportion d'un alcaloïde, la *Rhœadine*, qui serait surtout dans les sépales et dans l'ovaire, qu'on a le tort de ne pas récolter; ils contiennent, en outre, du *mucilage*, de la *gomme*, du sucre et deux matières colorantes acides: l'*acide rhœadique* et l'*acide papavérique*.

Usages. — On attribue à ces pétales des propriétés légèrement narcotiques. Ils entrent dans les *Espèces pectorales*, dans le *Sirop d'Ipécacuanha composé* et, à titre de colorant surtout, dans l'*Acide sulfurique alcoolisé* (*Eau de Rabel*).

OPIUM DE SMYRNE

Origine. — L'*Opium* est le suc concrété obtenu par incision des capsules encore vertes du *Pavot somnifère* (*Papaver somniferum*), espèce originaire d'Orient, mais cultivée dans un certain nombre de régions chaudes et tempérées.

On en cultive surtout trois variétés: le *Papaver somniferum* var. *album*, cultivé en Perse et dans l'Inde; le *P. somniferum* var. *glabrum*, surtout cultivé en Asie Mineure et en Égypte; enfin, dans le Péloponèse, en Corse et aux îles d'Hyères, on cultive le *P. somniferum* var. *setigerum*, qui est une forme sauvage.

La culture du Pavot à Opium a été pendant longtemps réservée à l'Asie Mineure; mais, comme cette plante produit partout du suc laiteux, la récolte de l'Opium est possible dans tous les pays où peut venir le *Papaver somniferum*. C'est ainsi qu'on a pu en récolter en Europe, en Algérie, dans l'Amérique du Sud, en Australie, etc.; mais la main-d'œuvre, trop élevée dans ces pays, empêche la concurrence avec les Opiums d'Asie.

On connaît un certain nombre de variétés commerciales de ce produit, mais il sera ici surtout question de l'Opium de Smyrne, qui est la sorte officinale et la plus communément répandue dans le commerce européen. Cet Opium provient d'un grand nombre de localités d'Asie Mineure situées les unes vers la mer Noire, les autres au centre de la péninsule; les premières l'exportent par Constantinople, les secondes par Smyrne. Il est surtout fourni par le *Papaver somniferum* var. *glabrum*.

Récolte. — La plante fleurit de mai à juillet ; l'extraction de l'Opium commence quelques jours après la chute des pétales, quand les fruits ont environ 3 centimètres et demi de diamètre. Dans ce but, on fait sur les capsules de Pavot de une à trois incisions spiralées ou transversales, *très superficielles*, au moyen d'un couteau ordinaire ou spécial. Ces incisions sont faites le soir au coucher du soleil ; le suc se concrète pendant la nuit et forme des larmes que l'on recueille le lendemain matin avec un couteau préalablement mouillé avec de la salive ou de l'huile pour prévenir l'adhérence de l'Opium à la lame. Ces larmes sont réunies en masses plus ou moins volumineuses que l'on enveloppe dans des feuilles de Pavot et que l'on abandonne pendant quelque temps à la dessiccation à l'ombre. Ces petits pains sont ensuite achetés par des marchands ou des courtiers ; ils sont malaxés et on en forme des masses plus volumineuses, à peu près toutes égales entre elles, qu'on enveloppe de feuilles et que l'on envoie aux marchés de Smyrne et de Constantinople, roulées dans des fruits de *Rumex* pour empêcher l'adhérence des pains entre eux et le développement des moisissures.

La mise en pains n'a pas lieu avant le mois de septembre, pour donner à la morphine le temps de se former. Le suc frais, en effet, ne renfermerait pas de morphine, mais un alcaloïde à réactions différentes ; la morphine ne se formerait que pendant la fermentation. Au bout de huit jours, l'Opium en renferme des traces ; au bout d'un mois, il en contient de 5 à 8 p. 100, et ce n'est qu'au mois d'août qu'il titre de 8 à 11 p. 100 de cet alcaloïde. La quantité annuellement exportée est de 500 000 kilogrammes environ.

L'Opium apporté au marché de Smyrne est beaucoup plus estimé que celui du marché de Constantinople, parce que, à Smyrne, s'exerce une surveillance spéciale sur la vente qui ne se fait pas à Constantinople. Des experts assermentés apprécient par un examen sommaire, mais suffisant, la qualité des produits livrés au commerce et séparent les pains mauvais des pains reconnus bons. C'est ce produit qui arrive en Europe sous le nom d'*Opium de Smyrne*.

Quant à l'*Opium de Constantinople*, il pourrait avoir la

même valeur commerciale que celui de Smyrne, s'il n'était soumis à de nombreuses falsifications que facilite l'absence de tout contrôle.

Caractères extérieurs. — L'*Opium de Smyrne* arrive dans le commerce en masses ovoïdes plus ou moins dures, assez irrégulières, généralement aplaties et de poids variable (de 300 à 1 000 grammes). Leur surface, portant les restes plus ou moins volumineux de feuilles de Pavot, est recouverte d'un grand nombre de fruits de *Rumex* pénétrant dans les interstices.

La masse se laisse fendre au couteau comme de la cire; la section est de couleur d'un brun foncé marbré de veines plus claires, d'aspect cireux et se laissant facilement rayer par l'ongle, surtout dans la portion centrale. Si on fait une rupture des pains à la main, on obtient une cassure irrégulière, granuleuse, d'aspect spongieux, couverte d'anfractuosités et d'aspérités. Odeur forte et vireuse, mais non désagréable ; saveur amère, nauséeuse, très persistante.

Caractères microscopiques. — Quand on examine au microscope un fragment de la masse délayée dans une solution d'hydrate de chloral concentrée, on aperçoit une multitude de globules de latex agglomérés en amas irréguliers, d'apparence granuleuse et de couleur brune. On y rencontre aussi de nombreux débris organisés, constitués surtout par des fragments de l'épiderme du fruit, caractérisés par la présence et la disposition des stomates.

Composition chimique. — L'Opium est en grande partie soluble dans l'eau, encore plus dans l'alcool qui en dissout les quatre cinquièmes. C'est un produit des plus complexes renfermant du mucilage, du sucre, du caoutchouc, de la graisse, des matières pectiques et albuminoïdes, des sels minéraux, des *acides acétique, lactique, méconique* et *sulfurique*, avec lesquels sont combinés un grand nombre d'alcaloïdes plus ou moins bien déterminés. Ces alcaloïdes peuvent être divisés en deux groupes : le premier renferme des bases fortes, très toxiques, contenant trois ou quatre atomes d'oxygène, savoir : la *Morphine* $C^{17}H^{19}AzO^3$, la *Codéine* $C^{18}H^{21}AzO^3$, la *Pseudomorphine* $2(C^{17}H^{18}AzO^3)$, la *Thébaïne* $C^{19}H^{21}AzO^3$, la *Codamine* $C^{20}H^{25}AzO^4$, la *Laudanine* $C^{20}H^{25}AzO^4$, la *Laudanidine* $C^{20}H^{25}AzO^4$ et la *Laudanosine* $C^{21}H^{27}AzO^4$; le second comprend des bases faibles, ayant dans leur molécule de trois à onze atomes d'oxygène, et donnant, pour la plupart, à l'oxydation, de l'acide hémipinique, savoir : l'*Hydrocotarnine* $C^{12}H^{15}AzO^3$, la *Papavérine* $C^{20}H^{21}AzO^4$, la *Méconidine* $C^{21}H^{23}AzO^4$, la *Lanthopine* $C^{23}H^{25}AzO^4$, la *Cryptopine* $C^{21}H^{23}AzO^5$, la *Protopine* $C^{20}H^{19}AzO^5$, la *Papavéramine* $C^{21}H^{21}AzO^5$, la *Rhœadine* $C^{21}H^{21}AzO^6$, la *Narcotine* $C^{22}H^{23}AzO^7$, l'*Oxynarcotine* $C^{22}H^{23}AzO^8$, la *Narcéine* $C^{23}H^{27}AzO^8$, la *Gnoscopine* $C^{34}H^{36}Az^2O^{11}$, la *Tritopine* $C^{42}H^{54}Az^2O^7$, la *Xanthaline jaune* $C^{37}H^{36}Az^2O^9$. Il est à remarquer que, parmi les corps de même teneur en oxygène, un certain nombre d'entre eux sont des homologues l'un de l'autre.

De tous ces alcaloïdes, six se trouvent seulement en proportion un peu considérable dans l'Opium et ont pu par conséquent être bien étudiés ; ce sont : la morphine (3 à 23 p. 100), la codéine (0,25 à 0,85 p. 100), la narcotine (1 à 10 p. 100), la narcéine (0,02 à 0,30 p. 100), la thébaïne et la papavérine. Les deux premiers sont à peu près seuls employés en pharmacie, ainsi que la narcéine, mais beaucoup plus rarement ; les autres n'ont qu'un intérêt purement théorique.

La *Morphine* $C^{17}H^{19}AzO^3$ a été retirée de l'Opium par Derosne et Seguin (1804), mais c'est à Sertürner (1816) que revient l'honneur d'avoir reconnu la véritable nature de ce composé et de l'avoir nettement caractérisé comme base alcaline. C'était la découverte du premier terme de la série des alcaloïdes organiques, depuis devenue si riche.

La morphine cristallise en prismes orthorhombiques hémièdres contenant une molécule d'eau de cristallisation qu'ils perdent à 100° ; ils fondent à 230°, mais au delà ils se décomposent en dégageant de la propylamine.

La morphine est inodore, et présente une saveur amère persistante ; très peu soluble dans l'eau, l'éther et le chloroforme, elle se dissout assez facilement dans l'alcool, l'eau de chaux, la potasse, mais non dans l'ammoniaque ; ses solutions sont lévogyres. C'est une base tertiaire saturant un équivalent d'acide.

La morphine est très oxydable, ce qui lui confère un pouvoir réducteur énergique. Elle réduit à froid les sels d'or, d'argent et de platine, l'acide iodique et périodique ; avec les persels de fer, qui passent à son contact à l'état de protosels, elle prend une coloration bleue ou verte.

Chauffée avec les acides oxalique, sulfurique, chlorhydrique, phosphorique, iodhydrique, etc., tantôt la morphine se transforme en produits de condensation (trimorphine, tétramorphine), tantôt elle perd une molécule d'eau en donnant l'*Apomorphine* :

$$\underset{\text{Morphine.}}{C^{17}H^{19}AzO^3} = H^2O + \underset{\text{Apomorphine.}}{C^{17}H^{17}AzO^2}$$

Si on fait agir sur la morphine un iodure alcoolique, l'iodure de méthyle par exemple, en présence de la potasse, on obtient la *Méthylmorphine* qui n'est autre chose que la *Codéine* :

$$\underset{\text{Morphine.}}{C^{17}H^{19}AzO^3} + KOH + CH^3I = KI + H^2O + \underset{\text{Codéine.}}{C^{17}H^{18}(CH^3)AzO^3}$$

C'est la morphine qui sert, en raison de la facilité de son dosage, à fixer la valeur thérapeutique et commerciale de l'Opium. Desséché à 60°, il doit en renfermer au minimum 10 p. 100.

La *Codéine* $C^{18}H^{21}AzO^3$ est, ainsi qu'on vient de le voir, l'éther méthylique de la morphine ; elle a été isolée par Robiquet (1832). Elle cristallise en prismes ou en octaèdres orthorhombiques. Elle fond à 155° ; toutefois, elle fond dans l'eau bouillante. Peu soluble dans l'eau et les alcalis, elle est soluble dans l'alcool, l'éther et le chloroforme ; beaucoup moins dans le benzène. Elle ne réduit ni l'acide iodique, ni les persels de fer.

La *Narcéine* $C^{23}H^{27}AzO^8+3H^2O$, découverte par Pelletier (1832), cristallise en longues aiguilles soyeuses et fond, anhydre, à 145°, en perdant une molécule d'eau de constitution. La narcéine est peu soluble dans l'eau froide, soluble dans l'alcool, insoluble dans l'éther.

Falsifications et essai. — L'Opium est très souvent adultéré en raison de son prix élevé. On le falsifie avec du sable, de l'argile, de l'amidon, du glucose, de la gomme, du Cachou, des pulpes de fruits divers, tels que Figues, Raisins, Abricots, etc.

L'Opium desséché à 60° doit renfermer 10 p. 100 de morphine ; il doit donner environ 42 p. 100 d'extrait aqueux qui doit renfermer la totalité de morphine, soit 20 p. 100 au minimum. Il ne doit pas laisser plus de 5 à 6 p. 100 de cendres.

Les *matières minérales*, comme le sable et l'argile, seront décelées par le dosage des cendres. On incinère dans une capsule de platine 2 à 5 grammes du produit et on pèse le résidu dont le poids ne doit pas dépasser 6 p. 100.

L'*amidon* sera reconnu en traitant l'Opium par l'eau froide et faisant bouillir le résidu insoluble dans l'eau. La solution ainsi obtenue ne devra pas se colorer en bleu par l'iode, l'Opium de Smyrne ne contenant pas d'amidon.

Pour rechercher le *Cachou* et les *matières astringentes*, on traite la solution aqueuse d'Opium par le chlorure ferrique ; si le produit renferme des matières riches en tanin, on obtient un précipité noir ou bleu noir, tandis que, s'il est pur, il se produit simplement une coloration rouge.

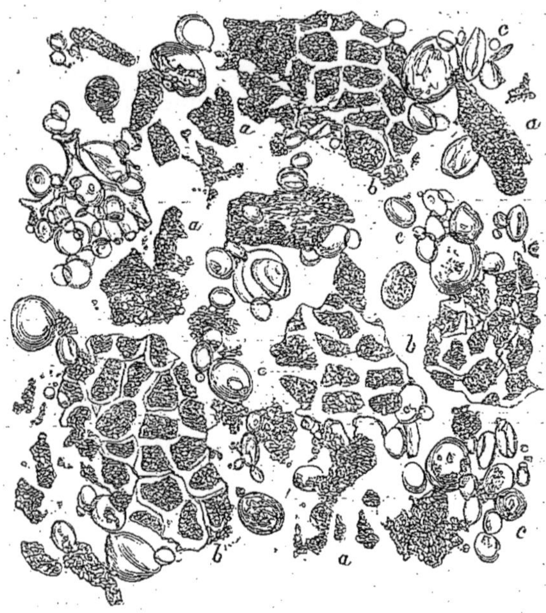

Fig. 410. — Opium falsifié avec des débris de capsules de Pavot (*b*) et de la farine de Blé (*c*).

Pour la recherche du *glucose*, on fait bouillir l'Opium dans une certaine quantité d'eau, on filtre la liqueur et on la précipite par du tanin en excès ; on filtre de nouveau, on élimine l'excès de tanin par de l'albumine dont l'excès est ensuite précipité par la chaleur ; on filtre, et dans la liqueur filtrée on dose le glucose par les moyens connus.

L'addition de *pulpe de fruits* est reconnue par le dosage de l'extrait. On épuise par l'eau froide un poids connu d'Opium, on sèche le résidu insoluble et on le pèse. Du poids du résidu, on calcule par différence le poids de l'extrait ; celui-ci ne doit pas dépasser 45 p. 100, si l'Opium est pur.

L'*examen microscopique* du résidu provenant du traitement de l'Opium par l'eau peut fournir d'utiles renseignements. Il permettra, en effet, de constater la présence de l'amidon (*c*, fig. 410) et des débris de capsules (*b*) que l'on incorpore parfois en assez grande quantité à la drogue.

Depuis quelques années, on trouve dans le commerce des *Opiums manipulés* qui sont des Opiums naturels mélangés de substances étrangères et réglés à 10 p. 100 de morphine. Il y a aussi des Opiums manipulés consistant dans le mélange d'Opium épuisé et de substances étrangères porté au titre voulu par addition directe de morphine.

Dans le premier cas, le poids de l'extrait sera augmenté; dans le second cas, il sera diminué ou, s'il est normal, il renfermera la moitié ou même moins de morphine.

Le dosage de la morphine et de l'extrait sont donc les principaux essais à faire subir à cette drogue.

Le *dosage de la morphine* pourra être fait à l'aide de plusieurs procédés.

Ces procédés peuvent être classés en deux groupes : 1° ceux qui exigent l'action directe de l'ammoniaque (*procédés de Regnauld, de Grandval et Lajoux, de Loof*, etc.) ; 2° ceux qui emploient l'ammoniaque à l'état naissant au moyen de la chaux (*procédés de Portes et Langlois, de Petit*, etc.).

Le *procédé Léger*, qui est une heureuse modification du procédé de Loof, et qui a été à son tour légèrement modifié par L. Picard, de Lyon, a inspiré le *procédé du Codex* que voici.

On prend 7gr,50 d'Opium séché à 60° et pulvérisé (tamis 30) et 3 grammes de chaux éteinte finement pulvérisée. On triture ce mélange dans un mortier avec 25 centimètres cubes d'eau distillée et on fait une pâte molle que l'on délaie peu à peu avec 50 centimètres cubes d'eau distillée de façon à obtenir une bouillie homogène que l'on introduit dans un flacon de 125 centimètres cubes bouché à l'émeri.

Après deux heures de macération, pendant lesquelles on agite fréquemment, on jette le tout sur un filtre à plis de 14 centimètres de diamètre; on prélève exactement 50 centimètres cubes du filtrat que l'on introduit dans un vase à précipiter de 125 centimètres cubes, dont l'ouverture rodée pourra être entièrement recouverte avec un disque de verre. Ajouter 15 centimètres cubes d'éther officinal et agiter avec une baguette de verre, de façon à saturer le liquide d'éther.

On ajoute alors 1 gramme de chlorhydrate d'ammonium pur et, après dissolution, on agite avec une baguette de verre en frottant les parois du vase. Quand le précipité de morphine sera en quantité notable, on retirera l'agitateur, on couvrira le vase et on le laissera au repos pendant vingt-quatre heures.

Dans un entonnoir de 5 centimètres de diamètre, on place deux filtres de même poids pliés en quatre et on les mouille régulièrement avec de l'eau distillée. On décante sur ce filtre, préalablement desséché, d'abord l'éther ; puis, au liquide resté dans le vase à précipiter, on ajoute 15 autres centimètres cubes d'éther, on agite, on laisse déposer et on décante d'abord ce nouvel éther, puis le liquide aqueux.

On verse sur les cristaux de morphine restés dans le vase 8 centimètres cubes d'eau saturée de morphine et d'éther, on agite et on jette le tout sur le filtre. On recueille à part ce liquide et on le verse à nouveau dans le vase à précipiter, et, en agitant, on fera passer toute la morphine sur le filtre. On lave celle-ci avec de l'eau morphinée et éthérée, jusqu'à ce que l'eau de lavage ne trouble plus la solution de nitrate d'argent.

On porte l'entonnoir, muni des deux filtres, dans une étuve chauffée à 100°. Quand la dessiccation est complète, on lave les cristaux à trois reprises avec chaque fois 8 centimètres cubes de benzine. On dessèche à nouveau, on sépare les deux filtres et on se sert du filtre extérieur pour équilibrer l'autre.

On doit obtenir au moins $0^{gr},50$ et au plus $0^{gr},55$ de morphine correspondant à une teneur de 10 à 11 p. 100 de l'Opium desséché à 60°.

Usages. — L'Opium est considéré comme le narcotique par excellence, et il possède aussi des propriétés excitantes, car les effets de ce médicament sont la résultante des principes qu'il renferme ; or, si les uns sont manifestement hypnotiques (morphine, narcéine), les autres sont convulsivants (thébaïne, narcotine). Par suite, à petites doses, l'Opium détermine une légère surexcitation ; à doses plus élevées, il y a d'abord de la surexcitation que domine ensuite l'action somnifère.

L'Opium est encore très employé comme sédatif de l'élément douleur dans une foule d'affections (névralgies, rhumatismes, cancer, etc.).

Il est quelquefois administré sous forme de *Poudre*, de

Sirop, de *Teinture*, le plus souvent sous forme d'*Extrait*. Il entre dans la composition d'un grand nombre de médicaments composés : *Élixir parégorique*, *Laudanum de Sydenham*, *Pilules d'iodure mercureux opiacées*, *Poudre d'Ipécacuanha composée* (*Poudre de Dower*), *Électuaire diascordium*, *Pâte de Lichen officinale*, *Pâte pectorale officinale*, *Pâte de Réglisse officinale*, *Pilules de chlorure mercurique opiacées*, *Pilules de Cynoglosse opiacées*, *Sirop d'espèces pectorales*.

Quant aux alcaloïdes de l'Opium, ils ont des propriétés physiologiques très différentes les unes des autres, ainsi que cela résulte des travaux de Claude Bernard. Si on les considère au point de vue de leur *action soporifique*, on peut les classer en ordre décroissant de la façon suivante : 1° *narcéine* ; 2° *morphine* ; 3° *codéine* ; les autres ne sont pas soporifiques. Au point de vue de leur *action tétanique*, on peut les classer dans l'ordre décroissant suivant : 1° *thébaïne* ; 2° *papavérine* ; 3° *narcotine* ; 4° *codéine* ; 5° *morphine* ; 6° *narcéine*. Très énergique pour les trois premiers, cette action est insignifiante pour les trois autres. Enfin, au point de vue de l'*action toxique*, on peut les ranger comme suit : 1° *morphine* ; 2° *codéine* ; 3° *thébaïne* ; 4° *papavérine* ; 5° *narcéine* ; 6° *narcotine*.

La morphine est, de tous les alcaloïdes de l'Opium, celui qui rend le plus de services à la thérapeutique. Elle provoque un sommeil plus profond que l'Opium. C'est un des meilleurs médicaments agissant contre l'élément douleur ; aussi se substitue-t-elle de plus en plus à l'Opium. On l'emploie le plus ordinairement à l'état de chlorhydrate, que l'on administre en ingestion à la dose de 1 à 3 centigrammes, en potion, sirop ou granules, ou encore et surtout en injections hypodermiques.

La codéine produit des effets qui rappellent ceux de la morphine, mais elle est bien moins soporifique et bien moins toxique que celle-ci. La dose active est de 10 centigrammes par jour, en pilules, potion ou sirop.

La narcéine est le plus somnifère des alcaloïdes de l'Opium ; elle est peu usitée.

RACINE DE CYNOGLOSSE

Origine. — La *Racine de Cynoglosse* est fournie par la *Cynoglosse officinale* (*Cynoglossum officinale*) (fig. 411), plante de la famille des Borraginées, commune dans les lieux stériles, secs et sablonneux de presque toute l'Europe.

Caractères extérieurs. — Cette racine se trouve dans les officines en petits tronçons découpés, irrégulièrement cylindriques, d'environ 3 centimètres de longueur et 1 centimètre de diamètre. La surface extérieure est gris brun, marquée de stries longitudinales assez profondes ; la cassure montre au-dessous du suber une zone corticale assez épaisse, blanche dans sa portion externe, plus foncée dans sa portion interne, et nettement séparée du bois par une ligne cambiale circulaire. Odeur légèrement vireuse; saveur fade et mucilagineuse.

Cette racine est fortement hygroscopique et doit être conservée dans un endroit sec.

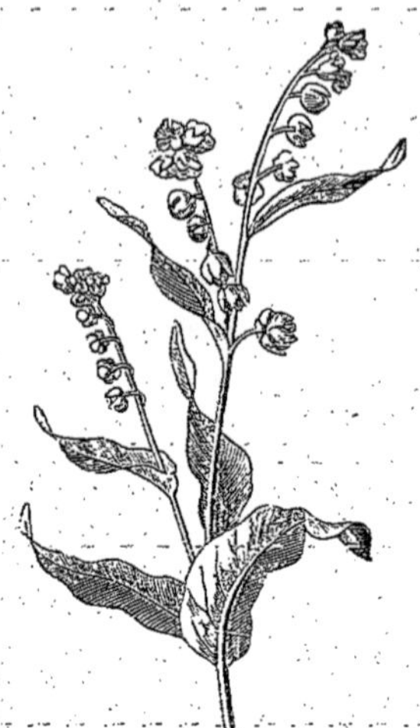

Fig. 411. — Cynoglosse officinale.

Composition chimique. — La racine de Cynoglosse renferme une *matière résineuse*, du *tanin*, de l'*oxalate de potasse*, deux alcaloïdes, la *Cynoglossine* et la *Cynoglosséine*, et une substance de fonction inconnue, la *Cynoglossidine*.

Usages. — On regarde cette drogue comme faiblement narcotique ; on emploie exclusivement l'écorce qui, seule, serait active. Celle-ci entre dans la préparation des *Pilules de Cynoglosse opiacées.*

FAMILLE 3. — ATROPIQUES

Dans cette famille, nous étudions surtout les plantes de la famille des Solanacées qui doivent leurs propriétés actives à l'*Atropine* ou à ses homologues.

FEUILLES DE BELLADONE

Origine. — Les *Feuilles de Belladone* sont produites par la *Belladone officinale* (*Atropa Belladona*) (fig. 412), plante vivace de 1 mètre à 1^{m},50 de haut, de la famille des Solanacées, que l'on trouve à l'état sauvage dans les bois de l'Europe tempérée et de l'Asie moyenne et occidentale. On la cultive en grand dans certaines régions, particulièrement en Angleterre, pour l'usage médical.

Caractères extérieurs. — Ces feuilles, à l'état frais, sont visqueuses au toucher, ovales, courtement acuminées au sommet, à bords entiers; elles mesurent de 6 à 15 centimètres de long sur 5 à 10 de large, au niveau du tiers inférieur. Le pétiole, long de 1 à 6 centimètres, est cannelé dans toute sa longueur ; il est continué par la nervure médiane qui s'atténue graduellement en pointe jusqu'au sommet ; les nervures secondaires, au nombre de sept à dix de chaque côté, sont à peu près alternes et s'étendent jusqu'aux bords du limbe; elles sont très saillantes et finement pubescentes à la face inférieure. Quand elles sont sèches, les feuilles sont ordinairement chiffonnées et froissées ; elles sont minces et friables, d'une teinte brun verdâtre sur leur face supérieure, et d'une teinte plus franchement verte sur leur face inférieure. Odeur vireuse ; saveur amère et âcre, s'atténuant l'une et l'autre par la dessiccation. Elles doivent être recueillies en juin, avant la floraison.

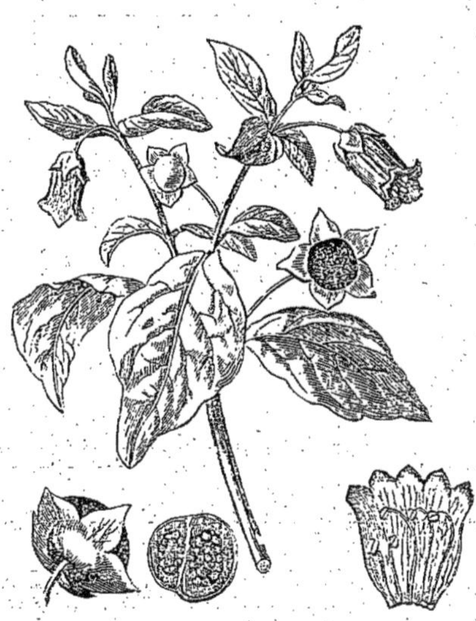

Fig. 412. — Belladone officinale.

Caractères histologiques. — L'épiderme, supérieur (*ep.s*, fig. 413) est glabre, tandis que l'épiderme inférieur (*ep. i*) porte des poils tecteurs coniques (*p.p*), formés de trois à cinq cellules allongées, à parois peu épaisses, et des glandes de deux sortes : les unes, unicellulaires, arrondies, portées par un long pédicelle formé de 3-4 cellules ; les autres, pluricellulaires, ovoïdes (*gl*), portées par un pédicelle unicellulaire. Le parenchyme est formé d'une rangée de cellules en palissade (*par.p*) et de trois à quatre rangs de cellules rameuses (*par.l*) au milieu desquelles on observe de grosses cellules remplies de cristaux d'oxalate de chaux pulvérulents (*cr*).

Un certain nombre de réactions microchimiques permettent de localiser le siège du principe actif, l'atropine.

En faisant agir sur les coupes l'iodure de potassium ioduré en solution aqueuse, on obtient un précipité brun qui cristallise en forme d'étoiles à aspect métallique ; on peut hâter la formation des cristaux en chauffant la préparation. L'acide phosphomolybdique donne aussi un précipité jaunâtre assez net.

On a pu ainsi constater que, dans les racines jeunes, les tiges jeunes et le pétiole, l'atropine se rencontrait dans l'épiderme et les premières assises sous-épidermiques, dans

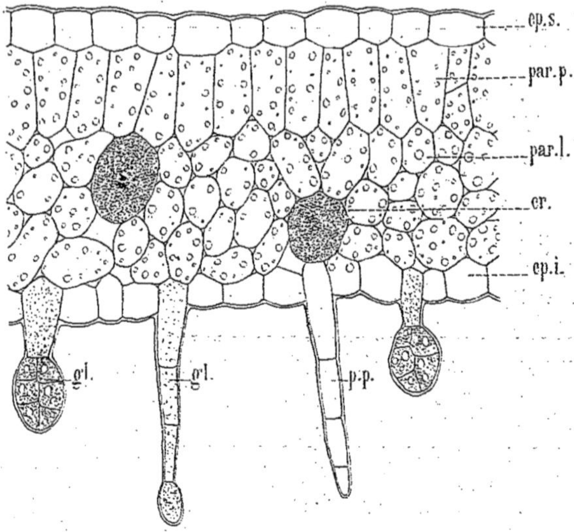

Fig. 413. — Coupe de la feuille de Belladone.

les cellules parenchymateuses entourant le liber externe et dans quelques cellules de la moelle voisines du liber interne. Dans les racines et les tiges âgées, on ne trouve plus d'alcaloïde dans les portions centrales ; il se localise dans l'épiderme. Dans la feuille, on en trouve dans toutes les cellules, mais surtout dans l'épiderme supérieur.

Composition chimique. — Les feuilles de Belladone renferment deux alcaloïdes, l'*Atropine* $C^{17}H^{23}AzO^3$ inactive et l'*Hyoscyamine*, qui est un isomère actif de l'atropine, et de l'*asparagine* en petite quantité.

L'*Atropine* est un alcaloïde incolore, cristallisé en fines aiguilles ou en prismes, fusibles à 115°,5, de saveur âcre et amère. Elle est soluble dans 500 parties d'eau froide, extrêmement soluble dans l'alcool et dans le chloroforme, moins dans l'éther. Sous l'influence des agents oxydants, l'atropine donne de l'adhéhyde benzoïque et de l'acide benzoïque. Chauffée avec de l'acide chlorhydrique concentré ou avec de l'eau de baryte, elle s'hydrate et se dédouble en *acide tropique* et en une base nouvelle, la *Tropine.*

$$\underset{\text{Atropine.}}{C^{17}H^{23}AzO^{3}} + H^{2}O = \underset{\text{Acide tropique.}}{C^{9}H^{10}O^{3}} + \underset{\text{Tropine.}}{C^{8}H^{15}AzO}$$

L'atropine est donc une tropéine, la *Tropyltropéine*, c'est-à-dire un éther qui dérive de l'action de l'acide tropique sur la tropine.

La proportion d'atropine varie suivant l'époque de la récolte, et suivant que la plante se trouve à l'état sauvage ou cultivé. Les feuilles de la plante sauvage renferment 0gr,58 p. 100 d'atropine, et les feuilles de la plante cultivée 0gr,40 p. 100. On sait, en outre, que la proportion maximum d'alcaloïde se trouve dans les feuilles à l'époque de la floraison. C'est donc à ce moment-là que doit se faire leur récolte.

L'atropine, en dehors de ses propriétés physiologique, est difficile à caractériser. On a donné comme typique l'*odeur de fleur d'Oranger* qu'elle répand quand on la brûle. La réaction suivante servirait à caractériser cet alcaloïde, car elle ne se produirait avec aucun autre alcaloïde organique. Si on dissout 1 milligramme d'atropine dans 1 centimètre cube d'alcool et qu'on ajoute 1 centimètre cube d'une solution au dixième de bichlorure de mercure, on obtient un précipité jaune d'oxychlorure de mercure qui devient rouge à l'ébullition.

Dosage des alcaloïdes. — On prend 10 grammes de poudre de feuilles sèches, que l'on mélange avec 5 grammes de magnésie calcinée et 15 centimètres cubes d'eau. On introduit le tout dans un flacon avec 150 centimètres cubes d'éther et 50 centimètres cubes de chloroforme; on agite vivement et on laisse en contact pendant douze heures en agitant fréquemment. On ajoute alors environ 15 centimètres cubes d'eau pour rassembler la poudre et on laisse reposer une heure. On filtre 100 centimètres cubes de liquide éthéro-chloroformique (représentant 5 grammes de produit) sur un filtre sec et couvert. On reçoit dans un petit matras et on distille à moitié. La solution restée dans le matras est introduite dans une boule à décantation ; on lave le matras à trois reprises différentes avec 5 centimètres cubes d'éther chaque fois, et on agite les liqueurs éthérées réunies avec 10 centimètres cubes d'acide chlorhydrique $\frac{N.}{100}$. Après éclaircissement, on filtre la liqueur acide sur un filtre mouillé et on reçoit le filtrat dans un flacon de 200 centimètres cubes. On agite encore trois fois la solution éthéro-chloroformique avec 10 centimètres cubes d'eau; on jette cette eau sur le même filtre, on lave celui-ci et on porte la liqueur aqueuse à 100 centimètres cubes.

On ajoute assez d'éther pour former une couche surnageante de 1 centimètre d'épaisseur et on ajoute V gouttes d'une solution alcoolique d'iodéosine à 0,20 p. 100. On fait alors tomber goutte à goutte, à l'aide d'une burette graduée, de la solution de potasse $\frac{N}{100}$, en agitant après chaque addition, jusqu'à ce que la liqueur aqueuse soit colorée en rouge pâle. On retranche de 10 le nombre n de centimètres cubes de solution alcaline employée, et on a le nombre de centimètres cubes d'acide employés à saturer les alcaloïdes de 5 grammes de poudre : 1 centimètre cube d'acide chlorhydrique $\frac{N}{100}$ = 0,00289 d'atropine ou d'hyoscyamine ; $n \times 0{,}00289 \times 20$ donne la proportion d'alcaloïdes pour 100.

Substitutions. — On a substitué, dans ces derniers temps, aux feuilles de Belladone, les feuilles du *Phytolacca decandra*, du *Scopolia Carniolica* et de l'*Ailantus glandulosa*.

Les feuilles de *Phytolacca decandra* sont glabres; de plus, dans le parenchyme, on trouve des cristaux d'oxalate de chaux en raphides.

Les feuilles de *Scopolia Carniolica* ont leur face inférieure dépourvue de poils. L'oxalate de chaux est à l'état pulvérulent comme dans la Belladone, de sorte que la substitution est très difficilement reconnaissable quand les feuilles sont pulvérisées.

Les feuilles d'*Ailantus glandulosa* présentent des mâcles d'oxalate de chaux au voisinage des nervures.

Usages. — La Belladone agissant par l'atropine qu'elle renferme, son action se confond avec celle du principe actif.

On fait un grand usage de ce dernier en thérapeutique oculaire ; l'atropine, agissant comme mydriatique, est employée toutes les fois qu'il y a lieu de dilater la pupille :

opération de la cataracte, examen du fond de l'œil, etc. On emploie encore la Belladone ou l'atropine contre les névralgies, la chorée, l'asthme, l'épilepsie, la coqueluche, l'incontinence nocturne d'urine, les sueurs nocturnes des phtisiques, la sialorrhée, la constipation opiniâtre, les coliques de plomb, etc.

Pour l'usage interne, on prescrit l'*Extrait* (0gr,01 à 0gr,05), la *Poudre* (0gr,01 à 0gr,05), la *Teinture* (V à XXX gouttes), le *Sirop* (5 à 20 grammes), les *Cigarettes*. A l'extérieur, on fait usage de l'extrait en *Pommade*, en suppositoires ou sous forme d'*Emplâtre*, et de la décoction en lotions, fomentations ou injections vaginales.

Les feuilles de Belladone entrent dans la préparation de l'*Huile de Jusquiame composée* et de la *Pommade de bourgeons de Peuplier*.

L'atropine s'emploie sous forme de sulfate à la dose de 1/2 à 2 milligrammes en granules ou en injections hypodermiques ; à l'extérieur, on en fait un grand usage en collyre.

FEUILLES ET GRAINES DE JUSQUIAME

Origine. — Les *Feuilles* et les *Graines de Jusquiame* sont fournies par la *Jusquiame noire* (*Hyoscyamus niger*) (fig. 414), plante de la famille des Solanacées qui croît en Europe, dans l'Asie Mineure, en Perse, en Sibérie ; on l'a importée dans l'Amérique du Nord et au Brésil. On en connaît deux variétés, l'une annuelle, l'autre bisannuelle ; c'est cette dernière qui est officinale. Cette plante est l'objet d'une culture importante en Angleterre et en Allemagne.

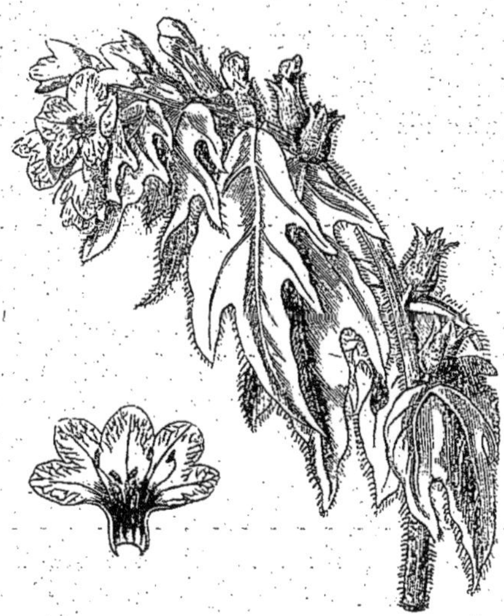

Fig. 414. — Jusquiame noire.

Caractères extérieurs. — Les *Feuilles* à l'état frais sont vert glauque et couvertes de poils blancs et mous ; les inférieures sont pétiolées, les supérieures sont sessiles et parfois amplexicaules. Elles sont elliptiques, ou triangulaires dans leur forme générale, acuminées, molles, à bords découpés en lobes aigus. A l'état sec, ces feuilles sont colorées en vert grisâtre sur leurs deux faces, fortement chiffonnées, et recouvertes d'une pulvérulence blanche et un peu visqueuse. La drogue du commerce renferme presque toujours des fleurs et des fruits caractéristiques : ce sont des capsules s'ouvrant par une déhiscence transversale à la façon d'une boîte à savonnette (pyxide). L'odeur est vireuse, désagréable; la saveur fade, amère et âcre.

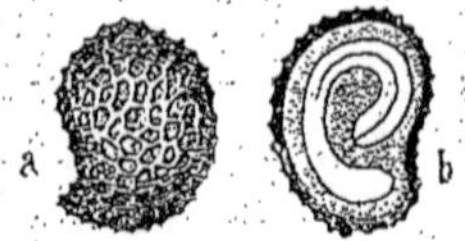

Fig. 415. — Graine de Jusquiame grossie ; *a*, entière ; *b*, coupée longitudinalement.

Les *Graines* (*a*, fig. 415) sont très petites (1 à 1,5 millimètre de longueur), comprimées, ovoïdes ou réniformes, finement réticulées à la surface. Leur couleur générale est gris brunâtre ou gris cendré. Elles s'écrasent avec difficulté et produisent alors une tache huileuse sur le papier. Sous le tégument peu épais, se trouve un albumen huileux renfermant un embryon très arqué, presque enroulé, en forme de 9 (*b*). Odeur nulle; saveur huileuse, désagréable, amère et âcre.

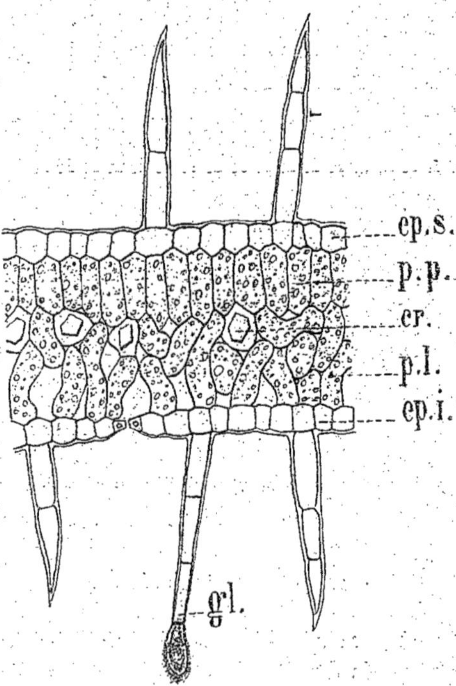

Fig. 416. — Coupe de la feuille de Jusquiame.

Caractères histologiques. — La coupe de la feuille (fig. 416) montre comme caractères particuliers des poils tecteurs pluricellulaires et de longs poils glanduleux, à pédicelle toujours formé par une seule série de cellules et portant à son extrémité une glande unicellulaire ou pluricellulaire (*gl*). Certaines cellules du parenchyme, dépourvues de chlorophylle, renferment des cristaux *prismatiques* d'oxalate de chaux (*cr*).

Quant à la graine, son tégument est constitué par trois assises, dont l'extérieure est formée de cellules, à parois interne et latérales fort épaissies, tandis que la paroi externe est très mince ; il en résulte que, sur la coupe transversale, la cavité de la cellule a la forme d'un U. L'albumen et l'embryon sont constitués par un tissu de cellules polyédriques, plus ou moins régulières, qui renferment de l'aleurone et des gouttelettes d'huile.

Composition chimique. — Les feuilles et les graines de Jusquiame contiennent de l'*Hyoscyamine* $C^{17}H^{23}AzO^3$, alcaloïde isomère de l'atropine, de l'*Hyoscine* $C^{17}H^{21}AzO^4$, et une petite quantité d'*Atropine*. La proportion d'alcaloïdes dans les feuilles varie entre 0,132 et 0,270 p. 100 ; elle est maximum avant la floraison, puis elle diminue ; elles doivent donc être récoltées avant la floraison.

L'hyoscyamine forme des aiguilles soyeuses, légères, fondant à 108°,5. Les réactifs la dédoublent, comme l'atropine, en acide tropique et en tropine. Elle est lévogyre et se transforme facilement en atropine, sous l'action des alcalis et des carbonates alcalins, même à froid.

L'hyoscine se présente en masses dures, fusibles à 55°. Elle se dédouble à chaud, par l'acide chlorhydrique étendu ou l'eau de baryte, en acide tropique et en *Oscine* $C^8H^{13}AzO^2$.

$$\underset{\text{Hyoscine.}}{C^{17}H^{21}AzO^4} + H^2O = \underset{\text{Acide tropique.}}{C^9H^{10}O^3} + \underset{\text{Oscine.}}{C^8H^{13}AzO^2}$$

Les graines de Jusquiame renferment, en outre des alcaloïdes (0,110 à 0,144 p. 100), 20 à 30 p. 100 d'une huile fixe, épaisse, jaune verdâtre, de saveur douce, dont la densité est à + 15° de 0,9291. Elle est peu soluble dans l'alcool, surtout dans l'alcool dilué, très soluble dans l'éther. On en retire par saponification de l'acide oléique surtout et de petites quantités d'acide palmitique.

Usages. — Les usages de la Jusquiame et de l'hyoscyamine sont les mêmes que ceux de la Belladone et de l'atropine. On substitue quelquefois la Jusquiame à l'Opium chez les enfants et chez les sujets constipés. L'hyoscyamine a été administrée avec succès dans la chorée, dans la paralysie agitante, dans la manie avec agitation des épileptiques, dans les vomissements incoercibles de la grossesse.

On prescrit l'*Extrait* (0gr,05 à 0gr,30) et la *Teinture* (1 à 4 grammes). L'extrait entre dans la composition des *Pilules de Méglin*. A l'extérieur, les feuilles sont employées en décocté ou en cataplasmes calmants ; elles entrent dans la composition de la *Pommade de bourgeons de Peuplier*, de l'*Huile de Jusquiame* et de l'*Huile de Jusquiame composée*.

Les graines font partie des *Pilules de Cynoglosse opiacées*.

L'hyoscyamine se prescrit à la dose de 1 à 3 milligrammes par jour, en pilules ou en injections hypodermiques ; on peut l'employer en collyre comme l'atropine (0gr,05 pour 20 grammes d'eau).

La *Jusquiame blanche* (*Hyoscyamus albus*), très répandue dans la région méditerranéenne, est souvent substituée à la précédente, sans aucun inconvénient, car elle a les mêmes propriétés.

FEUILLES DE STRAMOINE

Origine. — Les *Feuilles de Stramoine* sont fournies par le *Datura Stramoine*, *Pomme épineuse* (*Datura Stramonium*) (fig. 417), plante herbacée annuelle de la famille des Solanacées, originaire d'Orient, mais répandue aujourd'hui dans presque toutes les parties du monde, sur le bord des chemins, dans les décombres et les champs incultes. Elle est fréquemment cultivée dans les jardins.

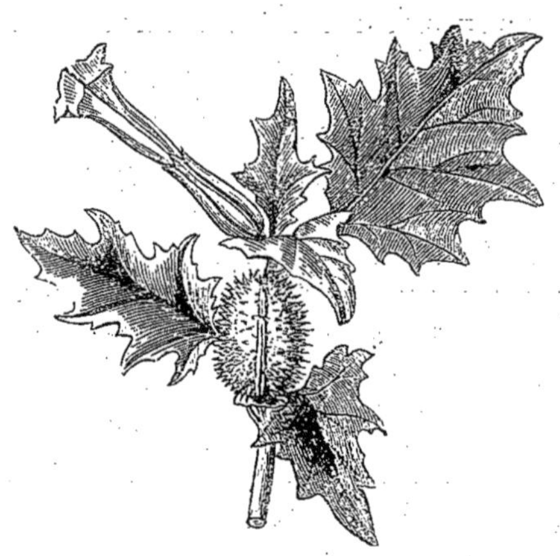

Fig. 417. — *Datura Stramonium.*

Caractères extérieurs. — Les feuilles de Stramoine (fig. 417), que l'on doit récolter au moment de la floraison, sont longuement pétiolées, ovales, acuminées au sommet, longues de 10 à 12 centimètres, larges de 7 à 8 centimètres, divisées de chaque côté en cinq à sept lobes très aigus dont les inférieurs sont souvent dentés à leur tour. Les feuilles âgées sont glabres sur les deux faces, ce qui les distingue des feuilles de Jusquiame, auxquelles elles ressemblent beaucoup. Dans le commerce, on trouve les feuilles mêlées de fleurs et de fruits qui sont tout à fait caractéristiques. Les fleurs sont blanches, grandes, infundibuliformes ; le fruit (fig. 418) est une capsule épineuse s'ouvrant en quatre valves. Odeur nauséeuse à l'état frais, à peu près nulle à l'état sec; saveur âcre et amère.

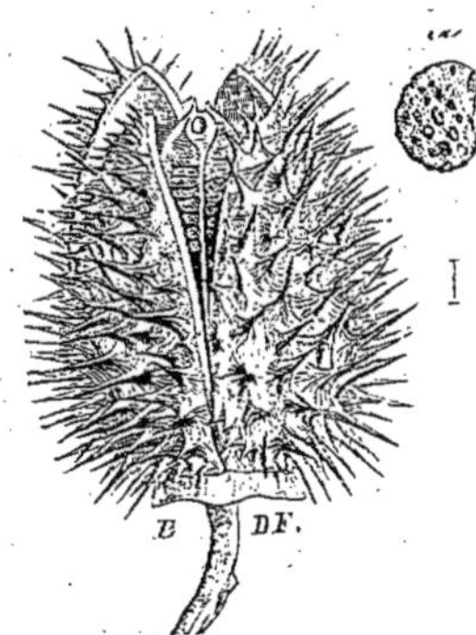

Fig. 418. — Fruit et graine grossie (a) du *Datura Stramonium*.

Caractères histologiques. — La coupe de la feuille (fig. 419) montre quelques poils tecteurs pluricellulaires (*p*), constitués par trois ou cinq cellules assez allongées, et des glandes externes (*p.gl*), unicellulaires ou pluricellulaires, portées par un pédicelle très court, unicellulaire. Le parenchyme en palissade (*p. p.*) comprend une seule assise de cellules ; le parenchyme lacuneux (*p.l*) renferme un assez grand nombre de cristaux *étoilés* d'oxalate de chaux. Le faisceau de la nervure médiane possède du liber de chaque côté du bois.

Composition chimique. — Les feuilles de Stramoine renferment de l'*atropine* et de l'*hyoscyamine* avec prédominance d'atropine (70 p. 100) ; c'est au mélange de ces deux alcaloïdes que l'on avait donné le nom de *Daturine*. La proportion de ces alcaloïdes est de 0,20 à 0,30 p. 1 000.

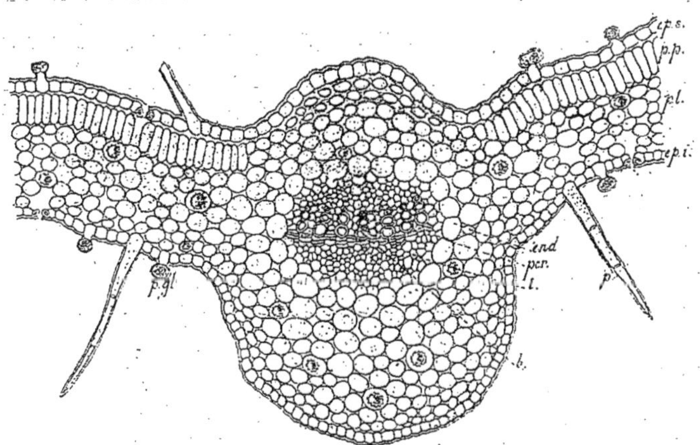

Fig. 419. — Coupe de la feuille de Stramoine.

Substitutions. — On a substitué à plusieurs reprises

aux feuilles de Stramoine, des feuilles de *Morelle noire*, de *Chenopodium hybridum*, de *Carthamus helenioides* et de *Xanthium strumarium*.

Dans la *Morelle noire*, absence de cristaux étoilés ;

Dans le *Chenopodium hybridum*, présence de poils tout à fait caractéristiques ;

Dans le *Carthamus helenioides*, glandes des Composées et canaux sécréteurs dans les nervures ;

Dans le *Xanthium strumarium*, poils cystolithiques et glandes des Composées.

Usages. — Les feuilles de Stramoine sont surtout employées en *Cigarettes* contre l'asthme ; on fait fumer les feuilles, soit seules, soit mêlées à du Tabac, et on en cesse l'usage, dès qu'on ressent un malaise ou des vertiges. On peut encore imprégner le tabac ou le papier à cigarettes avec l'extrait alcoolique. Ce médicament, ainsi employé, agit surtout par une *pyridine*, qui prend naissance, pendant la combustion, aux dépens des alcaloïdes. Elles entrent aussi dans la préparation de l'*Huile de Jusquiame composée*.

FAMILLE 4. — STRYCHNIQUES

Cette famille comprend les drogues à alcaloïdes convulsivants.

NOIX VOMIQUE

Origine. — La *Noix vomique* est la graine du *Vomiquier* (*Strychnos Nux vomica*) (fig. 420), arbre de la famille des Loganiacées qui croît dans l'Inde tropicale, la Cochinchine, les Indes Néerlandaises et l'Australie septentrionale. Le fruit est une baie indéhiscente du volume d'une petite orange, remplie d'une pulpe blanche, gélatineuse, amère, dans laquelle sont plongées de 1 à 8 graines très aplaties.

Caractères extérieurs. — Ces graines (fig. 421) sont discoïdes ou elliptiques, fortement aplaties, parfois légèrement tordues ; leur diamètre est de 15 à 20 millimètres et leur épaisseur d'un demi-centimètre ; elles sont bordées par un bourrelet plus ou moins marqué qui porte en un point une légère proéminence indiquant la place de l'embryon.

L'une des faces est convexe, l'autre plane ou un peu concave ; toutes les deux ont une coloration grisâtre et possèdent un éclat de satin dû à la présence de poils soyeux, très nombreux et inclinés. Au centre de la face convexe, on aperçoit une légère protubérance, creusée elle-même d'une petite dépression : c'est le hile, d'où part un raphé qui, sous forme d'un cordon peu saillant, aboutit au tubercule du bord de la graine où est l'embryon. Intérieurement, cette graine est constituée en grande partie par un albumen corné, translucide, adhérant fortement au tégument et qui paraît formé de deux disques soudés sur les bords en laissant au centre une cavité aplatie. Odeur nulle : saveur extrêmement amère.

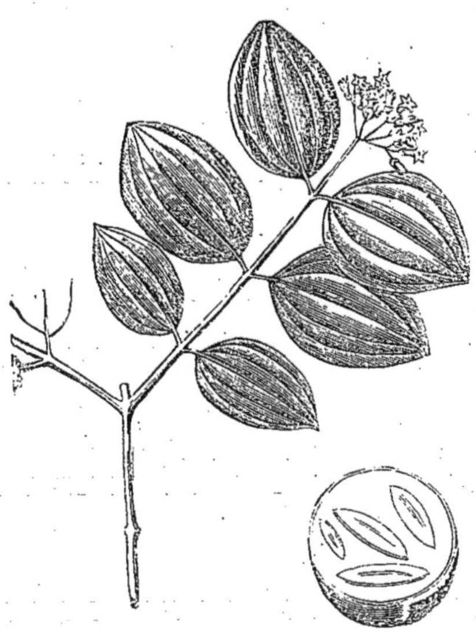

Fig. 420. — Vomiquier : rameau fleuri et fruit coupé transversalement.

Caractères histologiques. — On trouve à l'extérieur des poils unicellulaires (*p*, fig. 422), renflés à leur base en une sorte d'ampoule et coudés presque aussitôt ; leur paroi est couverte d'épaississements linéaires, dirigés suivant la longueur ; au-dessous de ces poils, se trouve le tégument de la graine (*teg*), constitué par une couche de cellules scléreuses, peu visibles sur une coupe transversale, mais plus nettes quand on observe un fragment de tégument de face : elles présentent alors un contour sinueux, des parois très épaisses et canaliculées et un lumen très rétréci (fig. 423). Au-dessous, on trouve l'albumen (*alb*, fig. 422), formé de cellules polygonales plus ou moins régulières dont les parois vont en s'épaississant de la périphérie au centre ; elles renferment, pour la plupart, des gouttelettes huileuses et des grains d'aleurone, mais sont dépourvues d'amidon.

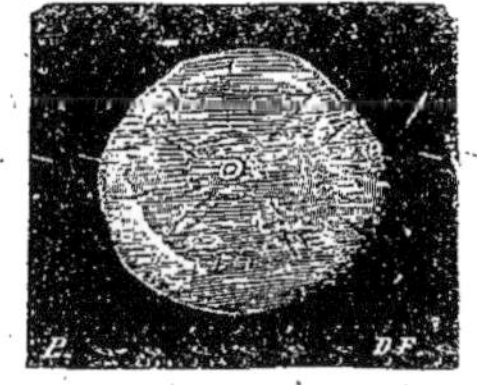

Fig. 421. — Noix vomique.

La strychnine et la brucine se rencontrent dans toutes les cellules de l'albumen et de l'embryon. Dans l'albumen, les premières assises, et surtout la première, sont très riches en brucine, moins riches en strychnine ; celle-ci est plus abondante que la brucine dans les parties internes de l'albumen. Les téguments sont complètement privés d'alcaloïdes.

Composition chimique. — La Noix vomique renferme deux alcaloïdes : la *Strychnine* et la *Brucine*, dont la proportion totale varie de 2,73 à 3,13 p. 100 ; la proportion de strychnine par rapport au poids total des deux alcaloïdes varie de 49,9 à 45,6 p. 100.

Ces alcaloïdes existent à l'état de combinaison avec un acide auquel on a donné le nom d'*acide igasurique* et que l'on a identifié plus tard avec l'*acide cafétannique*, dont l'existence est à l'heure actuelle absolument controuvée (voir CAFÉ, p. 628); cet acide serait tout simplement de l'acide chlorogénique. On y a aussi trouvé un glucoside, la *Loganine*, qui serait voisin de l'arbutine, du cuivre 0,24 p. 100, de la matière grasse (4,2 p. 100) et des hydrates de carbone, *Mannane* et *Galactane*, formant les matières de réserve.

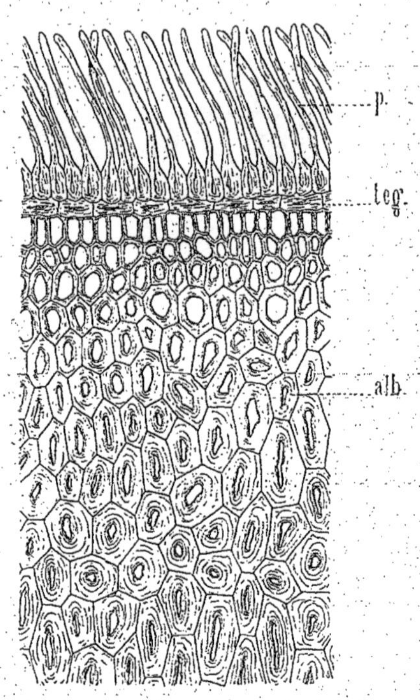

Fig. 422. — Coupe de la Noix vomique.

La *Strychnine* $C^{21}H^{22}Az^{2}O^{2}$, découverte en 1818 par Pelletier et Caventou dans la Fève de Saint-Ignace, et immédiatement après dans la Noix vomique, est un alcaloïde d'une amertume extraordinaire, à tel point qu'on peut encore la percevoir dans une solution renfermant un milligramme d'alcaloïde par litre. Elle cristallise en octaèdres très peu solubles dans l'eau, plus solubles dans l'alcool et l'éther, assez solubles dans le chloroforme. Elle fond à 265° et bout vers 270° dans le vide. C'est une base monoacide. L'eau oxygénée, l'acide chromique ou le permanganate de potassium l'oxydent en donnant un acide monobasique, l'*acide strychnique* $C^{11}H^{11}AzO^3+H^2O$. Traitée par une trace de bichromate de potasse et une goutte d'acide sulfurique, on obtient une coloration bleu violacé, caractéristique.

La *Brucine* $C^{23}H^{26}Az^2O^4+4H^2O$, découverte aussi par Pelletier et Caventou en 1818, cristallise en prismes rhomboïdaux obliques, s'effleurissant facilement, fondant à 100° dans leur eau de cristallisation ; quand elle est anhydre, son point de fusion est situé à 178°. Elle est peu soluble dans l'eau froide, soluble dans l'alcool et le chloroforme, insoluble dans l'éther, l'éther de pétrole et les alcalis. Chauffée avec l'acide chlorhydrique à 140°, elle dégage deux molécules de chlorure de méthyle, ce qui indique la présence de deux groupes méthoxyle et permet de la considérer comme une strychnine diméthoxylée.

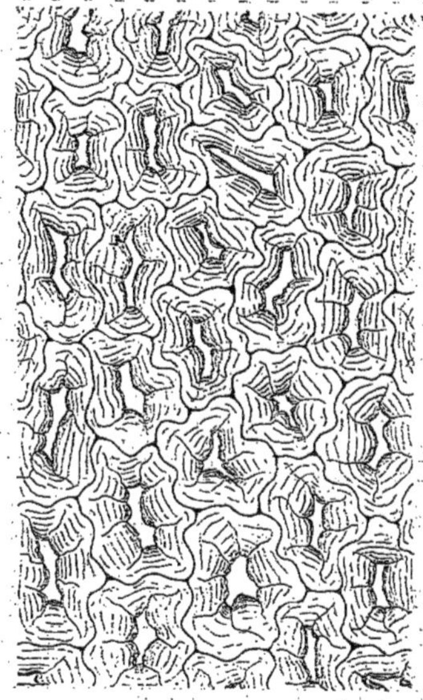

Fig. 423. — Fragment de tégument de la graine vu de face.

La brucine se colore en rouge-sang sous l'influence de l'acide azotique concentré ; cette coloration disparaît par la chaleur et devient d'un beau violet par addition de chlorure d'étain. Cette réaction est tellement sensible qu'elle permet de reconnaître 2 centièmes de milligramme de brucine dans un litre d'eau.

Dosage des alcaloïdes. — Aux procédés de Sandor et de Squibb, on peut substituer, pour ce dosage, le *procédé Léger* qui est devenu le procédé du Codex.

Dans un flacon à l'émeri, à large ouverture, on introduit 12 grammes de poudre séchée à 100° et on ajoute 20 centimètres cubes de chloroforme et 100 centimètres cubes d'éther officinal mélangés au préalable. On agite pendant cinq minutes, puis on ajoute 5 centimètres cubes d'un mélange à volumes égaux d'ammoniaque et d'eau distillée. On agite, puis on laisse en contact durant trois heures pendant lesquelles on agite fréquemment. On laisse déposer et on filtre 80 centimètres cubes de liquide éthéro-chloroformique, correspondant à 8 grammes de poudre, sur un filtre plissé, placé dans un entonnoir recouvert par un disque de verre. Le liquide filtré (80 centimètres cubes) est porté dans une boule à robinet et agité successivement avec 25 centimètres cubes, 15 centimètres cubes et 10 centimètres cubes d'un mélange fait avec 2 centimètres cubes d'acide chlorhydrique et 48 centimètres cubes d'eau distillée. Les solutions acides sont réunies dans une deuxième boule ; on y ajoute 50 centimètres cubes du mélange éthéro-chloroformique, puis un excès d'ammoniaque étendu de son volume d'eau (environ 8 centimètres cubes) ; on agite. Le liquide aqueux ammoniacal est soutiré dans une nouvelle boule, puis agité une seconde fois avec 50 autres centimètres cubes du mélange éthéro-chloroformique. On soutire le liquide aqueux ; on réunit dans une seule boule des solutions éthéro-chloroformiques d'alcaloïdes ; on les agite avec 2 centimètres cubes d'eau distillée que l'on sépare par soutirage. On distille en deux fois la solution d'alcaloïdes dans une fiole conique tarée de 90 centimètres cubes. Le résidu sera séché à 100°, jusqu'à poids constant. Le poids obtenu, multiplié par 12,5, donnera la quantité d'alcaloïdes pour 100. Cette quantité devra être en moyenne de $2^{gr},50$. Elle ne devra pas être inférieure à 2 grammes, ni supérieure à 3 grammes.

Falsifications. — Les falsifications portent surtout sur la poudre : celle-ci devra présenter au microscope des débris de l'albumen montrant des cellules à parois plus ou moins épaissies, des débris de l'assise sclérenchymateuse qui recouvre l'albumen (fig. 423) et des débris de poils épidermiques en quantité considérable.

Dans ces derniers temps, on a signalé la falsification par addition de poudres de grignons d'Olive et de Corozo.

Nous avons donné les caractères de la poudre de grignons d'Olive à l'article Poivre (voy. p. 434 et fig. 241) et ceux de la poudre de Corozo à propos des falsifications des farines alimentaires par addition de fleurages divers (voy. p. 84).

Usages. — La Noix vomique et la strychnine ont été employées dans un certain nombre de maladies, mais les indications de ces deux médicaments sont en somme très limitées. On en obtient de bons effets dans la paralysie diphtérique, dans la paralysie vésicale ou intestinale, lorsque la tonicité des muscles d'où dépend le fonctionnement de ces organes est affaiblie par une lésion des centres nerveux, dans l'impuissance et la spermatorrhée, dans certaines dyspepsies. Associée à la Rhubarbe et à l'Aloès, la Noix vomique est un bon adjuvant pour combattre la constipation; elle agit bien aussi dans certaines diarrhées chroniques.

La Noix vomique s'administre sous forme de *Poudre* (0gr,10 à 0gr,30), de teinture (1 à 5 grammes), d'*Extrait* titré à 16 p. 100 d'alcaloïdes totaux (0gr,05 à 0gr,15). Pour l'administration de la strychnine, on emploie surtout le sulfate de strychnine, qui se donne de préférence en granules de 1/2 ou de 1 milligramme, en augmentant progressivement la dose jusqu'à 15 milligrammes par jour.

FÈVE DE SAINT-IGNACE

Origine. — La *Fève de Saint-Ignace* est la graine du *Vomiquier amer* (*Strychnos Ignatii*, *Ignatia amara*), arbuste grimpant de la famille des Loganiacées, qui croît à Bohol, à Sumar, à Çébu et dans les îles Bisaya des Philippines; il croît aussi en Cochinchine et aux Indes orientales où il a été transporté.

Le fruit est une baie uniloculaire, de 10 à 15 centimètres de longueur, recouverte d'une écorce sèche et cassante et renfermant à l'intérieur une pulpe charnue de couleur verdâtre dans laquelle sont immergées de 10 à 12 graines.

Caractères extérieurs. — La Fève de Saint-Ignace, mesurant de 2 à 3 centimètres de long et de 15 à 20 millimètres de large, est ovoïde, mais irrégulièrement déformée par pression réciproque. Elle présente de trois à cinq faces anguleuses, est ordinairement plus large et plus épaisse à une de ses extrémités, comparable en somme à du gravier de rivière. A l'état frais, la graine est recouverte d'une pubescence grise constituée par des poils déprimés et argentés; dans le commerce, ceux-ci n'existent que par places, formant des taches plus claires qui se détachent nettement sur la surface gris foncé ou brun mat, répondant à la partie externe de l'albumen. A une des extrémités, se trouve le micropyle dans une légère dépression. L'albumen est compact, très dur, translucide, coloré en brun et très adhérent au tégument; il est creusé, au centre, d'une cavité assez étroite qui renferme un embryon beaucoup plus petit qu'elle. Odeur nulle; saveur extrêmement amère.

Caractères microscopiques. — Les poils de l'épiderme ont une structure analogue à ceux de la Noix vomique; mais, au lieu d'être renflés à la base, ils sont très élargis et paraissent composés d'un certain nombre de filaments, irrégulièrement juxtaposés, qui se replient sur eux-mêmes au sommet du poil ; les espaces vides que laissent ces filaments entre eux sont assez larges à la base du poil et lui donnent l'aspect d'un réseau. Au-dessous se trouve une rangée de cellules prismatiques dont la paroi extérieure est fortement épaissie. En dedans se trouve l'albumen qui présente aussi une structure cornée et qui est formé de cellules irrégulières, polygonales, à parois épaisses, entourant une cavité de forme très variable, qui contient des granules de matières albuminoïdes et des gouttelettes d'huile.

La strychnine et la brucine sont, comme dans la Noix vomique, localisées dans les cellules de l'albumen et de l'embryon.

Composition chimique. — La Fève de Saint-Ignace renferme de la *Strychnine* et de la *Brucine* unies à l'acide chlorogénique ; leur proportion totale est de 3,11 à 3,22 p. 100, et la proportion de strychnine, par rapport au poids total des deux alcaloïdes, varie de 60,7 à 62,8 p. 100. Cette graine renferme donc plus de strychnine que la Noix vomique, et par conséquent elle ne doit pas être substituée à celle-ci dans les diverses préparations pharmaceutiques.

Substitutions. — S'il est aisé de distinguer les deux graines quand elles sont entières, il n'en est pas de même quand elles sont râpées ou en poudre ; elles ont alors une apparence tellement semblable, qu'il est impossible de ne pas les confondre. Et comme le praticien ne pulvérise ou ne râpe jamais ces deux drogues en raison de la difficulté que présente cette opération, il est intéressant de lui indiquer un moyen pratique de distinguer rapidement ces deux produits l'un de l'autre.

A l'examen microscopique, la poudre de Noix vomique est remarquable par l'abondance des débris de poils qu'elle renferme et qu'on n'observe jamais dans une autre poudre ; ils sont très rares dans la poudre de Fève de Saint-Ignace.

Dans la Noix vomique, on trouve des débris de l'enveloppe sclérenchymateuse qui recouvre l'albumen (fig. 423) ; ils sont constitués par des cellules scléreuses très épaissies, à parois ondulées, canaliculées, fortement adhérentes entre elles ; ces débris manquent dans la Fève de Saint-Ignace. Les caractères anatomiques distinctifs des deux poudres sont surtout bien appréciables après ébullition dans une solution de soude caustique. Outre que cette ébullition rend plus apparents les éléments constitutifs de ces poudres, elle donne encore naissance, avec la poudre de Fève de Saint-Ignace, à des cristaux particuliers très nets et très apparents. Ceux-ci sont formés tantôt par un noyau présentant quatre pointes anguleuses, hérissées elles-mêmes de fines aiguilles parallèles, tantôt par une colonne centrale d'où se détachent des paquets de cristaux aciculaires semblables à des raphides. La présence ou l'absence de ces cristaux permet la diagnose certaine des poudres.

Usages. — La Fève de Saint-Ignace peut être employée aux mêmes usages que la Noix vomique, mais à dose plus faible en raison de sa plus grande teneur en strychnine. Elle n'est guère usitée que sous forme de *Gouttes amères de Baumé* ; elle sert surtout dans l'industrie à la fabrication de la strychnine.

COQUE DU LEVANT*

Origine. — La *Coque du Levant* est le fruit de l'*Anamirta Cocculus*, liane vigoureuse de la famille des Ménispermées qui croît dans la partie orientale de l'Inde, à Ceylan et dans les îles de la Malaisie ; son nom lui vient de ce qu'autrefois elle arrivait par la voie de l'Égypte.

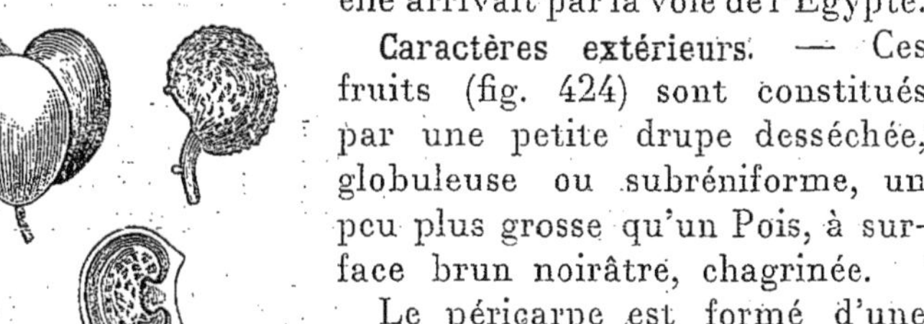

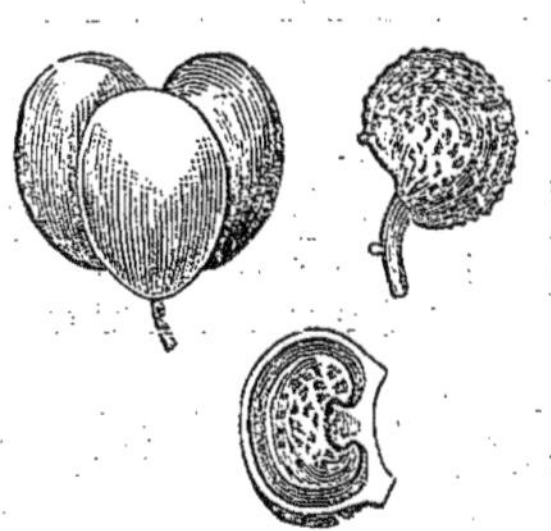

Fig. 424. — Coque du Levant.

Caractères extérieurs. — Ces fruits (fig. 424) sont constitués par une petite drupe desséchée, globuleuse ou subréniforme, un peu plus grosse qu'un Pois, à surface brun noirâtre, chagrinée.

Le péricarpe est formé d'une portion charnue, très mince, que l'on peut isoler facilement et qui recouvre un endocarpe ligneux; celui-ci fait hernie dans la cavité du fruit. La graine se moule sur la concavité du fruit et elle est par suite disposée en fer à cheval ; elle est constituée par un petit embryon, à cotylédons foliacés, plongé dans un volumineux albumen huileux, d'un jaune sale, rappelant l'aspect de la Noix rance. Le péricarpe est insipide ; la graine est nauséabonde, âcre et amère.

Composition chimique. — La Coque du Levant renferme un principe cristallisable, très vénéneux, la *Picrotoxine*, dont la découverte est due à Boulley (1812) ; d'après de nouvelles recherches, la picrotoxine commerciale ne serait pas une espèce chimique définie, mais un mélange de plusieurs principes, la *Picrotoxinine*, la *Picrotine* et l'*Anamirtine*. Le péricarpe renfermerait, en outre, de la *Ménispermine* et de la *Paraménispermine*.

Usages. — La Coque du Levant est quelquefois employée comme parasiticide. Elle n'est guère utilisée que pour empoisonner les cours d'eau tranquille, mode de pêche très employé dans l'Inde et dans la Malaisie, et malheureusement beaucoup trop répandu en Europe. La picrotoxine a été essayée dans l'épilepsie et dans la chorée, à la dose de 1/2 à 3 milligrammes, en granules ou en solution. Le professeur A. Robin l'utilise dans certaines dyspepsies. On s'en est parfois servi pour communiquer frauduleusement l'amertume à la bière.

FAMILLE 5. — NICOTIQUES

Cette famille comprend les drogues à *Nicotine*, ou à alcaloïde voisin et à propriétés physiologiques analogues.

FEUILLES DE TABAC*

Origine. — Les *Feuilles de Tabac* sont surtout fournies en Europe par le *Nicotiana Tabacum* et par le *N. rustica*, plantes de la famille des Solanacées.

Dans les autres pays, et notamment à la Havane, elles sont fournies par ces deux espèces et par un certain nombre de leurs congénères : *Nicotiana quadrivalvis, N. multivalvis, N. repanda, N. persica.*

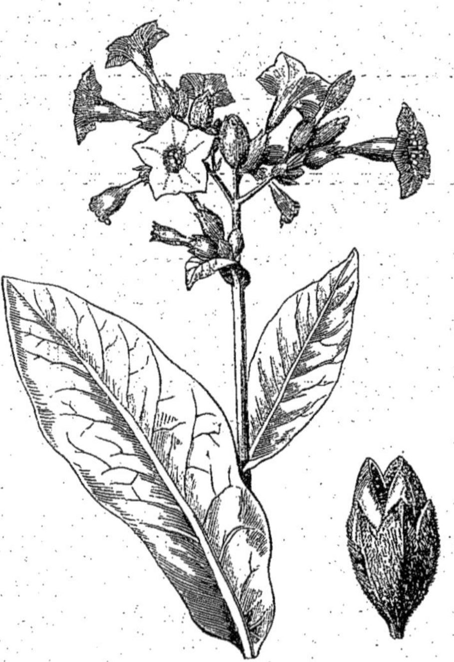

Fig. 425. — Tabac commun.

Le Tabac commun (*Nicotiana Tabacum*) (fig. 425) est originaire de l'Amérique tropicale où cependant on ne le rencontre plus à l'état sauvage. Les Espagnols le trouvèrent pour la première fois à Tabaco, province du Mexique, en 1492, et l'introduisirent en Europe; les premiers pieds furent cultivés en 1560 à Lisbonne, d'où notre ambassadeur, Jean Nicot, envoya des graines et de la poudre à Marie de Médicis. Aussi cette plante porta-t-elle pendant quelque temps le nom d'*Herbe à la reine*, avant de porter celui de *Tabac* et de *Nicotiane*. C'est une plante de 1^m,50 à 2 mètres de hauteur, ayant des feuilles alternes, à *pétiole très court*, et des fleurs *roses*.

Le Tabac rustique (*Nicotiana rustica*) (fig. 426) est une plante d'origine américaine de 0^m,50 à 0^m,80 de haut, à feuilles *longuement pétiolées* et à fleurs *jaune pâle*, un peu verdâtre, que l'on cultive au moins autant que l'espèce précédente.

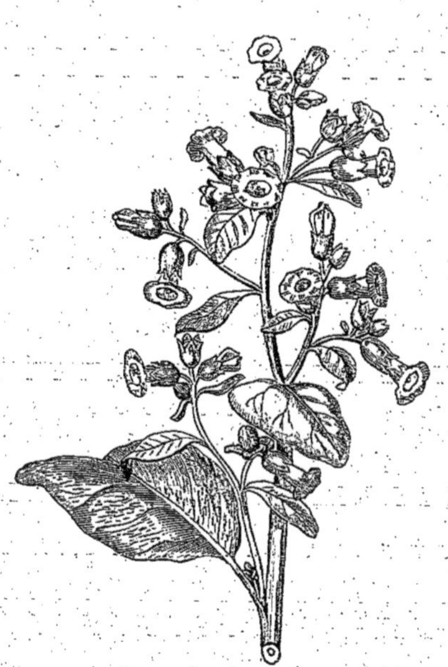
Fig. 426. — Tabac rustique.

Caractères extérieurs. — Les feuilles du Tabac commun (fig. 425) sont ovales-aiguës ou lancéolées, acuminées au sommet, longues de 20 à 75 centimètres, larges de 6 à 10 centimètres. Les bords de la feuille sont entiers. Les deux faces sont couvertes de poils glanduleux qui les rendent gluantes au toucher. Odeur nauséeuse, saveur amère et âcre. Les feuilles sèches ont perdu leur couleur primitive et ont pris une teinte jaune brunâtre; elles sont froissées et assez cassantes.

Les feuilles du Tabac rustique (fig. 426) se distinguent des précédentes par leur pétiole long et grêle atteignant parfois 6 et 10 centimètres. Le limbe est entier, ovale, arrondi à la base et parfois même au sommet. Elles sont de moindre dimension, et leurs nervures s'insèrent sous un angle moins aigu que celles du Tabac commun. Les poils glanduleux sont moins abondants et ne se rencontrent parfois que sur le pétiole et les nervures. Ces feuilles, une fois sèches, sont mieux conservées, plus souples, moins cassantes que celles du *Nicotiana Tabacum*; elles sont colorées sur leurs deux faces en vert glauque, mêlé de brun à la face supérieure. La pubescence du pétiole est très caractéristique.

Caractères histologiques. — Les deux épidermes (*ep.s*, *ep.i*, fig. 427) portent des poils tecteurs unisériés (*p*) assez longs, ainsi que des poils glanduleux (*p.gl*) formés de 3 à 5 cellules à parois minces et terminés par une glande ovoïde, le plus souvent pluricellulaire par cloisonnements transversaux et verticaux. Le parenchyme en palissade (*p.p*) comprend un seul rang de cellules ; les faisceaux libéro-ligneux des grosses nervures ont du liber sur les deux faces du bois. Cristaux en oursin ou pulvérulents dans les parenchymes.

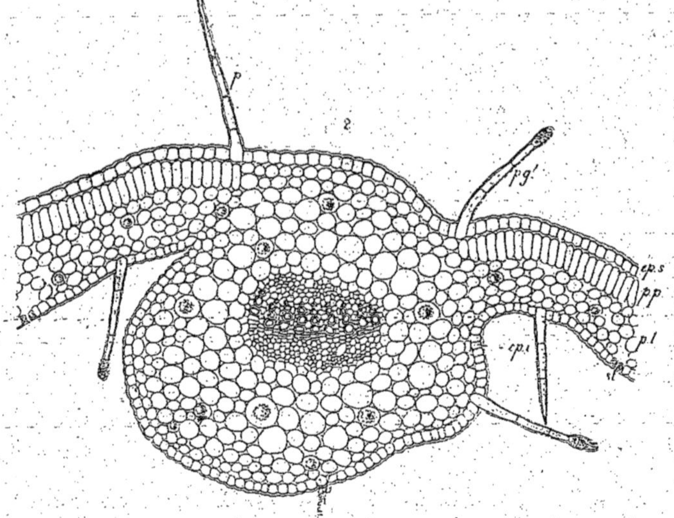

Fig. 427. — Coupe de la feuille de Tabac commun.

Composition chimique. — Les feuilles de Tabac renferment de la *gomme*, du *sucre*, des *sels potassiques* en assez grande proportion (5 à 10 p. 100), de l'*acide nicotianique* $C^6H^5O^2Az$, une essence concrète (camphre de Tabac), la *Nicotianine*, une sorte de tanin, l'*acide tabaco-tannique*, et surtout un alcaloïde, la *Nicotine* $C^{10}H^{14}Az^2$, en proportion très variable (1 à 8 p. 100) ; celle-ci est accompagnée dans certains Tabacs (Kentucky) de trois autres alcaloïdes : la *Nicotinine* $C^{10}H^{14}Az^2$, isomère de la nicotine, la *Nicotéine* $C^{10}H^{12}Az^2$ et la *Nicotelline* $C^{10}H^8Az^2$.

La *Nicotine* se trouve à l'état de malate ou de citrate dans les différentes sortes de Tabac utilisées par les fumeurs ; elle a été isolée par Posselt et Reimann en 1828, et surtout étudiée par Stas à la suite d'une affaire d'empoisonnement par cet alcaloïde. C'est un liquide oléagineux, plus lourd que l'eau, incolore, mais devenant rapidement jaune et poisseux au contact de l'air ; il est soluble dans l'eau, l'alcool et l'éther et bout à 247° ; cet alcaloïde possède une odeur suffocante et une saveur extrêmement âcre, même quand il est très dilué ; il émet des vapeurs blanches quand on en approche une baguette de verre mouillée d'acide chlorhydrique. La nicotine constitue un poison des plus violents : 1 à 3 milligrammes suffisent pour occasionner des accidents graves.

La *Nicotianine* ou *Camphre de Tabac* est une huile essentielle concrète que l'on obtient par distillation des feuilles dans l'eau ; elle est volatile, insoluble dans l'alcool et dans l'éther.

L'*acide nicotianique* paraît provenir de l'oxydation naturelle de la nicotine.

Les produits de la combustion des feuilles de Tabac renferment : 1° une huile, dont l'odeur intolérable rappelle celle du Tabac brûlé ; 2° une petite quantité de nicotine ; 3° des acides (acides carbonique, cyanhydrique, acétique, propionique, valérianique, butyrique) ; 4° du phénol et de la créosote ; 5° une série de bases pyridiques (pyridine, picoline, collidine, etc.).

Dosage de la nicotine. — Toutes les méthodes employées consistent à mettre la nicotine en liberté et à saturer celle-ci par de l'acide sulfurique ; de la quantité d'acide employée, on déduit la quantité de nicotine.

Dix grammes de Tabac réduit en poudre fine sont alcalinisés par de l'ammoniaque et épuisés par l'éther dans un appareil à déplacement pendant quatre à six heures. L'éther chargé de nicotine et d'ammoniaque est distillé au bain-marie jusqu'à ce que toute l'ammoniaque soit chassée et que le produit distillé ne présente plus de réaction alcaline. Le résidu, dont le volume est d'environ 10 centimètres cubes, est transvasé dans une capsule et le ballon est rincé à deux reprises avec de l'éther. On abandonne le tout à l'évaporation spontanée à l'air et on obtient un résidu poisseux formé de nicotine, de résines et de corps gras. On ajoute une liqueur d'acide sulfurique $\frac{N}{10}$ en excès ; on filtre ; on lave le résidu tant que les eaux sont acides ; on réunit les eaux de lavage à la liqueur acide et on dose l'excès d'acide par une solution alcaline $\frac{N}{10}$, d'où on déduit la quantité d'acide sulfurique employé à la saturation de la nicotine; on détermine le poids de celle-ci en multipliant le nombre de centimètres cubes de liqueur acide employée par 0,0162.

Usages. — L'étude de l'usage du Tabac appartient plutôt à l'hygiène qu'à la thérapeutique ; comme médicament, en effet, il est peu employé. L'infusion de Tabac est employée à l'extérieur comme parasiticide ; on l'a conseillée contre le lumbago, les névralgies, etc., en frictions ou en fomentations. La poudre de Tabac, dite *à priser*, a été indiquée pour calmer les névralgies sus-orbitaires.

A l'intérieur, on a employé les lavements de Tabac (4 grammes pour 250 grammes d'eau) dans les cas d'occlusion intestinale. La fumée du Tabac a été employée dans le même but. Les Arabes ont recours à l'insufflation de fumée de Tabac pour faire détacher les Sangsues qui se fixent parfois dans l'arrière-gorge.

Les feuilles de Tabac sont utilisées pour la fabrication du Tabac *à fumer, à priser*, des *cigares*, du Tabac *à chiquer* et de l'extrait de Tabac. L'action de fumer produit, chez ceux qui en ont l'habitude, tantôt une influence calmante sur le système nerveux, tantôt au contraire une stimulation des fonctions intellectuelles. L'usage du Tabac a paru favoriser la digestion chez certaines personnes par augmentation réflexe des fonctions digestives ; mais il n'y a là qu'une action momentanée.

Chez les sujets non accoutumés, la fumée de Tabac provoque un état de malaise, dont l'intensité est variable et peut atteindre celle d'un véritable *nicotisme aigu* ; mais l'accoutumance se fait très vite, ainsi qu'on le constate journellement, en raison de la rapidité avec laquelle le poison s'élimine. Chez les personnes qui font un abus du Tabac à fumer, on observe souvent un empoisonnement chronique ou *nicotisme chronique*, qui se traduit par des troubles digestifs et circulatoires et par des phénomènes nerveux.

LOBÉLIE ENFLÉE

La *Lobélie enflée* ou *Tabac indien* (*Lobelia inflata*), est une petite plante de la famille des Campanulacées qui habite l'Amérique du Nord depuis le Mississipi jusqu'à la baie d'Hudson. On emploie la plante entière, sauf la racine.

Caractères extérieurs. — La tige de cette plante est rameuse, anguleuse et poilue; les feuilles sont épaisses, sessiles, ovales, lancéolées, pubescentes, irrégulièrement crénelées, dentées. Les fleurs, disposées en grappe, ont un calice à cinq lobes linéaires et une corolle bilabiée bleu pâle. Le calice devient vésiculeux après la fécondation et adhère à la capsule biloculaire dans laquelle se trouvent de nombreuses graines très petites.

Cette drogue arrive ordinairement dans le commerce en paquets rectangulaires fortement comprimés, portant cachets et signature sur le papier d'enveloppe. L'odeur est herbacée et la saveur âcre et brûlante, rappelant celle du Tabac.

Composition chimique. — La Lobélie enflée renferme une *huile essentielle*, de l'*Inflatine* et un alcaloïde analogue à la nicotine, la *Lobéline*, qui est un des plus puissants vomitifs que nous connaissions.

Usages. — Ce médicament présente avec le Tabac une certaine analogie de propriétés. A petites doses, il donne lieu, comme tous les vomitifs, à un état nauséeux qui favorise la sécrétion des liquides bronchiques et, par conséquent, l'expectoration ; aussi l'a-t-on préconisé dans le traitement de l'asthme et de la dyspnée. On peut employer l'infusion à la dose de 1 gramme de feuilles pour 1000 grammes d'eau, ou la *Teinture* à la dose de 2 à 5 grammes. A doses élevées, la Lobélie est énergiquement vomitive et toxique.

FAMILLE 6. — ACONITIQUES

Cette famille comprend les drogues à *Aconitine*.

RACINE ET FEUILLES D'ACONIT

Origine. — La *Racine* et les *Feuilles d'Aconit* sont fournies par l'*Aconit Napel* (*Aconitum Napellus*) (fig. 428), belle plante vivace à fleurs bleues de la famille des Renonculacées, qui croît dans les lieux ombragés et humides des montagnes de l'Europe ; on la rencontre aussi dans l'Asie centrale et dans l'Amérique du Nord. On la cultive parfois dans nos jardins comme plante ornementale ; mais on ne saurait trop s'élever contre une telle imprudence.

Les racines d'Aconit perdent beaucoup par la culture et doivent être récoltées à l'état sauvage ; en outre, la richesse en principes actifs varie suivant l'époque de la récolte. Le moment le plus favorable pour leur récolte est après la floraison. Les feuilles doivent être récoltées au mois de juin.

Caractères extérieurs. — La *racine* se présente sous forme de tubercules (fig. 429) que l'on a depuis longtemps comparés à de petits Navets (*Napus, Napellus*), appointis en bas, longs de 5 à 8 centimètres. Le sommet porte la trace des tiges aériennes et quelques stries annulaires, traces des feuilles du bourgeon primitif. La surface est brun noirâtre, finement granuleuse, très ridée longitudinalement. Ces tubercules portent de nombreuses radicelles, qui tantôt ont persisté, mais sont brisées le plus souvent, tantôt sont tombées et ont laissé à leur place de petites cicatrices. Ces tubercules sont le plus souvent accompagnés d'une deuxième racine napiforme, qui lui est soudée près de la base par un pédicule grêle. Cette seconde racine, née à la base de bourgeons inférieurs de la tige, a la même forme que la première, mais son sommet porte un bourgeon recouvert d'écailles qui produira une tige aérienne à la saison suivante.

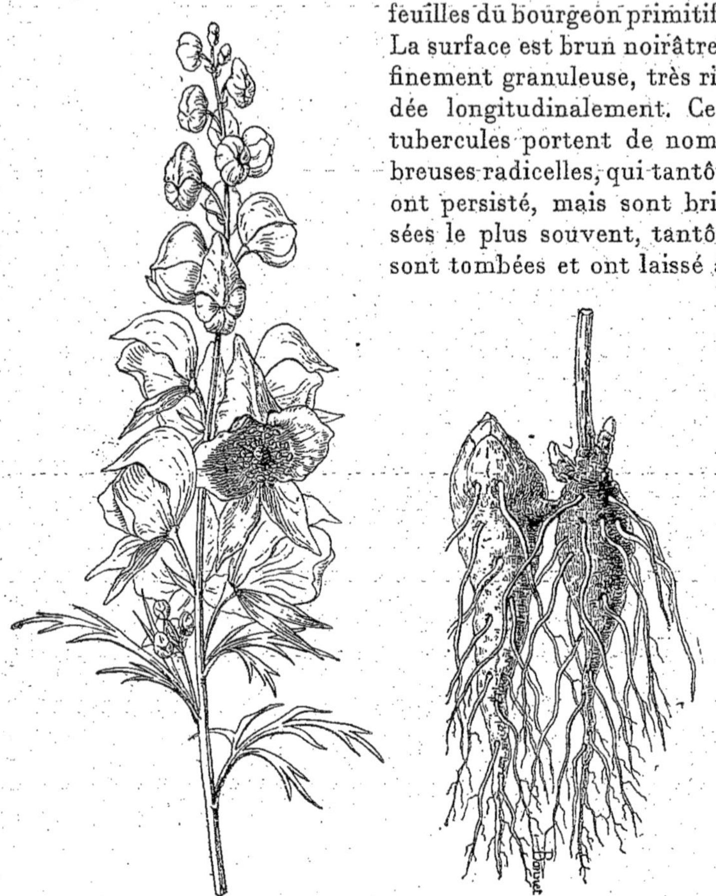

Fig. 428. — Inflorescence d'Aconit Napel. Fig. 429. — Racines d'Aconit Napel.

La cassure est franche et rugueuse, amylacée, d'un blanc grisâtre. La section (fig. 430) comprend une zone blanche centrale (moelle), entourée d'un cercle gris sale (parenchyme cortical et liber) ; les deux zones sont séparées par une ligne brisée formant une étoile à sept ou huit angles inégaux (cambium) dont le sommet est occupé par les faisceaux ligneux ; la périphérie de la section est bordée d'un mince liséré brun représentant l'épiderme.

Odeur peu caractéristique ; saveur faible au début, puis âcre et provoquant alors des picotements tout spéciaux et comparables à ceux que donne le passage d'un courant électrique.

Les *feuilles* fraîches ont un limbe à contour général arrondi, découpé par de profondes échancrures en six ou

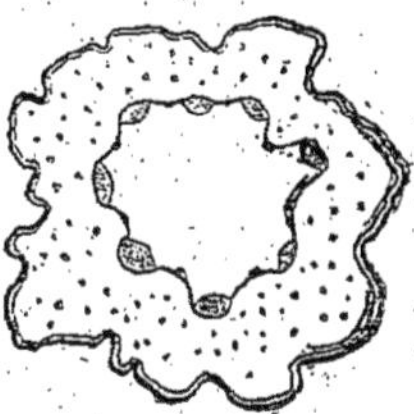

Fig. 430. — Section transversale de la racine d'Aconit.

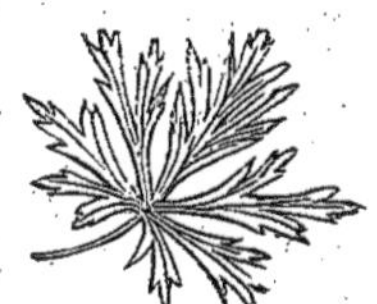

Fig. 431. — Feuille d'Aconit Napel.

sept lobes palmés, tous profonds, rétrécis à la base (fig. 431) ; chaque lobe est divisé à son tour en un certain nombre de segments, le médian en cinq ou six, les autres en trois généralement, profondément dentés sur les bords.

A l'état sec, ces feuilles sont le plus souvent brisées en fragments dont la forme varie suivant le point d'où ils proviennent ; ce sont principalement de minces lanières, recroquevillées et comme cannelées par la dessiccation. L'odeur et la saveur n'ont rien de particulier.

Caractères histologiques. — Sous l'épiderme de la racine, on trouve un parenchyme cortical formé de cellules polygonales et renfermant çà et là des cellules scléreuses à parois relativement peu épaisses. Ce parenchyme cortical est limité en dedans par un endoderme très visible, à parois peu épaissies. En dedans de l'endoderme, existe un péricycle assez large, parenchymateux, avec quelques cellules scléreuses ; le liber, très développé, présente des éléments disposés en files radiales et des îlots de tubes criblés assez régulièrement disposés en séries concentriques. L'assise génératrice est très sinueuse et les angles saillants ou rentrants sont occupés par des faisceaux ligneux. Dans chacun des angles sortants, on observe un gros faisceau ligneux disposé en V entre les branches duquel se trouve un faisceau unique plus petit. Dans les angles rentrants, les faisceaux sont simples. Toutes les cellules sont gorgées d'amidon.

La structure de la feuille ne présente rien de particulier à signaler. Il n'y a pas de cristaux dans le mésophylle.

Les méthodes microchimiques ont permis de localiser l'aconitine, qui a été rencontrée dans toutes les parties de la plante et toujours dans le contenu de la cellule. Dans la partie axiale de la racine, l'alcaloïde est localisé dans toutes les cellules qui entourent le faisceau et y forme une zone continue ; dans la portion charnue du même organe, l'aconitine est accumulée dans tout le tissu. Dans la feuille, on trouve de l'aconitine dans tout le parenchyme avec accumulation autour du faisceau et dans les cellules stomatiques.

Composition chimique. — L'Aconit Napel contient de la *mannite*, du *sucre*, des *résines* et cinq alcaloïdes : l'*Aconitine*, la *Benzoylaconine*, l'*Aconine*, la *Napelline* et l'*Homonapelline*, qui seraient combinés dans la plante, au moins en partie, à l'*acide aconitique* $C^6H^6O^6$.

Le plus important et le plus abondant est l'aconitine, puisque 0gr,282 d'alcaloïdes bruts ont donné 0gr,239 de cet alcaloïde. La racine en renferme de 0,87 à 1,23 p. 100, tandis que les feuilles n'en contiennent que 0,20 p. 100.

L'*Aconitine* $C^{34}H^{47}AzO^{11}$ a été découverte en 1833 ; elle a été obtenue cristallisée par Groves, puis par Duquesnel en 1871; elle cristallise en prismes orthorhombiques incolores, de saveur âcre, cuisante, non amère. Elle fond à 194°. Elle est très soluble dans le benzène et le chloroforme ; moins soluble dans l'éther et dans l'alcool ; presque insoluble dans l'eau. Elle est dextrogyre, tandis que ses sels cristallisés sont lévogyres.

L'aconitine présente peu de réactions caractéristiques ; cependant, si on mêle 0gr,001 d'aconitine avec II à IV gouttes d'acide sulfurique (D =1,75) et qu'on chauffe au bain-marie pendant cinq minutes, puis qu'on ajoute un cristal de résorcine d'un poids égal à celui de l'alcaloïde et qu'on chauffe de nouveau, le liquide devient d'abord rouge jaunâtre, puis violet-rouge persistant.

Lorsqu'on hydrate l'aconitine en la chauffant avec de l'eau dans des tubes scellés à 140°-150°, ou en la traitant à chaud par la soude alcoolique ou les acides étendus, elle se dédouble en acide acétique, acide benzoïque et *Aconine*.

$$C^{34}H^{47}AzO^{11} + 2H^2O = C^2H^4O^2 + C^7H^6O^2 + C^{25}H^{41}AzO^9$$

Aconitine. Acide acétique. Acide benzoïque. Aconine.

Il résulte de cette réaction que l'aconitine est de l'acétylbenzoylaconine.

Dosage des alcaloides. — On peut doser les alcaloïdes par le *procédé Ecalle*.

On prend 10 grammes de poudre de racine ou de feuille sèche, on les imbibe de 3 à 4 centimètres cubes d'ammoniaque, puis on épuise par l'éther jusqu'à ce que quelques gouttes de celui-ci évaporées, dans un verre de montre, ne donnent plus trace d'alcaloïde par le réactif de Meyer. Les diverses quantités d'éther employées sont réunies dans une grande ampoule à décantation et agitées avec 6 à 7 centimètres cubes d'acide azotique au 1/10e additionné de 12 à 15 centimètres cubes d'eau distillée. On soutire la solution acide et on la remplace par de l'eau distillée, et on lave l'éther jusqu'à ce que les eaux de lavage ne soient plus acides. On réunit toutes les liqueurs acides, on chauffe pour évaporer l'éther dissous dans l'eau et, après refroidissement, on précipite l'alcaloïde par une solution d'acide silicotungstique à 5 p. 100, environ 7 à 8 centimètres cubes, en présence d'un excès d'acide azotique au 1/10e, environ 12 à 15 centimètres cubes. On chauffe le tout à feu nu jusqu'à commencement d'ébullition. On laisse refroidir et, après au moins vingt-quatre heures de repos, on recueille le précipité de silico-tungstate d'alcaloïdes sur un filtre, on le lave, on le dessèche, puis on le calcine avec le filtre dans un creuset préalablement taré. On pèse le résidu qui est un mélange d'acides tungstique et silicique, et on multiplie le poids obtenu par 0,793 ; on a ainsi le poids d'acaloïdes contenu dans les 10 grammes de la prise d'essai.

Usages. — La racine et les feuilles d'Aconit doivent leurs propriétés à l'aconitine cristallisée qu'elles renferment ; elles sont d'autant plus actives qu'elles contiennent plus de cet alcaloïde, et on doit préférer la racine aux feuilles qui sont assez pauvres en principe actif.

Les préparations d'Aconit sont *analgésiques* ; elles agissent presque exclusivement, au point de vue douloureux, sur le nerf trijumeau, et sont employées efficacement dans la névralgie de ce nerf ; on les prescrit encore dans les autres névralgies. Elles sont aussi *anticongestives* et sont utiles dans les congestions pulmonaires accompagnées de toux, dans l'asthme, la coqueluche. L'Aconit est un remède populaire de l'enrouement des chanteurs.

La meilleure préparation est l'*Alcoolature d'Aconit* que le Codex fait préparer avec les feuilles fraîches ; on peut la donner à la dose de 1 à 5 grammes par jour, en potion. On peut aussi employer l'*Extrait* fait avec les racines (0gr,03 à 0gr,10) en pilules ou en potion, ou bien la *Teinture* faite aussi avec les racines (0gr,50 à 1gr,50).

Pour l'aconitine, on doit prescrire l'*aconitine cristallisée* en granules de 1/10e de milligramme ou sous la forme de poudre au 1/100e du Codex. Dans tous les cas, on doit toujours surveiller l'action du médicament et en cesser l'usage dès que le malade éprouve des picotements de la langue et des vertiges. Il importe de ne pas perdre de vue que l'aconitine est un des plus violents toxiques connus.

FAMILLE 7. — CICUTIQUES

Ce groupe comprend les drogues à *Conicine*.

FRUITS DE CIGUË

Origine. — Les *Fruits de Ciguë* sont fournis par la *Ciguë officinale* ou *Grande Ciguë* (*Conium maculatum*) (fig. 432), plante de la famille des Ombellifères commune dans l'hémisphère nord de l'Ancien Continent, et que l'on rencontre surtout dans les décombres aux environs des habitations.

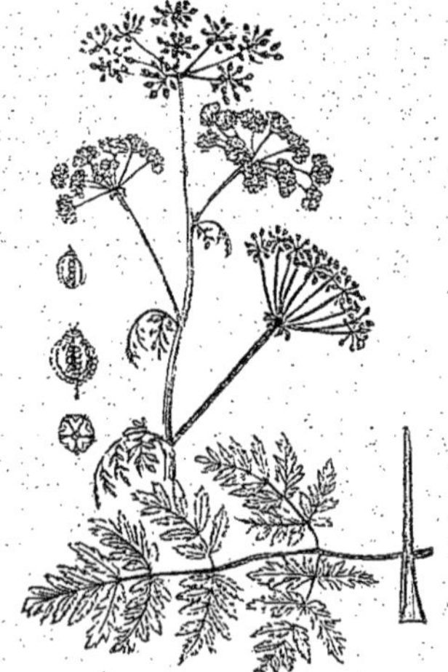

Fig. 432. — Grande Ciguë.

Caractères extérieurs. — Les fruits de Ciguë (*a*, fig. 433) sont globuleux, légèrement comprimés latéralement, longs de 3 à 4 millimètres sur autant de large, d'une couleur brun verdâtre. Le sommet porte une petite couronne formée par les restes du calice et par les deux styles marcescents. Chaque méricarpe porte cinq côtes saillantes, égales, crénelées ou tuberculeuses ; la face interne de chaque méricarpe présente un sillon très profond. Odeur un peu nauséeuse; saveur nulle. Chauffés avec un alcali, ces fruits dégagent aussitôt une odeur vive et désagréable. Ils doivent être récoltés un peu avant leur complète maturité.

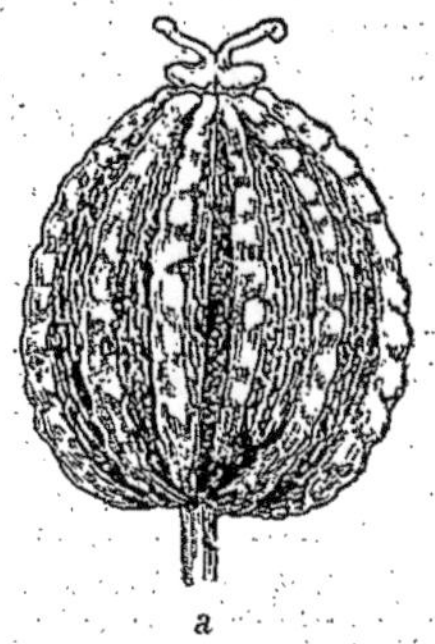

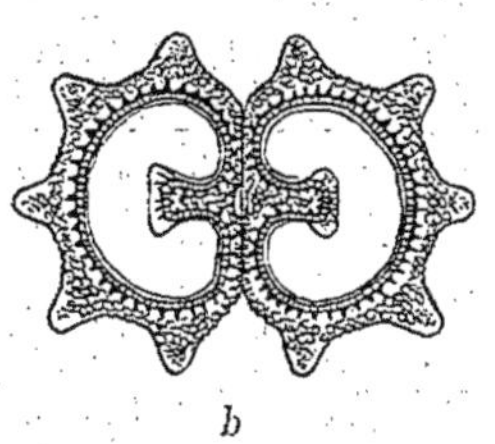

Fig. 433. — Fruit de Ciguë : *a*, entier ; *b*, coupé transversalement.

Caractères histologiques. — La coupe transversale d'un fruit de Ciguë (fig. 434) montre, à l'intérieur de chaque méricarpe, une graine qui est réniforme en raison de la pénétration d'une crête issue de la partie interne du péricarpe ; tout autour se trouve le péricarpe dont la structure est un peu spéciale. Sous l'épiderme, se trouve le parenchyme formé de cellules polyédriques, aplaties, à parois minces et parcouru par cinq faisceaux libéro-ligneux faisant face aux côtes; la couche la plus interne du péricarpe, l'endocarpe, est constituée par une assise de cellules cubiques, à peu près également épaissies sur tout leur pourtour, et fortement colorées en brun. En dehors de cette assise, existe une couche de cellules épaissies en fer à cheval. En dedans, on trouve le tégument de la graine formé d'un rang de petites cellules rectangulaires. Les canaux sécréteurs font complètement défaut dans les fruits mûrs, c'est-à-dire dans les fruits que l'on trouve dans les pharmacies ; ils existent cependant dans les fruits verts; mais ils s'oblitèrent au fur et à mesure

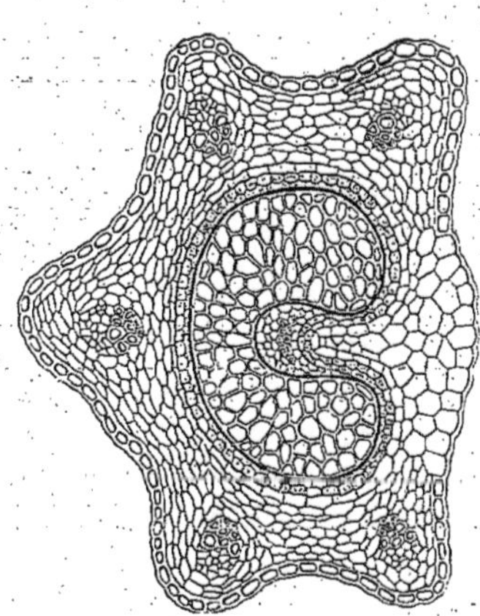

Fig. 434. — Coupe transversale d'un fruit de Ciguë.

que le fruit mûrit, de sorte qu'ils ne sont plus visibles quand celui-ci est arrivé à maturité.

Les réactions microchimiques ont montré que, dans les fruits récoltés un peu avant la maturité, la conicine était abondante dans les cellules de l'assise qui précède l'endocarpe et dans l'endocarpe ; elle existe aussi, mais en plus petite quantité, dans le péricarpe, surtout au voisinage des faisceaux et dans les cellules épidermiques.

Composition chimique. — Les fruits de Ciguë renferment : 1° une petite quantité d'*huile essentielle* ; 2° cinq alcaloïdes : la *Conicine*, la *Méthylconicine*, la *Conhydrine*, la γ-*Conicéine*, la *Pseudoconhydrine* ; 3° un hydrocarbure non toxique, le *Conylène*.

La *Conicine*, *Conine* ou *Cicutine* $C^8H^{17}Az$ est un alcaloïde volatif, liquide, non oxygéné, à odeur vireuse et étourdissante. Elle bout à 167°, mais à la température ordinaire, elle émet des vapeurs qui se transforment en fumées blanches, si on en approche une baguette imprégnée d'acide chlorhydrique. Elle est soluble dans 100 parties d'eau ; elle est miscible à l'éther et à l'alcool ; elle est dextrogyre $[\alpha]_D = +13°,8$. Sa densité est de 0,850. Exposée à l'air, elle se résinifie rapidement. Dans les fruits verts, sa proportion est de 1,5 p. 100 ; dans les fruits secs des pharmacies, elle est de 0,70 p. 100 seulement.

Dosage des alcaloïdes. — On réduit 5 grammes de fruits en poudre fine que l'on mélange avec 5 grammes de sable et que l'on épuise par un mélange de 25 centimètres cubes d'alcool absolu, 15 centimètres cubes de chloroforme et 10 centimètres cubes d'une solution saturée de gaz chlorhydrique dans le chloroforme. Le liquide, séparé du résidu, est agité deux fois avec 25 centimètres cubes d'eau. La liqueur aqueuse, qui a dissout le chlorhydrate de conicine, est alcalinisée avec une solution de soude caustique et épuisée, à trois reprises, par agitation avec du chloroforme ; ce dernier est lavé avec de l'eau alcaline, puis additionné d'éther saturé de gaz chlorhydrique. La solution est évaporée dans un courant d'air et le résidu est séché à une température n'excédant pas 90°. Le chlorhydrate de conicine ainsi obtenu à un état de grande pureté est pesé, et de son poids on déduit la proportion de conicine, sachant que 163,5 de chlorhydrate correspondent à 128 de conicine.

Usages. — La Ciguë a été prescrite dans une foule de maladies ; mais rien ne prouve qu'elle ait été efficace. Avec les fruits de Ciguë, on prépare l'*Extrait* qui sert à confectionner l'*Emplâtre de Ciguë*. C'est surtout contre les symptômes réflexes, qui ont pour point de départ le pneumogastrique, que la Ciguë et les sels de conicine agissent ; ils sont donc efficaces pour diminuer la dyspnée cardiaque. On emploie surtout le bromhydrate de conicine à la dose de 1 à 3 milligrammes en potion, en granules et surtout en injections hypodermiques.

La *Ciguë vireuse* ou *Cicutaire aquatique* (*Cicuta virosa*), plante aquatique qui croît dans les marais et les fossés du nord de l'Europe et dans l'Amérique du Nord, renfermerait de la conicine et serait encore plus active que la Grande Ciguë. Elle n'a reçu aucune application thérapeutique.

La *Petite Ciguë* ou *Faux Persil* (*Æthusa Cynapium*), qui croît abondamment dans les terrains incultes de toute l'Europe et de l'Asie méridionale, serait inerte pour les uns, très vénéneuse pour les autres. Malgré l'analogie de ses propriétés avec celles de la Grande Ciguë, elle n'est pas utilisée en thérapeutique.

FAMILLE 8. — ÉSÉRIQUES

FÈVE DE CALABAR*

Origine. — La *Fève de Calabar* est la graine du *Physostigma venesonum*, liane vivace de la famille des Légumineuses, qui vient dans le golfe de Guinée, près de l'embouchure du Niger et de la rivière du Vieux Calabar, où on l'appelle *Éséré*.

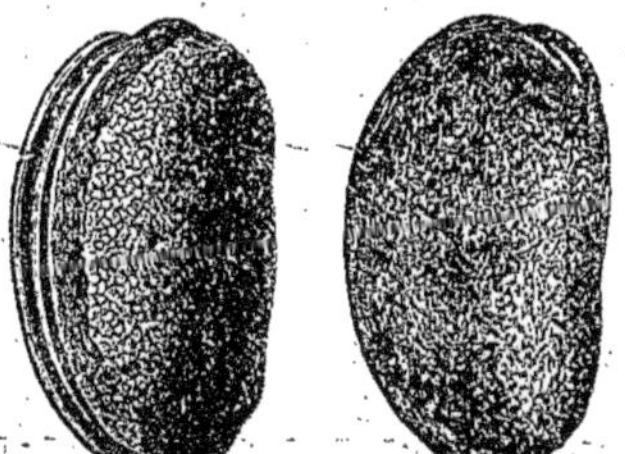

Fig. 435. — Fèves de Calabar.

Caractères extérieurs. — Cette graine a l'apparence d'un Haricot de grande taille (fig. 435), de couleur brun-chocolat, très faiblement arqué, réniforme, mesurant 25 à 35 millimètres de longueur et 15 millimètres de largeur et d'épaisseur. L'enveloppe est dure et cassante, brillante, finement chagrinée à la surface. Le bord convexe de la graine est parcouru par un sillon très prononcé, à fond lisse, de couleur noirâtre, bordé de chaque côté par une saillie rougeâtre ; ce sillon, qui n'est autre que le hile, est en outre divisé en deux moitiés symétriques par une ligne longitudinale de couleur claire. Vers l'extrémité la plus grosse de la graine, on voit une petite cavité qui correspond au micropyle. Au-dessous de l'enveloppe, on trouve un gros embryon formé de deux gros cotylédons charnus, convexes sur leur face dorsale, laissant entre eux, au milieu, une cavité assez large ; ils sont blancs, charnus et remplis de fécule, mais très compacts. Odeur nulle ; saveur peu marquée.

Caractères histologiques. — L'enveloppe de la graine comprend trois couches nettement différenciées : une couche extérieure (*tg.e*, fig. 436), formée d'une rangée de cellules allongées radialement, disposées en palissade et épaissies sur leurs faces latérales ; une couche moyenne (*tg.m*), composée de cellules scléreuses, rameuses, ajustées par leurs bras, mais dont la première assise est *en sablier* ; elles sont remplies d'une matière brunâtre ; une couche interne (*tg.i*) formée de petites cellules étroitement serrées les unes contre les autres et dans laquelle cheminent les faisceaux du tégument. Les cotylédons (*cot*) sont formés par des cellules polyédriques renfermant de petits grains d'aleurone et de gros grains d'amidon ayant la forme générale de ceux des Légumineuses.

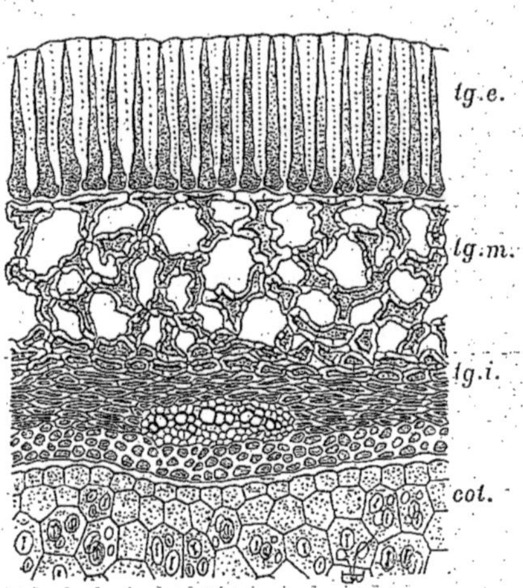

Fig. 436. — Coupe de la Fève de Calabar.

Composition chimique. — La Fève de Calabar renferme 48 p. 100 d'*amidon*, 23 p. 100 d'*aleurone*, 0,5 p. 100 d'*huile* et en outre quatre alcaloïdes : l'*Ésérine* ou *Physostigmine* $C^{15}H^{21}Az^{3}O^{2}$, l'*Éséridine* $C^{15}H^{23}Az^{3}O^{3}$, l'*Éséramine* $C^{16}H^{25}Az^{4}O^{3}$ et la *Calabarine* qui, d'après certains auteurs, n'existerait pas toute formée dans la graine.

L'*Ésérine* cristallise en tables rhombiques, fusibles à 105-106°, un peu solubles dans l'eau, solubles dans l'alcool, l'éther, le benzène, le chloroforme et le sulfure de carbone. Elle possède une forte réaction alcaline et est monoacide ; elle forme, avec les acides, des sels solubles. Traitée par la potasse, une solution incolore d'ésérine prend une teinte rouge qui passe rapidement au bleu (*bleu d'ésérine*).

Usages. — A faibles doses, l'extrait alcoolique de Fève de Calabar, et surtout l'ésérine, déterminent une contraction de la pupille ; aussi l'ésérine occupe-t-elle une place importante dans la thérapeutique oculaire. On l'emploie surtout pour rompre les synéchies postérieures ou antérieures, en alternant alors avec l'atropine ; on a aussi prescrit l'ésérine contre la paralysie de l'accommodation, après les opérations de la cataracte, pour empêcher l'iris de s'engager dans la plaie, et dans un très grand nombre d'affections de la cornée.

On emploie, surtout en collyre, le *sulfate* ou le *salicylate d'ésérine* à la dose de 0gr,10 de sel actif pour 10 ou 20 grammes d'eau distillée. On peut aussi employer l'extrait alcoolique de la graine dilué dans 5 parties de glycérine neutre.

FAMILLE 9. — COLCHICIQUES

Cette famille comprend les drogues à *Colchicine* et à *Vératrine*.

GRAINES DE COLCHIQUE

Origine. — Les *Graines de Colchique*, seule partie officinale de la plante depuis la Convention internationale de Bruxelles, proviennent du *Colchique d'automne* (*Colchicum autumnale*) (fig. 437), plante vivace de la famille des Liliacées qui croît dans les prairies de l'Europe moyenne et méridionale ; il est très commun en France, en Suisse, en Angleterre, etc. La récolte se fait à la maturité et la dessiccation s'opère sans difficulté et sans altérer le principe actif.

Caractères extérieurs. — Ces graines sont globuleuses, un peu aplaties, de couleur brun foncé, et ne mesurant pas plus de 2 à 3 millimètres de diamètre. Leur surface est finement rugueuse, un peu gluante au toucher ; elle présente, sur un des côtés, un hile très petit, d'où part une sorte de crête ou strophiole occupant environ un tiers de la circonférence de la graine. Sous le tégument, qui est très dur, ce qui rend la pulvérisation difficile, on trouve un volumineux albumen gris, corné, renfermant un embryon linéaire très petit, dressé vers le hile. Saveur amère ; odeur nulle.

Caractères histologiques. — Le tégument de la graine est constitué par une couche de cellules épidermiques allongées radialement, à membranes peu épaissies et de couleur brune, par trois ou quatre assises de cellules plus petites, allongées tangentiellement et par une assise interne de cellules aplaties et rectangulaires. L'albumen est constitué par des cellules à parois très épaisses, ponctuées, canaliculées, renfermant des gouttes d'huile, mais point d'amidon.

La colchicine est localisée dans le tégument, et non pas, comme on le croyait, dans les cellules de l'albumen; de sorte qu'il est inutile de broyer les graines pour les préparations officinales.

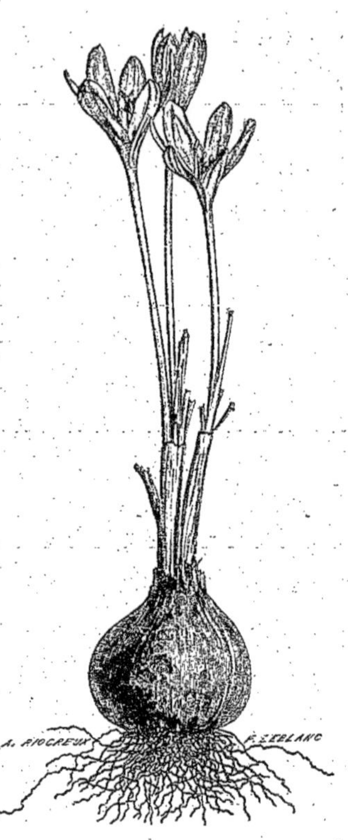

Fig. 437. — Colchique d'automne.

Composition chimique. — Les graines de Colchique renferment de 0,60 à 0,80 p. 100 de *Colchicine*, et en outre du *sucre*, de l'*acide gallique* et de l'*huile* (6 p. 100), qui contient de la colchicine en dissolution.

La *Colchicine* $C^{22}H^{25}AzO^{6}$, découverte en 1823 par Geiger et Hesse, est un alcaloïde, certains disent un glucoside, à réaction légèrement alcaline, soluble dans l'alcool et le chloroforme, insoluble dans l'éther et dans l'eau. Avec le chloroforme, elle forme une combinaison que l'eau bouillante décompose. Elle est inodore, très amère, lévogyre, fusible à 145°. Les acides minéraux étendus et l'eau de baryte la décomposent en alcool méthylique et en *Colchicéine* $C^{21}H^{23}AzO^{6}$; inversement, en méthylant la colchicéine, on obtient la colchicine.

Dosage de la colchicine. — On traite 100 grammes de drogue pulvérisée par 100 centimètres cubes du mélange de Prollius (éther, 250 centimètres cubes; chloroforme, 100 centimètres cubes; alcool à 95°, 25 centimètres cubes; ammoniaque, 10 centimètres cubes). On laisse macérer douze heures en agitant fréquemment. On décante 50 centimètres cubes de liqueur claire qu'on évapore au bain-marie jusqu'à siccité. Le résidu est mélangé à 10 centimètres cubes d'éther et 5 centimètres cubes d'acide sulfurique à 2,5 p. 100 ; on agite à l'air jusqu'à ce que tout l'éther soit volatilisé. La liqueur acide est filtrée ; le résidu insoluble est de nouveau traité par un peu d'éther et 2 centimètres cubes d'acide sulfurique à 2,5 p. 100 ; on évapore l'éther et on filtre la liqueur acide. On lave le filtre avec un peu d'eau acide et on ajoute cette eau de lavage aux deux solutions acides ; le tout est agité pendant deux minutes avec 15 centimètres cubes de chloroforme. On laisse déposer ; on décante le chloroforme et on renouvelle à deux reprises ce traitement en employant chaque fois 10 centimètres cubes de chloroforme. Les liqueurs chloroformiques sont évaporées à siccité ; le résidu est redissous dans un peu d'alcool dilué ; on évapore et on dessèche jusqu'à poids constant. Le poids trouvé multiplié par 2 donne la quantité de colchicine pour 100.

Usages. — Le Colchique a été préconisé contre la goutte, et beaucoup de médecins le considèrent comme un spécifique de cette maladie ; mais c'est en tout cas un spécifique empirique, car ses effets sont encore inexpliqués. Il doit être administré seulement pendant les périodes d'accès et supprimé pendant les périodes intercalaires. Le Colchique et la colchicine ont une action particulière sur le tube digestif et déterminent des selles diarrhéiques à faible dose ; on doit donc éviter de les administrer aux sujets dont l'intestin est en mauvais état.

Les préparations de Colchique employées aujourd'hui sont la *Teinture* et l'*Extrait* obtenus avec les graines ; le Colchique est la base des préparations secrètes employées contre la goutte. La colchicine cristallisée peut se donner à la dose de 3 à 4 milligrammes par jour, en granules de 1 milligramme ; c'est un médicament difficile à manier.

GRAINES DE CÉVADILLE

Origine. — Sous le nom de *Cévadille*, tiré de l'espagnol *Cebada* (Orge), on désigne les fruits du *Schœnocaulon officinale* (*Asagræa officinalis*, *Sabadilla officinarum*) (fig. 438), plante bulbeuse qui croît au Mexique et dans l'Amérique centrale, dans les prairies montagneuses et au bord de la mer. On la cultive à la Vera-Cruz. On n'utilise que les graines qui actuellement viennent de la Guyane et de Caracas.

Caractères extérieurs. — Le fruit est une capsule grisâtre, papyracée, formée de trois carpelles, portant à sa base les pièces du périanthe desséchées ; chacun des carpelles s'ouvre par la suture ventrale dans sa moitié supérieure et renferme deux graines.

Celles-ci, qui sont seules actives, arrivent fréquemment séparées du fruit. Elles sont luisantes, brun noirâtre, en forme de sabre, et mesurent de 9 à 12 millimètres de long sur 2 à 3 millimètres de large. Sous le tégument épais et très adhérent, on trouve un albumen corné et huileux, à la base duquel existe un petit embryon. Odeur nulle ; saveur d'abord simplement amère, puis d'une âcreté extraordinaire, dont la sensation peut durer une ou deux heures. La poudre produit de violents éternuements.

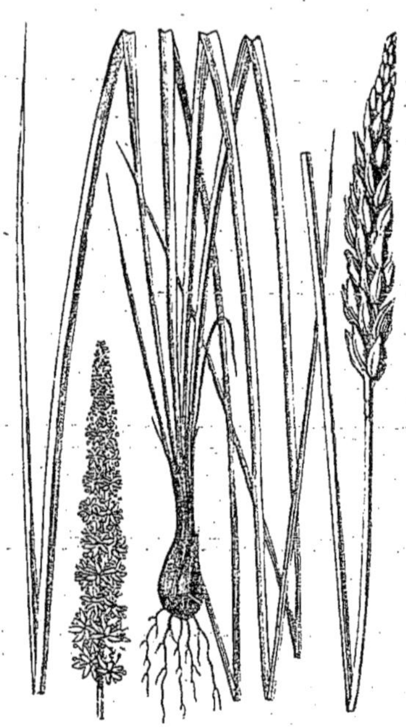

Fig. 438. — *Schœnocaulon officinale.*

Caractères microscopiques. — Le tégument comprend une assise externe de cellules cubiques recouvrant quatre à cinq rangées de cellules aplaties tangentiellement. Les cellules de l'albumen à parois très épaisses et ponctuées-canaliculées, renferment des granulations protéiques et des gouttelettes huileuses, mais pas d'amidon.

Composition chimique. — Meissner a retiré de la Cévadille un alcaloïde auquel il a donné le nom de *Vératrine* et qui est au moins composé de quatre alcaloïdes que l'on peut séparer par distillation fractionnée. Ce sont : 1° la *Vératrine* α ou *Cévadine* $C^{32}H^{49}AzO^{9}$; 2° la *Vératrine* β ou *Asagréine* $C^{37}H^{53}AzO^{11}$; 3° la *Vératrine* γ ou *Cévine* $C^{27}H^{43}AzO^{8}$; 4° la *Vératrine* δ. De plus, M. Merck a isolé encore deux autres alcaloïdes cristallisés : la *Sabadine* et la *Sabadinine*. Ces alcaloïdes sont unis en majeure partie à deux acides : l'*acide sabadillique* ou *cévadique* et l'*acide vératrique* $C^{9}H^{10}O^{4}$.

Usages. — Médicament à peu près abandonné pour l'usage interne ; la poudre est encore employée pour détruire la vermine, sous le nom de *poudre des Capucins*. La Cévadille sert surtout pour la préparation de la vératrine.

La vératrine a été préconisée à l'intérieur dans la pneumonie et le rhumatisme articulaire aigu. Mais c'est un médicament très toxique dont l'usage interne est dangereux et peut-être peu utile. On peut en donner de 1 à 10 milligrammes en fractionnant, sans jamais dépasser 5 milligrammes par dose. A l'extérieur, elle a donné de bons résultats dans le rhumatisme et surtout dans les névralgies ; on l'emploie en pommade à la dose de 0gr,05 pour 10 grammes d'excipient.

FAMILLE 10. — CINCHONIQUES

Cette famille comprend les drogues à alcaloïdes fébrifuges et particulièrement les Quinquinas.

QUINQUINA

Origine et distribution géographique. — Sous le nom de *Quinquina*, on désigne un grand nombre d'écorces fournies par plusieurs espèces du genre *Cinchona*, de la famille des Rubiacées.

Toutes ces espèces sont disséminées dans les Cordillères des Andes comprises entre le 10° latitude nord et le 19° latitude sud, depuis le nord de la Nouvelle-Grenade ou Colombie jusque dans la Bolivie, à travers la République de l'Équateur et le Pérou (fig. 439). Cette bande, qui mesure 800 lieues de longueur sur 15 à 20 seulement de largeur, se subdivise en trois tronçons longitudinaux : le premier, le plus long, est formé par les deux chaînes qui traversent parallèlement la Bolivie et tout le Pérou ; le second comprend la chaîne unique qui traverse la République de l'Équateur ; le troisième comprend trois chaînes parallèles qui occupent la Nouvelle-Grenade et le Vénézuéla. En ce qui concerne l'altitude, les arbres à Quinquina ne descendent pas au-dessous de 1 200 mètres et peuvent s'élever jusqu'à 3 000 ou 3 200 mètres.

Le Quinquina fit sa première apparition en Europe en 1639. Il fut apporté en Espagne par la comtesse de Chinchon, femme du vice-roi du Pérou, qui n'avait eu qu'à se louer de l'usage de ce médicament, et l'emploi en fut vulgarisé par les Jésuites ; de là les noms de *Poudre de la Com-*

tesse, Poudre des Jésuites, sous lesquels ce médicament fut d'abord connu. Le cardinal Jean de Lugo l'importe en Italie (*Poudre du Cardinal*), puis le donne à Mazarin qui l'introduit en France en 1679. Presque à la même époque, Louis XIV acheta à un commis apothicaire nommé Talbot ou Talbor le secret d'un remède merveilleux pour la guérison de la fièvre et que l'on sut alors n'être autre chose que la poudre des Jésuites.

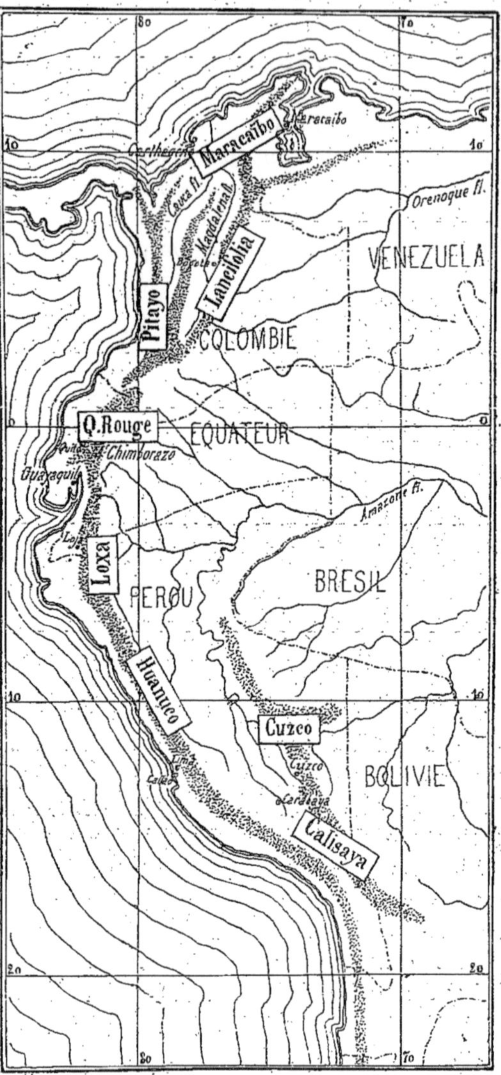

Fig. 439. — Distribution géographique des Quinquinas.

Mais l'origine botanique de cette écorce ne fut connue qu'en 1735, époque à laquelle La Condamine et J. de Jussieu décrivirent, d'une façon vraiment scientifique, l'arbre à Quinquina, qu'ils avaient trouvé dans la République de l'Équateur; quatre ans plus tard, en 1739, J. de Jussieu découvre une nouvelle espèce et, en 1742, J. Linné établit le genre *Cinchona* et donna le nom de *C. officinalis* à l'espèce découverte par La Condamine, que l'on croyait et que l'on crut pendant longtemps être la seule. Les explorations et les publications de Mutis, Ruiz et Pavon, Humboldt et Bompland, Weddell, Karsten, Delondre, Spruce, Howard, Otto Berg, Vogl, G. Planchon, etc., nous ont fait connaître les espèces de *Cinchona* qui produisent les Quinquinas américains. Il nous suffira de citer les plus importantes :

1° Le *Cinchona officinalis* et un certain nombre de variétés : *C. Uritusinga* (fig. 440), *C. Chahuarguera* (fig. 441),

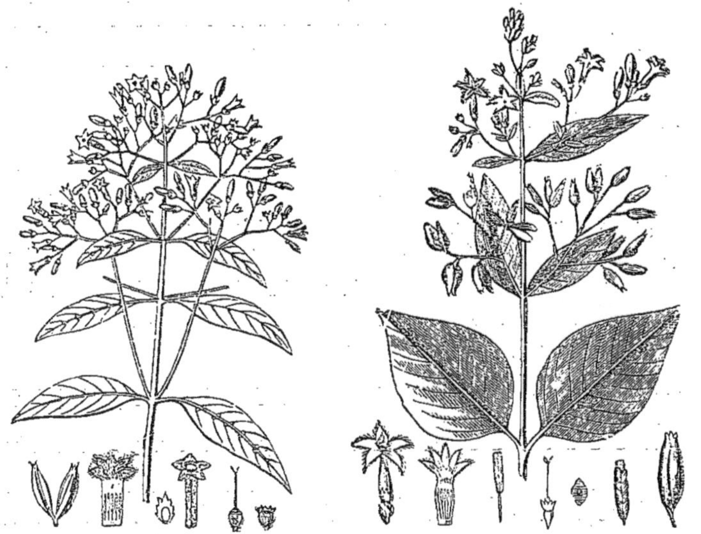

Fig. 440. — *Cinchona Uritusinga*. Fig. 441. — *Cinchona Chahuarguera*.

C. Condaminea, *C. Bomplandiana*, *C. crispa*, qui croissent dans la République de l'Équateur aux environs de Loxa et dans la partie septentrionale du Pérou. Elles fournissent les *Quinquinas gris de Loxa* ;

2° Les *Cinchona nitida*, *C. micrantha* (fig. 442) et *C. Peruviana*, qui viennent dans la province de Huanuco, au Pérou, et qui fournissent les *Quinquinas de Huanuco*;

3° Le *Cinchona Calisaya* (fig. 443), qui vient au Pérou dans la province de Carabaya, et dans le nord de la Bolivie, et qui donne le fameux *Quinquina Calisaya*;

4° Le *Cinchona succirubra* (fig. 444), qui croît dans l'Équateur, sur les pentes du Chimborazo, et qui donne le *Quinquina rouge ;*

5° Le *Cinchona Pitayensis*, espèce à nombreuses variétés,

qui est abondant dans la province de Cauca, principalement aux environs de Pitayo ;

6° Le *Cinchona Tucujensis*, qui n'est qu'une variété du *C. cordifolia*, et qui est surtout répandu dans la Colombie et le Vénézuéla, au sud-ouest de Bogota, sur le versant occidental de la chaîne orientale. Il donne le *Quinquina de Maracaïbo* qui est assez rarement vendu sous ce nom et est le plus souvent substitué au Quinquina Calisaya ;

7° Le *Cinchona pubescens*, des forêts de Guayaquil, qui, avec le *C. macrocalyx* et le *C. heterophylla*, fournit les *Quinquinas de Guayaquil* ;

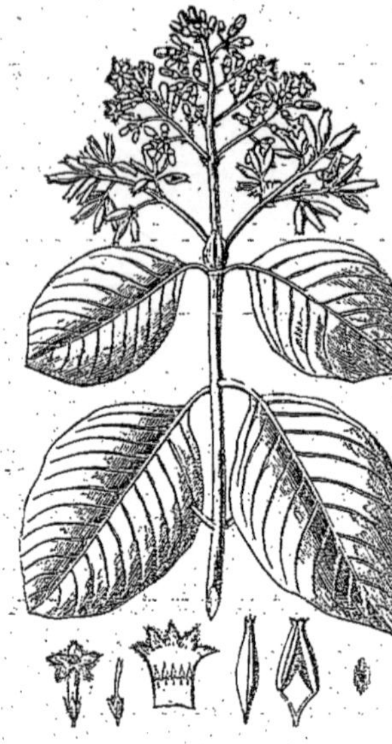

Fig. 442. — *Cinchona micrantha*. 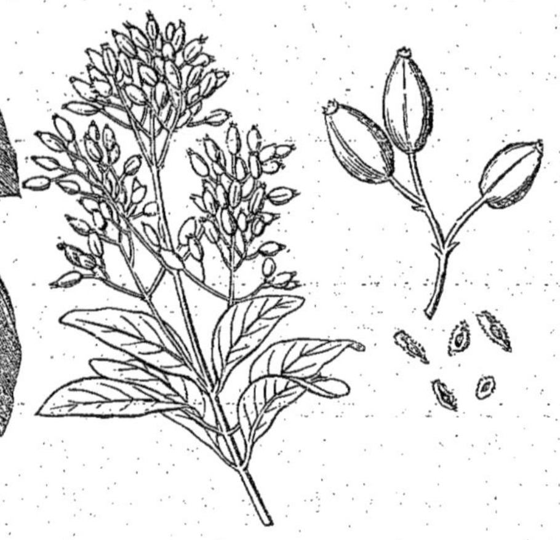 Fig. 443. — *Cinchona Calisaya*.

8° Le *Cinchona lancifolia*, qui est abondant dans la Nouvelle-Grenade, et donne les *Quinquinas de Colombie, de la Nouvelle-Grenade, de Carthagène* ;

9° Le *Cinchona purpurascens*, qui croît dans les forêts de Santa-Anna, près de Cuzco et donne le *Quinquina de Cuzco*.

Acclimatation des Quinquinas. — Aujourd'hui les Quinquinas d'Amérique arrivent assez rarement sur nos marchés ; ils y sont remplacés par des écorces provenant des cultures aménagées dans les Indes anglaises et néerlandaises.

A la suite du cri d'alarme lancé par Weddell et sur ses instances pressantes, le gouvernement hollandais tenta le premier, en 1852, d'acclimater dans ses possessions d'Asie, à

Java, les Quinquinas, qu'une exploitation aussi immodérée que barbare menaçait de faire disparaître rapidement des régions américaines. Les efforts de Harskarl, de Junghuhn, de Van Gorkum furent, après bien des déboires, couronnés de

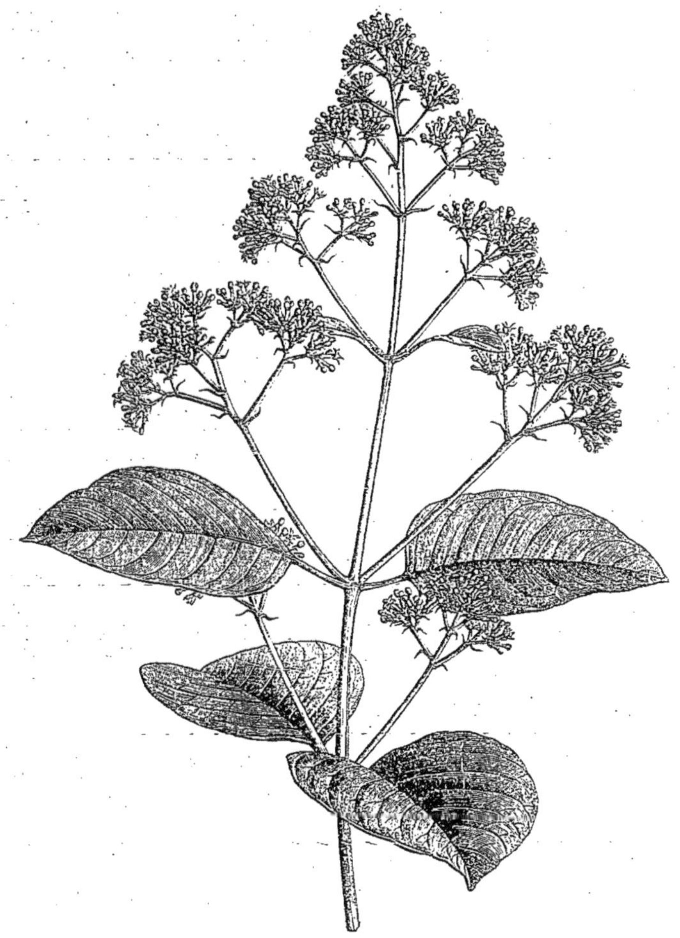

Fig. 444. — *Cinchona succirubra.*

succès, et les écorces de Quinquinas cultivés firent leur première apparition sur le marché d'Amsterdam, en 1869.

De leur côté, les Anglais, encouragés par les efforts des Hollandais, tentaient la même entreprise dans leurs possessions de l'Inde ; elle fut confiée à Mac Ivor, qui eut pour mission de planter et de faire prospérer dans les Neilgherries les graines et les plants rapportés d'Amérique, à la suite de quatre expéditions faites par MM. Markham, Pritchett, Spruce et Cross dans la région des Quinquinas. Les plantations des Neilgherries ne tardèrent pas à être en pleine prospérité, et, dès 1868, on trouvait sur le marché de Londres des écorces de Quinquina des cultures des Neilgherries. Des plantations ne tardèrent pas à s'organiser en d'autres régions des Indes anglaises, dans le Travancore, dans la présidence de Bombay, dans l'île de Ceylan. De telle sorte qu'à l'heure actuelle les colonies asiatiques des Hollandais et des Anglais expédient en Europe plus de dix millions de kilogrammes d'écorces de Quinquinas cultivés. Les espèces que l'on cultive principalement sont le *Cinchona Calisaya*, le *C. succirubra*, et surtout le *C. Ledgeriana*, hybride du *C. Calisaya* et du *C. micrantha*.

Les tentatives d'acclimatation faites à l'île Maurice, à la Trinité, en Australie, au Brésil, au Mexique, n'ont pas réussi jusqu'ici. En ce qui concerne les colonies françaises, nous n'avons pas été plus heureux ; seuls les essais faits à la Réunion ont montré que, de toutes nos colonies, c'est celle où la culture des Quinquinas aurait le plus de chances de succès.

Il convient d'ajouter que, dans certaines régions américaines, notamment dans la Bolivie et dans la région de Huanuco, on propage depuis quelques années la culture des Quinquinas ; on trouve même dans le commerce européen une certaine quantité d'écorces de Quinquinas américains cultivés.

Récolte. — *A.* Quinquinas sauvages. — La récolte des Quinquinas est loin de ressembler à l'exploitation de nos forêts d'Europe. Les arbres à Quinquinas sont isolés dans des forêts sans routes, ni sentiers, et placés au milieu d'un fouillis inextricable de lianes et d'autres végétaux ; aussi charge-t-on du soin de les rechercher des gens habitués à ce métier, les *Cascarilleros*. Dès qu'un arbre a été découvert, il est abattu au ras du sol, et l'on pratique sur le tronc des incisions longitudinales qui permettent de détacher l'écorce sous forme de lanières que l'on coupe ensuite aussi longues que possible. La même opération est répétée sur les branches et sur les rameaux. Les écorces des branches ne sont soumises à aucun traitement ; on se contente de les exposer au soleil pour les dessécher ; elles s'enroulent alors sous forme de petits cylindres creux et constituent les *Quinquinas* *roulés.* Les écorces provenant du tronc sont empilées en tas et chargées de poids jusqu'à dessiccation complète ; elles demeurent alors aplaties et constituent les *écorces plates* de Quinquina. Ces écorces sont apportées dans les villes de commerce où elles subissent un triage ; après quoi on les met en paquets de 60 à 80 kilogrammes que l'on enferme dans des peaux de Bœuf fraîches ; ces ballots, à emballage tout à fait caractéristique, portaient le nom de *surons* ; ils sont maintenant de plus en plus remplacés par la vulgaire caisse de bois.

B. Quinquinas de culture. — Dans les cultures des Indes, la récolte des écorces de Quinquina se fait de toute autre façon et par trois procédés : on abat l'arbre en le coupant à une petite distance du pied (*abatage*), on l'arrache en totalité (*arrachage*), ou bien on se contente de détacher l'écorce du tronc (*écorçage sur pied*).

L'*abatage* fournit deux sortes d'écorces : écorce du tronc et écorce des branches. On abat l'arbre de neuf à dix ans, en le coupant au ras du sol, et on laisse une souche qui donne naissance à de nouveaux pieds.

Par l'*arrachage*, on recueille trois sortes d'écorces : écorces du tronc, des branches et des racines ; on déracine tous les pieds et on replante.

Pour l'*écorçage sur pied*, on emploie deux systèmes :

Le premier système, ou *méthode* de Mac Ivor, consiste à écorcer et à pratiquer le *moussage*.

Pour *mousser* un Quinquina, on détache, sur un arbre de huit ans environ, un certain nombre de bandes longitudinales, en laissant sur le tronc autant de bandes adhérant au bois et ayant la même largeur que les intervalles dénudés ; puis on entoure toute la circonférence du tronc d'une couche épaisse de mousse qui soustrait à l'action de l'air et de la lumière le tronc tout entier. Au bout d'un certain temps, on enlève les bandes qui étaient restées intactes et l'on recouvre de nouveau le tout de mousse ; l'écorce ainsi obtenue est l'*écorce moussée*. Plusieurs mois après, on enlève l'écorce qui s'est formée à la place des premières bandes enlevées, et on mousse la nouvelle plaie ainsi produite ; douze mois plus tard, on enlève les bandes voisines, et ainsi de suite tous les quinze ou dix-huit mois ; l'écorce ainsi obtenue est l'*écorce renouvelée*.

Le deuxième système est la *méthode de Moëns* ou *raclage*. On ne mousse plus ; on se contente d'enlever au couteau l'écorce extérieure en laissant autour du cambium une couche libérienne qui joue le rôle de mousse. Par cette méthode, on obtient les écorces dites *pelures* ou *écailles* qui diffèrent beaucoup par leur aspect des écorces plates ou des tuyaux classiques.

Caractères extérieurs. — L'importance de ces caractères a bien diminué depuis l'arrivée dans le commerce des Quinquinas de culture qui se présentent sous des aspects qui ne correspondent plus à une sorte commerciale donnée. A l'heure actuelle, le dosage des alcaloïdes est le seul moyen de se rendre compte de la valeur commerciale d'un Quinquina. Nous dirons seulement quelques mots des caractères extérieurs que présentent les Quinquinas actuellement commerciaux et officinaux.

Le *Quinquina gris de Loxa* est formé d'écorces enroulées en tubes cylindriques réguliers, doubles ou simples, dont la dimension varie de celle d'une plume d'Oie à celle du pouce. La surface externe, dépouillée des Lichens qui la recouvrent presque en entier, présente une teinte gris foncé ou presque noirâtre, et des fissures transversales plus ou moins circulaires, régulièrement espacées. La surface interne est brun-cannelle, lisse et très finement striée ; au-dessous du liège, se trouve un cercle résineux brun bien marqué. La cassure est courte et nette, compacte au niveau du parenchyme cortical, fibreuse dans la zone libérienne. Odeur aromatique spéciale, très agréable ; saveur surtout astringente et légèrement amère.

Le *Quinquina Calisaya* se présente sous deux formes : le Quinquina Calisaya *plat* et le Quinquina Calisaya *roulé*, peu employé.

Le Calisaya plat se présente en morceaux pesants, irréguliers, et réduits par le grattage au liber presque exclusivement, à texture compacte et uniforme, de 10 à 40 centimètres de long, et de 10 à 15 millimètres d'épaisseur. La face externe est d'un jaune pâle ou brunâtre, avec quelques taches plus foncées. Cette face présente de nombreux sillons longitudinaux séparés par des crêtes arrondies, peu saillantes, rappelant un peu l'empreinte que font les doigts sur l'argile détrempée (*sillons digitaux*). La face interne est fibreuse, serrée, à grain souvent ondulé, et de couleur fauve. La cassure transversale, uniformément fibreuse, laisse échapper par le frottement une poussière de fibres très ténues qui s'implantent dans la peau et y causent de vives démangeaisons (*fibres prurientes*). Saveur franchement amère ; odeur rappelant celle du tan.

Le *Quinquina rouge vrai* se présente aussi en écorces plates et en écorces enroulées.

Les écorces plates constituent des morceaux aplatis, souvent irréguliers, épais de 5 à 15 millimètres ; les bords longitudinaux sont taillés en biseau ou coupés net. La surface externe, de couleur rouge foncé ou brun noirâtre, est couverte de grosses verrues très dures, entre lesquelles on observe quelques sillons longitudinaux un peu sinueux. Sous le suber, qui existe toujours, mais qui peut s'enlever facilement, on aperçoit le parenchyme cortical, rouge, lisse et homogène. La face interne, de couleur rouge vif, est finement striée et fibreuse. Sur la section transversale, on aperçoit, au-dessous du suber, un cercle résineux très épais, reconnaissable à sa couleur brun noirâtre. Odeur faible ; saveur à la fois amère et astringente.

Les écorces roulées, qui sont surtout fournies par la plante cultivée, sont en fragments roulés en tubes ou en gouttières d'une épaisseur de 2 à 6 millimètres. La surface externe est recouverte d'un liège grisâtre, très adhérent au parenchyme cortical de couleur brun cannelle ; les fissures transversales sont assez nombreuses, très profondes, à bords nets. La face interne est lisse, jaune fauve ou rougeâtre ; la cassure est courte, fibreuse.

Quant aux *Quinquinas de culture*, ils arrivent en Europe sous des états très différents : longs tuyaux bien formés et d'un très bel aspect, fragments légèrement cintrés, plaques plus ou moins larges, menus débris, écailles très irrégulières ou raclures provenant surtout des racines, petites paillettes ou râpures réunies en un gros bloc. Ce qui augmente encore la difficulté, c'est qu'à part quelques sortes commerciales désignées sous les noms de *succirubra*, *Calisaya* et *Ledgeriana*, beaucoup ont des noms de fantaisie.

Caractères histologiques. — Bien que chaque sorte de Quinquina américain présente une structure anatomique particulière, lui appartenant en propre et permettant souvent d'en déterminer l'origine en dehors des caractères extérieurs, il n'en est pas moins vrai que toutes les écorces de Quinquina offrent un ensemble de caractères communs, *génériques* pour ainsi parler, qu'il convient de signaler tout d'abord.

D'une façon générale, les écorces de Quinquina sont composées de trois couches bien distinctes : 1° un *suber* d'épaisseur variable suivant l'âge de l'écorce ; 2° un *parenchyme cortical secondaire*, constitué par des cellules allongées tangentiellement et présentant souvent deux à trois cloisons radiales. Ce parenchyme renferme des *cellules à tanin*, plus ou moins volumineuses, des *cellules à cristaux pulvérulents*, et parfois, mais pas d'une façon constante, des *cellules scléreuses* isolées ou groupées, régulièrement épaissies sur tout leur pourtour, mais ayant une cavité assez large ; 3° un *liber*, constitué, tantôt par des faisceaux cunéiformes séparés par des rayons médullaires qui s'élargissent brusquement et se confondent avec le parenchyme cortical, tantôt par des faisceaux coupés carrément et séparés par des rayons médullaires conservant la même largeur dans tout leur parcours. Ce liber est surtout caractérisé par la présence de fibres libériennes, tantôt isolées, tantôt réunies en groupes irréguliers, tantôt disposées en longues files radiales, dont la quantité, la disposition et les dimensions varient dans les différentes sortes commerciales.

Ces fibres libériennes des Quinquinas sont tout à fait caractéristiques : leur section transversale est polygonale ; les parois sont très épaissies et elles ont un lumen punctiforme d'où partent des stries radiales. En section longitudinale, elles sont toujours fusiformes et présentent un contour lisse, ondulé ou sinueux ; la cavité est étroite, linéaire, avec des ramifications.

Le moussage modifie profondément la structure du parenchyme cortical et du liber. Le parenchyme cortical (*p. c*, fig. 445) a pris un grand développement et, au lieu d'être formé de cellules polygonales irrégulièrement disposées, il est constitué par des cellules isodiamétriques, disposées en longues files radiales ; il n'y a ni cellules scléreuses, ni cellules à tanin. Le liber (*l*) est modifié lui aussi ; il n'est plus disposé en faisceaux cunéiformes ; les rayons médullaires ont la même largeur dans toute leur étendue ; les fibres deviennent en général plus nombreuses.

Donc une écorce moussée ou renouvelée se reconnaîtra toujours sur une coupe ; mais il sera difficile de la distinguer d'une écorce moussée ou renouvelée appartenant à une autre espèce, en raison de l'uniformisation des caractères histologiques.

Quelques mots suffiront maintenant pour caractériser anatomiquement les écorces dont nous avons déjà fait l'étude descriptive.

Dans les *Quinquinas gris de Loxa* (fig. 446), le parenchyme cortical (*ec*) est *dépourvu de cellules scléreuses*, et les cellules à tanin, qui ne font pas défaut, comme on l'a dit souvent, sont assez étroites; elles se distinguent par leur contour nettement arrondi (*c.r*), tandis que les cellules voisines sont plus ou moins polygonales et *toujours* allongées dans le sens tangentiel. Le liber (*l*) est en faisceaux cunéiformes séparés par des rayons médullaires (*r.m*), qui s'élargissent en pénétrant dans le parenchyme cortical; il renferme des fibres libériennes de petit calibre en général isolées, très rares et très espacées dans la région externe, plus nombreuses dans la région interne.

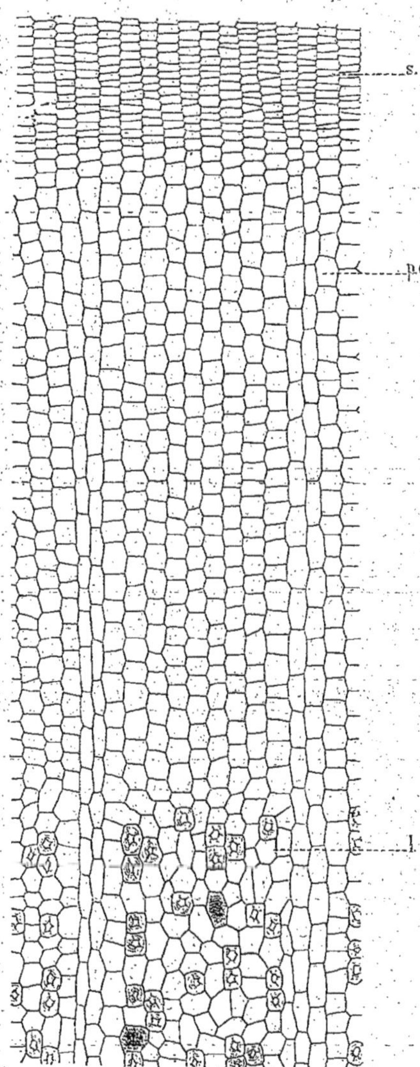

Fig. 445. — Coupe transversale d'une écorce de Quinquina Calisaya renouvelée.

Le *Quinquina Calisaya* plat (fig. 447), étant privé de ses couches extérieures, est presque entièrement constitué par le liber. Celui-ci renferme une grande quantité de fibres ordinairement isolées, quelquefois réunies par groupes de deux au plus, latéralement, mais dans tous les cas disposées en files radiales assez régulières ; les rayons médullaires conservent la même largeur dans toute leur longueur et comprennent trois à quatre séries de cellules renfermant une matière rougeâtre.

Le *Quinquina Calisaya* roulé présente un liber de même structure, mais en outre un suber peu épais et un parenchyme cortical, avec des cellules à tanin, mais dépourvu de sclérites.

Le *Quinquina rouge* vrai (fig. 448) montre : un suber très épais (*s*); un parenchyme cortical (*ec*) dépourvu de sclérites, mais renfermant de grosses cellules tannifères à contour ovale (*c.r*); un liber (*l*) découpé en faisceaux par des rayons médullaires très nets et assez larges, avec des fibres (*f*), isolées vers la portion externe, mais souvent groupées par deux ou par trois dans la portion interne.

En ce qui concerne la localisation des alcaloïdes, on les rencontre surtout dans le parenchyme cortical; il y en a bien moins dans le parenchyme libérien; mais la quantité de ces alcaloïdes est d'autant plus grande, quelle que soit la région, qu'on se

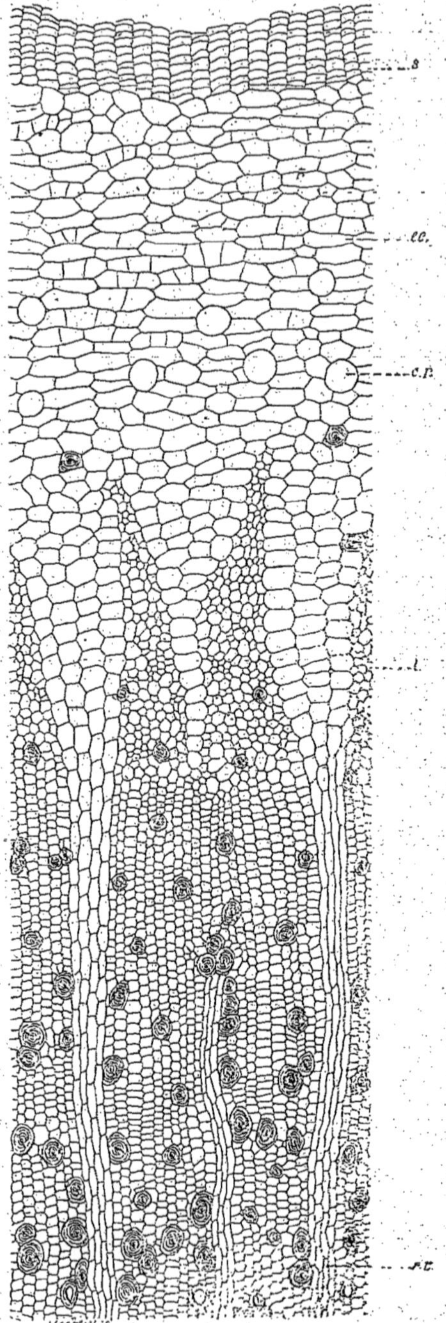

Fig. 446. — Coupe transversale d'une écorce de Quinquina de Loxa.

rapproche davantage des parties inférieures. Les cellules à cristaux, les cellules à tanin, les fibres libériennes ne renferment pas d'alcaloïdes.

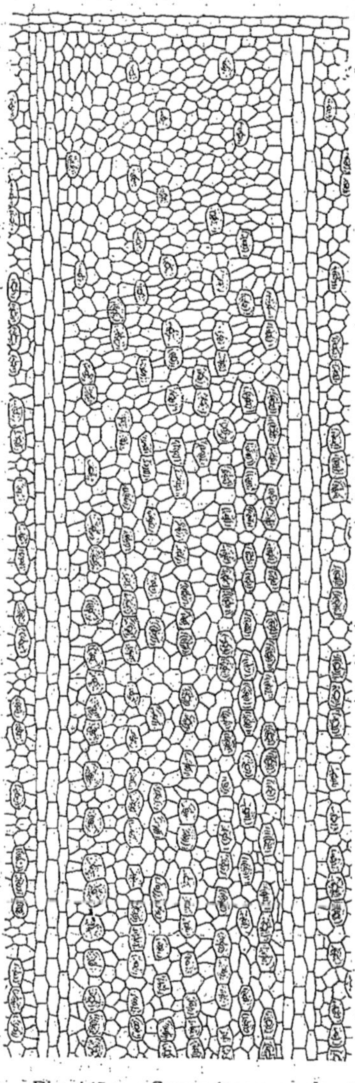

Fig. 447. — Coupe transversale d'une écorce de Quinquina Calisaya.

Composition chimique. — Les écorces de Quinquina renferment : 1° un tanin soluble, l'*acide quinotannique*, tanin glucosidique qui donne du glucose et un dérivé insoluble désigné sous le nom de *Rouge cinchonique* ; 2° une petite quantité d'*essence* qui communique une odeur particulière à certaines écorces ; 3° de l'*acide quinique* et de l'*acide quinovique* ; 4° un corps analogue à la cérine, la *Cinchorétine* ; 5° des corps de nature alcoolique se rapprochant de la cholestérine : le *Cinchol*, le *Cupréol* et le *Québrachol* ; 6° deux corps analogues aux glucosides : la *Quinovine* α et la *Quinovine* β ; 7° de la *gomme* et de l'*amidon* ; 8° un grand nombre d'alcaloïdes unis aux acides et à l'acide quinotannique. Voici la liste des principaux : *Cinchonine* $C^{19}H^{22}Az^2O$, *Cinchonidine* $C^{19}H^{22}Az^2O$, *Dicinchonine* $C^{38}H^{44}Az^4O^2$, *Hydrocinchonine* $C^{19}H^{24}Az^2O$ *Hydrocinchonidine* $C^{19}H^{24}Az^2O$, *Quinamine* $C^{19}H^{24}Az^2O^2$, *Conquinamine* $C^{19}H^{24}Az^2O^2$, *Quinine* $C^{20}H^{24}Az^2O^2$, *Quinidine* $C^{20}H^{24}Az^2O^2$, *Hydroquinine* $C^{20}H^{26}Az^2O^2$, *Hydroquinidine* $C^{20}H^{26}Az^2O^2$, *Diconquinine* $C^{40}H^{46}Az^4O^3$, *Paricine* $C^{16}H^{18}Az^2O$.

De tous ces alcaloïdes, les plus importants sont : la *Qui-*

nine, son isomère la *Quinidine*, la *Cinchonine* et son isomère la *Cinchonidine* ; ils ont tous quatre le même noyau fondamental, le noyau quinoléique. La quinine et la cinchonine ne diffèrent que par un groupement méthoxy - OCH^2 ; la quinine est donc la méthoxycinchonine, de même que la quinidine est la méthoxycinchonidine.

Il est intéressant d'examiner la répartition de ces quatre alcaloïdes dans les différentes écorces du commerce. Les Quinquinas gris de Loxa contiennent presque exclusivement de la cinchonine, parfois un peu de quinine; ils fournissent en moyenne de 10 à 12 grammes p. 1000 de sulfate de cinchonine et seulement 2 p. 1000 de quinine. Le Quinquina Calisaya renferme surtout de la quinine et très peu de cinchonine ; il donne en moyenne 30 à 32 p. 1000 de sulfate de quinine et 6 à 8 p. 1000 seulement de sulfate de cinchonine. Le Quinquina rouge con-

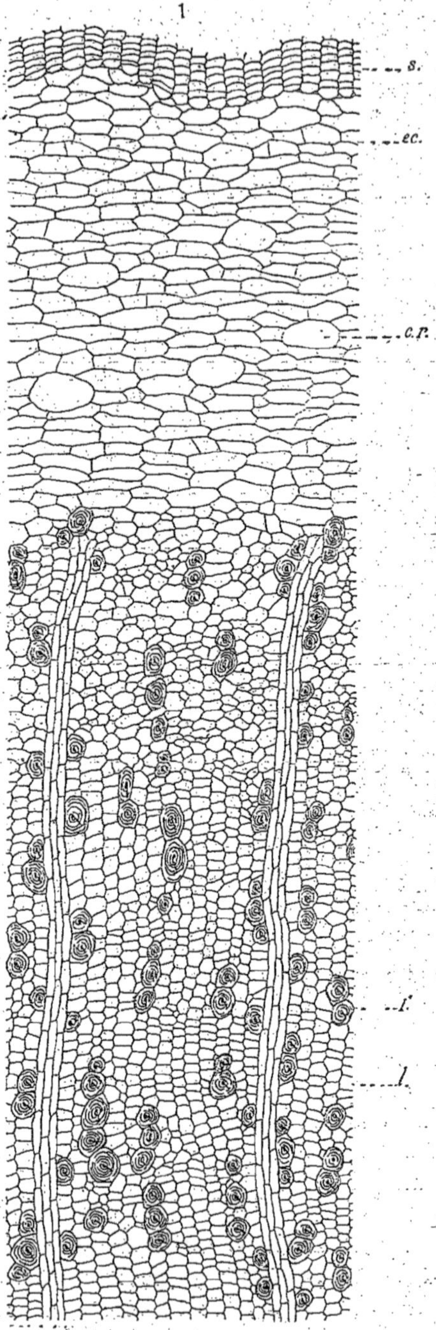

Fig. 448. — Coupe transversale d'une écorce de Quinquina rouge.

tient à peu près autant de quinine (12 p. 1000) que de cinchonine (8 p. 1000).

La composition chimique des Quinquinas de culture présente une différence profonde avec les Quinquinas sauvages d'Amérique. Aucun ne contient un seul des quatre alcaloïdes, à l'exclusion des autres ; la cinchonidine, rare dans les Quinquinas américains, s'y trouve en abondance ; dans les écorces de *Cinchona officinalis*, la quantité de quinine a considérablement augmenté ; dans le Quinquina Calisaya, elle a diminué en même temps que la proportion de cinchonine et de cinchonidine a augmenté ; dans le Quinquina rouge, la cinchonine est remplacée par la cinchonidine ; la quinidine, rare dans les Quinquinas américains, se retrouve dans tous les Quinquinas de culture. Enfin, les Quinquinas de l'Inde renferment une proportion totale d'alcaloïdes bien plus considérable que les écorces amériricaines ; elle atteint facilement 70 p. 1000 et elle peut s'élever jusqu'à 130 p. 1000 dans les écorces renouvelées.

La *Quinine* a été découverte en 1820 par Pelletier et Caventou. Elle se dissout dans 2 024 parties d'eau à + 15°, dans 700 parties d'eau à 100°, dans 1,13 partie d'alcool absolu et 22,6 parties d'éther à +15°. Elle est aussi soluble dans le chloroforme, l'alcool amylique, les essences, la benzine, le pétrole, etc. La quinine est biacide et s'unit aux acides en deux proportions : elle forme des *sels basiques* (sulfate basique ou ordinaire de quinine) et des *sels neutres* souvent nommés à tort *sels acides* (sulfate neutre de quinine).

Traitée par de l'eau chlorée et par un léger excès d'ammoniaque, la solution alcoolique de quinine ou la solution aqueuse de son sulfate prend une belle couleur *vert-émeraude*. Le sulfate neutre de quinine, en solution alcoolique, additionné à chaud d'un léger excès de teinture d'iode, laisse déposer par refroidissement des cristaux mordorés d'iodosulfate de quinine ou *Hérapatite*.

La *Quinidine* a été découverte par Henry et Delondre dans les eaux mères de la préparation de la quinine. Elle forme des prismes rhomboïdaux droits, brillants, à 5 molécules d'eau de cristallisation. Elle est soluble dans 2 000 parties d'eau à 15° ; ses solutions sont dextrogyres.

La *Cinchonine* a été aussi découverte par Pelletier et Caventou, en 1820; elle forme des cristaux quadratiques anhydres, à peu près insolubles dans l'eau, très peu solubles dans le chloroforme et peu solubles dans l'alcool absolu et dans l'éther ; elle se dissout dans 50 parties de benzène.

La *Cinchonidine*, découverte par Winckler, est soluble dans l'alcool et dans l'éther ; elle fond à 210°,5 et se sublime dans le vide.

Essai et dosage des alcaloïdes. — Étant donné ce que nous avons dit de la composition chimique des Quinquinas de culture, il ne saurait plus être question pour le pharmacien que du dosage en bloc des alcaloïdes totaux, la teneur en quinine n'intéressant que les fabricants de sels de cet alcaloïde. Il est toujours facile, du reste, de séparer la quinine de la masse totale des alcaloïdes, si cela est nécessaire.

De tous les moyens de titrer les alcaloïdes totaux des Quinquinas, le plus exact et le plus constant dans ses résultats est le traitement par l'ammoniaque et l'éther alcoolisé. C'est le *procédé de Prollius*, qui n'est plus employé que modifié par de nombreux chimistes. Nous indiquerons le *procédé Léger*, inspiré de celui de Prollius, auquel nous donnons la préférence sur celui du Codex, parce qu'il exige une moindre quantité d'un dissolvant coûteux.

Dans un flacon à l'émeri à large ouverture, on introduit 6 grammes de poudre de Quinquina séchée à 100° avec 6 centimètres cubes d'ammoniaque et 24 centimètres cubes d'alcool à 90°. Après une heure de macération, pendant laquelle on agite de temps en temps, on verse dans le flacon 120 centimètres cubes d'éther (D = 0,721) et on agite vivement. On laisse en contact pendant six heures en agitant fréquemment. On filtre dans un entonnoir couvert et on recueille 120 centimètres cubes de liqueur correspondant à 4gr,80 de poudre. On distille à sec en plusieurs fois dans un ballon de 125 centimètres cubes. Sur le résidu bien desséché, on verse 12 centimètres cubes d'un mélange d'acide chlorhydrique, 1 centimètre cube, et eau, 14 centimètres cubes, et on agite vivement. On jette le tout sur un très petit filtre ; on recueille 10 centimètres cubes correspondant à 4 grammes de poudre, qu'on introduit dans une boule à décantation avec 20 centimètres cubes de chloroforme et 4 centimètres cubes d'un mélange à volumes égaux d'ammoniaque et d'eau distillée. On agite vivement, puis, après repos, on soutire dans une deuxième boule le chloroforme chargé d'alcaloïdes. On épuise la liqueur ammoniacale par deux autres traitements pour chacun desquels on emploie 20 centimètres cubes de chloroforme. Les solutions chloroformiques étant réunies dans une même boule, on les agite avec 2 centimètres cubes d'eau distillée. Après repos et décantation, elles sont distillées en deux ou trois fois dans une fiole conique tarée de 90 centimètres cubes après les avoir filtrées sur un filtre plissé qui sera finalement lavé au chloroforme. Après distillation du chloroforme, le résidu d'alcaloïdes sera séché à l'étuve à 100°, jusqu'à poids constant. Le poids obtenu multiplié par 25, donnera la quantité d'alcaloïdes totaux pour 100. Ce poids ne devra pas être inférieur à 5 grammes pour l'écorce de Quinquina rouge.

Ce procédé est excellent, mais il est dispendieux et il présente les inconvénients du maniement de liquides inflammables. Aussi les pharmaciens pourront-ils employer le *procédé de Perrens*, qui est d'une grande simplicité, très économique et aussi exact que les procédés réputés les meilleurs.

On prend 10 grammes de Quinquina en poudre demi-fine, 18 grammes d'ammoniaque ordinaire, et on fait au mortier une pâte bien homogène qu'on introduit dans un flacon bouché à l'émeri et à large ouverture, de 500 centimètres cubes de capacité. On laisse en contact une heure et on ajoute 100 grammes de chloroforme ; on agite et on laisse en contact cinq à six heures en ayant soin de brasser vivement le mélange de temps en temps. Au bout de ce temps, on jette tout le contenu du flacon dans un entonnoir à robinet ou dans un entonnoir ordinaire obturé par un petit tampon de coton, et on recueille 50 grammes de chloroforme. Le chloroforme recueilli est traité par de l'eau aiguisée d'acide sulfurique qui dissout les alcaloïdes, et la solution est précipitée par de la soude au 1/10e; on jette le tout sur un filtre taré, on lave, on sèche et on pèse. Le poids obtenu multiplié par 20 donne la quantité d'alcaloïdes pour 100.

Usages. — En dehors des indications de la quinine qu'on pourrait demander au Quinquina, celui-ci est surtout prescrit comme amer, tonique et stomachique ; on l'emploie aussi dans la cachexie palustre comme adjuvant de la quinine.

Le nouveau Codex n'admet comme officinaux que le *Quinquina jaune* avec lequel on fait l'*Extrait de Quinquina jaune*, et le *Quinquina rouge* avec lequel on prépare l'*Extrait de Quinquina rouge*, la *Poudre de Quinquina*, le *Sirop* et la *Teinture de Quinquina*, le *Vin de Quinquina officinal*, le *Vin de Scille composé*.

A l'extérieur, on employait autrefois la poudre de Quinquina dans le pansement des plaies atoniques ou fétides ; on l'emploie encore comme dentifrice.

La quinine est surtout employée comme fébrifuge ; son action est tellement efficace dans les manifestations fébriles de la malaria qu'on peut la regarder comme spécifique de cette infection parasitaire. On la donne dans les accès intermittents ou rémittents, et quelquefois aussi comme préventif. Les sels de quinine sont nombreux, mais les plus usités sont : le sulfate, le chlorhydrate, le bromhydrate, le glycéro-phosphate et le valérianate, qu'on administre en pilules, en potions, en lavements ou en injections hypodermiques.

FAMILLE 11. — CÉPHÉLIQUES

Cette famille comprend les drogues à alcaloïdes émétiques.

RACINE D'IPÉCACUANHA

Origine. — La *Racine d'Ipécacuanha,* et par abréviation d'*Ipéca,* est fournie par l'*Uragoga Ipecacuanha* (fig. 449), [*Cephœlis Ipecacuanha, Psychotria Ipecacuanha, Cephœlis emetica*] plante ligneuse de la famille des Rubiacées, de 10 à 40 centimètres de hauteur, dont le rhizome noueux s'étend horizontalement dans le sol et donne naissance à des racines peu ramifiées. Cette plante habite les parties humides et les forêts boisées du Brésil, notamment les provinces de Pernambouco, de Para, de Bahia, de Rio de Janeiro, et surtout de Matto-Grosso ; la racine qu'elle fournit est connue dans le commerce sous le nom d'*Ipéca de Rio* ou *du Brésil* et correspond à la drogue que l'on appelait autrefois *Ipéca annelé mineur* ; c'est jusqu'à présent la seule sorte officinale. On lui substitue souvent la racine de l'*Uragoga Granatensis,* qui n'est peut-être qu'une simple variété de l'espèce précédente, et qui croît dans la Nouvelle-Grenade ; sa racine porte le nom d'*Ipéca de Carthagène* : c'est l'*Ipéca annelé majeur* de jadis.

Récolte. — La récolte de la racine a lieu à l'époque de la floraison de la plante, de novembre à janvier. Pour arracher les racines, l'individu préposé à cette opération, nommé *Poayero,* saisit la touffe d'un buisson d'une main, et de l'autre enfonce au-dessous d'elle un bâton terminé par une pointe de fer ; puis, par un mouvement de bascule, il soulève la motte de terre avec les racines intactes. On débarrasse celles-ci de la terre qui les entoure, puis on les coupe en morceaux que l'on met en ballots de 30 à 50 kilogrammes qui arrivent en France par le port de Bordeaux. On en reçoit en Europe de 25 à 30 000 kilogrammes par an.

La vogue dont jouissait l'Ipéca au siècle dernier et le peu de soin mis à la récolte de la racine avaient fait diminuer considérablement la production et donné des inquiétudes

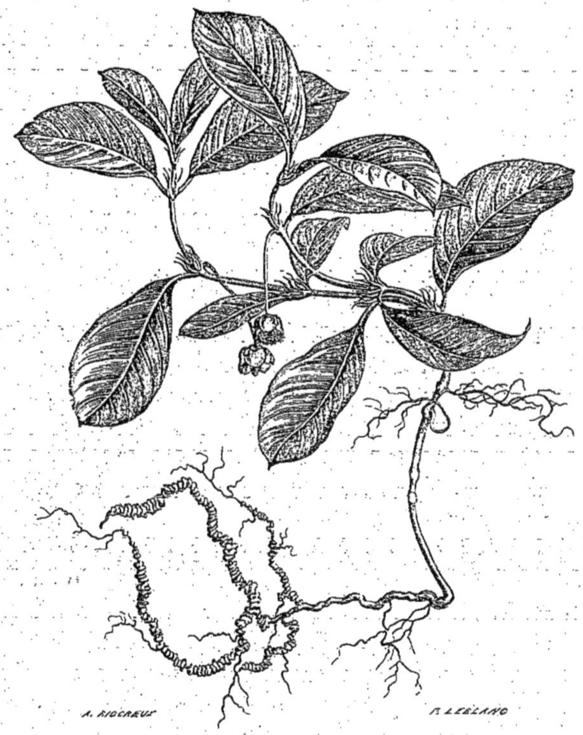

Fig. 449. — *Uragoga Ipecacuanha.*

pour l'avenir. Aussi a-t-on introduit depuis un certain temps la culture de l'*Uragoga Ipecacuanha* dans les Indes anglaises, à Ceylan, dans les Neilgherries, à une altitude de 1000 mètres environ ; elle y a pleinement réussi et les racines d'Ipéca cultivé de l'Inde approvisionnent aujourd'hui le marché anglais pour une grande partie.

Caractères extérieurs. — L'*Ipéca du Brésil* (fig. 450) est composé de racines allongées, de la grosseur d'une plume d'Oie, de couleur gris noirâtre ou gris rougeâtre, irrégulièrement contournées, simples ou rameuses ; elles sont pourvues d'anneaux saillants, complets, inégaux et rapprochés, que séparent des étranglements plus étroits. La section transversale montre une écorce de consistance amylacée, très épaisse, compacte et peu adhérente au cylindre ligneux ; celui-ci est blanc jaunâtre, finement radié et dépourvu de moelle. Odeur forte, irritante et nauséeuse ; saveur âcre et amère.

L'*Ipéca de Carthagène* (fig. 451) se présente en fragments peu allongés, plus gros, de 5 à 8 millimètres de diamètre, cylindriques et marqués d'anneaux peu saillants ou parfois

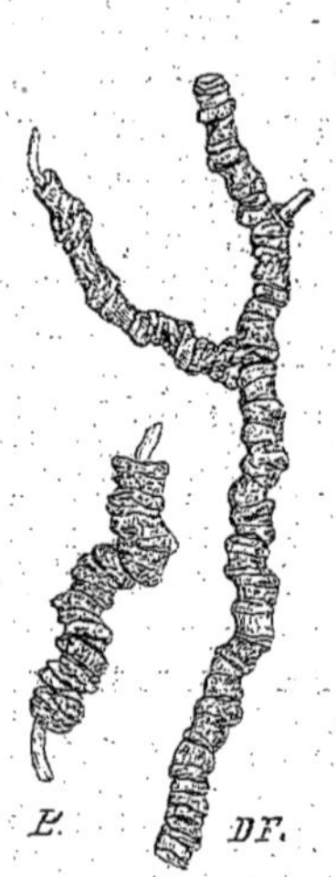

Fig. 450. — Racine d'Ipéca du Brésil.

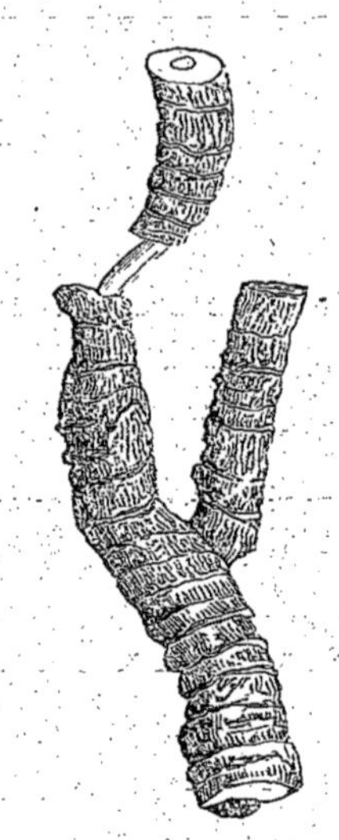

Fig. 451. — Racine d'Ipéca de Carthagène.

presque nuls. La surface est d'un gris jaunâtre ou parfois légèrement rougeâtre. La partie corticale est très épaisse, dure, cornée, un peu translucide, d'un gris brunâtre ou noirâtre ; le cylindre ligneux est relativement très petit et de couleur jaune. En somme, cette sorte se différencie surtout de la précédente par sa grosseur plus considérable et la faiblesse de son annulation. Elle contient beaucoup plus d'amidon.

Caractères histologiques. — Ces deux sortes de racines présentent la structure suivante (fig. 452) : un *suber* (*s*) non spécial, peu développé, jaune brunâtre ; un *parenchyme cortical* (*p.c*) formé de cellules polygonales, gorgées d'amidon, avec çà et là quelques rares cellules à raphides ; un

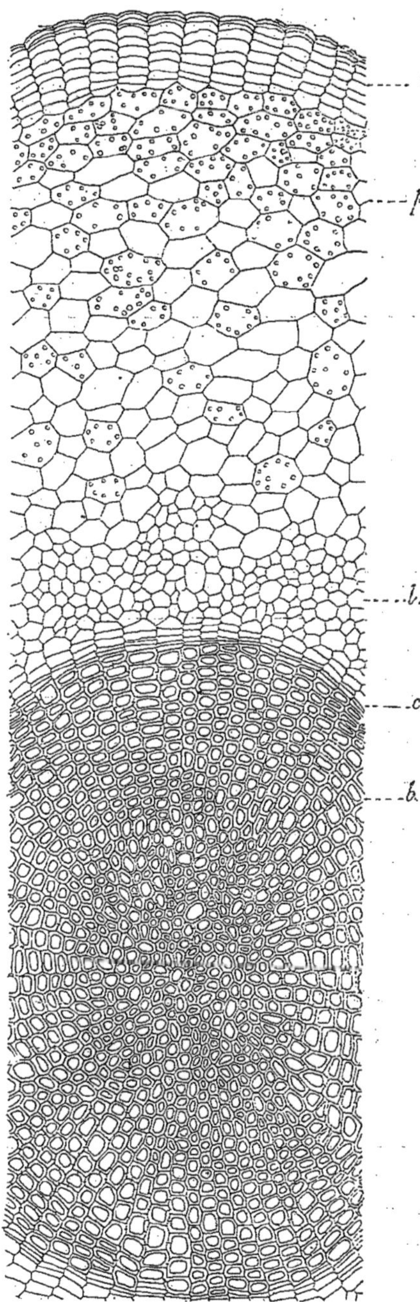

Fig. 452. — Coupe transversale de la racine d'Ipéca du Brésil.

liber (*l*) très réduit, formant une ligne sinueuse vague au contact du parenchyme cortical ; un *cambium* mince (*c*) ; un *cylindre ligneux* (*b*), non divisé par des rayons médullaires, presque exclusivement formé de fibres disposées en files radiales, au milieu desquelles se trouvent des trachéides en petit nombre et de même calibre que celui des fibres, de sorte qu'on ne peut distinguer celles-ci de celles-là. Pas de moelle.

Composition chimique. — Les racines d'Ipéca renferment des *matieres grasses*, de l'*amidon*, du *sucre*, un tanin appelé *acide ipécacuanhique* et des alcaloïdes : l'*Émétine*, la *Céphéline* et la *Psychotrine*. Ces trois corps ont été isolés par MM. Paul et Cownley qui ont établi que le produit, découvert en 1817 par Pelletier et Magendie, et appelé par eux émétine, n'était pas un corps défini, mais un mélange en proportions variables de ces trois alcaloïdes qu'ils ont obtenus à l'état de pureté.

L'*Émétine* $C^{15}H^{22}AzO^2$ est une base amorphe presque incolore, aisément soluble dans l'alcool, l'éther, le chloroforme, le benzène, très peu soluble dans l'éther de pétrole ; elle est *insoluble dans la soude caustique*. Elle fond à 68°.

La *Céphéline* $C^{14}H^{20}AzO^2$ est très soluble dans l'alcool et le chloroforme, moins soluble dans l'éther que l'émétine ; beaucoup plus soluble que celle-ci dans l'éther de pétrole ; elle est *soluble dans la soude caustique*. Elle fond à 102°.

La *Psychotrine* est aussi *soluble dans la soude caustique* ; mais elle est très peu soluble dans l'éther. Elle fond à 138°.

La teneur en alcaloïdes est en moyenne de 2 p. 100 dans les bonnes qualités d'Ipécas, et ils se répartissent de la façon suivante dans les trois sortes commerciales :

	Ipéca du Brésil.	Ipéca de Carthagène.	Ipéca de l'Inde.
Émétine.........	1,45	0,89	1,39
Céphéline........	0,54	1,25	0,50
Psychotrine.....	0,04	0,06	0,04
	2,03	2,20	1,93

Falsifications et essai. — La racine d'Ipéca officinale peut être falsifiée, soit avec les autres sortes d'Ipécas que l'on trouve quelquefois dans le commerce, soit avec d'autres racines ou même avec des rhizomes dont l'aspect extérieur se rapproche plus ou moins de celui de la drogue officinale. Ces falsifications sont devenues assez fréquentes depuis qu'il arrive sur les marchés européens des racines d'Ipéca cultivé dont l'aspect extérieur est assez variable et s'éloigne plus ou moins de l'aspect typique. Mais comme la culture, pour tant qu'elle fasse varier la morphologie externe, ne fait pas varier les caractères histologiques, l'examen microscopique permettra toujours de reconnaître la falsification. Il importe d'indiquer les caractères anatomiques qui permettront tout au moins de reconnaître les sortes d'Ipécas non officinales.

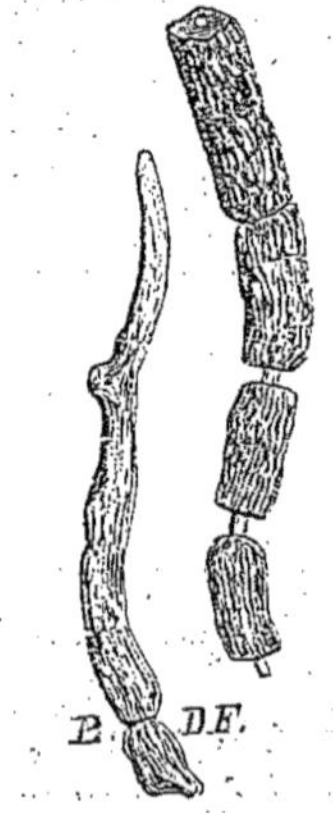

Fig. 453. — Racine d'Ipéca strié violet.

La *Racine d'Ipéca strié violet* (fig. 453), fournie par le *Psychotria emetica*, Rubiacée de la Colombie, est caractérisée par des stries longitudinales, par la couleur violette de sa surface et par l'étroite adhérence du cylindre ligneux à l'écorce. La structure histologique est celle de l'Ipéca du Brésil, avec cette différence que les cellules du parenchyme cortical ne renferment pas d'amidon, tandis qu'un très grand nombre renferment des raphides.

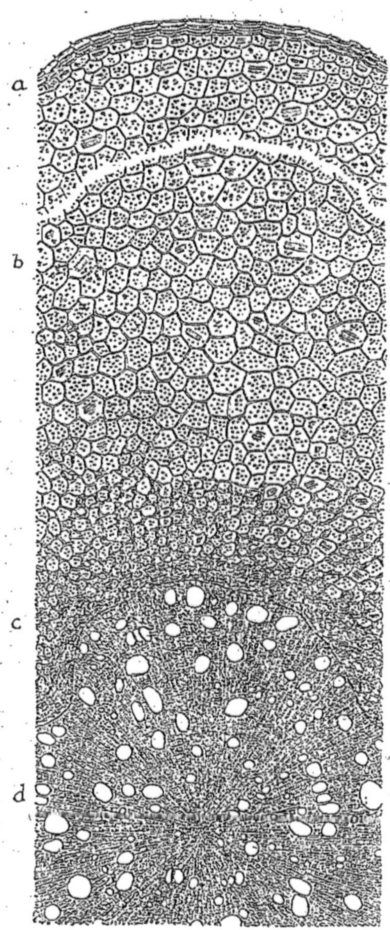

Fig. 454. — Coupe transversale de la racine d'Ipéca strié noir.

La *Racine d'Ipéca strié noir* ou *Ipécacuanha des mines d'or*, dont l'origine botanique n'est pas connue, présente des stries longitudinales et sa surface a une couleur noirâtre. L'examen microscopique montre, sous un suber peu épais (*a*, fig. 454), un parenchyme cortical amylifère (*b*) avec quelques cellules à raphides, un liber (*c*) et un cylindre ligneux (*d*) avec de nombreux vaisseaux à large ouverture, irrégulièrement répartis au milieu des fibres ligneuses. Des rayons médullaires étroits, à une seule rangée de cellules, fort mal délimités, divisent la masse ligneuse en un certain nombre de faisceaux.

La *Racine d'Ipéca ondulé* (fig. 455), fournie par le *Richardsonia scabra* (*R. brasiliensis*), autre Rubiacée du Brésil, est de la grosseur de l'Ipéca du Brésil, de couleur blanchâtre et irrégulièrement ondulée, c'est-à-dire se courbant çà et là pour former des anses plus ou moins convexes, anses qui sont tantôt très larges et très espacées, tantôt rapprochées de façon à simuler des anneaux incomplets. La structure histologique ressemble beaucoup à celle de l'Ipéca strié noir; mais les rayons médullaires (*rm*, fig. 456), qui traversent la masse ligneuse, sont très larges et formés de deux ou trois rangées de cellules. Il faut encore noter ce fait, c'est que, si la coupe est faite dans une région de la racine située près du collet, les raphides sont remplacés par des cristaux en macles.

Pour ce qui est des racines ou rhizomes d'autres plantes que l'on peut mélanger à l'Ipéca du Brésil, leur structure est tellement différente de la structure de celui-ci, que le simple examen microscopique permettra de reconnaître la falsification.

Quant à la poudre d'Ipéca, elle est falsifiée de bien des manières, et l'examen au microscope ne permet pas toujours de déceler la falsification, surtout lorsque celle-ci est opérée avec des poudres d'autres sortes d'Ipécas. La poudre d'Ipéca du Brésil (fig. 457) montre un grand nombre de grains d'amidon (*a*) assez petits, rarement libres, plus souvent agrégés par deux ou par trois ; on y trouve aussi quelques raphides. La poudre d'Ipéca strié violet (fig. 458) ne contient pas de fécule, mais beaucoup de raphides (*r*); son mélange à la poudre d'Ipéca du Brésil diminuera la proportion d'amidon et augmentera la quantité de raphides. Quant à la poudre d'Ipéca ondulé, elle se distingue par son amidon très volumineux.

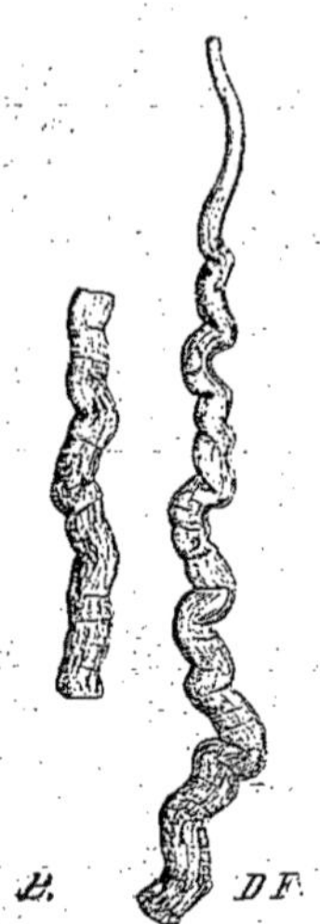

Fig. 455. — Racine d'Ipéca ondulé.

Une falsification fréquemment rencontrée est l'addition d'une farine quelconque ; on a aussi trouvé des grignons d'Olive pulvérisés. Il sera très facile de reconnaître ces falsifications au microscope.

Au surplus, le dosage des alcaloïdes permettra de lever tous les doutes, toutes les fois que l'examen microscopique sera jugé insuffisant.

On pourra pour ce dosage employer le *procédé du Codex*.

On pèse 12 grammes de poudre d'Ipéca séchée à 100° que l'on introduit dans un flacon de 200 centimètres cubes avec 100 centimètres cubes d'éther et 20 centimètres cubes de chloroforme. On bouche le flacon, on agite pendant cinq minutes, puis on ajoute 2 centimètres cubes d'ammoniaque additionnés de 8 centimètres cubes d'eau distillée. On agite encore fréquemment et vivement pendant une heure. On

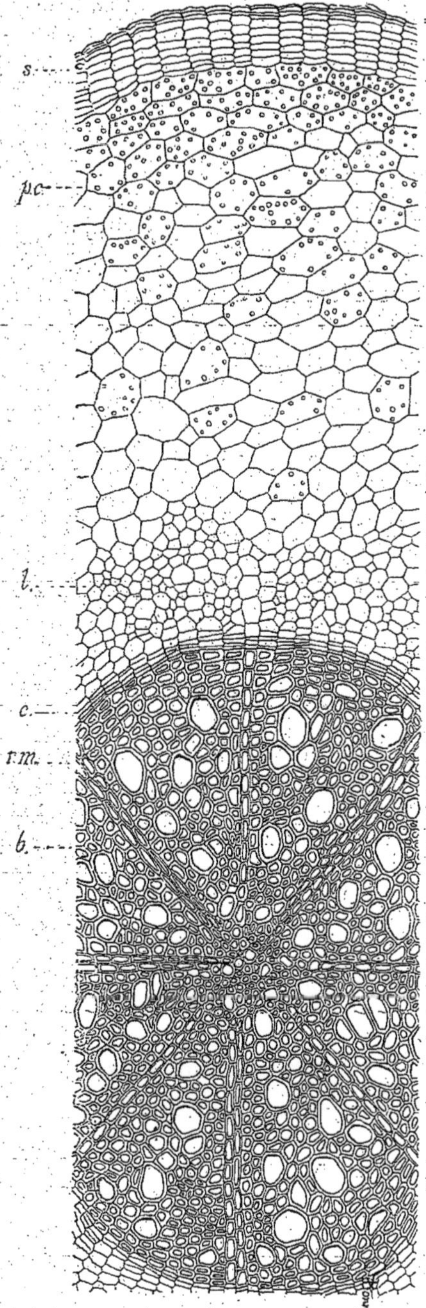

Fig. 456. — Coupe transversale de la racine d'Ipéca ondulé.

ajoute 10 centimètres cubes d'eau, on agite vivement pour agglomérer la poudre et on laisse déposer. On filtre 100 centimètres cubes de liquide clair correspondant à 10 grammes de poudre; on l'introduit dans une boule à décantation avec 25 centimètres cubes d'acide chlorhydrique dilué (acide chlorhydrique, 2 centimètres cubes; eau distillée, 48 centimètres cubes); on agite et on décante la liqueur acide. On répète l'opération deux fois, d'abord avec 15 centimètres cubes, puis avec 10 centimètres cubes du même acide et on réunit les liqueurs dans une deuxième boule à décantation. On alcalinise avec de l'ammoniaque jusqu'à odeur persistante, et on agite la liqueur ammoniacale à deux reprises avec chaque fois 50 centimètres cubes du mélange éthéro-chloroformique. On filtre les liqueurs éthéro-chloroformiques dans une fiole conique tarée; on lave le filtre avec 10 centimètres cubes du mélange éthéro-chloroformique que l'on verse aussi dans la fiole conique; on distille en deux fois, on sèche le résidu à 100° et on pèse. En multipliant le poids obtenu par 10, on a la quantité d'alcaloïdes pour 100 qui ne devra pas être inférieure à 2 grammes.

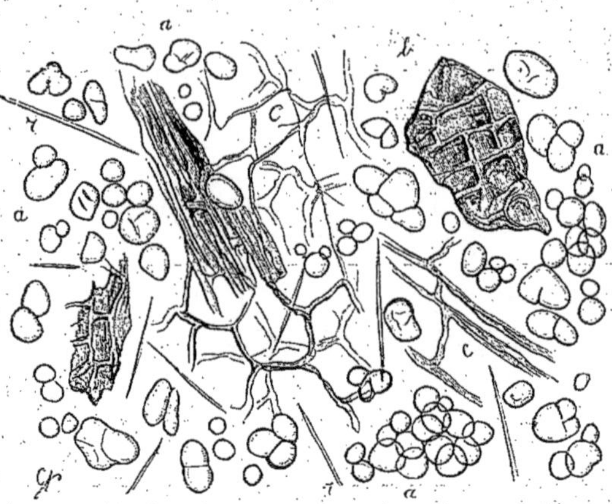
Fig. 457. — Poudre d'Ipéca du Brésil.

Usages. — L'Ipéca constitue un excellent vomitif auquel on doit avoir recours pour les enfants et les vieillards de préférence à l'émétique, car il ne déprime pas, On l'administre en poudre à la dose de $0^{gr},50$ à 2 grammes, en deux ou trois doses, à dix minutes d'intervalle ; pour les enfants, on mélange la poudre ($0^{gr},10$ par année d'âge) avec le sirop d'Ipéca.

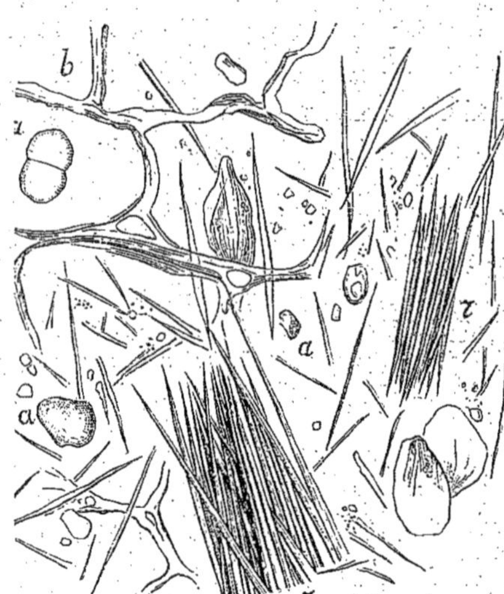
Fig. 458. — Poudre d'Ipéca strié violet.

L'Ipéca est aussi employé comme nauséeux et expectorant incisif, dans le catarrhe bronchique, l'asthme, la coqueluche, l'hémoptysie, etc. On le prescrit alors sous forme de sirop, de pastilles, d'infusé ou de poudre à doses fractionnées ($0^{gr},10$ toutes les dix minutes ou tous les quarts d'heure).

Ce médicament est encore considéré comme un remède héroïque dans la dysenterie aiguë et chronique. On l'administrait autrefois *à la brésilienne* ; mais comme dans ces cas-là il agit surtout par l'acide ipécacuanhique qu'il renferme, on emploie aujourd'hui la poudre d'Ipéca *désémétinisée*, c'est-à-dire privée de ses alcaloïdes ; l'action vomitive est ainsi complètement supprimée et on peut alors employer de hautes doses (8 à 10 grammes dans 125 grammes d'eau) sans aucun inconvénient.

La racine d'Ipécacuanha entre dans de nombreuses préparations pharmaceutiques : *Extrait*, *Poudre*, *Sirop*, *Teinture*, *Tablettes d'Ipécacuanha*, *Sirop d'Ipécacuanha composé* (*Sirop de Désessartz*), *Poudre d'Ipécacuanha opiacée* (*Poudre de Dower*).

FAMILLE 12. — ERGOTIQUES

Cette famille comprend des drogues que l'on utilise en raison de l'action vaso-constrictrice de leur principe actif.

ERGOT DE SEIGLE

Origine. — L'*Ergot de Seigle* ou *Seigle ergoté* est le sclérote du *Claviceps purpurea*, Champignon de la famille des Pyrénomycètes, qui se développe sur les Graminées (fig. 459) et sur les Cypéracées. On peut donc récolter ce sclérote sur un grand nombre de plantes appartenant à ces deux familles, mais le plus usité est celui qui se développe sur le Seigle. On a cependant employé quelquefois, en dehors de l'Ergot de Seigle, l'*Ergot de Blé* en France, l'*Ergot de Diss* (*Ampelodesmos tenax*) en Algérie, et l'*Ergot de Riz* dans l'Inde.

L'Ergot de Seigle du commerce vient surtout d'Espagne et de Russie, où les Seigles sont tellement envahis qu'on peut en faire une récolte rémunératrice.

Caractères extérieurs. — L'Ergot de Seigle (fig. 460) est constitué par un corps cylindrique noir violacé, lisse, oblong, obscurément triangulaire, arqué, de 1 à 4 centimètres de long et atténué en pointe aux deux extrémités ; il a assez bien l'aspect d'un *ergot* de Coq, d'où le nom qui lui a été donné. Sa surface est marquée, en général, d'une fente longitudinale et parfois de petites crevasses transversales. Sa consistance est cornée ; quand on le ploie, il cède d'abord, puis casse net ; il montre alors un contenu compact, homogène, blanc au centre, prenant une teinte vineuse sur les bords. Odeur particulière et désagréable ; saveur faible, nauséeuse, légèrement amère.

L'*Ergot de Blé* (fig. 461) est plus gros, plus dur et plus

profondément sillonné, mais moins allongé que celui de Seigle.

L'*Ergot de Diss* (fig. 462), très abondant en Algérie dans les années pluvieuses, est beaucoup plus long que celui de Seigle ; il mesure de 3 à 9 centimètres de long. Les petits échantillons sont légèrement courbés, mais, quand ils sont très longs, ils décrivent une courbe spirale. L'une de ses extrémités est appointie, l'autre est mousse.

L'Ergot de Seigle, s'altérant très facilement sous l'influence de l'humidité, doit être conservé dans des récipients très secs ; on reconnaît son altération à l'odeur de poisson pourri qu'il exhale. On a proposé plusieurs moyens pour conserver ce produit, notamment l'enlèvement de la matière grasse par un dissolvant approprié ; mais celui-ci entraîne toujours une certaine quantité du principe actif. Le meilleur

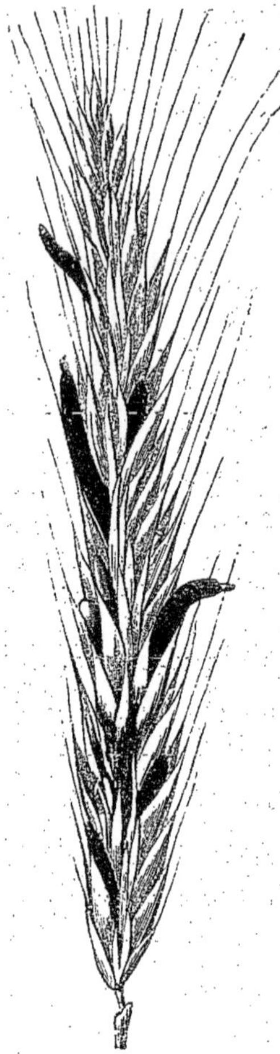

Fig. 459. — Épi de Seigle portant des Ergots.

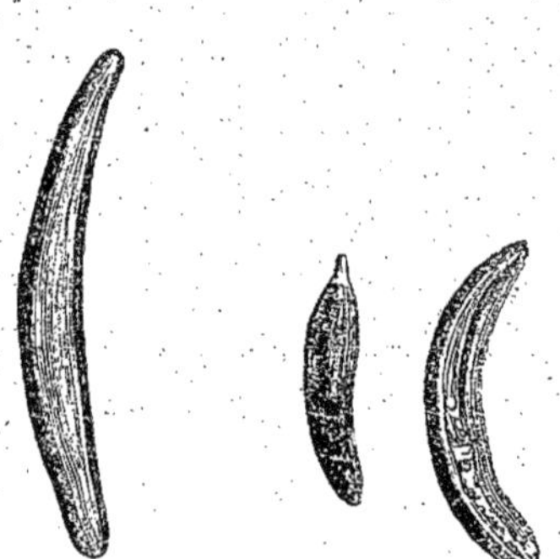

Fig. 460. — Ergot de Seigle.

moyen consisterait à l'enduire de teinture de Tolu, de façon à l'enrober dans une mince couche de baume qui constitue un enduit protecteur. On peut aussi le conserver dans des bocaux bien secs et bien fermés, dans lesquels on versera de temps en temps quelques gouttes de chloroforme pour éloigner les insectes.

Caractères histologiques. — Une coupe transversale de l'Ergot de Seigle (fig. 463) montre que toute la masse de ce sclérote est formée de petites cellules, serrées les unes contre les autres, sans méats, et remplies de granulations

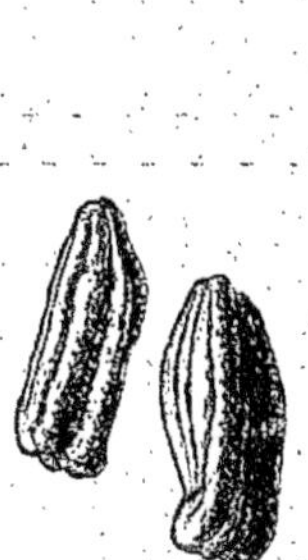

Fig. 461. — Ergot de Blé.

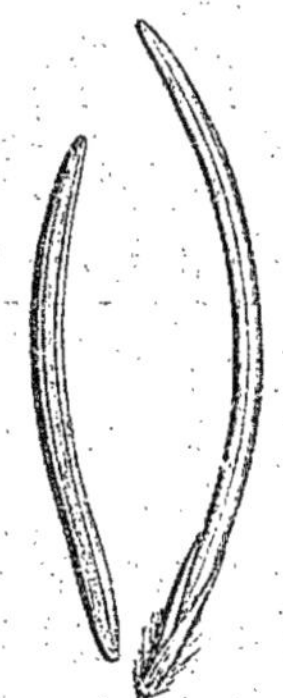

Fig. 462. — Ergot de Diss.

protéiques et de gouttelettes d'huile ; on n'y observe jamais d'amidon. Les cellules de la zone périphérique ont leur membrane colorée en brun violacé, mais présentent les mêmes caractères histologiques que les autres.

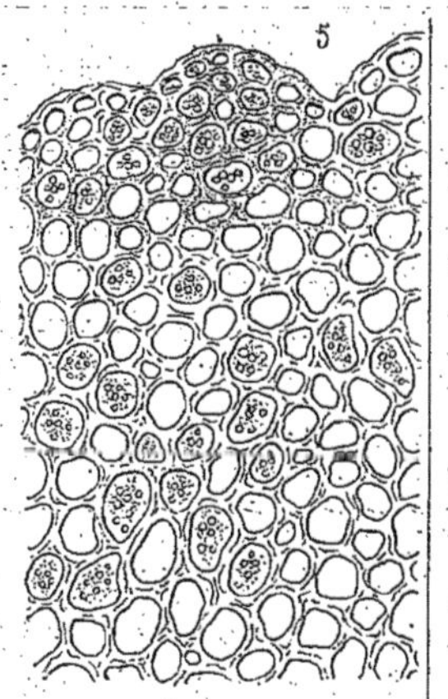

Fig. 463. — Coupe transversale de l'Ergot de Seigle.

Composition chimique. — L'Ergot de Seigle renferme : 1° une notable proportion de *sels* surtout constitués par des phosphates de chaux et de magnésie ; 2° du *glucose* et du *mycose*, voisin du tréhalose ; 3° 30 p. 100 d'une *huile* épaisse, brune, d'une densité de 0,925, donnant par saponification de la glycérine, de la cholestérine, de l'acide palmitique, de l'acide oléique et un autre acide qui serait un oxyacide ; 4° un corps analogue à la cholestérine, l'*Ergostérine*, de Tanret ; 5° des *acides sphacélique, ergotinique, sclérotique, lactique*, etc. ; 6° des matières colorantes : *scléroïdine, scléroxanthine* et surtout *sclérérythrine*, se colorant en rouge par les alcalis, réaction qui permet de caractériser la présence de l'Ergot dans le Blé ; 7° un alcaloïde, auquel M. Tanret a donné le nom d'*Ergotinine* dont la proportion dans l'Ergot de Seigle du commerce varie de 0,130 à 0,245 p. 100; 8° un second alcaloïde, isolé tout récemment, l'*Ergothionéine.*

L'*Ergotinine* $C^{35}H^{40}Az^{4}O^{6}$ forme de petites aiguilles prismatiques et se colore à la lumière, notamment en solution alcoolique. Elle est insoluble dans l'eau, soluble dans 200 parties d'alcool à 95°, à la température de 20°. Ses solutions alcooliques possèdent une forte fluorescence violette ; elle est dextrogyre. C'est une base faible, sans réaction alcaline ; les sels ont une réaction acide.

Les *ergotines* du commerce ne sont pas des principes chimiquement définis ; ce sont des extraits auxquels on a eu le tort de donner une dénomination chimique. On connaît : l'*ergotine Bonjean*, qui est un extrait aqueux ; l'*ergotine de Wiggers*, qui est un extrait alcoolique ; l'*ergotine de Keller*, extrait qui correspond à quatre fois son poids de Seigle ergoté ; l'*ergotine Yvon*, qui est un extrait fluide hydroalcoolique représentant son poids d'Ergot.

Usages. — L'Ergot de Seigle est un médicament neuromusculaire agissant sur les fibres lisses dont il détermine la contraction. On l'a employé : 1° pour déterminer les contractions de l'utérus gravide ; mais on doit réserver son usage pour les cas d'hémorragie par inertie survenant après la délivrance. On ne doit jamais utiliser l'Ergot, tant que l'utérus contient quelque chose ; 2° pour rappeler la contractilité des fibres lisses de la vessie et du sphincter anal dans la paralysie ou l'inertie de ces organes ; 3° pour arrêter les hémorragies en diminuant le calibre des vaisseaux ; c'est surtout dans les hémorragies utérines (métrorragies) non puerpérales qu'il trouve sa principale application. On a préconisé l'usage du Seigle ergoté associé à la caféine dans l'embryocardie.

On administre l'Ergot de Seigle sous trois formes :

1° En *poudre*, que l'on ne doit préparer qu'au moment du besoin, en raison de son altération rapide. Dose : 2 à 4 grammes en potion ou en cachets.

2° Sous forme d'*extrait* ; les plus employés pour la voie stomacale sont l'*ergotine Bonjean* et l'*Extrait* du Codex, que l'on administre, en potion, à la dose de $0^{gr},50$ à 4 grammes.

3° En injections hypodermiques, dont on fait usage quand on veut éviter l'action de l'Ergot sur l'estomac et surtout quand on veut avoir un effet plus rapide ; on emploie l'*ergotine Yvon* ou l'*Extrait fluide* du Codex.

On pourrait encore faire usage de l'ergotinine aux doses de 1/4 de milligramme à 1 milligramme en injections hypodermiques ou de 1 à 4 milligrammes en granules.

Le *Charbon du Maïs* (*Ustilago Maidis*), Champignon de la famille des Ustilaginées, assez fréquent sur les épis et les tiges du Maïs où il forme des sortes de tumeurs noirâtres, possède une action analogue à celle de l'Ergot de Seigle. Il est inscrit dans la pharmacopée des États-Unis (*Cornsmut*). On l'administre à la dose de 1 à 4 grammes.

ÉCORCE DE VIBURNUM

Origine. — L'*Écorce de Viburnum* provient de la tige du *Viburnum prunifolium* (fig. 464), Caprifoliacée de 2 à 5 mètres de haut, qui croît aux États-Unis, au Connecticut, dans la Floride et jusqu'au Missisipi.

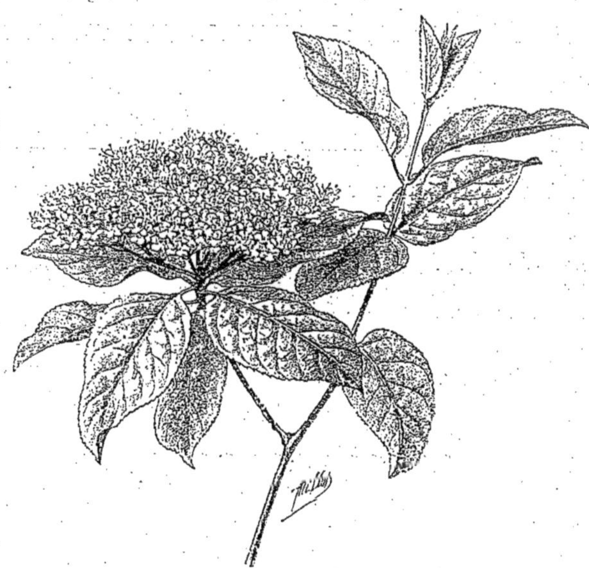

Fig. 464. — *Viburnum prunifolium.*

Caractères extérieurs. — Cette écorce se présente en menus fragments très irréguliers, plats ou légèrement cintrés, de 1 millimètre d'épaisseur. Le suber, quand il existe, est brun, parfois crevassé; mais il manque le plus souvent, et alors la face externe offre un parenchyme de teinte rougeâtre et se montre ridée longitudinalement. La face interne, de même teinte ou plus pâle, est fortement striée dans les grosses écorces, lisse dans les petites. La cassure est courte et grenue.

La section transversale montre un parenchyme marqué de fines stries radiales dans sa portion interne et parsemé dans presque toute son épaisseur de grosses ponctuations blanches. L'odeur de cette écorce est faible et rappelle un peu l'odeur de la Valériane ; la saveur est légèrement astringente et amère.

Caractères histologiques. — Histologiquement cette écorce est caractérisée par la présence d'une quantité très grande de sclérites, réunis en groupes arrondis, plus ou moins volumineux, et de cristaux d'oxalate de chaux. Ces cristaux se rencontrent dans les rayons médullaires et dans le parenchyme libérien qui est complètement dépourvu des fibres.

Composition chimique. — L'écorce de Viburnum contient de la *Viburnine*, résine jaune verdâtre, une *matière brune* et amère, de l'*acide valérianique* et du *tanin*.

Usages. — Cette écorce est utilisée contre la dysménorrhée et surtout pour empêcher l'avortement. Elle s'emploie généralement sous forme d'*Extrait fluide*, à la dose de 2 à 10 grammes par jour.

FAMILLE 13. — COCAIQUES

Drogues à alcaloïdes analgésiques.

FEUILLES DE COCA

Origine. — Les *Feuilles de Coca* sont produites par l'*Erythroxylon Coca* et ses variétés, arbrisseau de la famille des Linacées qui croît au Pérou, dans la Bolivie, au Mexique, et que l'on cultive dans toutes ces contrées, principalement dans la province bolivienne de La Paz. La culture de cette plante a été introduite dans les Indes hollandaises et anglaises. On la cultive en grand dans la principauté de Madras.

Récolte. — La récolte des feuilles a lieu trois fois par an, en mars, juillet et octobre, du moment que la plante a atteint l'âge de deux ans et que les feuilles ont acquis 4 centimètres de long. Un arbuste dure plus de cinquante ans et fournit environ 1 kilogramme de feuilles sèches à chaque récolte. On ne cueille que les feuilles mûres, qui se reconnaissent à leur teinte jaunâtre. Après les avoir séchées, on en fait des ballots du poids de 30 kilogrammes environ. Actuellement, la production totale dépasse 25 millions de kilogrammes.

Caractères extérieurs. — Les feuilles de Coca (fig. 465) sont minces, coriaces, assez flexibles, ayant assez exactement conservé leur forme pendant la dessiccation. Elles sont courtement pétiolées, entières, longues de 4 centimètres environ, larges de 2 à 3 centimètres, elliptiques, courtement acuminées au sommet. Les deux faces ont une couleur vert brun, un peu plus claire cependant à la face inférieure ; elles présentent une nervure médiane saillante des deux côtés d'où naissent de nombreuses nervures secondaires très délicates, anatomosées en un très fin réseau. Ce qui caractérise nettement ces feuilles, c'est la présence, à la face inférieure, de chaque côté de la nervure médiane et à un demi-centimètre environ de cette nervure, d'une ligne fine, recourbée en arc, partant de la base et aboutissant au sommet, et traversée par les nervures secondaires ; l'ensemble de ces deux lignes forme un fuseau coupé en son milieu par la nervure médiane. Odeur faiblement aromatique ; saveur amère, astringente, laissant sur la langue une sensation d'engourdissement assez persistante.

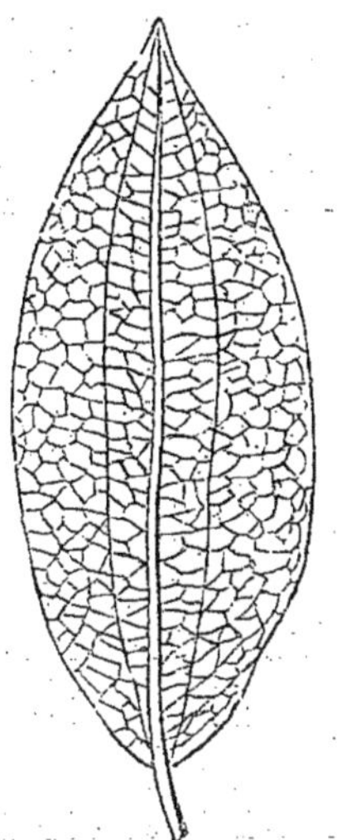

Fig. 465. — Feuille de Coca.

La *Coca de Bolivie* (*E. Coca* var. *bolivianum*) se distingue de la *Coca du Pérou* (*E. Coca* var. *novo-granatense*) par la dimension généralement plus grande des feuilles dont les deux lignes latérales sont plus accentuées.

Caractères histologiques. — L'épiderme supérieur (*ep. s*, fig. 466) présente une cuticule lisse assez épaisse ; l'épiderme inférieur (*ep. i*) est garni de protubérances qui, sur une coupe transversale, lui donnent un aspect dentelé. Stomates avec deux cellules annexes parallèles à l'ostiole, non pourvues de protubérance. Le parenchyme comprend deux rangs de cellules en palissade à la face supérieure (*p.p*) et des cellules rameuses, irrégulières (*p. l*), à la face inférieure ; quelques-unes de ces cellules renferment des cristaux rhomboédriques d'oxalate de chaux. Dans la nervure médiane, cordon libéro-ligneux fortement arqué.

Composition chimique. — Les feuilles de Coca renferment un tanin, l'*acide cocatannique*, une substance huileuse, volatile, odorante, l'*Hygrine*, et un grand nombre d'alcaloïdes dont le plus abondant est la *Cocaïne* ($0^{gr},15$ à $0^{gr},80$ p. 100). Les autres alcaloïdes sont : l'*Isococaïne* ou *Cocaïne droite*, la *Cinnamylcocaïne*, la *Cocamine*, l'*Isococamine*, l'*Homococamine*, l'*Homoisococamine*, la *Truxilline*, etc.

Tous ces corps sont des dérivés, des éthers de l'*Ecgonine*. Ils résultent, en effet, de la combinaison de l'ecgonine, d'une

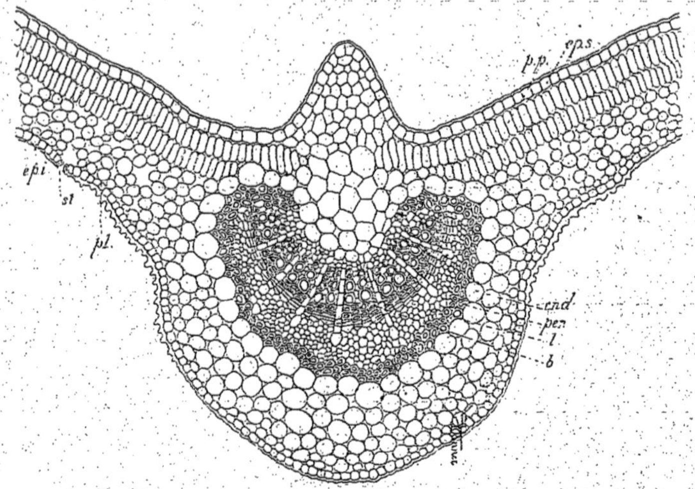

Fig. 466. — Coupe de la feuille de Coca.

part et toujours avec l'alcool méthylique qui éthérifie sa fonction acide, et d'autre part avec un acide aromatique qui éthérifie sa fonction alcool. Cet acide est un des acides suivants: *benzoïque*, *cinnamique*, *isocinnamique*, *cocaïque*, *homococaïque*, *homoisococaïque*, etc. La cocaïne est la *méthyl-benzoyl-ecgonine.*

On a pu réaliser la synthèse partielle de la cocaïne en chauffant l'ecgonine avec de l'alcool méthylique et du chlorure de benzoyle. L'industrie la prépare de cette façon en utilisant toute l'ecgonine fournie par les divers alcaloïdes qui accompagnent la cocaïne dans la feuille de Coca. On prépare ainsi avec un poids donné de feuilles de Coca plus de cocaïne qu'il n'en renferme naturellement. L'ecgonine, provenant du dédoublement du mélange brut des alcaloïdes, est chauffée en solution méthylique dans un courant d'acide chlorhydrique sec en présence d'acide benzoïque. Il se forme d'abord de la méthylecgonine :

$$C^8H^{13}Az(OH)(CO^2H) + CH^3.OH = C^8H^{13}Az(OH)(CO^2.CH^3) + H^2O$$

Ecgonine. — Alcool méthylique. — Méthylecgonine.

Et cette méthylecgonine réagit à son tour sur le chlorure de benzoyle pour donner de la méthylbenzoylecgonine ou cocaïne :

$$C^8H^{13}Az(OH)(CO^2.CH^3) + C^6H^5.COCl = HCl + C^8H^{13}Az(O.CO.C^6H^5)(CO^2.CH^3)$$

Méthylecgonine. — Chlorure de benzoyle. — Cocaïne.

Usages. — Les feuilles de Coca ont été au début regardées comme un aliment d'épargne à l'égal des Caféiques, en raison de ce fait que les Indiens de l'Amérique du Sud les mâchent pour faire disparaître les sensations de faim et de soif ; mais il n'y a là qu'une simple anesthésie des parois buccales qui supprime ces sensations. On sait, au contraire, aujourd'hui, que la Coca augmente le travail de désassimilation et active la formation de l'urée. Ce médicament ne saurait donc, malgré les réclames exagérées dont il a été l'objet, être prescrit à titre de reconstituant. Il a paru utile dans la stomatite mercurielle, la gingivite, la gastralgie et les vomissements incoercibles. On prescrit la *Teinture*, le *Vin*, ou l'*Extrait fluide* de Coca.

Quant à la cocaïne, son importance thérapeutique est tout autre ; c'est le plus sûr anesthésique local des muqueuses, et ce fait doit compter parmi les plus précieuses découvertes de notre époque. On s'en sert donc pour insensibiliser le pharynx, le larynx, le canal de l'urèthre, la vessie, toutes les fois que l'on veut explorer, cautériser, ou opérer l'un de ces organes ; on l'emploie aussi dans les cas d'ulcérations douloureuses : gerçures du sein, engelures, brûlures, etc. Cet alcaloïde est encore utilisé dans les opérations de courte durée et il rend des services inappréciables dans la chirurgie oculaire pour toutes les opérations que l'on a à pratiquer sur le globe oculaire ou sur ses annexes. A l'intérieur, on emploie efficacement la cocaïne contre la gastralgie, et pour diminuer les douleurs du cancer et de l'ulcère de l'estomac.

FAMILLE 14. — PILOCARPIQUES

Drogues à *Pilocarpine*.

JABORANDI

Origine. — Sous le nom de *Jaborandi*, on désigne aujourd'hui en Europe les feuilles de plusieurs espèces de *Pilocarpus*, arbustes de la famille des Rutacées, qui croissent au Brésil et au Paraguay. Les plus importantes de ces espèces sont : le *P. pennatifolius*, qui vient dans le Paraguay et au Brésil dans la province de Matto Grosso, et qui fournit le *Jaborandi du Paraguay*, exporté par la voie de Rio-de-Janeiro et de Buenos-Ayres ; le *P. Jaborandi* du Brésil septentrional qui fournit le *Jaborandi de Pernambouco* : ce sont les deux sortes officinales. A côté de ces sortes officinales on a encore signalé : le *Jaborandi de Maranham*, provenant du *Pilocarpus microphyllus* ; le *Jaborandi de Céara*, fourni par le *P. trachylophus*, et le *Jaborandi d'Aracati*, qui provient du *P. spicatus*.

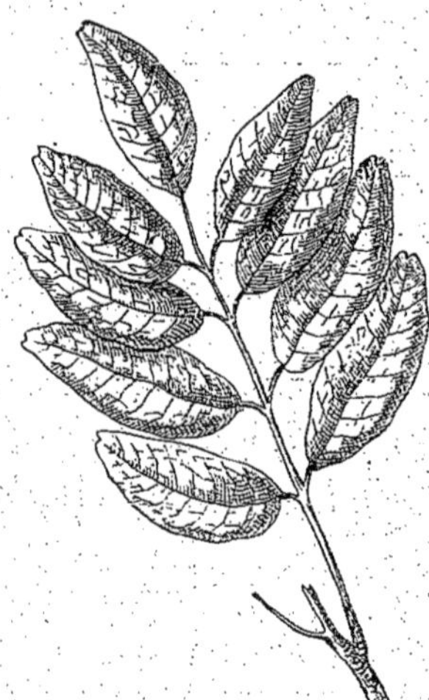

Fig. 467. — Feuille entière de Jaborandi.

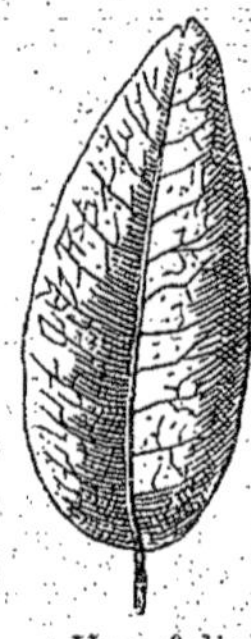

Fig. 468. — Une foliole isolée.

Caractères extérieurs. — Les feuilles de Jaborandi de Pernambouco, que l'on doit préférer en pharmacie en raison de la proportion d'alcaloïdes qu'elles renferment, sont composées imparipennées (fig. 467), à 7-9-11 folioles, sensiblement opposées. Ces folioles, ordinairement isolées dans les échantillons du commerce (fig. 468), sont coriaces, rigides, ovales elliptiques, faiblement pubescentes, souvent un peu déprimées et échancrées au sommet, légèrement cordées à la base. Elles mesurent de 7 à 15 centimètres de long et 3 à 6 centimètres de large ; les bords du limbe sont entiers et légèrement récurvés en dessous. La face supérieure est luisante, colorée en vert jaunâtre, ou même rougeâtre ; la face inférieure est plus pâle et présente un grand nombre de taches uniformes, noirâtres. Par transparence, on aperçoit dans le limbe un grand nombre de ponctuations jaunes, pellucides. De la nervure médiane saillante à la face inférieure seulement, se détachent des nervures secondaires qui se rejoignent à peu de distance du bord du limbe, où elles émettent des nervures plus fines qui s'anastomosent sur le bord en un réseau bien apparent. L'odeur est aromatique, et se perçoit surtout quand on brise les feuilles entre les doigts ; la saveur est un peu amère, chaude et légèrement aromatique.

La seconde espèce officinale, très employée jusqu'à ces derniers temps, est le Jaborandi de Rio ou du Paraguay (*P. pennatifolius*). Elle possède les caractères généraux de la précédente ; toutefois les folioles latérales, au lieu d'être cordées à la base s'atténuent en un pétiolule élargi.

Caractères histologiques. — Dans le Jaborandi de Pernambouco, les deux épidermes portent des poils tecteurs unicellulaires et des poils glanduleux en forme de massue, à peine enfoncés dans l'épiderme. Entre les deux épidermes (*ep. s*, *ep. i*, fig. 469), on trouve un parenchyme hétérogène asymétrique, comprenant une rangée de cellules en palissade (*p. p*) à la face supérieure et cinq ou six rangs de cellules irrégulières (*p. l*) à la face inférieure; ce parenchyme renferme des cristaux étoilés d'oxalate de chaux et des nodules sécréteurs (*gl*) qui sont généralement disposés sous les deux épidermes. La nervure médiane présente un faisceau concentrique entouré par le liber et le péricycle avec, au centre, une petite moelle. Le cercle péricyclique est ici continu.

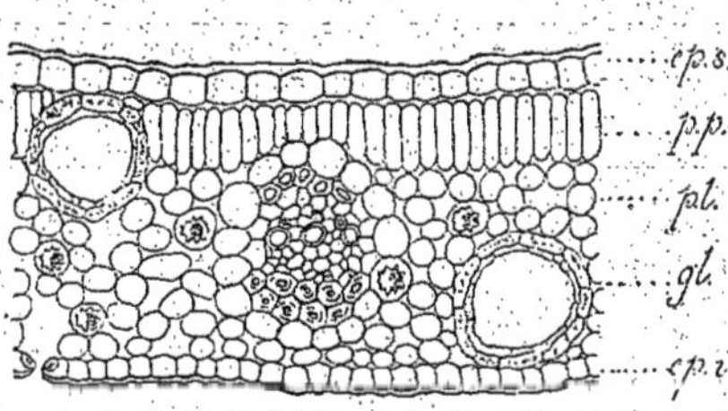

Fig. 469. — Coupe d'une foliole de Jaborandi.

Ces caractères histologiques présentent des variations dans les autres Jaborandis commerciaux ; ces variations permettent de reconnaître histologiquement la substitution des espèces autres que les espèces officinales. Nous indiquons ces caractères différentiels dans le tableau dichotomique suivant :

- Une seule assise palissadique. Péricycle
  - En anneau complet. Poils sécréteurs exserts .... *P. Jaborandi.*
  - En amas isolés. Poils sécréteurs.
    - Enfoncés dans dépressions épidermiques. *P. pennatifolius.*
    - exserts. Poils tecteurs falciformes......... *P. trachylophus.*
    - sphériques, exserts. Poils tecteurs courts et rares........... *P. microphyllus.*
- Deux assises palissadiques............................ *P. spicatus.*

Composition chimique. — Les feuilles de Jaborandi renferment : 1° une *huile essentielle* qui contient un hydrocarbure, le *Pilocarpène*, analogue au limonène de l'essence de Citron ; 2° trois alcaloïdes : la *Pilocarpine* (0,60 à 0,85 p. 100), la *Pilocarpidine* et l'*Isopilocarpine* ; 3° un acide, l'*acide jaborique* $C^{19}H^{25}Az^3O^5$; 4° un *tanin*.

La *Pilocarpine* $C^{11}H^{16}Az^2O^2$ est un alcaloïde liquide, visqueux, incolore, soluble dans l'eau, l'alcool et le chloroforme ; elle forme avec les acides des sels cristallisables. Elle est dextrogyre. Au point de vue de sa constitution chimique, elle renferme un noyau pyridique.

Chauffée avec de l'acide chlorhydrique, elle se dédouble en *alcool méthylique* et *pilocarpidine*.

$$\underset{\text{Pilocarpine.}}{C^{11}H^{16}Az^2O^2} + H^2O = \underset{\text{Alcool méthylique.}}{CH^3OH} + \underset{\text{Pilocarpidine.}}{C^{10}H^{14}Az^2O^2}$$

Traitée par l'eau bouillante, elle se dédouble en *triméthylamine* et *acide pyridinolactique*.

$$\underset{\text{Pilocarpine.}}{C^{11}H^{16}Az^2O^2} + H^2O = \underset{\text{Triméthylamine.}}{(CH^3)^3Az} + \underset{\text{Acide pyridinolactique.}}{C^5H^4Az.C(OH)\left\langle\begin{matrix}CH^3\\ CO^2H\end{matrix}\right.}$$

On a pu réaliser la synthèse de la pilocarpine en partant de l'acide pyridinolactique.

Sa proportion est variable suivant les espèces : 0,72 p. 100 dans *P. Jaborandi* ; 0,50 dans *P. pennatifolius* ; 0,84 dans *P. microphyllus* ; 0,40 dans *P. trachylophus* ; 0,10 dans *P. spicatus.*

Substitutions. — En dehors de la substitution d'espèces voisines, on a signalé les folioles d'une Légumineuse, le *Swartzia decipiens*, mêlées ou substituées au Jaborandi, surtout au *P. microphyllus.* Ces folioles sont *alternes* sur le pétiole ; elles ne portent pas de poils capités glanduleux, les poches sécrétrices sont très rares et peu visibles, les cristaux sont en prismes et non en macles.

Usages. — Le Jaborandi est un sudorifique et un sialagogue des plus énergiques ; pris en infusion théiforme à la dose de 4 à 6 grammes par tasse, il amène une transpiration abondante au bout de peu de temps et il excite en même temps une salivation abondante. A dose trop élevée, il produit des nausées, des vomissements, des vertiges, de la contraction de la pupille. La *Teinture de Jaborandi* est officinale.

La pilocarpine exerce une action identique, mais elle produit une salivation moins abondante et les vomissements sont plus rares. L'emploi du Jaborandi ou de la pilocarpine semble donc indiqué dans les cas où l'on peut attendre quelque effet avantageux de la provocation d'une abondante sécrétion sudorale ou salivaire : œdème albuminurique avec lésions rénales peu avancées, hydropisies, affections *à frigore* au début, accès d'asthme, etc. Les sels de pilocarpine sont employés dans la thérapeutique oculaire, pour contracter la pupille ou pour diminuer la tension oculaire.

FAMILLE 15. — GRANATIQUES.

Cette famille comprend les drogues ténifuges.

ÉCORCE DE GRENADIER

Origine. — L'*Écorce de Grenadier* considérée comme officinale et la plus généralement employée est celle de la racine, bien que la drogue du commerce soit souvent en majeure partie constituée par l'écorce des rameaux. Ceci ne présente aucun inconvénient, la proportion de principes actifs étant sensiblement la même dans les deux sortes.

Cette écorce est fournie par le *Grenadier commun* (*Punica granatum*) (fig. 470), grand arbuste ornemental de la famille des Myrtacées, originaire de l'Asie occidentale, et cultivé aujourd'hui dans toutes les parties chaudes de l'Europe, notamment dans la région méditerranéenne ; il est surtout abondant dans l'Afrique du Nord.

Caractères extérieurs. — Cette écorce se trouve dans les pharmacies en morceaux enroulés en tubes ou en gouttières ou simplement cintrés, de longueur variable, plus courts dans la racine que dans la tige, épais de 1 à 2 millimètres, fréquemment taillés en biseau. La face externe convexe est plus ou moins rugueuse, d'une teinte gris blanchâtre ou brunâtre; elle est recouverte d'un liège assez *dur* (tige) ou *mou* et *fongueux* (racine); dans la tige, elle offre souvent de nombreuses lenticelles rondes et parfois des Lichens noirs, isolés. La face interne est lisse ou marquée de fines stries, de couleur jaune-cannelle, offrant souvent (racine) des traînées blanchâtres produites par des fragments de bois encore adhérents. La cassure est courte, compacte, non fibreuse.

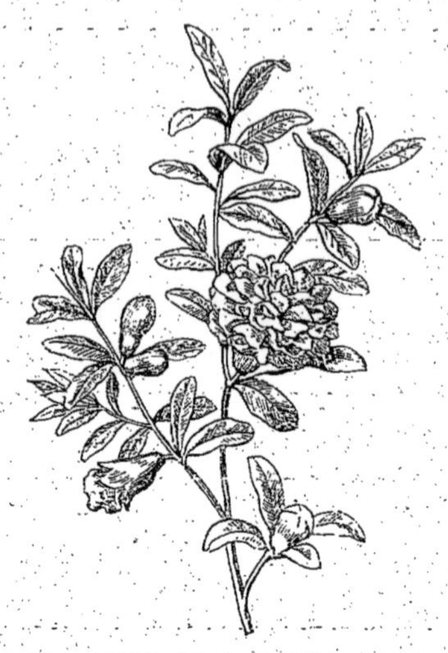

Fig. 470. — Grenadier commun.

La section transversale montre, au-dessous du liège et du parenchyme cortical très réduit, une zone libérienne épaisse, jaune verdâtre, finement striée à la fois dans le sens radial et dans le sens tangentiel, d'où résulte un aspect quadrillé qui n'est bien visible qu'à la loupe. Odeur à peu près nulle; saveur astringente, styptique, sans amertume; mouillée avec de l'eau ou de la salive, cette écorce laisse sur le papier une tache jaune qui bleuit par les persels de fer.

Caractères histologiques. — La structure histologique est sensiblement la même dans les écorces de la tige que dans celles de la racine. Sous un liège assez épais (*s*, fig. 471 et 472), on trouve un parenchyme cortical (*ec*) réduit à de faibles dimensions et renfermant dans quelques-unes de ses cellules des cristaux étoilés d'oxalate de chaux. Le liber (*l*), qui à lui seul forme au moins les quatre cinquièmes de l'épaisseur totale de l'écorce, est constitué par des couches alternantes de cellules remplies d'amidon et de tanin, et de cellules à cristaux étoilés d'oxalate de chaux. Comme ces séries se correspondent habituellement dans tous les faisceaux libériens, elles constituent les stries concentriques que l'on aperçoit sur la section transversale. Les rayons médullaires (*r.m*), très étroits et assez nombreux, constituent de leur côté les stries radiales; au voisinage du cambium (*c*), ils sont constitués par une simple assise de cellules en files radiales, puis, en se rapprochant du

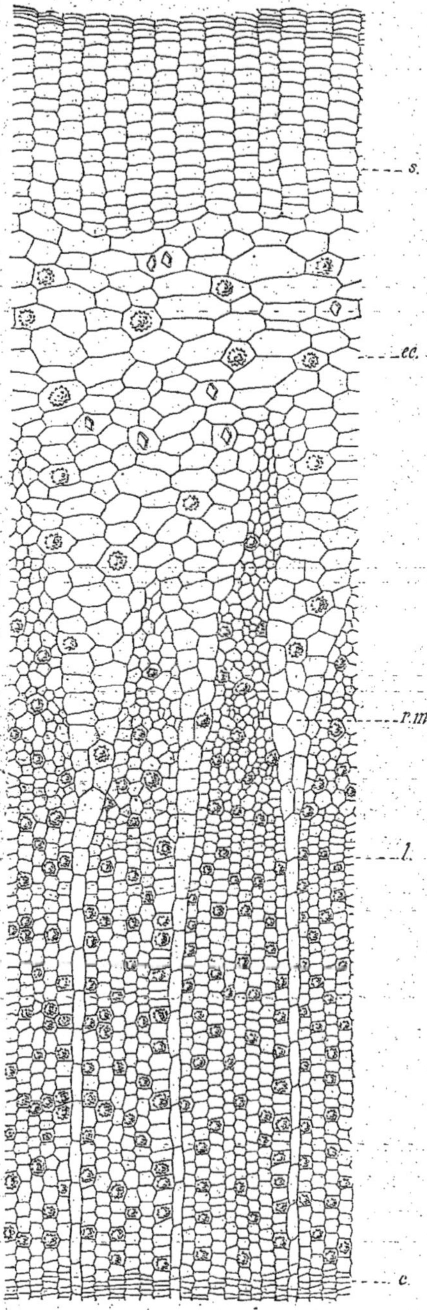

Fig. 471. — Coupe transversale de l'écorce de racine de Grenadier.

parenchyme cortical, ils s'élargissent et comprennent alors deux, trois ou quatre rangs de cellules qui vont se confondre peu à peu avec le parenchyme cortical. A cet élargissement des rayons médullaires, correspond un amincissement des faisceaux libériens, qui s'effilent et se terminent en une pointe plus ou moins ondulée. Dans la tige, les rayons médullaires ne s'élargissent pas, de sorte que les faisceaux libériens sont coupés carrément à leur extrémité en rapport avec le parenchyme cortical.

Composition chimique. — L'écorce de Grenadier renferme du *tanin*, mélange d'*acide gallo-tannique* et d'*acide punico-tannique*, et quatre alcaloïdes découverts par Tanret : la *Pelletiérine*, l'*Isopelletiérine*, la *Méthylpelletiérine* et la *Pseudo-pelletiérine*. Les deux premiers seuls sont actifs. Tous ces alcaloïdes ont pour caractère spécifique de prendre une coloration verte très intense en présence de l'acide sulfurique et du bichromate de potasse.

La *Pelletiérine* $C^8H^{15}AzO$ est un liquide incolore, assez soluble dans l'eau, distillant à 195° ; elle est dextrogyre.

L'*Isopelletiérine* $C^8H^{15}AzO$ est une base liquide qui ressemble à la précédente, mais qui est inactive sur la lumière polarisée.

La *Méthylpelletiérine* $C^9H^{17}AzO$ est un liquide bouillant à 215° ; elle est dextrogyre.

La *Pseudo-pelletiérine* $C^9H^{15}AzO$ est une base forte, très soluble dans l'eau ; elle cristallise en prismes qui fondent à 46° ; elle bout à 246°.

La proportion d'alcaloïdes varie de 0,50 à 0,70 p. 100 dans les écorces fraîchement récoltées.

Dans les écorces récoltées depuis quelque temps, elle diminue et n'est plus que de 0,33 à 0,40 p. 100. Les alcaloïdes actifs représentent de façon constante 40 à 50 p. 100 des alcaloïdes totaux.

Au point de vue de leur localisation, ils sont répandus dans

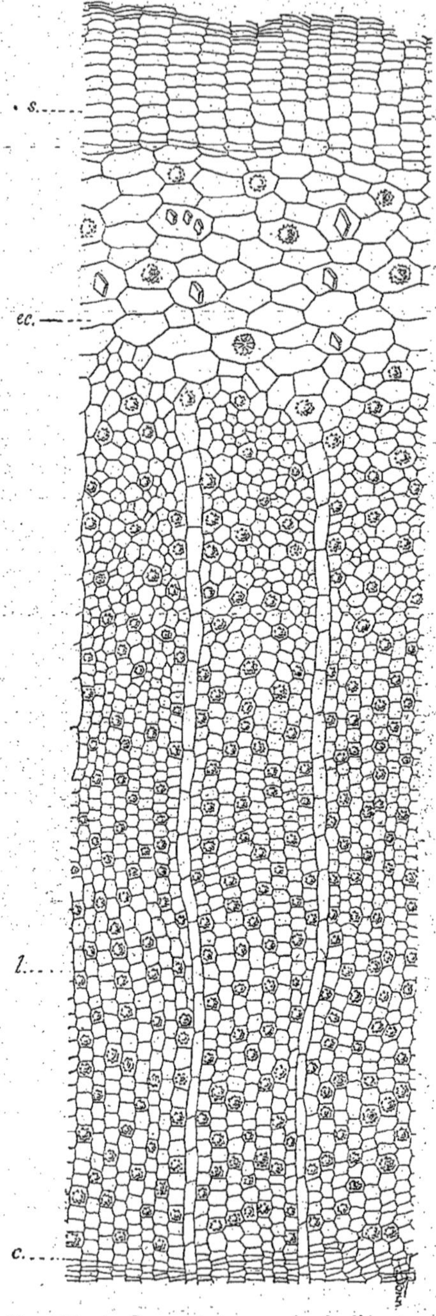

Fig. 472. — Coupe transversale de l'écorce de tige de Grenadier.

toutes les cellules, sauf dans les cellules cristalligènes.

Falsifications et essai. — On falsifie quelquefois l'écorce de Grenadier avec l'*écorce de Buis* ou l'*écorce d'Épine-Vinette.* Toutes deux ont une saveur très amère et ne donnent pas de coloration par les persels de fer. De plus, la structure de ces écorces est bien différente de celle, si caractéristique, de l'écorce de Grenadier.

Pour se rendre compte de la valeur de cette écorce, on peut faire le dosage des alcaloïdes, pour lequel on emploiera le *procédé Léger* (Codex).

On pèse une quantité de poudre correspondant à 15 grammes de produit séché à 100° et on la mélange avec 5 grammes de magnésie calcinée et 10 centimètres cubes d'eau distillée. La poudre humide et homogène est introduite dans un ballon de 500 centimètres cubes bouché, et on laisse en contact pendant deux heures.

On ajoute alors 150 centimètres cubes de chloroforme, puis on pèse le ballon avec son contenu ; on le surmonte d'un réfrigérant à reflux et on fait bouillir au bain-marie pendant une heure. Après refroidissement, on rétablit le poids primitif du ballon en ajoutant du chloroforme. On mélange et on jette le tout sur un filtre plissé, contenu dans un entonnoir placé sur une éprouvette graduée et recouvert d'un disque de verre. On recueille 100 centimètres cubes correspondant à 10 grammes de poudre.

On distille le chloroforme en deux fois, dans un ballon de 125 centimètres cubes, jusqu'à ce qu'on ait recueilli 80 centimètres cubes. Le résidu restant dans le ballon est versé dans une boule à robinet ; le ballon est rincé avec 40 centimètres cubes d'éther bien neutre employés en deux fois, et les liquides de lavage sont réunis à la solution chloroformique. On ajoute alors 10 centimètres cubes d'acide chlorhydrique $\frac{N}{10}$, puis 20 centimètres cubes d'eau, on agite et on laisse déposer.

On soutire la liqueur acide dans un flacon à large ouverture de 250 centimètres cubes, bouché à l'émeri ; la solution éthéro-chloroformique est agitée deux fois, avec chaque fois 30 centimètres cubes d'eau distillée. Ces eaux de lavage sont soutirées dans le flacon. Dans ce flacon on ajoute de l'éther en quantité suffisante pour obtenir une couche surnageante de 1 centimètre d'épaisseur, puis V gouttes de solution alcoolique d'iodéosine, et on verse avec une burette graduée de la solution de potasse $\frac{N}{10}$ jusqu'à coloration rose. Soit n le nombre de centimètres cubes employés ; $10-n$ représente le nombre de centimètres cubes d'acide chlorhydrique $\frac{N}{10}$ utilisés à la saturation des alcaloïdes. Ce nombre, multiplié par 0,1475, donne la quantité d'alcaloïdes pour 100. On ne devra pas obtenir moins de 0,250 p. 100.

Usages. — L'écorce de racine de Grenadier constitue un de nos meilleurs ténifuges indigènes, à condition d'être employée fraîche ou récemment récoltée ; sèche et ancienne, elle donne de nombreux mécomptes. On l'administre sous forme d'*Apozème* préparé avec 60 grammes d'écorce pour 750 grammes d'eau, que l'on réduit par l'ébullition à 500 grammes Malheureusement, cette préparation est très désagréable à prendre et souvent mal supportée ; il y a des nausées et des vomissements. Aussi vaut-il mieux employer la pelletiérine.

Avec la pelletiérine, il est nécessaire, pour éviter les insuccès, d'ajouter du tanin ; on prescrit $0^{gr},30$ à $0^{gr},40$ de sulfate de pelletiérine dans une solution contenant $0^{gr},50$ de tanin ; cette préparation porte improprement le nom de tannate de pelletiérine. Il ne faut pas s'inquiéter des vertiges et des troubles de la vue qui peuvent survenir ; dès qu'ils apparaissent, le malade doit se tenir couché, les yeux fermés.

COUSSO

Origine. — Sous le nom de *Cousso* ou *Kousso*, les Abyssins désignent les inflorescences d'un bel arbre dioïque de la famille des Rosacées, le *Brayera anthelminthica* (*Hagenia abyssinica*), répandu dans toute la *Haute Dega* de l'Abyssinie, à une altitude de 900 à 2000 mètres, et que l'on plante généralement près des villages dans cette contrée. Cet arbre n'a jamais été introduit en Europe, malgré l'intérêt qu'on aurait à avoir sous la main un médicament si puissant dont le transport doit altérer les propriétés.

Récolte. — Les indigènes récoltent les grappes femelles avant la maturité des graines et les font sécher au soleil ; puis ils les mettent en paquets entourés d'une liane, chacun d'eux renfermant deux à trois inflorescences, rarement une seule. C'est en cet état qu'on les trouve dans les pharmacies ; plus rarement, le Cousso arrive sous forme de fleurs isolées.

Cette drogue arrive par Bombay, Aden ou l'Égypte.

Caractères extérieurs. — Les paquets de Cousso peuvent être composés d'inflorescences mâles ou d'inflorescences femelles. Les inflorescences mâles sont constituées par des fleurs ayant une couleur verdâtre : c'est le *Cousso vert* ou *Cousso femelle* qui doit être rejeté. Les inflorescences femelles ont des fleurs de couleur rouge pourpre : c'est le *Cousso rouge* ou *Cousso mâle* ; il est beaucoup plus estimé que le précédent et est le seul inscrit dans la plupart des pharmacopées.

Ces fleurs femelles comprennent un réceptacle urcéolé, couvert de poils tecteurs et de poils glanduleux. Il porte sur son bord un calicule formé de 4-5 pièces de 1 centimètre de longueur, un calice à sépales plus courts, et une corolle dont les pièces manquent le plus souvent dans la drogue. Le réceptacle renferme deux carpelles, surmontés par deux styles libres terminés par un stigmate capité.

Les fleurs mâles se distingueront des fleurs femelles par leurs nombreuses étamines (20 environ) à anthères fertiles, remplies d'un pollen abondant.

Le Cousso a une odeur fade, balsamique ; la saveur est un peu âcre et amère.

Caractères microscopiques. — Le calice et les bractées sont recouverts par un épiderme portant des poils tecteurs unicellulaires, coniques, légèrement renflés à la base, à parois épaisses, et des poils glanduleux ; ceux-ci sont constitués par un pédicelle court, supportant, tantôt une petite glande pluricellulaire, tantôt une grosse glande unicellulaire ; dans le tissu des pédoncules, on trouve des cristaux maclés d'oxalate de chaux.

Ces particularités anatomiques permettent de déterminer la pureté de la poudre de Cousso ; celle-ci devra renfermer très peu de grains de pollen ; si elle en renferme beaucoup, cela indiquera qu'elle provient des inflorescences mâles ou bien l'addition frauduleuse de pollens étrangers. La poudre des fleurs mâles se reconnaîtra encore aux débris de l'assise fibreuse des anthères et aux débris des sépales qui sont recouverts d'un grand nombre de poils aigus.

Composition chimique. — Le Cousso renferme du *sucre*, du *tanin* (25 p. 100), une *résine amère*, un peu d'*huile essentielle*, des traces d'*acides valérianique* et *acétique*, et plusieurs principes réputés plus ou moins actifs : 1° la *Cosotoxine* (10 p. 100), qui serait très active ; 2° la *Protocosine*, inactive ; 3° la *Cosidine*, qui aurait une activité faible.

Usages. — Le Cousso est réputé en Abyssinie l'un des meilleurs ténifuges connus dont l'action s'exerce sur tous les parasites, et principalement sur les Ténias et sur le Bothriocéphale ; néanmoins, il est de moins en moins employé en Europe, sans doute à cause de son infidélité thérapeutique et de sa saveur des plus désagréables.

On l'administre sous forme d'*Apozème*, à la dose de 20 grammes de poudre que l'on délaie dans 150 grammes d'eau bouillante ; le malade doit avaler cette sorte de barbotage sans rien laisser.

GRAINES DE COURGE

Origine. — Les *Graines de Courge* sont fournies par la *Citrouille* (*Cucurbita Pepo*) ou par le *Potiron* (*C. maxima*), plantes de la famille des Cucurbitacées, originaires de l'Inde, mais cultivées un peu partout pour leur fruit comestible, qui atteint parfois des dimensions énormes.

Caractères extérieurs.— Ces graines sont ovales, allongées, aplaties, de couleur blanc sale ou jaunâtre, mesurant de 18 à 20 millimètres de longueur, 8 à 12 millimètres de largeur et 2 millimètres d'épaisseur. Elles sont brusquement rétrécies à l'une de leurs extrémités, où se trouvent le hile et le micropyle, et entourées d'un bourrelet marginal de 1 à 2 millimètres de largeur. L'enveloppe se compose de deux membranes : une pellicule mince qui se détache facilement et une enveloppe sous-jacente épaisse, cartilagineuse, blanche, formant une sorte de coque. L'amande se compose d'un tégument très mince, verdâtre et très adhérent et d'un embryon à cotylédons plan-convexes, blanchâtres et huileux.

Composition chimique. — Du tégument verdâtre adhérent aux cotylédons, on a extrait une résine, la *Péporésine*, qui serait le principe actif.

Usages. — Les semences de Courge constituent un médicament ténifuge, sinon très sûr, du moins dépourvu de toute action toxique, que l'on peut surtout utiliser chez l'enfant. On ne doit se servir que des graines fraîches. On les emploie après les avoir décortiquées et pilées sous forme de pâte mêlée à du miel, à la dose de 30 à 60 grammes. On administre quelques heures après une purgation d'huile de Ricin.

FAMILLE 16. — BERBÉRIQUES

Ce sont les drogues à *Berbérine*.

RACINE DE COLOMBO

Origine. — La *Racine de Colombo* est fournie par le *Chasmanthera palmata* [*Cocculus palmatus, Jateorhiza Calumba, J. palmata*], plante grimpante de la famille des Ménispermacées, originaire de la côte orientale d'Afrique et qui est abondamment répandue sur les rives du Zambèze, sur les côtes de Mozambique et à Madagascar. Elle vient en Europe de Zanzibar et surtout de Bombay.

Caractères extérieurs. — Dans le commerce, la racine de Colombo se trouve en rouelles irrégulières, circulaires ou ovales, ayant de 3 à 7 centimètres de diamètre et de un tiers à 1 centimètre d'épaisseur; elles sont déprimées au centre, par suite de leur dessiccation, et offrent en outre plusieurs dépressions circulaires (fig. 473). La surface latérale est rugueuse, gris brun; les faces planes ont une teinte *jaune verdâtre* plus foncée sur les bords. L'écorce, égale au quart du rayon total, est rugueuse, brune, et séparée du bois par un cercle plus foncé, très apparent. La saveur est très amère, persistante ; l'odeur est désagréable, rappelant un peu le moisi.

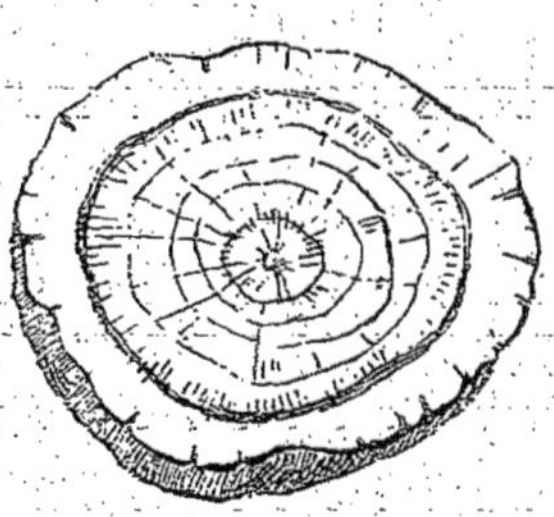

Fig. 473. — Rouelle de racine de Colombo.

Caractères histologiques. — Sous le suber assez épais (s, fig. 474), on observe une zone incomplète de cellules scléreuses ($c.\ sc$), munies de parois épaisses, ponctuées ; le parenchyme cortical est formé de cellules polygonales assez régulières. Le liber (l) est disposé en faisceaux cunéiformes, très étroits et très longs, séparés par des rayons médullaires très larges (p) ; les faisceaux ligneux (b^2), séparés des faisceaux libériens par un cambium brunâtre (c), sont aussi très espacés, disposés en files radiales et séparés les uns des autres par des rayons médullaires très larges ($r.m$). Au centre de la racine, on trouve le bois primaire (b^1) représenté par quelques trachées. Toutes les parties parenchymateuses de cette racine renferment de gros grains d'amidon, ovoïdes, à hile fissuré, simples ou quelquefois composés.

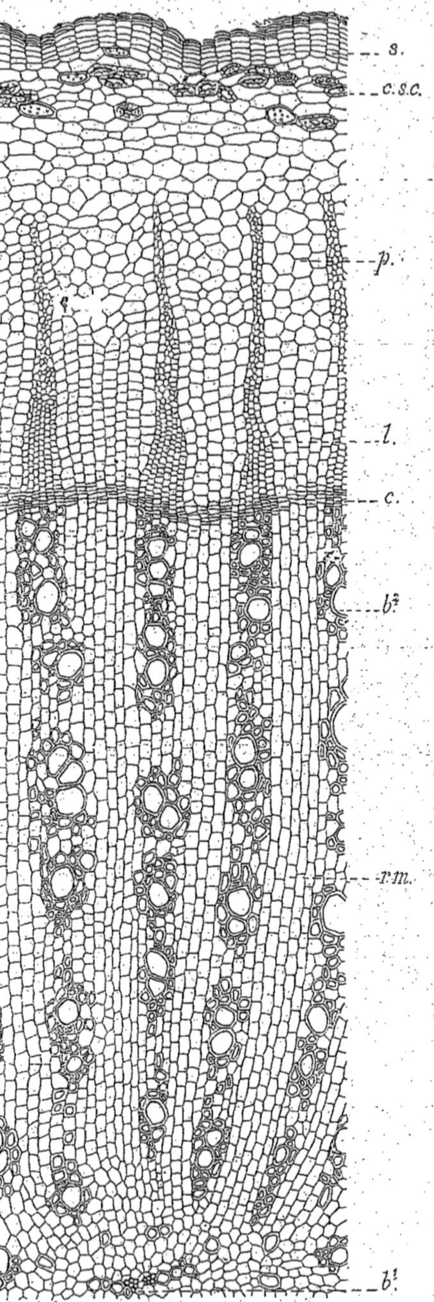

Fig. 474. — Coupe transversale de la racine de Colombo.

Composition chimique. — La racine de Colombo renferme : 1° un corps neutre, la *Columbine* $C^{21}H^{24}O^7$, qui cristallise en prismes rhomboïdaux, incolores, de saveur très amère, peu solubles dans l'alcool et l'éther ; 2° un corps acide, l'*acide columbique*, très soluble dans l'alcool, peu soluble dans l'éther et presque insoluble dans l'eau ; 3° trois alcaloïdes voisins de la berbérine, mais non identiques avec elle : la *Colombamine*, la *Palmatine* et la *Jatéorhizine*. Elle renferme, en outre, de l'*amidon* et pas de tanin; elle doit donc se colorer en bleu par l'iode et jamais en noir par les persels de fer.

Substitutions. — On substitue quelquefois, à la racine de Colombo, les rouelles de la racine de Bryone, ou celles de la racine du *Frasera Walteri*, connues dans le commerce sous le nom de *Colombo américain*. La racine de Bryone se distingue par sa coloration blanche et par les lignes saillantes radiales dont est marquée sa surface. Les rouelles de la racine du *Frasera Walteri* ont une coloration jaune orangé uniforme, une saveur peu amère et sucrée ; elles ne bleuissent pas par l'iode (absence d'amidon), mais noircissent par les persels de fer (présence de tanin).

Usages. — La racine de Colombo est un amer tonique, ni astringent, ni stimulant ; c'est le type des amers purs. A dose modérée, il provoque l'appétit et active la digestion ; on l'emploie dans les embarras gastriques, la diarrhée chronique, etc. On prescrit le *Vin*, la *Teinture* (2 à 8 grammes), ou l'*Extrait* (0gr,50 à 1 gramme). Les indigènes de l'Afrique en font grand usage contre la dysenterie.

RHIZOME D'HYDRASTIS

Origine. — Le *Rhizome d'Hydrastis* est fourni par l'*Hydrastis canadensis* (fig. 475), plante de la famille des Renonculacées qui croît au Canada et aux États-Unis (Caroline, Géorgie, Ohio, Virginie, Kentucky, etc.).

Caractères extérieurs. — Ce rhizome se présente en fragments très irréguliers, de la grosseur d'une plume d'Oie jusqu'à celle du petit doigt, noueux, tordus ou repliés sur eux-mêmes. La surface externe est rugueuse, de couleur gris foncé, ridée dans tous les sens, couverte de collerettes circulaires et de cicatrices arrondies présentant une dépression centrale, provenant de la section des racines. Il est tantôt nu, tantôt recouvert d'une multitude de racines grêles enchevêtrées. Sa section transversale montre une écorce brun jaunâtre et des faisceaux libéro-ligneux séparés par de larges rayons médullaires, disposés en cercle autour d'une moelle volumineuse de couleur jaune clair. Odeur fortement aromatique et nauséeuse ; saveur très amère ; lorsqu'on le mâche, ce rhizome colore la salive en jaune.

Composition chimique. — Cette drogue renferme trois alcaloïdes : la *Berbérine* (4 p. 100), l'*Hydrastine* (1,50 p. 100) et la *Canadine* ; une *résine*, une *huile essentielle* en petite quantité et de l'*amidon* en abondance.

L'*Hydrastine* $C^{21}H^{21}AzO^{6}$ se présente en cristaux prismatiques obliques, blancs, brillants, insolubles dans l'eau, peu solubles dans l'éther et dans l'alcool froid, solubles dans le chloroforme et dans l'alcool bouillant. Oxydée par le bioxyde de manganèse et l'acide sulfurique ou par l'acide azotique dilué, elle donne de l'*acide opianique* et de l'*Hydrastinine*.

$$\underset{\text{Hydrastine.}}{C^{21}H^{21}AzO^{6}} + H^{2}O + O = \underset{\text{Acide opianique.}}{C^{10}H^{10}O^{5}} + \underset{\text{Hydrastinine.}}{C^{11}H^{13}AzO^{3}}$$

La *Canadine* $C^{20}H^{21}AzO^{4}$ se présente sous la forme de cristaux en aiguilles, blancs, fusibles à 132°,5.

Localisation. — Les réactions colorées ont permis de constater que l'hydrastine est surtout localisée dans la zone ligneuse des faisceaux libéro-ligneux et vraisemblablement aussi dans le liber et les assises corticales. La berbérine est surtout abondante dans les parenchymes et dans la moelle.

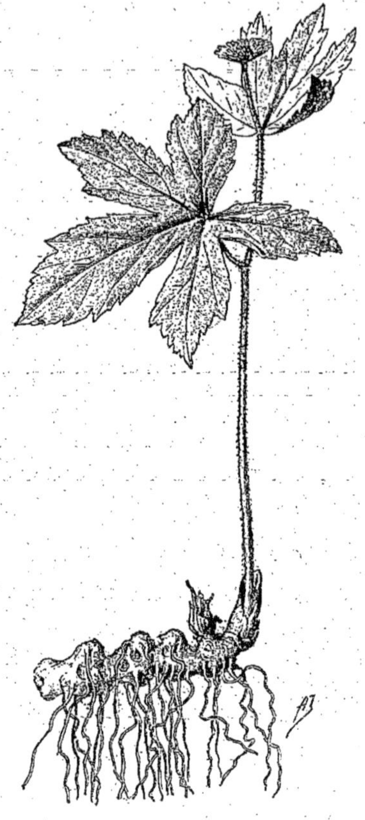

Fig. 475. — *Hydrastis canadensis.*

Substitution et essai. — Comme substitution, on a signalé celle du rhizome de *Serpentaire de Virginie* (*Aristolochia Serpentaria*). Elle est assez facile à reconnaître : ce rhizome a une saveur *très aromatique*, camphrée ; il présente une cassure *blanchâtre*, des faisceaux plus ou moins sinueux, et une moelle *excentrique* petite.

L'essai suivant permettra encore mieux de déceler la substitution. On fait macérer une partie de rhizome d'Hydrastis dans 100 parties d'eau. On mélange 2 centimètres cubes de cette macération avec 1 centimètre cube d'acide sulfurique concentré, et on laisse couler goutte à goutte de l'eau de chlore sur le mélange ; il devra se former une couche rouge foncé.

Usages. — Le rhizome d'Hydrastis agit très heureusement dans certaines dyspepsies et a aussi été employé comme antipériodique, à l'égal du Quinquina. On l'utilise surtout actuellement dans le traitement des hémorragies utérines : métrorragies, ménorragies, hémorragies de la ménopause, et comme régulateur de la menstruation. Il donne les meilleurs résultats lorsque les règles sont trop abondantes ou trop prolongées, en l'absence de lésion de l'utérus. On en a aussi obtenu de bons effets dans les hémoptysies d'origine tuberculeuse. On peut l'administrer sous forme de *Teinture* (XX gouttes en quatre fois), d'*Extrait* ; mais le meilleur mode d'administration est l'*Extrait fluide* dont on peut donner LX à LXXX gouttes par jour.

On a aussi préconisé l'hydrastine ($0^{gr},10$ à $0^{gr},20$ par jour) et le chlorhydrate d'hydrastinine ($0^{gr},05$ à $0^{gr},10$) en injections sous-cutanées.

FAMILLE 17. — SPARTÉIQUES

Drogues à *Spartéine*.

SOMMITÉS DE GENÊT

Origine. — Les *Sommités de Genêt* proviennent du *Genêt à balais* (*Genista scoparia, Sarothamnus vulgaris*), arbrisseau de 50 centimètres à $1^m,50$, vivant dans les bois et dans les landes sablonneuses de beaucoup de contrées de l'Europe.

Caractères extérieurs. — Le Genêt à balais porte de nombreux rameaux dressés, effilés, flexibles, glabres, verts, anguleux, non épineux. Les feuilles inférieures sont pétiolées, à trois folioles ; les supérieures sont simples, sessiles, toutes petites, pubescentes sur les deux faces, oblongues ou ovales. Les fleurs sont grandes, jaunes, à pédicelle grêle, solitaires ou géminées, en grappes allongées, munies à la base de leur pédicelle de deux ou trois folioles sessiles. Le fruit est une gousse de 30 à 40 millimètres de longueur, noirâtre à la maturité, velue sur les bords seulement. Graines de couleur verdâtre, luisantes. On utilise en pharmacie les jeunes branches herbacées.

Composition chimique. — Ces jeunes branches renferment deux principes : 1° un principe âcre et amer, la *Scoparine* ; 2° un alcaloïde toxique, la *Spartéine*.

La *Scoparine* $C^{21}H^{22}O^{10}$ est un corps neutre ou légèrement acide, cristallisant en houppes jaunâtres ou en cristaux jaunes étoilés, peu solubles dans l'eau froide, plus solubles dans l'eau bouillante et dans l'alcool. La scoparine serait un corps analogue à la quercétine ; fondue avec la potasse, elle se dédouble, en effet, en phloroglucine et en acide pyrocatéchique, en même temps qu'il se forme de l'acide carbonique et de l'eau.

La *Spartéine* $C^{15}H^{26}Az^{2}$ est un alcaloïde non oxygéné, liquide, incolore, épais, amer, plus dense que l'eau, à odeur d'aniline ; il bout à 311°. La spartéine est très peu soluble dans l'eau, soluble dans l'alcool et dans l'éther. Elle se combine avec les acides en se comportant comme une base biacide ; elle donne des sels qui cristallisent mal et qui sont très amers. Au point de vue de sa constitution, la spartéine renferme un noyau pyridique hydrogéné et alcoylé. Traitée par les agents oxydants, elle se transforme en monoxy, dioxy et trioxyspartéine. MM. Grandval et Valser ont donné la réaction suivante comme caractéristique de la spartéine. Dans un verre de montre, on verse une goutte de sulfhydrate d'ammoniaque sulfuré, puis on ajoute une goutte de spartéine ou une parcelle d'un de ses sels ; au bout d'un instant, on observe une coloration rouge orangé persistante.

Usages. — La décoction des sommités ou des jeunes pousses de cette plante (15 à 20 grammes pour 1000) est employée comme diurétique dans l'hydropisie avec albuminurie.

La scoparine a été préconisée comme diurétique à la dose de 0gr,25 à 0gr,30.

Mais on fait surtout usage de la spartéine, ou mieux de son sulfate, dans les affections du cœur. On a surtout préconisé cet alcaloïde : 1° chaque fois que le myocarde a fléchi ; 2° pour régulariser le rythme de ses contractions ; 3° dans l'atonie cardiaque des maladies infectieuses ; 4° dans l'adynamie cardiaque de la fièvre typhoïde. Son action est plus prompte que celle de la Digitale et du Muguet ; elle se produit au bout d'une heure ou deux, et persiste trois ou quatre jours après qu'on a cessé de l'administrer.

Le sulfate de spartéine en badigeonnages abaisse la température.

On donne de 0gr,05 à 0gr,20 de sulfate de spartéine en solution, en pilules ou en sirop ; la dose moyenne de 0gr,10 suffit dans la plupart des cas.

CHAPITRE X

SUBSTANCES ALBUMINOIDIQUES

Cette dixième classe comprend toutes les drogues qui doivent leur activité à des matières albuminoïdes ou qui sont utilisées en tant que matières albuminoïdes. On peut la diviser en 4 familles : 1° les *Colloïdiques* ; 2° les *Zymotiques* ; 3° les *Opothérapiques* ; 4° les *Sériques*.

FAMILLE 1. — COLLOIDIQUES

ICHTHYOCOLLE

Origine. — L'*Ichthyocolle* ou *Colle de Poisson* est une substance transparente, préparée avec la vessie natatoire de quelques Poissons et surtout avec celle des Esturgeons, Poissons du groupe des Ganoïdes. Les espèces les plus généralement affectées à cette préparation, sont : l'*Esturgeon commun* (*Acipenser Sturio*) (fig. 476) et surtout le *Grand Esturgeon* (*A. Huso*) ; on utilise aussi, mais plus rarement, le *Sterlet* (*A. ruthenus*) et le *Sewruga* (*A. stellatus*).

Les Esturgeons vivent dans la mer, mais au printemps ils remontent les fleuves en troupes nombreuses pour pondre leurs œufs. L'Esturgeon commun vit dans toute l'Europe occidentale. Le grand Esturgeon vit surtout dans le nord de l'Océan Pacifique et dans les grands lacs de l'Asie centrale; en Europe, il habite surtout la mer Noire, la mer d'Azov, la mer Caspienne et les grands fleuves qui en sont tributaires.

Préparation. — Sitôt après la capture de l'animal, on enlève la vessie natatoire et on la lave à grande eau pour enlever le sang ; puis elle est mise à dégorger pendant vingt-quatre heures dans de l'eau glacée. On la fend alors longitudinalement, puis on la met à sécher, la face interne retournée en dessus ; quand elle est sèche, on enlève cette membrane interne, et la membrane externe est roulée en cordons ou soumise à la presse pour la maintenir plane.

L'Ichthyocolle du Sterlet est surtout mise en cordons ; ceux-ci sont ensuite contournés en *lyre* ou *petit cordon* (A, fig. 477), en *cœur* ou *gros cordon*, en *collier de cheval* ou *grande lyre* (B, fig. 477). Celle du grand Esturgeon et de l'Esturgeon commun est en *feuilles* ou en *livres*; c'est la sorte commerciale la plus commune aujourd'hui.

Caractères extérieurs. — L'Ichthyocolle en feuilles est formée de lames brillantes, de 15 à 20 centimètres de longueur sur 6 à 10 centimètres de large, incolores ou légèrement jaunâtres, transparentes, irisées, très flexibles, faciles à déchirer dans le sens longitudinal, sans odeur, ni saveur. Dans l'eau froide, la bonne colle de Poisson se gonfle en devenant opaque; dans l'eau chaude, elle se dissout en laissant au plus 2 pour 100 de résidu ; cette solution est neutre ou légèrement alcaline. Avec 30 parties d'eau chaude, elle donne, après refroidissement, une gelée incolore et translucide. L'Ichthyocolle ne doit pas laisser plus de 1 p. 100 de cendres.

Falsifications. — Les fausses colles

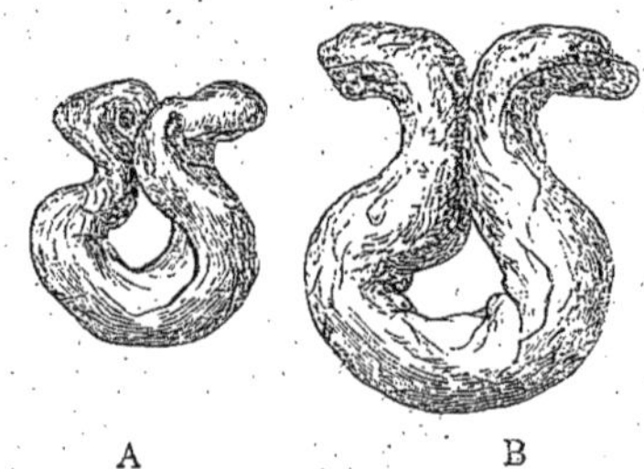

Fig. 476. — Esturgeon commun. Fig. 477. — Ichthyocolle en lyre.

de Poisson sont assez nombreuses. Nous signalerons seulement les principales :

1° La *colle de Poisson vitreuse*, fabriquée avec les écailles de la Carpe. Elle est transparente, à surface brillante, striée. Elle a une consistance cornée, se dissout dans l'eau bouillante et fournit une très belle gelée;

2° L'*Ichthyocolle de Morue*, connue dans le commerce sous le nom de *Queue de Rat*, est préparée avec la vessie natatoire de la Morue. Elle se gonfle, se divise en grumeaux dans l'eau et ne forme pas de gelée en se refroidissant;

3° La *fausse colle en lyre*, préparée avec des nerfs de Bœuf, d'aspect corné, ne se dissolvant pas dans l'eau bouillante;

4° La *fausse colle en feuilles*, préparée avec les intestins des Veaux et des Moutons. Elle est en lames très minces, opaques, non irisées et se déchirant dans tous les sens. L'eau bouillante n'en dissout qu'un tiers environ et laisse de nombreux grumeaux.

Usages. — En pharmacie, l'Ichthyocolle sert à préparer le *Sparadrap d'Ichthyocolle*, plus connu sous le nom de taffetas d'Angleterre. Dans l'industrie, elle sert à préparer une colle de qualité supérieure, employée à clarifier le vin et la bière.

GÉLATINE ANIMALE

Origine. — La *Gélatine animale* est retirée des os, des cornes, des tendons des Mammifères que l'on soumet à l'action de l'eau bouillante.

Préparation.— La Gélatine pure se prépare au moyen des os que l'on dégraisse par une ébullition préalable dans l'eau et que l'on traite ensuite par l'acide chlorhydrique pour dissoudre les sels calcaires; l'osséine, qui reste après ces opérations, est traitée par l'eau bouillante qui la transforme en Gélatine. On emploie aussi à la préparation de la Gélatine les peaux, les cornes, les tendons que l'on soumet simplement à l'action de l'eau bouillante.

La Gélatine ainsi obtenue est étendue en plaques minces que l'on fait sécher sur des cordes tendues dont on voit encore la trace à la surface des feuilles après leur complète dessiccation. La gélatine la plus pure porte le nom de *Grénétine*, du nom d'un fabricant de Rouen qui la prépara pour la première fois : c'est la *Gélatine officinale*.

Caractères. — Cette variété de Gélatine est incolore, insipide, inodore; elle se présente en lames minces, tout à fait transparentes, à coupure nette, non esquilleuse. Elle se dissout entièrement dans l'eau chaude, et la solution à 1 p. 100 se prend en gelée par refroidissement.

Moins pure et colorée, elle constitue la *Gélatine ordinaire* ou *Colle de Flandre* ; impure et très colorée, c'est la *Colle de menuisier*.

Essai. — La solution de Grénétine doit être neutre au tournesol. Elle ne doit pas se colorer par le ferro-cyanure de potassium (*fer*), ni par l'hydrogène sulfuré (*métaux*). Elle ne doit pas laisser à l'incinération plus de 0,02 p. 100 de cendres.

Usages. — La Grénétine est employée en pharmacie à la préparation des *Capsules médicamenteuses*, des *Ovules*, des *Perles*, du *Soluté de gélatine*. La Gélatine ordinaire sert à préparer les *Bains gélatineux*.

ÉPONGES

Origine. — Les Éponges utilisées en pharmacie sont fournies par plusieurs espèces du genre *Spongia* (fig. 478), animaux de la classe des Spongiaires et de l'ordre des Cératospongidés. Leur charpente est uniquement constituée par des fibres d'une substance albuminoïde spéciale appelée *spongine*; elle ne renferme pas de spicules siliceux, et les corpuscules de silice ou les grains de sable qui s'y trouvent sont simplement des corps étrangers.

Les Éponges habitent toujours les mers assez profondes, où elles adhèrent aux rochers. Les Éponges grossières viennent des Antilles et des îles Bahama ; les Éponges fines des mers tempérées, surtout de la Méditerranée, de l'Adriatique, de l'Archipel grec et du golfe Persique.

Les essais tentés pour la reproduction artificielle des Éponges avaient toujours été vains; cependant, à la suite des résultats favorables obtenus par une dernière tentative dans les régions maritimes du Sud tunisien, en avril 1897, la question de la *spongiculture* paraît résolue.

Récolte. — Lorsqu'elles sont à une faible profondeur, on les recueille à l'aide de harpons à cinq dents ; quand elles sont profondes, les pêcheurs plongent et, avec un couteau, coupent le pied par où elles sont attachées aux rochers ; enfin, pour les grandes profondeurs, on se sert de la drague.

Les Éponges brutes contiennent des corps étrangers dont il convient de les débarrasser. A cet effet, on les soumet à un battage pour en séparer le sable, les coquilles, etc., puis on les lave avec soin. On les traite ensuite par de l'eau acidulée par l'acide chlohydrique pour détruire les parties calcaires ; enfin, on les lave de nouveau et on les sèche. Les

Éponges de toilette sont, en outre, blanchies au moyen du chlore.

Caractères extérieurs. — Les Éponges employées en pharmacie pour les usages médicaux sont surtout celles que l'on désigne dans le commerce sous le nom d'*Éponges de Venise* et d'*Éponges grecques*.

Les *Éponges de Venise* appartiennent au sous-genre *Hippospongia*, et la plus usitée est l'*H. equina* var. *elastica*, que l'on récolte en plusieurs points de la Méditerranée, dans l'Archipel, dans le golfe de Gabès, aux Baléares, etc.

Leur forme est généralement ovoïde, arrondie, parfois très légèrement conique, la partie rétrécie correspondant à la base; leur masse, très anfractueuse, se compose de lamelles réticulées, entre lesquelles s'étendent des lacunes vestibulaires irrégulières, d'un diamètre ordinairement supérieur à l'épaisseur des lamelles elles-mêmes. Elles présentent assez souvent, débouchant à la surface, quelques orifices plus grands et plus réguliers que les lacunes.

Les *Éponges grecques* appartiennent au sous-genre *Euspongia* (fig. 478), et la forme la plus recherchée est l'*E. officinalis* var. *mollissima*, abondante dans l'Adriatique et la Méditerranée orientale.

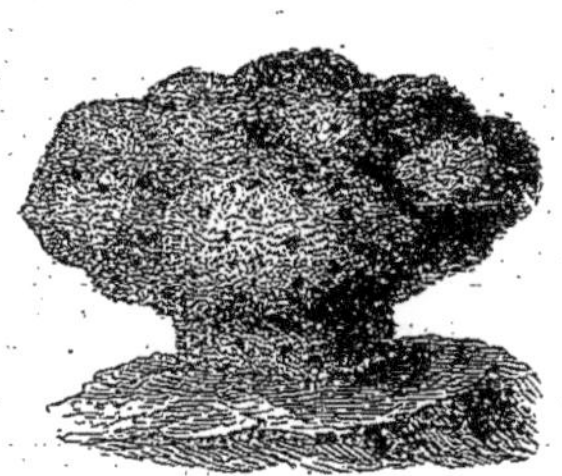

Fig. 478. — Éponge commune (*Euspongia communis*).

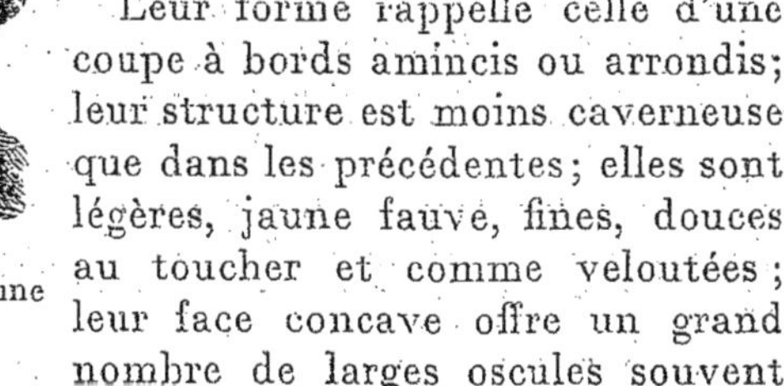

Leur forme rappelle celle d'une coupe à bords amincis ou arrondis; leur structure est moins caverneuse que dans les précédentes; elles sont légères, jaune fauve, fines, douces au toucher et comme veloutées; leur face concave offre un grand nombre de larges oscules souvent disposés en séries rayonnantes, tout le reste de la surface étant percé de petits orifices. C'est à ce groupe que se rattache l'*Éponge fine de Syrie*, particulièrement estimée pour la toilette et qui vaut de 40 à 300 francs le kilogramme.

Composition chimique. — La substance fondamentale des Éponges est la *Spongine*, que l'on avait crue identique à la fibroïne, qui est la matière principale de la soie; mais Stædeler a montré qu'en se dédoublant sous l'influence des acides, la spongine donne de la leucine et du glycocolle, *sans tyrosine*. Elle en diffère aussi par son insolubilité dans les liqueurs cupro-ammoniacales. La spongine laisse, lorsqu'on l'incinère, beaucoup de silice mêlée d'*iodures alcalins*. Soumise à l'action du suc gastrique, elle forme des espèces de peptones, mais qui ne donnent pas la réaction du biuret. D'après Poselt, elle contient pour 100 :

$$C = 48,70 ; \quad H = 6,35 ; \quad Az = 16,50 ; \quad O = 28,45.$$

Le traitement barytique a donné pour 100 de spongine :

Azote ammoniacal	4,21
Acide carbonique	3,90
— oxalique	5,54
— acétique	3,64
Résidu fixe	96

Le résidu fixe est formé de leucine, de butalanine, de glycalanine $C^5H^{12}Az^2O^4$, d'un acide hydroprotéique $C^9H^{18}Az^2O^5$ et d'une trace de tyrosine.

Usages. — Les Éponges sont employées à la préparation des *Éponges aseptiques*, que l'on utilise quelquefois en chirurgie, mais dont l'usage est de plus en plus délaissé, pour la raison que leurs multiples anfractuosités sont autant de repaires qui mettent les microbes à l'abri de l'action des antiseptiques, seul moyen que l'on ait de les stériliser ; elles ne supportent, en effet, ni l'ébullition, ni la température élevée d'une étuve à stérilisation.

FAMILLE 2. — ZYMOTIQUES

Cette famille comprend les drogues à ferments solubles ou ces ferments eux-mêmes.

DROSÉRA

Origine. — Sous le nom de *Droséra* ou *Rossolis*, on désigne la plante entière du *Drosera rotundifolia* (fig. 479), petite plante de la famille des Droséracées, qui croît dans les tourbières et les bruyères humides de l'hémisphère boréal.

Caractères extérieurs. — C'est une plante très grêle, à souche verticale, portant une rosette de six à dix feuilles radicales, étalées sur le sol, à limbe orbiculaire d'environ 15 millimètres de diamètre, brusquement atténué en pétiole allongé. Ce limbe, enroulé en crosse avant son développement complet, porte à la face supérieure et sur les bords, des poils glanduleux à long pédicelle, de couleur rouge, entremêlés de glandes sessiles. Du centre de la rosette s'élève une ou deux tiges florifères rougeâtres, hautes de 10 à 20 centimètres, portant des fleurs blanches disposées en fausses grappes unilatérales.

On peut également employer le *D. longifolia* qui diffère du précédent par les feuilles dressées, à limbe oblong insensiblement atténué en pétiole.

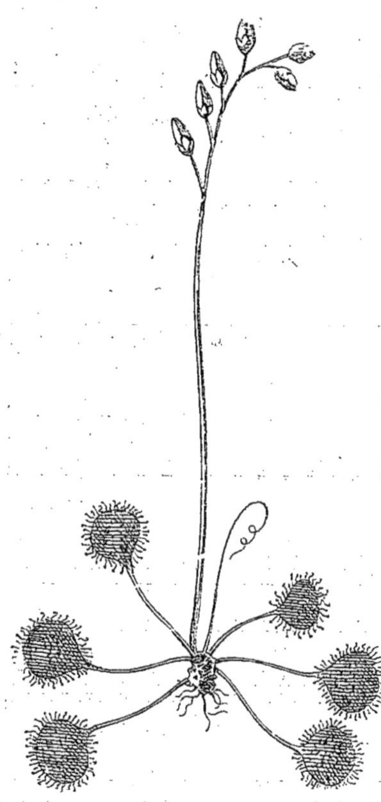

Fig. 479. — Rossolis à feuilles rondes.

Composition chimique — Elle n'est pas connue. On sait seulement que le liquide sécrété par les poils glanduleux renferme un ferment soluble susceptible de digérer les petits Insectes qui s'engluent dans le liquide visqueux des tentacules glanduleux.

Usages. — Le Droséra sert en pharmacie à préparer la *Teinture de Droséra*, qui est employée dans le traitement de l'asthme et de la coqueluche à la dose de X à XL gouttes dans les vingt-quatre heures.

JÉQUIRITY*

Origine. — Sous le nom de *Jéquirity*, on désigne les graines de l'*Abrus precatorius* (*Réglisse indienne*, *Liane-Réglisse*, *Réglisse sauvage de la Jamaïque*), arbrisseau de la famille des Légumineuses, très commun aux Antilles, dans l'Inde et en Afrique.

Caractères extérieurs. — Ces graines, de grosseur très uniforme, sont arrondies ou légèrement ovales, et mesurent de 3 à 3,5 millimètres de diamètre. Elles sont nettement caractérisées par leur tégument de couleur rouge vif, portant sur l'ombilic une tache noire qui en occupe le tiers environ.

Composition chimique. — Les graines de Jéquirity renferment une substance albuminoïde très toxique, l'*Abrine*, qui appartient, comme la ricine, à la classe des toxalbumines. La quantité d'abrine contenue dans un cent-millième de gramme de Jéquirity est suffisante pour provoquer une conjonctivite chez le lapin.

Usages. — Le Jéquirity a été préconisé dans le traitement de la conjonctivite granuleuse chronique. On emploie la macération *récente* à la dose de 3 à 5 p. 100 d'eau. On trouve dans le commerce une préparation désignée sous le nom de *Jéquiritol* qui est destinée à remplacer la macération.

PANCRÉATINE

Origine. — La *Pancréatine* est une sorte d'extrait aqueux préparé à froid avec le pancréas, volumineuse glande en grappe qui déverse dans l'intestin un produit de sécrétion, le suc pancréatique.

Celui-ci est complexe et est constitué par l'association de trois ferments solubles : l'un qui saponifie et émulsionne les graisses, la *Lipase*, ou *Stéaptase*, ou *Saponase* ; l'autre qui transforme les féculents en glucose, l'*Amylase* ; le troisième qui agit sur les matières albuminoïdes dans des conditions particulières, c'est le *Zymogène*. Celui-ci est inactif, mais, sous l'action d'une diastase, l'*Entérokynase*, sécrétée par l'intestin, il se transforme rapidement en *Trypsine* qui a la propriété de liquéfier définitivement les tissus musculaires gonflés ou dissociés, mais non dissous par le suc gastrique.

Caractères. — La Pancréatine est assez facilement altérable ; elle perd son activité quand on chauffe ses solutions au-dessus de 50° ; elle est incomplètement soluble dans l'eau et dans l'alcool faible (20° à 30°) ; elle est insoluble dans l'alcool à 95°. Son action sur les matières protéiques s'exerce en milieu neutre, ou très légèrement alcalin, ou très légèrement acide ; elle les dissout en les transformant en *peptones* ; elle saccharifie l'amidon et émulsionne les corps gras.

Essai. — Les essais de la Pancréatine visent son action sur les matières protéiques et sur les matières amylacées. Ces deux essais se feront d'après les procédés donnés par le Codex. Elle doit peptoniser 50 fois son poids de fibrine et saccharifier 40 fois son poids d'amidon.

Usages. — La Pancréatine est utilisée dans les dyspepsies hypopeptiques et dans les affections du pancréas qui entraînent l'insuffisance de cette glande. On la donne à la dose de $0^{gr},50$ à 2 grammes, en pilules ou en cachets. On l'associe souvent à la pepsine.

PEPSINE

Origine. — La *Pepsine* est le ferment soluble sécrété par les glandes à pepsine de l'estomac ; dans l'estomac des Ruminants, ces glandes à pepsine sont localisées dans la caillette.

Préparation. — La Pepsine s'extrait de la caillette du Mouton et du Veau, très souvent aussi de l'estomac du Porc, très riche en glandes peptiques.

Les caillettes du Mouton ou les estomacs de Porc sont ouverts, vidés des aliments qu'ils renferment et lavés à grande eau ; puis, on frotte rudement la muqueuse avec une brosse de chiendent. On obtient ainsi une pulpe que l'on fait macérer dans de l'eau à 15°, en agitant fréquemment pendant deux heures *seulement*; on jette le tout sur une toile grossière et, au liquide filtré, on ajoute une solution d'acétate neutre de plomb. Le précipité est lavé à deux reprises, puis mis en suspension dans l'eau ; on fait passer un courant d'hydrogène sulfuré pour précipiter le plomb, on filtre et on évapore la liqueur jusqu'à ce que le produit soit sec. C'est la *pepsine extractive* ou la *pepsine en paillettes*, formes qui dépendent du mode d'évaporation ou de dessiccation. Le plus souvent, on emploie en pharmacie un mélange de Pepsine et d'amidon (*Pepsine amylacée*), ou de Pepsine et de sucre de lait (*Pepsine lactosée*) qui est d'un maniement plus commode que la Pepsine extractive.

Caractères. — La Pepsine a une couleur jaunâtre ; elle présente une odeur spéciale qui rappelle celle de la présure ; sa saveur est un peu amère. Elle est soluble dans l'eau et dans l'alcool faible (20° à 30°) ; elle est insoluble dans l'alcool à 95°. La solution de Pepsine est légèrement acide.

Essai. — L'essai se fera d'après le procédé du Codex. La Pepsine extractive doit peptoniser 100 fois son poids de fibrine humide, et la Pepsine amylacée ou lactosée 40 fois son poids de fibrine.

Usages. — La Pepsine s'emploie pour faciliter la digestion des substances albuminoïdes en cas d'insuffisance du suc gastrique. On la donne en poudre (Pepsine amylacée) à la dose de $0^{gr},50$ à 2 grammes par repas, de préférence en cachets. On peut encore l'administrer sous forme de vin ou d'élixir ; mais ce seraient de mauvaises préparations, l'alcool ayant une action peu favorable à la peptonisation.

La Pepsine sert en pharmacie à préparer l'*Élixir de Pepsine* et le *Soluté de peptonate de mercure.*

On a proposé de substituer à la Pepsine l'emploi du suc gastrique du Chien recueilli par fistule d'un estomac isolé (*Gastérine*) ou de celui du Porc (*Dyspeptine*). Ces produits auraient une action sédative sur les douleurs de la gastralgie.

DIASTASE

Origine. — La *Diastase* ou *Maltine* est l'ensemble des ferments solubles que l'on retire de l'Orge germé.

Caractères. — La Diastase se présente sous l'aspect d'une poudre de couleur blanc grisâtre, ou de lamelles translucides. Elle est incomplètement soluble dans l'eau et insoluble dans l'alcool fort. Elle jouit de la propriété de transformer, au contact de l'eau, l'amidon en glucose.

Essai. — L'essai de la Diastase se fera d'après le procédé du Codex : 1 gramme doit saccharifier 100 grammes d'amidon.

Au microscope, on ne doit pas constater la présence de grains de substance amylacée, ce qui indiquerait la présence de *poudre de Malt.*

Usages. — La Diastase est employée dans les troubles digestifs provenant d'une insuffisance salivaire ou d'une alimentation trop riche en matières amylacées. On la donne à la dose de 0gr,50 à 3 grammes, le plus souvent associée aux alcalins, une demi-heure après le repas.

FAMILLE 3. — OPOTHÉRAPIQUES

Généralités. — Sous le nom de *Médicaments opothérapiques*, on désigne les différents organes ou tissus d'animaux sains, ainsi que les sucs extraits de ces organes et de ces tissus, que l'on utilise pour le traitement de certaines maladies ; on a donné à cette partie spéciale de la thérapeutique le nom d'*Organothérapie* ou d'*Opothérapie.*

Cette méthode thérapeutique était fort usitée chez les anciens ; mais elle était complètement tombée dans l'oubli au moment où Brown-Séquard (1889), par ses remarquables travaux sur le suc testiculaire notamment, la fit revivre en croyant la créer.

Il y a lieu d'ajouter, d'ailleurs, que l'idée, qui avait inspiré ce savant, n'avait rien de commun avec celle des médecins de l'antiquité et de la Renaissance. Ceux-ci appliquaient simplement aux tissus et aux organes le *similia similibus curantur* qu'ils appliquaient aux symptômes morbides. Pour Brown-Séquard, au contraire, toutes les glandes, en dehors de leur sécrétion externe, possèdent une sécrétion interne modifiant la composition du sang et influençant la nutrition générale, cette action modificatrice se rencontrant aussi dans d'autres tissus de l'organisme. Si donc une glande manque congénitalement, vient à être supprimée ou devient insuffisante, on peut remédier aux troubles qui se manifestent à la suite de cette absence, suppression ou insuffisance, en faisant absorber au malade un organe similaire emprunté à un animal sain ou un extrait de cet organe. Tel est le principe de l'organothérapie.

Depuis la communication de Brown-Séquard, la thérapeutique a utilisé avec plus ou moins de succès un grand nombre d'organes ou de tissus animaux : testicules, ovaires, prostate, glande thyroïde, thymus, capsules surrénales, glandes mammaires, glandes parotidiennes, foie, rate, poumons, pancréas, substance cérébrale, moelle osseuse, etc.

Parmi ces glandes, les unes sont *antitoxiques*, c'est-à-dire que leur sécrétion interne est destinée à neutraliser ou peut-être à transformer en substance inoffensive, même en substance utile, les éléments toxiques qui circulent dans l'organisme. Il en résulte que, si la sécrétion de l'une d'elles vient à tarir ou seulement à diminuer, il se produit une *intoxication* à symptômes qui varient suivant la glande. A ce groupe appartiennent la glande thyroïde, le thymus, les capsules surrénales, le rein, le foie, le pancréas, etc. Les autres sont *vivifiantes*, c'est-à-dire que leur sécrétion interne fournit à un organe ou à l'organisme tout entier une substance importante, si bien que, si la sécrétion diminue ou tarit, le fonctionnement normal de l'organisme se trouve atteint et il se produit à la longue une déchéance organique pouvant aller jusqu'à la *cachexie* ; telles sont : la rate, les testicules, l'ovaire, la prostate, la substance cérébrale, la moelle osseuse, etc.

Choix des animaux et prélèvement des organes. — En règle générale, les animaux doivent être en parfait état de santé et exempts de maladies infectieuses. Quant à l'espèce, elle variera avec l'organe à employer. Ainsi le Mouton fournira la glande thyroïde, parce que c'est dans cette espèce que se trouve le plus de composé organique iodé ; le Veau donnera le thymus et les capsules surrénales ; on prélèvera le foie chez le Porc, l'ovaire chez la Brebis, la rate et le corps pituitaire chez le Bœuf, etc.

L'âge des animaux varie également ; certains organes, tels que le thymus, ne se trouvent que chez les jeunes animaux ; en outre, on a chance de trouver chez ceux-ci des organes à action antitoxique plus puissante. Par contre, s'il s'agit des glandes vivifiantes, on aura intérêt à les prendre chez des animaux qui sont en pleine activité physiologique et à éliminer les jeunes, dont les tissus sont plus toxiques. De toutes façons, on écartera les animaux trop âgés ou dont le développement est terminé.

Enfin, il conviendrait d'accorder plus d'importance qu'on le fait à l'*entraînement physiologique*. Partant de ce principe que la fonction fait l'organe, on devrait s'efforcer, par une gymnastique graduelle de la glande, à augmenter la fonction que l'on veut utiliser ensuite au point de vue thérapeutique.

Le prélèvement des organes ou tissus doit être effectué avec des instruments stérilisés, immédiatement après l'abatage des animaux ; on les recueille dans des récipients également stérilisés et on les transporte aussitôt au laboratoire pour être mis sans retard en préparation. Il est essentiel d'éviter la formation de toxines solubles qu'une stérilisation ultérieure n'arriverait pas à détruire.

Composition chimique. — La composition chimique de tous les organes utilisés est loin d'être connue. Le mieux étudié à ce point de vue est le corps thyroïde ; cependant, depuis les travaux de M. Lépinois, on connaît assez bien la composition chimique des capsules surrénales, de la rate, du foie, du pancréas, du rein et de l'ovaire.

1° *Glande thyroïde.* — La glande thyroïde contient de la *leucine*, de la *xanthine*, de la *sarcine*, des *acides gras volatils*, de l'*acide lactique*, de l'*acide succinique*, de la *cholestérine*. Elle renferme encore un principe assez nettement défini, la *Thyréoantitoxine* de Fränkel, et surtout un composé organique iodé, renfermant environ 9 p. 100 d'iode, la *Thyroïodine* ou *Iodothyrine* de Baumann, qui se trouve à l'état de combinaison sous forme d'*iodothyroglobuline* et d'*iodothyroalbumine*. Quoi qu'il en soit, la proportion d'iode contenue dans cet organe est très variable. Elle est en moyenne de 0,024 p. 100 ; mais, dans les Moutons nourris dans les pâturages salés, la proportion de ce métalloïde s'est élevée jusqu'à 0,140 p. 100 (Suiffet). On a encore trouvé dans la glande thyroïde du brome (Baubigny) et de l'arsenic (0^{mgr},05 p. 100, d'après A. Gautier).

2° *Capsules surrénales.* — Les capsules surrénales renferment de l'*inosite*, de l'*hypoxanthine*, de la *taurine*, de la *leucine* et quatre substances protéiques différentes : une albumine coagulable à 71°, une globuline coagulable à 56° et deux nucléo-albumines coagulables à 65° et à 75°. Ces organes contiennent aussi, dans leur substance médullaire, une matière chromogène qui devient rouge au contact de l'air ou de certains réactifs oxydants. Ce chromogène, mal connu encore au point de vue de sa composition chimique, ne se rencontre que dans les capsules surrénales, ce qui permet de les différencier de tous les autres organes connus. En outre, en 1901, Takamine a isolé à l'état cristallisé le principe actif vaso-constricteur de l'extrait, l'*Adrénaline*.

3° *Rate.* — Les éléments minéraux de la rate sont surtout constitués par des sels de soude ; on y trouve très peu d'acide phosphorique. La rate renferme aussi du fer dont les variations sont très grandes, aussi bien chez l'homme que chez les animaux. La rate du Lapin donne de 0^{gr},19 à 0^{gr},44 de fer pour 1000 ; celle de Chien, de 0,32 à 0,82 pour 1000. Une augmentation considérable doit être attribuée à la *Rubigine*, hydrate ferrique ayant pour formule $2(Fe^2O^3)3H^2O$, découvert dans la rate par Auscher et Lapicque ; c'est le *pigment ocre* des auteurs.

Parmi les éléments organiques, 76 p. 100 sont constitués par des substances protéiques. Les matières albuminoïdes comprennent une globuline coagulable vers 50°, une nucléo-albumine coagulable à 60° et une matière albuminoïde ferrugineuse précipitable par la chaleur et l'acide acétique.

Les matières extractives renferment de l'*acide urique*, de la *guanine*, de la *xanthine*, de l'*hypoxanthine*, de l'*adénine*, des *lécithines*, de la *jécorine*, de l'*inosite*, de la *taurine*, de l'*acide succinique*, de la *leucine* et de la *tyrosine*.

4° *Foie.* — Les sels minéraux du foie (1,98 p. 100) sont surtout formés de phosphates de potasse et de soude, tandis que les sulfates et les chlorures ne s'y trouvent qu'en très petite quantité. A côté des phosphates, on rencontre le fer, dont la proportion est de 0^{gr},23 p. 1000 chez l'Homme, tandis qu'elle n'est que de 0^{gr},08 chez la Femme. Dans certaines maladies, on constate une accumulation du fer dans la glande hépatique (sidérose) ; toutefois la rubigine n'y a pas été trouvée comme dans la rate.

Parmi les substances organiques, on rencontre plusieurs matières albuminoïdes différentes : trois globulines coagulables à 45°, 56°, 70°, une albumine coagulable vers 70°-73°, une nucléo-albumine et la substance diastasique qui possède la propriété de transformer le glycogène en sucre. De tous les principes immédiats du foie, le *glycogène* est le plus important; il est très variable d'une espèce à l'autre. Quant aux matières extractives, leur proportion est, en moyenne, de 6 p. 100.

5° *Pancréas.* — Le pancréas est, de toutes les glandes, celle qui contient le moins de matières albuminoïdes et le plus de substances extractives, malgré une cause d'erreur inévitable provenant de ce qu'une partie de ces dernières prend naissance au cours des manipulations nécessitées pour l'analyse. Le pancréas contient notamment de la *leucine*, de la *tyrosine*, de la *xanthine*, de la *sarcine*, de la *guanine*, de l'*adénine*, de l'*inosite* et de l'*acide lactique*. Parmi tous ces corps, c'est la leucine et la tyrosine qui prédominent ; on a pu extraire 1gr,77 de leucine pour 100 de glande fraîche. La guanine et la xanthine n'y existent qu'en faible proportion : 0gr,0122 à 0gr,0166 pour 100.

6° *Rein.* — Le rein présente, à part l'adrénaline, la même composition que les capsules surrénales ; mais il ne renferme pas de chromogène.

7° *Ovaire.* — L'ovaire est très riche en matière collagène et en mucine ; il contient aussi un peu de nucléine. M. Lépinois a constaté que, de tous les organes qu'il a examinés, c'est l'ovaire qui contient la plus petite quantité de matériaux solides. Les matières organiques sont surtout constituées par des matières albuminoïdes très voisines de celles qui ont été signalées dans les kystes ovariques.

On décèle aussi des corps qui après ébullition avec les acides dilués peuvent réduire le réactif cupro-potassique. L'acide acétique à froid détermine dans le suc de l'ovaire la formation d'un trouble, ce qui indique la présence d'une nucléo-albumine. Après repos et filtration, on trouve encore dans la liqueur une sérine et une globuline.

M. Lépinois a en outre étudié tous ces organes au point de vue des ferments oxydants qu'ils peuvent renfermer. Il n'a trouvé dans aucun d'eux de véritables oxydases, ou, si ces agents existent, ils s'y trouvent en petite quantité et presque dépourvus d'activité. Par contre, il a caractérisé partout la présence de ces ferments particuliers qui jouent le rôle d'oxydants en présence seulement de l'eau oxygénée, et qui ont reçu de M. Bourquelot le nom d'*anaéroxydases*. En effet, toutes les macérations d'organes examinés décomposent l'eau oxygénée et en présence de cette dernière bleuissent fortement la teinture de Gaïac et oxydent simultanément un grand nombre de corps. Certains extraits, tels que ceux de corps thyroïde, de rein, de capsule surrénale, de pancréas, etc., agissent instantanément ; d'autres (foie et rate) n'agissent immédiatement que lorsqu'ils ont été portés pendant quelques minutes à une température de 70° et filtrés.

Nous réunissons dans le tableau suivant (p. 781) les résultats obtenus par M. Lépinois dans l'étude qu'il a faite de la composition chimique des principaux organes employés en thérapeutique.

Essai des médicaments opothérapiques. — Pour faire l'essai de ces divers médicaments, on peut utilement mettre à profit les renseignements fournis par les analyses chimiques et par l'étude des ferments. Il est facile, par quelques dosages, comme ceux de l'azote total, des matériaux organiques et minéraux, d'apprécier la composition du produit examiné. Pour la glande thyroïde, on aura surtout recours au dosage de l'iode.

On devra aussi rechercher si les propriétés fermentaires ont été conservées, ce qui permettra de savoir si l'organe a été desséché à une température assez basse. Il suffira pour cela de mélanger 2 centimètres cubes de macéré d'organe ou d'extrait organique avec 2 centimètres cubes d'eau oxygénée et de voir s'il y a dégagement d'oxygène provenant de la décomposition de l'eau oxygénée ; de plus, le mélange devra donner, avec la teinture de Gaïac, une magnifique coloration bleue, et avec le gaïacol une coloration rouge-grenat.

Usages. — Les médicaments opothérapiques peuvent être administrés par la méthode des greffes, par la méthode des injections sous-cutanées, ou par ingestion alimentaire.

La méthode des greffes, ou méthode de Schiff, qui n'a guère été employée que pour la glande thyroïde, consiste à greffer la glande fraîche, dans le péritoine, sous la peau du ventre ou sous la peau du sein. Cette méthode est peu pratique, car elle exige une véritable opération chirurgicale et expose les malades à un certain danger.

La deuxième méthode ou méthode de Brown-Séquard consiste à injecter des extraits organiques dans le tissu cellu-

Tableau récapitulatif général de la composition chimique des organes.

SUBSTANCES DOSÉES.	THYROÏDE (mouton)		CAPSULES SURRÉNALES (mouton)		RATE (bœuf)		PANCRÉAS (porc)		FOIE (porc)		REIN (mouton)		OVAIRES (brebis)		VIANDE de bœuf	
	fraîche	sèche	fraîch.	sèches	fraîche	sèche	frais	sec	frais	sec	frais	sec	frais	secs	fraîche	sèche
Azote total	3,10	11,98	2,51	11,25	3,52	14,05	3,25	8,72	3,44	11,22	2,95	13,31	2,68	14,12		
— albuminoïde	2,92	11,28	2,23	10	2,82	11,25	1,95	5,22	2,61	8,50	2,16	9,75	2,06	11,09		
— extractif	0,18	0,70	0,28	1,25	0,70	2,80	1,30	3,50	0,83	2,72	0,79	3,56	0,62	3,33		
Eau	74,08	0	77,70	0	74,95	0	62,70	0	69,32	0	77,80	9	81,43	0	68,78	0
Extrait sec à 105°	25,92	100	22,30	100	25,05	100	37,30	100	30,68	100	22,20	100	18,57	100	31,22	100
Sels minéraux	0,72	2,80	1,73	7,74	1,16	4,63	1,72	4,62	1,98	6,45	1,18	5,31	1,04	5,60	1,37	4,38
Substances organiques	25,19	97,19	20,57	92,26	23,89	95,35	35,38	95,38	26,70	93,54	21,02	94,69	17,53	94,39	29,85	95,61
Matières albuminoïdes totales	18,82	72,60	14,32	64,21	18,07	72,73	12,51	33,61	16,73	54,53	13,88	62,52	13,20	71,08	19,39	62,10
Matières albuminoïdes solubles dans l'eau	14,52	56,01	5,08	22,78	7,12	28,42	4,86	13,03	7,36	23,98	5,12	23,06	4,96	26,70	»	»
Extrait éthéré (matières grasses)	4,84	18,67	3,53	15,82	1,97	7,86	15,96	42,78	4,94	16,10	2,34	10,54	1,26	6,78	»	»
Matières extractives	1,53	5,92	3,13	14,03	3,85	15,36	7,05	18,63	3,40	11,08	4,90	22,07	2,47	13,30	3	9,60
Azote dégagé par NaBrO (en urée)	traces		0,12	0,53	0,071	0,283	0,026	0,069	0,21	0,68	0,16	0,72	0,025	0,134	»	»
Iode	0,048	0,185	»	»	»	»	»	»	»	»	»	»	»	»	»	»
Fer	»	»	»	»	0,058	0,230	»	»	0,020	0,065	»	»	»	»	»	»

laire sous-cutané. Ces extraits peuvent être préparés par macération des organes, à une température comprise entre 30° et 45°, avec de l'eau distillée bouillie, de l'eau salée, de l'eau chloroformée ou de la glycérine. L'emploi de la glycérine est très avantageux, car l'épuisement de l'organe est complet, les liqueurs sont peu altérables et restent limpides. Ces extraits aqueux ou glycérinés doivent être stérilisés, soit par filtration dans l'appareil de Kitasato, soit au moyen des procédés de Brown-Séquard et d'Arsonval qui consistent à stériliser par filtration à la bougie d'alumine, sous pression d'acide carbonique, les liqueurs préalablement filtrées au papier.

Le Codex indique le procédé suivant : les organes sont prélevés dans les conditions que nous avons indiquées et placés dans de l'eau saturée de chloroforme où on les maintient pendant leur transport au laboratoire. On les essuie entre plusieurs feuilles de papier de soie stérilisées, puis on les divise rapidement en petits morceaux.

On met 100 grammes d'organe ainsi préparé en contact avec le liquide suivant préalablement stérilisé et refroidi : glycérine officinale, 200 grammes ; eau distillée, 100 grammes. On laisse macérer pendant vingt-quatre heures, en agitant de temps en temps, puis on filtre sur papier ou sur coton préalablement stérilisés. Le liquide est ensuite réparti dans ues ampoules de verre de 1 centimètre cube préalablement stérilisées, que l'on ferme ensuite à la lampe.

Cette méthode, qui présente quelques inconvénients, est de moins en moins employée depuis qu'on a reconnu que les sucs digestifs ne détruisaient ni n'influençaient les propriétés spécifiques des glandes. On n'y a plus guère recours que pour le suc testiculaire qui n'a pas encore été administré par la bouche.

Les organes sont donc administrés aujourd'hui surtout par ingestion. Celle-ci peut se faire au moyen de lavements, auquel cas on emploiera les extraits fluides, ou bien par ingestion buccale.

Les meilleurs résultats ont été obtenus par l'administration d'organes ou de tissus frais ; mais, en raison de la difficulté de se les procurer, on a imaginé de faire des extraits (extraits secs, extraits pepsiques, papaïniques, pancréatiques) ou encore de dessécher et de pulvériser les organes pour les administrer sous une forme pharmaceutique quelconque : poudres, capsules, pilules, tablettes, etc.

Knoll a essayé toute une série de préparations qui

paraissent être plus fixes et plus stables que les préparations de glandes sèches. Ces préparations ont reçu de Knoll la terminaison « *adène* » : corps thyroïde (*thyradène*), foie (*héparadène*), ovaires (*ovaradène*), testicules (*testadène*), etc. Un gramme de ces diverses préparations correspond à 2 grammes d'organes ou de tissus frais, excepté pour la prostadène dont 1 gramme correspond à 1 gramme de prostate fraîche.

Résumons brièvement les indications et la posologie des principaux médicaments opothérapiques :

Corps thyroïde. — Crétinisme endémique et sporadique, myxœdème spontané de l'adulte et de l'enfant et myxœdème opératoire, goitre parenchymateux, psoriasis, cachexie, hémophilie, fractures non consolidées, etc. Dose pour adultes : 0gr,15 à 0gr,60 par jour (1).

Capsules surrénales. — Diabète insipide, maladie d'Addison, ménopause, neurasthénie. Dose : 0gr,40 à 0gr,80 par jour en deux fois.

Rate. — Hypertrophie splénique, cachexie paludéenne, leucémie, pseudo-leucémie. Dose : 0gr,40 à 1gr,20 par jour.

Foie. — Ictère, hémoptysie, épistaxis, diabète par anhépatie, cirrhoses du foie. Dose : 1gr,50 à 4 grammes par jour.

Pancréas. — Diabète sucré. Dose : 2 à 8 grammes par jour.

Rein. — Urémie, néphrite chronique, albuminurie. Dose : 1gr,50 à 3 grammes par jour.

Ovaire. — Ménopause chirurgicale, hystérie, chlorose. Dose : 0gr,60 à 3 grammes par jour.

Substance cérébrale grise. — Chorée, hystérie, neurasthénie, épilepsie, tachycardie, etc. Dose : 0gr,40 à 0gr,80 par jour.

Corps pituitaire. — Acromégalie. Dose : 0gr,05 en une seule fois.

Thymus. — Paralysie infantile, maladie de Basedow, leucémie, chlorose, anémie, etc. Dose : 0gr,60 à 3 grammes par jour.

Moelle osseuse jaune. — Rachitisme, ostéomalacie. Dose : 0gr,20 à 1 gramme en une fois, jusqu'à 6 par jour.

Moelle osseuse rouge. — Anémie pernicieuse, pseudoleucémie, chlorose, neurasthénie. Dose : 0gr,20 à 1 gramme en une seule fois, jusqu'à 6 par jour.

Prostate. — Hypertrophie prostatique. Dose : 0gr,80 en vingt-quatre heures.

(1) Les doses sont indiquées pour les poudres opothérapiques dont 1 partie en poids correspond à 5 parties de tissu frais.

Suc testiculaire. — Débilité sénile, neurasthénie, impuissance, tabes, tuberculose, etc.

FAMILLE 4. — SÉRIQUES

Cette famille comprend les sérums thérapeutiques.

Généralités. — Les *Sérums thérapeutiques* peuvent être considérés comme des solutions de principes actifs tirés du protoplasma vivant des animaux à l'aide de procédés tout particuliers. Ces principes actifs ne se trouvent pas tout formés dans l'économie, comme les alcaloïdes ou les glucosides chez les végétaux ; mais ils sont fabriqués artificiellement, au moment du besoin, par la cellule vivante, sous l'action de certains produits microbiens. Ce sont, en réalité, de véritables médicaments (*Sérothérapie*) introduits par von Behring dans la matière médicale, et, comme tels, ils doivent être naturellement étudiés ici.

Mais, avant d'entreprendre leur étude, il est nécessaire d'indiquer, au préalable et d'une façon succincte : 1° quel est le mode d'action des microbes ; 2° ce qu'on entend par *immunité* et de quelle façon on peut pratiquer l'*immunisation* d'un animal, c'est-à-dire lui conférer cette immunité lorsqu'il ne la possède pas naturellement.

Mode d'action des microbes. — Lorsqu'il fut reconnu, à la suite des immortels travaux de Pasteur, que les maladies infectieuses avaient pour cause le développement des microbes dans l'organisme, on attribua aux microbes eux-mêmes les désordres produits. Pour les uns, ces infiniment petits absorbaient l'oxygène des globules sanguins, et ils ne tardaient pas ainsi à mettre les cellules de l'organisme en état d'asphyxie ; pour d'autres, les microbes prenaient pour eux les matières assimilables aux dépens des cellules, qui périssaient bientôt d'inanition ; enfin certains pensaient que le parasite produisait l'obstruction des capillaires.

On ne tarda pas à reconnaître que la plus grande part d'action revenait aux produits fabriqués et sécrétés par les Bactéries, produits solubles doués d'une toxicité redoutable et agissant en tous points à la façon des diastases ; on donna à ces substances le nom de *Toxines*. Ce sont ces toxines qui réagissent sur les cellules, ou plutôt sur le protoplasma des cellules d'un organisme et produisent des modifications dans la vie cellulaire, modifications qui se traduisent par des troubles pathologiques. On caractérise les maladies infectieuses d'après la nature de cet état morbide.

Immunité et immunisation. — Lorsqu'un organisme est en butte aux attaques des Bactéries, il essaie de réagir et, lorsqu'il devient réfractaire à la vie des microbes et à l'action nocive des toxines, on dit qu'il est *immunisé*, qu'il est en état d'*immunité*.

L'immunité est donc l'aptitude que possède un organisme pour se défendre contre l'infection bactérienne ; elle peut être *naturelle* ou *acquise*.

L'immunité est dite *naturelle*, quand l'animal est réfractaire par nature à l'infection.

L'immunité est dite *acquise*, quand l'animal est rendu réfractaire à l'action nocive microbienne par des *procédés artificiels*.

Immunité naturelle. — De nombreuses théories ont été émises pour expliquer l'immunité naturelle ; on peut les ramener à deux groupes : la *théorie cellulaire* et les *théories humorales*.

Les partisans de la *théorie cellulaire* soutiennent que la défense de l'organisme est confiée à des cellules spéciales — des leucocytes surtout — chargées d'englober les Bactéries et de les détruire ; on appelle ces cellules des *phagocytes*, et l'ensemble du phénomène porte le nom de *phagocytose*. Il a été découvert par Metchnikoff.

Pour remplir ce rôle, il faut que les phagocytes puissent prendre contact avec l'agent infectieux ; cela a lieu grâce à la propriété curieuse que possèdent les organismes inférieurs d'être attirés vers certaines substances ayant sur eux une action chimique ou d'en être éloignés ; cette propriété est la *chimiotaxie*. Elle sera *positive* pour les substances qui attirent les leucocytes, *négative* pour celles qui les éloignent (acide lactique, méthylamine, certaines toxines microbiennes).

Dès lors, sitôt qu'un microbe pénètre dans les tissus d'un animal, les leucocytes accourent pour l'englober et le détruire, à moins que les produits sécrétés par le microbe n'aient sur eux une action répulsive. Auquel cas la phagocytose n'a pas lieu, et l'organisme ne tarde pas à être envahi. L'intervention des phagocytes varie avec chaque individu pour chaque espèce microbienne : elle est nulle si le sujet est très sensible à l'infection, très marquée, au contraire, chez un sujet réfractaire à cette maladie.

Pour les partisans des *théories humorales*, les humeurs de l'organisme, et en particulier le sérum du sang, ont des propriétés bactéricides, grâce à des substances mal définies nommés *Alexines.* Les phagocytes seraient simplement chargés de nettoyer l'organisme et de le débarrasser des Bactéries déjà détruites ; ils n'interviendraient qu'après la lutte.

Comme cette manière de voir n'est guère plus justifiée que la première, il en résulte qu'à l'heure actuelle l'immunité naturelle doit être attribuée à la résistance des leucocytes aux poisons microbiens, résistance qui leur permet d'englober rapidement le microbe virulent qui pénètre dans l'organisme.

Immunité acquise. — On divise l'immunité acquise en *immunité active* et en *immunité passive.*

1° L'*immunité active* est conférée par l'inoculation des microbes ou de leurs toxines. Cette immunité est lente à s'établir, mais, une fois obtenue, elle est solide et durable.

Le type de cette immunité est la vaccination antivariolique découverte par Jenner à la fin du XVIIIe siècle. Lorsqu'on la réalise avec les microbes, on peut employer des cultures atténuées (vaccination charbonneuse par les vaccins pastoriens), des dilutions de microbes virulents (vaccination antirabique), ou des microbes tués (vaccination antityphoïde). On peut aussi rendre l'organisme réfractaire en lui injectant avec ménagement des toxines microbiennes (immunisation contre la diphtérie et contre le tétanos).

2° L'*immunité passive* est conférée par l'inoculation du sérum d'un animal déjà immunisé. La résistance ainsi produite est très rapide, mais elle est de courte durée. Les premières expériences dans cette voie sont dues à Maurice Raynaud et à Richet et Héricourt, mais von Behring et Kitasato eurent le mérite de mettre en lumière les propriétés antitoxiques du sérum des animaux vaccinés.

Ces savants observèrent que le sérum des Lapins vaccinés contre la diphtérie et le tétanos, injecté à un animal, le protégeait. Il existait donc dans ce sérum une substance particulière douée d'une action énergique sur la toxine : on lui donna le nom d'*Antitoxine.* Ces observateurs reconnurent aussi que l'antitoxine dérivait de la toxine, que c'était un produit artificiel créé par l'organisme sous l'action de la toxine. Cette découverte est la base même de la sérothérapie.

Tous les sérums jouiraient de propriétés préventives, mais tous n'ont pas la propriété antitoxique. Celle-ci ne se rencontre que dans le sérum des animaux vaccinés avec des toxines très actives et très diffusibles (tétanos, diphtérie) ; le sérum des animaux vaccinés contre d'autres affections protégeront un animal neuf contre le microbe de ces affections, mais non contre ses produits solubles. Ce sérum sera seulement préventif et non antitoxique.

Accidents de la sérothérapie. — Quelques-uns de ces accidents sont connus depuis l'introduction de la sérothérapie dans la thérapeutique : ce sont les *accidents sériques*. Ils consistent en éruptions plus ou moins considérables se traduisant par de l'urticaire et par des érythèmes, par des arthralgies, des myalgies, des engorgements ganglionnaires. Ces complications sont peu graves et ne tardent pas à se dissiper d'elles-mêmes.

Les *accidents anaphylactiques* sont beaucoup plus sérieux ; ils peuvent revêtir une allure grave, quelquefois même mortelle. A la suite d'un grand nombre de travaux qu'a suscités la découverte de l'anaphylaxie par Ch. Richet, il est établi que la sensibilisation (anaphylaxie, contraire de la protection ou phylaxie) se produit quelques jours après l'inoculation dans l'économie de l'homme ou de l'animal de certains poisons, ou de certaines substances albuminoïdes anaphylactisantes. Le sérum de cheval est précisément au nombre de ces dernières. C'est pourquoi il convient de prévoir le choc anaphylactique, lorsqu'on est obligé d'injecter une dose d'un sérum thérapeutique dix à douze jours après une première inoculation.

Divers procédés ont été préconisés pour empêcher ces accidents. Le chauffage du sérum à 56°, comme cela se pratique aujourd'hui, atténue d'une façon considérable ses propriétés toxiques. On a conseillé aussi d'injecter des doses fortes (Rosenau et Anderson) et des doses faibles (Besredka) de sérum, avant les délais de dix à douze jours constituant la période d'inoculation de l'anaphylaxie. Toutes ces données sont inspirées par l'expérimentation.

Jusqu'ici on ne possède aucune indication précise qu'on puisse employer chez l'homme pour éviter les accidents anaphylactiques.

SÉRUM ANTITÉTANIQUE

Bacille du tétanos. — La terrible maladie, désignée sous le nom de *Tétanos*, est due à la diffusion dans l'organisme d'un poison soluble, d'une toxalbumine, la *Toxine tétanique*, sécrétée par un Bacille spécial, le *Bacille tétanique*, découvert par Nicolaier. C'est, en effet, ce savant qui décrivit, en 1885, le microbe du tétanos, retiré des cultures du pus d'animaux rendus tétaniques par inoculations de parcelles de terre; mais ce fut Kitasato, qui, en 1889, l'isola en cultures pures en mettant à profit la résistance des spores du Bacille à la chaleur et sa qualité d'anaérobie. Il montra, en outre, que l'inoculation de ces cultures provoque chez divers animaux le tétanos classique. . . . .

Le Bacille tétanique se présente sous la forme d'un bâtonnet grêle, allongé, droit, de 3 à 5 μ, qui, au moment de la sporulation, offre à l'une de ses extrémités un renflement dans lequel ne tarde pas à se différencier une spore très réfringente, de diamètre trois ou quatre fois plus large que celui du Bacille; on a comparé ce Bacille tétanique sporulé à une épingle, ou à une baguette de tambour (fig. 480). Ce microbe est anaérobie; il doit être cultivé dans des milieux placés dans le vide ou dans une atmosphère d'azote ou d'hydrogène; la température optimum est de 38°-39°.

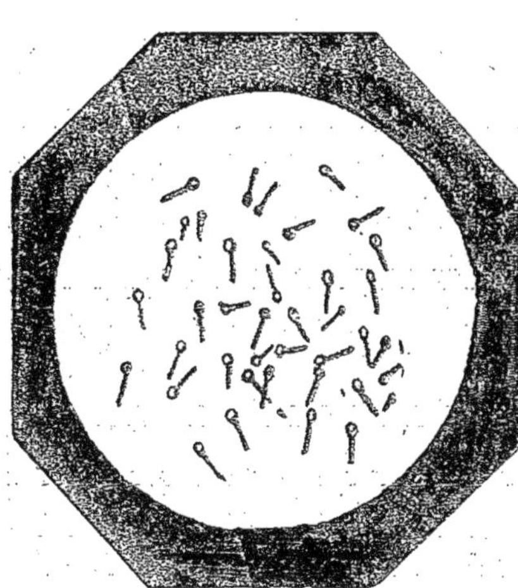

Fig. 480. — Bacille du tétanos en voie de sporulation.

Il se développe aisément dans la gélose ou la gélatine, dans les couches profondes, où la diffusion de l'oxygène est arrêtée par les couches supérieures. En inoculant par piqûre profonde un tube de gélatine, privée d'air par ébullition, puis refroidie, on voit apparaître du quatrième au sixième jour de petites sphères nuageuses dont la périphérie est formée de fins rayons disposés en auréole. En croissant, elles rappellent assez bien l'image d'une moisissure. La gélatine se liquéfie lentement à mesure que des bulles gazeuses fétides se dégagent. La gélatine liquéfiée ne tarde pas à s'éclaircir et la culture forme des flocons blancs au fond du liquide.

Toxine tétanique. — Le Bacille de Nicolaier sécrète une

substance soluble, une toxine, d'une extrême activité, apte à diffuser et à se répandre très rapidement dans l'économie. Si on filtre sur porcelaine une culture de Bacille, on obtient un liquide privé de tout germe et d'une toxicité considérable, s'il arrive dans le sang ou dans le tissu cellulaire sous-cutané, mais sans vénénosité appréciable s'il pénètre dans l'organisme par l'estomac. Ce liquide tue le Cobaye au millième de centimètre cube et la Souris au cent-millième de centimètre cube ; si l'on considère qu'un centimètre cube de ce bouillon de culture filtré renferme seulement 0gr,025 de matière organique, et que ces 0gr,025 n'appartiennent pas intégralement à la toxine elle-même, on peut juger de la prodigieuse activité de cette dernière.

La toxine tétanique a été étudiée par Brieger et Fraenkel, Vaillard et Vincent, Tizzoni et Cattani, etc. C'est une substance répondant aux propriétés générales des albuminoïdes, très difficilement dialysable, de nature diastasique sans doute. En effet, son activité est profondément modifiée par la chaleur ; chauffée pendant quarante minutes à 60°, elle est bien moins toxique, car il faut alors un demi-centimètre cube pour tuer un Cobaye, alors qu'il suffit ordinairement d'un deux-centième de centimètre cube pour obtenir cet effet. Si on la chauffe pendant une demi-heure à 65° en vase clos, elle cesse d'agir.

La culture du Bacille tétanique, filtrée et évaporée dans le vide, laisse un résidu brun amorphe qui, repris par l'alcool, abandonne à ce dissolvant une faible quantité d'une substance d'odeur vireuse rappelant celle des vieilles pipes et peu ou pas toxique. La partie non dissoute par le solvant se présente en masses amorphes, ambrées, inodores, très solubles dans l'eau ; injectée à faible dose au Cobaye, elle communique un tétanos mortel.

Comme les diastases, la toxine a la propriété d'adhérer aux précipités gélatineux produits au sein de sa solution et d'être entraînée par eux. L'alumine et surtout les phosphates tribasique et bibasique de chaux se chargent du poison, et ces précipités, soigneusement lavés, insérés à petites doses sous la peau, déterminent un tétanos typique mortel.

Antitoxine tétanique. — Comme la toxine, l'antitoxine tétanique semble appartenir au groupe des diastases, dont elle a les propriétés générales. Elle est altérée par la chaleur ; elle est précipitée par l'alcool et le sulfate d'ammoniaque ; enfin elle agit à dose impondérable. Il suffit de

0^{cc},000 000 000 000 000 001 ou 1 quintillionième de centimètre cube de sérum d'un animal immunisé contre le tétanos pour préserver une Souris contre une dose mortelle de toxine téaanique.

L'antitoxine tétanique existe surtout dans le sérum du sang ; on l'a retrouvée dans la sérosité des œdèmes provoqués et dans le lait ; par contre, l'humeur aqueuse, la salive et l'urine des animaux, même hypervaccinés, n'en renferment que très peu.

Préparation du sérum. — La préparation du sérum antitétanique comprend plusieurs opérations successives ; nous les décrirons en détail pour celui-ci, ce qui nous permettra d'être plus bref pour décrire la préparation des autres sérums.

1° Préparation de la toxine. — On ensemence avec un Bacille récemment isolé, un bouillon de Bœuf peptonisé additionné de 1/2 p. 100 de gélatine, et on fait le vide dans le ballon. Au bout de deux à trois semaines de séjour à l'étuve à 37°, on filtre le bouillon sur porcelaine et le liquide, débarrassé des microbes, constitue une toxine d'épreuve extrêmement active, puisque 1/4000e de centimètre cube suffit à tuer une Souris.

2° Immunisation du Cheval. — L'animal que l'on choisit pour être immunisé est le Cheval, parce qu'il supporte beaucoup mieux la toxine que les autres animaux et qu'on peut pratiquer sur lui d'abondantes saignées sans inconvénient ; en outre, son sérum est inoffensif pour l'homme, même à forte dose. Tous les chevaux que l'on doit immuniser doivent être soumis, quelques jours auparavant, à l'épreuve de la malléine, pour s'assurer qu'ils n'ont aucune lésion morveuse.

Le premier jour, on injecte sous la peau de l'encolure, avec une seringue stérilisée, un demi-centimètre cube d'un mélange à parties égales de toxine tétanique et de solution de Gram (1). Quatre jours après, l'animal reçoit 1 centimètre cube du mélange et on augmente tous les jours la dose de un demi-centimètre cube jusqu'au douzième jour où on injecte 5 centimètres cubes. Le dix-septième jour, la toxine est mélangée avec la moitié seulement de son volume de solution iodurée et on injecte 10 centimètres cubes ; puis on diminue peu à peu la proportion de la solution de Gram jusqu'au trente-cinquième jour où l'animal reçoit 10 centimètres

(1) La solution de Gram, qu'on appelle aussi solution de Lugol, a pour formule : iode, 1 gramme ; iodure de potassium, 2 grammes ; eau distillée, 300 grammes.

cubes de toxine pure. A partir de ce jour, on procède à des injections espacées de deux ou trois jours, en augmentant graduellement la dose de toxine pure. On arrive ainsi à inoculer d'un coup 150 centimètres cubes de toxine pure au soixante-douzième jour. Quelque temps après l'injection, se produit une réaction intense : sudation abondante, coliques, diarrhées, hyperthermie (39°) ; mais le soir, tout est rentré dans l'ordre. En continuant ainsi les injections de toxine, on arrive à obtenir un sérum antitétanique, tel que celui qui est délivré par l'Institut Pasteur dont le pouvoir antitoxique est de 1 milliard, ce qui signifie que 1 centimètre cube de ce sérum suffit à immuniser 1 000 000 de kilogrammes de Souris ou 50 000 000 (cinquante millions) de Souris du poids de 20 grammes.

Mais, pour qu'un Cheval donne du sérum d'une activité constante, il est nécessaire d'entretenir la production de l'antitoxine par des injections périodiques et répétées de toxine ; sinon le pouvoir antitoxique baisse rapidement.

3° Prise du sang. — La prise du sang se fait dans la veine jugulaire. Le Cheval, à jeun depuis le matin, est amené dans une salle spéciale et maintenu par un homme à l'aide d'un tord-nez. A l'aide d'une lancette stérilisée, l'opérateur fait à la peau, préalablement lavée avec une solution de lysol, une petite incision sans intéresser la veine. S'armant alors d'un trocart muni de sa canule, il enfonce l'extrémité de celui-ci dans la petite plaie qu'il vient de faire, et il ponctionne ensuite la veine à 1 centimètre environ au-dessous de l'ouverture cutanée, de façon que les deux orifices ne coïncident pas. Ceci fait, un aide tend à l'opérateur un tube en caoutchouc de 1 mètre de longueur, muni à l'une de ses extrémités d'un ajutage métallique s'adaptant exactement à la canule du trocart, et à l'autre d'un tube de verre de 20 centimètres de long taillé en biseau, le tout stérilisé ; le tube en caoutchouc est serré dans sa partie moyenne par une pince à forcipressure.

La canule étant maintenue dans la veine, on enlève la pointe du trocart et rapidement l'opérateur adapte sur la canule l'ajutage du tube de caoutchouc ; puis il plonge le tube de verre qui se trouve à l'autre extrémité dans un bocal cylindrique d'une contenance de deux litres environ, recouvert d'un capuchon de papier fixé par une ficelle et stérilisé à l'autoclave. Un second capuchon de papier, semblable au premier, sert à recouvrir le tout, tube et récipient. On enlève la pince et le sang s'écoule dans le bocal quelques instants après. En même temps, on débarrasse le Cheval de son tord-nez et on lui donne de l'avoine à manger, les mouvements de déglutition activant l'arrivée du sang dans la jugulaire. Quand le bocal est plein, on replace la pince sur le tube de caoutchouc, on enlève le tube de verre du bocal, puis rapidement la canule de la veine. On lave la plaie au lysol et le Cheval est reconduit à l'écurie.

Le bocal rempli de sang est recouvert de son deuxième capuchon en papier, puis laissé au repos dans un endroit sec. Au bout de vingt-quatre à quarante-huit heures, après que le sérum est bien séparé du caillot, on le transvase aussi aseptiquement que possible dans une allonge spéciale stérilisée, munie d'un système qui permet le remplissage des flacons de 10 centimètres cubes, destinés à la vente. Ces flacons ont été stérilisés ; quand ils sont remplis, on les ferme avec un bouchon de caoutchouc rouge que l'on recouvre d'une capsule plombée. On les laisse pendant plusieurs jours à l'étuve à 37°, pour éliminer ceux qui se troublent, c'est-à-dire ceux qui ont été accidentellement contaminés par les germes étrangers

Pour assurer la conservation du sérum, on le soumet à la pasteurisation. Les flacons remplis et bouchés sont maintenus trois fois de suite, à deux jours d'intervalle, à une température de 56° pendant une heure. S'il doit voyager au loin, on le dessèche ; la poudre conserve toute l'activité du sérum, tout en étant moins sensible que lui à l'action de l'air et de la lumière. Il suffit pour l'usage de la faire dissoudre dans huit ou dix fois son poids d'eau stérilisée.

Usages. — Le sérum antitétanique est *antitoxique ;* il a surtout une action préventive. Pour éprouver son pouvoir antitoxique, on mélange *un cinquante-millième de centimètre cube* de ce sérum avec cent doses de toxine tétanique mortelles pour le Cobaye ; on injecte ensuite ce mélange à un Cobaye ; il ne devra manifester aucun symptôme tétanique.

Injecté sous la peau, il confère une immunité *temporaire* contre le tétanos. Suivant la dose employée, l'immunité persiste de deux à six semaines, et elle peut être entretenue par des injections successives. Il est donc indiqué de faire des injections de sérum aux sujets atteints de divers traumatismes, qui, par leur siège, leur nature et les circonstances dans lesquelles ils se produisent, exposent plus particulièrement au développement du tétanos (plaies par écrasement des extrémités ou de la continuité des membres; plaies contuses souillées de terre, de poussières provenant du sol, de débris de fumier, de la vase des eaux ; plaies avec pénétration de corps étranger provenant du sol ou ayant été en contact avec lui).

Dix centimètres cubes suffisent généralement pour préserver l'homme et les grands animaux ; cependant, lorsqu'il s'agit de plaies particulièrement souillées et difficiles à nettoyer, il sera prudent de faire une nouvelle injection de sérum à quinze ou vingt jours d'intervalle.

Comme moyen curatif, le sérum antitétanique a été jusqu'à présent impuissant contre le tétanos à marche rapide ; mais il peut être très utile dans les cas à marche lente et dont le début a été tardif après le traumatisme. Pour ces derniers, l'injection du sérum, combinée avec l'ablation du foyer où végète le Bacille spécifique, facilite la guérison. La quantité de sérum à injecter pourra varier entre 50 et 100 centimètres cubes en une ou deux doses.

Les injections seront faites dans le tissu cellulaire souscutané, au niveau du flanc, en prenant toutes les précautions aseptiques nécessaires. On lavera la région avec de l'eau phéniquée à 2 p. 100 ou une solution de sublimé au millième ; on stérilisera la canule et la seringue par ébullition dans l'eau ; enfin on recouvrira avec du coton stérilisé l'endroit où la piqûre a été faite.

SÉRUM ANTIDIPHTÉRIQUE

Bacille de la diphtérie. — Les fausses membranes diphtériques renferment un Bacille découvert par Klebs, cultivé et étudié par Lœffler et dont la spécificité fut mise hors de doute par les beaux travaux de MM. Roux et Yersin. Ce Bacille, appelé *Bacille diphtérique,* ou plus communément *Bacille de Klebs-Lœffler,* sécrète sur place un poison soluble, d'une activité redoutable, agissant en dehors du microbe qui l'a produite : la *Toxine diphtérique.*

Le Bacille de Klebs-Lœffler se présente en bâtonnets droits ou très légèrement courbés (fig. 481), toujours immobiles.

Ce Bacille peut affecter deux variétés de forme : le *Bacille long* (4 à 5 μ sur 0,7 μ), le plus fréquent, le plus caractéristique, le plus actif, renflé à l'une des extrémités ou aux deux (fig. 481) ; le *Bacille court* (2,5 μ sur 0,6 μ), plus petit et plus régulier, presque cocciforme. Ces bâtonnets sont disposés par groupes de 3 ou 4 rangées, parallèlement les uns à côté des autres, ou disposés bout à bout en figurant des accents circonflexes plus ou moins ouverts. Ils se colorent bien par le bleu de méthylène de Lœffler, par le violet de gentiane, ou mieux encore par le bleu de Roux-Yersin (1). La coloration de choix est la méthode de Gram.

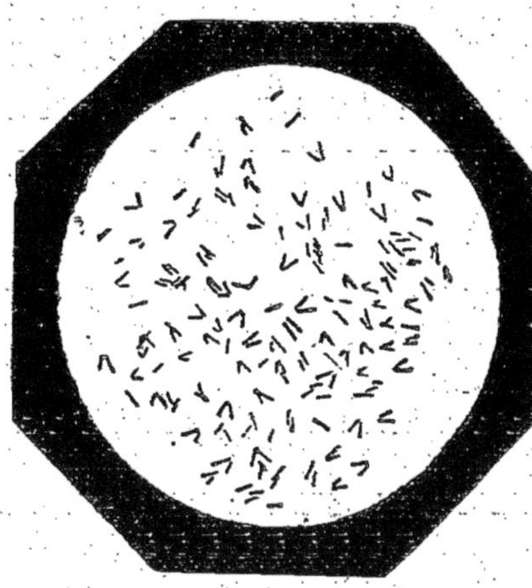

Fig. 481. — Bacille de la diphtérie.

Le Bacille de Klebs-Lœffler est aérobie ; il se développe très bien dans le bouillon peptonisé alcalin : il forme un voile à la surface du liquide et donne un léger dépôt adhérent au vase ; le bouillon reste clair.

Son milieu de prédilection est le sérum sanguin solidifié ; aussi les colonies du Bacille diphtérique apparaissent-elles avant toutes les autres. Elles se présentent sous la forme de petites taches arrondies d'un blanc grisâtre, dont le centre est plus opaque que la périphérie. Cette rapidité de développement sur sérum solidifié a été mise à profit pour le diagnostic rapide de la diphtérie.

Toxine diphtérique. — La *Toxine diphtérique* est une substance albuminoïde de nature diastasique. En effet, en premier lieu, son activité est fortement diminuée par la chaleur ; à partir de 58°, le pouvoir toxique d'une culture diminue sensiblement ; au-dessus de 70°, il est presque détruit ; à 100°, il l'est tout à fait pour les petites doses, mais non pour les doses massives. L'air et la lumière altèrent rapidement la toxine et diminuent son activité ; il en est de même de tous les corps oxydants. Elle est insoluble dans l'alcool qui la précipite.

La toxine diphtérique adhère à certains précipités gélatineux, tels que l'alumine et les phosphates terreux, lorsqu'on

(1) Le bleu de Roux-Yersin se prépare en mélangeant un tiers de la solution A (violet Dahlia, 1 gramme ; alcool à 90°, 10 grammes ; eau distillée, 90 grammes) à deux tiers de la solution B (vert de méthyle, 1 gramme ; alcool à 90°, 10 grammes ; eau distillée, 90 grammes).

les fait naître dans sa solution ; la matière qui l'entraîne le plus facilement est le phosphate de chaux. Ce précipité desséché dans le vide conserve longtemps ses propriétés actives ; porté à la température de 100°, il reste encore actif.

La puissance toxique du poison diphtérique ne peut être comparée qu'à celle de la toxine tétanique ; ce poison est mortel au moins pour 22 millions de fois son poids d'animal.

Antitoxine diphtérique. — L'*Antitoxine diphtérique* présente des propriétés générales identiques à celles de l'antitoxine tétanique. Elle est détruite par la chaleur, précipitée par l'alcool et le sulfate d'ammoniaque : elle s'affaiblit peu à peu par exposition à l'air ou à la lumière. Elle existe surtout dans le sang d'un animal immunisé et aussi dans le lait. On ne sait rien de sa nature intime.

Préparation du sérum. — Pour préparer le sérum antidiphtérique, on s'adresse de préférence au Cheval, pour les mêmes raisons que nous avons données à propos du sérum antitétanique.

1° Préparation de la toxine diphtérique. — La production d'une toxine très active est le but que l'on poursuit ici, puisque le sérum sera d'autant plus antitoxique que l'animal qui le fournit aura été immunisé avec une toxine plus active. Pour cela, on cultive un Bacille très virulent dans un milieu particulièrement favorable à la production de sa toxine. Le milieu de culture auquel on donne la préférence est un bouillon alcalin peptonisé à 2 p. 100. Mais, comme les peptones du commerce ont une composition des plus variables, il vaut mieux préparer la peptone d'après le procédé indiqué par Martin.

On fait digérer 200 grammes de hachis provenant du broiement des tuniques muqueuses et musculaires des estomacs de Porc, dans 1 litre d'eau à 50° additionné de 10 grammes d'acide chlorhydrique ; après douze heures, en maintenant la température à 50°, l'opération est généralement terminée. On chauffe le liquide à 100° pour détruire la pepsine en excès, puis on passe sur un tampon de coton. On chauffe la liqueur à 80° et on la rend alcaline. De gros flocons se séparent, on filtre au papier, on chauffe à 120° et on filtre de nouveau.

Cette solution de peptone est ajoutée à un égal volume de macération de viande obtenue en faisant digérer 500 grammes de viande de veau hachée dans 1 litre d'eau à l'étuve à 35° pendant vingt heures. On ajoute 5 grammes de sel marin par litre et on porte à 70° pour coaguler les matières albuminoïdes du bouillon ; on filtre, on alcalinise et on filtre de nouveau à la bougie Chamberland.

C'est ce bouillon que l'on ensemence avec un Bacille prélevé sur les échantillons qui sont les plus virulents. En général, on doit choisir pour la production de la toxine un Bacille qui donne rapidement un voile à la surface du milieu Martin et on doit rejeter tous ceux qui ne le donnent pas après trente-six heures.

L'ensemencement et par suite la culture se font dans le bouillon que l'on tient à la température de 37° sous une faible épaisseur, dans des vases plats de Fernbach-Roux (fig. 482) où l'on fait circuler un courant d'air humide. Au bout de trois à quatre semaines au plus, le liquide est suffisamment chargé de toxine pour pouvoir être utilisé. On le filtre à la bougie de porcelaine, et on le conserve à l'abri de la lumière et à la température ordinaire dans des flacons pleins et bien bouchés.

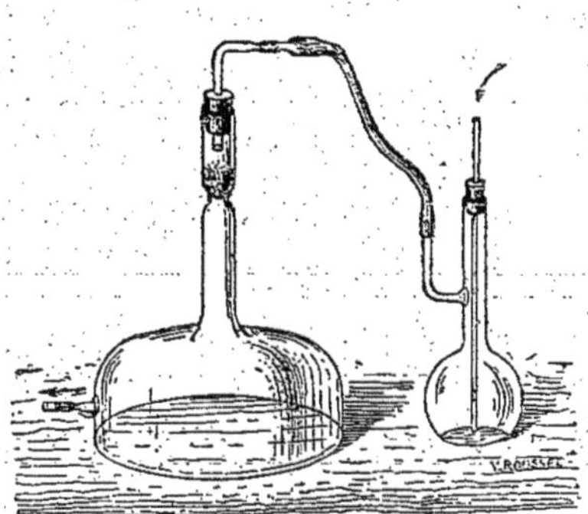

Fig. 482. — Vases à culture de Fernbach-Roux.

2° Immunisation du Cheval. — Pour immuniser les animaux avec cette solution de toxine, il est nécessaire d'atténuer son activité. Pour cela, Roux et Martin emploient, comme pour le sérum antitétanique, la toxine iodée.

Le premier jour, on inocule au Cheval un quart de centimètre cube de toxine mélangée d'un dixième de solution de Gram ; on n'observe aucune réaction, ni locale, ni générale. Le deuxième jour, on élève la dose du même mélange à un demi-centimètre cube, et on répète la même injection *tous les deux jours* jusqu'au huitième jour. Le treizième et le quatorzième jour, on injecte un demi-centimètre cube de la même toxine iodée. On attend ensuite au dix-septième jour pour injecter un quart de centimètre cube de toxine pure. Il se produit alors un léger œdème, qui se reproduira à chaque nouvelle inoculation, mais toujours sans fièvre. A partir du vingt-deuxième jour et tous les deux ou trois jours, on continue à injecter des doses croissantes de toxine pure qui atteignent 30 centimètres cubes vers le cinquantième jour. Trois jours après, la dose est portée à 60 centimètres cubes ; on la maintient jusqu'au soixante-septième jour. Au soixante-douzième jour, on inocule 90 centimètres cubes et le quatre-vingtième jour 250 centimètres cubes.

En général, on laisse le Cheval se reposer pendant une vingtaine de jours avant de le saigner.

3° Prise du sang. — La prise du sang se fait de la même manière que pour le sérum antitétanique. Il en est de même pour sa distribution dans les flacons et pour sa conservation (voy. p. 791).

Usages. — Le sérum antidiphtérique est à la fois *antitoxique* et *antimicrobien*. Il peut être employé comme préventif, à la dose de 5 à 10 centimètres cubes ; l'immunité passagère qu'il confère dure trois semaines environ. Son usage est donc indiqué chez les personnes exposées à la contagion. Le pouvoir *antitoxique* du sérum liquide livré par l'Institut Pasteur doit être au minimum de 200 unités antitoxiques par centimètre cube (1).

Le pouvoir *antimicrobien* de ce sérum doit être au minimum de *un cent-millième* ; c'est-à-dire qu'il suffit d'injecter à un Cobaye, pesant de 300 à 400 grammes, *un cent-millième* de son poids de sérum antidiphtérique, pour que cet animal résiste, s'il est inoculé vingt-quatre heures après avec une dose de culture de Bacille diphtérique sur sérum, âgée de vingt-quatre heures, laquelle culture est mortelle, en quarante heures environ, pour les témoins.

Comme moyen thérapeutique, le sérum antidiphtérique, injecté en quantité suffisante, guérit la maladie déclarée, si toutefois elle n'est pas arrivée à une période trop avancée. La dose à employer varie suivant le moment de l'intervention et l'intensité de la maladie. Pour les diphtéries bénignes prises au début, 5 à 10 centimètres cubes suffisent ; si la maladie est sérieuse ou date de plusieurs jours, 15 à 20 centimètres cubes sont nécessaires. Il faut exceptionnellement jusqu'à 30 centimètres cubes, et même au delà, dans les cas très graves, notamment dans ceux où la diphtérie est étendue au larynx et aux bronches. Il est donc impossible de fixer la quantité de sérum qui guérit un cas de diphtérie.

(1) L'*unité antitoxique* (Ehrlich) est la quantité d'*antitoxine* qui, mélangée à 100 doses mortelles de *toxine* récemment préparée, les rend inoffensives. La *dose mortelle* de toxine est celle qui, injectée sous la peau, fait périr, en quatre jours, un Cobaye pesant 350 grammes.

En général, les fausses membranes se détachent dans les vingt-quatre heures qui suivent l'injection du sérum, si la dose injectée est suffisante.

Les injections seront faites dans le tissu cellulaire sous-cutané, au niveau du flanc, en prenant les précautions antiseptiques nécessaires et en opérant comme il a été déjà dit pour le sérum antitétanique (voy. p. 793). Avant d'injecter le sérum, il est nécessaire de s'assurer qu'il est resté limpide.

Le diagnostic bactériologique de la diphtérie devra toujours être fait, puisque c'est le seul moyen de savoir si l'affection est justiciable du sérum ; mais, comme le traitement est d'autant plus efficace qu'il est fait plus tôt, on peut toujours faire une injection de sérum en attendant la confirmation du diagnostic.

SÉRUM ANTIPESTEUX

Le *Sérum antipesteux* est du sérum de Cheval immunisé contre la peste par des injections intraveineuses de Bacilles pesteux tués et de Bacilles vivants. Il a une action à la fois préventive et curative d'autant plus puissante, que la durée de l'immunisation a été plus prolongée.

Au point de vue préventif, il est prudent, lorsqu'un cas de peste éclate dans une maison ou à bord d'un navire, d'injecter 10 centimètres cubes de sérum à toutes les personnes exposées à la contagion. Cette pratique ne présente aucun inconvénient. L'injection préventive pourra être renouvelée dix jours après, afin de prolonger l'immunité. Dans une localité très infectée, les injections pourront être répétées à plusieurs reprises.

L'action curative est d'autant plus efficace que l'intervention est plus rapprochée du début de la maladie. Il vaut mieux donner d'emblée de fortes doses (20 à 30 centimètres cubes) que d'injecter successivement de faibles doses. Dans les cas graves, on inoculera 40, 60 centimètres cubes de sérum dans les veines, comme l'ont fait Calmette et Salimbeni à Oporto. Sous l'influence du sérum, la fièvre décroît en quelques heures, et le gonflement des ganglions (bubons) diminue avec rapidité. Si cette amélioration ne se produit pas promptement après la première injection, il faut en faire une seconde, puis une troisième, soit sous la peau, soit dans les veines, jusqu'à disparition de la fièvre et des symptômes généraux et locaux.

Le sérum antipesteux a abaissé la mortalité dans des proportions variables suivant la qualité du sérum, suivant la race des malades (les Chinois et les Indiens sont plus sévèrement frappés par la peste que les Européens), et suivant le mode d'emploi. Tandis que les médecins français opérant sur des Européens ont obtenu des statistiques excellentes, les médecins anglais, en s'adressant à des Indiens où à des Chinois, ont eu des résultats moins favorables.

A l'immunisation passive par le sérum, on préfère avoir recours à la vaccination haffkinienne qui consiste à immuniser activement, à l'aide de cultures pesteuses tuées, les populations exposées à la contagion.

SÉRUM ANTISTREPTOCOCCIQUE

Le Streptocoque et ses caractères. — On donne le nom de *Streptocoque* à un organisme observé pour la première fois par Pasteur et Doléris dans l'infection puerpérale. Depuis, il a été rencontré un peu partout, dans l'air, dans l'eau, dans les cavités naturelles de l'homme sain, où il paraît vivre en saprophyte. Il est l'agent d'un grand nombre d'infections : abcès, phlegmons diffus, ostéomyélites, infections purulentes, fièvre puerpérale, érysipèle, etc., et il complique par sa présence un grand nombre d'autres affections microbiennes, telles que scarlatine, diphtérie, pneumonie, fièvre typhoïde, pleurésie, etc., en produisant des infections secondaires redoutables.

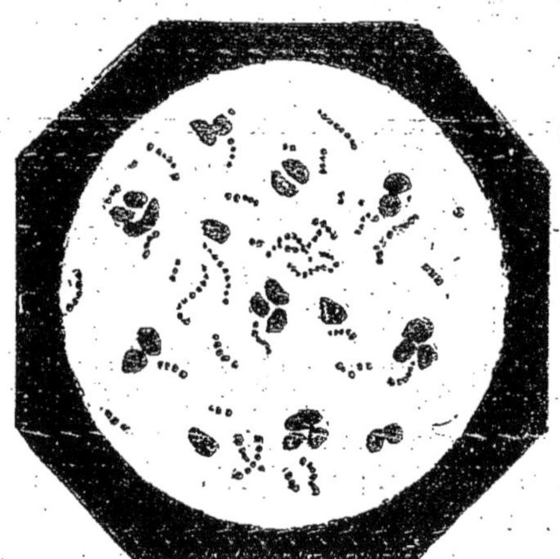

Fig. 483. — Pus de phlegmon avec streptocoques.

Le Streptocoque se présente en coccus rarement isolés ou unis par deux, d'habitude en chaînettes assez courtes, de cinq à dix éléments en moyenne (fig. 483). Dans les cultures, la grandeur des chaînettes augmente, et elles peuvent être formées de plusieurs centaines de coccus. Les éléments du Streptocoque trouvés dans le pus mesurent de 0,8 μ à 1 μ en moyenne. Il est immobile, ne se colore pas par la méthode de Gram et ne liquéfie pas la gélatine.

Si on cultive le Streptocoque dans le bouillon de viande à 30°, dès le troisième jour on voit apparaître sur les parois du vase un piqueté blanchâtre, léger d'abord, puis de plus en plus dense, très adhérent au vase. Après huit jours, le piqueté s'arrête, et il se forme au fond un sédiment grisâtre, floconneux, qui se répand dans le liquide à la moindre agitation. Cette culture, qui est tout à fait caractéristique, ne s'obtient qu'en ensemençant directement du pus.

En cultures sur plaques, on obtient de petites colonies punctiformes, arrondies, granuleuses, qui, arrivées à la surface, s'étalent en petits disques transparents. Inoculé en stries sur gélatine, ce microbe forme une colonie muqueuse, blanche, parfois légèrement brunâtre, à bords ondulés et souvent découpés. Il faut noter ce fait, c'est que le Streptocoque perd rapidement sa virulence dans les milieux de culture que nous venons d'indiquer, et d'une façon générale dans les milieux de culture ordinaires.

Les bactériologistes sont d'accord pour admettre qu'il existe plusieurs Streptocoques différents.

Préparation du sérum. — Le sérum antistreptococcique se prépare de la façon suivante :

1° Préparation du milieu de culture. — Le milieu de culture doit être composé de telle façon qu'il soit apte à conserver la virulence du Streptocoque. Celui qui a donné les meilleurs résultats à Marmorek est un mélange de deux parties de sérum humain pour une partie de bouillon peptonisé ordinaire. On peut remplacer le sérum humain, difficile à se procurer, par du liquide d'ascite que l'on mélange à deux parties de bouillon. De bons résultats ont été ainsi obtenus avec les sérums d'Ane, de Mulet ou de Cheval que l'on ajoute dans la proportion de deux parties à une partie de bouillon ; mais néanmoins ils ne valent pas le sérum humain.

2° Immunisation des animaux. — Le Cheval est encore ici l'animal de choix. On injecte sous la peau des doses extrêmement faibles de plusieurs Streptocoques pathogènes pour l'homme, de façon à obtenir un sérum polyvalent ; on les augmente ensuite peu à peu jusqu'à réaction fébrile. Quand celle-ci a cessé, on recommence. Peu à peu, l'animal s'accoutume à l'action du Streptocoque, et il réagit moins quand on lui injecte plusieurs fois de suite la même dose de culture ; mais, dès qu'on augmente celle-ci, la fièvre réapparaît. Il faut environ un an pour amener un Cheval à un degré d'immunisation convenable. Quand le Cheval a été amené au degré d'immunisation voulu, on attend que la fièvre soit tombée, puis on laisse s'écouler encore un mois à cinq semaines avant de pratiquer la saignée. Celle-ci, ainsi que la récolte du sérum, se font ainsi qu'il a été dit précédemment.

Usages. — Le sérum antistreptococcique est *antimicrobien.* Injecté dans le péritoine d'une Souris à la dose d'un dixième de centimètre cube, il la préserve contre une dose cent fois mortelle de culture de Streptocoques injectée, sous la peau, vingt-quatre heures après.

Le sérum antistreptococcique s'applique, sans contre-indication aucune, à toutes les formes différentes de streptococcies que nous avons énumérées ; mais son usage est surtout indiqué dans l'érysipèle et la fièvre puerpérale. Dans les cas de diphtérie où l'examen bactériologique révèle l'association du Streptocoque au Bacille de Lœffler, il faut injecter simultanément les deux sérums.

Le traitement par le sérum antistreptococcique est d'autant plus efficace qu'il est commencé plus tôt. Il ne faudra donc jamais hésiter à l'employer dès le début, si l'on soupçonne une infection à Streptocoques.

La dose ordinaire est de 20 centimètres cubes pour tous les âges, même les plus tendres, et pour toutes les maladies streptococciques. Cette dose doit être portée à 50 centimètres cubes dans les cas où le danger est imminent. Le traitement doit être continué jusqu'à disparition complète de tous les symptômes pathologiques, en injectant des doses simples ou doubles, toutes les douze ou vingt-quatre heures, selon la gravité des symptômes. Aussitôt que l'état général et les signes locaux sont améliorés, il suffit de donner une dose par jour.

Les injections doivent être faites dans le tissu cellulaire sous-cutané, au niveau du flanc, en prenant toutes les précautions antiseptiques nécessaires dont il a déjà été parlé (voy. p. 793).

Le *sérum antiscarlatineux* de Moser est un sérum antistreptococcique actif contre les angines et contre les associations streptococciques de la scarlatine.

SÉRUM ANTIVENIMEUX

Préparations. — Le *Sérum antivenimeux,* dont la découverte est due aux travaux de Calmette, de Phisalix et Bertrand en France, et de Fraser en Angleterre, est un sérum *antitoxique,* préventif et thérapeutique ; il agit, en raison de sa polyvalence, contre toutes les espèces de venins, quelle que soit leur origine. Les venins pouvant être considérés comme des toxines animales, par analogie avec les toxines microbiennes, on procède, pour la préparation du sérum antivenimeux, de la même façon que pour les sérums antitétanique et antidiphtérique.

L'immunisation de l'animal producteur, qui est encore ici le Cheval, peut s'obtenir par trois procédés différents : 1° en injectant du venin modifié par la chaleur (procédé Phisalix et Bertrand) ; 2° en injectant des doses faibles et répétées de venin ; 3° en inoculant à l'animal un mélange de venin et de solution étendue d'hypochlorite de soude ou de chaux (procédé Calmette). C'est ce dernier procédé qui donne les meilleurs résultats.

Un gramme de venin desséché, constitué par un mélange de venin de Cobra et de Vipère, est dissous dans 100 centimètres cubes d'eau distillée. Cette solution est chauffée au bain-marie à 72° en vase scellé pendant une demi-heure pour détruire certaines matières albuminoïdes nuisibles et les microbes de la salive des Serpents, puis filtrée ; c'est ce liquide qui a conservé toute son activité que l'on inocule. On injecte des doses graduellement croissantes de venin, mélangées à une quantité très petite et graduellement décroissante d'une solution d'hypochlorite de chaux à 1/60e. Les injections sont répétées tous les quatre ou cinq jours et, en général, au bout de deux mois, les Chevaux peuvent supporter une dose de venin pur capable de tuer 100 kilogrammes de Lapin. Mais il faut au moins six mois avant que le sérum soit suffisamment actif pour être employé.

Usages. — Le sérum antivenimeux est antitoxique. *Un milligramme* de venin de Cobra desséché, doit être, *in vitro,* neutralisé par *un demi-centimètre cube* de sérum antivenimeux, et le mélange injecté à un Cobaye pesant 500 grammes doit être inoffensif pour cet animal. Le traitement des morsures venimeuses par le sérum antivenimeux comporte, en premier lieu, l'injection à l'homme ou à l'animal mordu, d'une ou de plusieurs doses de sérum. Une dose de 10 centimètres cubes suffit dans la plupart des cas. Néanmoins, lorsque le Serpent mordeur sera réputé appartenir à une espèce très dangereuse, ou bien lorsque l'intervention aura été tardive, on devra, par prudence, en injecter deux ou trois doses simultanément.

Dans les cas ordinaires, l'injection sera faite sous la peau; mais, lorsque les phénomènes d'intoxication se seront déjà manifestés et qu'il conviendra d'agir promptement pour éviter la mort, on devra pratiquer l'injection par la voie intraveineuse, dans la veine du pli du coude ou dans toute autre veine superficielle. Le sérum est efficace pour prévenir l'intoxication par tous les venins de Serpents, et également efficace à l'égard du venin des Scorpions.

Le traitement par le sérum n'empêche en aucune façon d'employer les moyens classiques capables de détruire le venin restant dans la plaie ou de limiter son absorption : ligature du membre mordu au-dessus des plaies ; lavage très soigneux des morsures, soit avec une solution récente d'hypochlorite de chaux à 1 gramme pour 60 d'eau bouillie, soit avec une solution de chlorure d'or à 1 p. 100.

A la suite de l'injection du sérum, l'état des malades s'améliore très rapidement en quelques heures, sans qu'on ait à redouter aucun accident consécutif.

SÉRUM ANTIMÉNINGOCOCCIQUE*

La méningite cérébrospinale épidémique peut être produite par plusieurs microbes dont le plus fréquemment observé est le Diplocoque intra-cellulaire méningitique découvert par Weichselbaum en 1887.

La culture de ce microbe est obtenue sur des milieux contenant de l'albumine native (sérum, liquide ascitique, extrait de placenta).

Le sérum antiméningococcique se prépare en inoculant au Cheval des cultures de plusieurs races de méningocoque de Weichselbaum; le sérum que l'on recueillera ainsi après une laborieuse immunisation sera polyvalent.

L'activité du sérum se mesure à sa puissance de neutralisation de l'endotoxine microbienne.

Le mode d'inoculation de ce médicament a la plus haute importance. Tandis que l'inoculation sous-cutanée ne donne pas de résultats, l'injection intra-rachidienne exerce une influence très favorable, abaissant la mortalité de 80 à 15 p. 100. L'efficacité est d'autant plus considérable que l'emploi a eu lieu plus près du début de la maladie.

Les doses à injecter sont de 10 centimètres cubes chez les enfants au-dessous d'un an, de 20 centimètres cubes chez les adultes pour les cas ordinaires, de 30 centimètres cubes pour les cas graves. Les effets consistent en une amélioration des symptômes et en une baisse de la température. Si la température se relève, on procède à de nouvelles injections, en surveillant attentivement le malade et en ne perdant pas de vue les accidents anaphylactiques graves, quelquefois mortels, qui peuvent se produire.

SÉRUM ANTIDYSENTÉRIQUE*

On sait qu'il existe plusieurs formes de dysenterie suivant la nature de l'agent qui les produit : dysenterie bacillaire, amibienne, spirillaire, balantidienne, bilharzienne. Les deux premières sont les plus fréquentes et les mieux étudiées. La dysenterie bacillaire sévit surtout dans nos climats ; la dysenterie amibienne exerce ses ravages dans les climats chauds, épuisant les malades par ses troubles intestinaux, mettant leurs jours en danger par les métastases de l'Amibe, dont l'abcès du foie est le plus commun.

Le Bacille de la dysenterie a été vu pour la première fois par les Français Chantemesse et Widal, puis étudié presque simultanément par le Japonais Shiga, l'Allemand Kruse et l'Américain Flexner. En France, Vaillard et Dopter se sont livrés à de très intéressantes études de ce microbe.

Il résulte des différents travaux publiés sur cet important sujet qu'il existe plusieurs variétés de Bacilles dysentériques, dont les deux plus importantes sont le type Shiga-Kruse et le type Flexner.

Comme pour les cas précédemment cités, c'est au Cheval qu'on s'adresse pour la préparation du sérum antidysentérique. Certains auteurs inoculent plusieurs variétés de Bacilles pour obtenir un sérum polyvalent, tandis que d'autres se servent uniquement du type Shiga, alléguant que l'endotoxine de toutes les variétés est la même (Vaillard et Dopter).

L'immunisation a lieu en inoculant dans les veines et avec prudence des doses graduelles de culture en bouillon Martin de Bacille dysentérique. La durée de l'immunisation est de trois semaines environ. Le sérum recueilli après cette époque est antimicrobien ou phagocytaire et antitoxique ;

celui qui sort de l'Institut Pasteur de Paris possède au moins 100 unités d'Ehrlich, ou un pouvoir préventif pour la Souris de 1 p. 2000 (notation de Roux).

Les doses à employer se mesurent suivant l'âge des malades et suivant l'intensité des dysenteries. Chez un adulte, on devra injecter 20 centimètres cubes pour un cas moyen, 40 à 60 centimètres cubes pour un cas grave ; on réduira de moitié ces doses pour les enfants.

Les effets du sérum se font très rapidement sentir ; ils diminuent le nombre des selles qui passent de 20 à 30 dans les cas moyens, et de 100 à 150 dans les cas très graves, à 2 ou 3 évacuations quotidiennes. Cette diminution des déjections s'accompagne constamment d'une amélioration considérable des symptômes généraux. Les malades éprouvent une euphorie vainement cherchée par tous les autres traitements et ne tardent pas à entrer dans une convalescence définitive, presque toujours exempte de récidives.

SÉRUM ANTITYPHOÏDE*

Le Bacille typhique a été l'objet de travaux innombrables qui ont établi la puissante activité de ses endotoxines. Tout en étant une septicémie, comme la peste et comme la méningite cérébrospinale, dans certains cas, malgré les analogies du Bacille dysentérique et du Bacille d'Eberth, la sérothérapie antityphoïde est encore moins avancée que les sérothérapies dont nous venons d'exposer les principes.

Chantemesse prépare un sérum contre la fièvre typhoïde en immunisant des Chevaux à l'aide d'une toxine soluble, obtenue en cultivant le Bacille typhique dans un milieu spécial (mélange de sang humain défibriné, de bouillon de rate et de moelle osseuse), suivant une technique qu'il a fait connaître ; cette inoculation alterne avec des injections intraveineuses de Bacilles virulents.

Le sérum ainsi obtenu a donné, entre les mains de son auteur, et entre les mains de ceux qui l'ont employé (Josias, Brunon), des résultats excellents. Ce produit n'est pas encore préparé en grand et n'est pas livré au public.

Rodet et Lagriffoul, de Montpellier, se sont appliqués depuis plusieurs années à préparer un sérum contre la fièvre typhoïde en inoculant dans les veines de leurs Chevaux des doses graduellement croissantes de Bacille d'Eberth.

Ils ont obtenu un sérum très actif à condition d'être employé avant le onzième jour de la maladie. Ce produit est encore à l'étude.

A la suite d'une discussion approfondie (février-mars 1911), l'Académie de Médecine a pris une résolution pour conseiller la vaccination contre la fièvre typhoïde à l'aide des cultures tuées. Cette mesure est appliquée depuis longtemps dans les colonies anglaises et allemandes où elle a donné de bons résultats.

SÉRUM ANTITUBERCULEUX*

La tuberculose est une maladie tellement répandue et tellement meurtrière qu'il est naturel de voir les savants de tous les pays s'efforcer de trouver un moyen capable d'enrayer ses ravages. Les efforts se sont portés d'abord sur la prophylaxie et sur la vaccination ; ils ont donné des résultats fort intéressants dont quelques-uns sont passés dans la pratique. Les tentatives auxquelles on s'est livré pour guérir la tuberculose à l'aide de sérums sont également très nombreuses.

Il n'entre pas dans le plan de ce livre de passer toutes ces tentatives en revue. Nous nous bornerons à mentionner les sérums antituberculeux de Maragliano, de Marmorck, de Lannelongue, Achard, Gaillard, de Vallée, de Jousset, et le sérum antituberculineux d'Arloing.

La sérothérapie antituberculeuse a trouvé de nombreux adeptes qui ont précisé ses indications en les désignant plus particulièrement pour les formes aiguës, fébriles, toxiques.

Les formes chroniques apyrétiques, torpides, lentes, ont été traitées avec succès par diverses tuberculines (Tuberculine de l'Institut Pasteur, de Béraneck, de Spengler, de Denys, etc.), qu'on sait manier aujourd'hui avec profit et en évitant les dangers dans lesquels étaient tombés les premiers expérimentateurs attirés par le prestigieux et décevant mirage de la guérison spécifique de la tuberculose par la lymphe de R. Koch.

Le *Sérum anticharbonneux*, préparé en France par Marchoux, en Italie par Sclavo, a donné de bons résultats, surtout en Italie, où le charbon humain est encore fréquent.

Rosenthal et Mentzer ont préparé un *Sérum antirhumatismal*, encore à l'étude.

Mentionnons aussi le *Sérum antinéphrétique* préconisé par Casper et Engel, par Teissier et ses élèves. Ce sérum, retiré de la veine rénale d'un animal, jouirait d'une action spécifique remarquable sur la sécrétion urinaire. Les propriétés de ce sérum, ses indications sont encore à l'étude.

CHAPITRE XI

SANGSUES

Nous plaçons ici les Sangsues qui ne rentrent dans aucun de nos groupes pharmacographiques, ne voulant pas, pour elles seules, maintenir notre ancien groupe des médicaments mécaniques.

Origine. — Les Sangsues (*Hirudo*) sont des animaux de l'embranchement des Vers, de la classe des Annélides et de l'ordre des Gnathobdelles. Elles constituent la famille des Hirudinides. On en connaît un assez grand nombre d'espèces propres aux usages médicaux; mais on utilise principalement les trois espèces suivantes :

1° La *Sangsue grise* (*Hirudo medicinalis* L.) (fig. 484), de couleur olivâtre, a le dos garni de six bandes rousses longitudinales et un abdomen taché de noir, présentant de chaque côté une bande noirâtre ; anneaux tuberculeux. Elle habite l'Europe, principalement la France, l'Allemagne et la Hongrie, et quelques parties de l'Afrique du Nord.

2° La *Sangsue verte* (*Hir. officinalis* Moq.) (fig. 485), de couleur verdâtre, présente les six bandes dorsales de la Sangsue grise ; l'abdomen est olivâtre, non maculé, bordé par une ligne noire ; anneaux lisses. Elle habite les mêmes localités que la précédente.

3° La *Sangsue dragon* ou *Sangsue truite* (*Hir. troctina* Moq.) (fig. 486), a le dos d'un beau vert avec des bords orangés; les bandes longitudinales sont remplacées par des taches isolées, arrondies ou carrées, placées de cinq en cinq anneaux ; ces taches sont noires avec un bord orangé, ou orangées avec un bord noir. L'abdomen est vert jaunâtre, maculé ou non, et bordé d'une bande sinueuse. Elle vit en Algérie et au Maroc.

Culture. — L'usage de la Sangsue est aujourd'hui à son déclin; mais, à l'époque où florissait l'École de Broussais, on en fit une telle consommation (1) que tous les marais

(1) De 1830 à 1842, la consommation moyenne des hôpitaux de Paris a été annuellement de 828 000.

d'Europe furent épuisés en quelques années. C'est alors que l'industrie de l'*hirudiniculture* prit de l'extension. Pour élever une grande quantité de Sangsues, on établit des bassins ou *barrails* traversés par un courant d'eau modéré, et on y parque les Sangsues que l'on nourrit en y faisant entrer de vieux Chevaux ou Mulets. A côté de ces *bassins*

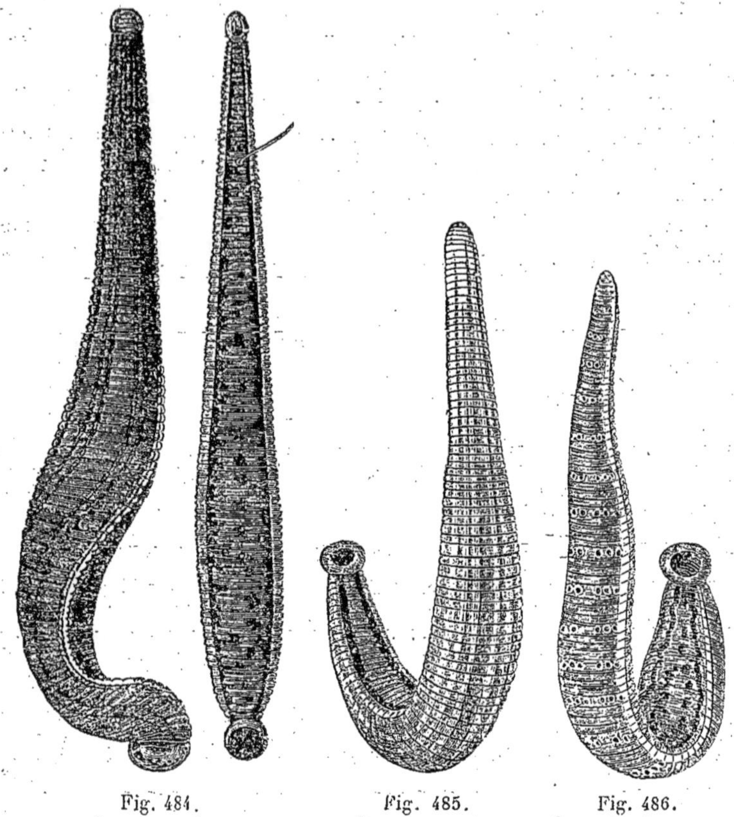

Fig. 484. Sangsue grise. — Fig. 485. Sangsue verte. — Fig. 486. Sangsue dragon.

de nourriture, se trouvent des *bassins de dégorgement* dans lesquels on fait jeûner les Sangsues avant de les expédier. Un assez grand nombre de marais de la Gironde sont exploités pour l'hirudiniculture ; mais, actuellement, la plupart de ces Annélides viennent de Hongrie, de Russie, de Turquie, de Grèce, d'Algérie, etc.

Caractères extérieurs. — Les Sangsues ont un corps allongé, subdéprimé, renflé au milieu, obtus en arrière, rétréci en avant, divisé en quatre-vingt-quinze anneaux très distincts. Leur grosseur est variable, et, d'après elle, les industriels les désignent sous le nom de *filets*, *petites moyennes*, *grosses moyennes*, *grosses* et *vaches* lorsqu'elles ont atteint leur *complet développement*. Les Sangsues, en bonne santé et non gorgées de sang, doivent se contracter rapidement lorsqu'on les comprime modérément entre les doigts et prendre la forme d'une olive. Une Sangsue gorgée fait difficilement l'olive, et, de plus, elle rend du sang par la bouche, quand on la presse doucement d'avant en arrière.

Caractères anatomiques. — Dans l'anatomie de la Sangsue, nous ne nous intéressons qu'à la structure des organes, bouche et pharynx, qui font utiliser ces animaux en médecine pour pratiquer des saignées locales.

La bouche est trilobée et occupe le fond de la ventouse antérieure (fig. 487); celle-ci comprend une lèvre supérieure

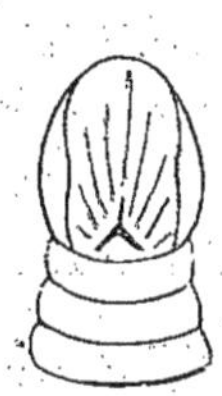
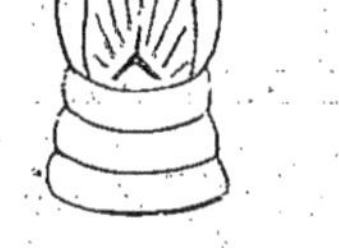

Fig. 487. — Ventouse de Sangsue.

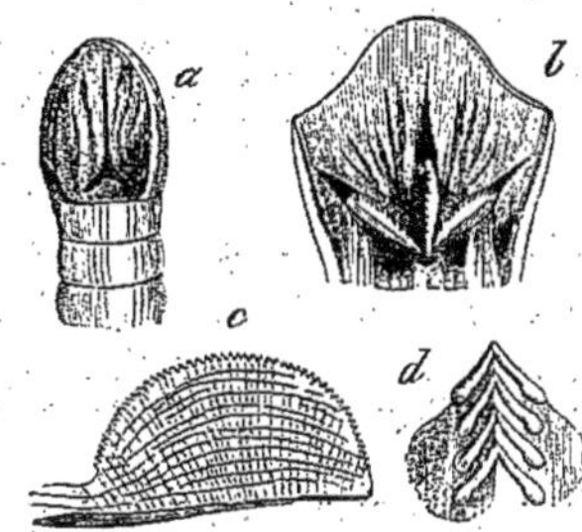

Fig. 488. — Appareil buccal de Sangsue.

allongée et une lèvre inférieure assez courte. En arrière de la bouche (*a*, fig. 488), vient le pharynx (*b*), portant à la partie antérieure de la cavité trois renflements semi-circulaires (*mâchoires*), l'un antéro-médian, les deux autres latéro-postérieurs. Chaque mâchoire (*c*) est constituée par une masse musculaire portant sur son bord libre environ une centaine de denticules en forme de V, qui sont disposés en chevron et placés à cheval sur le bord de l'organe avec leur angle dirigé vers la bouche (*d*).

Quand la Sangsue veut faire une saignée, elle se fixe d'abord avec sa ventouse sur la peau du sujet, et de telle façon que les bords adhèrent avant le fond, puis elle mord. A cet effet, l'animal fait d'abord trois incisions linéaires à l'aide de ses mâchoires, et, celles-ci continuant à se mouvoir, les incisions s'élargissent et prennent l'apparence d'une feuille de trèfle ; puis les folioles se réunissent en une blessure triangulaire par retrait de la peau. La succion du sang se fait par la dilatation du pharynx ; le sang s'élance dans le vide et le pharynx se trouve bientôt rempli de sang. Quant au sang qui est déjà dans l'estomac, il ne peut refluer dans le pharynx à cause de la valvule œsophagienne. Enfin, pour l'acte de la déglutition, les mâchoires se relèvent et se rejoignent en formant un piston, qui refoule derrière lui le sang dans le tube digestif.

Usages. — Les Sangsues sont encore quelquefois employées pour pratiquer des saignées locales. La quantité de sang que peut prendre une Sangsue varie avec la grosseur ; elle est en moyenne de 15 grammes, et, si l'on évalue à peu près à autant la quantité de sang perdue après la chute de l'animal, il faut compter sur une perte moyenne de 30 grammes par Sangsue.

Sous l'influence de ces émissions sanguines locales, deux des phénomènes de l'inflammation, la stase sanguine et l'augmentation de la tension veineuse sont modifiées. Cette diminution de tension veineuse favorise, en outre, la résorption des exsudats inflammatoires, d'où diminution de la tension inflammatoire et de la douleur. Les émissions sanguines locales s'adressent à deux éléments : la congestion et la douleur inflammatoire ; elles sont donc indiquées toutes les fois que ces éléments se présentent chez un malade, à moins que l'état de ce dernier ne contre-indique la soustraction du sang. Les applications de Sangsues ont donc leur raison d'être dans l'épididymite blennorragique, l'hépatite aiguë, les myélites aiguës, la néphrite aiguë, dans les inflammations aiguës de l'œil, etc.

La place sur laquelle les Sangsues doivent être mises doit être préalablement rasée et lavée à l'eau tiède ; puis on les maintient à l'aide d'un verre ou d'une compresse. Quand les Sangsues sont tombées, on laisse les plaies couler encore pendant quelques instants, puis on arrête l'hémorragie, en appliquant sur les plaies de l'amadou stérilisé et en exerçant une légère compression. On a aussi conseillé la poudre de tan, la poudre de colophane, etc.

Les Sangsues sont contre-indiquées chez les hémophiliques, les personnes affaiblies, les vieillards et les enfants à peau délicate. On doit éviter de les appliquer sur de grosses veines superficielles, comme la jugulaire externe ; sur la peau qui recouvre la temporale superficielle ; sur les parties susceptibles de s'infiltrer facilement de sang, telles que le scrotum ; sur les parties où une opération peut devenir nécessaire ; enfin, chez la femme, en raison de la cicatrice indélébile qu'elles laissent, on évitera les parties susceptibles d'être découvertes (face, cou, épaule, partie supérieure du thorax, bras).

Pendant longtemps, on a cru que l'usage des Sangsues ne présentait aucun danger ; mais les notions acquises sur la propagation des maladies infectieuses permettent aujourd'hui d'affirmer le contraire. Sans parler des Sangsues ayant déjà servi, il ne faut pas oublier que les Sangsues vierges sont susceptibles de transmettre à l'homme le charbon, la septicémie, etc. Pour ce seul motif, il nous paraît que l'usage de ces Annélides devrait être définitivement abandonné et remplacé par des moyens artificiels, tels que les ventouses scarifiées.

TABLE ALPHABÉTIQUE

NOTA. — Les chiffres en caractères gras indiquent le renvoi le plus important.

C

D

E

F

H

N

Q

R

S

TABLE DES MATIÈRES

D'APRÈS LES CLASSIFICATIONS BOTANIQUE ET ZOOLOGIQUE

I. — SUBSTANCES D'ORIGINE VÉGÉTALE.

CRYPTOGAMES.

Champignons.

Algues.

Lichens.

Cryptogames vasculaires.

Fougères.

Lycopodiacées.

PHANÉROGAMES.

Gymnospermes.

Conifères.

Ménispermacées.

Racine de Colombo (*Chasmanthera palmata*), p. 760. — Coque du Levant (*Anamirta Cocculus*), p. 694.

Berbéridacées.

Rhizome de Podophylle (*Podophyllum peltatum*), p. 406. — Baies de Berbéris (*Berberis vulgaris*), p. 217.

Papavéracées.

Huile d'Œillette (*Papaver somniferum* var. *nigrum*), p. 171. — Feuilles de Pavot (*P. somniferum* var. *album*), p. 664. — Capsules de Pavot, p. 665. — Opium (*P. somniferum* var. *album*, var. *glabrum*, var. *setigerum*), p. 668. — Pétales de Coquelicot (*Papaver Rhœas*), p. 667. — Fumeterre (*Fumaria officinalis*), p. 219.

Crucifères.

Huile de Colza (*Brassica campestris* var. *oleifera*), p. 178. — Graine de Moutarde noire (*Brassica nigra*), p. 612. — Graine de Moutarde blanche (*Sinapis alba*), p. 615. — Racine de Raifort (*Cochlearia Armoracia*), p. 616. — Cochléaria (*Cochlearia officinalis*), p. 618. — Cresson de fontaine (*Nasturtium officinale*), p. 619.

Violacées.

Fleurs de Violette (*Viola odorata*), p. 96.

Droséracées.

Droséra ou Rossolis (*Drosera rotundifolia*), p. 771.

Hypéricacées.

Sommités de Millepertuis (*Hypericum perforatum*), p. 470.

Clusiacées.

Gomme-gutte (*Garcinia Hanburyi*), p. 409. — Gomme-gutte de Ceylan (*G. Morella*), p. 411. — Gomme-gutte de Travancore (*G. Travancorina*), p. 411.

Ternstrémiacées.

Thé (*Thea sinensis* et var. *Bohea*, *viridis*, *stricta*), p. 637.

Malvacées.

Fleurs de Mauve (*Malva sylvestris*, *rotundifolia*, *glabra*), p. 97. — Fleurs et racine de Guimauve (*Althæa officinalis*), p. 98. — Coton (*Gossypium herbaceum*, *arboreum*, *barbadense*), p. 90. — Huile de Coton, p. 159. — Kapok (*Ceiba pentandra*), p. 92.

Sterculiacées.

Graine de Cola (*C. vera*, *C. Ballayi*, *C. acuminata*, *C. nitida*), p. 648. — Cacao (*Theobroma Cacao*), p. 654. — Beurre de Cacao, p. 199.

Tiliacées.

Fleurs de Tilleul (*Tilia sylvestris*, *platyphylla*), p. 100.

Dialypétales (Caliciflores).

Légumineuses.

Rosacées.

Saxifragacées.

Hamamélidées.

Myrtacées.

Granatacées.

Lythracées.

Ombellifères.

Racine et feuilles d'Angélique (*Angelica Archangelica*), p. 250. — Racine d'Ache des marais (*Apium graveolens*), p. 331. — Fruits de Persil (*Petroselinum sativum*), p. 329. — Racine, feuilles et fruits de Fenouil (*Fœniculum capillaceum*), p. 327. — Racine de Thapsia (*Thapsia garganica*), p. 445. — Fruits de Ciguë (*Conium maculatum*), p. 705. — Anis vert (*Pimpinella Anisum*), p. 320. — Fruits d'Ajowan (*Ptychotis Ajowan*), p. 313. — Fruits de Coriandre (*Coriandrum sativum*), p. 259. — Asa fœtida (*Narthex Asa fœtida* et *Scorodosma fœtidum*), p. 370. — Galbanum (*Ferula galbaniflua, rubricau*, p. 374. — Gomme ammoniaque (*Dorema ammoniacum, Aucheri*), p. 376.

Gamopétales.

Ericacées.

Feuilles de Busserole (*Arctostaphylos Uva-ursi*), p. 559.

Sapotacées.

Gutta-Percha (*Palaquium Gutta, oblongifolium, borneense, Treubii, malaccense*, etc., *Payena Leerii, polyandra, acuminata*, etc.), p. 478. — Balata (*Mimusops Balata*), p. 481.

Styracacées.

Benjoin (*Styrax Benzoin*), p. 358.

Oléacées.

Huile d'Olive (*Olea europæa*), p. 161. — Manne (*Fraxinus Ornus*), p. 20.

Apocynacées.

Feuilles de Pervenche officinale (*Vinca minor*), p. 505. — Graines de Strophantus (*Strophanthus hispidus*), p. 517. — Caoutchouc, p. 472.

Asclépiadacées.

Écorce de Condurango (*Gonolobus Condurango*), p. 543. — Rhizome d'Asclépiade (*Vincetoxicum officinale*), p. 523. — Caoutchouc, p. 472.

Loganiacées.

Noix vomique (*Strychnos Nux vomica*), p. 687. — Fève de Saint-Ignace (*Strychnos Ignatii*), p. 692.

Gentianées.

Racine de Gentiane (*Gentiana lutea*), p. 538. — Petite Centaurée (*Erythræa Centaurium*), p. 539. — Feuilles de Ményanthe (*Menyanthes trifoliata*), p. 540.

Borraginacées.

Fleurs de Bourrache (*Borrago officinalis*), p. 102. — Racine de Cynoglosse (*Cynoglossum officinale*), p. 676.

Convolvulacées.

Jalap (*Exogonium Purga*), p. 524. — Scammonée (*Convolvulus Scammonia*), p. 529. — Turbith (*Ipomæa Turpethum*), p. 531.

Composées.

II. — SUBSTANCES D'ORIGINE ANIMALE.

Spongiaires.

Cératospongidés.

Arthropodes.

Insectes.

Vers.

Annelides.

Vertébrés.

Poissons.

Mammifères.

TABLE DES MATIÈRES

13165-11. — Corbeil. Imprimerie Crété.

Traité élémentaire de Thérapeutique

De Matière médicale et de Pharmacologie

Par A. MANQUAT

Professeur agrégé à l'Ecole du Val-de-Grâce.

6ᵉ *édition entièrement refondue.* 1911-1912, 3 vol. gr. in-8, ensemble 2200 p. 30 fr.

Reliés maroquin souple.. 36 fr.

Les sciences médicales font de si importants et si rapides progrès, qu'une simple revision du *Traité de thérapeutique* de M. MANQUAT eût été insuffisante. Il a dû récrire entièrement son ouvrage, afin de pouvoir le mettre d'accord avec la pratique médicale actuelle.

Cette sixième édition ne diffère pas seulement des précédentes par le plan et par le choix des sujets, elle en diffère encore par le souci de fournir en toute occasion des notions applicables à la pratique médicale. Les agents thérapeutiques nouveaux et les médications nouvelles sont soigneusement passés en revue.

Les *agents biologiques, hygiéniques, physiques, mécaniques, naturels, dynamogènes* ont acquis, dans ces dernières années, une importance capitale à côté des médicaments proprement dits. Il devenait nécessaire de les faire entrer dans le cadre de la thérapeutique usuelle.

Chaque volume forme un tout complet et se vend séparément.

Précis de Thérapeutique

Par le Dʳ H. VAQUEZ

Professeur agrégé à la Faculté de médecine de Paris.

1907, 1 vol. petit in-8 de 492 pages, cartonné........................ 10 fr.

Le Précis du Dʳ VAQUEZ est divisé en cinq parties

1° Les préceptes généraux sur l'art de guérir ;

2° Les médicaments d'origine chimique et les drogues végétales, avec les notions de matière médicale nécessaires pour en connaître la composition, les principes de pharmacodynamie qui en expliquent les effets et les indications thérapeutiques qui en légitiment l'emploi ;

3° La sérothérapie et l'opothérapie, avec l'exposé des méthodes thérapeutiques sur lesquelles elles reposent et celui des résultats qu'elles ont déjà permis d'obtenir :

4° Les régimes alimentaires et les eaux minérales ;

5° La physiothérapie, avec ses moyens d'action si divers et si précieux, massothérapie, radiothérapie, etc.

Guide Formulaire de Thérapeutique

Par le Dʳ HERZEN

7ᵉ édit. 191-, 1 vol. in-18 de 1012 pages, relié maroquin, souple, tête dorée. 10 fr.

Tableaux synoptiques de Thérapeutique, par le Dʳ H. DURAND. 1899, 1 vol. gr. in-8 de 208 pages, cartonné .... 5 fr.

Aide-mémoire de Thérapeutique, par le professeur P. LEFERT. 1906, 1 vol. in-18 de 318 pages, cartonné........................ 3 fr.

Mémorial Thérapeutique, par C. DANIEL, interne des hôpitaux de Paris. 1903, 1 vol. in-32 de 240 pages, sur papier indien. 2 fr. 50. Relié.... 3 fr. 50

L'Art de formuler. Indications. — Mode d'emploi. — Posologie des médicaments usuels, par le Dʳ BREUIL. 1903, 1 vol. in-18 de 344 pages. Format portefeuille avec répertoire, cartonné........................ 4 fr.

Formulaire des Médications nouvelles, par le Dʳ H. GILLET, ancien interne des hôpitaux de Paris. *Nouvelle édition.* 1912, 1 vol. in-18 de 320 p., cartonné........................ 3 fr.

MÉDICATIONS GÉNÉRALES

PAR

Ch. BOUCHARD, H. ROGER, SABOURAUD, SABRAZÈS, POUCHET, BALTHAZARD, LANGLOIS, CARNOT, MARIE, CLUNET, PINARD, APERT, BERGONIÉ, MAUREL, RAUZIER, LÉPINE, ROBIN, COYON, CHAUFFARD, WIDAL, LEMIERRE.

1911. 1 vol. in-8 de 700 pages avec 42 figures, cartonné........................ 14 fr.

PARIS MÉDICAL

LA SEMAINE DU PRATICIEN

PUBLIÉ SOUS LA DIRECTION DU

Professeur A. GILBERT

PROFESSEUR DE CLINIQUE A LA FACULTÉ DE MÉDECINE DE PARIS,
MÉDECIN DE L'HOTEL-DIEU, MEMBRE DE L'ACADÉMIE DE MÉDECINE

COMITÉ DE RÉDACTION :

Jean CAMUS	Paul CARNOT	DOPTER
Professeur agrégé à la Faculté de médecine de Paris	Professeur agrégé à la Faculté de médecine de Paris.	Professeur agrégé au Val-de-Grâce.
P. LEREBOULLET	G. LINOSSIER	MILIAN
Médecin des Hôpitaux de Paris.	Professeur agrégé à la Faculté de médecine de Lyon.	Médecin des Hôpitaux de Paris.
MOUCHET	A. SCHWARTZ	ALBERT-WEILL
Chirurgien des Hôpitaux de Paris.	Professeur agrégé à la Faculté de médecine de Paris.	Chef de Laboratoire à l'Hôpital Trousseau.

Secrétaire G[l] de la Rédaction :

Paul CORNET
Médecin en chef
de la Préfecture de la Seine.

PARIS MÉDICAL paraît tous les **Samedis**
Les abonnements partent du 1er de chaque mois.
Prix de l'abonnement (1er *Décembre au* 30 *Novembre*) :
France, 12 fr. — Étranger, 15 fr.
Adresser le **montant des abonnements à la Librairie J.-B. BAILLIÈRE et FILS, 19, rue Hautefeuille, à Paris.**
Le premier numéro de chaque mois, consacré à une branche de la médecine, contient 52 à 68 pages.
Tous les autres numéros ont 36 à 52 pages.
Le troisième numéro de chaque mois contient une *Revue générale* sur une question d'actualité.

Ordre de publication des numéros spéciaux (68 pages)

Janvier.	Physiothérapie ; physiodiagnostic.	Juillet....	Maladies du cœur du sang, des vaisseaux.
Février	Maladies des voies respiratoires. — Tuberculose.	Aout......	— Maladies infectieuses.
Mars.	Dermatologie ; — syphilis ; maladies vénériennes.	Septembre.	Maladies des oreilles, du nez, du larynx ; des yeux.
Avril.	Gynécologie ; — obstétrique ; — voies urinaires.	Octobre ..	Maladies nerveuses et mentales ; médecine légale.
Mai.	Maladies de la nutrition, — eaux minérales, climathothérapie ; — diététique.	Novembre.	Thérapeutique.
Juin.....	Maladies de l'appareil digestif.	Décembre.	Médecine et Chirurgie infantiles.

Les abonnés d'une année sont remboursés par des primes représentant six fois le prix de l'abonnement.

ENVOI FRANCO D'UN NUMÉRO SPÉCIMEN SUR DEMANDE

Bibliothèque de Thérapeutique

PUBLIÉE SOUS LA DIRECTION DE

A. GILBERT & **P. CARNOT**

Professeur de thérapeutique à la Faculté de médecine de Paris. — Professeur agrégé de thérapeutique à la Faculté de médecine de Paris.

1909-1910, 28 volumes in-8, de 500 à 750 pages, illustrés de nombreuses figures.
Chaque volume cartonné : 8 fr. à 15 fr.

1re Série. — LES AGENTS THÉRAPEUTIQUES.

I. L'Art de Formuler, par le professeur GILBERT. 1 vol. .... 8 fr.
II. Technique thérapeutique médicale, par le Dr MILIAN. 1 vol.
III. Technique thérapeutique chirurgicale, par les Drs PAUCHET et DUCROQUET. 1 vol. .... 15 fr.
IV-VII. Physiothérapie.
1. *Électrothérapie*, par le Dr NOGIER. 1 vol. .... 10 fr.
II. *Radiothérapie, Radiumthérapie, Photothérapie, Thermothérapie*, par les Drs OUDIN et ZIMMERN. 1 vol.
III. *Kinésithérapie : Massage, Gymnastique*, par les Drs P. CARNOT, DAGRON, DUCROQUET, NAGEOTTE, CAUTRU, BOURCART. 1 vol. .. 12 fr.
IV. *Mécanothérapie, Jeux et Sports, Hydrothérapie*, par les Drs FRAIKIN, DE CARDENAL, CONSTENSOUX, TISSIÉ, DELAGENIÈRE, PARISET. 1 vol. 8 fr.
VIII. Crénothérapie (*Eaux minérales*), Thalassothérapie, Climatothérapie, par les profrs LANDOUZY, GAUTIER, MOUREU, DE LAUNAY, les Drs HEITZ, LAMARQUE, LALESQUE, P. CARNOT. 1 vol. .... 14 fr.
IX-X. Médicaments chimiques et végétaux, par le Pr PIC et le Dr IMBERT. 2 vol.
XI. Médicaments animaux (*Opothérapie*), par P. CARNOT. 1 vol..... 12 fr.
XII. Médicaments microbiens (*Bactériothérapie, Vaccinations, Sérothérapie*), par METCHNIKOFF, SACQUÉPÉE, REMLINGER, LOUIS MARTIN, VAILLARD, DOPTER, BESREDKA, SALIMBENI, DUJARDIN-BEAUMETZ, CALMETTE. 1 vol. 8 fr.
XIII. Régimes alimentaires, par le Dr Marcel LABBÉ. 1 vol......... 12 fr.
XIV. Psychothérapie, par le prof. DEJERINE et le Dr André THOMAS. 1 vol.

2e Série. — LES MÉDICATIONS.

XV. Médications générales, par les Drs BOUCHARD, H. ROGER, SABOURAUD, SABRAZÈS, BERGONIÉ, APERT, RAUZIER, P. CARNOT, P. MARIE, LÉPINE, POUCHET, BALTHAZARD, A. ROBIN et COYON, CHAUFFARD, WIDAL et LEMIERRE. 1 vol .... 12 fr.
XVI. Médications symptomatiques (*Mal. nerv., resp., circulat.*), par J. LÉPINE, SICARD, GUILLAIN, MENETRIER, MAYOR. 1 vol.
XVII. Médications symptomatiques (*Mal. digest. hépat., rénales, génit. et cutanées*), par GILBERT, CASTAIGNE, JACQUET et M. FERRAND. 1 vol.

3e Série. LES TRAITEMENTS.

XVIII. Thérapeutique des Maladies infectieuses, par les Drs Marcel GARNIER, NOBÉCOURT. Noc. 1 vol.
XIX. Thérapeutique des Maladies de la Nutrition et Intoxications, par les Drs LEREBOULLET, LOEPER, 1 vol.
XX. Thérapeutique des Maladies nerveuses, par le Dr CLAUDE. 1 vol.
XXI. Thérapeutique des Maladies respiratoires et Tuberculose, par les Drs HIRTZ, RIST, KUSS, TUFFIER. 1 vol .... 12 fr.
XXII. Thérapeutique des Maladies circulatoires (*Cœur, Vaisseaux, Sang*), par les Drs JOSUÉ, VAQUEZ et AUBERTIN, WIART. 1 vol.
XXIII. Thérapeutique des Maladies digestives. Foie, Pancréas, par les Drs P. CARNOT, COMBE, LECÈNE. 1 vol.
XXIV. Thérapeutique des Maladies urinaires (*Reins, Voies urinaires, Appareil génital de l'homme*), par les Drs ACHARD, MARION, PAISSEAU. 1 vol. 12 fr.
XXV. Thérapeutique gynécologique et obstétricale, par les Drs BRINDEAU et JEANNIN. 1 vol.
XXVI. Thérapeutique des Maladies cutanées et vénériennes, par les Drs AUDRY, DURAND, NICOLAS. 1 vol. .... 12 fr.
XXVII. Thérapeutique osseuse et articulaire, par le Dr MOUCHET. 1 vol.
XXVIII. Thérapeutique des Maladies des Yeux, des Oreilles, du Nez, du Larynx, de la Bouche, des Dents, par les Drs DUPUY-DUTEMPS, ETIENNE LOMBARD, M. ROY. 1 vol.

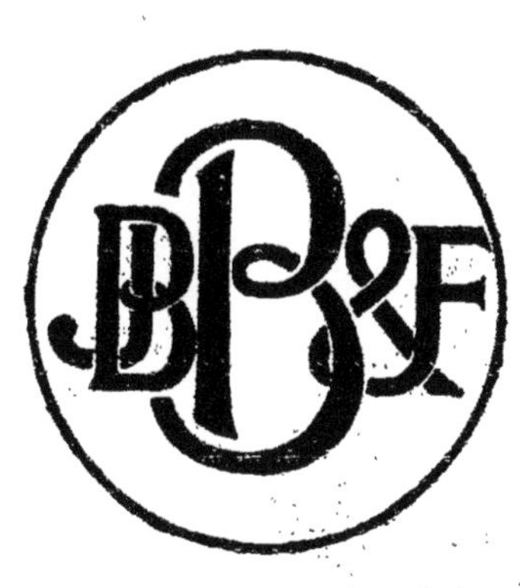

CORBEIL. IMP. CRÉTÉ.

www.ingramcontent.com/pod-product-compliance
Ingram Content Group UK Ltd.
Pitfield, Milton Keynes, MK11 3LW, UK
UKHW020258200726
13857UKWH00001B/21

9 782012 931862